中国中医药年鉴

周谷城题

2020

学术卷

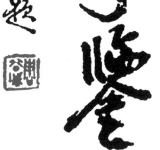

主办　国家中医药管理局
承办　上海中医药大学
编审　《中国中医药年鉴（学术卷）》编辑委员会

上海辞书出版社

图书在版编目(CIP)数据

中国中医药年鉴．学术卷．2020 /《中国中医药年鉴（学术卷）》编辑委员会编．—上海：上海辞书出版社，2020

ISBN 978-7-5326-5690-5

Ⅰ．①中…　Ⅱ．①中…　Ⅲ．①中国医药学—2020—年鉴　Ⅳ．①R2-54

中国版本图书馆 CIP 数据核字(2020)第 245493 号

中国中医药年鉴(学术卷)2020

《中国中医药年鉴(学术卷)》编辑委员会　编

责任编辑　王　莹
特约编辑　黄丽群
装帧设计　姜　明

出版发行　上海世纪出版集团
上海辞书出版社(www.cishu.com.cn)
地　　址　上海市陕西北路 457 号(邮编 200040)
印　　刷　上海盛通时代印刷有限公司
开　　本　889×1194 毫米　1/16
印　　张　35.125
插　　页　8
字　　数　930 000
版　　次　2020 年 12 月第 1 版　2020 年 12 月第 1 次印刷
书　　号　ISBN 978-7-5326-5690-5/R·77
定　　价　280.00 元

《中国中医药年鉴(学术卷)》编辑委员会

《中国中医药年鉴(学术卷)》编辑部

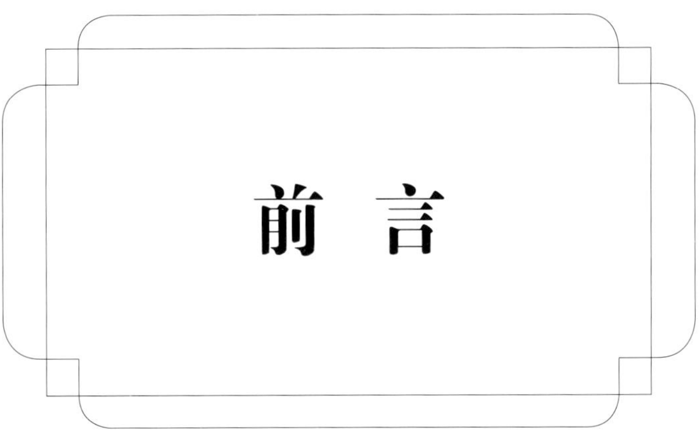

前言

前　言

《中国中医药年鉴》由国家中医药管理局主办，其前身为1983年上海中医学院创办的《中医年鉴》，1989年更名为《中国中医药年鉴》，至今已连续编撰出版37卷。2003年，国家中医药管理局决定将《中国中医药年鉴》分为行政卷和学术卷两部分，行政卷由中国中医药出版社承办，学术卷由上海中医药大学承办。《中国中医药年鉴（学术卷）》（以下简称《年鉴》）是一部全面反映中国中医药学术成就和学术进展的综合性、前沿性、权威性、史料性工具书，也是一部属于国家历史档案性质的工具书。

2020卷《年鉴》以上一年度全国公开发行的中医药学术期刊和全国性学术会议中发表的优秀论文为依据，由《年鉴》编委、编辑、撰稿人和相关专家共同商讨，确定撰写条目。全书经编辑初审，副主编、主编复审，由《年鉴》编辑委员会最终审定。

本书有纸质版和网络版，纸质版内容有特载、专论、校院长论坛、重大学术成果、学术进展、记事、索引等栏目，附录有《年鉴》文献来源前50种期刊、《年鉴》文献来源前50所大学（学院）、《年鉴》文献来源前40家医疗机构等。网络版内容有新订中医药规范、原则、标准，中医药科研获奖项目，中草药中的新成分研究，中医药出版新书目，中医药期刊一览表，中医药学术期刊论文分类目录。其中期刊论文目录索引200余万字，具有多途径的检索功能，为读者查询上一年度的中医文献信息提供了便利。

2019年是中华人民共和国成立70周年，本卷特别开设“70年中医药发展历程”栏目，收录了70年中医药发展成就、中医药振兴发展70年、中医药之花绽放“一带一路”、新中国的中医外传和海外发展等报道新中国成立以来，在中医药医疗、保健、科研、教育、产业、文化，及对外传播的全面发展过程。

在学术进展方面，密切追踪各学科重大项目的连续性报道。本卷《年鉴》引用公开发表于中医药期刊的论文，以及国家自然科学基金、国家科技部、国家中医药管理局等资助项目的论文约3 500条。

《年鉴》的前言和目录采用中英文对照。

习近平总书记对“全国中医药大会召开”作重要指示：要遵循中医药发展规律，传承精华，守正创新，加快推进中医药现代化、产业化，坚持中西医并重，推动中医药和西医药相互补充、协调发展，推动中医药事业和产业高质量发展，推动中医药走向世界，充分发挥中医药防病治病的独特优势和作用，为建设健康中国、实现中华民族伟大复兴的中国梦贡献力量。《年鉴》是一项承上启下、继往开来、服务当代、有益后世的文化基础事业。全体编者将以严谨求实的态度和崇高的历史使命感，进一步提高《年鉴》的编撰水平和学术影响力，充分发挥其存史资政、鉴往知来的作用，让《年鉴》成为中医药学术的家园和品牌。

编　者

2020年8月

Preface

Traditional Chinese Medicine Yearbook of China is sponsored by the State Administration of Traditional Chinese Medicine and its predecessor was *Yearbook of Traditional Chinese Medicine* which was first published by Shanghai College of Traditional Chinese Medicine in 1983. In 1989, the Yearbook was renamed *Traditional Chinese Medicine Yearbook of China*. Thirty-seven volumes have been consecutively published so far. In 2003, the State Administration of Traditional Chinese Medicine decided to divide the Yearbook into two volumes, administration volume and academic volume. The administration volume is compiled by China Press of Traditional Chinese Medicine, while the academic volume is compiled by Shanghai University of Traditional Chinese Medicine. *Traditional Chinese Medicine Yearbook of China* (*Academic volume*) (hereafter referred to as the *Yearbook*) is a comprehensive, advanced, authoritative and historical reference book fully reflecting the academic achievement and progress of China traditional Chinese medicine(hereafter referred to as TCM), also considered as a reference book of national historical archives.

The *Yearbook* 2020 is based on published national TCM scholarly journals and best essays presented in national academic conferences in the last year. Each item included was finalized through discussion among editorial board member of the *Yearbook*, editors, writers and relevant experts. The *Yearbook* has to go through initial evaluation by editors, review by deputy editor-in-chief and editor-in-chief, and final approval by editorial board of the *Yearbook*.

Both paper version and web version of the *Yearbook* are available. The paper version consists of columns such as Special Reprint, Special Papers, University President Forum, Academic Achievements, Academic Progress, Events and Index. The Appendix lists Top 50 Journals for Citation Frequency in the *Yearbook*, Top 50 Universities(Colleges) for Citation Frequency in the *Yearbook*, Top 40 Medical Institutions for Citation Frequency in the *Yearbook*, etc. The web version covers the newly published TCM specifications, principles and standards, the project list of TCM awards, the study of new ingredients and components of Chinese material medica, the lists of newly published TCM books and TCM journals, and classified catalogue of TCM scholarly journal articles. The content indexes of TCM articles contain over 2 000 000 Chinese characters with multi-way retrieval function, providing easy access for readers to search TCM literature of the last year.

Year 2019 is the 70th anniversary of the founding of the People's Republic of China. This *Yearbook* specifically creates a new section of "Development History of Traditional Chinese Medicine in 70 Years" including Achievements of Traditional Chinese Medicine in 70 Years、Revitalization and Development of Traditional Chinese Medicine in 70 Years、Flower of Traditional Chinese Medicine Blooming in the Belt and Road and Spread of Traditional Chinese Medicine and Overseas Development in the Era of New China, unfolding an overall development process of medicine, healthcare, scientific research, education, industry, culture and international communication since the founding of New China.

The academic progress part closely follows continuous report of key projects in various disciplines. The *Yearbook* has over 3 500 citations from articles published on TCM journals, and essays sponsored by National Natural Science Foundation of China, Ministry of Science and Technology and the State Administration of Traditional Chinese Medicine.

The Preface and Table of Contents of the *Yearbook* are written in both Chinese and English.

General Secretary Xi Jinping gave important directives for the opening of "National Conference of Traditional Chinese Medicine": follow the development law of TCM, inherit the essence, keep innovation, accelerate modernization and industrialization of TCM, insist attaching equal importance to TCM and western medicine, promote the complementary and harmonious development of TCM and western medicine, drive high quality development of TCM and industry, lead TCM to the world, give full play to the unique advantages and effects of TCM in disease prevention and treatment, and contribute to building a healthy China and realizing the Chinese dream of the great rejuvenation of the Chinese nation. The *Yearbook* is essential for academic inheritance and innovation. It will not only serve the contemporary but also benefit the future. All the editors, with tremendous rigor and enormous sense of historical mission, will further improve the compilation quality and increase the academic influence of the *Yearbook* to enable it to play full role in supporting state affairs upon recording history and foreseeing the future by reviewing the past, making the *Yearbook* homeland and brand of TCM science.

Editor

August 2020

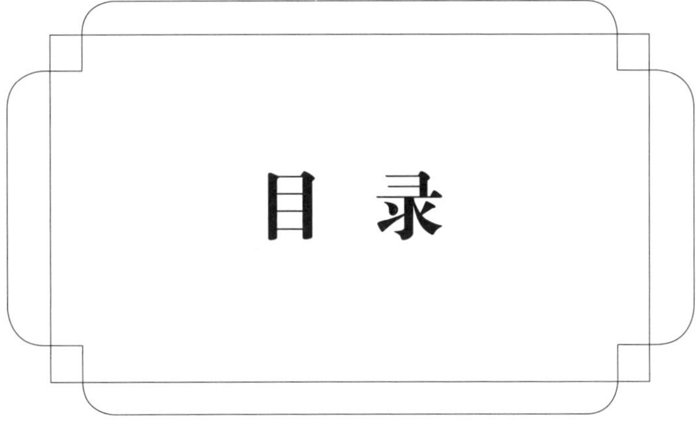

目 录

目　录

特　载

习近平论中医药和卫生健康工作的指示 …… 33

专　论

《人民日报》首次发表系列评论，重磅聚焦中医药传承创新发展 …… 39
发展中医药是民族复兴的大事 …… 43
中医药理论是传承与创新的共同体 …… 45
中西医结合推动中医药现代化 …… 47

校院长论坛

建立新时代中国特色社会主义健康保障新体系——关于中西医并重的几点思考 …… 51

重大学术成果

2019 年度国家科学技术进步奖 …… 55
2019 年中医药十大新闻 …… 56

70 年中医药发展历程

70 年中医药发展成就 …… 59
中医药振兴发展 70 年辉煌成就 …… 65
中医药之花绽放“一带一路” …… 68
新中国的中医外传和海外发展 …… 70

学术进展

一、理论研究 …… 77
(一) 中医基础理论 …… 77
概述 …… 77
阴阳五行学说研究 …… 81
病因病机研究 …… 82
诊法研究 …… 83
证候规律研究 …… 85

证候实质研究 ………………………………… 86
中医思维方法研究 …………………………… 88
体质学说研究 ………………………………… 91
［附］ 参考文献 ……………………………… 93

（二）中药理论 ………………………………… 98

概述 ……………………………………………… 98
中药药性规律研究……………………………… 100
中药配伍禁忌研究……………………………… 101
［附］ 参考文献………………………………… 101

二、临床各科……………………………………… 104

（一）名医经验…………………………………… 104

刘志明…………………………………………… 104
张震……………………………………………… 106
［附］ 参考文献………………………………… 110

（二）传染科……………………………………… 112

概述……………………………………………… 112
中医相关艾滋病治疗的基础及临床研究……………………………………………… 113
甲流的中西医结合治疗与研究……………… 115
中医治疗流感的理论与实验研究…………… 116
手足口病的中西医结合治疗………………… 117
［附］ 参考文献………………………………… 118

（三）肿瘤科……………………………………… 120

概述……………………………………………… 120
肺癌的治疗与研究……………………………… 121
胃癌的治疗与研究……………………………… 122
结直肠癌的治疗与研究………………………… 123
经方治疗恶性肿瘤的研究……………………… 126
化疗骨髓抑制的临床研究……………………… 127
［附］ 参考文献………………………………… 129

（四）内科………………………………………… 134

概述……………………………………………… 134
慢性支气管炎的治疗与研究…………………… 137
慢性阻塞性肺疾病的治疗与研究……………… 138
急性心肌梗死的治疗与研究…………………… 139
高血压病的治疗与研究………………………… 140
胃癌前病变的治疗与研究……………………… 142
溃疡性结肠炎的治疗及临床研究……………… 143
非酒精性脂肪肝的治疗与研究………………… 144
肝纤维化的研究………………………………… 146
肝硬化及并发症的治疗及临床研究 ………… 148
慢性肾小球肾炎的证治与研究………………… 150
慢性肾衰竭的实验研究………………………… 151
再生障碍性贫血的治疗与研究………………… 152
原发免疫性血小板减少症的证治及临床研究………………………………… 153
过敏性紫癜的治疗及临床研究………………… 154
桥本氏甲状腺炎的治疗及临床研究……………………………………… 155
2 型糖尿病的治疗及临床研究 ……………… 155
糖尿病肾病的治疗与研究……………………… 156
代谢综合征的治疗与研究……………………… 158
缺血性中风的治疗及临床研究………………… 159
类风湿关节炎的治疗与研究…………………… 160
重症肌无力的治疗与研究……………………… 161
失眠症的证治及临床研究……………………… 162
抑郁症的治疗与研究…………………………… 163
血管性痴呆的治疗与研究……………………… 164
［附］ 参考文献………………………………… 165

（五）妇科………………………………………… 174

概述……………………………………………… 174
多囊卵巢综合征的治疗与研究………………… 179
IVF-ET 反复胚胎移植失败的治疗与研究……………………………………… 180
复发性流产血栓前状态的治疗………………… 181
宫颈 HPV 感染的治疗与研究 ……………… 182
妇科疾病的外治法研究………………………… 184
［附］ 参考文献………………………………… 187

（六）儿科…………………………………… 191

概述…………………………………… 191
小儿外感发热的治疗………………… 196
小儿重症肺炎的治疗………………… 197
小儿肺炎支原体肺炎的治疗………… 197
小儿支气管哮喘的治疗……………… 198
小儿汗证的治疗……………………… 200
小儿厌食的治疗……………………… 200
小儿过敏性紫癜性肾炎的治疗……… 201
小儿癫痫的治疗……………………… 202
儿童多发性抽动症的治疗…………… 203
儿童中枢性性早熟的治疗…………… 204
［附］ 参考文献……………………… 205

（七）外科…………………………………… 210

概述…………………………………… 210
湿疹的治疗及实验研究……………… 214
黄褐斑的治疗及实验研究…………… 216
荨麻疹的治疗及实验研究…………… 217
银屑病的治疗及实验研究…………… 219
混合痔的治疗………………………… 221
肛瘘的治疗及实验研究……………… 222
浆细胞性乳腺炎的治疗与研究……… 223
胆囊炎的治疗与研究………………… 224
深静脉血栓的治疗及实验研究……… 225
［附］ 参考文献……………………… 227

（八）骨伤科………………………………… 232

概述…………………………………… 232
骨质疏松症的治疗及实验研究……… 234
脊髓损伤的治疗及实验研究………… 236
胫骨骨折的治疗及实验研究………… 237
桡骨远端骨折的治疗与研究………… 239
膝骨关节炎的治疗及实验研究……… 241
［附］ 参考文献……………………… 243

（九）五官科………………………………… 246

视网膜静脉阻塞的治疗与研究……… 246
糖尿病性视网膜病变的研究………… 247
干眼症的治疗与研究………………… 247
年龄相关性黄斑变性的治疗及临床研究………………………………… 248
结膜炎的治疗与研究………………… 249
耳聋的治疗及实验研究……………… 250
耳鸣的治疗…………………………… 251
分泌性中耳炎的治疗………………… 251
变应性鼻炎的治疗及临床研究……… 252
鼻窦炎的治疗及临床研究…………… 253
慢性咽炎的治疗及临床研究………… 254
口腔扁平苔藓的治疗及临床研究…… 254
复发性口腔溃疡的治疗及临床研究 … 255
慢性牙周炎的治疗与研究…………… 255
［附］ 参考文献……………………… 256

（十）针灸…………………………………… 260

概述…………………………………… 260
针灸治疗哮喘的临床与实验研究…… 264
针灸治疗动脉粥样硬化的实验研究………………………………… 266
针灸治疗抑郁症的临床与实验研究………………………………… 267
针灸治疗血管性痴呆的临床与实验研究……………………………… 269
针灸治疗类风湿关节炎的临床与实验研究……………………………… 271
针灸治疗膝骨关节炎的临床与实验研究……………………………… 273
针灸治疗腰椎间盘突出症…………… 275
针灸治疗白癜风的临床与实验研究………………………………… 276
火针治疗带状疱疹的临床与实验研究………………………………… 277

针刺镇痛的临床与实验研究………… 278
针灸流派学术思想研究………………… 280
［附］ 参考文献……………………… 282

（十一）推拿………………………………… 289

概述……………………………………… 289
推拿基础实验研究……………………… 290
推拿治疗肌筋膜炎……………………… 293
推拿治疗腰椎间盘突出症…………… 294
［附］ 参考文献……………………… 296

（十二）气功………………………………… 299

概述……………………………………… 299
八段锦临床研究………………………… 301
气功在慢性疾病中的应用…………… 302
［附］ 参考文献……………………… 303

（十三）护理………………………………… 306

概述……………………………………… 306
妇科疾病护理…………………………… 308
疼痛护理………………………………… 309
消化道疾病护理………………………… 310
心血管疾病护理………………………… 310
［附］ 参考文献……………………… 311

三、中药 ……………………………………… 313

（一）中药资源……………………………… 313

概述……………………………………… 313
中药转录组研究………………………… 315
中药材种子种苗质量标准化研究…… 318
［附］ 参考文献……………………… 322

（二）中药质量评价………………………… 325

概述……………………………………… 325
中药品种考证研究……………………… 328
中药材基原鉴定与品质评价………… 330
中药材质量标志物预测分析研究…… 333
［附］ 参考文献……………………… 336

（三）中药化学……………………………… 340

概述……………………………………… 340
2019 年中草药中发现的新化合物和新骨架……………………………… 343
古代经典名方中药及复方制剂物质基准研究……………………………… 344
［附］ 参考文献……………………… 347

（四）中药药剂……………………………… 369

概述……………………………………… 369
中药制剂吸湿性与防潮技术研究……………………………… 375
中药标准汤剂的制备…………………… 376
中药纳米混悬剂的研究……………… 377
中药滴丸剂的研究……………………… 378
［附］ 参考文献……………………… 380

（五）中药炮制……………………………… 385

概述……………………………………… 385
19 种中药炮制工艺的研究 ………… 387
16 种中药炮制前后化学成分变化的研究……………………………… 390
12 种中药炮制前后药理作用变化的研究……………………………… 393
［附］ 参考文献……………………… 396

（六）中药药理……………………………… 400

概述……………………………………… 400
中药防治哮喘的机制研究…………… 406
中药对胃溃疡作用的研究…………… 407
中药防治脑出血的研究……………… 408
中药防治肺癌的作用研究…………… 410
中药改善白血病作用机制的研究…… 411
中药调节线粒体自噬作用的研究…… 412

天然多糖抗病毒作用的研究………… 413
［附］ 参考文献…………………………… 415

（七）方剂研究………………………………… 427

概述………………………………………… 427
方药数据挖掘研究…………………………… 434
方证代谢组学研究…………………………… 436
补阳还五汤的临床应用与实验研究…………………………………………… 439
肾气丸的临床应用与作用机制……… 441
逍遥散治疗抑郁症的现代药理研究…………………………………………… 442
［附］ 参考文献…………………………… 444

四、养生与康复 ……………………………… 455

概述 ………………………………………… 455
四时养生研究 ……………………………… 456
女性产后养生保健研究 …………………… 457
中医康复特色研究 ………………………… 458
中医健康管理 ……………………………… 459
［附］ 参考文献 ………………………… 460

五、医史文献 ………………………………… 463

（一）古籍文献………………………………… 463

概述………………………………………… 463
涉医出土文献研究…………………………… 465
中医翻译研究………………………………… 466
日本方药古籍研究…………………………… 468
［附］ 参考文献…………………………… 468

（二）医家流派………………………………… 471

概述………………………………………… 471
古代五官科文献研究………………………… 472
浙派中医研究………………………………… 473
［附］ 参考文献…………………………… 474

（三）医史文化………………………………… 476

概述………………………………………… 476
疫病史研究…………………………………… 477
古代文学作品与医学………………………… 478
［附］ 参考文献…………………………… 480

六、民族医药 ………………………………… 484

藏医药研究 ………………………………… 484
蒙医药研究 ………………………………… 485
维吾尔医药研究 …………………………… 487
苗医药研究 ………………………………… 488
彝医药研究 ………………………………… 489
［附］ 参考文献 ………………………… 490

七、国外中医药 ……………………………… 494

中医药在“一带一路”国家的发展 ………… 494
不同静功调心状态下脑活动特征的研究 ……………………………………… 495
［附］ 参考文献 ………………………… 497

八、教学与科研 ……………………………… 498

（一）教学研究………………………………… 498

基于“互联网＋”的混合式教学探索………………………………………… 498
翻转课堂教学模式的探讨…………………… 499
［附］ 参考文献…………………………… 500

（二）科研方法………………………………… 502

大数据下的中医科研研究…………………… 502
人工智能在中医药领域的应用研究………………………………………… 503
中医术语标准研究…………………………… 503
［附］ 参考文献…………………………… 504

记　事

一、学术会议 …………………………………… 507

孔子思想与国医传承发展研讨会在北京召开 …………………………………… 507
象思维与扁鹊医学传承创新发展论坛在北京召开 …………………………………… 507
第650次香山科学会议在深圳召开 ……… 507
中华中医药学会外科分会2019年学术年会在南京召开 …………………………………… 507
首届中医药创新合作对接交流会在廊坊召开 …………………………………… 508
2019卷《中国中医药年鉴(学术卷)》编委会会议在福州召开 …………………………………… 508
中华中医药学会对外交流与合作分会换届选举会议暨中医药“一带一路”发展研讨会在北京召开 …………………………………… 509
中华中医药学会肝胆病分会2019年第三次基层医疗精准帮扶活动在黄岛召开 …………………………………… 509
中华中医药学会名医学术研究分会2019年学术年会在西安召开 …………………………………… 509
中华中医药学会内科分会2019年学术年会在井冈山召开 …………………………………… 509
首届全国中医药互联网大会在昆明召开 …………………………………… 510
浙江省中医药学会朱丹溪学派研究分会学术年会暨朱丹溪学术思想与临床应用研修班在义乌召开 …………………………………… 510
中华中医药学会儿科分会第36次学术大会在长春召开 …………………………………… 510
中华中医药学会针刀医学分会2019年学术年会在长春召开 …………………………………… 510
中华中医药学会中药化学分会第14次学术年会暨换届选举会议在合肥召开 …………………………………… 511
中华中医药学会中药实验药理分会2019年学术年会暨换届选举会议在广州召开 …………………………………… 511
海峡两岸青年中医药传承创新论坛暨道地药材临床应用论坛在昆明召开 ……… 511
第三届中医药文化大会在内丘召开 ……… 511
中华中医药学会中药资源学分会2019年学术年会在天津召开 …………………………………… 511
2019年中华中医药学会肛肠分会学术会议在沈阳召开 …………………………………… 512
中华中医药学会学术流派传承大会在成都召开 …………………………………… 512
中华中医药学会中药炮制分会2019年学术年会暨换届选举会议在天津召开 …………………………………… 512
中华中医药学会耳鼻喉科分会第25次学术年会暨世界中联耳鼻喉口腔科专业委员会第11次学术年会在济南召开 …………………………………… 512
中华中医药学会膏方分会在上海成立 …… 512
中华中医药学会急诊分会2019年学术年会在昆明召开 …………………………………… 513
2019全国中医药传承创新与健康产业发展黄河论坛在开封召开 …………………………………… 513
第二届全国中医优才论坛在曲阜召开 …… 513
中华中医药学会第23次全国风湿病学术会议在石家庄召开 …………………………………… 513
中华中医药学会糖尿病分会2019年学术年会暨第20次全国中医药糖尿病大会在上海召开 …………………………………… 514

中华中医药学会肿瘤分会 2019 年学术年会在长沙召开 …… 514
中华中医药学会运动医学分会 2019 年学术年会暨换届选举会议在成都召开 …… 514
中华中医药学会皮肤科分会第 16 次学术年会在北京召开 …… 514
中华中医药学会肝胆病分会第 20 次全国中医肝胆病学术暨换届会议在杭州召开 …… 515
中华中医药学会继续教育分会 2019 年学术年会暨换届选举会议在北京召开 …… 515
中华中医药学会中医体质分会第 17 次学术年会在开封召开 …… 515
中华中医药学会中风病防治协同创新共同体 2019 年学术年会在北京召开 …… 515
第六届中医科学大会在济南召开 …… 516
中国中药协会第 4 次会员代表大会在北京召开 …… 516
中华中医药学会 2019 年养生康复分会学术交流会暨换届选举会议在哈尔滨召开 …… 516
中华中医药学会综合医院中医药工作委员会 2019 年学术年会在北京召开 …… 517
中华中医药学会感染病分会 2019 年学术年会暨换届选举会议在北京召开 …… 517
中医药科技期刊创新发展研讨会在北京召开 …… 517

二、中外交流 …… 518

第十五届国际络病学大会在北京召开 …… 518
中医首次走进摩洛哥的大学医学院 …… 518
第十届全球卫生保健与医疗旅游业论坛暨韩国医疗 2019 学术会议在韩国召开 …… 518
中医药国际化发展论坛在北京召开 …… 518
首家《黄帝内经》国际研究院在上海成立 …… 518
中埃两大学在开罗签署建立埃及中医医院协议 …… 519
中国捷克中医中心在布拉格成立 …… 519
第十一届地坛中医药健康文化节在北京开幕 …… 519
2019 传统医药国际论坛在里斯本召开 …… 519
首届中西医交流学术会议在马耳他召开 …… 519
第六届京交会中医药主题日暨第四届海外华侨华人中医药大会在北京启动 …… 519
博鳌亚洲论坛全球健康论坛大会在青岛召开 …… 520
世界中医药大会第五届夏季峰会在西安召开 …… 520
中国-菲律宾中医药中心在马尼拉揭牌 …… 520
第九届国际经方学术会议在北京召开 …… 521
中越传统医药技术转移合作国际对接会在河内召开 …… 521
第二届中俄"一带一路"国际中医药发展论坛在莫斯科召开 …… 521
第三届中国-蒙古国博览会国际中蒙医药产业发展论坛在通辽召开 …… 521
非洲大陆首家中医孔子学院在开普敦揭牌 …… 521
"一带一路"中医药国际大会在泸州召开 …… 521
第六届诺贝尔奖获得者医学峰会在深圳召开 …… 522

第一届长白山国际脑病论坛在吉林召开 …… 522
中医药文化走进联合国万国宫 …… 522
第五届美国中医药大会暨 TCMAAA、ATCMA 年会在洛杉矶召开 …… 523
第二届雄安国际健康论坛在廊坊召开 …… 523
国际中医原创思维与扁鹊医学传承创新发展论坛暨中医药寻根之旅活动在安阳举办 …… 523
第六届中医药现代化国际科技大会在成都召开 …… 523
第三次中马传统医学双边工作会谈在北京召开 …… 524
国际中医微创高峰论坛在南阳召开 …… 524
中韩传统医学研讨会在北京召开 …… 524
中国-白俄罗斯中医药中心在明斯克成立 …… 524
第七次世界中西医结合大会在济南召开 …… 525
第二届世界中医药科技大会在福州召开 …… 525
澳大利亚塔斯马尼亚州代表团来访 …… 525
国际中医药智库论坛在郑州召开 …… 525
希腊首个中医药中心在雅典成立 …… 525

三、动态消息 …… 527

2019 年全国卫生健康工作会议在北京召开 …… 527
粤澳中医药产业园助推澳门经济适度多元发展 …… 527
中国中医科学院 2019 年工作会议在北京召开 …… 527
闫树江赴山西省五寨县调研慰问 …… 528
余艳红、于文明赴《中国中医药报》社调研座谈 …… 528
国家中医药管理局确立首个“中医绝技”示范基地 …… 528
于文明调研江苏省中医药工作 …… 528
中国中医药循证医学中心在北京成立 …… 528
中药治疗心血管疾病报道被国际权威期刊收录 …… 529
中华中医药学会第六届常务理事会第 13 次会议在北京召开 …… 529
孙春兰会见国际计划生育联合会总干事 …… 529
首个《中医药科技期刊评价指标体系及释义》公布 …… 529
2019 年全国医改工作电视电话会议在北京召开 …… 529
《中医药——天麻药材》国际标准发布 …… 530
儿童青少年近视防控行动“十个一”工程在北京启动 …… 530
屠呦呦事迹纳入新教材 …… 530
中医药健康文化大型主题活动在北京开幕 …… 530
2019 年中国医师节先进典型报告会在北京召开 …… 530
故宫博物院和中国中医科学院在北京签约 …… 531
习近平向屠呦呦颁授“共和国勋章” …… 531
表彰全国中医药杰出贡献奖 …… 531
屠呦呦获联合国教科文组织国际生命科学研究奖 …… 531
中医药文化活动在北京举办 …… 531
全国中医药大会在北京召开 …… 532
广西大健康产业峰会在南宁召开 …… 532
余艳红调研山西省五寨县定点扶贫工作 …… 533
中医药领域增选 3 位院士 …… 533
澳门中医药代表团访问中华中医药学会 …… 533
中国公民中医药健康文化素养调查 …… 533

索　引

主题词索引 ………………………………………… 535

附　录

一、2020 卷《中国中医药年鉴(学术卷)》文献来源
前 50 种期刊 ………………………………… 545
二、2020 卷《中国中医药年鉴(学术卷)》文献来源
前 50 所大学(学院) ………………………… 546
三、2020 卷《中国中医药年鉴(学术卷)》文献来源
前 40 家医疗机构 …………………………… 547
四、2020 卷《中国中医药年鉴(学术卷)》撰稿人名单 … 548

附　图

一、"中医基础理论"栏目参考文献关键词分布图……… 551
二、"妇科"栏目参考文献关键词分布图…………………… 552
三、"外科"栏目参考文献关键词分布图…………………… 553
四、"骨伤科"栏目参考文献关键词分布图………………… 554
五、"方剂研究"栏目参考文献关键词分布图……………… 555
六、"养生与康复"栏目参考文献关键词分布图…………… 556

2020 卷《中国中医药年鉴(学术卷)》网络版目录

一、2019 年新订中医药规范、原则、标准

1.《中共中央　国务院关于促进中医药传承创新发展的意见》

2.《中华人民共和国药品管理法》

3.《中华人民共和国基本医疗卫生与健康促进法》

4.《城市医疗联合体建设试点工作方案》

5.《关于方便群众看中医进一步改善中医医院服务的通知》

6.《全国中医药文化宣传教育基地基本标准(2019 版)》

7.《健康中国行动——癌症防治实施方案(2019—2022 年)》

8.《促进健康产业高质量发展行动纲要(2019—2022 年)》

9.《共建“一带一路”倡议:进展、贡献与展望》

二、2019 年中医药科研获奖项目

1. 2019 度国家科学技术进步奖获奖项目(中医药类)

2. 2019 年度中华医学科技奖获奖项目(中医药类)

3. 2019 年度中华中医药学会科学技术奖获奖项目

4. 2019 年度中华中医药学会岐黄国际奖获奖名单

5. 2019 年度中华中医药学会政策研究奖获奖项目

6. 2019 年度中华中医药学会学术著作奖获奖名单

7. 2019 年度李时珍医药创新奖获奖名单

8. 2019 年度中青年创新人才及优秀管理人才奖授奖名单

9. 2019 年度中国中西医结合学会科学技术奖获奖项目

三、2019 年中草药中发现的新化合物和新骨架

四、2019 年中医药出版新书目

五、2019 年中医药期刊一览表

六、2019 年中医药学术期刊论文分类目录

1. 中医基础理论

2. 护理

3. 方剂

4. 中药

5. 老中医学术经验

6. 传染科

7. 肿瘤科

8. 内科

9. 妇科
10. 儿科
11. 外科
12. 骨伤科
13. 五官科
14. 针灸
15. 推拿
16. 气功
17. 养生与康复
18. 医史文献
19. 民族医药
20. 国外中医药
21. 中医教育
22. 科技研究
23. 动态消息
24. 其他

Table of Contents

Special Reprint

Instructions on Chinese Medicine and Health Work by Xi Jinping ······ 33

Special Papers

People's Daily Published A Series of Commentaries for the First Time, Focusing on the Inheritance, Innovation and Development of TCM ······ 39

Development of TCM is A Great Event of National Rejuvenation ······ 43

TCM Theory is Community of Inheritance and Innovation ······ 45

Integration of TCM and Western Medicine Promotes the Modernization of TCM ······ 47

University President Forum

Establishing Healthcare System of Socialism with Chinese Characteristics in the New Era —Thoughts on Attaching Equal Importance To TCM and Western Medicine ······ 51

Academic Achievements

National Science and Technology Advancement Prize in 2019 ······ 55

Top Ten TCM News Stories in 2019 ······ 56

Development history of Traditional Chinese Medicine in 70 Years

Achievements of Traditional Chinese Medicine in 70 Years ······ 59

Revitalization and Development of Traditional Chinese Medicine in 70 Years ······ 65

Flower of Traditional Chinese Medicine Blooming in the Belt and Road ······ 69

Spread of Traditional Chinese Medicine and Overseas Development in the Era of New China ······ 70

Academic Progress

1. Theoretical Research ······ 77

1) Basic Theories of TCM ······ 77

Overview ······ 77

Research on Theories of Yin-Yang and Five Phases ······ 81

Research on Etiology and Pathogenesis ······ 82

Research on Diagnostic Methods ········· 83
Research on Lay of Syndromes ············ 85
Research on Essence of Syndromes ······ 86
Research on TCM Ways of Thinking ·· 88
Research on Constitution Theory ········· 91
Appendix: References ························ 93

2) Theories of Chinese Materia Medica ······ 98

Overview ·· 98
Research on Correlation Between Property and Efficacy of Chinese Materia Medica ························· 100
Research on Incompatibility of Chinese Materia Medica ························· 101
Appendix: References ······················ 101

2. Clinical Specialties ······························ 104

1) Experience of Famous Physicians ········· 104

LIU Zhiming ································· 104
ZHANG Zhen ································ 106
Appendix: References ······················ 110

2) Infectious Disease ························· 112

Overview ··· 112
Basic and Clinical Study of AIDS by TCM ·· 113
Clinical and Experimental Study of Influenza A by Integrated TCM and Western Medicine ················· 115
Theoretical and Experimental Study of Flu by TCM ································· 116
Treatment of Hand Foot Mouth Disease by Integrated TCM and Western Medicine ···································· 117
Appendix: References ······················ 118

3) Oncology ·· 120

Overview ·· 120
Treatment and Research on Lung Cancer by TCM ································· 121
Treatment and Research on Gastric Cancer by TCM ························· 122
Treatment and Research on Colorectal Cancer by TCM ························· 123
Research on Treating Malignant Tumor by Classic Formulas ····················· 126
Clinical Research on Myelosuppression by Chemotherapy ······················· 127
Appendix: References ····················· 129

4) Internal Medicine ····························· 134

Overview ·· 134
Treatment and Research on Chronic Bronchitis ··································· 137
Treatment and Research on Chronic Obstructive Pulmonary Disease ······ 138
Treatment and Research on Acute Myocardial Infarction ····················· 139
Treatment and Research on Hypertension ··· 140
Treatment and Research on Precancerous Lesions of Gastric Cancer ··············· 142
Treatment and Clinical Research on Ulcerative Colitis ······················· 143
Treatment and Experimental Study of Nonalcoholic Fatty Liver ·············· 144
Treatment and Experimental Study of Hepatic Fibrosis ························· 146
Treatment of Cirrhosis and its Complications ····························· 148
Treatment and Experimental Study of Chronic Glomerulonephritis ··········· 150

Experimental Study of Chronic Renal Failure ······ 151
Treatment and Research on Aplastic Anemia ······ 152
Pattern identification, treatment and Clinical Research on Primary Immune Thrombocytopenia ······ 153
Treatment and Research on Allergic Purpura ······ 154
Treatment and Clinical Research on Hashimoto's Thyroiditis ······ 155
Treatment and Clinical Research on Type-Ⅱ Diabetes Mellitus ······ 155
Treatment and Clinical Study of Diabetic Nephropathy ······ 156
Treatment and Research on Metabolic Syndrome ······ 158
Treatment and Clinical Research on Ischemic Stroke ······ 159
Treatment and Research on Rheumatoid Arthritis ······ 160
Treatment and Research on Myasthenia Gravis ······ 161
Pattern identification, treatment and Clinical Research on Insomnia ······ 162
Treatment and Research on Depression ······ 163
Treatment and Research on Vascular Dementia ······ 164
Appendix: References ······ 165

5) Gynecology ······ 174

Overview ······ 174
Treatment and Research on Polycystic Ovary Syndrome ······ 179
Treatment and Research on IVF-ET Repeated Embryo Transfer Failure ······ 180
Treatment of Prethrombotic State of Recurrent Abortion ······ 181
Treatment and Research on HPV Cervical Infection ······ 182
External Treatment Study of Gynecological Diseases ······ 184
Appendix: References ······ 187

6) Pediatrics ······ 191

Overview ······ 191
Treatment of Exogenous Fever in Children ······ 196
Treatment of Severe Pneumonia in Children ······ 197
Treatment of Mycoplasma Pneumonia in Children ······ 197
Treatment of Bronchial Asthma in Children ······ 198
Treatment of Sweating Syndrome in Children ······ 200
Treatment of Anorexia in Children ······ 200
Treatment of Allergic Purpura in Children ······ 201
Treatment of Epilepsy in Children ······ 202
Treatment of Tourette's Syndrome in Children ······ 203
Treatment of Central Precocious Puberty in Children ······ 204
Appendix: References ······ 205

7) External Medicine ······ 210

Overview ······ 210
Treatment and Experimental Study of Eczema ······ 214
Treatment and Experimental Study of Chloasma ······ 216

Treatment and Experimental Study of Urticaria ········ 217
Treatment and Experimental Study of Psoriasis ········ 219
Treatment of Mixed Hemorrhoid ········ 221
Treatment and Experimental Study of Anal Fistula ········ 222
Treatment and Research on Plasma Cell Mastitis ········ 223
Treatment and Research on Cholecystitis ········ 224
Treatment and Experimental Study of Deep Venous Thrombosis ········ 225
Appendix: References ········ 227

8) Orthopedics and Traumatology ········ 232

Overview ········ 232
Treatment and Experimental Study of Osteoporosis ········ 234
Treatment and Experimental Study of Spinal Cord Injury ········ 236
Treatment and Experimental Study of Tibial Fracture ········ 237
Treatment and Research on Distal Radius Fracture ········ 239
Treatment and Experimental Study of Knee Osteoarthritis ········ 241
Appendix: References ········ 243

9) Ophthalmology and Otorhinolaryngology ··· 246

Treatment and Research on Retinal Vein Occlusion ········ 246
Research on Diabetic Retinopathy ········ 247
Treatment and Research on Xerophthalmia ········ 247
Treatment and Clinical Research on Age-related Macular Degeneration ··· 248
Treatment and Research on Conjunctivitis ········ 249
Treatment and Experimental Study of Deaf ········ 250
Treatment of Tinnitus ········ 251
Treatment of Secretory Otitis Media ··· 251
Treatment and Clinical Research on Allergic Rhinitis ········ 252
Treatment and Clinical Research on Nasosinusitis ········ 253
Treatment and Clinical Research on Chronic Pharyngitis ········ 254
Treatment and Clinical Research on Oral Lichen Planus ········ 254
Treatment and Clinical Research on Recurrent Oral Ulcer ········ 255
Treatment and Study of Chronic Periodontitis ········ 255
Appendix: References ········ 256

10) Acupuncture and Moxibustion ········ 260

Overview ········ 260
Clinical and Experimental Study of Asthma by Acupuncture and Moxibustion ··· 264
Experimental Study of Atherosclerosis by Acupuncture and Moxibustion ··· 266
Clinical and Experimental Study of Depression by Acupuncture and Moxibustion ··· 267
Clinical and Experimental Study of Vascular Dementia by Acupuncture and Moxibustion ········ 269
Clinical and Experimental Study of Rheumatoid Arthritis by Acupuncture and Moxibustion ········ 271
Clinical and Experimental Study of Knee Osteoarthritis by Acupuncture and Moxibustion ········ 273

Treatment of Lumbar Disc Herniation by Acupuncture and Moxibustion … 275
Clinical and Experimental Study of Vitiligo by Acupuncture and Moxibustion …… 276
Clinical and Experimental Study of Herpes Zoster by Fire Needling …… 277
Clinical and Experimental Study of Analgesia by Acupuncture …… 278
Research on Academic Thinking of Schools of Acupuncture and Moxibustion …… 280
Appendix: References …… 282

11) Tuina(Chinese Medical Massage) …… 289

Overview …… 289
Research on Fundamental Experiments of Tuina …… 290
Treatment of Myofascitis by Tuina … 293
Treatment of Lumbar Disc Herniation by Tuina …… 294
Appendix: References …… 296

12) Qigong …… 299

Overview …… 299
Clinical Research on Baduanjin …… 301
Application of Qigong in Chronic Diseases …… 302
Appendix: References …… 303

13) Nursing …… 306

Overview …… 306
Nursing in Gynecological Diseases …… 308
Nursing in Pain …… 309
Nursing in Digestive Trace Diseases … 310
Nursing in Cardiovascular Diseases … 310
Appendix: References …… 311

3. Chinese Materia Medica …… 313

1) Resources of Chinese Materia Medica … 313

Overview …… 313
Transcriptomics Research on Medicinal Plants …… 315
Standardization Research on Seed and Seedling Quality of Chinese Medicinal Herbs …… 318
Appendix: References …… 322

2) Quality Assessment of Chinese Materia Medica …… 325

Overview …… 325
Research on Species of Chinese Materia Medica …… 328
Basic Identification and Quality Evaluation of Chinese Materia Medica …… 330
Prediction Research on Quality Markers of Chinese Materia Medica …… 333
Appendix: References …… 336

3) Chemistry of Chinese Materia Medica … 340

Overview …… 340
New Compounds and Skeletons Discovered in Chinese Medicinal Herbs in 2019 … 343
Research on Material Standard of Traditional Chinese Medicine and Compound Preparation in Classic Formulas …… 344
Appendix: References …… 347

4) Preparation of Chinese Materia Medica … 369

Overview …… 369
Research on Hygroscopicity and Dampproof Technology of TCM Preparation …… 375

Preparation of Standard TCM Decoction ······ 376
Research on TCM Nanosuspensions ······ 377
Research on TCM Dropping Pills ······ 378
Appendix: References ······ 380

5) Processing of Chinese Materia Medic ······ 385

Overview ······ 385
Processing Study of 19 Chinese Materia Medica ······ 387
Study of Chemical Components of 16 Chinese Materia Medica Before and After Processing ······ 390
Study of Pharmacological Action of 12 Chinese Materia Medica Before and After Processing ······ 393
Appendix: References ······ 396

6) Pharmacology of Chinese Materia Medica ··· 400

Overview ······ 400
Mechanism Study of Prevention and Treatment of Asthma by Chinese Materia Medica ······ 406
Study of Treatment of Gastric Ulcer by Chinese Materia Medica ······ 407
Study of Prevention and Treatment of Cerebral Hemorrhage by Chinese Materia Medica ······ 408
Study of Prevention and Treatment of Lung Cancer by Chinese Materia Medica ······ 410
Mechanism Study of Treatment of Leukemia by Chinese Materia Medica ······ 411
Study of Chinese Materia Medica in Regulating Mitochondrial Autophagy ······ 412
Study of Antiviral Effect of Natural Polysaccharides ······ 413
Appendix: References ······ 415

7) Research on Formulas ······ 427

Overview ······ 427
Research of Data Mining of Prescriptions ······ 434
Metabolomics Study of Prescriptions and Syndromes ······ 436
Clinical Application and Experimental Study of *Buyang Huanwu* Decoction ······ 439
Clinical Application and Mechanism Study of *Shenqi* Pill ······ 441
Experimental Study of Treatment of Depression by *Xiao Yao San* ······ 442
Appendix: References ······ 444

4. Healthcare and Rehabilitation ······ 455

Overview ······ 455
Study of Health-preserving in Four Seasons ······ 456
Study of Postnatal Healthcare in Women ······ 457
Study of Features of TCM Rehabilitation ······ 458
TCM Healthcare Management ······ 459
Appendix: References ······ 460

5. Literature and Medical History ······ 463

1) Ancient Medical Literature ······ 463

Overview ······ 463
Study of Unearthed Medical Literature ··· 465
Study of TCM Translation ······ 466

Study of Ancient Japanese Prescriptions ······ 468
Appendix: References ······ 468

2) Schools of Traditional Chinese Medicine ··· 471

Overview ······ 471
Study of Ancient Literature of Ophthalmology and Otorhinolaryngology ······ 472
Study of TCM of Zhejiang School ······ 473
Appendix: References ······ 474

3) Medical History and Culture ······ 476

Overview ······ 476
Study of Epidemics History ······ 477
Ancient Literary Works and Medicine ··· 478
Appendix: References ······ 480

6. Traditional Medicines of National Minorities ······ 484

Study of Tibetan Medicine ······ 484
Study of Mongolia Medicine ······ 485
Study of Uygur Medicine ······ 487
Study of Miao Medicine ······ 488
Study of Yi Medicine ······ 489
Appendix: References ······ 490

7. Traditional Chinese Medicine in Foreign Countries ······ 494

Development of TCM in "Belt and Road" Countries ······ 494
Study of Characteristics of Brain Activities Affecting by Different Static Exercises ······ 495
Appendix: References ······ 497

8. Education and Research ······ 498

1) Education Research ······ 498

Exploration on Mixed Teaching Based on Internet+ ······ 498
Discussion on Flipped Classroom ······ 499
Appendix: References ······ 500

2) Research Methodology ······ 502

Research on TCM Under Bid Data ······ 502
Application of AI in TCM Field ······ 503
Research on Standardization of TCM Terms ······ 503
Appendix: References ······ 504

Events

1. Academic Conferences ······ 507

Seminar of Confucianism and National Medicine Inheritance and Development was held in Beijing ······ 507
Xiang Thinking and Bian Que Medicine Inheritance Innovation Development Forum was held in Beijing ······ 507
650th Xiangshan Science Conference was held in Shenzhen ······ 507
2019 Academic Congress of Branch Association of Surgery, China Association of Chinese Medicine, was held in Nanjing ······ 507
1st TCM Innovation Cooperation Meeting was held in Langfang ······ 508

The editorial board meeting of 2020 *Traditional Chinese Medicine Yearbook of China* (*Academic volume*) was held in Fuzhou ······ 508
TCM "Belt and Road" Development Seminar and Election Meeting of Branch Association of International Exchange and Cooperation, China Association of Chinese Medicine, was held in Beijing ······ 509
3rd Precision Assistance Activity in Primary Medical care in 2019, Branch Association of Hepatobiliary Diseases, China Association of Chinese Medicine, was held in Huangdao ······ 509
2019 Academic Congress of Branch Association of Research of Famous Physicians, China Association of Chinese Medicine, was held in Xi'an ······ 509
2019 Academic Congress of Branch Association of Internal Medicine, China Association of Chinese Medicine, was held in Jianggangshan ······ 509
1st National TCM Internet Congress was held in Kunming ······ 510
Annual Academic Congress of Branch Association of Zhu Danxi School Research and Zhu Danxi Academic Ideology and Clinical Application Class, Zhejiang Association of Chinese Medicine, was held in Yiwu ······ 510
36th Academic Congress of Branch Association of Pediatrics, China Association of Chinese Medicine, was held in Changchun ······ 510
2019 Academic Congress of Branch Association of Acupotomy, China Association of Chinese Medicine, was held in Changchun ······ 510
14th Academic Congress of and Election Meeting of Branch Association of TCM Chemistry, China Association of Chinese Medicine, was held in Hefei ······ 511
2019 Academic Congress and Election Meeting of TCM Experimental Pharmacology, China Association of Chinese Medicine, was held in Guangzhou ······ 511
Both Sides of the Taiwan Strait Youth Forum on TCM Inheritance and Innovation and Clinical Application of Genuine Medicinal Material Forum was held in Kunming ······ 511
3rd TCM Culture Congress was held in Neiqiu ······ 511
2019 Academic Congress of Branch Association of Resource Science of Chinese Materia Medica, China Association of Chinese Medicine, was held in Tianjin ······ 511
2019 Academic Congress of Branch Association of Proctology, China Association of Chinese Medicine, was held in Shenyang ······ 512
Academic School Inheritance Congress of China Association of Chinese Medicine was held in Chengdu ······ 512
2019 Academic Congress and Election Meeting of Branch Association of Chinese Materia Medica Process, China Association of Chinese Medicine, was held in Tianjin ······ 512
25th Academic Congress and Election Meeting of Branch Association of Otorhinolaryngology, China Association of Chinese Medicine, and 11th Academic Congress of WFCMS Otorhinolaryngology and Stomatology Committee, was held in Jinan ······ 512

Branch Association of Cream Formula, China Association of Chinese Medicine, was established in Shanghai ··············· 512
2019 Academic Congress of Branch Association of Emergency Medicine, China Association of Chinese Medicine, was held in Kunming ··· 513
2019 Yellow River Forum of National TCM Inheritance and Innovation and Health Industry Development was held in Kaifeng ·· 513
2nd National Forum of Excellent TCM Talents was held in Qufu ·················· 513
23rd National Academic Congress of Rheumatism, China Association of Chinese Medicine, was held in Shijiazhuang ···················· 513
2019 Academic Congress of Branch Association of Diabetes, China Association of Chinese Medicine, and 20th National TCM Diabetes Congress was held in Shanghai ············ 514
2019 Academic Congress of Branch Association of Oncology, China Association of Chinese Medicine, was held in Changsha ········ 514
2019 Academic Congress and Election Meeting of Sports Medicine, China Association of Chinese Medicine, was held in Chengdu ······················· 514
16th Academic Congress of Branch Association of Dermatology, China Association of Chinese Medicine, was held in Beijing ························· 514
20th Academic Conference of National TCM Hepatobiliary Diseases and Election Meeting of Branch Association of Hepatobiliary Diseases, China Association of Chinese Medicine, was held in Hangzhou ······················ 515
2019 Academic Congress and Election Meeting of Branch Association of Continuing Education, China Association of Chinese Medicine, was held in Beijing ·············· 515
17th Academic Congress of Branch Association of TCM Constitution, China Association of Chinese Medicine, was held in Kaifeng ··········· 515
2019 Academic Congress of Collaborative Innovation Community of Stroke Prevention and Treatment, China Association of Chinese Medicine, was held in Beijing ·························· 515
6th Science Congress of Traditional Chinese Medicine was held in Jinan ·················· 516
4th Member Conference of China Association of TCM was held in Beijing ·············· 516
2019 Academic Congress and Election Meeting of Branch Association of Healthcare and Rehabilitation, China Association of Chinese Medicine, was held in Harbin ·· 516
2019 Academic Congress of TCM Committee in General Hospital, China Association of Chinese Medicine, was held in Beijing ··· 517
2019 Academic Congress and Election Meeting of Branch Association of Infectious Disease, China Association of Chinese Medicine, was held in Beijing ·············· 517
Innovation and Development Seminar of TCM Science and Technology Journals was held in Beijing ························· 517

2. International Exchange ························· 518

15th International Collateral Disease Congress was held in Beijing ························· 518

TCM entered university's medical school in Morocco for the 1st time ······ 518
10th Global Healthcare and Medical Tourism Industry Forum and 2019 Academic Conference of South Korea Medicine was held in South Korea ······ 518
TCM International Development Forum was held in Beijing ······ 518
1st International Research Institute of *Yellow Emperor's Canon of Medicine* was established in Shanghai ······ 518
A university in China and a university in Egypt signed agreement to establish Egypt TCM Hospital in Cairo ······ 519
China-Czech TCM Center was established in Bulage ······ 519
11th Ditan TCM Health Culture Festival was held in Beijing ······ 519
2019 International Traditional Medicine Forum was held in Lisbon ······ 519
1st Academic Conference on the Exchange of Chinese and Western Medicine was held in Malta ······ 519
6th TCM Day of CIFTIS and 4th TCM Congress of Overseas Chinese, started in Beijing ······ 519
Boao Forum for Asia and World Health Forum Congress was held in Qingdao ······ 520
5th Summer Summit of the World Congress of Traditional Chinese Medicine was held in Xi'an ······ 520
China-Philippine TCM Center was unveiled in Manila ······ 520
9th International Academic Conference of Classical Prescription was held in Beijing ······ 521
China-Vietnam International Transfer and Partnering Meeting of Traditional Medical Technology was held in Hanoi ······ 521
2nd China-Russia "Belt and Road" International TCM Development Forum was held in Moscow ······ 521
3rd International China-Mongolia Medical Industry Development Forum of China-Mongolia Exposition was held in Tongliao ······ 521
1st TCM Confucius Institute in African continent was unveiled in Cape Town ··· 521
"Belt and Road" TCM International Congress was held in Luzhou ······ 521
6th Medical Summit of Nobel Prize winners was held in Shenzhen ······ 522
1st Changbaishan International Encephalopathy Forum was held in Jilin ······ 522
TCM culture entered Palais des Nations ··· 522
5th American TCM Congress and Annual Conference of TCMAAA and ATCMA was held in Los Angeles ······ 523
2nd Xiong'an International Health Forum was held in Langfang ······ 523
International TCM Original Thinking and Bian Que Medicine Inheritance Innovation Development Forum and TCM Root Seeking Activity, was held in Anyang ··· 523
6th International Science and Technology Congress of TCM Modernization was held in Chengdu ······ 523
3rd China-Malaysia Traditional Medicine Bilateral Work Conference was held in Beijing ······ 524
International TCM Minimal Invasive Treatment Summit was held in Nanyang ······ 524

China-South Korea Traditional Medicine Seminar was held in Beijing ……………… 524
China-Belarus TCM Center was established in Minsk ……………………………………… 524
7th World Congress of Integrated Chinese and Western Medicine was held in Jinan …… 525
2nd World TCM Science and Technology Conference was held in Fuzhou ………… 525
Delegation of Tasmania state of Australia visited ……………………………………………… 525
International TCM Think Tank Forum was held in Zhengzhou …………………………… 525
1st TCM Center in Greece was established in Athens ……………………………………… 525

3. News and Events ………………………………… 527

2019 National Health Work Conference was held in Beijing ………………………………… 527
Traditional Chinese Medicine Industrial Park of Co-operation between Guangdong and Macao promoted multi-development of Macao's economy ………………………… 527
2019 Conference of China Academy of Chinese Medical Sciences was held in Beijing ……………………………………… 527
YAN Shujiang, Deputy Director of State Administration of Traditional Chinese Medicine, went to Wuzhai in Shanxi for investigation ………………………………………… 528
YU Yanhong, Party Secretary of State Administration of Traditional Chinese Medicine, and YU Wenming, Director of State Administration of Traditional Chinese Medicine, went to Newspaper Office of China News of Traditional Chinese Medicine for investigation ……… 528
Administration of Traditional Chinese Medicine established the first demonstration base of "TCM Feats" …… 528
YU Wenming, Director of State Administration of Traditional Chinese Medicine, went to Jiangsu province for TCM work investigation ……………… 528
China Evidence Based Medicine Center of TCM was established in Beijing ………… 528
The report on treatment of cardiovascular disease by Chinese Medicine was included by prestigious international journal …… 529
13th Conference of the 6th Standing Council, China Association of Chinese Medicine, was held in Beijing ……………… 529
SUN Chunlan, Vice Premier of the State Council, met with the Director-General of International Planned Parenthood Federation ……………………………………… 529
The 1st *Evaluation Index System and Interpretation of Science and Technology Journals of Traditional Chinese Medicine* was published …………………… 529
2019 National Video and telephone conference of healthcare reform was held in Beijing ………………………… 529
Traditional Chinese Medicine—Gastrodia International standard was released …… 530
"Ten One" Program of prevention and control of nearsightedness was initiated in Beijing ……………………………………… 530
TU Youyou's deeds were included into new teaching material ……………………… 530
Large Event of TCM Health Culture opened in Beijing ……………………………… 530
2019 Advanced Models Conference of Chinese Doctors' Day was held in Beijing ……… 530

The Palace Museum and China Academy of Chinese Medical Sciences signed agreement in Beijing ······················ 531
TU Youyou was awarded "Medal of the Republic" by XI Jinping ···················· 531
Recognizing award winners of National Outstanding Contribution Award of TCM ········ 531
TU Youyou was awarded the UNESCO-Equatorial Guinea International Prize for Research in the Life Sciences ········ 531
Cultural Activities of Traditional Chinese Medicine were held in Beijing ··············· 531
National Conference of Traditional Chinese Medicine was held in Beijing ·············· 532
Massive Health Industry Summit of Guangxi was held in Nanning ······················ 532
YU Yanhong, Party Secretary of State Administration of Traditional Chinese Medicine, went to Wuzhai in Shanxi for Poverty Alleviation Investigation ······ 533
Three more academicians in the field of Traditional Chinese Medicine were elected ···································· 533
Macao Delegation of Traditional Chinese Medicine visited China Association of Chinese Medicine ·························· 533
TCM Health Culture Literacy Research on Chinese citizens ································ 533

Index

Subject Index ··· 535

Appendix

1. Top 50 Journals for Citation Frequency in *Traditional Chinese Medicine Yearbook of China* (*Academic volume*) 2020 ··························· 545
2. Top 50 Universities(Colleges) for Citation Frequency in *Traditional Chinese Medicine Yearbook of China* (*Academic volume*) 2020 ··························· 546
3. Top 40 Medical Institutions for Citation Frequency in *Traditional Chinese Medicine Yearbook of China* (*Academic volume*) 2020 ··························· 547
4. Name List of Writers for *Traditional Chinese Medicine Yearbook of China* (*Academic volume*) 2020 ··························· 548

Attached Figures

1. Keyword Distribution Map of References in Section "Basic Theories of TCM" ··················· 551
2. Keyword Distribution Map of References in Section "Gynecology" ······························ 552
3. Keyword Distribution Map of References in Section "External Medicine" ······················ 553
4. Keyword Distribution Map of References in Section "Orthopedics and Traumatology" ········ 554
5. Keyword Distribution Map of References in Section "Research on Formulas" ·················· 555
6. Keyword Distribution Map of References in Section "Healthcare and Rehabilitation" ········· 556

Web Version Contents of *Traditional Chinese Medicine Yearbook of China*(*Academic volume*) 2020

1. New Formulated Regulations, Principles, and Standards on Chinese Medicine in 2019

1) *Opinions of the CPC Central Committee and the State Council on Promoting Inheritance, Innovation and Development of TCM*

2) *The Pharmaceutical Administration Law of the People's Republic of China*

3) *Promotion Law of Basic Medicine and Healthcare of the People's Republic of China*

4) *Pilot Program on Building Urban Medical Consortium*

5) *Notice on Facilitating the Process of Seeing TCM Doctor and Further Improving TCM Hospital Service*

6) *Basic Standards of National Publicity and Education Base of TCM Culture*(*2019*)

7) *Health China Activity—Implementation Plan of Cancer Prevention and Treatment*(*2019—2022*)

8) *Platform for Action of driving High Quality Development of Health Industry*(*2019—2022*)

9) *Proposal to Build Belt and Road: Improvement, Contribution and Vision*

2. Research Awards for Traditional Chinese Medicine in

1) List of Winners for 2019 National Science and Technology Advancement Prize(Traditional Chinese Medicine)

2) List of Winners for 2019 Science and Technology Prize, China Society of Medicine(Traditional Chinese Medicine)

3) List of Winners for 2019 Science and Technology Prize, China Association of Chinese Medicine

4) List of Winners for 2019 Qihuang International Prize, China Association of Chinese Medicine

5) List of Winners for 2019 Policy Research Prize, China Association of Chinese Medicine

6) List of Winners for 2019 Academic Works Prize, China Association of Chinese Medicine

7) List of Winners for 2019 LiShizhen Medical Innovation Prize

8) List of Winners for 2019 Young and Middle-aged Innovative Talents and Managerial Talents

9) List of Winners for 2019 Science and Technology Prize, Chinese Association of Integrative Medicine

3. New Compounds and Novel Skeletons Found in Chinese Medicinal Herbs in 2019

4. List of Newly Published Books of Traditional Chinese Medicine in 2019

5. List of Journals of Traditional Chinese Medicine in 2019

6. Categorized Contents of Papers of Academic Journals on Chinese Medicine in 2019

1) Basic Theories of TCM

2) Nursing

3) Herbal Formulas

4) Chinese Materia Medica
5) Experience of Famous Physicians
6) Infectious Diseases
7) Oncology
8) Internal Medicine
9) Gynecology
10) Pediatrics
11) External Medicine
12) Orthopedics and Traumatology
13) Ophthalmology and Otorhinolaryngology
14) Acupuncture and Moxibustion
15) Tuina(Chinese Medical Massage)
16) Qigong
17) Healthcare and Rehabilitation
18) Literature and Medical History
19) Traditional Medicines of National Minorities
20) Traditional Chinese Medicine in Foreign Countries
21) Education of Traditional Chinese Medicine
22) Research and Technology
23) Events
24) Others

特　载

习近平论中医药和卫生健康工作的指示

加快建设卫生强省的主要任务是:实施农民健康工程,把农村卫生工作作为建设卫生强省的重中之重,建立健全新型农村合作医疗制度,完善以县为主,县、乡镇、行政村分级负责的农村卫生管理体制和服务网络,政府在每个乡镇至少应集中力量办好一所卫生院。(2005 年 7 月 28 日在浙江省委十一届八次全会上的报告)

中医药学是中华文明的瑰宝。省委、省政府历来高度重视中医药工作,积极为中医药发展创造条件。广大中医药工作者心系人民、服务人民,为传承我国传统医学,发展我省中医药事业,提高人民的健康素质作出了积极贡献。名中医是我省中医药事业传承和发展的骨干。名中医研究院的成立,为广大名中医施展才干搭建了很好的平台。(2007 年 2 月 12 日向浙江省成立的全国首家名中医研究院发的贺信)

中医药学凝聚着深邃的哲学智慧和中华民族几千年的健康养生理念及其实践经验,是中国古代科学的瑰宝,也是打开中华文明宝库的钥匙。

深入研究和科学总结中医药学对丰富世界医学事业、推进生命科学研究具有积极意义。(2010 年 6 月 20 日出席澳大利亚皇家墨尔本理工大学中医孔子学院授牌仪式时的讲话)

中医孔子学院把传统和现代中医药科学同汉语教学相融合,必将为澳大利亚民众开启一扇了解中国文化新的窗口,为加强两国人民心灵沟通、增进传统友好搭起一座新的桥梁。(2010 年 6 月 20 日出席澳大利亚皇家墨尔本理工大学中医孔子学院授牌仪式时的讲话)

当前卫生问题与政治、经济、社会和发展等各领域联系日益紧密,对国际关系和外交政策的作用和影响上升。伴随这一进程,世界卫生组织在国际卫生事务中发挥着越来越重要的作用。中国愿继续加强与世界卫生组织的交流与合作,为推进全球卫生事业发展作出自己的贡献。(2012 年 7 月 20 日会见世界卫生组织总干事陈冯富珍时的讲话)

中方重视世界卫生组织的重要作用,愿继续加强双方合作,促进中西医结合及中医药在海外发展,推动更多中国生产的医药产品进入国际市场,共同帮助非洲国家开展疾病防治和卫生体系建设,为促进全球卫生事业、实现联合国千年发展目标作出更大贡献。(2013 年 8 月 20 日会见世界卫生组织总干事陈冯富珍时的讲话)

中医药学是中国古代科学的瑰宝,也是打开中华文明宝库的钥匙。当前,中医药振兴发展迎来天时、地利、人和的大好时机,希望广大中医药工作者增强民族自信,勇攀医学高峰,深入发掘中医药宝库中的精华,充分发挥中医药的独特优势,推进中医药现代化,推动中医药走向世界,切实把中医药这一祖先留给我们的宝贵财富继承好、发展好、利用好,在建设健康中国、实现中国梦的伟大征程中谱写新的篇章。(2015 年 12 月 18 日致中国中医科学院成立 60 周年的贺信)

中医药是中华民族的瑰宝,一定要保护好、发掘好、发展好、传承好。所有制药企业都要增强质量意识、社会责任意识,努力研制和生产质优价廉疗效好的药品,坚决杜绝假冒伪劣,为推进全民健康多作贡献。(2016 年 2 月 3 日考察江中集团江中药谷制造基地时的讲话)

有效应对我国人口老龄化,事关国家发展全局,事关亿万百姓福祉。要立足当前、着眼长远,加强顶层设计，完善生育、就业、养老等重大政策和制度，做到及时应对、科学应对、综合应对。此事要提上重要议事日程，“十三五”期间要抓好部署、落实。（2016 年 2 月 23 日对加强老龄工作作出的重要指示）

人口问题始终是我国面临的全局性、长期性、战略性问题。在未来相当长时期内，我国人口众多的基本国情不会根本改变，人口对经济社会发展的压力不会根本改变，人口与资源环境的紧张关系不会根本改变，计划生育基本国策必须长期坚持。（2016 年 5 月 18 日对人口与计划生育工作作出的重要指示）

人民的需要和呼唤，是科技进步和创新的时代声音。随着经济社会不断发展，我国 13 亿多人民过上美好生活的新期待日益上升，提高社会发展水平、改善人民生活、增强人民健康素质对科技创新提出了更高要求。要想人民之所想、急人民之所急，聚焦重大疾病防控、食品药品安全、人口老龄化等重大民生问题，大幅增加公共科技供给，让人民享有更宜居的生活环境、更好的医疗卫生服务、更放心的食品药品。要依靠科技创新建设低成本、广覆盖、高质量的公共服务体系。要加强普惠和公共科技供给，发展低成本疾病防控和远程医疗技术，实现优质医疗卫生资源普惠共享。（2016 年 5 月 30 日在全国科技创新大会、两院院士大会、中国科协第九次全国代表大会上的讲话）

当今世界，医疗卫生同政治、经济、文化、社会等各领域发展的关系日益密切，对国际关系和外交政策影响不断上升。中国政府高度重视维护人民健康并在深化改革、健全全民医保制度、完善医疗卫生服务体系、建立基本药物制度、推进基本医疗和公共卫生服务均等化方面取得了重要进展。同时，中国仍然面临许多挑战。我们作出了推进健康中国建设的决策部署，正在抓紧制定健康发展中长期规划。使全体中国人民享有更高水平的医疗卫生服务也是我们两个百年目标的重要组成部分。

世界卫生组织作为联合国在卫生领域的专门机构，在及时有效应对传染病疫情、协调全球卫生事务方面发挥着越来越重要的作用。中国高度重视世界卫生组织的重要作用，同世界卫生组织有着长期良好合作关系，在防治传染病等广泛领域开展了务实合作。我们积极支持世界卫生组织在全球、区域、国家层面推动落实 2030 年可持续发展议程卫生相关目标，也愿在“一带一路”框架下开展医疗卫生合作。（2016 年 7 月 25 日会见世界卫生组织总干事陈冯富珍时的讲话）

新中国成立后，毛泽东同志指出：“必须把卫生、防疫和一般医疗工作看作一项重大的政治任务，极力发展这项工作。”我们坚持把医疗卫生工作的重点放在农村，创建城乡三级医疗预防保健网、农村合作医疗、赤脚医生等初级卫生保健制度，注重发挥中医药“一根针、一把草”简便验廉的优势，减轻群众看病就医负担。我们大力发展医疗技术，不断取得重大突破，在世界上首次分离了沙眼衣原体、人工合成结晶牛胰岛素，进行了第一例断肢再植手术，成功研制了抗疟新药青蒿素，等等。我们高度重视体育健身的作用，广泛普及体育活动。特别是我们广泛开展群众性爱国卫生运动，以“天连五岭银锄落，地动三河铁臂摇”的气魄有效控制了寄生虫病、烈性传染病和地方病，消灭了天花等传染病，人民健康水平不断提高。

改革开放以来，我国卫生与健康事业加快发展。2009 年，在总结抗击非典实践的基础上，为进一步解决人民群众看病就医问题，我们启动了新一轮医药卫生体制改革，明确提出要把基本医疗卫生制度作为公共产品向全民提供，确立了人人享有基本医疗卫生服务的目标。党的十八大以来，我们在以往工作的基础上，用较短的时间建立起世界上规模最大的基本医疗卫生保障网，大病医疗保险制度覆盖 10 亿多城乡居民，医疗卫生服务体系不断完善，公立医院改革步伐明显加快，基本公共卫生服务体系均等化水平稳步提高，医药卫生科技快速发展，成功抗击多起突发新发传染病疫情，公共卫生整体实力和疾病防控能力上了一个大台阶。（2016 年 8 月 19 日在全国卫生与健康大会上的讲话）

我们必须认识到，保障人民健康是一个系统工程，需要长时间持续努力。随着经济社会发展水平和人民生活水平不断提高，人民群众更加重视生命质量和健康安全，健康需要呈现多样化、差异化的特点。人民群众不但要求看得上病、看得好病，更希望不得病、少得病，看病更舒心、服务更体贴，对政府保障人民健康、提供基本卫生与健康服务寄予更高期望。各级党委和政府要增强责任感和紧迫感，把人民健康放在优先发展的战略地位，以普及健康生活、优化健康服务、完善健康保障、建设健康环境、发展坚持问题导向，抓紧补齐短板，加快推进健康中国建设，努力全方位、全周期保障人民健康，为实现“两个一百年”奋斗目标、实现中华民族伟大复兴的中国梦打下坚实健康基础。

我们要把老祖宗留给我们的中医药宝库保护好、传承好、发展好，坚持古为今用，努力实现中医药健康养生文化的创造性转化、创新性发展，使之与现代健康理念相融相通，服务于人民健康。要发挥中医药在治未病、重大疾病治疗、疾病康复中的重要作用，建立健全中医药法规，建立健全中医药发展的政策举措，建立健全中医药法规，建立健全中医药管理体系，建立健全适合中医药发展的评价体系、标准体系，加强中医药科技创新，加强中医药对外交流合作，力争在重大疾病防治方面有所突破。

大爱无疆，医者仁心。我国唐代名医孙思邈在《大医精诚论》中说，凡大医治病，必当先发大慈恻隐之心，誓愿普救含灵之苦，不得问其贵贱贫富，亦不得瞻前顾后，自虑吉凶。这就是我国传统医学历来强调的救死扶伤、道济天下的医德。我国广大卫生与健康工作者要弘扬和践行社会主义核心价值观，弘扬救死扶伤的人道主义精神，恪守服务宗旨，增强服务意识，提高服务质量，强化医德医风建设和行业自律，不断提高自身素质，为人民提供最好的卫生与健康服务。（2016 年 8 月 19 日在全国卫生与健康大会上的讲话）

“创造一个没有麻风的世界”是全球麻风控制的终极目标。这次大会以“未竟事业——终止传播，预防残疾，促进融合”为主题，对促进早日实现这一目标具有积极意义。世界麻风防治事业取得了巨大成就，但依然任重道远，仍需要国际社会团结协作、克难攻关。中国将加大投入力度和保障措施，继续同世界各国一道，积极推动麻风学进步和创新，促进消灭麻风目标早日在中国实现，为全球消灭麻风作出贡献。（2016 年 9 月 17 日致第 19 届国际麻风大会的贺信）

中国同世界卫生组织的合作堪称典范。在中国卫生事业发展中，世界卫生组织给予了宝贵帮助。中国也积极参与世界卫生组织应对各项挑战的努力。中国欢迎世界卫生组织积极参与“一带一路”建设，共建“健康丝绸之路”。中国愿同世界卫生组织在落实 2030 年可持续发展议程、援助发展中国家等方面加强协作，为建设人类命运共同体共同作出努力。（2017 年 1 月 18 日在日内瓦访问世界卫生组织的讲话）

疾病无国界。为应对共有的公共卫生挑战，金砖国家已经建立高级别对话机制，推进金砖国家卫生合作。我相信，本届会议将促进金砖国家和各有关国家交流经验、凝聚共识，携手应对全球卫生挑战。传统医药是优秀传统文化的重要载体，在促进文明互鉴、维护人民健康等方面发挥着重要作用。中医药是其中的杰出代表，以其在疾病预防、治疗、康复等方面的独特优势受到许多国家民众广泛认可。（2017 年 7 月 6 日致信祝贺金砖国家卫生部长会暨传统医药高级别会议召开）

植物是生态系统的初级生产者，深刻影响着地球的生态环境。人类对植物世界的探索从未停步，对植物的利用和保护促进了人类文明进步。中国是全球植物多样性最丰富的国家之一。中国人民自古崇尚自然、热爱植物，中华文明包含着博大精深的植物文化。中国 2 500 多年前编成的诗歌总集《诗经》记载了 130 多种植物，中医药学为人类健康作出了重要贡献，因植桑养蚕而发展起来的丝绸之路成为促进东西方贸易和文化交流的重要纽带。近年来，中国在水稻育种、基因组学、进化生物学、生物技术等领域取得举世瞩目的成果。中国将坚持创新、协调、绿色、开放、共享的发展理念，加强生态文明建设，努力建设美丽中国，广泛开展植物科学研究国际交流合作，同各国一道维护人类共同的地球家园。（2017 年 7 月 24 日致第十九

届国际植物学大会的贺信）

广大卫生计生工作者恪守宗旨、辛勤工作，以实际行动培育了“敬佑生命，救死扶伤，甘于奉献，大爱无疆”的崇高精神。希望同志们继续满腔热情为人民服务，钻研医术，弘扬医德，为人民群众提供更高水平、更加满意的卫生和健康服务。各级党委和政府要关心关怀广大卫生计生工作者，采取切实措施帮助他们改善工作生活条件，推动全社会形成尊医重卫的良好氛围，加快建立中国特色基本医疗卫生制度，努力开创我国卫生和健康事业新局面。（2017 年 8 月 17 日对全国卫生计生系统表彰大会的重要指示）

实施健康中国战略。人民健康是民族昌盛和国家富强的重要标志。要完善国民健康政策，为人民群众提供全方位全周期健康服务。深化医药卫生体制改革，全面建立中国特色基本医疗卫生制度、医疗保障制度和优质高效的医疗卫生服务体系，健全现代医院管理制度。加强基层医疗卫生服务体系和全科医生队伍建设。全面取消以药养医，健全药品供应保障制度。坚持预防为主，深入开展爱国卫生运动，倡导健康文明生活方式，预防控制重大疾病。实施食品安全战略，让人民吃得放心。坚持中西医并重，传承发展中医药事业。支持社会办医，发展健康产业。促进生育政策和相关经济社会政策配套衔接，加强人口发展战略研究。积极应对人口老龄化，构建养老、孝老、敬老政策体系和社会环境，推进医养结合，加快老龄事业和产业发展。（2017 年 10 月 18 日在中国共产党第十九次全国代表大会上的报告）

60 年来，中国医学科学院作为我国医疗卫生领域的国家队、排头兵，开拓进取、攻坚克难，在重大疾病防治、医学科技发展和创新、高层次医学人才培养、医学科技成果转化、医疗卫生战略研究等方面取得了丰硕成果，为我国医疗卫生事业发展、提高人民健康水平作出了重要贡献。希望你们以建院 60 周年为新起点，抓住机遇、迎难而上，努力把中国医学科学院建设成为我国医学科技创新体系的核心基地，继续谱写新的篇章。（2016 年 10 月 27 日致中国医学科学院成立 60 周年的贺信）

组建国家卫生健康委员会。为更好为人民群众提供全方位全周期健康服务，将国家卫生和计划生育委员会、国务院深化医药卫生体制改革领导小组办公室、全国老龄工作委员会办公室等的职责整合，组建国家卫生健康委员会。不再设立国务院深化医药卫生体制改革领导小组办公室。（2018 年 2 月 26 日至 28 日在十九届三中全会上《关于深化党和国家机构改革决定稿和方案稿的说明》）

中国中医药企业正积极开拓南非市场，为南非民众通过针灸、拔罐等中医药疗法祛病除疾、增进健康提供了新选择。（2018 年 7 月 22 日在南非《星期日独立报》《星期日论坛报》《周末守卫者报》发表的署名文章）

长期以来，我国广大医务人员响应党的号召，弘扬敬佑生命、救死扶伤、甘于奉献、大爱无疆的精神，全心全意为人民健康服务，在疾病预防治疗、医学人才培养、医学科技发展等方面发挥了重要作用并取得了丰硕成果，涌现出一大批医学大家和人民好医生。特别是在面对重大传染病威胁、抗击重大自然灾害时，广大医务人员临危不惧、义无反顾、勇往直前、舍己救人，赢得了全社会高度赞誉。将每年 8 月 19 日设立为“中国医师节”，体现了党中央对卫生健康工作的高度重视，对广大医务人员优秀业绩的充分肯定。

希望广大医务人员认真学习贯彻新时代中国特色社会主义思想和党的十九大精神，践行社会主义核心价值观，坚持全心全意为人民服务，弘扬救死扶伤的人道主义精神，继往开来，再接再厉，不断为增进人民健康作出新贡献，为健康中国建设谱写新篇章，努力开创我国卫生健康事业新局面。（2018 年 8 月对首个“中国医师节”作出的重要指示）

实施健康卫生行动。中国决定优化升级 50 个医疗卫生援非项目，重点援建非洲疾控中心总部、中非友好医院等旗舰项目；开展公共卫生交流和信息合作，实施中非新发再发传染病、血吸虫、艾滋病、疟疾等疾控合作项目;为非洲培养更多专科医生,继续派遣并优化援非医疗队;开展“光明行”“爱心行”“微笑行”等医疗巡诊活动;实施面向弱势群体的妇幼心连心工程。(2018 年 9 月 3 日在 2018 年中非合作论坛北京峰会开幕式上的主旨讲话)

中医药学是中华文明的瑰宝。要深入发掘中医药宝库中的精华,推进产学研一体化,推进中医药产业化、现代化,让中医药走向世界。(2018 年 10 月 22 日在珠海横琴新区粤澳合作中医药科技产业园考察时的讲话)

中医药学包含着中华民族几千年的健康养生理念及其实践经验,是中华文明的一个瑰宝,凝聚着中国人民和中华民族的博大智慧。新中国成立以来,我国中医药事业取得显著成就,为增进人民健康作出了重要贡献。

要遵循中医药发展规律,传承精华,守正创新,加快推进中医药现代化、产业化,坚持中西医并重,推动中医药和西医药相互补充、协调发展,推动中医药事业和产业高质量发展,推动中医药走向世界,充分发挥中医药防病治病的独特优势和作用,为建设健康中国、实现中华民族伟大复兴的中国梦贡献力量。(2019 年 10 月 25 日对全国中医药大会召开的重要指示)

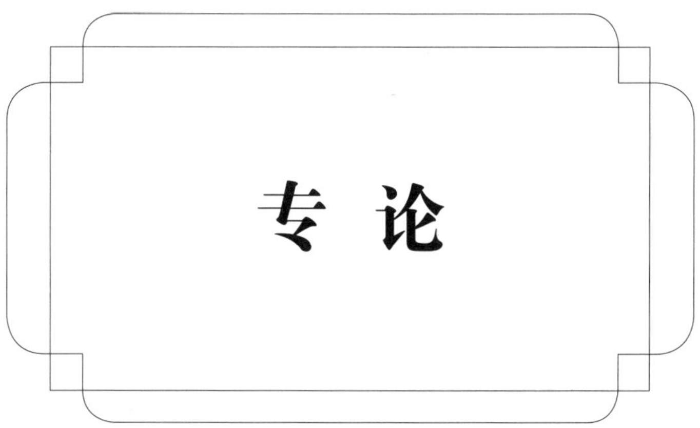

专论

《人民日报》首次发表系列评论，重磅聚焦中医药传承创新发展

中医药学是中华民族的伟大创造，是中国古代科学的瑰宝，也是打开中华文明宝库的钥匙，为中华民族繁衍生息作出了巨大贡献，对世界文明进步产生了积极影响。党的十八大以来，以习近平同志为核心的党中央把中医药工作摆在更加重要的位置。近日，习近平总书记对中医药工作作出重要指示，为加快促进中医药传承创新发展提供了重要遵循和行动指引。

《中共中央 国务院关于促进中医药传承创新发展的意见》提出，传承创新发展中医药是新时代中国特色社会主义事业的重要内容，是中华民族伟大复兴的大事。落实习近平总书记关于中医药工作的重要指示，促进中医药传承创新发展，切实把中医药这一祖先留给我们的宝贵财富继承好、发展好、利用好，是全社会的共同责任。为此，人民日报推出“促进中医药传承创新发展”系列评论。

遵循规律，让中医药根深叶茂

——促进中医药传承创新发展

王君平

一株小草改变世界，一枚银针联通中西，一缕药香穿越古今……中医药学包含着中华民族几千年的健康养生理念及其实践经验，是中华文明的瑰宝，凝聚着中国人民和中华民族的博大智慧。

习近平总书记指出，“要遵循中医药发展规律”。近百年来，随着西风东渐，西医成为主流医学，中医药呈边缘化趋势。事实证明，中医药一旦背离了自身发展规律，中医西化，特色弱化，必将丧失自我。因此，无论看待中医、研究中医，还是运用中医、推广中医，必须遵循中医药自身发展规律。过去如此，现在如此，将来也是如此。

遵循中医药发展规律，必须保持中医药的本色。道法自然、天人合一、阴阳平衡、调和致中、辨证论治等中医基本理论，蕴含中华民族的文化基因，是中华民族智慧的结晶。在几千年的发展进程中，中医药形成了独特的宇宙观、生命观、健康观、疾病观、防治观。这些理论是长期积淀形成的，是中医药生存发展的根基。眼下，不少中医秘方、验方和诊疗技术面临失传的风险。我们应该把藏在古籍、散在民间、融入生活的中医药技术充分发掘出来，整理收集保护起来，更好地传承下来，为人类健康造福。

遵循中医药发展规律，必须改革中医药管理体制。中医和西医虽有共通之处，但诊治思维不同、防治手段各异，在管理上必然有所区别。我们应把遵循中医药发展规律作为政策制定的出发点和落脚点，坚持有利于发挥中医药的特色优势、有利于提升中医药疗效、有利于满足人民群众需求的原则，建立符合中医药特点的管理体制。如果简单套用西医管理模式，很可能会事与愿违，阻碍中医药的发展。因此，我们要突出中医药的系统性和整体性，把中医药特色优势用制度、标准、规范固定下来，把中医药的根脉保存好。

遵循中医药发展规律，并不意味着自我封闭，更不是墨守成规。中医药发展需要兼容并蓄，借鉴吸收现代科技成果。但是，如果离开中医药的主体地位，丢掉中医药原创思维，哪怕融合再多的高科技，也是徒具其表。我们既要遵循自身发展规律，更要

借助现代科技手段，推动中医药创造性转化、创新性发展。

中医药发祥于中华大地，植根于中华文化。中医既是古代的，也是现代的，更是未来的。只有遵循中医药发展规律，立足根基，挖掘精华，保持特色，中医药才能根深叶茂，岐黄之术方可生生不息。让中医药永远姓“中”，是中国人义不容辞的责任和使命。

守正创新，为中医药注入源头活水

——促进中医药传承创新发展

白剑峰

“传承精华，守正创新”，这是习近平总书记对中医药工作作出的重要指示。正确处理传承与创新的辩证关系，关系到中医药的前途和命运。

当前，中医药面临着传承不足、创新不够的局面，严重制约着中医药的发展。传承是为了保根，没有传承就不能正本清源；创新是为了提升，没有创新就不能与时俱进。惟有秉持“传承不泥古，创新不离宗”的原则，在传承中创新，在创新中传承，才能推动中医药高质量发展。

传承精华，就是要让中医药发展源远流长。传承是中医药发展的根基，离开传承谈创新，就是无源之水、无本之木。中医药的精华，沉淀在汗牛充栋的中医古籍中，流传在历代中医大家的临床实践中，散落在疗效显著的民间奇方中，这是中医药学深厚的根基，也是中医药事业发展的命脉。传承不足，让多种中医技艺面临失传，让中医医道艰难延续。深入挖掘中医药宝库中的精华，必须培养大批中医“专才”，这样才能使“国宝”代代相传。院校教育是中医药人才的主阵地。当前，院校教育不同程度地存在中医教育西化、中医思维薄弱、中医技能缺失等问题。师带徒，出名医，中医独具特色的技艺需要活态传承。中医临床功夫、中药炮制工艺，主要靠师徒一代一代口传心授。师承教育能为“草根”中医打开一扇门，让岐黄之术薪火相传。我们应将以“个性化”为特征的师承教育与以“标准化”为特征的院校教育相结合，将传统教育的精粹融入现代教育体系之中，构建适应新时代的中医教育体系，为中医药发展打下最坚实的人才之基。

守正创新，就是要让中医药发展清流激荡。只传承，不创新，捧着金饭碗也只会越吃越穷。让中医药老树发新芽，唯一的出路就是创新。中医药的发展史，就是一部创新史。从《黄帝内经》奠定中医理论体系，到明清时期瘟病学的产生，再到现代青蒿素的诞生……创新，始终是推动中医药发展的根本动力。随着人类疾病谱的变化，中医药需要源源不断地注入创新的“源头活水”，在更多领域取得新突破。当前，大数据、人工智能等先进技术为中医药研究突破提供了有力支撑，多学科、跨行业合作为加快中医药现代化发展带来广阔空间。我们不能因为创新而忘记“守正”，也不能因为“守正”而不去创新，必须把“守正”与“创新”有机结合起来。

没有传承，创新就失去根基；没有创新，传承就失去未来。传承精华，守正创新，必将让中医药获得无限生机，为健康中国建设提供新动力！

中西医并重，让古老瑰宝重焕光彩

——促进中医药传承创新发展

王君平

“坚持中西医并重，推动中医药和西医药相互补充、协调发展。”习近平总书记对中医药工作作出的重要指示，深刻阐述了中国特色卫生健康模式，为做好新时代中医药工作指明方向。

坚持中西医并重，需要中西医“一碗水端平”。近百年来，“中医太落后”“中医不科学”等质疑之声不绝于耳。中医与西医治疗理念不同，分属不同的医学体系。中医重整体，善用“坚盾”，更关注“病的人”；西医重局部，善用“利矛”，更关注“人的病”。其实，中医西医各有所长，各有侧重，没有必要分高低、论长短。二者不是对手，而是战友，其共同的敌人是疾病。治疗某种疾病，因人而宜，一种医疗手段也好，两种医疗手段也好，一切以病人受益最大化为原则。无论中医西医，都不能包治百病。特别是在治疗疑难疾病上，“单打独斗”很难取得令人满意的效果。人类健康的星空，需要中西医联手点亮。

坚持中西医并重，需要中西医协调发展。中医与西医相互借鉴，成为中国特色医药卫生与健康事业的重要特征和显著优势。当前，中医无论是执业医生数量，还是医疗机构数量，都无法与西医相提并论，医疗服务的天平在向西医倾斜。“冰冻三尺，非一日之寒”，中西医的差距不是一天造成的，也不是一天就能拉平的。应加大对中医的扶持力度，重点落实对中医事业的投入政策，建立持续稳定的中医发展多元投入机制，完善中医药价格和医保政策，构建覆盖全民和全生命周期的中医药服务体系，实现中医西医“齐步走”。

坚持中西医并重，需要改变“中医西管”的局面。中医药法规定：“国家大力发展中医药事业，实行中西医并重的方针，建立符合中医药特点的管理制度，充分发挥中医药在我国医药卫生事业中的作用。”然而，一些地方中医服务体系不够完善，基层服务能力相对薄弱；一些部门简单套用西医药标准评价中医药，中医机构发展缓慢……凡此种种，皆因管理体制机制不完善不健全，特别是中医药管理机构管理职能薄弱。实现中西医并重，需要制定体现中医药自身特点的政策和法规体系，实现分类管理、分业运营。同时，加强国家中医药综合改革试验区建设。综合改革强调的不是一招一式，而是系统性、集成式改革，以“一马当先”带动“万马奔腾”，以一域服务全局，形成更多可复制、可推广的经验和制度。

全面落实中西医并重的方针，关键是坚定文化自信，用开放包容的心态促进传统医学和现代医学更好融合，把发展中医药摆在更加突出的位置，打造中国特色医药卫生与健康事业，让中医药这块古老的瑰宝重焕光彩。

发挥优势，为健康中国贡献力量

——促进中医药传承创新发展

白剑峰

习近平总书记指出：“充分发挥中医药防病治病的独特优势和作用，为建设健康中国、实现中华民族伟大复兴的中国梦贡献力量。”站在新的历史起点上，如何彰显中医药的独特优势和作用，这是必须回答的发展之问。

中医药的独特优势和作用，体现在未病先防的理念上。健康是生活美好的重要基础，也是改善民生的重要内容。然而，我国现有医疗服务供给不平衡不充分，难以满足人民日益增长的健康需求。实施健康中国战略，让人人享有健康，离不开中医药。“治未病”是中医的优势和特色。中医药学是整体医学，融预防保健、疾病治疗和康复养生为一体，完全契合健康中国行动的理念。中医提倡预防为主，能够为百姓提供覆盖全生命周期的健康服务，满足全方位、多层次、多样化的健康需求。发挥中医药的独特优势和作用，就是要让中医药进入健康中国的主战场，无论是临床实践，还是公共卫生，都应有中医药的身影。突破体制障碍，打通观念梗阻，中医药必将大有作为。

中医药的独特优势和作用，体现在绿色天然的药材上。俗话说：“药对方，一碗汤。”若药不灵，纵然切脉准、方子好，中医药的疗效也会大打折扣。同仁堂有一副对联：“炮制虽繁必不敢省人工，品味虽贵必不敢减物力。”当前，我国中药材质量总体上是好的，但也存在良莠不齐的现象。药材好，药才好。发挥中医药的独特优势和作用，就是要从源头抓起，全过程保障中药质量。中药材具有农产品和药品的双重属性。种植是中药产业的“第一车间”，推进规模化、规范化种植，是中药产业转型升级的必由之路。既要建立来源可查、去向可追、责任可究的监管制度，更要健全中药饮片标准体系，制定中药饮片炮制规范，让道地药材更道地，确保人民群众用药安全。

中医药独特优势和作用，体现在疗效确切的经典配方上。中医在几千年的发展中积累了大量临床经验。我国历史上有文字记载的经典方剂浩如烟海，疗效确切，安全可靠，但大多数方子还在古籍中沉睡。发挥中医药独特优势和作用，就是要加快推进中医药现代化、产业化。中医药是我国具有原创优势的科技资源，是提升我国原始创新能力的宝库之一。但中医药宝库不是拿来就能用的，必须与现代科技相结合。当年屠呦呦面临研究困境时，重新温习中医古籍，传统的中医药给了她创新的灵感。青蒿与青蒿素只有一字之差，却是破茧成蝶之变。坚持以创新驱动为核心，既要善于从古代经典医籍中寻找创新灵感，也要善于利用先进科学技术提高创新能力，二者相结合才能产出原创性成果。

中国医药学是一个伟大宝库。我们应挖掘中医药宝库中蕴含的精华，努力实现其创造性转化、创新性发展，使之与现代健康理念相融相通，为健康中国贡献力量！

走向世界，让“中国处方”造福人类

——促进中医药传承创新发展

王君平

一株小草，改变世界。青蒿素是中医药送给世界的礼物，也是中医药为人类健康作出的贡献。

习近平总书记指出，“推动中医药走向世界”。这一要求对于弘扬中华优秀传统文化、增强民族自信和文化自信、促进文明互鉴和民心相通、推动构建人类命运共同体具有重要意义。

中医药走向世界，必须增强国际话语权。作为最能体现中国文化的代表性元素，中医药只有成为国际“通用语言”，才能更好地走向世界。目前，中医药传播到世界上 183 个国家和地区，但在不少地方，中药不能以药品的身份进口，只能以保健品食品的名义销售。可以说，走向世界，面临的不只是文化的差异，还有难以逾越的标准壁垒。但是，如果中医药不去拥抱世界，不去迎接国际化的挑战，不仅会丧失广阔的市场，甚至会丧失国际评审、行业标准制订的参与权、话语权。因此，中医药必须主动出击，迎接挑战，参与国际标准制订，这样才能掌握主动权。走向世界，凭的是实力，靠的是疗效。惟其如此，中医药才能行稳致远。

中医药走向世界，必须立足解决人类健康难题。中医药独特的整体观、辩证观、系统观等，是中华民族在数千年治病防病实践中积累的宝贵经验。中医药走出去，不是为了炫耀，而是为了解决人类面临的共同健康难题。中医药不仅是中国的，更是世界的。只有为更多人解除病痛，才能更好地彰显“中国智慧”，赢得世界各国人民的信赖。世界卫生组织将起源于中医药的传统医学纳入国际疾病分类，标志着国际公共卫生系统对中医药等传统医学价值的认可，此举对中医药发展具有里程碑意义。目前，中医药正快步融入国际医药体系，在全球卫生治理中扮演着日益重要的角色。

中医药走向世界，必须做好民心相通的大文章。中医药学是打开中华文明宝库的钥匙，是中华优秀传统文化的重要载体，有利于促进文明互鉴，为加强各国人民心灵沟通、增进传统友好搭起一座新的桥梁。近年来，通过共建“一带一路”，我国在许多国家和地区建立了中医药海外中心，成为讲好中医药故事、展示中医药魅力的窗口。中医药走向世界，必将促进中华文明的传播和世界文明的交流，让不同的文明交流融合，共同发展。

当前，中医药发展迎来天时地利人和的大好时机。我们不能“孤芳自赏”，而要“美美与共”。让我们共同擦亮中医药这张亮丽的中华文化名片，让“中国处方”为人类健康作出更大的贡献。

转载自《人民日报》2019-11-28(5)、2019-11-29(5)、2019-12-2(5)、2019-12-3(5)、2019-12-4(5)

发展中医药是民族复兴的大事

《中国中医药报》社论

时间是伟大的书写者，记录下历史的华章。10月25日，北京，全国中医药大会会场传出的阵阵掌声，穿过繁华都市、传遍广袤乡村、越过高岸深谷、响彻内陆边疆，足令每一位中医人热血沸腾、精神振奋。这是新中国成立以来第一次以国务院名义召开的中医药会议，规格之高前所未有。习近平总书记和李克强总理对大会作出重要指示和批示，重视程度前所未有，更把此次会议定格在中医药历史发展的又一高峰，在史册上留下浓墨重彩的印记。

“要遵循中医药发展规律，传承精华，守正创新，加快推进中医药现代化、产业化。”总书记的重要指示从党和国家事业发展战略格局的高度，为新时期的中医药工作指明了方向、提供了遵循，给大会带来融融暖意，更对新时代中医药传承创新发展寄予殷殷厚望。

李克强总理的重要批示，为进一步做好中医药工作提出了明确要求。孙春兰副总理的重要讲话，就深入学习贯彻习近平总书记关于中医药的重要论述和李克强总理重要批示，传承创新发展中医药作出部署。

10月26日，《中共中央 国务院关于促进中医药传承创新发展的意见》发布，这是党中央、国务院印发的第一个关于中医药的文件，明确了中医药传承创新发展的目标方向、重点任务和具体举措，是指导新时代中医药工作的纲领性文件。

每一个重要的时间节点，都是我们奋斗的坐标。

振奋人心的大会、催人奋进的意见、谆谆嘱托的重要指示批示，无不体现出党中央、国务院对中医药事业的关怀重视，彰显出中医药作为中华文明瑰宝的价值，也折射出中医药在国家经济社会发展大局中的战略地位和作用。

中医药是中华民族的伟大创造，为中华民族的繁衍生息、中华文明的绵延不绝、世界文明的发展进步作出了重要贡献。

中国共产党始终是中华优秀传统文化的传承者和弘扬者。新中国成立以来，党和政府一直高度重视中医药工作。尤其是党的十八大以来，以习近平同志为核心的党中央把中医药工作摆在更加突出的位置，推动中医药改革发展取得显著成绩。

今天，中医药的地位提升到前所未有的高度。传承创新发展中医药是新时代中国特色社会主义事业的重要内容，是中华民族伟大复兴的大事，标明了中医药在中华民族复兴中的坐标方位。此刻，无论是老骥伏枥的白发长者，还是初出茅庐的“小郎中”，对于所有当代的中医人而言，新时代的万千气象，激荡着我们的梦想，新起点的蓬勃朝气，激励着我们去奋斗。

对历史最好的致敬，是书写新的历史；对未来最好的把握，是开创更美好的未来。

我们要充分认识新时代促进中医药传承创新发展的重大意义，准确把握全国中医药大会的战略部署，切实增强学习贯彻习近平总书记重要指示、李克强总理重要批示和全国中医药大会精神的政治责任感、历史使命感，把传承创新发展好中医药这一时代赋予我们的使命，党中央、国务院交给我们的光荣任务担负起来，落实下去。

我们要坚持中西医并重，遵循中医药发展规律，充分发挥中医药在防病治病中的独特优势和作用，勇攀医学高峰，打造中医药和西医药相互补充、协调发展的中国特色卫生健康发展模式，把中医药这一祖先留给我们的宝贵财富继承好、发展好、利用好，为实现中华民族伟大复兴的中国梦注入源源不断的健康动力。

我们要挖掘中医药宝库中的精髓内涵，传承精华、守正创新，把创新鲜明地写在中医药发展的旗帜上。增强民族自信和文化自信，促进文明互鉴民心相通，助推构建人类命运共同体，为实现中华民族伟大复兴的中国梦注入永不枯竭的文化动力。

志之所趋，无远弗届。让我们更加紧密地团结在以习近平同志为核心的党中央周围，同心协力、接续奋斗，加快推进中医药传承创新发展，助力健康中国建设，在实现中华民族伟大复兴的征程上创造无愧于伟大新时代的新辉煌！

转载自《中国中医药报》2019-10-28(1)

中医药理论是传承与创新的共同体

孟庆云　中国中医科学院中医基础理论研究所

传承是科学、文化乃至宇宙演进的过程和方式。中华文化传统的宇宙观是生成论，以“道在于一”“生生不息”为旨要，认为天地人是一体的，而且宇宙也是有生命的，如是而传薪递华，承其备物，终始不绝。植根于中华文化的中医药学，以传承而发祥，以传承而演进，又以传承而发展。

中医药理论溯源及意义

有了人类，就有了医学。中华先民把生存感知，做了浑束为一的归纳而萌发了初始概念，如阴阳、五行、气，等等。

中华传统文化的框架就是中医药理论的框架。对于不同“时”（春夏秋冬、昼夜）、“空”（东西南北、上下）的应象感知和有意识（如雌雄、得失等）而发为“阴阳”；对五星的观察和五数的崇拜蕴发了“五行”；对大气的感受和人之呼吸而发生了“气”的观念。阴阳、五行和气遂成为中国传统文化也是中医药理论体系的基本框架和基建砖石。

《易经》是中国最古老的典籍之一，深奥高明，“近取诸身”曾为其先源之一。在中医药理论体系构建的过程中，把许多人体知识的经验，援用了《易经》的观念、思想升华为理论，例如《黄帝内经》。中医药理论主要是从这些上古典籍的传承发展而来。

中医药传承方式和思维方法

理论是系统化的见解与主张，中医药形成了理论体系，乃是对卫生保健智慧的集中表现。传承是学术发展的灵魂，对于中医药理论体系尤为重要，因为理论除具有引领临床的现实性外，还体现了中国科技思想启发未来的独特性和某些化石性理论的历史陈列性。中医药素来重视理论的传承，传承方式主要有家学传承、师授传承、院校传承、自学熏习等四种。

中医药理论传承的思维方式有模式思维、重复性思维（包括记忆性思维）和创造性思维，其运用因传承方法而异。中医药理论的传承方法因传承方式之异而有别，有个体传授与群传群受（院校）的不同，主旨是治学、授业。受经学传授方法影响最大，如《素问・著至教论》，以“诵、解、别、明、彰”五字为医道传授方法，“可传后世，可以为宝”。

《墨子》讲“巧传则求其故”，传承中有很多技巧，深明理性，才能得真意、学到位。亲炙、点拨皆如此。利用歌诀，也是从古至今贯用的方法，如《医宗金鉴・正骨手法要旨》中说：“一旦临证，机触于外，巧生于内，手随心转，法从手出。”讲述骨科操作，由机（理论）而巧。

理论传承的至高境界是传心，是从禅宗不立文字，以心相证，靠心心感应而得法传授。其实，这在《灵枢・师传》中就有“闻而藏之，则而行之”的记述了。

学成于聚，新故相资而新其故

中医药理论的传承是天授大业的神圣使命。创新是学术发展的枢机。中医药从源头走来，在发展逻辑的助推下，其传承永远离不开创新，创新更离不开传承。

传承与创新的主体都是人。对于授者"经师易遇，人师难遭"(《资治通鉴》)。其艺是得人乃传，甚至"智过于师，方堪传授"。《黄帝内经》多处讲"非其人勿传""非其人勿教"。师与弟子，绍其法乳，聚于堂物，日就月将，薪火相传，久而弥新。

《素问・气穴论》说："世言真数开人意"，传承或创新都要从"真数"着手把握。对于中医药，经典就是真数。所谓经典，就是那些在流传中能自我壮大并成为体系的源头著作，例如《黄帝内经》《神农本草经》《伤寒论》《金匮要略》等。

经典具有筑基、构建和赋以特质的作用。学经典可以知本源、览全局、识特质。冯友兰先生提出了读书的"十二字诀"，即"精其选，解其言，知其意，明其理"，可作为我们读经典的参考。

中医药是中华传统文化的标志性符号之一。清代王夫之先生在《周易外传》中说，中华文化传承是"学成于聚，新故相资而新其故"。中医药理论也是新启于旧，旧中有新。传承中不知不觉地蕴发了二次创新。传承中有创新，创新不离乎传承。

当然，传承中也曾有某些失传和断层，路径上也曾有过局部扭曲，很多是属于社会及生产力发展导致需求改变所致，正说明传承不是全盘依旧。当代中医药理论是要把穿越数千年的瑰宝用于现代，要让中医药站在世界医学的制高点上。

转载自《中国中医药报》2019-8-21(3)

中西医结合推动中医药现代化

陈香美　中国工程院院士

中医药是中华文明对世界文明的重要贡献。过去数十年，通过运用中西医结合的新理论、新思维、新方法，挖掘经典，关注临床，重点攻关，在重大疑难疾病、常见病和多发病防治，以及中药的挖掘方面取得了一定的成绩，提高了临床疗效，产生了青蒿素等诺奖级的医药科技成果，凸显了中西医结合的优势。

当前，我们要以传承为根基，以创新为动力，充分发挥中医药在治未病中的主导作用、在重大疾病治疗中的协同作用、在疾病康复中的核心作用；激发和释放中医药的潜力和活力，在现代医学发展的大背景下推进中医药现代化和国际化。应该看到，在目前的医疗和科研实践中，仍存在着中医药有效成分和安全性研究不充分、高水平临床研究缺乏、中西医诊疗范围不明确、中医药市场发展不规范等问题。

第一，加强中医药有效成分及安全性的基础和临床研究，推动中医药的现代化。

中医药是一座宝库，是中华文明对世界文明的重要贡献，极大推动了人民群众的生命健康和疾病预防保健。为了使中医药在生命健康领域作出更大的贡献，进一步走向世界，我们需要力争在中医药领域做出更多标志性成果，大力推动中医药的现代化进程。具体来讲，需要进行更多高水平的多中心、前瞻性中医药临床研究，以及细胞和分子水平的基础医学研究，进一步明确中医药的治疗效果、作用机制和安全性，结合国家重大新药创制的发展战略，深入发掘中医药宝库中的精华，取得更多的如青蒿素治疗疟疾、三氧化二砷治疗白血病等重大突破，更好地服务健康中国建设和经济社会发展，推动中医药走向世界。

第二，将现代医学管理制度引入到中医诊疗实践中，建设中西医结合的国家重大疾病防治体系。

随着经济社会发展，我国的疾病谱也随之发生变化，以心脑血管疾病、肿瘤、代谢性疾病为代表的慢性非传染性疾病已成为严重危害人民健康的重要公共卫生问题，中医药在这些疾病的治疗方面具有独特优势。因此，推进中西医资源整合、优势互补、协同创新，加快建设中西医结合的国家重大疾病防治体系具有重大意义。在临床诊疗实践中，应进一步明确中西医及中医药专科的诊疗范围；在制订新的执业医师法时，考虑增加规范中医药诊疗行为的相关条款；应逐级建立中西医协作机制，制定中西医结合防治方案，加快推动中西医结合的国家重大疾病防治体系建设，提高我国重大疾病的综合防治水平；允许从事中医、西医诊疗的医务人员在一定情况下相互交叉，明确中西医执业类别转换的准入条件和培训考核细则，使中西医从业人员进行一定范围的合理流动，促进中西医相互协调、相互补充。

第三，加强中西医结合人才队伍建设。

中西医结合人才培养水平是中西医结合事业成功的重要保障，是继承和发展中医药学术及实现中医现代化的重要途径。建议加大对中西医结合的支持力度，放宽中西医结合执业医师的执业范围，打通中西医结合人才职称晋升通道，健全中西医结合专业技术职称评定制度。在政策上给予适当倾斜，以吸引优秀的中医、西医人才进入中西医结合队伍。建立并完善中西医结合住院医师规范化培训等毕业后教育制度，制定不同层次的中西医结合人才培养计划，促进中西医结合人才的可持续发展。大胆探索“西学中”“中学西”等多种中西医结合人才培养模式，尤其要加大“西医学习中医”的培养规模，吸引更多西医投身于中西医结合事业。以重点学科/重点专科建设为契机，内化专业人才发展的动力，加强专业中西医结合人才培养的纵深度，打造高精尖专的业务团队。

转载自《光明日报》2019-10-27(6)

校院长论坛

建立新时代中国特色社会主义健康保障新体系

——关于中西医并重的几点思考

徐建光　上海中医药大学校长

习近平总书记在党的十九大报告中指出，“坚持中西医并重，传承发展中医药事业”。中西医并重一直是我国卫生与健康工作的重要方针，党中央在对健康中国建设的战略部署中，再次强调中西医并重，内涵深刻、意义深远。党的十九大报告提出的“实施健康中国战略”，强调“人民健康是民族昌盛和国家富强的重要标志”，坚持中西医并重，将成为新时代中国特色社会主义医疗体系重要标志；中西医并重，需要观念的转变、制度的创新；中西医并重，需要中西医双管齐下、并驾齐驱；中西医并重，将会带给百姓健康“双保险”，给人民群众的健康需求带来更好的获得感。

贯彻落实好新时期卫生健康工作的重要方针，应将坚持中西医并重的理念要求放在国家战略的层面上进行布局和谋划，远近结合、综合施策，将中西医并重的政策措施贯穿于卫生健康工作的始终、融入健康中国建设方方面面，传承发展好中医药事业，为人民群众健康水平提高做贡献。贯彻落实中西医并重，应该中西医齐头并进，更应遵循中医发展规律，积极创造条件为中医药发展提供坚实保障。这里，我想谈以下几点思考：

一、转变观念，建立中西医并重新理念

预防、治疗、康复是医疗服务的重要环节，三者不可偏颇。然而目前，在观念上普遍存在着重治疗、轻预防和康复的倾向，而中医则在这两方面具有独到的优势，却没有得到应有的重视。中医药是中华文明的灿烂瑰宝，为中华民族的繁衍昌盛做出了重要的历史贡献，其在发展过程当中所形成的独特的生命观、健康观、疾病观、防治观，与现代健康理念相融相通，不仅对健康中国建设目标的实现，有着不可替代的重要作用，同时对现代医学发展，也必将产生重要影响。中西医两者独立的医学体系并存于当下，且各具基础，应该作为我国卫生与健康事业的一体两翼，放在同等重要的位置，平等、同步发展，这应该成为全社会共识及行动指引。

二、转变职能，建立中西医并重新规范

管理体制是贯彻落实卫生政策工作方针的重要组织保障，在管理制度的顶层设计上是否能考虑建立中医和西医两个相对独立的管理体系，把中医药管理体制建设作为贯彻落实中西医并重方针和战略部署的前提。一方面从国家层面对中医药管理体制进行优化、功能进行强化；另一方面，更要明确各级行政部门建立健全中医药管理体制具体要求，对个别地区中医管理体制弱化的问题要及时纠正。中医药管理体制建设应纳入各级政府重要职责。

三、改革创新，建立中西医并重新制度

各地应进一步强化对中西医并重方针的认识，把中医药发展纳入经济社会发展规划，在政府投入方面，中西医应均衡对待，一视同仁。希望充分遵循中医发展规律及现实发展基础，在政府专项经费投入、医保支付政策、中医服务价格调整、中医机构与

人员评价考核机制等方面制度安排上，形成对中医药传承发展的有力支撑。例如，政府投入上，能否在政府财政预算中设立中医药专项，对中医医疗机构运行和中医药服务提供、中医特色诊疗技术传承、中医特殊人才培养等予以重点支持保障；又如，将中医药服务，特别是中医药门诊服务纳入医保支付范围等。事实上，在预防、治疗、康复的全链条中，只要在预防上稍稍增加些投入，就会让老百姓少生病、从而增加健康获得感，而相应减少的后期治疗和康复的费用，不但不会增加全链条的投入，还会起到事半功倍的效果。此外，还要切实将中医药传承发展纳入对各级政府的监督考核范围，确保中医药发展政策措施落地。

四、加强保障，建立中西医并重服务新体系

中医药服务体系是中医药作用发挥的基础，但目前在卫生健康体系整体框架下，中医药服务提供主体能级仍较低。以上海为例，根据 2018 年卫生健康统计数据，上海中医医疗机构床位数占全市医疗卫生机构床位数比例只有 7.22%，中医执业医师占全市执业医师总数的比例只有 12.75%，这与市民群众日益增长的中医药需求之间存在非常大的差距。发挥中医药独特作用，前提应先切实强化对中医药服务体系倾斜支持，在中医医疗机构和其他医疗机构中医科室建设、中医药人才培养等方面给与足够保障，并完善政策机制，支持促进中医药服务。

同时，创造条件，整合社会多方资源为中医所用，将中医养生保健知识技能作为普及健康生活、重点人群健康服务的重要内容进行传播和利用。在整合型医疗卫生服务体系构建中，政府要搭好平台、创造条件、完善机制，实现中西医相关的资源对接、协同发展。

新时期健康中国建设对中医药传承发展提出了更高定位和发展目标，进一步落实中西医并重工作方针成为更加紧迫的任务，在此基础上，同时结合国家中医药工作大会的筹备召开及传承发展中医药工作文件的制订，在下一步具体推进落实中，建议参照《健康中国行动组织实施和考核方案》组织实施“传承发展中医药行动计划”，成立由国家分管领导牵头的推进委员会，统筹推进组织实施、考核等相关工作，建立相对稳定的考核体系，考核结果纳入各级党委、政府绩效考核中，以行动计划作为引领和带动，真正落实中西医并重工作方针。

转载自《上海中医药报》2019-11-15(第 46 期)

重大学术成果

2019 年度国家科学技术进步奖

2019 年度国家科学技术奖共评选出 296 个项目和 12 名科技专家。其中，国家自然科学奖授奖项目 46 项，国家技术发明奖授奖项目 65 项，国家科学技术进步奖授奖项目 185 项。中国船舶集团所属 719 所名誉所长黄旭华院士、中国科学院大气物理研究所曾庆存院士，摘得国家最高科学技术奖。中医药界 1 项获 2019 年度国家科学技术进步奖一等奖；5 项获 2019 年度国家科学技术进步奖二等奖。

一等奖(中医药类)：

【中医脉络学说构建及其指导微血管病变防治】

获奖单位：河北以岭医药研究院有限公司、中国医学科学院阜外医院、江苏省人民医院、武汉大学人民医院、中国人民解放军总医院、复旦大学附属华山医院、中山大学、河北医科大学、首都医科大学、复旦大学附属中山医院。

获奖内容：首次系统构建中医脉络学说，形成指导血管病变防治的新理论，提出核心内容——营卫理论，建立“脉络-血管系统病”辩证标准和“调营卫气血”治疗用药规律，得到国家 973 计划专家组高度评价。这一研究创立了“理论＋临床＋新药＋实验＋循证”一体化的中医学术创新与转化新模式，中医传统理论创新与现代科学技术相结合，产生重大原创成果，为中医药传承与创新发展做出了示范，促进了中医药的国际传播。

获奖人员：吴以岭、杨跃进、贾振华、李新立、黄从新、杨明会、曹克将、董强、吴伟康、曾定尹、温进坤、高彦彬、周京敏、魏聪、郑青山。

二等奖(中医药类)：

【雪莲、人参等药用植物细胞和不定根培养及产业化关键技术】

获奖单位：大连普瑞康生物技术有限公司、中国中医科学院中药研究所、天津大学。

获奖人员：黄璐琦、刘汉石、袁媛、邵爱娟、刘雅萍、高文远、陈美兰、刘禹、王娟、刘娟。

【针刺治疗缺血性中风的理论创新与临床应用】

获奖单位：广州中医药大学、广东省中医院、天津中医药大学第一附属医院、安徽中医药大学第一附属医院、广州中医药大学深圳医院(福田)。

获奖人员：许能贵、符文彬、刘健华、徐振华、唐纯志、易玮、王舒、杨骏、崔韶阳、王琳。

【中药制药现代化——固体制剂产业化关键技术研究及应用】

获奖单位：江西中医药大学、江中药业股份有限公司、江西济民可信集团有限公司、天水华圆制药设备科技有限责任公司、北京翰林航宇科技发展股份公司、哈尔滨纳诺机械设备有限公司。

获奖人员：刘红宁、杨世林、杨明、朱卫丰、刘坦海、罗晓健、廖正根、陈丽华、郑琴、杨明。

【脑卒中后功能障碍中西医结合康复关键技术及临床应用】

获奖单位：福建中医药大学、香港理工大学、香港大学、广州一康医疗设备实业有限公司。

获奖人员：陈立典、陶静、陈智、陈智薛、李湄针、黄佳、薛偕华、杨珊莉、柳维林、胡海霞、邢金秋。

【基于中医原创思维的中药药性理论创新与应用】

获奖单位：山东中医药大学、北京中医药大学、广西中医药大学、黑龙江中医药大学、山东沃华医药科技股份有限公司、上海医药集团青岛国风药业股份有限公司。

获奖人员：王振国、张冰，邓家刚、刘树民、付先军、王世军、李峰、曾英姿、张聪，王厚伟。

2019年中医药十大新闻

1. 习近平对中医药工作作出重要指示，强调要遵循中医药发展规律，传承精华，守正创新，为实现中华民族伟大复兴的中国梦贡献力量

2019年10月，中共中央总书记、国家主席、中央军委主席习近平对中医药工作作出重要指示指出，中医药学包含着中华民族几千年的健康养生理念及其实践经验，是中华文明的一个瑰宝，凝聚着中国人民和中华民族的博大智慧。新中国成立以来，我国中医药事业取得显著成就，为增进人民健康作出了重要贡献。要遵循中医药发展规律，传承精华，守正创新，加快推进中医药现代化、产业化，坚持中西医并重，推动中医药和西医药相互补充、协调发展，推动中医药事业和产业高质量发展，推动中医药走向世界，充分发挥中医药防病治病的独特优势和作用，为建设健康中国、实现中华民族伟大复兴的中国梦贡献力量。

习近平总书记的重要指示，为中医药事业在新时代实现新的奋斗目标指明了方向、提供了遵循。

2. 中共中央、国务院印发《关于促进中医药传承创新发展的意见》，全国中医药大会在京召开

2019年7月24日，中央全面深化改革委员会第九次会议审议通过《关于促进中医药传承创新发展的意见》，这是中央深改组首次专门审议关于中医药的文件。2019年10月20日，中共中央、国务院印发《关于促进中医药传承创新发展的意见》，这是第一次以中共中央、国务院名义印发的中医药文件。

为贯彻落实习近平总书记的重要指示和中央《意见》，全国中医药大会于2019年10月25日在北京召开，这是第一次以国务院名义召开的中医药会议。会议对80名全国中医药杰出贡献奖获得者进行了表彰。

大会召开后，全国各地党委政府主要负责人通过作出批示、主持召开会议研究部署、调研中医药工作等形式，认真学习贯彻落实习近平总书记重要指示、李克强总理批示、孙春兰副总理讲话和全国中医药大会精神，吹响了新时代中医药传承创新发展号角，掀起了贯彻落实大会精神的热潮。

3. 新中国70年中医药成就显著，屠呦呦被授予“共和国勋章”

新中国成立70年来，中医药事业作为党和国家事业历史性成就的重要组成部分，在中医医疗、保健、科研、教育、产业、文化、对外交流等方面成绩斐然。二十世纪六七十年代，席卷中华大地的“一根针、一把草”的中草药运动，最大程度上保障了亿万农民的生命健康，被世界卫生组织誉为“以最少投入获得最大健康收益”的中国经验。目前，中医医疗机构6万余个，中医药行业从业人员71万余人，中医重点专科近1 500个，中医药高等院校25所，中药工业总产值近8 000亿元，中医药已传播到183个国家和地区。

2019年9月17日，国家主席习近平签署主席令，授予中国中医科学院研究员屠呦呦“共和国勋章”，国家勋章由全国人大常委会决定、国家主席签发证书并颁授，为国家最高荣誉。2019年11月，中医药科研领域再添3名院士。其中，仝小林当选中国科学院院士，王琦、刘良当选中国工程院院士。刘良是澳门特别行政区首位中国工程院院士。

4.《中华人民共和国基本医疗卫生与健康促进法》强调“坚持中西医并重”

2019年12月28日，《中华人民共和国基本医疗卫生与健康促进法》发布，将于2020年6月1日起施行。作为我国医疗卫生与健康领域的“基本法”，强调“坚持中西医并重”。其中第九条明确：国家大力发展中医药事业，坚持中西医并重、传承与创新相结合，发挥中医药在医疗卫生与健康事业中的独特作用。

5. 传统医学正式纳入国际疾病分类

2019年5月25日，第72届世界卫生大会审议通过了《国际疾病分类第十一次修订本(ICD-11)》，首次纳入起源于中医药的传统医学章节，这是中国政府与中医专家历经十余年持续努力所取得的宝贵成果。此举对确立中医药在世界医学体系中的地位和作用有重要意义，有利于中医药国际交流与合作，促进中医药与世界各国医疗卫生体系融合发展，为世界各国认识中医药、了解中医药、使用中医药奠定基础。

6. 国家中医药局坚持以人民为中心，开展“方便看中医，放心吃中药”主题教育专项行动取得实效

在“不忘初心、牢记使命”主题教育活动中，针对制约中医药发展的重点难点问题、群众反映的热点关切问题，国家中医药管理局开展“方便看中医，放心吃中药”主题教育专项行动。2019年8月，《关于方便群众看中医进一步改善中医医院服务的通知》印发，推出便民就医导航平台，汇总了全国所有中医类医疗机构、覆盖31个省份392个国家临床重点专科和1 815名中医药专家数据信息。方便群众随时随地获取到真实权威的就诊信息，人民群众的中医药获得感不断提升。

工业和信息化部首个区块链技术中医药应用实验基地在《中国中医药报》社有限公司挂牌，并以此为依托，以党建扶贫+区块链技术中医药应用，协助阜平县中医医院互联网医院建设启动。

7. 医联体建设坚持中西医并重，国家卫生健康委、国家中医药局发文强调“三个不得”

2019年7月29日，国家中医药管理局和国家卫生健康委联合印发《关于在医疗联合体建设中切实加强中医药工作的通知》，要求推进中医医院牵头组建多种形式的医联体，促进中医药优质资源下沉基层。针对目前部分地区一些不当做法，《通知》明确提出“三个不得”，即在医联体建设中不得变相地取消、合并中医医院，不得改变其功能定位，不得以各种理由在事实上削弱中医医院建设，以确保在医联体建设中中医医院只强不弱，更好地满足人民群众的中医药服务需求。

8. 全球首个中医药循证医学中心成立

2019年3月12日，受国家中医药管理局委托、由中国中医科学院筹建的中国中医药循证医学中心在京揭牌成立。这是全球首个中医药领域的循证医学中心，将借助中国中医科学院的专家优势，联合国内各大科研机构，为中医药的有效性和安全性提供依据。该中心把循证医学跟中医学特点有机结合并付诸临床实践，将极大提高临床诊疗水平，还将为中医药学证明自身医学价值、跻身于世界科学体系提供舞台和机会。

9. 中医药扶贫深入开展，助力打赢脱贫攻坚战

2019年，国家中医药管理局继续把中医药扶贫工作摆在突出位置，全面动员，深入推进。实施《中医药健康扶贫行动计划(2019—2020年)》，实现686家贫困县中医医院对口帮扶全覆盖，投入7.14亿元支持714个贫困县县级中医医院提升服务能力。实施专项工作方案，加大对“三区三州”扶贫工作力度。扎实推进中药材产业扶贫行动计划，带动贫困地区生态种植、绿色发展、产业结构优化。2020年4月，国家中医药管理局定点扶贫的五寨县正式脱贫摘帽。

10. 中国公民中医药健康文化素养水平持续提升

2019年中医药健康文化传播势头不减，中国公民中医药健康文化素养水平持续提升。2019年12月，国家中医药管理局发布的最新调查结果显示，中国公民中医药健康文化素养水平达到15.34%，提前两年实现了中医药文化建设“十三五”规划目标。

2019年，电视连续剧《老中医》、纪录片《本草中国》第二季热播、中医药版《生僻字》等中医药文化作品引起广泛关注和传播。中国北京世界园艺博览会首次设立唯一以中草药文化为主题的园艺展园——百草园，中医中药中国行走进世园会，吸引了大批群众参观。

70 年中医药发展历程

70 年中医药发展成就

新中国成立 70 年，是经济社会发展波澜壮阔、硕果累累的 70 年，是人民生活翻天覆地、日新月异的 70 年，也是中医药事业快速发展，增进人民健康福祉的 70 年。70 年来，一代又一代中医药人坚持不渝初心，铿锵前行，交出壮丽答卷。

中医药服务给百姓更多获得感

新中国成立以来，党中央、国务院高度重视和大力支持中医药发展。中医药与西医药优势互补，相互促进，共同维护和增进民众健康，已经成为中国特色医药卫生与健康事业的重要特征和显著优势，在治未病、防治重大疾病和康复中的重要作用日益彰显，百姓的中医药服务获得感不断提升。

中医医疗服务体系逐渐建立健全，中医医疗机构发展迅速。截至 2018 年底，中医医疗机构增至 60 738 个，中医医疗机构床位数增加到 123.4 万张，从业人员总数增加到 71.5 万人，医师人数增加到 57.5 万人，年诊疗人次增至 10.7 亿，年出院人次增至 3 584.7 万；中医医疗机构管理制度持续建设完善，国家中医药管理局高度重视中医医院服务能力建设和中医药特色优势发挥，引导中医医院坚持以中医为主的办院方向，加强医院制度建设，不断提升医院管理水平，充分发挥中医药特色优势，提升中医临床疗效。中医药服务能力不断提升，到“十二五”末，中医重点专科数达到 1 495 个，覆盖全国 31 个省份。遴选出 219 个国家区域中医（专科）诊疗中心，建立分层次的专科专病体系，组织制定了 406 个中医优势病种的诊疗方案和临床路径。中医医院服务能力和水平持续提升，全国三甲中医医院由 2012 年 194 家增加到 2018 年底的 442 家。中医药在 SARS、流感、埃博拉出血热等新发突发传染病的防控，及地震、泥石流等突发公共事件应急中的作用得到充分发挥。

基层中医药服务能力持续提升。国家中医药管理局牵头组织实施了“十二五”基层中医药服务能力提升工程，各项工作取得显著成效，基层中医药得以固本培元、强筋健骨。截至 2018 年底，全国已有 98.5%的社区卫生服务中心、97.0%的乡镇卫生院、87.2%的社区卫生服务站、69.0%的村卫生室能够提供中医药服务。其中，79.35%社区卫生服务中心、70.57%乡镇卫生院能够提供 6 类以上的中医药技术方法。通过全国基层中医药工作先进单位创建项目，地方政府及相关部门将中医药政策措施逐步转化成了人民群众切切实实的感受。中医诊所备案制顺利推行，截至 2019 年 3 月 31 日，全国已备案中医诊所 9 990 个。三级医院对口帮扶深入推进，组织 187 家三级中医医院参与对口帮扶，334 家贫困县中医医院接受援助。

医改中医药工作扎实推进。截至 2017 年底，三级中医医院已经全部参与医联体建设，63.04%的公立中医医院开展了纵向、紧密型医联体建设。国家中医药管理局推动所有的公立中医医院开展综合改革。在管理体制、运行机制、服务价格调整等体制机制改革中，充分考虑中医医院和中医药服务特点，实行差别化的中医药改革政策措施。国家中医药管理局与国家医保局保持密切沟通，共同推动符合中医药特点的医保政策落实落地，逐步扩大纳入医保支付中中医非药物诊疗技术范围。即将实施的新版药品目录包括中成药 1 321 个，占比近半。截至 2017 年底，21 个省（区、市）的所有地市将中药制剂纳入医保支付范围，25 个省（区、市）所有地市将中医非药物诊疗技术纳入医保支付范围。国家中医药管理局还不断加强中药饮片合理应用管理。启动建立了以中药饮片处方专项点评制度为核心、制定加强各级各类医疗机构中药饮片处方质量管理的具体政策和措施，开展中药饮片管理专项检查。

中医养生保健蓬勃有序发展

新中国成立 70 年来，经过不断摸索与实践，国家中医药管理局在“治未病”理念传播、服务提供、服务规范和“治未病”服务体系构建等方面做了大量工作，取得显著成绩。中医养生保健服务网络逐步建立健全，服务标准不断规范，服务能力大幅提升，群众中医药健康文化素养不断增强，对治未病服务需求日渐增多，产生了良好的社会效益和经济效益。

中医养生保健服务发展顶层设计不断完善。2007 年，时任国务院副总理吴仪提出开展中医治未病工作的要求。同年，国家中医药管理局启动中医治未病健康工程，印发了《关于积极发展中医预防保健服务的实施意见》等一系列文件。2015 年 4 月，国务院办公厅发布《中医药健康服务发展规划(2015—2020 年)》，将大力发展中医养生保健服务列为七项重点任务之首。2016 年印发的《中医药发展战略规划纲要(2016—2030 年)》首次提出，要发挥中医药在治未病中的主导作用。《中医药法》中也明确规定，国家发展中医养生保健服务，支持社会力量举办规范的中医养生保健机构。

在中医养生保健服务网络建设方面，国家中医药管理局从医疗机构起步，先后确定了 173 个治未病预防保健服务试点单位，涵盖中医医院、中西医结合医院及社会独立中医养生保健机构等。确定了 65 个治未病预防保健服务试点地区，探索区域中医预防保健服务工作的机制和模式。自 2012 年起，在中医医院评审标准中明确要求二级以上中医医院均要成立治未病科，并提供相关服务。“十二五”期间确定了 33 个国家中医药管理局治未病重点专科。通过对各类机构“治未病”服务工作的不断规范与探索，中医养生保健服务能力大幅提升。

为了进一步促进中医养生保健文化传播，国家中医药管理局组建 230 余人的国家级中医药文化科普巡讲专家队伍，2 000 余人的省级专家队伍，深入社区、农村、部队等，开展中医药文化科普巡讲等健康教育活动，并制定印发《中医中药中国行——中医药健康文化推进行动(2015—2020 年)计划纲要》，在全国范围内举办中医药健康文化大型主题活动，进一步扩大传播范围。

多措并举之下，中医养生保健工作成效尽显。社会对“治未病”的认知度、认同度和欢迎程度不断提高，中国公民中医药健康文化素养逐年提升，2017 年达到了 13.39%。通过在各类机构开展试点探索、加强医疗机构治未病科建设等措施，服务覆盖面不断扩大，全国 84.75%的县级以上公立中医类医院建立治未病科室，引导了中医医院逐步由“重治疗”向“防治并重”转变。

如今，越来越多的城乡居民享受到免费的中医养生保健服务，2017 年，全国 46.3%的 65 岁以上老年人接受了中医体质辨识及健康干预服务，58.1%的 0～36 个月儿童接受了一年两次的中医调养服务。不仅如此，随着群众对中医养生保健服务需求的扩大，各类服务提供机构“治未病”服务量明显增多，服务方式和内容不断丰富，服务技术和流程逐步规范，社会创办的中医养生保健机构蓬勃发展，在拉动消费、吸纳就业、创新经济增长点、助推健康扶贫等方面发挥了积极作用，中医药对国民经济和社会发展的贡献度日益彰显。

科技创新为中医药插上腾飞翅膀

新中国成立 70 年来，中医药科技创新实现了飞跃发展。

坚持自主创新，中医药原创优势更加凸显。2005 年以来，协调科技部设立 973 计划中医理论专题，共有 34 个项目 203 个课题获得立项资助。制定

"中医药传统知识保护调查技术规范",初步构建了"中医药传统知识保护数据库"。党的十八大以来,持续加大名老中医学术经验传承、古籍保护传承、中医理论基础研究等领域支持力度。实施中医药古籍保护与利用工程,整理出版《中国古医籍整理丛书》400余种。

坚持科技支撑,中医药服务能力不断提升。编制战略规划,制定发布《"十三五"中医药科技创新专项规划》等战略规划。组织实施重大科技项目,积极组织实施"重大新药创制"科技重大专项、国家重点研发计划、863计划、国家科技支撑计划等重大科技项目。国家重点研发计划"中医药现代化"重点专项已立项支持83个项目,累计投入超过10亿元。防治重大疑难疾病,建立了中医药防治传染病临床科研体系,以41家国家中医药管理局重点研究室为主体,继续开展重大传染病防治专项研究。加强中医预防保健康复研究,建立了国家中医药管理局康复研究中心,在全国建设31家省级中医康复示范中心。

坚持重点跨越,中医药创新水平不断提高。组织开展了全国第四次中药资源普查工作,在全国31个省(区、市)1 332个县开展中药资源普查,结合长效机制,建成由1个中心平台、28个省级中心、65个监测站组成的国家基本药物中药原料资源动态监测和信息服务体系,布局建设了2个种质资源库。建立了40个国家中医临床研究基地、145个国家中医药管理局重点研究室、4个国家工程技术研究中心等中医药研究平台和基地。2000年以来,中医药行业共获得国家科技奖励117项。党的十八大以来,中医药行业共获得国家科技奖励50项,其中,屠呦呦获2016年国家最高科技奖。

坚持原创思维,中药现代化成绩斐然。中药研究设备、条件、人才和平台发生根本转变,建成了一批高水平中药研究平台。科技创新平台不断完善,已建立5个"国家中药工程技术研究中心"、2个"教育部重点实验室"、3个"中药安全性评价中心"和4个"规范化中药临床试验中心"。中药农业不断走向机械化,中药材产地初加工向集约化、产业化发展,中药农业服务体系逐步建立完善。中药工业成为我国医药产业的重要支柱,中国制药工业百强榜上中药企业约占1/3,多家中药企业年营业额超过100亿元。

坚持引领未来,中医药核心竞争力不断增强。制定了《中医药科研伦理管理规范》,主导建立世界中联中医药研究伦理审查体系认证,正式批准成为国家认证项目(CAP认证)。建立真实世界中医临床研究范式,推动临床科研一体化。《国际疾病分类第十一次修订本(ICD-11)》首次纳入起源于中医药的传统医学章节,150条疾病和196条证候条目纳入传统医学章节。我国学者每年发表中医药SCI论文3 000余篇,占国际中医药论文比例35%。中药饮片国际化进程也不断加快,取得了显著成绩。

夯实人才　传中医薪火

中医药教育事关人民群众健康福祉,事关中医药事业传承发展。新中国成立后,党和国家高度重视中医药教育和人才培养,为构建我国独具特色的卫生与健康服务体系提供了强有力的人才保障。

中医药高等教育规模不断扩大。形成了以中医药为主体、相关学科协调发展的办学格局,实现了从高职、本科到硕士、博士的多层次、多学科、多元化全覆盖。目前,中医药高等教育已培养出近200万名中医药专门人才,充实到中医医疗、保健、科研、教育、产业、文化及对外交流与合作等各个领域,促进了中医药事业的发展,并在积极服务"走出去"和"一带一路"战略中,成为传播中医药文化和中华文化的重要使者。

为贯彻《中共中央国务院关于深化医药卫生体制改革的意见》,2014年起,国家中医药管理局启动实施中医住院医师规范化培训工作,深化医教协同,着重中医临床思维培养,加快培养中医临床专业人才。2018年,国家中医药管理局印发《关于深化中医药师承教育的指导意见》,明确提出构建师承教育与院校教育、毕业后教育和继续教育有机结合,贯穿中医药人才发展全过程的中医药师承教育体系，基本建立内涵清晰、模式丰富、机制健全的中医药师承教育制度，发展中医药师承教育的良好氛围逐步形成。

中医药继续教育是医学教育体系的重要组成部分。党的十八大以来，中医药主管部门、中医药机构、社会团体及广大中医药人员以突出中医药特色为核心，推进中医药继续教育发展。2008—2019年，国家共组织实施12 113项国家级中医药继续教育项目，年均培训中医药专业技术人员近19万次，大部分省(区、市)也开展了省级中医药继续教育项目。

2009年，经中央批准，人力资源和社会保障部、原卫生部、国家中医药管理局联合开展了首届国医大师评选表彰，对奋战在中医药临床、科研、教学一线，心怀大爱、视患如亲、医术精湛、医德高尚的部分老专家进行了“抢救性表彰”，共评选国医大师30名。截至目前，已评选出3届国医大师共90名，首届全国名中医100名，对中医药人才培养和教学队伍建设，起到了肯定和激励作用。

此外，2016年，国家中医药管理局联合两部委开展“中医药高等学校教学名师”评选，共授予60位中医药高等教育教学一线的优秀教师“中医药高等学校教学名师”称号。这是新中国成立以来，首次在中医药高等教育领域开展表彰奖励。

同时，为提升中医医院管理者能力素质，提高中医医院管理水平和服务能力，2018年，国家中医药管理局启动“中医药管理人才治理能力提升项目-中医医院科主任管理能力提升部分”，拟用3年左右时间，培养1万名三级甲等中医医院和贫困地区二级中医医院科主任，进一步提升中医医院科主任治理能力，提升中医医院科室管理人员专业化水平和管理内涵。

中药现代化助力产业跨越式发展

新中国成立70年来，我国中药产业已基本形成以科技创新为动力、中药农业为基础、中药工业为主体、中药装备工业为支撑、中药商业为枢纽的新型产业体系，发展模式从粗放型向质量效益型转变，产业技术标准化和规范化水平明显提高，涌现出了一批具有市场竞争力的企业和产品，中药工业产值不断攀升，逐渐成为国民经济与社会发展中具有独特优势和广阔市场前景的战略性产业。

中药产业作为我国生物医药产业的重要组成部分，是我国最重要的民族产业之一，在经济社会发展的全局中有着重要意义。随着改革开放，特别是中药现代化战略的实施，促进了中药制剂对西药制剂技术的运用，优化和丰富了中药传统剂型，中药在技术创新与药品创新等方面都有了长足的发展。截至2015年，中成药有2 088家GMP制药企业，从传统的丸、散、膏、丹等发展到现代的滴丸、片剂、膜剂、胶囊等100多种剂型，品种达1.4万余个，有6万个药品批准文号。中药工业总产值7 866亿元，占医药产业总量的28.55%，成为新的经济增长点；中药出口额达37.2亿美元，海外市场潜力很大。中药材种植成为生态文明建设、农村振兴战略的重要举措。

中药农业规范化、可持续发展能力增强。近年来，各地以基地建设为抓手，以科技创新为动力，积极打造产学研用协同创新主体，全链条、系统化组织推进了中药材可持续性、规范化、产业化种植，50余种濒危野生中药材实现了种植养殖或替代，500多种中药材成功实现了人工种养，基本满足中医药临床用药、中药产业和健康服务快速发展的需要。

中药饮片工业规范化、现代化程度提升。中药饮片生产已由手工操作发展到半机械化、机械化生产，中药饮片的生产、技术、管理水平逐步提高，质量不断提升，基本满足了市场及医疗用药。中药饮片工业的增长速度在整个中药产业中发展最快。

中成药工业集团化、品牌化进程加速。围绕“大品种、大企业、大市场”培育，重点扶持了一批拥有自主知识产权、具有国际竞争力的大型企业产业，集中度逐步提高，涌现出复方丹参滴丸、血塞通等年产值过20亿的中成药品种20余个，创造了显著的社会效益、经济效益。

中药国际贸易乘“一带一路”东风快速前行。中药国际贸易持续增长，“一带一路”为中药国际贸易提供了新的机遇，服务贸易成为新的经济增长点。同时中药大企业在激烈的市场竞争中增强了国家竞争力，如同仁堂在国外设立销售网点100多个，天津天士力、成都地奥、兰州佛慈等企业产品国外注册申请成功，中药出口贸易形成多元化、多层次、品牌化经营格局。

中药制造专业化、自动化程度提高。通过加强引进和采用国内外先进工艺及成套装备，我国中药装备水平得到了大幅提升，促进了传统中成药工业的技术升级，推进了节能减排技术改造与创新。

群众中医药文化素养不断提升

新中国成立以来，中医药是率先走出国门的中华文化之一，是民间交流的天然平台。国家中医药管理局高度重视中医药文化保护传承，先后研究制定了《国家中医药管理局关于加强中医药文化建设的指导意见》《中医药文化建设“十二五”规划》《中医药文化建设“十三五”规划》，组织开展了一系列工作，建立跨部门中医药文化工作机制，传播中医药健康文化知识、扩大中医药文化宣传影响力，成效显著，群众中医药健康文化素养不断提升。

跨部门合作为中医药文化传承与推广保驾护航。国家中医药管理局积极协调文化和旅游部，组织开展中医药非物质文化遗产基本情况调研、中医药非物质文化遗产申报与保护工作，中医药项目已有130项入选。协调多部门建立中医药文化科普市场监管机制，引导大众选择科学正确的中医养生保健类图书、净化中医养生保健类图书和音像制品市场。

为扎实推进中医药文化工作落实，2007年起，国家中医药管理局联合中宣部等23个部门主办“中医中药中国行”大型中医药科普宣传活动。该活动通过主题宣传、健康咨询、科普巡讲、中医药文化进校园等形式，深入群众传播中医药文化理念及中医养生保健知识。从2016年起，国家中医药管理局联合国家卫生健康委在全国31个省(区、市)248个区(县)内启动中国公民中医药健康文化素养调查，为之后工作的政策研究提供了数据支持。

国家中医药管理局还建设了一批中医药文化宣传教育基地、培养了一批中医药文化科普人才，并积极引导中医药文化精品创作。目前已在全国31个省(区、市)遴选确认了81个全国中医药文化宣传教育基地，总面积近45万平方米，收藏展示中医药文化相关展品8万余件，年平均开放天数306天，年接待1 000多万人次参观，每年开展各类中医药文化宣传活动3 000余场。2011年至今，已组建了一支230人的国家级专家队伍和2 000余人的省级专家队伍，每年举办科普讲座6 500余场。通过项目资金引导全国编辑制作图书、音像、影视、动漫等中医药文化科普作品1 500余种。

在扩大中医药文化宣传影响力方面，国家中医药管理局开通的官方科普微信“中国中医”，会同中国网共同建设“中国中医”频道，《中国中医药报》社有限公司等行业权威媒体的微信公众号发挥了舆论引导、权威知识信息传播的重要功能。各省利用新媒体形式报道全省中医药发展工作动态、普及中医药知识。

中医药文化科普知识的网络传播也不限于健康类网站。66.7%的综合门户网站、78.9%的新闻门户网站、67.3%的健康门户网站、35.0%的生活网站均设有中医药频道或专栏；全国有30多家中央及地方上星电视频道均开播中医药文化及养生类谈话栏目；手机软件平台已经开发上市1 000多款以中医药文化及养生保健知识为题材的新兴手机应用软件(APP)，总下载量1 000万次以上；中医药文化及养生保健知识类图书也长期高居畅销图书排行榜。

向世界展示中医药闪亮名片

今年是新中国成立70周年。70年来，中医药已成为中国与世界各国开展人文交流、促进东西方文明交流互鉴的重要内容，成为中国与各国共同维护世界和平、增进人类福祉、建设人类命运共同体的重要载体。

在推动中医药全球发展方面，中医药已传播到183个国家和地区。据世界卫生组织统计，目前103个会员国认可使用针灸，其中29个设立了传统医学的法律法规，18个将针灸纳入医疗保险体系。中药逐步进入国际医药体系，已在俄罗斯、古巴、越南、新加坡和阿联酋等国以药品形式注册。有30多个国家和地区开办了数百所中医药院校，培养本土化中医药人才。

在支持国际传统医药发展方面，中国政府致力于推动国际传统医药发展，与世界卫生组织保持密切合作，为全球传统医学发展作出贡献。中国总结和贡献发展中医药的实践经验，为世界卫生组织于2008年在中国北京成功举办首届传统医学大会并形成《北京宣言》发挥了重要作用。在中国政府的倡议下，第62届、67届世界卫生大会两次通过《传统医学决议》，并敦促成员国实施《世卫组织传统医学战略(2014—2023年)》。目前，中国政府与40多个国家、国际组织和地区主管机构签订了专门的中医药合作协议。

在促进国际中医药规范管理方面，为促进中医药在全球范围内的规范发展，保障安全、有效、合理应用，中国推动在国际标准化组织(ISO)成立中医药技术委员会(ISO/TC249)，秘书处设在上海，目前已发布一批中医药国际标准。2019年5月25日，第72届世界卫生大会审议通过了《国际疾病分类第十一次修订本(ICD-11)》，首次纳入起源于中医药的传统医学章节。

在开展中医药对外援助方面，中国已向亚洲、非洲、拉丁美洲的69个国家派遣了医疗队，基本上每个医疗队中都有中医药人员，约占医务人员总数的10%，挽救了许多垂危病人的生命，得到受援国政府和人民的充分肯定。

此外，中医药行业还积极参与国家“一带一路”建设，积极扩大我国与沿线国家在中医药领域的合作，并取得积极成效。

出台《中医药“一带一路”发展规划(2016—2020年)》，为推动中医药“一带一路”建设制订了顶层设计。积极参与国家“一带一路”国际合作高峰论坛，并将中医药内容纳入论坛成果清单。通过中医药国际合作专项，支持行业机构开展“一带一路”建设。据统计，截至2017年6月底，中医药海外中心和国内基地合作国家达88个，累计接待重要来宾260余位，累计主办、承办国际会议和相关活动约275次，累计服务外宾约13.4万人次，其中外籍患者约12万人次，推动所在国中医药相关法规制定多项，发表国际论文39篇，出版外语专著11部，承担各类课题48个，获得国际专利2项，锻炼了一批国际化人才。

同时积极支持地方和行业开展“一带一路”建设，上海、江苏、福建、湖南、广东、广西、四川、陕西、甘肃、厦门10个省市设立本地区促进中医药“一带一路”建设发展的配套资金。

转载自《中国中医药报》公众号 2019-9-6(1)、2019-9-11(1)、2019-9-13(1)、2019-9-18(1)、2019-9-20(1)、2019-9-25(1)、2019-9-27(1)

中医药振兴发展 70 年辉煌成就

一、中医药发展政策机制不断完善

新中国成立以来

党和政府十分重视中医药事业的发展，制定和颁布了一系列保护、促进和发展中医药的方针政策和法律法规。新中国成立初期，把“团结中西医”作为三大卫生工作方针之一，确立了中医药应有的地位和作用。

1978 年

中共中央转发卫生部《关于认真贯彻党的中医政策，解决中医队伍后继乏人问题的报告》，并在人、财、物等方面给予大力支持，有力地推动了中医药事业发展。

1982 年

通过的《中华人民共和国宪法》指出，发展现代医药和我国传统医药，保护人民健康。

1986 年

国务院成立相对独立的中医药管理部门。各省、自治区、直辖市也相继成立中医药管理机构，为中医药发展提供了组织保障。第七届全国人民代表大会第四次会议将“中西医并重”列为新时期卫生工作方针主要内容。

1998 年

《中华人民共和国执业医师法》颁布，国务院还相继颁布了《野生药材资源保护管理条例》《中药品种保护条例》《医疗机构管理条例》等行政法规。

2003 年

国务院颁布实施的《中华人民共和国中医药条例》指出，国家保护、支持、发展中医药事业，实行中西医并重的方针，鼓励中西医互相学习、互相补充、共同提高，推动中医、西医两种医学体系的有机结合，全面发展我国中医药事业。

2009 年

国务院颁布实施《关于扶持和促进中医药事业发展的若干意见》，提出了充分认识扶持和促进中医药事业发展的重要性和紧迫性、发展中医药事业的指导思想和基本原则等 10 项意见。

党的十八大以来

党和政府把发展中医药摆在更加重要的位置，中医药发展政策机制日益完善。习近平总书记多次对中医药作出重要指示批示，为新时代传承发展中医药事业提供了根本遵循和行动指南。党的十八大和党的十九大提出“扶持中医药和民族医药事业发展”和“坚持中西医并重，传承发展中医药事业”。

中医药法

立法

《中医药法》于 2017 年 7 月 1 日正式实施，为推动中医药传承创新，促进中医药振兴发展提供了有力法律保障。

落实

加快制定中医诊所备案管理办法、中医医术确有专长人员医师资格考核注册管理办法、医疗机构中药制剂品种备案管理办法、中药经典名方审批管理办法、中药经典名方目录等法规规章，把《中医药法》明确的重大制度落细落实。

建立国务院中医药工作部际联席会议制度，形成多部门协同推进机制。

国务院印发实施《中医药发展战略规划纲要(2016—2030 年)》《中医药健康服务发展规划(2015—2020 年)》和《中药材保护和发展规划(2015—2020 年)》，从国家发展战略层面明晰中医药发展总体目标、重点任务和保障措施。编制了一系列专项规划，逐步构建起符合中医药特点规律的法律、规划、政策体系，基本形成了医疗、保健、科研、教育、产业、文化“六位一体”的互动格局。

二、中医药服务能力大幅提高

1. 中医药在医药卫生体制改革中发挥重要作用。

在深化医药卫生体制改革中，充分发挥中医药临床疗效确切、预防保健作用独特、治疗方式灵活、费用相对低廉的特色优势，放大了医改的惠民效果，丰富了中国特色基本医疗卫生制度的内涵。

2. 基本建立起覆盖城乡的中医医疗服务体系。

城市中医医疗服务网络：以中医类医院、中医类门诊部和诊所，以及综合医院中医类临床科室、社区卫生服务机构为主。

农村中医医疗服务网络：以县级中医医院、综合医院（专科医院、妇幼保健院）中医临床科室、乡镇卫生院中医科和村卫生室为主。

充分发挥中医药在治未病、防治重大疾病和康复中的重要作用，在供给侧结构性改革中的作用不断彰显，中医药以其“简便验廉”受到群众广泛欢迎。

3. 中医药在重大疫情防治和突发公共事件医疗救治中发挥了重要作用。

中医、中西医结合治疗传染性非典型肺炎，疗效得到世界卫生组织肯定。中医治疗甲型H1N1流感，取得良好效果，成果引起国际社会关注。同时，中医药在防治艾滋病、手足口病、流脑、乙脑、人感染H7N9禽流感等传染病，以及四川汶川特大地震、甘肃舟曲特大泥石流等突发公共事件医疗救治中，都发挥了独特作用。

三、中医药传承创新加快推进

人才培养

建立独具特色的中医药人才培养体系。

基本形成院校教育、毕业后教育、继续教育有机衔接，师承教育贯穿始终的中医药人才培养体系。

初步建立社区、农村基层中医药实用型人才培养机制，实现从中高职、本科、硕士到博士的中医学、中药学、中西医结合、民族医药等多层次、多学科、多元化教育全覆盖。

院校教育

截至2017年底：全国有高等中医药院校43所（其中独立设置的本科中医药院校25所），200余所高等西医药院校或非医药院校设置中医药专业，6所中医药院校入选“双一流”建设高校名单。11个中医药相关学科入选“双一流”建设学科名单，国家中医药管理局共建设了794个中医药重点学科。全国高校中医药类专业在校学生总数达85.8万人。

师承教育

深化中医药师承教育，实施中医药传承与创新“百千万”人才工程（岐黄工程），截至2018年底，建设了1 413个全国名老中医药专家传承工作室、851个基层名老中医药专家传承工作室、64个中医学术流派传承工作室。

探索建立引导优秀人才脱颖而出的褒奖机制，评选表彰了三届共90名国医大师、100名全国名中医和60名中医药高等学校教学名师。

中医药文化

中医药文化建设迈出新步伐。

已有130个中医药类项目列入国家级非物质文化遗产代表性项目名录，“中医针灸”“藏医药浴法”列入联合国教科文组织人类非物质文化遗产代表作名录，《黄帝内经》和《本草纲目》入选世界记忆名录。

加强中医药健康知识的宣传普及，持续开展“中医中药中国行”大型科普活动，全社会利用中医药进行自我保健的意识和能力不断增强，全国中医药健康文化知识普及率达91.72%，中国公民中医药健康文化素养水平达到13.39%。

科学研究

中医药科学研究取得积极进展。这些科研成果的转化应用，为提高临床疗效、保障中药质量、促进中药产业健康发展提供了支撑。

屠呦呦研究员获得诺贝尔生理学或医学奖，实现了中国本土科学家获得诺贝尔奖零的突破，这是中国科技繁荣进步的体现，也是中医药对人类健康事业作出巨大贡献的体现。

组织开展国家级中医临床研究基地建设及中医

药防治传染病和慢性非传染性疾病临床科研体系建设，建立了涵盖中医药各学科领域的重点研究室和科研实验室，建设了一批国家工程(技术)研究中心、工程实验室，形成了以独立的中医药科研机构、中医药大学、省级以上中医医院为研究主体，综合性大学、综合医院、中药企业等参与的中医药科技创新体系。

完成第四次全国中药资源普查试点工作，并初步建成中药资源动态监测信息和技术服务体系。

中医药理论体系得到全面系统的整理，并借助现代医学及其他现代科学技术、方法和理论对部分中医药理论进行了科学阐述，在常见病、多发病及危急重症临床治疗方面取得了一系列成果。

中药产业

中药产业快速发展，逐渐成为国民经济与社会发展中具有独特优势和广阔市场前景的战略性产业。

颁布实施一系列加强野生中药资源保护的法律法规，建立一批国家级或地方性的自然保护区，开展珍稀濒危中药资源保护研究，部分紧缺或濒危资源已实现人工生产或野生抚育。

基本建立了以中医药理论为指导、突出中医药特色、强调临床实践基础、鼓励创新的中药注册管理制度。

中药已从丸、散、膏、丹等传统剂型，发展到现在的滴丸、片剂、膜剂、胶囊等40多种剂型，中药产品生产工艺水平有了很大提高，基本建立了以药材生产为基础、工业为主体、商业为纽带的现代中药产业体系。

四、中医药“走出去”步伐加快

中医药已传播到183个国家和地区，世界卫生组织统计，目前103个会员国认可使用针灸，其中29个设立了传统医学的法律法规，18个将针灸纳入医疗保险体系。国家中医药管理局已同40余个外国政府、地区主管机构签署了专门的中医药合作协议。

在“一带一路”相关国家和地区创建了30个高质量中医药海外中心，在30多个国家和地区开办了数百所中医药院校。

我国与世界卫生组织保持密切合作，为世界卫生组织于2008年在中国北京成功举办首届传统医学大会并形成《北京宣言》发挥了重要作用。

在中国政府的倡议下，第62届、67届世界卫生大会两次通过《传统医学决议》，并敦促成员国实施《世卫组织传统医学战略(2014—2023年)》。第72届世界卫生大会审议通过了《国际疾病分类第11次修订本(ICD-11)》，首次将以中医药为代表的传统医学纳入其中。

推动在国际标准化组织(ISO)成立中医药技术委员会(ISO/TC249)，秘书处设在中国上海，由我国主导制定的《一次性无菌针灸针》《人参种子种苗第一部分：亚洲人参》《中草药重金属限量》《中药煎药机》等41项ISO国际标准陆续发布。

开展中医药对外援助，已向亚洲、非洲、拉丁美洲的近70个国家派遣了医疗队，基本上每个医疗队中都有中医药人员，约占医务人员总数的10%。

转载自《中国中医药报》2019-6-24(2～3)

中医药之花绽放“一带一路”

中医药作为民心相通的“健康使者”,已在“一带一路”沿线人民心中生根开花。参与“一带一路”建设也开辟了中医药事业发展的新版图,激活了新潜力。值此“一带一路”国际合作高峰论坛开幕之际,让我们一起回顾中医药海外中心、国际合作基地、国际标准体系建设和中医药国际文化传播等方面的累累硕果。

一、成绩单

坚持高位推动

● 习近平主席在上合组织成员国元首理事会会议等28场国际活动中宣介中医药。

● 中医药先后纳入中白、中捷、中匈联合声明,及《中国对非洲政策文件》等。

● 截至目前,国家中医药管理局已同40余个外国政府、地区主管机构签署了专门的中医药合作协议。

促进民心相通

● “中医针灸风采行”已走入“一带一路”35个国家和地区。

● 全球设立中医孔子学院7所,亚洲、欧洲各2所,非洲、美洲、大洋洲各1所;独立课堂2个,下设课堂23个。

共享健康资源

● 中央财政设立中医药国际合作专项,重点支持30个高质量中医药海外中心和50个高标准中医药国际合作基地的建设工作。

● 截至2018年12月,在医疗方面海外中心和国内基地累计服务外宾约69.28万人次。其中,外籍患者约54.47万人次。

强化标准引领

● 推动世界卫生组织《国际疾病分类第11次修订本(ICD-11)》增设“传统医学”章节,中医药被历史性地纳入国际主流医学统计体系。

● 主导国际标准化组织成立中医药技术委员会(ISO/TC249),秘书处设在中国,中国科学家首次担任主席。

● 经我国主导的中医药标准发布后,煎药机国际标准制定企业每年贸易额增长15.2%,四诊设备国际标准制定单位产品的使用单位从2014年的500余家,增长到2016年底的2 000余家。

促进贸易畅通

● 全面参与中外自贸区谈判,中医药成为国际谈判的重要“进攻利益”,澳大利亚对包括中医师在内的中国特色职业给予每年1 800名配额,新加坡新增承认我国两所中医药大学学历,马尔代夫首次将中医药内容纳入自贸协定承诺表,允许在马合资设立中医医疗机构。

● 与商务部联合开展中医药服务贸易试点建设,据不完全统计,三年建设期内,19家重点企业(机构)接待境外消费者逾450万人次,服务贸易收入逾10亿人民币。

发挥地方优势

● 引领并指导北京等16个省市制订专门的中医药“一带一路”规划或实施方案。

● 10个省市设立专门的配套资金。

● 13个省市与当地发改、商务等部门建立了联动机制。

● 24个省市与外方签署了中医药“一带一路”合作协议。

二、未来发展

加强传统医学政策法规、产品注册、市场准入等方面的交流沟通和经验分享,为中医药“走出去”创造良好氛围。

支持优秀中医药机构与沿线合作建设中医药海外中心。以医带药，开展注册，让中医药成为“一带一路”上共商、共建、共享的卫生资源。

开展中医药公共外交，将中医药打造成中国在国际舞台的一张亮丽名片。

启动中医药国际大科学计划，运用现代科学技术和中医药传统研究方法，开展多领域、跨学科联合攻关。

以下为中医药海外中心创建单位

非洲

中国—马拉维中医药中心

中国—多哥中医药中心

美洲

中国—美国中医药肿瘤合作中心

中国—北美广誉远中医药中心

欧洲

中国—俄罗斯中医药中心（圣彼得堡）

中国—黑山中医药中心

中国—西班牙中医药中心

中国—卢森堡中医药中心

中国—瑞士中医药中心

中国—北欧中医药中心（瑞典）

中国—瑞典中医药中心

中国—法国中医药中心

中国—葡萄牙中医药中心

中国—乌克兰佛慈中医药中心

中国—波兰同仁堂中医药中心

中国—捷克中医药中心

中国—中东欧中医药中心（匈牙利）

中国—德国中医药中心

中国—俄罗斯中医药中心（莫斯科）

中国—意大利中医药中心

大洋洲

中国—澳大利亚中医药中心（墨尔本）

中国—澳大利亚中医药中心（悉尼）

中国—澳大利亚康平中西医结合医疗中心

中国—澳大利亚振东中医药中心

亚洲

中国—吉尔吉斯斯坦中医药中心

中国—阿联酋中医药中心

中国—尼泊尔中医药中心

中国—以色列中医药中心

中国—马来西亚中医药中心

中国—泰国中医药中心

转载自《中国中医药报》2019-4-25(3)

新中国的中医外传和海外发展

朱建平　中国中医科学院特聘首席研究员

百年中医外传分民国时期西学逐渐做大，中学包括中医日渐受抑，中医随商贸、移民等有零星外传；新中国成立初期中医外传主要服务于外交，进入新时期又转变为服务于中华民族文化复兴。本文重点梳理新中国成立70年以来中医外传的历史、途径，分析中医海外发展特点，以较长时段、国际视野、多层面寻求中医海外传播、发展的思路、对策，将历史经验和教训转化为解决当今难题的智慧，以期为今后中医海外发展提供借鉴和启发。

一、中医外传的三个阶段

服务于中国外交的中医外传(1949—1985)

中华人民共和国成立之初，以苏联为首的社会主义国家率先与我国建立外交关系，国家间医学交流随之开展。中医对外交流的特点是为我国外交服务。1951年《人民日报》发表推行、研究、整理针灸疗法的消息和专论，苏联保健部部长随即表态："针灸疗法的祖国是中国。……苏联医学界，也同样有责任学习针灸疗法，并帮助进行科学的研究。"并派17位医师来华学习。1955年，卫生部中医研究院成立后的第二年，中苏两国签订了中苏保健合作协定，又派3位医师跟随中医研究院副院长、针灸所所长朱琏学针灸。为此，朱琏编写了《新针灸学》，并在苏联、朝鲜出版。这一时期，面向苏联、朝鲜、蒙古、缅甸、印尼来华留学生，开办了针灸、内科、中药、医史课程。来华参观中医的有24个国家之多。

中医专家为外国政要治病、随援外医疗队出国，以服务于国家外交。如韦文贵、唐由之、冯天有分别为阿尔巴尼亚、越南、柬埔寨、也门政要针拨白内障、治眼疾和颈椎病等。中医研究院专家叶心清、岳美中、杨甲三等应邀前往苏联、朝鲜、越南、蒙古国、印度、印度尼西亚、缅甸、也门、泰国等执行医疗保健任务。1963年后，我国开始派出援非医疗队；20世纪80年代，又向阿尔及利亚、马耳他、摩洛哥、博茨瓦纳、吉布提、阿联酋、卢旺达等国派出医疗队，其中有中医，尤其是针灸医生。

"文革"期间，中医研究院、广州中医学院为朝鲜、越南、老挝、阿富汗、刚果、日本、德国等培养留学生、进修生。同时，接待欧、美、亚多国针灸、中医、中药访问团。1975年，中医研究院为主的中药针灸医师代表团赴日参加学术年会，自此中医出国不再是只去执行外交任务了。1983年，我国派代表参加保加利亚第八届世界针灸大会，会上专门提出"中国针灸穴名国际标准化方案"。针灸传美是中医外传的重大事件。美国总统尼克松秘密访华，针灸借势热传美国。针灸传美先后有媒体、科学家、医生、民间参与其中，相互激荡，越来越热，不同于针灸传苏主要由政府按计划进行。针灸传美的意义还在于对其他欧美国家所产生的辐射性影响。

1984年，时任卫生部部长的崔月犁指出，中医药的外事工作应服务于我国外交政策，重点应放在做好第三世界国家的工作上。这一阶段中医药的对外交流刚刚起步，活动范围较小，主要服务国家的外交政策，是落实我国外交政策在中医药领域的具体体现。

在中医政策指导下的中医外传(1986—1996)

1987、1989年世界针灸学会联合会、世界医学气功学会先后成立,总部设在北京,由中国人出任主席。随着这两个国际学术组织活动的开展,我国中医在国际上有了自己的交流、展示平台。

1991年10月,北京国际传统医药大会由国家中医药管理局和世界卫生组织联合举办,会上发布题为"人类健康需要传统医药"的《北京宣言》是世界传统医药发展史上的纲领性文献和里程碑,对传统医药学的发展具有深远的意义。之后,自然疗法、按摩导引、脊柱相关疾病、血瘀证、中医心病、药膳、佛药、中风、中医药文化与民族凝聚力、仲景学说、传统医药延缓衰老、传统医学美容学、中医风湿病等各种专题性国际会议纷纷举办。同期相继在英国、美国、韩国召开了首届国际中医药、艾滋病中医治疗、中西医结合、国际传统医药、中韩传统医学学术会议。

20世纪80年代后期,中医留学生教育逐渐开展并形成规模。1989年,国家中医药考试中心、国际针灸考试中心成立。1991年10月,加拿大、新西兰等国家和中国香港、中国台湾等地区的考生参加了首次国际针灸专业人员水平考试。1993年7月,首次国际中医专业人员水平考试开考。1990—1998年,有130多个国家和地区的2万多名境外学生来华学习中医药,是前20年学生总数的40倍。1992年中韩建交后,来华学习中医药的韩国留学生人数猛增。1992年,中国传统医药国际学院在天津成立。1994年,北京、上海等地7所中医药大学相继成立国际教育学院,各地中医学院也都成立了国际培训部。同期,一些非学历培训机构出现,如1987年卫生部在厦门建立的中医药国际培训中心。

合作办学则在20世纪90年代有新的突破,如1993年,南京中医药大学与澳大利亚皇家墨尔本理工大学合作成立中医系,开设中医本科学士、硕士课程;1996年,北京中医药大学与英国密德萨斯(Middlesex)大学、天津中医药大学与日本神户东洋医疗技术学院签订合作办学协议,标志着海外高等院校向中医药专业开放,中医药高等教育正式进入国际高等教育领域。

这一时期的中医药对外援助仍在进行。先后向圭亚那、纳米比亚、科摩罗、莱索托、厄立特里亚和尼泊尔派遣医疗队,有中医、针灸医生参与。1988—1994年,作为我国与马耳他两国政府卫生领域的一个合作项目,"地中海地区中医中心"建成并投入使用,是中医单向援外转为两国合作的一个典型。

中药出口方面,据统计,1992年,中药总销售额125.7亿元,出口创汇4.5亿美元。截至1997年底,全国141家企业获得三年有效期出口中药产品质量注册证书685个,包括丸剂、片剂、冲剂、口服液、胶囊等10多种剂型。

1988年,国家中医药管理局成立,将中医药对外交流与合作列入《1988年—2000年中医事业发展战略规划》,不再全是服务于国家外交政策,而与坦桑尼亚,巴西,新加坡,澳大利亚,美国食品药品监督管理局(FDA)、国立卫生研究院(NIH)及其补充和替代医疗事务局(OAM)等签署了交流与合作协议。这一时期的中医外传,从过去的民间逐渐转向政府之间,尤其与欧美一些发达国家的政府间交流。

在中医药对外交流规划下的中医对外交流与合作(1997至今)

1997年,中共中央、国务院《关于卫生改革与发展的决定》要求"积极创造条件,使中医药更广泛地走向世界"。同年11月,国家中医药管理局出台了第一个专门的中医药对外交流政策性文件《中医药对外交流与合作十年规划》。2003年,《中医药条例》第24条规定"国家支持中医药的对外交流与合作,推进中医药的国际传播",首次把中医药的对外交流政策固化为国家行政法规,随后在《中医药国际科技合作规划纲要(2006—2020年)》加以具体落实。2017年7月生效的中医药法第九条明确规定:"国家支持中医药对外交流与合作,促进中医药的国际传播和应用。"

这一阶段政策法规的密集推出，与中医药优势日益受到世界各国政府及国际组织的关注有关，也与我国日益强大有密切关系。截至2018年，中医药已经在全球183个国家和地区得到运用，有86个国家政府和中国签订了有关中医药的协议。我国支持在国外开展近40个中医药海外中心的建设，制定了一批国际中医药标准，建立了一批中医药走出去合作基地。针灸在许多国家获得法律许可，中医药对外交流与合作从自发、分散的方式，逐步向在政府框架协议指导下，以多途径、宽领域、重质量为特点，以开展中医药教育培训、科学研究、医疗服务、文化交流为内容的合作方式转变。中医药医疗、教育、科研和产品开始逐步走向国际。

进入21世纪，中医药对外交流总体呈现出以下五个方面的特点：

政府间交流与民间交流齐头并进

我国加入世界贸易组织，与欧美等发达国家的中医药领域交流合作有新的进展。2002年签署《中华人民共和国国家中医药管理局和坦桑尼亚联合共和国卫生部关于继续合作试治艾滋病的会谈纪要》；2005年签署《中华人民共和国国家中医药管理局与奥地利共和国联邦卫生和妇女部中医药领域合作和谅解备忘录》。2006年，科技部、国家中医药管理局和中国中医科学院，与美国国立卫生院补充与替代医学中心签署传统医药领域的合作意向书，将中美在传统医药领域的合作由民间提高到了政府合作的层面；2008年，又签署了《中华人民共和国卫生部与美利坚合众国卫生和公众服务部在整合医学和中医药领域合作的谅解备忘录》。

中医药国际组织有不俗的表现

世界针灸学会联合会、世界中医药学会联合会自成立后，定期举办国际学术会议和专题学术会议，与其他国际组织联系与合作，致力于促进国际科技合作与交流。1997年，开展国际针灸资格（水平）考试，出版《国际针灸学教程》。1998年，与世界卫生组织建立非政府性正式关系，派代表参加第51届世界卫生大会，参与世界卫生组织的国际“针灸术语标准化”“经穴部位国际标准”等文件的起草、制定及有关针灸标准地区性协议的推广工作。

世界卫生组织（WHO）对传统医学较以往更为重视

2001年，WHO西太区第52届委员会会议通过了“WHO西太区传统医学发展战略”，对促进中医药发展及对外传播具有十分重要的意义。2003年，中国遭遇传染性非典型性肺炎（SARS）的袭击，中医药应对取得良效，引起国际的重视。2004年，我国主办的中医药防治SARS国际研讨会在北京召开。中医药防治方案得到WHO的认可，推动我国与世界卫生组织西太区共同制定《中医药治疗传染性非典型肺炎临床指南》。2019年，世界卫生组织审议通过了《国际疾病分类》第11次修订本，其中纳入了中国的传统医学，中医药正式接入国际主流医学这一分类体系。

来华学习中医药的留学生规模继续呈现快速增长势头

2001年前，中国已与13个国家建立了学历学位互认的协议。2001年，德国作为第一个发达国家与我国签署学历学位互认协议。2002年至2010年，全国高等中医药院校留学生人数逐年增加，9年翻了一番，留学生分布涵盖亚洲、非洲、欧洲、美洲、大洋洲，亚洲学生居多。截至1999年，世界卫生组织在我国建立的三个“国际针灸培训中心”，已为世界上80多个国家和地区培训了近万人次的医务工作者。中医药已经成为除中文之外最受欢迎的学科，每年都有数以万计的境外学生接受中医药教育。此外，中外合作办学有实质性的进展，1997年北京、南京、广州3所中医药大学分别在英国、澳大利亚正式开办了中医本科学历教育。上海中医药大学从2004年开始与泰国华侨崇圣大学合作开展中医本科教育项目。

中药出口市场活跃

中药出口商品分为中药材、植物提取物和中成药三大类，2003年，三者占中药出口总值分别为

59%、25.3%和15.7%。到2011年，植物提取物的份额占到了第一位，其次是中药材及饮片，中成药和保健品所占的比例略等。中药出口商品涉及的品种在1 000种以上，主要有人参、蜂王浆、片仔癀、清凉油等。2003年，我国中药出口覆盖到的国家和地区已达150个。中药材出口的主要市场是日本、欧盟和韩国；甘草、人参、银杏叶、茶叶等植物提取物出口的主要市场是美国、日本、欧盟和韩国；中成药出口的主要市场是东南亚、日本和美国。

这一时期，疾病谱的变化、现代医学的缺陷等使得世界将目光转向了其他非主流医学，聚焦有特色优势的中医药。我国抓住机遇，多渠道、多层次地推动着中医药走向世界，同时也面临文化差异、标准不同、绿色、技术、贸易壁垒等多重考验，需要尊重各国法律，努力提升自身的价值，继续惠泽人类，同时将所蕴含的东方文化传播到世界各地。

二、中医在海外多样化发展

中医通过各种各样的途径和形式进入异域他乡，在不同的自然社会文化生态中展现出不同的发展样式，然而加以归纳，大体可分为韩国的本土化、日本的实用主义、欧美的替代疗法三种模式。

韩国本土化模式

中医自汉代开始传入朝鲜半岛，经历引进、吸收、本土化，形成有"乡药"特点的韩医。近百年来，韩医受中国的影响非常明显，韩医在韩国如同中医在中国，随国运而兴衰。中国政府实行中西医并重的医疗体制，韩国政府承认韩医与西医并立，从制度上给予传统医学与西医同等的地位，中韩之外，世界其他诸国，再无此例。

日本实用主义模式

中国古代，中医即传入日本，经历被接受、融合、本土化的过程，出现新理论、新技术，在明治前命名为"皇汉医学"，后来称之为"汉方医学"。日本明治维新，"脱亚入欧"，1874年发布《医制》，引进西医，代替汉医。之后只有持有西医执照的医师才有资格开汉方药。中国《伤寒论》等200多种经方变身为汉方成药浓缩制剂，方便携带服用，其中有140余种纳入医疗保险，但多为西医师按西医思路使用，忽视中医辨证论治，因而有后来的"小柴胡汤事件"，长期用小柴胡汤治疗肝炎、肝硬化等肝病，出现药源性疾病。到昭和时期，在汉方医家的努力下开始复兴。除韩国外，日本由引进、吸收中医，到本土化，脱亚入欧，废止汉医，再到汉医复苏的历程在"汉字文化圈"国家中具有代表性，崇尚实用。

欧美替代疗法模式

早在元代，法国、意大利就通过商业、文化、外交、旅行，开始接触中医。法国是最早接受和运用针灸的欧洲国家，并相继出现以乔治·苏里耶·德·莫昂特(George Soulié de Morant)为代表的尊重中国传统一派；希望以西医神经学说和其他科技手段对针灸原理和经络做出"科学的"解释的一派；20世纪50年代以来出现的耳针疗法流派。针灸归属"替代疗法"，政府准许中医药的学历教育。在意大利，二战后始有医生研究针刺，1968年意大利针灸学会成立，1972年安东尼奥尼(Michelangelo Antonioni)纪录片《中国》记录针刺麻醉。

1971年，中国针灸随美国总统访华、名人名刊名家宣传掀起一股热潮。1973年4月20日，在内华达州诞生美国第一个中医法，成立独立的州中医管理委员会，允许没有医生执照的专业人士申请针灸、中草药和中医执照，合法行医。截至2017年3月怀俄明州止，美国有48个州和特区出台针灸或中医法，绝大多数州承认针灸师独立行医的合法性。

20世纪70年代初，美"针灸热"波及英伦之岛，英国开设针灸教材、器材商店和针灸诊所，以梅万方为代表。20世纪80年代中期，以罗鼎辉为代表，用中药口服外洗治愈西医棘手的皮肤湿疹，经西医专家推荐、媒体宣传，一时间中药店遍地开花。其中赫伯医药(Herbmedic)和Dr. China等中医连锁店几乎英国城镇都有一家。1998年，中医诊所多达3 000余家。

受美国"针灸热"以及中澳交流增加的影响，中医药在澳洲的发展加快，澳洲的中草药进口额大幅增加，不少西医诊所开始提供针灸服务。1993年以来，皇家墨尔本理工大学、悉尼理工大学和西悉尼大学3所公立大学开设中医相关的学士学位及以上课程。2000年，维多利亚州率先通过中医立法，为1 000多名中医师、中医针灸师、中医药剂师注册。2013年成立中澳国际中医药研究中心。

医药分家在欧美有较长的历史，一般医疗机构和医学教育受地方（州）政府管理，药品由中央（联邦）政府管理。英国有悠久的草药师传统，德语国家有较长的个人行医的历史，个人行医视为手艺之一，归商业管理，中医师不能获得注册成为合法行医者，真正要得到官方认可并公开行医，则必须获得行医资格证书及从业执照。资格医师通过针灸继续教育培训，方能从事针灸操作。

三、中医外传有道　加快融入主流

中西医是两个不同的医学体系，在当下世界医学格局中，西医学（现代医学）是主流，而中医学（传统医学）仍为补充与替代医学。中医学具有科学与文化的双重属性，在走向世界，面对陌生的语言文化，遭遇异质医学时，如何才能较好地被接受，较快地融入主流，为更多的民众健康服务，是非常值得研究的。

疗效与安全是中医外传的基石

疗效是中医存在发展的硬道理，也是中医外传、在外发展的基石。18—19世纪，人痘术、《本草纲目》外传，是中医对于世界医学发展做出的两大贡献。针灸被世界各国普遍接受，也是因为有疗效。进入现代，中医仅有疗效是不够的，还必须安全，安全第一。在当下海外医学科学语境下，要按照安全、有效、国际公认的金标准，提出可以被国际认可的中医药的科学证据。例如法国在世界上率先采用红外线成像方法和同位素示踪及Y照相机显像对经络进行研究。2017年6月27日，《美国医学会杂志》发表论文，通过504例受试者的随机对照临床测试，证实了针刺治疗有效控制女性压力性尿失禁。随着我国国力的强盛和外国对中医的重视，中医国际大科学研究项目的开展，相信会有更多科学证据助力中医的国际传播，进而进入有关标准、临床指南。如1980年世界卫生组织公布的43种针灸有效的病症，2015年针刺被纳入美国过敏性鼻炎临床指南。

医道医术并重是中医外传的对策

中医学分医道和医术两个层面。医术主要指技术、方法，这部分是可物化、可操作，比较容易与国际接轨，容易本土化。例如针灸，容易被海外接受，并与其他疗法相结合生发出新的针灸疗法。1956年，沃斯利（Worsley）创“五行针灸”，成为英国独特的针灸门类，其实五行针灸仍是以传统中医针灸基础理论为主干，突出五行学说而已。法国由富耶推动的顺势疗法与传统针灸联合运用，至今依然是大多数法国针灸医生通用的治疗方法；法国甚至提出耳针疗法。针灸进入美国，特别是经过西化的“无痛针灸”和“无菌针灸”，突破了针灸初期发展的两大障碍。随着中医向海外的不断传播，已经要求除了医术层面的有效传播，还需要完整的中医理论的传播，才能有效指导中药、针灸的应用，真正发挥中医的优势，为人类健康造福。

立法、普世价值观与策略性翻译对中医外传的意义

当今中医海外传播，立法是关键一环，提倡普世价值观和有策略地翻译也非常重要。中医立法，基于临床安全有效的科学研究证据，争取媒体、公众的信任，取得所在国的合法地位，对于中医在海外的传播是尤其重要。中医合法化，有利于进入国家医疗体系、医疗保险体系，有利于中医的发展。

提倡普世价值观，强调宣传中医养生治病康复的固有价值、尊重生命的普世价值，好东西与大家分享，而不是“分别人一杯羹”，要弱化经济价值，淡化商业竞争，减少技术壁垒和利益障碍。

注重策略性翻译。在当下海外医学科学语境下，中医药的翻译主要采用归化法，尽量用彼国原有的概念及术语来翻译，来解读，以便较快地被了

解，被接受。另外，由母语专家主译的中医作品，往往容易被认可。譬如英籍意大利裔专家马万里(Giovanni Maciocia)编撰的系列中医教材，广受欢迎。随着中医医道或文化属性部分的外传，中医需要采用异化翻译，将中医特有的概念、理论原原本本介绍出去。可见，中医翻译是随着中医国际传播的节拍，与医术、医道的传播，与科学属性部分、文化属性部分的传播相适应的。

转载自《中国中医药报》2019-7-15(3)

学术进展

一、理论研究

（一）中医基础理论

【概述】

2019年，中医基础理论研究各个方面均取得了一定的进展。主要研究报道：阴阳学说研究历久弥新，仍显示出勃勃生机。藏象学说对五脏所主有不少新的探讨，如肺生血、肺主血、肺血虚证，“血之源头在乎肾”“肝与大肠相通”“小肠属脾”等。气、血、津液、形、神、精的研究相对较少。经络研究则需要有新的方法和思路来加以推动。运气学说的实证研究仍集中在运气要素与具体病症易感性的关系上，《内经》运气理论的若干问题出现了新的阐释，如“天气”与“地气”的内涵、“天门”与“地户”概念、五运六气的起始节气等。证候诊断量表、证候疗效评价量表的研制仍是诊断学研究的重要领域，疾病病因病机及证候规律的研究亦在不断深入。证候动物模型研究则有所减少。辨证论治理论方面，微观辨证的探讨以临床疗效为依托，且不断发展。中医体质分布规律的研究被继续应用于更多类型的人群，体质与疾病相关危险因素关系的探讨仍是重要的研究内容。

阴阳学说方面。“阴阳自和”的研究值得关注，戴跃龙等认为，“阴阳自和”是《伤寒论》重要的治疗观，其本义是探讨误治后阳气、津液恢复情况与预后的关系。在外感疾病的发生发展过程中，出现“脉微”“自汗出”“小便自利”“下利自止”等临床表现时，提示患者津液来复或阳气来复，即阴阳自和之势。其临床特征包括：①脉自微。从侧面验证了“脉微”与“脉紧”相对应。②自汗、汗出少、下利自止、小便利。③除“自和”“阴阳自和”的条文外，《伤寒论》中尚有“欲愈”“必自愈”“必愈”“解”“欲解”“自止”等记载。《伤寒论》主张把握阴阳自和之势，“中病即止”，以药物手段协助机体自稳调节，以达到使人体痊愈的目的。在日常调养方面，因时之序、毋伐天和，候气来复亦是《伤寒论》强调的重点。有关“阴阳五行学说研究”详见专条。

运气学说方面。赵瑞霞等研究1 575例脑梗死患者出生日期的五运六气分布特点及差异。患者男1 066例，女509例，年龄16～92岁。结果，出生在年干为壬，地支为辰，岁运为水运，主气为四之气太阴湿土，客气为厥阴风木，司天为太阳寒水，在泉为太阴湿土，运气相合为顺化、天符、太乙天符者，其后天的脑梗死罹患率最高。出生在年干为戊，地支为子，岁运为火运，主气为二之气少阴君火，客气为太阴湿土，司天为太阴湿土，在泉为太阳寒水，年份为同岁会、天刑、岁会者，其后天的脑梗死罹患率最低。其中地支、主气、司天、在泉、运气相合的分布有差异（$P<0.05$）。研究提示，脑梗死发病与人体出生日期的五运、六气、运气相合及五运六气周期变化均具有一定的关联性。

新技术新手段不断应用于经络检测的研究。付星等利用掌型中医经络检测仪（北京身心康中医研究院研制，SHXK-JL-200F型）观察原发性高血压患者的经络反应。掌型经络检测仪的原理是通过检测手指各个经络反射区的皮肤电阻来判断经络的虚实。选择患者组60例（高血压），健康组60例。结果，与健康组相比，患者组的自律神经、阴/阳、上/下、体能均有显著差异。其中，患者组自律神经指数明显高于健康组，表明其交感神经和副交感神经功能紊乱；患者组阴/阳数值明显高于健康组，表明患者阴盛阳虚，代谢功能下降；与健康组相比，患者组上/下数值明显升高，表明上焦经络脏腑气血旺盛，下焦经络脏腑气血虚弱；体能方面，患者组体能值显著低于健康者，表明原发性高血压患者存在元气亏虚。

藏象学说方面。杨阳等采用关联分析方法，基于调治妇科生殖疾病古方，分析用药规律特点，探讨肾主生殖理论。从中国中医科学院中医药信息研究所科学研发的中医经典古方数据库中共收集 2 679 首方剂，涉及 616 味中药。结果，药物以补益气血、滋补肝肾、补肾填精、疏肝理气为主，药性偏温热。药味以甘为主，归经以脾、肾、肝经为主。涉及调补肾脏的药物组占到了 65%；通过药物之间的关联分析，挖掘出菟丝子、熟地黄、肉苁蓉等排名较高的关联药物组，补肾关联药物组占据前 80 位的 67.5%。研究佐证了肾主生殖理论的重要性，且肾脏发挥主生殖功效，离不开其他脏腑的协同作用。张朝宁阐述了“肺生血”理论及肺血虚证。认为“肺生血”理论源于《内经》，《内经》言机体的血先在肺内产生，然后通过“肺朝百脉”而循环周身，营养脏腑形体。“肺生血”有其生理基础，肺与血化生的物质基础密切相关、肺气宣发肃降在血化生中发挥作用。“肺生血”理论的临床意义是补肺也可生血，血虚理应不忘治肺，包括滋补肺阴以补血、温补肺气以补血。肺脏病变，不但影响血的化生而致机体全身出现血虚之证，也可引起肺血虚证。

病因病机的深度研究。李梦笔从脾胃虚寒角度分析了胃肠息肉的形成及其预防，脾胃虚寒是胃肠息肉发生的重要病机。胃肠息肉的现代医学病因和发病机制与中医脾胃虚寒相互吻合，如遗传因素可与中医的先天禀赋不足对应，幽门螺杆菌感染可与中医的外邪客于脾胃对应，高脂饮食可与嗜食肥甘厚味对应等。这些病因都可能导致脾胃虚寒，从而发展为息肉。故健脾补虚，温脾散寒以及理气化瘀等方法在胃肠息肉的治疗中占重要地位。姬寒蕊等探讨寒气对胆固醇代谢的影响。对于 C57BL/6J 小鼠，4 周持续寒气暴露(4 ℃)可使总胆固醇(TC)水平降低 30%，低密度脂蛋白胆固醇(LDL-C)水平降低 63%。而对于载脂蛋白 E 基因敲除(ApoE-/-)小鼠，4 周持续寒气暴露(4 ℃)可使 TC 水平升高 20%，LDL-C 水平升高 25%。研究提示，寒气暴露对胆固醇代谢的影响，关键取决于机体内胆固醇代谢通路是否正常，即中医所谓“正气是否充足”。若机体胆固醇代谢通路正常，寒气暴露可以降低胆固醇水平，即中医所谓“寒极生热，热气生清”；若机体胆固醇代谢通路异常，寒气即可转变为寒邪，导致血清胆固醇水平升高，即中医所谓“寒气生浊”。有关“病因病机研究”详见专条。

舌象相关研究是诊断学研究的重要方面。余松等观察 70 例肺间质纤维化患者舌象改变及其与临床指标的相关性。肺纤维化组患者男 31 例，女 39 例，年龄 36～96 岁。非肺间质纤维化者(对照组)40 例，男 20 例，女 20 例，年龄 38～88 岁。结果：①肺间质纤维化患者异常舌象特征主要表现为舌色的改变，以暗色、紫色 2 种瘀血舌象为主。②肺间质纤维化患者瘀血舌象组呼吸困难评分与非瘀血舌象组相比，存在显著性差异，紫舌组呼吸困难评分最高、呼吸困难程度最重，其次为暗舌组。③肺间质纤维化患者其余舌象与临床其他症状、体征及血气分析等指标无明显相关性。研究提示，肺间质纤维化主要病因病机之一为瘀血内阻，治疗时应根据病情酌加活血化瘀药物。王慧雯等分析了慢性萎缩性胃炎(CAG)薄白苔的微生物群落特点。选择 CAG 患者组和健康人对照组各 30 例，均为薄白苔。采用基因测序技术对 2 组薄白苔的菌群结构进行分析。结果：①健康组和 CAG 组薄白苔中微生物优势菌结构组成相似。其中，在属分类水平上(相对含量＞0.5%)，薄白苔中优势菌属依次为链球菌属、奈瑟氏菌属、韦荣球菌属、普雷沃菌属、纤毛菌属、莫拉菌属等。②5 种菌属的含量在 CAG 组与健康组中存在显著差异($P<0.05$)。CAG患者中的莫拉菌属、韦荣球菌属、纤毛菌属含量明显增加,链球菌属和拟普雷沃菌属显著减少。③将优势菌群的含量前35名的菌属绘成热图发现,健康组薄白苔中链球菌属、拟普雷沃菌属、普雷沃菌-7属、轮生菌属、糖化菌属含量明显居高。CAG组薄白苔则以梭菌属、劳特罗普氏菌属、嗜沫杆菌属、口腔杆菌属、巨球形菌属、弯曲菌属、口腔毛绒厌氧杆菌属、纤毛菌属、韦荣球菌属的含量明显居高。研究提示,CAG患者与健康人薄白苔具有相似的核心菌群骨架,但也存在一定的菌群结构差异。有关"诊法研究"详见专条。

治则治法研究方面。陆颖等整理了从阳虚论治肺积(类同于西医学的原发性支气管肺癌)的观点。对阳虚与肺积的发生、发展或转归进行论述,并结合现代研究及临床实践分析总结,以探讨从阳虚论治肺积的重要性。"积"为阴气之积,古今不少医家均持有以扶阳治肺积的观点。

对疾病证候的认识随着中西医的临床进展不断深化。朱盼等运用聚类分析方法观察了212例初诊肺癌中医证候分布特点。结果,纳入统计分析的肺癌中医症状为83条,频数高的前10位分别是咳嗽、痰少、痰质黏稠、痰白、纳呆、胸闷、苔白腻、痰中带血、面色白、气促。筛选出频率≥10%及部分频率<10%但对诊断有意义的44个症状作为基础变量进行聚类分析,得出痰热阻肺证、痰湿蕴肺证、气滞湿阻证、肺脾气虚证、瘀阻肺络证5类证候。研究提示,痰是肺癌发病的主要病理因素,正气虚损是肺癌发病的内在原因,外邪入侵,肺气宣降失司,痰浊内生,气滞血瘀,痰瘀互结是其基本病机特点。周文婷等从卫气出处阐释了肺、脾、肾虚证的关系。认为"卫出于中焦""卫出于下焦"之争论的实质在于肺、脾、肾间是否有功能上的分工。"卫出于中焦""卫出于下焦"是在承认肺、脾、肾均"主皮毛"的前提下,又给予三脏功能新的分工。如卫气"根源于下焦,滋养于中焦,开发于上焦"等。但肺气虚证、脾气(阳)虚证、肾阳虚证的相关实质研究提示,肺、脾、肾三脏间并无功能分工关系,而"卫出于三焦"则恰好在有意无意间"暗示"了这一原理。肺气虚证、脾气(阳)虚证、肾阳虚证之间的关系,是同样的功能但虚损程度有所不同。有关"证候规律研究"详见专条。

证候实质研究方面,则需要对研究成果的高质量融合。周光闹等回顾性地对60例耐多药肺结核患者中医证候与胸部CT影像做相关性分析。60例患者(男性44例,女性16例),年龄16~85岁。结果,气阴两虚型31例(51.7%),其次为肺阴亏虚型14例(23.3%),阴虚火旺型8例(13.3%),气虚血瘀型7例(11.7%)。60例患者肺部病灶多居右上、左上、左下叶。气虚血瘀型、气阴两虚型患者肺部病灶累及肺叶范围广、面积大,其肺部病灶形态均可见斑片影、结节灶、纤维增殖灶,同时合并多个厚壁空洞。阴虚火旺型患者多见单个厚壁空洞。研究提示,耐多药肺结核患者的中医证候与胸部CT影像具有相关性,为量化耐多药肺结核中医证候奠定了基础。翟军鹏等探讨虚实证候与年龄对冠心病患者自主神经功能的影响。选取冠心病患者150例,参照中国中西医结合心血管学会1990年制订的"冠心病中医辨证标准",分为虚证组、实证组及虚实夹杂证组,评价证候及年龄对心率变异性(HRV)的影响。结果,HRV指标SDNN(24 h内RR间期标准差)与年龄呈负相关,rMSSD(相邻正常RR间期标准差)、TP(总功率谱)、LF(低频功率)、HF(高频功率)与年龄、虚实证候呈负相关。研究提示,中医证候与年龄对自主神经功能均有影响,随着由实到虚转化以及年龄增长,患者自主神经功能逐渐降低。杨雄杰等选择原发性失眠患者126例,其中阴虚火旺证75例,心脾两虚证34例,心胆气虚证17例。结果,与心胆气虚证比较,阴虚火旺证患者睡眠脑电图参数睡眠总时间(TSA)、觉醒时间(ATA)、睡眠效率(SE)均降低;心脾两虚证患者睡眠潜伏期(SL)、TSA、SE均降低(均$P<0.05$)。阴虚火旺证患者S1高于心胆气虚证、心脾两虚证,S2、异相睡眠(REM)均低于心胆气虚证;阴虚火旺证患者S1高于心脾两虚证,S2低于心脾两虚证(均$P<0.05$)。研究提示,原发性失眠中医各证与睡眠脑电图的主

要参数存在相关性，阴虚火旺证与 S1、S2、PSQI 评分存在密切相关性。有关“证候实质研究”详见专条。

证候动物模型研究不乏创新点。刘声等从细胞基因表达谱分析肾精不足与恶性肿瘤的相关性。采用房劳伤肾法建立 C57BL/6 雄性小鼠肾精不足证模型，分离正常小鼠、肾精不足证小鼠与 Lewis 肺癌小鼠肺上皮细胞，提取总 RNA，进行相关基因筛选，分析肾精不足是否参与肺癌细胞基因变异。结果，肾精不足证小鼠与 Lewis 肺癌小鼠细胞组分表达基因相似度为 26%，其中胞内非膜结合细胞器胞膜和胞外区比例最高。细胞分子功能表达基因相似度为 33%，其中激酶活性、转移酶活性和信号转导调节比例最高。生物过程的表达基因相似度为 39%，其中细胞周期、生物调节、细胞分化比例最高。两者 mTOR 信号通路、PI3K/Akt、wnt 通路有明显相似性，共涉及 12 个相似基因表达。研究提示，肾精不足证小鼠与肺癌小鼠上皮细胞基因表达谱存在相似性，且主要体现在细胞生命过程中。武燕等将 28 只 SD 雄性大鼠分为正常组与肝失疏泄组，肝失疏泄模型用孤养加慢性不可预知应激法造模。造模 4 周后测 24 h 眼压，1 次/周，共 3 次。结果，在造模第 6 周，与正常组比较，模型组平均眼压升高($P<0.05$)；眼压波动呈现升高趋势，但与正常组比较无显著差异($P>0.05$)。研究提示，肝失疏泄大鼠模型具有较高的 24 h 平均眼压和眼压波动趋势。张妍春等观察脾气虚型兔孔源性视网膜脱离(RRD)自动复位后视网膜电图(ERG)的变化。将成年新西兰灰兔分为空白对照组(A 组)、RRD 自动复位组(B 组)、脾气虚型 RRD 自动复位组(C 组)。采用耗气破气加饥饱失常法造模，在显微镜下行视网膜下注射透明质酸钠术建立 RRD 自动复位模型，分别于术后 10、20、30 d 行 ERG 检查并进行分析比较。结果，在观察期间，C 组兔脾气虚证持续存在；视网膜下注射透明质酸钠术后 5～9 d，B 组及 C 组视网膜自动复位；与 A 组比较，C 组术后暗视 ERGb 波潜伏期及振幅，a 波潜伏期，ΣOPs 振幅等检测值均有显著差异，表现为潜伏期延长及振幅降低($P<0.01$, $P<0.05$)；在术后 30 d，B 组与 A 组比较无显著差异($P>0.05$)，C 组与 A 组比较仍有显著差异($P<0.01$, $P<0.05$)。研究提示，脾气虚证对 RRD 复位后 Müller 细胞和双极细胞、无长突细胞的功能恢复可产生更为显著的不良影响，而且涉及视锥细胞和视杆细胞。

微观辨证日益成熟。邓芳芳等阐述于消化道黏膜象进行中医辨证的思路。通过分析认为基于消化道黏膜象进行中医诊断已经可行。消化道黏膜象的获取方法简单且图像标准。消化道黏膜象中医诊断符合中医原理，与舌诊有共通性。消化道黏膜象中医诊断对消化道疾病诊断有独特优势，对临床辨证有巨大实用价值。充分利用消化道黏膜象进行中医诊断应改变已有的“司外揣内”的思维模式，通过以“内”为主，“内外”结合达到准确辨证、提高疗效的目的。

某些危害较大的疾病人群的体质分布规律受到关注。么传为等调研难治性高血压患者的中医体质特点。120 例患者(男 67 例，女 53 例)，年龄 18～29 岁 13 例、30～44 岁 38 例、45～59 岁 43 例、60 岁以上 26 例。研究显示难治性高血压患者中医体质构成中，男性以痰湿质(31.3%)、湿热质(23.9%)居多，其次为气郁质、阴虚质(各 8.9%)。女性以气郁质(22.7%)、痰湿质(18.8%)、血瘀质(15.1%)、阴虚质(15.1%)居多，其次为气虚质、湿热质(各 9.4%)。不同性别患者在湿热质、气郁质构成中存在差异性。18～29 岁以平和质为主，30～34 岁以痰湿质、湿热质、气郁质为主，45～59 岁以阴虚质为主，60 岁以上多呈现出气虚质、阳虚质、血瘀质。男性患者 18～29 岁以平和质、特禀质分布为主，30～44 岁以痰湿质、湿热质、气郁质为主，45～59 岁以阴虚质为主，60 岁以上以气虚质、阳虚质、血瘀质为主。女性患者 18～29 岁以气郁质为主，30～44 岁以湿热质、痰湿质、阳虚质、气郁质为主，45 岁以上气虚质、阳虚质、阴虚质、痰湿质、血瘀质渐多。有关“体质学说研究”详见专条。

(撰稿：陈小野　审阅：李俊莲)

【阴阳五行学说研究】

尹怡等梳理了天地思维下的阴阳、五行观念及其存在状态,并进一步论述由此而构建的中医理论体系。认为阴阳、五行自中医由经验医学向理论医学过渡之始,就进入了中医理论体系,自此与中医的发展相互影响、相互促进。春秋战国之际,出于对天地的崇拜而兴起的"天地阴阳""天六地五"以及"三材"之学,是在天地阴阳主导下的阴阳、五行结合的雏形,也是中医理论形成之初的文化基础。同时,梳理了以四时为基础,阴阳、五行与之相结合而构筑的阴阳五行体系,以及与其相适应的中医理论,以重现中医理论体系构建与发展的脉络。战国时期,受邹衍"四时教令"思想影响而形成的《月令》体系,对构建中医以五行为主导的理论体系产生了重要的作用,并且在此基础上完成了以四时为基础的阴阳与五行的结合,对中医理论内核的建立,具有直接的借鉴作用。贾耿探讨周易太极阴阳演变的规则及蕴义,认为太极阴阳的演变具有一定规则,在两仪四象八卦及六十四卦演变的每一个环节都蕴含不同意义。两仪阴阳互根与四象阴阳互用的模式是自然界结构与运动的理论模型,八卦的三爻是宇宙万物三联体遗传密码的理论模型,六爻的六十四卦是宇宙万物六十四个遗传密码的最高境界。在宇宙,太阳和地球这个阴阳对立统一体存在着阴阳互根互用的结构模式和运动模式;在人体,命门与五脏也存在着太极阴阳互根互用的结构模式和运动模式。张月等认为张仲景使阴阳理论成为临证说理的重要工具,拓宽了阴阳概念的临床实用面。考究医家注解,对阴阳在《伤寒杂病论》中的运用作了概括分析,阐述了其中阴阳的具体含义。

周强等认为,气的运动以开、阖、枢为表现形式,阴阳开、阖、枢理论实际上也是三阴三阳气机运动的表现形式。《黄帝内经》将三阳之离合归纳为太阳为开,少阳为枢,阳明为阖;三阴之离合归结为太阴为开,少阴为枢,厥阴为阖。若开、阖、枢枢机通畅,阴阳和则化生万物;若开阖不利,甚则折关败枢,阴阳大失,则会出现五脏六腑病变。李志铃等探讨了睡眠相关中枢神经递质水平与阴阳变化在生理病理表现的相关性。认为参与睡眠-觉醒节律调控的众多神经递质,根据其作用和功能可分属不同的阴阳属性,即有抑制作用、促眠功能的为阴属类递质,有兴奋作用、促醒功能的为阳属类递质;神经递质含量的变化是阴阳消长转化的物质基础,且当递质含量的变化超出生理范围时,就会诱发病变,出现系列阴阳消长失调的临床症状;而阴阳失调是递质异常活动的结果,是疾病症状的外在表现。袁丽丽等认为原发性骨质疏松症是体内成骨细胞与破骨细胞"动态平衡"被破坏所导致,符合中医"阴阳失衡"的疾病观。认为在骨重建单元范围内负责骨形成的成骨细胞为阴,负责骨吸收的破骨细胞为阳,成骨细胞(阴)与破骨细胞(阳)之间有着对立统一的关系。对于成骨与破骨细胞阴阳属性的阐释,在理论上可发展丰富微观中医理论,基础实验方向上可指导寻找多靶点平衡机制。孙磊涛等从中医阴阳观探讨肿瘤表型的概念。肿瘤表型是一种从微观角度认识肿瘤发生发展的重要研究手段,根据其可分性、嵌套性、通用性的特征归属,可分为阴盛、阳衰两类进行辨识,并从中列出阴中之阳、阳中之阴两个特殊表型单独进行辨识。认为其阴阳失衡表现为肿瘤阴盛与机体阳衰的动态病理变化,为阴阳观指导下的肿瘤"微观辨证"提供思路。壮雨雯等从阴阳理论探讨自噬与肿瘤之间的相互关系。自噬与肿瘤的发病密切相关,既有抑制作用,亦有促进作用,自噬的降解和代谢途径与阴阳理论的相互制约、相互为用、相互转化有着相似的内涵。

韩诚等从五数、五方、五材 3 方面梳理了五行学说发展源流,明晰了其发展过程中所产生的生克五行和方位五行两种模式,探讨、分辨了两种模式在《黄帝内经》中的具体应用,认为《黄帝内经》以生克五行模式阐释协调变动、机动制衡,以方位五行模式解释中土为重、脏气升降,两种模式的运用都体现了中医学整体观念与"以和为贵"的思想。靳九成等认为,《黄帝内经》受时代限制采用的宇宙模型是宣夜说,元气凭托着大地及日月众星悬浮在太虚中,使后者绕大地做周期视运动;至于具体如何视运动、天人如何合一,仍模糊不清。且指出“五行分别对应五星”的谬误应予摒弃。邢玉瑞等认为,五行学说作为中医理论建构的重要模式,促进了中医理论的形成,也给中医学带来了朴素的系统论、控制论的特点。然而,五行模式存在着难以克服的逻辑缺陷,主要表现为五行归类的比附性、四时与五行配属的难以调和性、五行平权与五脏主次有别的差异性、五行作用的单向性与五脏关系的复杂性矛盾等,不仅难以满足中医临床诊治中的整体性、复杂性和辩证性思维的需要,而且在一定程度上也阻碍了中医学术的发展。因此,对于五行模式的应用、研究,要有清醒正确的态度,要充分认识其局限性,根据实践活动的实际情况,不断加以修订完善,也可尝试借用现代数学、数理逻辑等方法加以阐释或改造,以促进中医学术的发展。张志强从思维角度出发,对孟凯韬创立的元系统内涵进行解读,从思维模型新概念五行图隐涵之五行分布、中轴、中气、维度等内容予以发掘。提出五行分布与中轴、中气、维度的内容密切相关,土居中央以溉四旁,脾不主时;脾主四时符合宇宙大化的思维模式。五行生克并非顺式之线性,而是土居中央,各主四行导致的浑圆运动。极化相易而生中气,中气属先天元气,是升降浮沉曲而有返之元动力。中轴非实体线性之形质,而是思维变化之神气,内孕阳气。阳气之柔升出于沉而降出于浮,中轴处于左下右上之两立之间位,具有时空内涵。此外,孟氏提出顺逆交替转化规律,宇宙大化大体上呈现四曲四折之四维性,中医学之四维同样蕴涵时空的内容,元系统之四维内寓神气形,随着阴阳分化维度则倍增,不是简单的三维、四维之构建,而呈现多维性。

（撰稿：于峥 魏民　审阅：陈小野）

【病因病机研究】

王德辰等探析了中医如何运用阴阳五行的思维模型来分析和认识先天、后天等不同层面的病因。将《黄帝内经》《难经》等经典中涉及阴阳五行用于病因、病机、诊断、治法、处方等方面的内容进行梳理,并结合个人的理解进行提炼,认为临床上以阴阳五行为思维模型取类比象来认识病因,能够执简驭繁,通过表象抓住本质。人在天、地的大环境下生长,周流不息的天气与静而守位的地气从胎孕时就无时无刻不在影响着人体,其中又有先天和后天的区别。先天包括父母的遗传、胎孕期间的五运六气环境、胎孕地、性别等;后天则包括年龄、饮食、起居、情志、体态和久居地等。

林明欣等以孙子“战机”论述中医病机。“兵之设可以除暴,药之设可以攻疾”,兵法与中医在战略、战术上共通,主要体现在审度“战机”与审察“病机”上。将临证以战争相喻,则“战机”与“病机”共通,两者均为各种非线性因素作用下的内在动态规律之和,随时空的变化而变化,是战争和治病成败的关键。相较而言,“战机”在外,更为直观;“病机”在内,更难揣摩。孙子审度“战机”之“合道”“合天”“合地”“合法”“合将”,可作为中医审察“病机”之五要素,可有效指导中医理论研究及临床实践。

朱叶等基于《黄帝内经》探讨了“嗜欲”过度对今人健康的影响。“嗜欲”是中国古代哲学思想影响下,通过生活和临床实践总结出来的一种与疾病关系密切、以人的情感活动为主要内容的潜在致病因素。由于“嗜欲”具有“务快其心”的特点,极易使人沉溺其中而致病。当今社会,人们过度追求物质以及情感上的满足,当这种失度的情感体验超越了人生理、心理的适应和调节能力,会影响人体的功能状态并引发疾病,成为导致脏腑精气紊乱的病因。“嗜欲”过度作为当下的常见病因,在疾病的发生发展中有着不可忽视的作用。认为针对今人的精神状态,引入适度“嗜欲”的健康理念在延长寿命、提高生命质量、预防疾病、提高临床疗效、缓解医患关系等方面均有积极作用。徐伟超等论述李佃贵提出的浊毒学说。李氏根据现代人饮食习惯、气候及疾病谱的变化,结合中医药的整体、系统、辨证、恒动的理论特色，逐渐确立了浊毒学说。浊毒既是一种对人体脏腑、经络、气血、阴阳均能造成严重损害的致病因素，又是多种原因造成的不能排出体外的病理产物。浊毒之邪，既可以从外邪入侵，由表及里；也可以作为内生之邪，由内而生。浊毒病邪作用于人体，循人体络脉体系由表入里，由局部至全身。浊毒之邪猖獗，发病急重，或病情加重；浊毒之邪滞留不去，疾病迁延不愈；浊毒之邪被战胜克制，则疾病好转，机体得以康复。外感淫疠毒邪、饮食失节、情志不畅都可以感受"浊毒"。化浊解毒之法可随证灵活辨用，或给邪以出路(通腑泄浊、渗湿利浊、达表透浊)，或从根本截断浊毒生成(健脾除湿、芳香辟浊、祛痰涤浊、清热化浊、攻毒散浊等)，阻断湿、浊、痰、热、毒胶结成浊毒之势。

王冉然等认为，历代医家将"血枯病"等同于女子的"血枯经闭"或男子不育症似有诸多不妥之处。"血枯病"应有"胸胁部胀满、不思饮食"等 8 种主要临床表现，"月事衰少不来"与其他 8 个症状的地位相同，不可因"月事衰少不来"的单一症状就认定"血枯病"指的是女子闭经(在男子为不育)。其次，四乌鲗骨一藘茹丸中海螵蛸、茜草二者活血之力强，有兼具收涩之性，用于经血亏虚、经闭不行者似乎不符。并认为"血枯病"与现代疾病肝功能衰竭更为相似，认为《黄帝内经》中的"血枯病"与西医疾病"肝功能衰竭"更为类似。四乌鲗骨一藘茹丸补而不滞、活血止血，四药合用可有效缓解由于肝功能衰竭而导致的胃肠道不适、咳血、尿血、崩漏、女子闭经/男子不育。王阶等通过对历代文献的系统梳理及深入挖掘，探索冠心病的现代病因病机及中医药防治规律，提出冠心病"痰瘀滞虚"核心病机及演变规律理论。分别针对冠脉临界病变、冠心病心绞痛、介入术后等冠心病早、中、晚期的不同阶段开展了 12 项随机、双盲、安慰剂对照临床研究，并且从证候的流行病学研究入手，开展围绕冠脉病变狭窄程度的相关病机研究。

(撰稿：柏冬　审稿：陈小野)

【诊法研究】

张孟之等认为，随着计算机技术及互联网的快速发展，人类社会逐渐迈入人工智能时代。当前存在的问题包括缺乏权威的中医诊断学客观化理论指导，算法设计不合理；传感设备采集方案不一致；多学科开展情况进展较为缓慢；医师队伍对开展四诊客观化研究的意识不强等。而若想依靠人工智能帮助中医四诊客观化，则必须加速完善中医诊断数据库，并提升中医诊断行业设备对多维信息的处理与分析能力。

鲁晓篝等运用 Smart TCM-Ⅰ型中医生命信息分析系统采集——比较健康大学生观看喜剧电影前后舌体不同分区的舌色在 HSV 颜色空间的客观参数，探讨在喜悦情绪影响下舌色特征的改变情况。结果，与观影前比较，观影后舌色参数中，舌中部、舌尖部以及舌整体的 V 值显著增高(均 $P<0.05$)。研究提示，情志"喜"对于舌色的影响主要体现在明亮程度的提高，可能是由于喜悦情绪加速了人体气血的运行，尤其是心、脾气血的充盈，上荣于舌所致。樊威等认为，目前人工智能技术在影像学和医学专家系统的应用较成熟，舌诊客观化研究主要依赖图像识别技术，将标准化收集的舌象经过图像校正、图像去噪、舌体分割、舌质舌苔分割等预处理，对舌质、舌苔的颜色及形态特征进行分析总结。但当前舌诊客观化研究与中医临床存在脱节现象，必须通过多学科合作才能更好地实现中医人工智能现代化研究。周沛卓等认为，数字图像处理技术在中医证候舌诊客观化的研究主要体现：消化系统疾病各证型的舌诊量化特征；心脏病各证型的舌诊量化特征；恶性肿瘤证型的舌诊量化特征 3 种疾病的相关研究。数字图像处理技术在临床疗效评价的舌诊客观化研究相对较少，所使用的舌诊量化指标多为舌的颜色、形态、纹理等诸多方面的综合信息，而且大多数的研究是把辨病与辨证相结合，分别开展相关中医证候的疗效评价。目前，研究应用中数字图像处理技术

尚不够成熟，未生产出规范统一的中医诊断仪器。建议加大对舌的纹理、形态以及质地等舌诊标准化方面的研究。栗蕊等介绍盖国忠对花剥苔的独到认识，盖氏认为花剥苔不仅主阴虚，也可能与阳虚阴盛、气机紊乱、邪实阻滞有关。舌苔乃胃气沤蒸于舌面形成，若脾阳虚衰，蒸化功能减弱，不能均匀上蒸胃气于舌面；或脾胃之气机紊乱，脾不升清，胃不降浊，胃气不能均匀上蒸于舌面；或水湿、痰饮、瘀血等阴邪，停于机体阻滞气血运行，不能上荣于舌，且三者皆易于阻滞气机，使气机紊乱，不能均匀上蒸胃气于舌面，均可形成花剥苔。陈聪等将 108 例冠心病患者辨证分为痰瘀互结组 48 例与血瘀组 60 例。运用上海中医药大学研制的 ZBOX-Ⅰ型舌脉象数字化采集分析仪，采集两组患者舌诊图像并提取包括舌色（舌质整体、根部、中部、尖部、左部、右部）、舌体形态及苔色（舌苔整体、根部、中部、尖部、左部、右部）、苔质在内的特征参数。结果，痰瘀互结组舌质整体及各部的舌色分量 G、B 值均大于血瘀组，S 值均小于血瘀组，且舌质整体 H 值小于血瘀组，舌质根部 R、V 值大于血瘀组，舌质尖部 H 值小于血瘀组；痰瘀互结组舌苔整体及各部的苔色分量 G、B 值均大于血瘀组，S 值小于血瘀组，且舌苔根部苔色的 R、H、V 值均大于血瘀组，舌苔中部 H 值大于血瘀组；痰瘀互结组舌体胖瘦指数高于血瘀组，其余舌体形态及苔质参数两组比较无显著差异。研究提示，冠心病痰瘀互结证患者舌色较血瘀证患者青紫程度更甚但颜色更浅，苔色较偏青黄而更为浅淡光亮，舌诊图像参数中的绿色分量 G 值、蓝色分量 B 值、饱和度 S 值可作为冠心病辨别痰瘀互结证和血瘀证的客观指标。

李国祥等认为，脉诊发展一直扮演着诊断经脉病变的角色，经脉学说的发展是脉诊发展的基础，脉诊的发展历程是一个循序渐进的过程，从最古老的遍身诊法发展为《素问・三部九候论》，直至诊脉独取寸口后，十二条经脉被按部就班地分列在左右手寸关尺部，也就是说从古老的五十二病方到《脉经》所在的文献中除去诊候五脏，独取寸口脉诊法最强大的功能是诊候病变经脉。许跃远研究脉诊技法，认为通过脉中"形"研究疾病脏器之形，病灶之形，病理之形，可达到类似现代医学物理、化学诊断的目的。详细解读了脉"形"层次与分布以及所对应的病证信息。脉"气"研究人体症状，浮沉辨表里，迟、数论寒热，有力无力辨虚实，大小辨阴阳。在传统脉象基础上，分述了诊脉 16 个方面的要素。石东等研究脏腑经脉脉诊法，把脏腑与经脉结合起来，根据脏腑位置，经脉循行路线的长短、阴阳属性特点及经脉在寸口分布的位置来诊脉。五脏六腑各有两条经脉以人体中线呈对称分布，各脏腑位置、阴阳属性不同，其经脉长短不一，在人体的分布亦不同。寸口为十二经脉大会，各经脉在肺朝百脉的作用下在寸口规律性分布。提出对于脏腑在寸口的定位并非按照"左手主心肝肾，右手候肺脾肾"的定位方法，而是根据十二经脉各自特点来定位。陈欣然等研究"覆溢脉"的诊断学意义。覆溢脉最早出现于《难经》，是根据脉象的长度与本位长度的关系进行定义，即覆脉是尺脉超过一寸覆于尺部，溢脉是寸脉超过九分溢于鱼际。《难经》的脉诊学理论确定了寸关尺三部脉诊，覆溢脉脉象特点亦在此有特征性描述，即"尺寸俱沉，鱼际现浮"与"尺寸俱浮，尺外现沉"的区分。此脉象形成原理体现了人体阴阳上下相离、孤阴独阳的病机特点。朱可等探讨迟、数脉分部主病。在大多数情况下，数脉主热，迟脉主寒，此理论也在后世医家的实践中得到了验证。然而古代医家提出的迟脉、数脉分部主病的观点与现代医学之解剖和生理学知识存在矛盾，需要仔细分析其临床意义。认为寸关二部所出现的迟脉、数脉当理解为该部位的脉粗大有力，强于另外两部，且合并迟脉或数脉；尺部所出现的迟脉、数脉当理解为该部位的脉细小无力，弱于另外两部，同时合并迟脉或数脉。千英信等通过观察体外循环不同灌注模式寸口脉搏波频谱变化规律，建立基于"寸口"脉搏波监测的体外循环搏动灌注效果评价方法。将 92 例需体外循环术治疗的心脏病患者按区组随机化分组方法分为搏动灌注组（PP 组）和非搏动灌注组（NP 组）各 46 例，应用

PowerLab 数据采集分析系统记录脉搏波指标，观察2组体外循环前、体外循环中脉搏波频域指标的变化。结果，PP 组能检测到脉搏波，NP 组未能检测到明显的脉搏波，脉搏波能量主要分布在 0～5 Hz 范围，PP 组脉搏波能量显著高于 NP 组，PP 组脉搏波能量传递的衰减度低于 NP 组；脉搏波传导的能量主要是低频能量，包含呼吸波的能量。研究提示，脉搏波可以作为体外循环搏动灌注的客观评价指标，搏动灌注产生的脉搏波能量高于非搏动灌注脉搏波能量，频域参数 0～5 Hz 谱能比值可以作为体外循环搏动灌注有效性的量化评价指标，低频的呼吸波参与脉搏波中的能量传递。

张徽等探讨目诊与精、气、神学说的关系。眼睛作为人体生物特征的重要组成部分，是透视人体的重要窗口，精、气、神是构成生命的三要素，目是人体五脏六腑之精气、全身经络之气血汇聚之处，亦是营、卫、气、血、精、神、魂、魄通行及寓藏之处，受五脏六腑、全身经络精气充养。精、气、神异常会影响目之功能；通过目诊亦可以推测人体精、气、神的内在状态。目诊不仅在中医经典中有着深厚的理论基础，亦有现代医学球结膜微循环理论作支撑。张国强等根据临证经验，提出通过观察鼻部色泽变化有助于临床对于脾胃疾病的判定。脾胃病者，名堂色黄，鼻居中央，位应脾胃中州。脾胃病，名堂阙庭色泽均可见异常变化。鼻诊在脾胃病临床诊疗中对于疾病病情轻重、病程长短、治疗用药等方面有一定指导意义。常见黄白相间、黄色鲜明、黄黯不显、黄中泛青、黄黑并见、黄灰并色、黄隐青多 7 种变化。根据夹杂色之不同，病情可存在不同的判定。韩学杰等梳理了手诊的理论渊源，手诊是中医望诊的一部分，是在中医基础理论的指导下，运用基本的望诊方法，观察手部色泽、肌肉、脉络、形态、指甲，感受温度、出汗情况，参合其他诊法进行临床诊病的辅助诊法。阐释了根据手掌不同部位形态、颜色、脉络及赘生物等 4 个维度作为诊断相关疾病及其证类的主要指标的方法。

（撰稿：于峥　魏民　审阅：陈小野）

【证候规律研究】

李敏静等研究慢性咳嗽的中医证候规律特点，通过制定病例调查表，收集 122 例慢性咳嗽患者的四诊资料，采用因子分析法对其证候进行非线性降维研究。结果，类风盛挛急证患者最多，共 49 例(40.2%)，类风热犯肺证 19 例(15.6%)，类肺肾气虚证 14 例(11.5%)，类燥邪伤肺证 13 例(10.7%)，类胃气上逆证 12 例(9.8%)，类痰湿蕴肺证 10 例(8.2%)，类肝气犯肺证 5 例(4.1%)。研究提示，风邪(冷空气、灰尘或异味等可取类比象为一类特殊性质的风邪)是导致慢性咳嗽最常见的病因，在治疗上应注重祛风；外感病邪中燥邪也会引起久咳；内伤久咳中应关注肺、肾、肝、胃的病变以及痰湿阻滞对气机的影响。万灿等采用病例性回顾研究的方法，借助描述性统计学方法，126 例基底动脉闭塞介入术后患者在不同年龄、性别、术后病程等方面的分布规律进行分析。结果，主要中医证候要素为风证、火热证、痰证、血瘀证、气虚证、阴虚阳亢证，血瘀证贯穿始终。中青年和老年患者最主要的证候要素均为血瘀证，随着年龄的增长，气虚证所占比例上升；风证、火热证、痰证所占比例下降。女性患者的痰证、阴虚阳亢证明显多于男性患者。随着病程的延长，风证、火热证所占比例下降；气虚证、血瘀证所占比例上升。

李改仙等采用回顾性方法研究分析 280 例Ⅲ、Ⅳ、Ⅴ期糖尿病肾病(DN)患者，针对各期患者主要及次要临床表现及问卷调查结果，采用德尔菲法总结 DN Ⅲ、Ⅳ、Ⅴ期中医证候规律，聚类分析法探讨 DN Ⅲ、Ⅳ、Ⅴ期中医证候分布规律，并进行描述性统计分析中医证候规律及其证候分布规律的特点。结果，DNⅢ期患者的证候，以口干多饮、周身乏力及精神倦怠等气阴两虚兼瘀为特点；Ⅳ期患者的证候，以周身乏力、口渴喜冷饮、肢体麻木、大便干结及尿频尿急等气阴两虚、虚火旺盛兼瘀为特点；Ⅳ期患者的证候，以周身乏力、食欲不振、消瘦、畏寒浮肿及头晕胀沉等阴阳两虚兼痰浊瘀血为特点。研究提示，随着DN的不断进展，症状出现相应频次的变化，其中医证候规律及其分布规律亦各有侧重。王金侠等采用潜在类别分析(LCA)方法研究遗忘型轻度认知功能障碍(aMCI)的证候规律。采用调查问卷的方式，纳入300例老年样本。收集患者基本资料及临床症状学资料建立数据库，进行分析。结果，排在前15位的症状是：善忘、智能减退、反应迟钝、头晕、乏力、腰膝酸软、失算、神疲、尿频、大便干、胸闷、耳鸣、气短、心烦、口干。经LCA分析后，其中肝肾不足证占34.3%、心脾两虚证占21.3%、痰浊蒙窍证占14.0%、肝郁气滞证占12.0%、脾肾阳虚证占11.3%、肾精不足证占7.0%。研究提示，aMCI涉及多脏腑的功能失调，以肝肾心脾为核心，痰浊、气郁为标，呈现出本虚标实的证候特征。

卢文杰等共收集430例早期大肠癌及癌前病变患者，制作中医体质评价表，中医证候观察表及体质调查表。运用SPSS13.0统计软件包建立数据库进行相关分析。结果，脾虚湿热证占38.6%、湿热夹瘀证占22.3%、脾虚夹瘀证占17.6%、气滞血瘀证占10.7%、气阴两虚证占10.7%。60岁以上的患者(老年人)以脾虚夹瘀型为主；40～49岁患者(青壮年人)以脾虚湿热证(37.8%)及湿热夹瘀证(35.6%)为主。

郑宏等收集162例甲基丙二酸尿症(MMA)脑损伤患儿，运用因子分析探讨中医证素特点、证型分类及分布规律。结果，MMA脑损伤患儿病位证素以心、脾、肾、肝为主，病性证素主要为气虚、精亏、阴虚、阳虚、痰、湿、血瘀；多见心脾两虚证(49/162)、脾肾阳虚证(48/162))、肝肾亏虚证(28/162)、痰瘀阻滞证(24/162)及脾虚肝亢证(13/162)；不同年龄段患儿证候分布存在差异。王有鹏等通过收集黑龙江地区2 688例小儿手足口病临床资料，观察患儿入院当天(基线点)、治疗后第3、5、7、10 d的临床表现，应用证候演变概率法进行系统分析。结果，基线点当天以邪犯肺卫证、肺胃热炽证居多，从基线点到第3 d，以证候的持续存在概率较为突出，其中湿热交阻证持续存在概率为89.2%，心脾积热证持续存在概率为84.4%。第3～5 d，邪犯肺卫证及肺胃热炽证仍较多，且以邪犯肺卫证的持续存在概率较为明显。第5～7 d，各证候的持续存在概率大幅度下降，转愈及向肺胃阴伤证的概率增大。第7～10 d，剩余患儿仍存在向肺胃阴伤证及其他证型转变的情况。研究提示，手足口病患儿在各观察点的证候演变符合温病的转归，即由卫分向气分传变，重者渐进深入可向营分传变，但之后并未向血分传变，而多数患儿至恢复期易出现转阴而愈。

霍岩等收集278例特发性耳鸣患者临床资料，提取耳鸣相关证候建立数据库，分析总结耳鸣患者证候规律。结果，从200个证候中筛选出频率大于10%的58个证候，可以随机系统聚类为5大类，其中3类综合分析可辨证为肝郁脾虚证、肾精亏损证及痰瘀互结证。证候之间关联最紧的是健忘与耳堵塞感；双向相关的主要有：按之尤甚与安静尤甚、抑郁或恼怒加重与劳累加重、咽部异物感与脉弦、舌红与苔黄、舌下脉络瘀曲与苔腻等。研究提示，耳鸣患者的证候群存在一定的内部聚集规律；证候与证候之间，证候群与证型之间也存在密切的相关性。

(撰稿：鲍健欣　审阅：李俊莲)

【证候实质研究】

陈娟等筛选阴虚上火人群血清差异表达蛋白，探讨阴虚上火的现代生物学基础。应用iTRAQ技术检测血清蛋白质，结合GO、KEGG及STRING等方法筛选血清差异蛋白，采用ELISA进行验证。结果，载脂蛋白C3(APOC3)、锌α2糖蛋白(ZA2G)和C-反应蛋白(CRP)等14个蛋白显著上调($P<0.05$)，而凝溶胶蛋白(GELS)、凝血酶原(THRB)、抗凝血酶-Ⅲ(ANT3)及血小板糖蛋白V(GPV)等25个蛋白显著下调($P<0.05$)。APOC3、ZA2G和GELS蛋白变化与iTRAQ鉴定结果相符。差异蛋白相互作用网络图主要集中在3个路径：①GELS和POA4显著下调，APOC3及APOA显著上调，说

明该人群的炎性反应与脂质代谢相关载脂蛋白的表达变化密切相关。②补体 C1S 和 CRP 的上调说明补体系统激活引起炎性反应，造成组织损伤。③凝血系统蛋白因子抗凝血酶Ⅲ（基因名称：SERPINC1）、凝血酶原（基因名称：F2）及血小板糖蛋白 V 表达显著下调，提示阴虚上火人群凝血功能的改变。研究提示，阴虚上火证发病机制与脂质代谢、能量代谢的紊乱有直接关联，还涉及凝血与补体级联反应信号通路。

林传权等分析不同证型慢性非萎缩性胃炎患者唾液淀粉酶（sAA）的活性、蛋白含量、比活力及其 N-糖基化程度。初次从 sAA 的蛋白含量、比活力及其 N-糖基化程度等角度探讨慢性非萎缩性胃炎脾气虚证 sAA 活性比值改变的影响因素。将 68 例慢性非萎缩性胃炎患者辨证分为脾气虚弱组（24 例）、脾虚湿热组（33 例）、肝胃不和组（11 例），另设健康对照组（36 名）。结果，柠檬酸刺激后，健康对照组 sAA 活性升高，脾气虚弱组与脾虚湿热组的 sAA 活性比值下降，明显高于肝胃不和组。此外，酸刺激后，脾气虚弱组及脾虚湿热组的 sAA 蛋白含量下降、N-糖基化缺失情况亦明显多于健康对照组和肝胃不和组。研究提示，脾气虚证 sAA 活性比值下降，并且 sAA 分泌改变还包含有 sAA 的蛋白含量、N-糖基化程度；存在脾运化功能低下的脾气虚弱组与脾虚湿热组的慢性活动性胃炎比例明显少于肝胃不和组（$P<0.05$），此外均出现唾液蛋白分泌的异常改变，唾液蛋白分泌的变化情况可反映脾运化功能的强弱。王亮等探讨了 CAG 患者脾胃虚寒证与脾胃湿热证患者血浆代谢组学的特征。收集 45 例 CAG 患者（脾胃湿热证 28 例，脾胃虚寒证 17 例），并选取 40 例健康者为对照组。结果，CAG 患者血浆中葡萄糖、丙氨酸、缬氨酸、甲酸、异丁酸、肌肽及乳果糖含量高于对照组，而谷氨酸、甘氨酸、乳酸、甜菜碱、甘露糖水平则显著低于对照组。脾胃湿热证与脾胃虚寒证在糖代谢、脂代谢、氨基酸代谢、核酸代谢方面存在差异；脾胃湿热证缬氨酸、乳果糖水平高于脾胃虚寒证，而异丁酸、甲酸、肌肽含量则低于后者；脾胃湿热证乳果糖、异丁酸水平高于脾胃虚寒组。研究提示，两种证型在糖代谢、脂代谢、氨基酸代谢、核酸代谢方面均存在差异。张宁等探讨脑出血急性期瘀热证客观化、标准化新的潜在生物标志物。收集急性脑出血患者 271 例，参照《瘀热病机证候量化诊断标准评分表》划分为瘀热病机组与非瘀热病机组并进行 1∶1 配对，采用串联质谱标签法（TMT）进行定量蛋白质组检测。结果，两组有 9 种蛋白质表达存在差异；IPA 软件识别的 7 种（A1BG、ACTN1、CA1、CD_{44}、CP、PRDX2、VCL）蛋白质，与非瘀热病机组比较，瘀热病机组 CD_{44} 表达下调，其余 6 种蛋白表达上调。研究提示，急性脑出血瘀热证涉及更多的炎症与凝血相关分子。彭文照等初步探讨了岭南地区慢性阻塞性肺疾病（COPD）患者常见中医证型间 T 淋巴细胞亚群指标和肺功能指标之间的差异性。对 COPD 患者按中医辨证分为 4 个证型各 20 例，观察主症分布，同期体检未患 COPD 者 20 名为正常对照组，比较分析各组间 T 淋巴细胞亚群指标和肺功能指标差异。结果，COPD 患者存在一个长期的体内免疫失衡，各组间 FEV1%、FEV1/FVC 按正常对照组＞痰热郁肺证组＝痰浊壅肺证组＞肺脾气虚证组＞肺脾肾气虚证组分布。研究提示，随着患者肺功能逐渐下降，中医辨证中患者“气虚”的症状表现也逐渐加深，由肺脾气虚向肺脾肾气虚发展，且免疫反应也逐渐降低，符合“气主防御”的功能。王志丹等观察冠心病心绞痛痰瘀互结证 172 例（痰瘀互结证 82 例、非痰瘀互结证 90 例）患者血清 HDL 结构及抗炎、抗氧化功能的变化。结果，与非痰瘀互结证比较，痰瘀互结证在 HDL 组成成分方面，血清 S1P 含量、ApoAI 含量减少，SAA/ApoAI 增加（$P<0.05$，$P<0.01$）；在抗炎、抗氧化方面，MPO 含量增加、PON1 含量减少，MPO/PON1 增加（均 $P<0.01$）。研究提示，相对于非痰瘀互结证，冠心病心绞痛痰瘀互结证患者血清 HDL 出现组成成分变化，导致其发生抗炎、抗氧化功能改变，影响 RCT 过程及抗 AS 功能，可能是冠心病痰瘀互结证形成的微观病理机制之一。

李维薇等探讨了婴儿巨细胞病毒肝炎不同证型的尿液代谢组学特征。筛选了84例婴儿巨细胞病毒肝炎患儿分为湿热内蕴证、脾虚湿困证、气滞血瘀证，另选健康对照组。采用GC-MS技术对尿液样本进行代谢组学检测，主成分分析各证型的差异性代谢物。结果，各证在OPLS-DA图上区分明显，各证之间差异性代谢物涉及多种氨基酸代谢、能量代谢及肠道菌群相关代谢物紊乱。湿热内蕴证常见于该疾病早期阶段，存在D-葡萄糖、D-麦芽糖及柠檬酸等能量相关代谢物的下调。所造成的能量消耗会进一步造成患儿体液代谢的异常，成为该证水湿内生，蕴而化热的病理基础。脾虚湿困证存在3-氨基异丁酸、氨基丙二酸、丁酸、马尿酸等和肠道菌群相关的代谢物紊乱；气滞血瘀证存在氨基酸代谢通路的紊乱及乙醛酸和二羧酸代谢，柠檬酸循环等能量相关代谢通路的紊乱。研究提示，能量代谢障碍可能是该病气血运行不畅，气滞血瘀的病理基础。

（撰稿：柏冬　审阅：陈小野）

【中医思维方法研究】

中医思维方法研究呈现出两大趋势，一是其关注度进一步提升，标志为世界中医药学会联合会中医临床思维专业委员会的成立及首届学术年会的召开(国内外400余人参会)；二是中医思维方法研究的水平有所提升，更多聚焦于象思维与中医临床思维方法等方面。

1. 象思维研究的深化

象思维的研究仍是热点，集中在象思维的机制研究、中医理论建构与临床中的应用以及象思维研究的反思等方面。

象思维机制研究的深入，是本年度中医思维研究的突出特点。温世伟等提出象隐喻的概念，即以人类经验为基础，以象似性为认知基础和认知连结节点，以认知范畴作为象隐喻认知域的规定，两个不同认知范畴之间的象似性通过隐喻认知发生出新的心智活动而产生出新的认知理据和认知意义。从象隐喻角度考察了五行学说“木”之属性和肝藏象范畴家族象似性之间的关系，论证了“木”和肝藏象范畴的象隐喻发生学机制，并提出“象—概念隐喻”二重性，从《难经》语料的分析、现代学者的研究观点、“火”的发生学、“提壶揭盖”法考察等方面论证“象—概念隐喻”二重性的存在和功能。石勇提出与实体隐喻相对、互补的过程隐喻概念，即以过程本位为思维原点，以反映动态过程的意象图式为始源域，映射到宇宙某一特定领域的动态关系之中，赋予该动态关系某种过程逻辑的隐喻思维形态。过程隐喻的最大特征是具有本体论意义的认知对象是过程，而不是实体元素。认为过程隐喻根植于中医之“象”的过程性特质，依附于实体隐喻的表述方法和术语体系，可以弥补实体隐喻对中医理论的有限解释力，更加符合中医学整体思维和辩证思维的特色与优势，并以过程隐喻分析了五行生克关系。石氏又提出取象比类结构特征的“鲜花原理”，认为取象比类以具有主体心理可及的“共性之象”为基础，以“类比可及性”为前提，运用类比映射，在自然、人体、疾病诸象间寻求类比，实现知识迁移。由“鲜花原理”推导出归类型映射结构，后者拓展了对取象比类的界定，对接了阴阳五行思维，将自然和人体作阴阳五行归属，通过映射的方式认知人体结构和生理病理，这是中医取象比类在结构上的最大特征。还对取象比类与概念隐喻进行比较研究，认为中医取象比类与概念隐喻理论同属于思维层面上纯感性和纯理性之间的中间环节，对认识客观事物提供了丰富的资源和全方位视角；都属于广义范畴的“二域”模式，基于经验化(或体验化)的相似，受制于认知主体的体验和认知水平，所涉的“二域”是两个不对称的世界；认知本质为实现具体到抽象的诠释和演绎。中医取象比类独具特色：具有归类型映射结构，对中医有建构之功，又有滥用之嫌，受限于中医学科可接受性和认知水平，时时面临临床实践的拷问，在中医推导演绎和寻求新知的过程中发挥着重要的方法论意义。

李晓春提出法象思维的概念，认为“法”与“象”

最主要的含义是“效法”，既可以是形象的效法，也可以是概念的抽象系统之间的效法。法象思维强调的是关系，而非实体。故相对于象思维强调象对于概念系统的独立性，象的主要含义是与概念的抽象性有所区别的。法象思维并不独立于概念系统，反而可以借助语言和概念的系统。法象思维、体用论和理一分殊，三者一脉相承，构成中国古代思维方式的核心系列。吴俊骥等提出象思维同时运用逻辑思维和非逻辑思维，其特点是以非逻辑思维为主导，逻辑思维为基础。进而基于象思维探讨了生命现象和中医辨证论治，认为中医辨证论治思维来源于取象比类之法，首重证候之象，是围绕“象”的诊治流程。

象思维的应用研究。从中医理论的发生、建构方面而言，赵正泰等对肝藏象系统从人体之象、天地之象、食药之象等方面进行归纳分析及功能层次解读，认为正是意象思维使中医偏重藏象的功能性，而弱化了其结构形态，从而影响了藏象学的发展。张晋冀等运用观物取象、据象类比、据象类推三种取象思维方式对“肝主疏泄”理论进行探析，认为“肝主疏泄”理论的形成经过了“肝司疏泄”“肝喜疏泄”等演化及内涵的不断丰富，其中象思维在五行学说、肝的生理特性、肝与其他四脏生理关系3个方面均有所体现。姚春鹏等从文字发生学的角度论述了六腑的命名，认为古人根据解剖与经验观察获得了六腑结构和功能认知，运用取象比类的方法确定了六腑之名。肖啸等认为中医学对“膈”的认识，是通过近取诸身，剖而视之，考源“膈”的位置形态；取象比类，得意忘象，探讨“膈”的功能；谨察征象，司外揣内，分析“膈”的受病特点。杜旭等提出“筋象”是“象思维”在经筋系统的呈现，包括形态象、功能象、色泽象、温度象等，认为“筋象”“度筋论治”是完善拔罐诊疗体系、促进针灸临床发展的重要组成部分。刘立安等提出天人上下对应关系问题，认为自然之物、气、神分别对应人体腹(胃与冲脉)、胸(膻中)、头(脑)。又进一步类比，如选取面部，则物、气、神分别对应面部的口、鼻、眼。这些简单的类比对应完全可以形成体系，下：大地-物-水谷之海-腹胃-口-口味；中：大气-气-气海-胸肺-息-鼻息；上：天之上-神-髓海-头脑-眼-眼神。纪鑫毓等讨论河图数理与中医思维的关系，认为河图象中的元气之象、阴阳之象、五行之象，对中医学的气一元论的整体性、人体的阴阳之象、五脏体系的构架有一定的影响；中医学认识人体的生理、病理学中的象数部分借鉴了河图的象数，部分医家应用河图左旋右旋的变化于临床中，彰显中医原创思维，并提高了临床疗效。

陈君等认为脉学的形成、发展与象思维有着密切的关系。以象思维为指导的诊脉流程应是察脉-获取脉象-判断阴阳气血状态，故中止概念性思维是运用“象思维”进行诊脉的必需条件。反观脉诊仪的运算流程则是检测脉搏-记录脉形、参数-确定脉名-确定对应疾病或证候，偏离了象思维的路径。提出诊脉应以“象”为核心，侧重其诊断价值，而不是一味追求“去主观化”和规范性。刘娇萍等用中医象思维方法，结合肿瘤血管生成的现代认识，将肿瘤血管生成的中医病因病机概括为：癌毒致病是肿瘤血管生成的始动因素，火邪内生是肿瘤血管生成的关键动力，络脉瘀阻是肿瘤血管生成的物质基础。闫醒刚等探讨了冉雪峰对取象思维的应用，认为冉氏除取象来解释药物功效外，还将其运用在推阐药物功效、推阐药用种类与部位、鉴别药物功效等诸多方面。张惠宇认为明代《药品化义》的“药母理论”通过辨药八法(体、色、气、味、形、性、能、力)，交相详辨共同阐释药物功效，提纲挈领解说诸药药理，是古代本草学家运用法象思维的具体化。

象思维的概念与研究反思。张绍时探讨先秦“象”范畴的发生及演变，提出“象”源于古人对宇宙自然、社会生活的体验与效法，其是物象世界与观念世界相互交融的产物，既保留了自然物象的感性形态，又包含了主体观念之象的超自然、超实体特征。以“观物取象”为起点，以“取象比类”方式展开，以“立象尽意”为目的，以象征、比类、联想、暗示等方式把握和表述未知的世界，是物象世界与观念世界相浑融的一种思维模式，具有形象性、直觉性、整体性特征。葛鹏飞等认为意象思维是以客观物象为基础，以主观情感为主导，两者相互交融而产生的一种崭新的形象，用以抒发自我情感及实现对事物认知的一种思维方式。并从中医气机、藏象、辨证等方面探讨了意象思维在中医理论中的主导作用。

对象思维研究的反思，是中医思维研究的一种深化与进步。程伟等认为中医界对所谓"象思维"的诸多既不统一又不明确的过度诠释，脱离了中医理论与实践的关系的关键所在，无助于真正深入解析中医认知方式的内涵。提出中医思维研究还是要密切关注中医临床实践，积极寻求知识的逻辑、思想的逻辑、临床思维的逻辑的统一，才能深化中医认知方式的内涵。

2. 中医临床思维研究

中医临床思维逐渐受到关注，特别是对于中医诊疗模式的研究与反思，提出了新观点。

中医临床诊疗模式研究。张静远等反思中医常用辨证论治诊疗模式，认为辨证论治作为适应于一定时代背景下的产物，时至今日，已经出现了负面的现象与临床困惑，表现为辨证论治出发点局限化、思维狭隘化、证候不精准性以及诊治模式的固定化。马冠军提出《内经》不仅原创辨证论治，同时还原创有辨病论治、审因论治、对症治疗，四大辨治思维并列并存、互为补充、不可或缺，四维一体构成完整的医学诊疗体系。李书楠等立足于中医诊断的思维与方法，进一步阐述了李灿东提出的辨症、辨证、辨病、辨人、辨机"五辨"的内涵与运用，认为五辨思维的核心是一方面强调四诊信息的全面、规范、准确，另一方面强调临床诊断的整体、动态、个性化。傅小欧等则基于缺血性脑卒中病，探索和总结中医诊断中辨证论治的内涵，认为其中除了基本的辨病、辨证、辨症外，还需要注意辨人、辨机，可谓是五辨诊疗方法的应用。龚兆红对孙光荣四诊审证-审证求因-求因明机-明机立法-立法组方-组方用药的中医辨治六步程式进行研究，此思维模式，在内科、外科、妇科、耳鼻喉科皆可通用。李涵等认为以证统病传承了方证辨证、病机辨证、病因辨证等辨证思想，体现了中医学在动态时空下的诊治特点，实质是据象辨证、据证言病、病证结合思路的凝练和总结，体现了中医学认知和实践特点。

刘清泉总结中医急危重症的思维模式，提出了"博学、省问、慎思、明辨、躬行"的十字方针，认为"能中不西，中西结合"是中医急诊重症的基本思想，建立明确的中医急危重症理论体系是思维形成的支撑，典型病案是训练中医急危重症临床思维的核心，临床实践是中医急危重症科研思维的源泉，以中医理论驭现代技术是中医急危重症临床思维升华的体现。

中医临床思维特点研究。赵进喜等认为中医临床思维的基本特点为司外揣内的象思维，具有重视整体性、疾病的动态变化和强调个体化治疗的思维特点。应该贯穿于四诊资料搜集、辨病辨证、选方用药、制定调护措施的整个诊疗过程。李洪峥等认为整体观念与辨证论治是中医思维的基本要素，共性与个性相协调是中医临床思维的一大特点。车艳娇等提出中医临床诊疗思维特点为资料收集的整体性、思维过程的取象性、思维方式的辩证性、思辨方法的多样性、思维结果的两面性(阴或阳)；其科学构架包括诊断思维、辨证思维、治疗思维的组成构架，识证、立法、用方 3 个阶段的行为构架，整体思维、辩证思维以及中和思维等方法构架。

张晓芳等分析了中医临床"无证可辨"产生的原因，认为除人类主观感知程度的异常及感官生理局限，西医病、中医证的不合理结合外，医生自身中医思维问题反映在三方面：一是医生自身理论不扎实造成思维混乱，导致四诊资料收集不全或者四诊分析时出现偏差；二是过度依赖检查结果，形成思维定势；三是中医思维的局限性。张静远等将《伤寒论》定量的辨证思想称为量辨思维，认为《伤寒论》证候量辨彰显中医量化模式、治则治法量辨细化辨治方向、组方量辨体现经方特色、药物量辨凸显中医精准治疗、护理量辨深化辨证施护。《伤寒论》量辨思维从某种意义讲，应归入数思维的范畴，属于定量，是对当今以定性为主的中医临床有力的补充。

3. 中西思维比较研究

温世伟从内在发展动能、结构功能、隐喻认知思维模式方面比较中医五行学说和西方四元素说的异同，认为西方四元素说由于受其先天的线性思维基因的刚性规约，其思维模式无法像中医五行学说一样沿着非线性、多维动态无限衍义的开放性路径发展。江景涛认为中西医思维的认知思维过程大同小异，都是跨种族跨文化的人类普遍性认知过程在医疗领域的具体应用，这是决定其存在的根本性质也可以说是其本质。中医象数思维过程的“物象”“意象”“概念”“命题”“比类”和“辨证论治”，基本上分别对应于西医科技思维的“知觉”“表象”“概念”“命题”“推理”和“问题解决”。但中医象数思维在形象思维阶段，取象就是通过物象获得意象，更偏重于表象中的想象表象；在抽象思维阶段，概念成分是对诸多单个意象进行本质比较后归类的结果，主观因素权重过重，缺乏对边界模糊性、家族相似性、中心原型性、层次结构性等问题的关注，显得过于粗糙原始；命题成分是基于粗糙原始医药经验基础之上的直觉判断或复杂主观构造，缺乏命题真假的客观检验，同时喜欢崇古非今，对经典命题不断修补而非严密证实与证伪后的不断取得进步；比类成分是广义上包含了类比、归纳、演绎等多种抽象逻辑思维形式的统称，重视类比超过归纳、演绎等其他逻辑思维形式，从而在整体上表现出过大的或然性、模糊性、浅显性、主观臆测性等特征；在应用思维阶段，辨证论治是辨识症候以归入证名，然后“有是证用是方”或“随证加减”的过程，常规性问题解决上的客观性规范化不足，因而更加强调创造性问题解决上的个人体悟。中医象数思维的性质主要为体验性与辩证性。体验性更多凸显出一种基于身体体验的由内而外的创造性知识系统构建，而非致力于客观的外在的逻辑性知识系统构建；辩证性主要指一种普遍联系整体性和永恒发展矛盾性的观点。

刘鹏提出中医学原创思维的内涵有广义与狭义之别。狭义内涵是指中医学在应用传统文化思维的基础上，对其进行新的改造和发展所形成的创造性思维。广义内涵是指与西医学相比较，中医学所具有的独特思维，是因其独特性而显现出来的原创性。徐胤聪探讨了《黄帝内经》法天则地治疗思想形成的思维方法，认为整体思维是法天则地形成的基础，意象思维提供法天则地的思维元素，类比思维确立法天则地的理论依据，变易思维产生法天则地的重点内容。王思特等通过音乐治疗医案研究中医音乐治疗的艺术思维和科学思维方式，认为古代的音乐治疗实践是在元气论和整体观的基础上，运用中医学特有的哲学思维方法和艺术的意象、联觉思维进行疾病的诊断和治疗。中医音乐治疗的司外揣内、以表知里以及辨证论治的治病方法在方法原则上与现代控制论、信息论和系统论相一致，其思维方式具有直觉、意象、顿悟等特征。古老的音乐治疗思维方法不仅与中医方法论一脉相承，与艺术思维相互交融，而且与现代科学方法论不谋而合。

（撰稿：邢玉瑞　审阅：陈小野）

【体质学说研究】

中医体质分布规律的研究被继续应用于更多类型的人群。熊霖等调查了重庆 950 名高职高专医学生的中医体质分布特点。对重庆医药高等专科学校临床医学、中医学、针灸推拿、医学美容、康复治疗技术 5 个专业 2016 级、2017 级在校大学生 959 人进行问卷调查，回收有效问卷 950 份。结果，平和质 378 人占 39.8%；偏颇质 572 人占 60.2%。8 种偏颇体质（单纯体质和兼夹体质中相应体质之和共 1 825 例）由多到少分别为：阳虚质 310 例(32.6%)、湿热质 269 例(28.3%)、阴虚质 267 例(28.1%)、痰湿质 236 例(24.8%)、气虚质 229 例(24.1%)、气郁质 215 例(22.6%)、血瘀质 184 例(19.4%)、特禀质 115 例(12.1%)。低年级学生平和质比例明显高于高年级学生，不同专业学生在平和质与偏颇质的分布上有显著差异($P<0.05$)。研究提示，重庆高职高专医学生体质分布情况与一般人群接近，8 种偏颇体质中

阳虚质、湿热质、阴虚质居前 3 位。不同年级、不同专业及是否坚持体育锻炼的学生在中医体质分布有差异。罗熙林等从南充市中医医院从 2014 年 9 月—2017 年 8 月的健康者与患病者 4 440 例中医体质辨识中筛选出 1 615 例独立体质者(只有一种体质不兼夹其他体质)作为研究样本,比较各体质构成比的差异。结果,男性 950 人占 58.8%,女性 655 人占 40.6%,最小年龄 15 岁,最大年龄 93 岁。研究提示,该地区独立体质中平和质占 72.9%,已知 8 种偏颇体质占 27.1%,居于前 3 位的是阳虚质、阴虚质、气虚质,分别占 5.1%、5.0%和 4.6%。性别与偏颇体质存在相关关系:男性气虚质、痰湿质、湿热质高于女性,女性阳虚质、阴虚质、血瘀质则高于男性;随着年龄的增长,平和质呈现递减趋势,气虚质、痰湿质、血瘀质、特禀质随年龄增长呈现递增,阳虚质、湿热质主要见于中年人,阴虚质、气郁质则主要见于老年人。

体质与疾病相关危险因素关系的探讨是重要的研究内容。徐婧瑶等采用调查问卷的方式对低频感音神经性聋患者 57 例进行中医体质分布研究。结果,偏颇质占发病人数的 87.7%;湿热质明显大于气虚质($P<0.05$)。研究提示,低频感音神经性聋的患者中偏颇质较平和质易于罹患本病,偏颇质中尤以湿热质和气虚质居多。甘可等进行了江苏地区无症状颈动脉粥样硬化(ACAS)患者自然病程演变与中医体质相关性的 5 年随访研究。共调查了 297 例患者,年龄 40～60 岁。为避免药物对自然病程的影响,选择了低危且未用相关药物,如以调脂、抗炎、抗氧化、免疫调节等药物干预的 ACAS 作为观察对象。结果,低危的 ACAS 者在 5 年的随访中,无论是内膜-中层膜厚度(CIMT)还是斑块积分,只有 1/3 左右的患者病程出现进展。无症状颈动脉粥样硬化者在 5 年随访前后体质分布构成无明显改变。以体质因素对 CIMT 和斑块积分行多元 Logistic 回归分析,进入方程的与 CIMT 进展相关体质是阳虚质、痰湿质与湿热质,而与斑块积分进展相关的中医体质是阳虚质、痰湿质和瘀血质。研究提示,无症状颈动脉粥样硬化者中医体质有相对的稳定性,阳虚质、痰湿质与湿热质为无症状颈动脉粥样硬化者 CIMT 进展的危险体质因素,阳虚质、痰湿质和瘀血质是斑块积分进展的体质危险因素。许海柱等探讨了 381 例(男性 154 例,女性 227 例)肺小结节患者的中医体质分布特点。结果,体质以偏颇质为主(占 79.0%);气虚质、阴虚质、湿热质和气郁质患者多见,其中气虚质在不同性别、年龄中均占有较高比例;女性气虚质、阴虚质多于男性,男性湿热质多于女性;随年龄增加,阴虚质逐渐增多,特禀质逐渐减少。研究提示,患者的体质总体以单一体质为主,年龄越大越容易出现两种或三种兼夹体质。董玲等对小儿复杂性热性惊厥进行中医体质辨识,根据临证经验,认为热盛质、湿热质、阴虚质的复杂性热性惊厥患儿较平和质小儿更易出现惊厥复发。拟定了复杂性热性惊厥患儿体质体系(热盛质、湿热质、阴虚质)的辨识分类及辨治要点。孙河等研究了原发性青光眼与中医肝郁体质的关系,将 2014 年 3 月—2017 年 3 月 265 例原发性青光眼患者作为研究对象,其中 65 例为 3 年住院病历的回顾性分析,200 例为 2016 年 3 月—2017 年 3 月期间门诊病例的前瞻性研究。参照全国高等中医药院校规划教材《中医诊断学》制订肝郁体质诊断标准,包括肝郁气滞体质与肝火炽盛体质。结果,原发性青光眼的类型比例分布为原发性闭角型青光眼(PACG) 81.5%、原发性开角型青光眼(POAG) 16.6%、正常眼压性青光眼(NTG) 1.9%,3 种类型均以肝郁体质为主(≥60.0%)。不同类型的原发性青光眼患病率均以女性多于男性,女性比男性原发性青光眼患者中肝郁体质占比更大。PACG 以老年患者多见,POAG 及 NTG 以中青年患者多见,3 种类型均以中、轻度肝郁体质占比较大。研究提示,原发性青光眼的发生、发展与肝郁体质密切相关,发病前既有肝郁体质,发病后也多表现为肝郁证特征。

肿瘤及癌前病变患者的体质研究历来受到重视。赵苗苗等采用横断面现场调查法与方便抽样法,观察郑州地区大肠癌不同危险程度人群及不同筛查结果人群的中医体质分布,探讨大肠癌在中医体质、性别、年龄方面的主要危险因素。共纳入19 759例研究对象，其中高危人群3 084例，非高危人群16 675例，癌及癌前病变275例。结果，不同大肠癌危险程度人群及不同大肠癌筛查结果人群中的性别分布无差异；阳虚质、老年（60～74岁）是大肠癌高危人群的危险因素，平和质、痰湿质是大肠癌高危人群的保护因素；阳虚质是大肠癌及癌前病变人群的危险因素。张蔚苓等观察了高危型人乳头瘤病毒（HR-HPV）感染与中医体质的相关性。收集HR-HPV感染患者60例（感染组），健康女性60例（对照组）。结果，感染组单一体质18例（30.0%），其中单一平和质5例（8.3%），单一偏颇体质13例（21.7%），兼杂体质42例（70.0%），其中平和兼杂体质17例（28.3%），偏颇兼杂体质25例（41.7%）。对照组单一体质44例（73.3%），其中单一平和质39例（65.0%），单一偏颇体质5例（8.3%），兼杂体质16例（26.7%），其中平和兼杂体质6例（10.0%），偏颇兼杂体质10例（16.7%）。两组比较，单一体质与兼杂体质体质分布、平和质与偏颇体质体质分布均有显著性差异（$P<0.05$）；感染组湿热质、平和质>阳虚质>气虚质>血瘀质>痰湿质、气郁质>阴虚质>特禀质；对照组平和质>气郁质>湿热质、阳虚质>气虚质>痰湿质>阴虚质>血瘀质、特禀质；感染组常见的偏颇体质以湿热质、阳虚质、气虚质多见。研究提示，湿热质是HR-HPV感染的危险因素。王琳等采用病例对照的研究方法，筛选持续性高危型HPV-DNA阳性的120例患者作为病例组，同时选取120例无其他疾病且持续性高危型HPV-DNA阴性的健康女性作为对照组，建立体质数据库。结果，持续性HR-HPV感染患者与健康女性体质分布存在显著性差异（$P<0.05$），持续性HR-HPV感染阳性组患者的体质出现偏颇体质聚集现象，主要以阳虚质（36.7%）为主，健康对照组女性体质以平和质（72.5%）为主。研究提示，阳虚体质的女性更容易持续感染HR-HPV。钱建萍等收集近2年来生殖道HPV感染患者183例，分析年龄与体质及病毒类型与体质之间的关系。结果，体质分布中以阳虚体质（52例，28.4%）与气虚体质（42例，23.0%）最多，其次是湿热质（27例，14.8%）与痰湿质（16例，8.7%），阴虚质13例，瘀血质12例，特禀质、气郁质和平和质分布较少，分别仅有7、6和8例。年龄与体质分布总体上无关，但30岁以下患者中以阳虚质为主，而50岁以上患者中阳虚质较少，而以阴虚质为主。病毒类型与体质分布总体上无关，低危患者中气虚质与其他病毒类型相比明显减少，而湿热质较其他病毒类型明显增多；混合感染者中气虚质与其他病毒类型相比明显增多，而湿热质较其他病毒类型明显减少。研究提示，不同的体质状况及年龄与感染病毒类型存在一定的联系。

（撰稿：陈小野　审阅：李俊莲）

［附］　参考文献

C

车艳娇，庞立健，吕晓东，等.中医临床思维模式的科学构建思路和方法[J].中华中医药杂志，2019，34(2)：443

陈聪，洪静，宋雪阳，等.冠心病痰瘀互结证舌诊图像特征参数分析[J].中医杂志，2019，60(16)：1395

陈娟，甘静，汪胡风，等.基于iTRAQ技术筛选阴虚“上火”人群血清生物标志物[J].中华中医药杂志，2019，34(4)：1376

陈君，朱章志，周登威.象思维视域下的中医脉学解析与思考[J].中华中医药杂志，2019，34(10)：4504

陈欣然，王天芳.古代医学文献“覆溢脉”的诊断学意义[J].吉林中医药，2019，39(1)：4

程伟，张兴博.“象思维”之惑——关于象思维与中医学的笔记[J].医学与哲学，2019，40(20)：75

D

戴跃龙，白慧颖，黄自冲，等.浅论《伤寒论》阴阳自和本

义[J].中华中医药杂志,2019, 34(9):4066

邓芳芳,曹淼,张文兴.基于消化道黏膜象进行中医辨证的思考[J].中华中医药杂志,2019, 34(3):1108

董玲,李维彬,文仲渝,等.体质辨识及其在小儿复杂性热性惊厥的临床运用[J].中国中医急症,2019, 28(5):917

杜旭,陈泽林.试论"筋象"与拔罐疗法的"度筋论治"[J].中国针灸,2019, 39(5):541

F

樊威,李潇潇,丁江涛,等.人工智能在中医舌诊中的应用探讨[J].光明中医,2019, 34(1):37

付星,李靖,赵新雨,等.利用掌型中医经络检测仪观察原发性高血压经络检测的临床特点[J].亚太传统医药,2019, 15(9):113

傅小欧,海霞,张运克.基于缺血性脑卒中的中医诊断思维研究[J].世界中西医结合杂志,2019, 14(10):1457

G

甘可,刘敏慧,张浩文,等.江苏地区无症状颈动脉粥样硬化自然病程演变与中医体质相关性的5年随访研究[J].中国中医基础医学杂志,2019, 25(9):1264

葛鹏飞,史丽萍.意象思维与中医理论关系探析[J].中国中医基础医学杂志,2019, 25(10):1335

龚兆红.国医大师孙光荣中医辨治六步程式诊疗思想研究[D].湖南中医药大学,2019

H

韩诚,郭蕾,张俊龙,等.《黄帝内经》五行学说的源流及应用探析[J].中华中医药杂志,2019, 34(10):4486

韩学杰,刘大胜,郜亚茹,等.中医手诊三维诊断法的理论渊源及临床应用[J].中华中医药杂志,2019, 34(9):3935

黄坡,郭玉红,苏芮,等.刘清泉谈中医急危重症思维的形成[J].中华中医药杂志,2019, 34(11):5262

霍岩,张剑宁,李明.基于数据挖掘的耳鸣辨证分型规律研究[J].中国中西医结合耳鼻咽喉科杂志,2019, 27(5):329

J

姬寒蕊,杜雅薇,吴圣贤.从中医理论角度探讨寒气对胆固醇代谢的影响[J].中西医结合心脑血管病杂志,2019, 17(17):2700

纪鑫毓,张华敏,王永炎.河图数理与中医思维[J].中国中医基础医学杂志,2019, 25(12):1673

贾耿.周易太极阴阳演变的规则及蕴义[J].中国中医药现代远程教育,2019, 17(1):26

江景涛.论中医象数思维的本质与特质[J].社科学论,2019,(6):146

靳九成,刘康兴,罗文淇.试论《黄帝内经》"五行对应五星"谬误[J].中国中医基础医学杂志,2019, 25(7):932

L

李涵,孙杨,张晓雨,等.以证统病——中医临床思维的回归与创新[J].世界中医药,2019, 14(10):2552

李改仙,王皓,刘萍,等.糖尿病肾病患者Ⅲ、Ⅳ、Ⅴ期中医证候及分布规律[J].河北医药,2019, 41(7):1054

李国祥,鲁明源.脉诊的演变[J].中国中医基础医学杂志,2019, 25(3):286

李洪峥,王阶,何浩强,等.基于中医思维的冠心病心绞痛病证结合诊疗知识模型构建[J].中医杂志,2019, 60(15):1288

李梦笔.从脾胃虚寒角度分析胃肠息肉的形成及其预防[J].实用中医内科杂志,2019, 33(8):56

李敏静,叶柏春,郭莉,等.基于因子分析法的慢性咳嗽中医证候规律研究[J].浙江中西医结合杂志,2019, 29(9):773

李书楠,李思汉,赵文,等."五辨"与中医临床诊断思维的综合运用[J].中华中医药杂志,2019, 34(1):18

李维薇,贺丽丽,单进军,等.婴儿巨细胞病毒肝炎不同中医证型的尿液代谢组学研究[J].中国中西医结合杂志,2019, 39(2):162

李晓春.中国古代法象思维研究——兼论法象思维、体用论与理一分殊的相互关系[J].科学·经济·社会,2019, 37(4):9

李志铃,阮经文,顾媛,等.睡眠相关神经递质与阴阳变化的相关性探讨[J].广州中医药大学学报,2019, 36(1):145

栗蕊,李佳佳,陈仁波,等.花剥苔不尽主阴虚[J].中国中医基础医学杂志,2019, 25(9):1311

林传权,王东旭,梁雪丹,等.不同证型慢性非萎缩性胃炎患者唾液淀粉酶的活性、蛋白含量、比活力及其N-糖基

化程度[J].中国中西医结合杂志，2019，39(8)：937

林明欣，黄宏羽，周海，等.以孙子“战机”论中医“病机”[J].中华中医药杂志，2019，34(2)：560

刘鹏.对中医学原创思维内涵的商榷[J].医学争鸣，2019，10(3)：46

刘声，杨国旺，王笑民，等.从细胞基因表达谱分析肾精不足与恶性肿瘤的相关性[J].中医学报，2019，34(9)：1901

刘娇萍，袁昌劲，曹继刚，等.从中医象思维认识肿瘤血管生成[J].中国中医基础医学杂志，2019，25(7)：937

刘立安，孟月，孙永章，等.象思维的离析、贯通与中医理论解构[J].中医杂志，2019，60(20)：1718

卢文杰，曹建春，李慧苹，等.早期大肠癌及癌前病变中医证候分布规律研究[J].浙江中医杂志，2019，54(7)：488

鲁晓篝，马凯雯，王忆勤，等.基于舌诊客观化的情志“喜”舌色特征研究[J].世界科学技术(中医药现代化)，2019，21(3)：471

陆颖，倪伟，赵晓霆，等.从阳虚论治肺积的文献整理及研究概况[J].中华中医药杂志，2019，34(1)：291

罗熙林，关丽娜，任丹，等.对南充地区 4 440 例样本人群中独立中医体质者的流行病学调查[J].中国中医基础医学杂志，2019，25(5)：621

M

马冠军.《黄帝内经》原创四大辨治思维[J].中华中医药杂志，2019，34(11)：5265

P

彭文照，刘梅，郝小梅.岭南慢性阻塞性肺疾病常见中医证型主要症状分布及不同证型间 T 淋巴细胞亚群与肺功能指标的差异性初探[J].中华中医药杂志，2019，34(8)：3747

Q

千英信，汤建国，张志枫，等.基于寸口脉搏波频谱分析的体外循环血液灌注效果研究[J].中国中医基础医学杂志，2019，25(4)：481

钱建萍，阮月芳.生殖道人乳头瘤病毒感染妇女的中医体质分布研究[J].浙江中医杂志，2019，54(9)：640

S

石东，路艺，王建宏，等.脏腑经脉脉诊法研究[J].中华中医药杂志，2019，34(10)：4935

石勇，刘宇红.隐喻思维的过程本位观——兼谈中医术语“五行”的英译[J].外语与外语教学，2019，(6)：109

石勇.以《黄帝内经》为例论中医取象比类的结构特征[J].中华中医药杂志，2019，34(2)：542

石勇.中医取象比类与概念隐喻理论[J].中华中医药杂志，2019，34(7)：2893

孙河，樊晓瑞，董霏雪，等.原发性青光眼与中医肝郁体质关系的研究[J].中国中医眼科杂志，2019，29(1)：42

孙磊涛，余洁茹，张乐吟，等.从中医阴阳观探究肿瘤表型辨识[J].中医杂志，2019，60(12)：1030

W

万灿，尤劲松.126 例基底动脉闭塞介入术后患者中医证候分布规律探讨[J].中国中医急症，2019，28(04)：697—700

王阶，邢雁伟，姚魁武，等.冠心病“痰瘀滞虚”理论内涵与外延[J].中医杂志，2019，60(4)：280

王阶，姚魁武，李军，等.冠心病“痰瘀滞虚”病机及临床研究[J].中国中西医结合杂志，2019，39(8)：1015

王亮，曹云，李中峰，等.慢性萎缩性胃炎脾胃湿热证和脾胃虚寒证患者的血浆代谢组学特征[J].中医杂志，2019，60(2)：131

王琳，姜晓春，陈瑶，等.高危型人乳头瘤病毒持续感染与中医体质的相关性研究[J].陕西中医药大学学报，2019，42(2)：111

王德辰，何广益，梁壮，等.中医阴阳五行诊疗体系之病因浅探[J].中华中医药杂志，2019，34(6)：2637

王慧雯，郭春荣，李莉，等.慢性萎缩性胃炎薄白苔微生物的群落结构组成分析[J].中国中西医结合杂志，2019，39(6)：696

王金侠，侯燕，郑慧莉，等.基于潜在类别分析方法对遗忘型轻度认知功能障碍证候规律的研究[J].中华中医药学刊，2019，37(3)：661

王冉然，贺娟.《黄帝内经》“血枯病”思辨与新解[J].中华中医药杂志，2019，34(4)：1341

王思特，张宗明.中医音乐治疗的艺术思维与科学思维[J].中医杂志，2019，60(19)：1628

王有鹏，刘璐佳，曲婉莹，等.小儿手足口病中医证候演变规律的研究[J].辽宁中医杂志，2019，46(3)：521

王志丹，贾连群，宋囡，等.冠心病心绞痛痰瘀互结证患

者血清 HDL 组成成分变化及其抗炎、抗氧化功能研究[J].中华中医药学刊,2019, 37(9):2102

温世伟,贾春华.象隐喻视域下的中医肝藏象的认知符号学解释[J].北京中医药大学学报,2019, 42(4):278

温世伟,贾春华.象隐喻视域下五行学说和西方四元素说的比较[J].中医杂志,2019, 60(7):541

温世伟,贾春华.中医学理论的"象-概念隐喻"二重性[J].中医杂志,2019, 60(1):2

吴俊骥,沈洪.基于象思维对生命现象及中医辨证论治的探讨[J].临床医学研究与实践,2019,(13):143

武燕,马秋艳,杨迎新,等.肝失疏泄大鼠模型眼压和眼压波动[J].中国中医眼科杂志,2019, 29(4):262

X

肖啸,张琦.基于象思维探讨中医学对"膈"的认识[J].中华中医药杂志,2019, 34(5):2215

邢玉瑞,胡勇,何伟.中医五行模式的逻辑缺陷探讨[J].中医杂志,2019, 60(20):1711

熊霖,万飞,林海凤,等.重庆 950 名高职高专医学生中医体质调查研究[J].中医药导报,2019, 25(11):35

徐婧瑶,韩梅,李学永,等.低频感音神经性聋的中医体质辨识[J].长春中医药大学学报,2019, 35(1):76

徐伟超,李佃贵,刘建平,等.浊毒理论创新中医病因病机学[J].中国中西医结合杂志,2019, 39(8):913

徐胤聪.基于思维方法初探《黄帝内经》法天则地治疗思想形成模式[J].中华中医药杂志,2019, 34(3):881

许海柱,祝佳佳,张栩,等.381 例肺小结节患者中医体质分布特点研究[J].时珍国医国药,2019, 30(9):2178

许跃远.脉诊"形""气"与病症[J].中华中医药杂志,2019, 34(1):29

Y

闫醒刚,张岚.冉雪峰取象思想探骊[J].中医药导报,2019, 25(1):24

杨阳,许昕,李园白,等.基于妇科生殖疾病古方探讨肾主生殖理论[J].世界科学技术(中医药现代化),2019, 21(10):319

杨雄杰,曲玉强,周守贵,等.原发性失眠中医证型与睡眠脑电图参数的相关性研究[J].中医药导报,2019, 25(10):102

么传为,时敏,睢勇,等.难治性高血压患者的中医体质特点研究[J].山东中医杂志,2019, 38(6):543

姚春鹏,姚丹.象思维与六腑命名[J].中医杂志,2019, 60(22):1891

尹怡,蔡超产,王超.四时思维与阴阳五行[J].中华中医药杂志,2019, 34(8):3658

尹怡,蔡超产.天地思维与阴阳五行[J].中华中医药杂志,2019, 34(7):2886

余松,张立山.70 例肺间质纤维化患者舌象观察[J].西部中医药,2019, 32(5):87

袁丽丽,刘梅洁,陶黎,等."成骨-破骨"细胞阴阳理论阐释及意义[J].中国中医基础医学杂志,2019, 25(6):733

Z

翟军鹏,张大炜,李方洁.证候与年龄对冠心病患者自主神经功能的影响[J].世界中医药,2019, 14(8):2213

张徽,张其成,刘路路,等.中医目诊与精、气、神学说的关系[J].中医杂志,2019, 60(7):625

张宁,田婷,于明,等.急性脑出血瘀热病机单元的差异蛋白质组学研究[J].中国中西医结合杂志,2019, 39(6):675

张月,吉兆奕,韩东彦.论《伤寒杂病论》中的"阴阳"[J].中华中医药杂志,2019, 34(7):2912

张朝宁.试论"肺生血"及肺血虚证[J].中国中医药信息杂志,2019, 26(8):117

张国强,赵睿霆.鼻诊在脾胃病诊治中的临床应用[J].现代中医药,2019, 39(2):3

张惠宇.《药品化义》的法象思维研究[D].承德医学院,2019

张晋冀,李绍林,邢玉瑞.基于象思维的"肝主疏泄"理论探赜[J].辽宁中医药大学学报,2019, 21(9):87

张静远,林辰,周春祥."辨证论治"问题之审视与探讨[J].中华中医药杂志,2019, 34(8):3366

张静远,倪卫东,凌云,等.《伤寒论》量辨思维探赜[J].南京中医药大学学报,2019, 35(3):245

张孟之,高洁,李文,等.人工智能时代下的中医四诊客观化研究初探[J].贵阳中医学院学报,2019, 41(1):100

张绍时.先秦"象"范畴研究[D].湖南师范大学,2019

张蔚苓,赵珊琮.高危型人乳头瘤病毒感染与中医体质的相关性研究[J].中国中医药科技,2019, 26(4):486

张晓芳,廖凌虹.对中医"无证可辨"的探讨[J].中医杂

志，2019，60(9)：801

张妍春，孙娟玲，任秀瑜，等.脾气虚型兔视网膜脱离自动复位后视网膜电图的研究[J].中国中医眼科杂志，2019，29(2)：93

张志强.增广新概念五行图——论元系统模型[J].北京中医药大学学报，2019，42(5)：362

赵进喜，贾海忠，庞博，等.辨病辨证，唯象为据，司外揣内，治病求本[J].环球中医药，2019，12(1)：45

赵苗苗，曾宝珠，杜敏，等.大肠癌与中医体质及相关危险因素 Logistic 回归分析[J].中国中西医结合杂志，2019，39(1)：23

赵瑞霞，杜延军.1575 例脑梗死病人出生日期五运六气特点分析[J].中西医结合心脑血管病杂志，2019，17(1)：121

赵正泰，马月香.象思维视域下的肝藏象分析[J].中华中医药杂志，2019，34(6)：2483

郑宏，陆相朋，冯斌，等.甲基丙二酸尿症脑损伤患儿中医证候规律研究[J].中医学报，2019，34(9)：1953

周强，张效科.浅析阴阳开、阖、枢理论的临床意义及其在杂病治疗中的应用[J].中医杂志，2019，60(11)：939

周光闹，郭净，陈钟杰，等.60 例耐多药肺结核患者中医证候与胸部 CT 影像相关性分析[J].浙江中医杂志，2019，54(7)：485

周沛卓，雷洋，范新雨.数字图像处理技术在中医舌诊方面的应用[J].河南中医，2019，39(9)：1323

周文婷，邵晶晶，于峥，等.从卫气出处谈肺、脾、肾虚证的关系[J].中国中医基础医学杂志，2019，25(3)：284

朱可，李炜弘.迟、数脉分部主病之探讨[J].时珍国医国药，2019，30(8)：1949

朱盼，李泽庚.212 例初诊肺癌中医证候分布特点[J].安徽中医药大学学报，2019，38(1)：23

朱叶，王小平.基于《黄帝内经》论“嗜欲”过度对今人健康的影响[J].中国中医基础医学杂志，2019，25(1)：16

壮雨雯，赵智明，吴存恩，等.基于中医阴阳理论探讨自噬对肿瘤发病的影响[J].中医药导报，2019，25(12)：25

（二）中药理论

【概述】

2019年，中药理论相关研究方法多样，内容丰富，特别是与现代化学成分与药理研究相结合，取得了诸多进展。中药理论包括药性（气味、归经、毒性等）、配伍、禁忌、炮制、效用等多个方面。

1. 药性理论研究

陈静等根据前期药理学研究结果，采用聚类分析等方法，探讨了白术性味化学物质基础。研究显示，白术挥发油组分性"平偏温"，味"辛、苦"；粗多糖组分性"温"，味"苦、甘"；内酯组分性"温"，味"甘"；低聚糖组分性"平偏温"，味"微甘"。表明白术的性温、味甘成分为内酯组分和多糖组分，性温、苦味化学成分为挥发油和多糖组分，其中多糖组分既是苦味又是甘味成分，挥发油呈现苦味和辛味特点。向菊芳等研究发现，当归挥发油具有良好的解热、镇痛、抗炎作用，这些作用与其传统的"辛温发散，活血止痛"功效密切相关，其作用机制与其能够抑制环氧化物酶的活性相关。侯宁等以丹参、红花为研究对象，通过多种数据库获取2味中药的有效成分及成分作用靶点，应用STRING在线数据库获取各靶点相关的蛋白互作信息导入Cytoscape平台，绘制蛋白互作网络并进行GO富集分析。结果表明，寒-苦药性组合蛋白互作网络特异性参与血管收缩生物过程，通过调节血管收缩，发挥凉血消痈的功效；温-辛蛋白互作网络特异性参与血液凝固、脂质代谢、免疫调节过程，通过调节血液黏稠度、血脂异常、免疫炎症因子的分泌，发挥祛瘀止痛的功效；心-肝经蛋白互作网络通过参与血液循环、磷脂酶代谢、肝脏脂质代谢等生物过程，靶向作用于心脏、肝脏，发挥活血调经的功效。姜希伟等以9味补阳中药作为训练集，2味补阳中药作为验证集，搜集药材化学成分及其作用靶点，以最大相似度算法筛选核心靶蛋白，从靶点组织表达的视角，建立了补阳中药归肾经的判别标准模型，并验证了新方法的可靠性。

2. 配伍研究

鲁军等报道，"反佐"和"去性留用"的经典配伍形式，大多是少量药物同大剂量或多品类的与其药性相反的药物配伍，从而产生"相反相成"的效果。前者以"留性"取效，后者以"去性"收功。无论是"反佐"还是"去性留用"，药物的药性及效用均不会在进入人体之前因为配伍而发生改变。"反佐"和"去性留用"只是一个事物的两个方面，人体的调节作用是影响两种配伍方法的主要原因。何新荣等探讨了生杜仲及炮制品盐杜仲与甘草、续断不同比例配伍，对杜仲中3种有效成分含量的影响。结果显示，杜仲盐制后，水煎液中京尼平苷酸、绿原酸和松脂醇二葡萄糖苷的煎出量均有所增加。生杜仲-甘草大部分配伍组中京尼平苷酸和松脂醇二葡萄糖苷的煎出量随甘草比例的增加而升高，而绿原酸的煎出量逐渐下降；盐杜仲-甘草配伍后，松脂醇二葡萄糖苷和绿原酸的煎出量大部分随甘草占比增加而显著减小，京尼平苷酸的煎出量逐渐增加；生杜仲-续断配伍和盐杜仲-续断配伍后，京尼平苷酸、绿原酸和松脂醇二葡萄糖苷的煎出量变化趋势相近，均随续断的占比增加而增加，故认为杜仲盐炒及配伍有利于有效成分的煎出，杜仲、盐杜仲与甘草、续断联合用药时需注意配伍比例。惠毅等探讨了黄连、干姜有效成分小檗碱、6-姜烯酚单独和联合应用对溃疡性结肠炎小鼠结肠上皮细胞 Notch 信号通路的影响。研究发现，6-姜烯酚、小檗碱、小檗碱＋6-姜烯酚均可使小鼠结肠上皮组织 Notch-1、Hes-1 蛋白和 mRNA 表达水平显著降低，Math-1 蛋白和 mRNA 表达水平显著升高，olfm4 蛋白表达显著降低，MUC2 蛋白表达水平显著升高，其中小檗碱＋6-姜烯酚组作用最为明显。表明修复受损结肠黏膜、治疗溃疡性结肠炎，小檗碱和 6-姜烯酚联合应用药效优于单独应用。唐飞等采用水蒸气蒸馏提取法，分别提取广藿香、厚朴、广藿香-厚朴(1∶1)混煎配伍的挥发油，再将提取的广藿香、厚朴挥发油(1∶1)混合配伍，通过 GC-MS 分析以上 4 种挥发油的成分。结果，广藿香和厚朴共煎后挥发油成分含量发生了变化，产生新的化合物，其总体抗菌效果优于两者单用和挥发油混用。

3. 禁忌研究

樊启猛等从超分子化学角度分别对“十八反”各组药对进行整合分析，提出了“十八反”的化学动力学、网络动力学、谱毒效动力学逐层推进的超分子毒与效整合研究方法，为“十八反”配伍禁忌机制研究提供思考和借鉴。徐建亚等研究了羊水代谢组学应用于妊娠期中药安全性评价的优势与可行性，结果表明羊水代谢组学作为一种创新工具具有更高的敏感性和相关性，在中药的毒性筛查及机制研究方面有广泛的应用前景。

4. 炮制研究

屠万倩等发现，牛膝炮制成牛膝段后，β-蜕皮甾酮、25*R*-牛膝甾酮、25*S*-牛膝甾酮的含量略有下降，竹节参皂苷 IVa 和人参皂苷 Ro 的含量显著下降；牛膝段炮制成酒牛膝后，β-蜕皮甾酮、25*R*-牛膝甾酮、25*S*-牛膝甾酮的含量略有增加，竹节参皂苷 IVa 和人参皂苷 Ro 的含量则明显增加。表明不同炮制方法对牛膝中甾酮类和三萜皂苷类化学成分的含量产生一定影响。颜晓静等通过古籍文献挖掘整理结合孟河医家访谈，建立了孟河医派毒性中药临方特色炮制品数据库，并总结归纳出孟河医派毒性中药临方炮制的三大特色：存效顾正的炮制工艺，病证结合的炮制辅料，工艺性状结合的质量控制，从而进一步丰富了中药炮制理论体系。

5. 效用研究

张泰通过对古今文献进行分析，发现葛根与粉葛对津液的影响有不同倾向性，两者功效并不一致，葛根基原最早为现代葛根，自南北朝时期以来，粉葛混为“葛根”应用，功效记载也由“止渴”往“生津”转化。葛根虽可“止渴”，非能“生津”，其“止渴”效应是通过多种间接途径产生的，与粉葛生津止渴的作用差别较大。李琳等研究发现，麻黄水煎液对肾水肿模型大鼠有一定的治疗效果，可以显著增加模型大鼠 24 h 尿量、降低 24 h 尿蛋白以及 Urea 含量、增加 Alb 以及 STP 的含量、降低 TG 的含量和肾脏系数；对肾阴虚水肿模型大鼠虽能显著增加 24 h 尿量、降低 24 h 尿蛋白、降低血清 TC、TG 的含量，却可使已经低于正常的 T、T4 含量降至更低，加重模型大鼠狂躁易怒现象，表明麻黄会加重肾阴虚病症。这可能与麻黄的性味功效相关。侯小涛等认为，中药反向功效是中药“一物多效”的特殊表现，并针对反向功效中药这一特殊类型，对常用中药中典型反向功效中药进行归纳，进而基于 Q-marker 的研究理论，以典型的反向功效中药-三七为例，提出反向功效中药质量标志物研究的策略与方法。卢芳等研究了知母利水作用的机理，认为知母水提物可通过抑制 AQP 的表达，抑制机体对水的重吸收而起到利水作用。蒋跃平等以莲子心安神功效与镇静催眠之间的关系为切入点，采用网络药理学方法研究莲子心主要药效成分的镇静催眠药理作用机制。结果表明，莲子心中 21 个成分、35 个靶标蛋白和 15 条通路与镇静催眠相关。莲子心可能通过作用于神经活性受体配体相互作用通路、肌动蛋白细胞骨架通路、钙信号通路、胆碱能突触通路等通路相关的靶标起到镇静催眠的功效。

（撰稿：陈仁寿　审阅：瞿融）

【中药药性规律研究】

1. 性味与功效规律研究

李晶等通过数据库检索获取温苦肝、寒苦肝组合的主要有效成分及作用靶点，应用 Cytoscape3.5.1 平台构建蛋白互作网络，采用 BinGO 插件对识别出的功能模块进行功能注释和统计分析，从分子网络水平阐释了苦-肝组合的共性特征和温、寒的特异性特征。研究显示，苦-肝组合主要通过参与细胞周期、脂质代谢、血液循环等生命过程而发挥活血祛瘀的功效；寒性蛋白网络主要通过 EDN-RA 等靶点参与血管收缩、通过 PLAU 等靶点调节凝血，从而发挥凉血消痈的功效；温性蛋白网络主要通过 P2RY12 等靶点参与调节血小板活化，从而发挥活血行气、通经止痛的功效。于长颖等研究《中国药典》(2015 年版)中镇痛类中药主治症状与其性味归经之间的关系，发现寒、甘中药多归肺经，温、辛药多归肝脾经，寒、苦中药多归肝经。杨玉娇等采用 Real-time RCR 和 Western blot 方法，研究了寒性中药(黄连、黄芩、黄柏)和热性中药(白芷、肉桂、胡椒)对小鼠棕色脂肪组织中 UCP1 mRNA 和蛋白表达的影响，观察并总结了寒性与热性中药对机体产热的 UCP1 的调节作用，以及寒热药性共性的生物学规律。研究表明，寒性中药对 UCP1 mRNA 和蛋白表达均有显著下调作用；热性中药(胡椒除外)对 UCP1 mRNA 和蛋白表达均有上调作用。所以，在基因和蛋白层面调节 UCP1 表达的生物效应可能是寒性与热性中药的共性特征之一，与中药药性的寒热性表征相关。李文兰等阐述了酸甘药性配伍的概念源起、历史沿革和内涵实质，从生津润燥以止渴、运脾益阴以止泻、润下降泄以通便 3 方面论述了酸甘药性配伍的功效与应用。

2. 药性与成分规律研究

付先军等筛选《中国药典》(2015 年版)一部中分别来源于寒性与热性植物类中药的主要成分共 209 种，以基于原子环境之间的海灵格距离作为化学结构相似指数的计算方法，对来源于寒性中药和热性中药化合物之间的化学结构相似性进行计算和分析，以探究中药药性与其主要成分结构之间的关联程度。结果显示，来源于相同药性中药的化合物之间的结构相似程度较高，来源于不同药性的化合物化学结构上的相似程度较低。提示从中药“性-构”关系进行中药药性物质基础的研究具有一定的科学依据，通过计算中药组成成分化学结构之间的相似性，可以预测中药成分的活性、中药成分与中药药性之间的关系，为中药药性理论指导下进行的中药组分配伍提供依据和参考。

3. 药性与药材基原规律研究

陈曙光等对《中华本草》中的植物皮类中药进行梳理，筛选出 604 味药物。分析表明，此类药物分布于 100 个科属，其中樟科和五加科数量最多；药用部位最多者为树皮，其次为根皮、茎皮、果皮、种皮、假种皮。四气属性以温性药物数量最多，其次为平性、凉性、寒性和热性。五味中味苦者最多，其次为辛味、甘味、酸味、咸味。在有归经记载的 125 味药物中，归肝经的药物占比最大，其次为归脾、胃、肾、大肠经。有毒药物 64 味(占比 10.6%)，可外用的药物 418 味(占比 69.2%)。

4. 药性与药材生长环境规律研究

周嘉惠等以“环境-成分-药性”关系为着眼点，运用统计学方法，探究了西南中药区中药药性与地带变化的规律。结果显示，西南区药材以温性、寒性为主，占比分别为 45.53%、34.96%。苦味药占比最大，辛味、甘味药次之，三者占比分别为 35.86%、30.30%、25.76%。归肝、肺、胃、脾经者较多，占比分别为 21.81%、17.78%、15.44%、13.42%；归大肠经的中药占比呈现随海拔升高而增大的趋势，归肺经的中药占比呈现随经度增大而减小的趋势。药材的有效物质多以苷类化合物、挥发油类化合物为主。表明西南中药区的中药药性及药效成分具有随三向地带性变化的特征。

（撰稿：陈仁寿　王露凝　审阅：瞿融）

【中药配伍禁忌研究】

中药的配伍禁忌包括传统的"十八反""十九畏"，以及经现代药理研究发现会减效增毒的中药配伍。

1. "十八反"配伍研究

于大猛等发现，"十八反"药物在历版《中国药典》中的主要变化集中在附子、贝母、诸参、大戟、海藻、瓜蒌、芫花等中药。其中大戟的基原在历版《中国药典》中变化最为明显，在传统的大戟科京大戟与始于民国年间陈仁山《药物出产辨》的茜草科红大戟之间反复变化，贝母类药物不断扩充地方品种，"诸参"扩充了清代才入药的西洋参与北沙参，附子是"十八反"研究的重点。翟兴英等采用 Bliss 法分别计算草乌提取液、草乌与生半夏合煎液、草乌与法半夏合煎液的 LD_{50}，寻找两合煎液中毒性成分差异。急性毒性显示，与单用草乌相比，草乌与生半夏配伍后 LD_{50}减小，毒性增大；草乌与法半夏配伍后 LD_{50}增大，毒性减小。提示草乌与生半夏、法半夏配伍毒性增大或者减小与酯型生物碱含量相关。宋向荣等通过分析附子和半夏在古今方剂中的配伍使用情况及其现代药理研究，发现古今临床附子配伍半夏的方剂很多，如果辨证准确，慎用或忌用生品，注意煎服方法及配伍其他药物，可避免毒性反应，且能在临床中取得良效。王帅采用钼靶 X 射线观察大鼠骨折模型，探讨乌头与制半夏水煎液外用对骨折愈合过程的影响。结果表明，两药配伍可改善微循环的特性，促进骨折愈合。

2. "相恶"配伍研究

刘娜等采用 HPLC 法测定黄芩与生姜不同比例配伍后黄芩苷的溶出量，探讨黄芩与生姜相恶配伍的物质基础。结果显示，黄芩与生姜的配伍比例为 9∶0（黄芩单煎）、9∶4.5、9∶9、9∶18 时，黄芩苷的溶出量分别为 50.24、5.99、15.79、8.14 mg/g，即黄芩单煎时黄芩苷的溶出量最大，黄芩与生姜配伍比例为 9∶4.5 时黄芩苷的溶出量最小，从微观量化角度阐释了传统药性理论"生姜恶黄芩"的科学内涵。

3. "降效增毒"研究

李瑶等基于"藻戟遂芫"与甘草配伍致毒增毒的特点，以利尿作用和肠道菌群结构为表征指标，对功效相似、基原相近、化学成分类型类同的巴豆霜与甘草合用可能导致的减效增毒作用进行了研究。结果显示，甘草与高剂量巴豆霜合用，可减缓巴豆霜的快速利尿作用，表现为一定的降效作用趋势。巴豆霜高、低剂量均可显著损伤小鼠小肠组织，使肠道菌群组成结构发生显著变化。低剂量巴豆霜合用甘草后可使有害菌属 *Streptococcus*（链球菌属）和 *Rikenellaceae_ukn* 的水平显著升高，高剂量巴豆霜和甘草合用后致病菌属 *Desulfovibrio*（脱硫弧菌属）和 *Streptococcaceae_ukn* 相对丰度升高，两药合用进一步扰乱了肠道微生物稳态，且有引发肝脏及肠道炎症的风险。从而证实巴豆霜与甘草合用具有一定的降效增毒趋势。

（撰稿：陈仁寿　王一竹　审阅：瞿融）

［附］　参考文献

C

陈静，窦德强.白术性味化学研究[J].中药材，2019，42(7)：1702

陈曙光，王加锋.植物皮类中药现代文献研究[J].辽宁中医药大学学报，2019，21(4)：196

F

樊启猛，贺鹏，李海英，等.基于超分子"印迹模板"整合分析中药"十八反"配伍禁忌[J].中草药，2019，50(12)：2777

付先军，王振国，李学博，等.基于化学结构相似性的植物类中药"性-构"关系分析[J].中华中医药杂志，2019，34(6)：2657

H

何新荣，张玉萌，朱旻，等.基于有效成分含量变化探讨生杜仲及盐制品与甘草、续断的配伍比例[J].中药材，2019，42(3)：604

侯宁，吴东雪，刘敏，等.基于药性组合的丹参和红花的性效关系研究[J].中国中药杂志，2019，44(2)：224

侯小涛，郝二伟，杜正彩，等.基于反向功效差异性特点的中药质量标志物研究思路——以三七为例[J].药学学报，2019，54(2)：211

惠毅，闫曙光，李京涛，等.小檗碱与6-姜烯酚配伍对溃疡性结肠炎小鼠结肠上皮细胞 Notch 信号通路的影响[J].中草药，2019，50(13)：3147

J

姜希伟，邹家丽，项荣武，等.基于最大相似度算法的补阳中药归肾经的量化探讨[J].中国实验方剂学杂志，2019，25(18)：174

蒋跃平，陈章义，莫芳，等.基于网络药理学的莲子心中生物碱类成分发挥传统安神功效的药理机制研究[J].中国中药杂志，2019，44(19)：4225

L

李晶，吴东雪，侯宁，等.基于活血化瘀功效的温苦肝、寒苦肝性效关系研究[J].中国中药杂志，2019，44(2)：212

李琳，蒋亚超，蒋佳岑，等.基于"利水消肿"功效考察麻黄水煎液对肾性水肿病症结合模型的影响[J].中药药理与临床，2019，35(4)：130

李瑶，郭盛，陶伟伟，等.基于利尿作用及肠道菌群结构的巴豆霜与甘草配伍禁忌机制研究[J].中国中药杂志，2019，44(3) 518

李文兰，祁琳，张森，等.酸甘药性配伍的理论溯源和现代研究[J].中医杂志，2019，60(13)：1108

刘娜，杨应勇，华光红.黄芩与生姜相恶配伍物质基础研究[J].亚太传统医药，2019，15(3)：65

卢芳，万伟霞，刘树民，等.基于水通道蛋白的知母利水功效研究[J].药物评价研究，2019，42(5)：873

鲁军，黄棪，杨东升，等.浅谈人体调节作用在"反佐"和"去性留用"配伍中的影响[J].中华中医药杂志，2019，34(8)：3501

S

宋向荣，霍青.反药之附子伍半夏分析[J].山东中医杂志，2019，38(4)：377

苏洪佳，陈国忠，谢君艳，等.浅析以半夏功效为发挥作用的基本框架[J].中国中医基础医学杂志，2019，25(6)：825

T

唐飞，刘美辰，张世洋，等.广藿香、厚朴配伍前后挥发油化学成分及抗菌活性对比研究[J].中药新药与临床药理，2019，30(4)：478

屠万倩，张留记，刘晓苗，等.牛膝及其炮制品中甾酮类和皂苷类成分的含量比较[J].中药新药与临床药理，2019，30(1)：89

W

王帅.十八反中药配伍治疗大鼠骨折钼靶 X 线观察实验[J].中国中医药现代远程教育，2019，17(17)：87

X

向菊芳，熊静悦，赵科，等.当归辛温发散功效科学内涵探索性研究[J].中药药理与临床，2019，35(2)：73

徐建亚，李思颖，谢彤，等.基于羊水代谢组学策略评价妊娠禁忌中药的安全性[J].南京中医药大学学报，2019，35(2)：223

Y

颜晓静，刘产明，曹震，等.孟河医派毒性中药临方炮制特色[J].中华中医药杂志，2019，34(8)：3772

杨玉娇，王朋倩，张森，等.寒性与热性中药对小鼠棕色脂肪组织中产热调节蛋白 UCP1 基因和蛋白表达的影响

[J].中华中医药杂志,2019,34(4):1679

于大猛,瞿融,范欣生.十八反药物在历版《中国药典》中的演变[J].江苏中医药,2019,51(1):68

于长颖,徐雪,张飞龙,等.镇痛中药症状与性味归经分析[J].中华中医药杂志,2019,34(6):2661

Z

翟兴英,金晨,张凌,等.草乌与生半夏、法半夏配伍的急性毒性及其毒性成分分析[J].中药新药与临床药理,2019,30(2):210

张泰.从对津液的影响看"葛根"与"粉葛"功效分野[J].中华中医药杂志,2019,34(8):3805

周嘉惠,祝天添,胡锴婕,等.基于"环境-成分-药性"关系解析西南区中药材分布特点[J].中医药导报,2019,25(4):47

二、临床各科

（一）名医经验

【刘志明】

刘志明，国医大师，中国中医科学院广安门医院主任医师，博士研究生导师，享受国务院政府特殊津贴。第一批全国老中医药专家学术经验继承指导老师，中央保健专家，首届“首都国医名师”，全国政协第六、七、八届委员。曾任中华中医药学会副会长、中国中医科学院学术委员会副主任委员。从事中医临床、科研、教学工作70余年，获“中医药事业突出贡献奖”“全国首届中医药传承特别贡献奖”等荣誉。主持或指导国家级及省部级各项课题14项，发明专利3项。代表性论著有《中医内科学简编》《中医学》《刘志明医案》《中华中医昆仑·刘志明卷》等。

刘氏学术上效法岐黄，崇尚仲景，既遵经鉴古，循本守正，法度严明，又敢于探索，析疑解惑，多有创新；临床上擅长内科，善用经方治疗疑难重症，尤其在心脑病证、肾系疾病、老年顽疾和外感热病等方面，经验独到，疗效显著。

1. 学术思想

（1）据典明理，析疑求真　根据刘签兴、刘如秀等整理总结，刘氏重视中医经典研究，辨章学术、考镜源流。刘氏认为经典者，医家之根基也，明理之渊薮也，后学之本源。而《黄帝内经》《神农本草经》《伤寒杂病论》《温病条辨》等俱为学习中医不易之典，业医者欲学有所成，舍诸经典则别无二途。刘氏师承湘潭名老中医杨香谷，15岁时恰逢战乱频繁，系统学习了《瘟疫论》《温热论》《温病条辨》《临证指南医案》等温病学的经典著作，掌握了诊治发热性疾病的基本知识，并传承了杨香谷擅治“外感证”的经验，奠定了刘氏治疗发热疾病的坚实基础。如今，刘氏虽已至耄耋之年，对中医经典犹朝夕展卷，尝谓：“三坟青囊多奥韵，皓首穷经未有时！诵读历代经典，可溯流求源而得古人立法之意，亦可以彼为镜而明后世变法之弊，此中玄妙，唯浸淫岐黄者得之。”刘氏提出“治外感如将，注重祛邪；治内伤如相，善于调理”的治疗原则，就是善于汲取古人智慧，明辨医理的突出表现。

（2）四诊求因，识病辨证　刘氏善用四诊求因，望诊当以骤然一见为准，万不可仔细观察，否则色泽存而精神乖，失其神态矣；闻诊当于病者之口气、音声、二便等细查之，万不可以一层口罩隔之或以一纸尿便常规替代之；问诊对于医者最为紧要，于医患沟通而言，最为便捷、真实与客观，医生当据患者之言语以穷源究委，进而量疾病之隐微，辨证候之差别，蠡测阴阳，遽断生死；脉诊，当为医者最需留心会意之处，只有深明“气血”二字，方可得其肯綮，脉以沉取为准，有力为实，无力为虚。在临床时，刘氏认为应“先识病，后辨证”，因有病始有证，而证隶于病，若舍病谈证，或弃证论病，则均为皮毛分离的错误做法，必须二者互参，方可成竹在胸，而不致因一隅之见失其全貌。

（3）遣药定量，精简药对　刘氏认为在遣药定量上需要轻病用轻药，轻不离题，重病用重药，重不偾事，万不可不断缓急轻重，一律“假兼备以幸中，借和平以藏拙"，实为医家大忌！用药配伍，大开必佐以小合，辛升必佐以敛降，味厚之品必少佐气薄之味，正反相佐，阴阳相须。对于重病用重药，关键在于胆识与担当。刘氏曾治一金姓男童，发热 3 d 伴躁动不安，诊为暑温，初诊时体温 39.7 ℃，处以白虎汤加减，刘氏首剂即处生石膏 120 g，次日患儿体温即降至 38 ℃，神志亦清。

刘氏提倡精简药对，巧妙立方，灵活化裁，务求契合病机，不做添足无用之功。如治疗胸痹的具体用药，刘氏临床常喜用生晒参-生地黄、黑桑葚-制何首乌、山茱萸-枸杞子、三七粉-丹参、瓜蒌-薤白等药对，其认为医者用药配伍，必须开合升降，气味薄厚，正反互佐，阴阳相须，此是医家治疗慢性病必须考虑的。刘氏强调，稳定期改汤剂为丸剂，徐徐缓图，亦可收到稳固疗效。

2. 临床经验

(1) 胸痹心痛　从肾论治冠心病是刘氏治疗的核心学术思想。李洁、尹琳琳等、刘宇等、刘慧等整理总结，刘氏对胸痹的研究主要体现在两个方面：①病因病机：刘氏尤其重视肾虚在胸痹中的作用，认为胸痹病位在心与肾，并与肝、脾、胃等脏腑功能相互关联，本病病机证候错综复杂，肾阴匮乏、心阳不足是本病根本病机，邪实是本病的重要影响因素，包括寒邪、瘀血、痰浊、气滞等邪气，尤以痰浊与瘀血为要，然而诸邪产生与肾虚密不可分，一则心失濡养，血脉不畅，血行滞塞，心脉闭塞而胸痹；二则阴阳不足，气化失司，聚湿成痰，停聚心脉，发为胸痹。②辨证论治：刘氏根据患者肾元亏虚的基本生理病理特点，按阴阳互根与五脏相关理论、病情进展情况，总结胸痹心痛治疗当以心肾为主，兼顾他脏；补虚为主，兼顾通阳行气活血化痰，通补兼施，滋肾通阳是治疗胸痹心痛的重要方法。辨证施以滋肾填精、补肾扶阳、潜敛浮火等药物，使补而不壅、填而不滞，俾使精血神气得以互化，下源培植之水不绝。创立冠心爽合剂、补肾通阳活血方等治疗胸痹的经验方，具有显著的临床疗效。滋肾活血方是刘氏治疗冠心病的有效原创方，该方由首乌、桑葚、栝楼、薤白、三七等组成，并申请了国家专利(专利号 201110268875.6)，前期完成了多项国家级多中心临床研究及基础研究。临床研究疗效确切，安全可靠。实验研究该方能降低其血浆 hs-CRP、MMP-9、IL-6、HCY 水平，改善缺血性心电图，降低血脂、炎性标志物、纤溶指标，保护血管内皮，稳定动脉斑块。周晟芳研究了刘氏滋肾活血方对大鼠缺血心肌蛋白质组学及分子机理，发现该方能改善冠心病肾虚血瘀型大鼠心肌缺血，有效地抑制炎症反应，减少心肌细胞凋亡，稳定动脉斑块，提高心肌能量代谢，保护细胞骨架。该研究为刘氏滋肾活血方治疗肾虚血瘀型冠心病心肌缺血提供了科学依据。

(2) 中风　虞胜清介绍刘氏对中风理论的认识，刘氏根据《内经》"甚者独行""间者并行"的理论，并参照历代医家的论述，结合自己的临床经验，认为中风乃本虚标实证，提出中风治则：阴阳虚甚者固本，阴阳暴盛者治标；阴阳偏衰偏胜者标本兼顾。并在此基础上，将治本与治标的具体方法，归纳为固脱、开闭、滋阴潜镇、养血熄风、补肾化痰、健脾化湿、益气通瘀、扶正祛风等治疗中风八法。刘氏在临床上根据中风的不同症状，详察病情，分析病机，辨证施治，灵活运用上述诸法，或一法独进，或数法同施，或先标后本，或标本兼顾，因而临床疗效显著，为临床上治疗中风提供新思路。

(3) 慢性肾炎　刘氏认为水肿的辨证首先要察明虚实，分清寒热，治疗上根据"开鬼门，洁净府，去宛陈莝"之原则，提出宣、利、清、补、活血化瘀之法，在辨证施治中灵活掌握清热利湿、调和阴阳、升降脾胃等治法的单用或合用。刘氏认为，没有湿热，就没有慢性肾炎，尿液的变化足以佐证湿热，如尿液浑浊，尿中蛋白或细胞增多，此即《素问·至真要大论》"水液浑浊，皆属于热"所言。慢性肾炎最主要的病理特点是湿热伤肾，湿热是该病的最基本病理因素，刘氏擅用仲景猪苓汤加味治疗，育阴利水，清利湿热，补而不滞，利而不伤，效果显著。此外，在治疗肾病时，刘氏还特别注重顾护胃气，凡见脾胃虚弱者，都从健脾和胃入手，以平胃散、四苓散等方药组合治疗。

(4) 老年病　梁菊生将刘氏治疗老年病的经验进行整理，主要体现三点：①阴为阳基，老年补肾药宜润滋：刘氏根据老年人的体质特点和老年疾病多兼肾虚的病机提出了"老年病治重肝肾"的学术观点。对老年病的治疗刘氏既重视养肝肾之阴，又不忽视温肾助阳方法的应用。老年人脾胃虚弱，滋补之法难以受纳，刘氏临床上重视平补之法。对老年肝肾两虚者补而不腻，有利于老年人常服、久服。②五内相关，补肾与调五脏相结合：刘氏在治疗老年病临床上针对不同的脏腑疾患，常采用补肾与调养五脏相结合的方法。如滋养肝肾法、脾肾双补法、双滋胃肾法、补肾养心法、益肾化痰法等。扶正培本方法，既立足于老年人精亏肾虚之全局，又着眼于脏腑病变之局部，对改善老年人的体质，祛除病邪，恢复健康颇有意义。③本虚标实，扶正培本不忘祛邪：刘氏强调，补肾乃治本之根本法则，运用补肾法于老年临床，尚须认清虚实标本，在治重肝肾思想指导下，处理好扶正与祛邪的关系。

(5) 小儿病毒性肺炎　周小明等介绍了刘氏治疗小儿病毒性肺炎的经验：①病因病机：根据临床实践，刘氏认为小儿病毒性肺炎乃外感风温所致。刘氏经过数百例回顾性病例分析，其结果表明对于小儿病毒性肺炎重症、久治不愈病例及死亡病例，平日多有不同程度的营养不良、佝偻病、先天性心脏病等。因此，素体亏虚是小儿病毒性肺炎发病不可或缺的因素。小儿病毒性肺炎的病机为肺气郁闭，肺不能行其清肃通降之令。②辨证论治：结合临床体会，参以文献研究，刘氏将小儿病毒性肺炎临床证候归纳为 3 种类型，即表证型、表里俱实型、热胜伤阴型。根据该病来势急、传变快的特点，刘氏提出治疗不必拘泥于卫气营血的顺序，在发病初期即应发汗透表、清营解毒并举，药用麻黄、杏仁、石膏、甘草、连翘、银花、丹皮、生地黄及局方至宝丹等。并进一步探讨了卫气营血理论、治未病理论、阴阳交理论在治疗小儿病毒性肺炎中的运用。在治疗小儿病毒性肺炎时，刘氏将伤寒和温病辨证论治理论融会贯通，常出奇制胜，效如桴鼓。

(6) 高血压　刘金凤等应用数据挖掘方法分析和总结刘氏中医治疗高血压病的核心方。以"名老中医临床诊疗信息采集系统"中建立高血压病个体化诊疗信息采集平台，采集刘氏中医诊疗高血压病的证、治、方、药信息，并以此数据为基础，运用无尺度网络模型加以分析。结果显示，刘氏中医治疗高血压病最核心药物组成为天麻、茯苓、川芎、白芍药、赤芍药、当归、红花、太子参、柴胡、甘草，最常用的四味药为天麻、茯苓、川芎、甘草，进而反映了刘氏从肝肾辨治高血压病的学术特点。刘氏认为高血压病病机关键为肝肾亏虚，治疗上重视从肝肾论治，主张滋补肝肾，调和气血，所开方剂多以四物汤、四君子汤加减。

(撰稿：叶明花　审阅：王克勤)

【张震】

张震，国医大师，云南省中医中药研究院资深研究员、主任医师，云南中医药大学终身教授，享受国务院政府特殊津贴。全国第四批名老中医药专家学术经验继承工作指导老师，全国第一批西学中优秀人才之一。云南省中医中药研究院创始人，《云南中医药杂志》首任主编，兼中华中医药学会理论研究委员会委员，中国中西医结合学会理事及中医外语专业委员会委员等职。曾获云南省劳动模范、云南省名中医等荣誉。从事中医、中西医结合临床、科研及教学 60 余年，致力于中医辨治理论及应用技术的研究、临床诊疗工作。发表学术论文 80 余篇，出版医学著作 10 部。

1. 学术理论创新

(1) 提出证候层次结构理论　田原等介绍，20 世纪 80 年代，张氏即着手研究中医"证候"理论，对证候的结构和层次提出了创新性的见解，探索阐述了中医疑似证候的鉴别诊断规律。提出了证候三级分类法，即证的静态结构表现为：核心证候、基础证候、具体证候；证的动态发展表现则是：原发证（首发证）→继发证（次生证）＋夹杂证（合并证）。证候可以在概括疾病的共性基础之上，不同程度地揭示患者个体的病机特点和个体差异，能够比较集中地反映出疾病的病因、病位及有关动态信息。这些创新性的见解揭示了各种证候的内在联系，并用直观的证候结构模式图予以呈现，从而能让医者在诊病辨证上执简驭繁，得其要领。

在证候的鉴别方面，和丽生介绍了张氏的三个要点：一是要客观全面、深入细致、认真地去收集有关资料；二是既要重视特异性症状，又不忽视非特异性症状；三是要善于抓住基础证候进行分析，特别是那些多级复合证，要学会先用一个主证去集中概括，继而分析判断。张氏的这些学术创见，集中展现在《张震中医实践领悟与研究心得》《辨证论治新理念与临床应用》《疑似病证的鉴别与治疗》《中医疾病诊疗纂要》《中医证候鉴别诊断学总论》等著作中。张氏关于中医证候研究的成果获得云南省 1986 年度科学技术进步二等奖。张氏证候层次结构理论的提出，丰富了中医证候学的内容，揭示了各类辨证的内在联系，充实和完善中医学辨证论治的学术思想体系。

（2）“疏调气机”学术思想　张氏系统研究了《素问》《灵枢》中与“气”相关的全部论述，厘清气的源流，梳理人体诸气的生理运行机制与病机变化规律，各种气病的临床表现与治则，阐述了中医疏调气机的原理，先后出版了《气机疏调论治》《疏调人体气机原理与诊疗概要》《张震中医实践领悟与研究心得》等著作，由此创立独具特色的云岭中医疏调学派。张氏认为，疏调气机的核心或关键在于舒展肝气，恢复、调整、激活其正常的疏泄功能，以保持人体气机的条畅运行。临床上，疏调气机为中医药内治大法之一，强调“欲求临床疗效的提高，勿忘对患者气机之疏调”的宗旨，提出在维护肝的正常疏泄功能的同时辅以健脾补肾，以保持人体气机的调畅，使体内气血阴阳协调与平衡，以利于病体生理常态之恢复，而非单纯疏肝解郁。精心拟定“疏调气机汤”，并加减化裁为疏调解郁汤、疏调安神汤、疏调消核汤、疏调宁坤汤、疏调保育汤、疏调抗艾汤等多个方剂应用于临床。

（3）傣医研究　张氏对傣族医学的基础理论、临床治疗与药学理论等多个方面进行了研究，系统阐述了傣医理论梗概，并与印度、泰国传统医学理论，中医学、维吾尔医学、蒙医学、藏医学的有关理论进行了力所能及的对比研究，揭示了傣医理论的特色，形成了《傣医理论之比较研究》系列学术成果。

2. 临床经验

（1）以疏调气机为特色　张氏临证治疗，以疏调气机为内治大法，提出以肝为主体，脾肾为两翼的“一体两翼”基本治疗理念，在维护肝脏正常疏泄功能的同时，辅以健脾补肾，以维持气机的条畅运行。张氏拟定的“疏调气机汤”（简称“疏调汤”，药物有：柴胡、香附、郁金、丹参、川芎、枳壳、白芍药、白术、淫羊藿、茯苓、薄荷、甘草），全方以疏肝解郁为主体。在疏调汤基础上进行化裁，衍生出几首新疏调汤，即疏调解郁汤（加石菖蒲、甘松、佛手等）、疏调安神汤（加酸枣仁、五味子、夜交藤等）、疏调安胃汤（加木香、苏梗、厚朴等）、疏调通便汤（加瓜蒌仁、厚朴、火麻仁等）、疏调保育汤（加熟地黄、党参、菟丝子等）等。临床应用疏调汤相关方剂治疗功能性消化不良、慢性胃炎、胃食管反流病、肠易激综合征、乳腺小叶增生、慢性子宫颈炎、慢性疲劳综合征、经前紧张综合征、痛经、儿童异动症、梅核气、黄褐斑、慢性前列腺炎、性功能障碍、慢性胆囊炎、更年期综合征、抑郁症、慢性肝炎、神经衰弱等相关的慢性功能性疾病，治疗效果明显。

（2）艾滋病治疗经验　张氏致力于艾滋病的诊疗研究及实践 20 多年，成果显著。对于艾滋病的临床治疗，张氏认为既要抗病毒，又要调整体内异常的免疫状态。张氏将该病的中医证候辨为气阴两虚证、邪毒炽盛证、邪毒内蕴证、肝肾不足证、肝脾肾俱虚证等临床证型，治疗该病采用益气养阴，扶正祛邪，标本同治，补攻兼施之法，同时不忘疏调患者体内紊乱之气机、维护肾脾，加固根本。具体用药优选既可扶正又能抑制病毒的双向作用者。田春洪等介绍，张氏治疗该病中药临床应用的具体方法与原则是辨证论治与专病专方并用，前者主要用于各种机会感染的控制，后者主要用于调节患者的免疫机能和抑制 HIV，二者并用以缓解该病患者的各种不适症状，延长其寿限，提高生存质量，总的用药规律古今互参、病证结合、标本兼治、缓急得宜、双向首选(即选用既能抗 HIV，又能调节免疫机能的双向药物)。张氏通过中医辨证及现代流行病学理论指导，分期辨证治疗，具体经验为：①急性 HIV 感染期多数病人会出现类似外感的症状，辨证一般为外感风热或外感风寒证，为表证、实证。可用疏风、散寒、清热、解表等治法，如银翘散、荆防败毒散加减治疗。②无症状 HIV 感染期(即潜伏期)是无明显的艾滋病特征性症状，从邪正虚实理论辨证着眼为邪实正未虚，即邪毒(HIV)侵入损害机体，人体正气尚盛，治疗原则是扶正祛邪并重，宜选用清热解毒和补益正气的药物互相配伍，进行针对性治疗。③症状性 HIV 感染期(艾滋病前期)是随着 HIV 数量的增多和人体免疫功能的下降，各种症状逐步表现出来，但并未出现艾滋病的典型症状，故而称艾滋病前期。主要病机特点是邪盛而正已衰。治疗原则，应从病人的整体角度分析邪正的盛衰情况，根据患者具体的病机和临床表现辨证施治，决定祛邪、扶正的轻重主次。④艾滋病期的主要特点是正虚邪盛，秽毒内郁，正气虚弱，或复感外邪，引发各种机会感染或发生肿瘤，出现一系列艾滋病期的特征性症状。中医药主要从扶助人体正气着手，根据疾病的具体情况施以补气温阳、滋阴养血等法，增强人体的抗病能力，并辅以必要的祛邪治法。王莉介绍了张氏经验方扶正抗毒胶囊治疗 62 例艾滋病无症状感染期的临床疗效，6 粒/次，4 次/d，6 个月为 1 疗程。采用患者自身前后对照的方法，结果 62 例患者治疗后症状、体征、卡洛夫斯基积分、免疫学指标与治疗前比较，有效 38 例，稳定 10 例，无效 14 例；CD_4^+ 细胞计数治疗前平均(281.94±154.13)/mm^3，治疗后平均(330.91±158.99)/mm^3，治疗后 CD_4^+ 细胞升高。结果表明扶正祛邪方药能调整机体的免疫功能，改善生活质量、延缓艾滋病机会性感染的发生。

中医药对该病的治疗，在标本缓急、扶正祛邪、辨证论治等传统理论的指引下取得了一定成效，显示出运用中医药治疗艾滋病的成效。张氏拟制的治疗艾滋病经验方扶正抗毒方、康爱保生方，经云南省卫生厅组织有关专家共同论证同意，云南省药监局审批为院内制剂，制成胶囊和浓缩丸，从 2005—2014 年的 10 年间，张氏治疗了 1 万多人，结果表明患者带毒生存质量提高，取得了良好的社会效益。

(3) 痤疮治疗经验　张氏将痤疮主要辨为四型：①肺经风热型，治以清肺泻热、凉血消风法，常用荆芥、防风、薄荷、蝉蜕、桑白皮、白花蛇舌草等清肺泻热、凉血消风之品。②脾虚痰湿型，治以健脾化痰法，常用茯苓、黄芪、炒白术、陈皮、砂仁等健脾益气化湿醒脾之品，同时佐以升麻、柴胡升提中焦之气。③湿热互结型，治以清热解毒、利湿排脓为大法。常用白花蛇舌草、野菊花、蒲公英、紫花地丁等疏风清热，解毒散结消肿，泻腑通腑，同时佐以利湿排脓、软坚散结之品，如夏枯草、浙贝母、牡蛎、茯苓、冬瓜仁、薏苡仁等，共奏清热利湿排脓之效。④气虚邪恋气阴两虚型，治以益气养阴托毒为大法，常用黄芪、黄精、女贞子、枸杞子、墨旱莲补气养阴、滋补肝肾之品。同时佐以党参、白术、茯苓、陈皮等共奏益气养阴托毒之功。在辨证论治基础上，张氏注重与整体观念相结合，在诊疗中攻伐同时不忘顾护脾胃之气，扶脾固胃，保护胃气。同时，常佐丹参、赤芍药、鸡血藤、浙贝母、路路通等活血通络、化瘀散结之品以消除色素沉着。王莉介绍张氏治疗面部痤疮三型经验方：①肺经蕴热证，治以祛风清肺散热，常用药：桑白皮、防风、荆芥、夏枯草、蝉蜕、紫丹参等。②脾胃湿热证，治以清利湿热，常用药：薏苡仁、黄芩、白术、厚朴、白花蛇舌草、泽泻等。③肝郁气滞证，治以疏肝理气解郁，常用药：当归、白芍药、柴胡、茯苓、丹参、郁金等。

（4）甲状腺结节治疗经验　张氏在治疗中惯以疏肝理气、理脾助运为大法，治疗时疏肝理气为先。自创“疏调气机汤”（方药：柴胡、香附、郁金、丹参、枳壳、白芍药、茯苓、薄荷、甘草）为基础方，同时注重调扶正气，结合预防与调护，并根据病症的不同，在疏肝健脾化痰基础上适当配合活血化瘀、滋阴降火等。①痰凝：中医认为瘿病多由痰作祟，因此张氏认为化痰软坚，消瘿散结类药物是必不可缺的药，常用夏枯草、浙贝母、牡蛎等。②气滞：治疗中注重疏肝理气与消瘿散结相结合，如方中常用陈皮、青皮、佛手、香附、郁金等多味疏肝理气类药物。③血瘀：治疗中佐与莪术、丹参、赤芍药、三棱等活血化瘀，与佛手、香附、郁金、陈皮、浙贝母等理气、化痰药合用共同起到理气化痰、活血消瘿的作用。④肝火旺盛：治疗中擅用黄芩、夏枯草、栀子等以泻其火。⑤阴虚火旺：张氏在治疗中佐与玄参、沙参、白芍药等以养阴敛阴。⑥气阴两虚：养阴生津，常用药有生地黄、沙参、石斛等；如气虚，宜益气健脾，药用党参、黄芪、茯苓、白术、山药、黄精等。

（5）失眠治疗经验　张氏基于“肝主调畅情志”“藏血舍魂”理论，重视肝脏功能失调在失眠发病过程中的影响，立足整体，着眼于肝，通过调理肝脏、从肝出发论治失眠。结合多年中医临床与科研创立的“疏调安神汤”（方药：柴胡、赤芍、茯苓、薄荷、香附、郁金、佛手、酸枣仁、合欢花、茯神、夜交藤、白芍药、丹参、生甘草）为基础方，审证求因，随证加减治疗失眠，并注重心理疏导，疗效显著。张氏将失眠大致分8型：①肝气郁结、气机失调型，治疗常以疏肝理气、解郁安神为主。②肝郁化火型，治疗常清肝泻火，除烦安神为主。③肝（胆）郁痰扰型，治疗以调肝理气，化痰利胆，和胃安神为主。④肝郁血虚型，治疗以安魂定志，益气补血，养肝安神为主。⑤肝郁血瘀型，治疗通常以疏肝通络，化瘀安神为主。⑥肝郁脾虚型，治疗多从解郁健脾入手，调肝理气，安神为主。⑦肝胃不和型，治疗多解郁和胃安神为主。⑧肝肾阴虚型，治疗除疏肝解郁、养阴柔肝外，还注重滋养肾阴。

（6）鼓胀病治疗经验　杨桐等认为，张氏治疗鼓胀病以疏调气机和健脾益气利水为法基础，在“疏调气机汤”的基础上适当加佛手、延胡索等，健脾益气利水多用茯苓、淮山药、薏苡仁、莲米、炒麦芽、砂仁等。鼓胀夹瘀可视情况加用活血化瘀之品如丹参、红花、桃仁等；气虚明显者，酌加黄芪、党参、太子参、大枣等；阴虚酌加沙参、黄精、女贞子、枸杞子等；阳虚较甚酌加肉桂、巴戟天、仙灵脾等；湿热较甚者酌加茵陈、薏苡仁、通草等；脾虚不运明显者加山药、炒谷芽、炒麦芽、鸡内金等。

（7）黄褐斑治疗经验　张氏在治疗黄褐斑时，顺应月经周期，注重调经与治斑相结合，月经前因势利导，促进来潮基础上加大疏肝理气，活血化瘀药量，如郁金、香附、佛手、当归、川芎等。月经后的卵泡期，基本病理生理为血海亏虚，调斑时多以填精补血为主，常用枸杞子、当归、淫羊藿、熟地黄、山茱萸、续断、等。排卵时的氤氲期，调斑以补肾为主促卵泡排出，常用巴戟天、女贞子、旱莲草、丹参、熟地等。张氏在治疗黄褐斑中注重以疏调气机汤为基础，临证临期加减。此外，重视调理五脏，重视中药配伍规律，也是张氏治疗该病的一大特色。

（8）乳腺增生治疗经验　普文静等介绍，张氏注重疏肝理气的运用，自创“疏调消核汤”（方药：柴胡、赤芍药、当归、茯苓、薄荷、香附、郁金、佛手、三棱、莪术、浙贝母、夏枯草、泽兰、白花蛇舌草、生甘草）基础方，审证求因，辨证加减，临床效果较佳。在“疏调消核”基础上重视五脏同调，预防与调护相结合，嘱患者保持心情舒畅，避免情绪波动，更不可有长时期精神抑郁，尤其是在月经前期更应注意；劳逸结合，避免过度劳累，适当参加体育活动，增强自身的免疫功能；注意饮食结构，忌食或少食辛辣刺激性食物，不过食含有激素类的滋补品，少吃油炸食品、动物脂肪、甜食及过多进补食品，多吃蔬菜和水果类，多吃粗粮，保持大便通畅。日常生活中提倡规律和谐的性生活，以保持体内的激素水平和乳腺组织的生理调节，不要长期使用含有激素的化妆美容品，注意休息，避免熬夜及精神紧张。

(9) 老年病治疗经验　老年病多为慢性病，具有起病隐匿，发展缓慢，病证多变，发病方式独特(常以跌倒，不想活动，精神症状，大小便失禁及生活能力丧失之一项或几项表现出来，病程隐匿，表现不典型)、多系统疾病并存、老人表述不清及虚实夹杂、多瘀多痰等临床特点。张氏提出：①健脾补肾为老年病的治疗常法，通过健脾补肾，可提高疗效。②老年病，常表现为痰瘀邪实为患，化痰祛瘀为祛邪要务。③老年病多虚实夹杂、本虚标实特点，治疗的关键在于未病先防，既病防变。

老年咳喘，是老年常发病、多发病之一，张氏治疗分虚实二端：①治实重在肺，不忘祛痰。痰为致病之因，又为病理产物。实证当祛痰，痰去正始安，喘能平。张氏根据四诊分类治痰，以苏子、白芥子用于寒痰；半夏、南星用于湿痰；瓜蒌、竹茹用于热痰；浙贝母、沙参用于燥痰。临证时治痰不忘化瘀，除选用丹参、川芎外，尚用瓜蒌、石菖蒲、薤白等辛温通阳、辛开苦泄之品，以展气散结、下气化瘀、止咳平喘。用之临床，颇有显效。②治虚重在肾，不忘调理脾胃。老年咳喘，发时标实，缓时本虚，多为虚实夹杂证，故治疗应扶正益气以祛邪。老年咳喘，虚在肺肾，张氏认为治疗中在补肺益肾的同时还应当调理脾胃之气，多用太子参、黄芪、山药、炒白术平补脾胃之气，沙参、石斛、花粉甘平滋阴，小茴香温补胃阳，佐以小柴胡、防风升运脾气，枳壳、香附、枳实、佩兰降胃浊，佛手、陈皮和中理气，避免重施寒凉滋腻或辛香温燥之品。

(撰稿：叶明花　审阅：王克勤)

[附]　参考文献

H

和丽生.中医证候理念的更新者张震研究员[J].云南中医中药杂志，2016，37(12)：1

L

李慧，刘如秀.国医大师刘志明从心肾论治室性期前收缩医案举隅[J].环球中医药，2016，9(1)：63

李洁.国医大师刘志明辨治冠心病规律及滋肾活血方经 mTORC1 调控 H9C2 能量代谢研究[D].中国中医科学院，2019

梁菊生.刘志明老师治疗老年病的经验[J].中医杂志，1985，36(4)：21

刘宇，刘如秀.刘志明老中医从肾论治冠心病的机制探析[J].中西医结合心脑血管病杂志，2012，10(11)：1376

刘签兴，刘如秀.国医大师刘志明从“肾虚血瘀”论治冠心病经验[J].环球中医药，2017，10(12)：1506

刘签兴，刘如秀.浅述国医大师刘志明对临证的几点感悟[J].辽宁中医杂志，2017，44(4)：704

刘如秀，刘宇，徐利亚，等.刘志明从肾论治胸痹[J].四川中医，2013，31(2)：1

刘如秀.国医大师刘志明治疗冠心病经验[N].中国中医药报，2015-6-24(5)

刘如秀.刘志明教授治疗心脑血管病的经验[J].新疆中医药，1993，10(4)：34

刘如秀.刘志明医案精解[M].人民卫生出版社，2010

刘如秀.刘志明治疗老年病经验[J].中医杂志，2001，42(7)：404

P

普文静，张震.国医大师张震治疗痤疮经验总结[J].云南中医中药杂志，2019，40(7)：1

普文静，张震.国医大师张震治疗甲状腺结节经验[J].云南中医中药杂志，2018，39(12)：1

普文静，赵霞，翟毓红，等.全国名老中医张震治疗黄褐斑经验体会[J].云南中医中药杂志，2015，36(12)：1

普文静，赵霞，翟毓红，等.全国名老中医张震治疗乳腺小叶增生经验总结[J].云南中医中药杂志，2016，37(4)：3

T

田原，王莉，田春洪，等.国医大师张震论艾滋病的中医

病机与治疗[J].云南中医中药杂志,2019, 40(1):2

田原,张震.云岭疏调学派初探[J].云南中医中药杂志,2017, 38(4):1

田春洪,田原,张莹洁,等."疏调气机"学术思想和临床经验整理与研究[J].云南中医中药杂志,2013, 34(12):3

田春洪,王莉,田原.张震研究员主任医师主要学术思想与研究成果[J].云南中医中药杂志,2016, 37(12):2

田春洪,张震.张震老师诊治植物神经功能紊乱病证的经验[J].云南中医中药杂志,2011, 32(2):1

田春洪,张震.张震研究员论中医学术之特色与优势[J].云南中医中药杂志,2010, 31(1):1

田春洪,张震.治疗 HIV/AID 中药的用药规律探讨[J].云南中医中药杂志,2005, 26(6):13

田春洪.张震研究员疏调气机的学术思想与经验研究[D].云南中医学院,2011

W

王莉,田春洪,张震.张震研究员诊治老年病特点[J].云南中医中药杂志,2017, 38(5):1

王莉,田春洪,张震.张震研究员治疗面部痤疮辨治经验[J].云南中医中药杂志,2015, 36(11):10

王莉,张震.导师张震研究员经验方扶正抗毒胶囊治疗 HIV 感染者的临床观察[J].云南中医中药杂志,2010, 31(7):1

王莉,张震.张震研究员治疗老年咳喘证的经验[J].云南中医中药杂志,2013, 34(12):5

王莉,张震.中医药理论在治疗艾滋病方面的指导作用初探[J].云南中医中药杂志,2012, 33(12):16

Y

杨桐,田原,翟毓红,等.全国名老中医张震研究员治疗鼓胀病临床经验之一[J].云南中医中药杂志,2017, 38(2):1

杨桐,杨小洁,田原,等.半结构访谈对国医大师张震教授心身疾病诊疗经验整理[J].云南中医学院学报,2018, 41(6):50

尹琳琳,刘如秀.刘志明教授从心肾治疗冠心病经验[J].中西医结合心脑血管病杂志,2015, 13(3):391

尹琳琳.名老中医刘志明治疗冠状动脉粥样硬化症经验总结及临床研究[D].中国中医科学院,2016

虞胜清.刘志明治疗中风八法及临床应用[J].江西中医药,1983, 14(2):27

Z

张震,田春洪,傣医理论之比较研究[J].云南中医中药杂志,1992, 23(5) 1

张震,张震中医实践领悟与研究心得[M].人民卫生出版社,2013

张震.国医大师张震论中医学术特色与优势[N].中国中医药报,2018-5-14(4)

周晟芳.名老中医刘志明滋肾活血方对大鼠缺血心肌蛋白质组学及分子机理研究[D].中国中医科学院,2016

周小明,刘如秀,汪艳丽,等.刘志明教授辨治小儿病毒性肺炎经验撷菁[J].辽宁中医药大学学报,2011, 13(6):33

周小明.名老中医刘志明辨治冠心病心绞痛经验总结与临床研究[D].中国中医科学院,2010

（二）传染科

【概述】

2019年，国家法定传染病范畴发表的中医药相关文献330余篇，其中病毒性肝炎的临床及实验研究约占55.0%，其余为结核病、艾滋病、手足口病、流行性感冒、甲型H1N1、腮腺炎、登革热等疾病的治疗与研究。

1. 病毒性肝炎

（1）甲型肝炎　彭观球等将甲肝患者分为两组各48例，对照组给予甘草酸二铵、与门冬氨酸钾镁治疗，观察组进行中医分期辨证（肝胆湿热证采用清热利湿法，湿邪困脾证采用温中健脾法）。结果，观察组与对照组总有效率分别为97.9%(47/48)、93.8%(45/48)，$P>0.05$；观察组肝功能各指标、中医证候积均明显变化，且显著优于对照组($P<0.05$)。

（2）乙型肝炎　俞淑娴等基于“肝脾相关”理论，探讨慢性乙型肝炎“健脾”治疗用药规律，通过检索中国知网、维普、万方等数据库近15年相关文献，筛选出77篇，共涉及131味中药。结果显示，使用次数最多的前5种中药分别为黄芪、白术、茯苓、丹参、柴胡；用药次数最多的是补虚药，其次为利水渗湿药、活血化瘀药、清热药等；治法以疏肝健脾居多，其次为补肾健脾法。

赵长城等将乙型肝炎患者分为两组，观察组33例采用龙柴方（蛇舌草、甘草、郁金、白术、法夏、龙葵等组成）进行治疗，1剂/d，水煎服，3次/d。对照组31例采用复方益肝灵片进行治疗。经治6个月，观察组总有效率87.9%(29/33)，对照组64.5%(20/31)，$P<0.05$；两组治疗前后中医证候积分均有降低，且观察组降低水平更为显著($P<0.05$)；两组治疗前后AST、ALT、γ-GT、TBIL、DBIL水平均有降低，且观察组降低水平更为显著($P<0.05$)；治疗前后观察组HBsAg、HBeAg、HBV-DNA转阴率，观察组HBsAb、HBeAb、HBcAb转阳率均高于对照组，其中HBeAg和HBV-DNA转阴率显著高于对照组($P<0.05$)。

2. 结核病

刘婷婷等以月华丸（胶囊）含药血清干预感染结核分枝杆菌小鼠的单核巨噬细胞（RAW264.7），实验分为5组：阴性对照组、10%月华丸（胶囊）含药血清组、自噬抑制剂3-甲基腺嘌呤（3-MA）＋月华丸（胶囊）含药血清组、自噬诱导剂雷帕霉素（Rep）组，设未被感染的细胞为正常组。采用免疫荧光染色法检测自噬相关蛋白LC3。结果，阴性对照组细胞胞浆中未见LC3蛋白颗粒；与阴性对照组比较，3-MA＋月华丸（胶囊）含药血清组细胞胞浆中可见少量LC3蛋白颗粒，10.0%月华丸（胶囊）含药血清组及Rep组细胞胞浆LC3蛋白颗粒均明显增多，3-MA＋月华丸（胶囊）含药血清组多于10.0%月华丸（胶囊）含药血清组。表明月华丸（胶囊）含药血清能诱导被耐多药结核菌感染巨噬细胞自噬。

3. 其他

（1）登革热　茹清静认为，登革热的病因病机一方面是因湿邪挟热于内，脾胃受损，正气不足，无力祛邪外出；另一方面则是由于蚊虫携带疠气疫毒内侵于肌肤腠理，伏于膜原，正邪相搏为患。登革热可分为两期四型：急性发热期为湿热并重证、热重于湿证，恢复期为余邪未尽气阴两伤证、湿热稽留脾虚不运证。湿热并重证治疗以甘露消毒丹加减；余邪未尽、气阴两伤治当以白虎汤衍化而来的竹叶石膏汤合生脉饮加减。湿热稽留，脾虚不运拟用参苓白术散加减。

(2) 脑炎　冯刚将重症病毒性脑炎患者分为两组各 33 例，均予常规对症治疗。观察组加用菖蒲郁金汤(石菖蒲、郁金、天竺黄、川牛膝、天麻、僵蚕等)进行治疗。结果，观察组中医证候消失时间短于对照组($P<0.05$)；治疗 3、10 d 后，观察组 S100B、NSE、β-EP 水平低于对照组($P<0.05$)；观察组 MMSE 评分高于对照组($P<0.05$)。

(3) 猩红热　陈日霞将猩红热患儿分成两组各 34 例，对照组采用头孢菌素治疗，观察组加用热毒宁注射液。结果，观察组均优于对照组，两组体温正常时间、症状控制时间、CRP 正常时间和住院天数比较 $P<0.05$，药物不良反应率比较 $P>0.05$。

(4) 流行性腮腺炎　宁海燕将流行性腮腺炎患儿分为两组各 37 例，均接受更昔洛韦治疗，治疗组在此基础上给予蒲地蓝消炎口服液。结果，治疗组临床疗效显著优于对照组($P<0.05$)；治疗组 CRP、IL-6、TNF-α 显著低于对照组($P<0.05$)；治疗组腮肿、退热及腺体疼痛的消退时间均显著短于对照组($P<0.01$)。

(5) 水痘　吴龙玉等将水痘患儿分为两组各 50 例，均予西医抗病毒治疗，治疗组加用小儿柴桂退热颗粒。结果显示，治疗组总有效率 100.0%，对照组 84.0%(42/50)，$P<0.05$；治疗组退热时间、止疹时间、结痂时间、住院日程短于对照组($P<0.05$)。

(6) EB 病毒感染　黄河银等将 EB 病毒感染患者分为两组，治疗组 51 例予辨证论治：①风寒束表证用清暑祛湿，辛温解表法。②风热犯表证用疏风清热，辛凉解表法。③表寒里热证用解表清里，宣肺疏风法。西药组 41 例用匹多莫德及更昔洛韦。经治 2 周，治疗组总有效率 96.1%(49/51)，对照组 95.1%(39/41)，组间比较 $P>0.05$；治疗组发热持续时间、乏力持续时间、黄疸持续时间，转氨酶升高持续时间均短于对照组($P<0.05$)；与治疗前相比，两组在治疗后及随访的第 1、4 周，末梢血常规异常淋巴细胞阳性数均明显减少($P<0.01$)；两组 IgA、IgM、IgG 均在治疗后下降($P<0.05$，$P<0.01$)；与治疗前比较，两组在治疗后及随访的第 1、4 周时，CD_3^+ 和 CD_8^+ 均下降($P<0.05$)，CD_4^+ 和 CD_4^+/CD_8^+ 均上升($P<0.05$)；治疗组 B 细胞和 NK 细胞在治疗后及随访的第 1、4 周均有升高，高于治疗前($P<0.05$)和对照组($P<0.05$)。

有关艾滋病的研究报道，详见专条“中医相关艾滋病治疗的基础及临床研究”。

有关流感的研究报道，详见专条“中医治疗流感的理论与实验研究”。

有关手足口病的研究报道，详见专条“手足口病的中西医结合治疗”。

(撰稿：张玮　陈海洋　审阅：徐列明)

【中医相关艾滋病治疗的基础及临床研究】

1. 基础研究

张淼等研究了 12 例气阴两虚证 HIV/AIDS 患者趋化因子信号通路基因差异。结果发现，与健康者 20 例对照，有 113 个差异 mRNA：41 个上调，72 个下调。在 KEGG-PATHWAY 库中找到涉及差异基因最多的信号通路为趋化因子信号通路，共涉及 9 个差异表达基因，即 CXCL1、GNAI3、PPBP、IL8、CXCR4、CCR2、CX3CR1、NFKBIA、GNG11。

高佩媛等用流行病学调查方法研究 HIV/AIDS 患者中医体质类型，结果发现中医体质与艾滋病病程密切相关，其中气郁质是艾滋病发病的基础体质，气虚质、阳虚质是艾滋病进展的关键体质，痰湿质、血瘀质是艾滋病进展过程中的伴随体质。

董继鹏等通过理论研究和文献分析提出，艾滋病在血浆病毒载量较长时间的控制且检测不出的情况之下，仍有 15.0%～20.0%的患者 CD_4^+ T 淋巴细胞数量未出现显著增长，而艾灸可以调整脏腑功能，促进新陈代谢，增强白细胞的吞噬能力，提高机体免疫力和T淋巴细胞数。表明艾灸治疗艾滋病具有一定的可行性。

2. 临床研究

孟鹏飞等将艾滋病复发性口腔溃疡脾胃湿热证患者分为两组。治疗组52例予甘草泻心汤，2次/d；对照组26例予左旋咪唑、维生素 B_1、维生素 B_2、维生素C，3次/d。治疗7 d，随访1周。结果，治疗组较对照组改善症状体征明显，第4、7、14 d时两组比较有显著性差异（$P<0.05$，$P<0.01$），提示甘草泻心汤可以改善患者的症状体征。在生活质量方面，第14 d时治疗组优于对照组，但组间比较差异无统计学意义。

邹雯等采用高效抗逆转录病毒疗法（HAART）联合益气健脾颗粒（生黄芪、炒白术、茯苓、枸杞子、菟丝子、五味子等）治疗22例艾滋病免疫无应答患者。经治6个月，艾滋病组外周血TLR4和TLR9水平均显著高于对照组（$P<0.01$）；艾滋病组TLR4和TLR9均较治疗前显著升高（$P<0.01$，$P<0.05$）。

咸庆飞等将免疫重建不全患者分为两组各30例，治疗组采用HAART联合中药温肾健脾颗粒（巴戟天、菟丝子、五味子、生晒参、炒白术等），对照组采为HAART联合模拟剂。经治24周，CD_4^+、CD_8^+ 细胞计数绝对值治疗组和对照组比较 $P<0.05$，$CD_{45}RA^+$ 和 $CD_{45}RO^+$ 组间比较 $P>0.05$，但治疗组12、24周与基线比较 $P<0.05$，治疗期间两组患者均未见明显不良反应。

陆中云等将HIV/AIDS气虚质患者分为两组各34例，均予HAART治疗。治疗组在此基础上加上艾灸、耳穴治疗。艾灸取神阙、关元、足三里穴，1次/d，灸15 min/穴，15 d为1个疗程，每月灸1个疗程。耳贴取心、肝、脾、肺、肾、内分泌穴，贴1次/周，4周为1个疗程。经治6个疗程，两组的气虚质转化分、症状体征积分、卡洛夫斯积分、生存质量评分两组比较均 $P<0.05$；两组患者的 CD_4^+ T淋巴细胞计数均有增加，组间比较 $P>0.05$。

侯明杰等将艾滋病并骨质疏松患者分为两组。对照组34例予锝[99Tc]亚甲基二膦酸、盐碳酸钙 D_3、骨化三醇，治疗组29例在此基础上加左归丸加味（熟地、山药、山茱萸、茯苓、枸杞子、杜仲等）。经治4个月，两组疼痛、腰酸、乏力症状治疗后均明显好于治疗前；治疗组乏力、腰酸改善情况比对照组疗效更优（$P<0.05$）；对照组治疗前后总Ⅰ型前胶原氨基端延长肽（PINP）、β-胶原特殊序列（β-CrossLaps）、骨钙素N端中分子片段测定（N-MID）较治疗前明显下降（$P<0.05$），总25（OH）维生素D（VITD-Total）变化治疗前后比较 $P>0.05$；β-胶原特殊序列、骨钙素N端中分子片段测定治疗前后相关性明显（$P<0.05$）。治疗组总Ⅰ型前胶原氨基端延长肽、β-胶原特殊序列、骨钙素N端中分子片段测定较治疗前明显下降，总25（OH）维生素D较治疗前升高（$P<0.05$）；总Ⅰ型胶原氨基端延长肽、β-胶原特殊序列、骨钙素N端中分子片段测定治疗前后相关性明显（$P<0.05$）。药物不良反应，对照组出现1例注射部位疼痛，1例发热，但均未导致停药；治疗组未出现不良反应。侯氏等还将艾滋病合并抑郁症患者分为两组。对照组51例用HAART和心理干预治疗，治疗组54例在此基础上服用柴胡加龙骨牡蛎汤治疗。经治8周，对照组善思多虑、心烦、悲忧善哭、急躁易怒、善太息、多梦、失眠、心悸、神志恍惚、纳差症状较治疗前明显好转（$P<0.05$）；治疗组善思多虑、心烦、神疲乏力、悲忧善哭、急躁易怒、善太息、多梦、失眠、心悸、神志恍惚、口苦、胸胁胀闷、盗汗症状较治疗前明显好转（$P<0.05$）。治疗后，两组HAMD评分均有所改善，且治疗组HAMD评分明显低于对照组（$P<0.05$）；治疗后，两组IL-2水平均有所改善，治疗组改善情况明显优于对照组（$P<0.05$）。

马秀兰等发现，艾滋病不同感染途径患者在行为方式、依从性等方面存在差异，会直接影响疗效。

（撰稿：李莹　陈海洋　审阅：徐列明）

【甲流的中西医结合治疗与研究】

1. 临床研究

宋延平等将甲型H1N1流感密切接触者或易感人群分为两组各100例。观察组在甲型H1N1流感流行期间连服3 d清解防感颗粒（金银花、玄参、陈皮、甘草、大枣等），对照组不服用任何药。经过预防给药，观察组有9例感染甲型H1N1流感，总染病率9.0%（9/100），对照组有23例感染甲型H1N1流感，总染病率23.0%（23/100），$P<0.01$；对照组感染者的淋巴百分率明显高于观察组（$P<0.01$）；对照组感染者发热症状、鼻塞症状及肌肉酸痛症状积分明显高于观察组（$P<0.05$）。在试验期间未发现有任何不良事件的发生。

田有忠等将甲型H1N1流感病毒性肺炎患者分为两组各50例，对照组在常规治疗基础上给予磷酸奥司他韦，治疗组在常规治疗基础上给予二根清肺饮加减（白茅根、芦根、黄芩、生石膏、杏仁、炙麻黄等）联合痰热清静脉滴注。经治7 d，治疗组有效率96.0%（48/50），对照组72.0%（36/50），$P<0.05$；治疗组血清细胞因子水平、炎症反应指标、动脉血气指标、中医症状积分和临床症状消失时间均优于对照组（$P<0.05$）。治疗期间，治疗组有2例出现口干；对照组有4例出现一过性恶心。

2. 实验研究

杜海霞等按体重分为正常对照组、病毒模型组、达菲组、银花平感颗粒（金银花、葛根、虎杖、麻黄、苦杏仁、甘草）组和三拗汤组各9只，除正常对照组外，均采用滴鼻感染建立小鼠流感病毒肺炎模型。模型小鼠灌胃给药，1次/d。连续给药5 d后，与正常对照组比较，病毒模型组小鼠肺指数升高，脾指数、胸腺指数均降低，多处肺实变，炎症细胞浸润，肺组织内病毒载量高表达（$P<0.01$），与病毒模型组比较，银花平感颗粒和三拗汤均降低流感病毒感染小鼠肺指数（$P<0.01$），升高脾指数、胸腺指数（$P<0.05$，$P<0.01$），并明显减轻流感病毒肺炎小鼠肺组织病理变化，降低肺组织病毒载量（$P<0.05$，$P<0.01$）。

鲍岩岩等以利巴韦林颗粒和连花清瘟胶囊为对照，测定疏风解毒胶囊对甲型流感病毒H1N1型（FM1株、PR8株、江西修水株、B10株、B59株）、单纯疱疹病毒1型、单纯疱疹病毒2型、呼吸道合胞病毒、副流感病毒（仙台株）、柯萨奇病毒B4型等病毒的抑制作用。结果，疏风解毒胶囊TC_{50}为2.230 g/L，TC_0为1.560 g/L；其对甲型流感病毒H1N1型FM1株、PR8株、江西修水株、B10株、B59株的IC_{50}均为0.56 g/L，TI均为3.98。

李玲等以A型流感病毒感染的RAW264.7细胞为研究对象，分为麻杏石甘汤含药血清剂量组、奥司他韦组、3-MA＋流感病毒组、流感病毒组、3-MA组、雷帕霉素组、空白组。干预12 h后，麻杏石甘汤含药血清能不同程度抑制流感病毒诱导的细胞自噬标志蛋白LC3的膜聚集，抑制细胞内自噬小体和自噬溶酶体的增加，以及LC3-Ⅱ的表达和LC3-Ⅱ/LC3-Ⅰ比值，且呈现一定的量效关系。

钟菊迎等将ICR小鼠分为正常对照组，模型对照组，金柴抗病毒胶囊大、中、小（8.8、4.4、2.2 g/100 ml）剂量给药组各10只。采用甲型H1N1流感病毒FM1株经滴鼻方式建立小鼠肺炎模型后，给予不同剂量金柴抗病毒胶囊（柴胡、金银花、僵蚕等），1次/d。连续给药4 d后，与正常对照组比较，模型对照组小鼠肺组织中病毒载量显著增高（$P<0.01$）；与模型对照组比较，金柴抗病毒胶囊大、中、小剂量组小鼠肺组织病毒载量均显著降低（$P<0.01$）。各组小鼠感染H1N1毒株后，肺组织IFN-γmRNA表达显著升高。与正常对照组比较，模型对照组IFN-γmRNA表达增高明显，具有显著性差异（$P<0.01$）；与模型对照组比较，金柴抗病毒胶囊大、中、小剂量组IFN-γmRNA水平依次明显升高，均具有显著性差异（$P<0.01$）。

姚荣妹等将ICR小鼠分为正常组、模型组、达菲组、喘可治注射液组各20只。除正常组外，其余各组采用甲型H1N1流感病毒FM1株滴鼻感染ICR

小鼠造成病毒性肺炎模型，分别进行死亡保护实验、治疗性给药实验和预防性给药实验。死亡保护实验小鼠 20 只/组，以 2 倍半数 LD_{50} 流感病毒液滴鼻感染，感染后当天开始给药，1 次/d，连续 4 d，观察感染后 14 d 内动物的死亡情况。治疗性给药实验小鼠 10 只/组，以 0.8 倍 LD_{50} 流感病毒液滴鼻感染，感染后当天开始给药，1 次/d，连续 4 d，于实验第 5 d 处死小鼠，采用酶联免疫吸附测定(ELISA)检测肺组织中白细胞介素-8(IL-8)含量及脑组织内发热介质前列腺素 E_2(PGE_2)，精氨酸加压素(AVP)的含量，实时荧光定量聚合酶链式反应(Real-time PCR)检测肺组织内相对病毒载量。预防性给药实验小鼠 10 只/组，分组当天开始给药，1 次/d，连续 5 d。末次给药 1 h 后，除正常组外，其余各组以 0.8 倍 LD_{50} 流感病毒滴鼻感染 ICR 小鼠，感染后第 4 d 称重后处死小鼠，计算各组肺指数、脾指数、胸腺指数及肺指数抑制率，Real-time PCR 检测肺组织内相对病毒载量。结果与正常组比较，模型组小鼠 IL-8，PGE2 含量，肺指数及肺组织内流感病毒株病毒载量均显著升高($P<0.01$)；与模型组比较，治疗性给予喘可治注射液可明显降低感染后小鼠的死亡率、肺组织内 IL-8 含量、脑组织内 PGE_2 含量及肺组织中流感病毒载量($P<0.05$，$P<0.01$)；预防性给予喘可治注射液可显著提高感染小鼠的胸腺指数($P<0.01$)，明显降低感染小鼠肺指数及肺组织中流感病毒载量($P<0.05$)；两种给药方式均可明显减轻支气管、血管周围及肺泡间质等组织炎性细胞浸润，减少管腔内红细胞渗出。

刘玉等设正常对照组、模型组、热毒宁注射液组、利巴韦林注射液组。除正常对照组外，均采用滴鼻法建立甲型流感病毒感染小鼠模型。造模 24 h 后开始给药 5 d。结果，流感病毒感染小鼠后，小鼠肺组织出现炎症改变，肺泡间隔明显增宽，肺指数升高，造模后第 5 d 炎症最为严重。而热毒宁注射液组和利巴韦林注射液组肺部炎症有不同程度减轻，热毒宁注射液组作用更明显。流感病毒感染小鼠后，血清和肺泡灌洗液 TNF-α、IL-1β、IL-6 水平明显增高，在第 3 d 达到高峰。而热毒宁注射液和利巴韦林注射液组各时点血清和肺组织 TNF-α、IL-1β、IL-6 水平均较模型组降低($P<0.05$)；热毒宁注射液组各时点血清和肺组织 TNF-α 水平较利巴韦林注射液组降低更明显($P<0.05$)；治疗第 3 d，热毒宁注射液组肺组织 IL-1β、IL-6 水平较利巴韦林注射液组降低更明显($P<0.05$)。

（撰稿：李莹　陈海洋　审阅：徐列明）

【中医治疗流感的理论与实验研究】

1. 理论研究

李游等通过观察 316 例流感病例，绘制平均气温曲线，发现 2017 年冬季气温特点为 11 月 20 日之前较 2016 年温度高，11 月 21 日之后气温突然下降，此后平均气温与 2016 年接近，但温差升降幅度比 2016 年要大；且 2017 年冬季北京没有降雪，空气干燥。2017 丁酉年，阳明燥金司天，少阴君火在泉，中为少角木运，天气应以燥热为主，风气不胜。从北京冬季没有降水来看，年底燥象显著。2017 年终之气，主气太阳寒水，客气少阴君火，其运气特点为少阴君火与太阳寒水加临，寒毒不生，易出现寒包燥火现象。从气温资料可以看出，2017 年气温变化与 2017 年冬季北京流感特点密切相关。

张伯礼表示，2017 年冬至 2018 年春流感患者要尽早治疗，一旦出现上腭部不适、咽痛时，及时服药避免病情加重；告诫医者要早期识别流感，及时用药治疗。没有恶寒未必是无表证，鼻塞、流涕、打喷嚏等上呼吸道症状也是表证；恶寒不明显者，则要慎用辛温解表药，中医辨证以整体病情为辨，不拘泥于某症状。治疗以“清肺、宣肺、润肺”为主，预防流感病邪向肺系传变，达到截断病势目的。延长疗程在于祛邪务尽，常用沙参、麦门冬、玉竹等甘寒滋阴之品，既清余热，又补脏阴、调养脏气。

2. 实验研究

张世鹰等以 TLR7/8 激活剂(R848)、抑制剂

(抗体 TLR7 和抗体 TLR8)干预的小鼠巨噬细胞为对照,以酶联免疫吸附技术和 Western Blot 技术检测麻黄先煎的麻杏石甘汤含药血清干预 24、48 h 的流感病毒感染的小鼠巨噬细胞 IFN-α/β 分泌水平和蛋白表达水平。结果发现,与正常大鼠血清组及胎牛血清组比较,R848 与流感病毒干预 24、48 h 的 RAW264.7 细胞 IFN-α 和 IFN-β 分泌水平和蛋白表达水平显著升高($P<0.05$);与病毒干预组比较,4 药同煎及麻黄先煎 20、25、30 min 的麻杏石甘汤含药血清作用 24、48 h 后,流感病毒感染后的巨噬细胞 IFN-α/β 的分泌水平和蛋白表达水平显著降低($P<0.05$);与 4 药同煎组比较,在含药血清作用 48 h 的时间点,麻黄先煎 25 min 的麻杏石甘汤组 IFN-α 分泌水平显著降低($P<0.05$)。

刘光华等将 SPF 级 BALB/c 小鼠分为正常组(A 组)、模型组(B 组)、GXM 灌胃组(C 组)、GXM 滴鼻组(D 组)、GXM 合用组(E 组)、奥司他韦组(F 组)各 18 只。除 A 组动物外,其余 5 组均以流感病毒 FM1-6-E2 滴鼻制备感染模型。于造模后第 3、7、10 d 采集标本。结果显示,流感病毒感染小鼠后,鼻咽冲洗液(NAIF)和肺泡灌洗液(BALF)中 sIgA 含量降低;血清中 IL-5、IL-6 水平升高,而 IgA 含量降低。与 B 组比较,D、E 组能够升高 NAIF 中 sIgA 含量,而 C 组在第 10 d 升高明显($P<0.05$),F 组作用不明显($P>0.05$);E 组能够升高血清中 IgA、BALF 中 sIgA 含量,而 C 组、D 组分别在第 7、10 d 升高明显($P<0.05$),F 组作用不明显($P>0.05$);C、E、F 组能够降低 IL-5、IL-6 含量($P<0.05$),而 D 组作用不明显($P>0.05$)。刘氏等还将 SPF 级 BALB/c 小鼠分为正常组(A 组)、模型组(B 组)、加味五痹汤(肺痹)组(C 组)、奥司他韦组(D 组),除 A 组外,其余 3 组以流感病毒 FM1-6-E2 滴鼻造模。于造模后第 7 d 进行取材,结果发现流感病毒感染后 B 组小鼠肺组织出现水肿、肺泡隔增厚与炎性细胞浸润,各治疗组肺部炎症有不同程度减轻。Ⅳ感染组小鼠肺组织内 RIG-I 的 mRNA 水平显著升高,与 B 组相比,C 组 RIG-I 的 mRNA 表达量升高($P<0.05$);感染组 NF-κB 蛋白表达增高,各治疗组可下调其表达;感染组血清中的 IFN-α/β 含量增高($P<0.05$),治疗组能明显升高 IFN-α/β 含量($P<0.05$),且 C 组与 D 组比较 $P<0.05$。

(撰稿:陈云飞 陈海洋 审阅:徐列明)

【手足口病的中西医结合治疗】

莫庆仪等将手足口病患儿分成两组各 51 例。对照组用单磷酸阿糖腺苷,1 次/d;治疗组在此基础上口服连花清瘟颗粒,2 g/次,3 次/d。经治 1 周,治疗组治愈率 100.0%,对照组 88.2%(45/51)。治疗过程中,治疗组即刻退热时间、完全退热时间、手足皮疹结痂时间、新鲜皮疹消失时间、口腔溃疡消退时间和食欲改善时间均显著短于对照组($P<0.05$)。治疗后,两组 IL-6、CRP、淀粉样蛋白 A 水平均较治疗前显著降低,治疗组血清学指标显著低于对照组,两组比较差异有统计学意义($P<0.05$)。

余静等将患儿分为两组各 54 例。对照组口服利巴韦林颗粒,3 次/d;治疗组在此基础上口服金莲花颗粒,3 次/d(年龄 1~3 岁,1 袋/次;3 岁以上,2 袋/次)。两组均持续治疗 7 d。结果,治疗组总有效率 92.6%(50/54),对照组 83.3%(45/54);两组患儿 TNF-α、hs-CRP、ALT 和 IFN-γ 水平均显著降低,治疗组血清学指标水平显著低于对照组($P<0.05$)。

邓欣等将手足口病并发中枢神经系统感染患儿分为两组各 42 例,均予抗感染、纠正水电解质平衡、补充维生素等对症支持治疗措施;观察组在此基础上滴注痰热清注射液加服中药汤剂(生石膏、紫石英、苍术、滑石、石菖蒲、威灵仙)。经治 7 d,观察组总有效率 97.6%(41/42),对照组 73.8%(31/42)。

邓路丹等将患儿分为两组各 100 例。对照组用常规的西药治疗,口服维生素 B 及抗病毒药物;观察组采用中医辨证治疗,辨为邪伤肺卫证、卫气同病证、气阴两虚证,分别处以银翘散合六一散加减、甘露消毒丹加减、人参五味子汤加减。结果，观察组总有效率 96.0%(96/100)，对照组 81.0%(81/100)；两组患儿症状(口腔溃疡痊愈、手足皮疹痊愈、退热、住院)消失时间(d)，观察组症状消失明显短于对照组($P<0.05$)。

(撰稿：王妍 陈海洋 审阅：徐列明)

[附] 参考文献

B

鲍岩岩，高英杰，时宇静，等.疏风解毒胶囊广谱抗病毒功效研究[J].新中医，2019，51(12)：5

C

陈日霞.热毒宁注射液联合头孢菌素治疗猩红热的疗效和安全性探讨[J].内蒙古中医药，2019，38(6)：7

D

邓欣，卢梓涵.中西医结合治疗手足口病并发中枢神经系统感染临床观察[J].光明中医，2019，34(7)：1096

邓路丹，赵成顺，李双杰.中医分型辨治小儿手足口病的临床分析[J].中医临床研究，2019，11(1)：101

董继鹏，王健，刘颖，等.从免疫损伤机制探讨灸法治疗艾滋病的可行性[J].中国中医基础医学杂志，2019，25(11)：1566

杜海霞，周惠芬，何昱，等.银花平感颗粒和三拗汤体内体外结合对甲型流感病毒的影响[J].中国中西医结合杂志，2019，39(2)：223

F

冯刚.菖蒲郁金汤辅助治疗重症病毒性脑炎对神经功能、S100B、NSE 的影响[J].中华中医药学刊，2019，37(7)：1744

G

高佩媛，陶连弟，脱长宇，等.甘肃 444 例艾滋病患者不同病程阶段中医体质调查研究[J].中医研究，2019，32(3)：16

H

侯明杰，侯振山，原海珍，等.艾滋病并骨质疏松的中西医结合治疗分析[J].亚太传统医药，2019，15(5)：126

侯明杰，刘旭辉，王延丽，等.中西医结合治疗艾滋病合并抑郁症[J].中医学报，2019，34(6)：1275

黄河银，张勤修，蒋路云，等.中药治疗青年 EB 病毒感染的疗效评价及其免疫干预的机理研究[J].辽宁中医杂志，2019，46(1)：13

L

李玲，张波，卢芳国，等.A 型流感病毒对肺巨噬细胞自噬的影响及麻杏石甘汤含药血清的干预作用[J].中国药理学通报，2019，35(6)：878

李游，孙海燕，王蕾，等.应用运气理论探讨 2017 年冬季北京流感特点[J]中华中医药杂志，2019，34(9)：4428

刘玉，谢纬，贾丹，等.热毒宁注射液对甲型流感病毒感染小鼠肺组织炎症和相关炎症因子水平的影响[J].中国中医急症，2019，28(2)：225

刘光华，高畅，刘娟，等.加味五痹汤(肺痹)干预流感病毒感染诱导 RIG-I/IFN-I 信号通路作用机制研究[J].中华中医药学刊，2019，37(1)：52

刘光华，杨慧，王子，等.甘露消毒丹及其挥发油对流感病毒感染小鼠黏膜免疫的影响[J].中华中医药学刊，2019，37(2)：340

刘婷婷，欧阳建军，伍参荣，等.月华丸(胶囊)对耐多药结核菌感染自噬相关蛋白 LC3 的影响[J].湖南中医杂志，2019，35(3)：129

陆中云，周青，王莉，等.艾灸结合耳贴对 HIV/AIDS 患者气虚质的临床观察[J].云南中医中药杂志，2019，40(3)：63

M

马秀兰，马建萍，张颖，等.HIV 感染途径对中药治疗效果的影响分析[J].时珍国医国药，2019，30(7)：1654

孟鹏飞，马秀霞，丁雪，等.甘草泻心汤对艾滋病复发性口腔溃疡脾胃湿热证患者的影响[J].中华中医药杂志，2019，34(8)：3829

莫庆仪，梁桂明，黄晓雯.连花清瘟颗粒联合单磷酸阿糖腺苷治疗儿童手足口病的临床研究[J].现代药物与临床，2019，34(8)：2402

N

宁海燕.蒲地蓝联合更昔洛韦治疗小儿流行性腮腺炎临床观察[J].光明中医，2019，34(13)：2058

P

彭观球，林惠昌，刘琼.甲肝分期辨证法治疗96例急性黄疸型甲型病毒性肝炎疗效观察[J].中医临床研究，2019，11(5)：47

S

宋延平，王向阳，薛敬东，等.清解防感颗粒预防甲型H1N1流感临床研究[J].陕西中医，2019，40(7)：886

T

田有忠，丁俊，王东雁，等.二根清肺饮加减联合痰热清注射液治疗甲型H1N1流感病毒性肺炎50例[J].中医研究，2019，32(3)：12

W

吴龙玉，姜胜文，王远琼.中西医结合治疗水痘疗效观察[J].实用中医药杂志，2019，35(1)：73

X

咸庆飞，刘颖，邹雯，等.温肾健脾颗粒对HAART后免疫重建不全艾滋病患者T淋巴细胞亚群的作用研究[J].中国中医基础医学杂志，2019，25(10)：1391

徐鑫陵，茹清静，孙涛.茹清静分两期四型辨治登革热经验[J].浙江中西医结合杂志，2019，29(3)：173

Y

姚荣妹，毛鑫，曲天歌，等.喘可治注射液对甲型H1N1流感病毒FM1株致小鼠肺炎的影响[J].中国实验方剂学杂志，2019，25(12)：43

余静，付青青.金莲花颗粒联合利巴韦林治疗小儿手足口病的临床研究[J].现代药物与临床，2019，34(4)：1050

俞淑娴，曾普华，王亚琪，等.基于“肝脾相关”探讨慢性乙型肝炎“健脾”治疗用药规律[J].实用中医内科杂志，2019，33(12)：1

Z

昝树杰，张俊华，吕玲，等.张伯礼教授对2017年冬至2018年春流感治疗策略[J].天津中医药，2019，36(1)：3

张淼，马素娜，刘飒，等.HIV/AIDS气阴两虚证患者趋化因子信号通路差异基因分析[J].中华中医药杂志，2019，34(9)：4017

张世鹰，何谷良，卢芳国，等.基于TLR7/8介导的IFN-α/β蛋白表达水平探讨麻黄先煎之麻杏石甘汤抗流感病毒的机制[J].中华中医药杂志，2019，34(3)：1188

赵长城，王斌，刘莎.龙柴方对慢性乙型肝炎(肝郁脾虚证)肝功能及乙肝病毒标志物的影响[J].四川中医，2019，37(4)：112

钟菊迎，崔煦然，崔晓兰，等.金柴抗病毒胶囊对甲型流感病毒H1N1肺炎模型小鼠的保护作用与机制研究[J].中华中医药学刊，2019，37(4)：894

邹雯，王健，高国建，等.益气健脾颗粒联合HAART治疗对艾滋病免疫无应答患者TLR4和TLR9的影响[J].中华中医药杂志，2019，34(9)：4426

（三）肿瘤科

【概述】

全国癌症报告的相关资料显示：恶性肿瘤死亡占居民全部死因的 23.91%，近十几年来，恶性肿瘤发病死亡均呈持续上升态势，每年因恶性肿瘤的医疗花费已超过 2 200 亿元；2019 年我国恶性肿瘤发病约 392.9 万人，死亡约 233.8 万人；平均超过 1 万人/d 被确诊为癌症，有 7.5 人/min 被确诊为癌症。

2019 年，发表具有重要参考价值的中医药或中西医结合治疗恶性肿瘤（包括血液病）文献有 1 000 余篇。肿瘤的临床研究与治疗，更注重多学科协作的综合治疗模式，替代过去手术、化疗、放疗、靶向与免疫治疗的一些特定而单纯的方法。中医药参与了恶性肿瘤治疗的全过程，当今肿瘤的治疗是一个更科学、更合理的新型治疗方式。

1. 病因病机研究

恶性肿瘤病因病机研究是决定肿瘤中医药治疗特别是辨证施治的前提。本年度发表这方面的论文近 50 篇，表明“痰”“毒”“瘀”是导致恶性肿瘤发生与发展的关键病因：“痰”主要是指内生之痰（机体代谢产物紊乱所致）凝聚，不得化解，久滞机体，生于痰核（恶性淋巴瘤等）；“毒”涵盖有内生之毒（基因突变、代谢产生毒物）、外来之毒（病毒感染、环境污染）与药毒（致癌药物），无论是内生之毒，还是外来之毒或药毒，聚集机体，耗伤正气，互为因果，变生恶性肿瘤（各种实体瘤）；“瘀”既是恶性肿瘤发生的致病因素，也是恶性肿瘤进展的关键，更是加重恶性肿瘤提前死亡的关键（恶性肿瘤并发血液高凝状态）。提示正气亏虚是恶性肿瘤发生与进展的内伤基础，痰、毒、瘀是恶性肿瘤发生与进展的必然条件。

2. 临床治疗研究

用汤剂、中成药、中药注射液在内的辨证施治依然是恶性肿瘤中医药治疗的主体。从本年度发表的 100 篇文献中发现，基于古典文献挖掘的“经方”治疗恶性肿瘤及其并发症已形成中医药特色。如黄芊等报道阳和汤治疗乳腺癌、于建华等报道补中益气汤改善癌因性疲乏症、翟祁瑞等报道运用经方治疗恶性肿瘤、徐樱等报道经方治疗原发性肝癌、王一同等报道中医药应用于消化系统肿瘤术后胃肠功能紊乱等。

在整理名老中医与青年名医用中医药治疗恶性肿瘤方面的报道尤为突出。如唐幸林子等介绍周岱翰运用星夏涤痰饮治疗肺癌经验、龙麟等介绍李佩文运用药对治疗癌症经验、宋凤丽等也介绍李佩文治疗原发性肺癌经验、朱津丽等介绍贾英杰应用扶正解毒祛瘀法治疗小细胞肺癌维持期的经验、欧田田等介绍孙雪梅治疗恶性淋巴瘤临床经验、申俊丽等介绍孙宏新治疗恶性肿瘤放射性肺损伤的经验、吴超勇等则介绍了近 10 年现代医家治疗胰腺癌的临床经验。

此外，中西医结合的综合治疗也是本年度整体提高恶性肿瘤临床疗效的重要方法。

3. 基础实验研究

基础研究既是验证中医药治疗恶性肿瘤的重要依据，也是中医药治疗恶性肿瘤疗效机制研究的重要方式。从本年度的近 200 篇文献分析可以发现，随着医学科学的发展，中医药紧跟国际前沿的基础研究步伐越来越大。自 2016 年“细胞自噬机制”、

2017 年“控制昼夜节律机制”、2018 年“抑制负免疫调节的癌症疗法”获诺贝尔生物医学奖以来，2019 年关于中医药调节肿瘤细胞自噬研究最为活跃。朱静等总结了自噬在中医药治疗肿瘤中的作用研究，从“阴阳观探讨健脾法”“津液论”“气血津液论”“脾虚与能量代谢异常”等中医药调节肿瘤细胞自噬研究文献，均显示中医药在调控肿瘤细胞自噬方面具有特色和优势，有望成为中医药抗肿瘤机制的热点课题。

除此以外，具有中医药特色的调控肿瘤免疫机制研究是基于 2018 年“抑制负免疫调节的癌症疗法”获诺贝尔生物医学奖背景下，方兴未艾的研究热点方向。研究者试图用中医药理论及其治疗结局来恢复或调节肿瘤患者失衡的免疫机制，期望通过免疫监视系统的启动得以预防肿瘤复发与转移，并促进肿瘤患者康复。中医药治疗恶性肿瘤的临床与基础研究成果的广泛应用，将进一步提高患者的生存质量。

（撰稿：陈信义　审阅：孟静岩）

【肺癌的治疗与研究】

1. 医家经验

王鑫荣等总结蔡小平辨治肺癌经验认为，“痰毒瘀结”是肺癌的主要病因病机，“解毒散结”治则应贯穿整个肺癌诊治过程。且应根据疾病具体分期分阶段治疗。季炳武等介绍陈鳌石治疗肺癌经验时指出，正气虚损、阴阳失调为肺癌主要病机，治以益气、补血、养阴之法扶正；化痰、散结、抑瘤之法祛邪。贾英杰教授认为，肺癌维持期以“正气亏虚，毒瘀并存”为基本病机，治疗时擅用“扶正解毒祛瘀法”。赵玉峰等总结李秀荣教授经验，肺癌是在人体正气亏虚，脏腑阴阳气血失调基础上，因虚得病，因虚致实。治疗上要善用黄芪、白术等益气之品；薏苡仁、山药等顾护脾胃，兼补肝肾之药；用白花蛇舌草、山慈姑等清热解毒，软坚散结以攻其邪。

2. 临床研究

合理而准确的应用中药或中成药联合其他治疗，不仅可以提高临床疗效，而且可有效的使化疗、放疗及靶向导致多种不良反应发生率降低、症状减轻，达到“增效减毒”效果，有利于提高患者治疗顺应性与生存质量。中药复方通过整体调控干预肺癌治疗还具有抑制瘤体生长、调整肿瘤微环境、提高机体免疫功能与生存质量以及预防肺癌细胞转移等综合特点与优势。

李邦凯等将 89 例晚期非小细胞型肺癌(NSCLC)患者分为对照组 44 例与观察组 45 例。两组病例均采用 GP 方案化疗，观察组加用养正消积胶囊（黄芪、女贞子、人参、灵芝、土鳖虫、绞股蓝等）。21 d 为 1 个周期，均连续治疗 2 个周期。结果，观察组有效率 93.3%(42/45)，对照组 84.1%(37/44)($P<0.05$)；观察组客观缓解率、疾病控制率明显优于对照组($P<0.05$)；随访 1 年，VEGF、OPN、CEA、CA199 表达水平均明显降低($P<0.05$)。与治疗前比较，两组病例治疗后中医症状评分、生活质量评分有明显改善($P<0.05$)；与对照组比较，观察组 PFS 明显延长($P<0.05$)、不良反应明显降低于对照组($P<0.05$)。邬明歆等治疗晚期 NSCLC 患者 66 例，试验组 31 例口服消岩汤（生黄芪、太子参、郁金、姜黄、夏枯草、蜂房等）配合对症治疗，对照组 35 例仅对症治疗。结果，两组中位无进展生存期分别为 7.9、5.9 个月，无统计学意义($P>0.31$)；治疗后卡氏评分均值试验组、对照组分别为 79.5、74.1，有统计学意义($P<0.05$)。曾珠等将 86 例晚期 NSCLC 患者随机分为试验组 46 例和对照组 40 例，对照组给予 GP 方案化疗，试验组在此基础上联合中药扶正抑癌 1 号方（生黄芪、生晒参、熟地黄、山茱萸、浙贝母、炒白术等）。结果，试验组有效率 73.9%(34/46)，对照组 57.5%(23/40)，在实体瘤目标病灶总有效率方面无统计学意义($P>0.05$)；试验组在提高患者生活质量、中医临床证候疗效以及化疗毒副反应等方面试验组优于对照组。

3. 实验研究

陈晓波等将 80 只 C57BL/6J 小鼠随机分为正常组、模型组、健脾益肾组和顺铂组。除正常组外，其余各组小鼠右腋下皮下接种 Lewis 肺癌细胞。模型组予磷酸盐缓冲液，健脾益肾组予健脾益肾颗粒(生地黄、熟地黄、太子参、首乌、茯苓、补骨脂)，顺铂组予顺铂灌胃，持续 2 周。结果，与正常组比较，模型组体重增量变低，RBC 数量降低，WBC、NEU、Pt 数量增加，NK 细胞活性抑制，IFN-γ 水平降低，IL-10 水平升高，CD_4^+ T 细胞数量 CD_4^+/CD_8^+ T 比值降低(均 $P<0.05$)；与模型组比较，健脾益肾组和顺铂组小鼠体重增加，肿瘤重量降低，抑瘤率升高(均 $P<0.05$)；健脾益肾组 RBC 数量升高，WBC、NEU 以及 Pt 数量下降，NK 细胞活性增加(均 $P<0.05$)；IFN-γ 水平升高，IL-10 水平降低，CD_4^+ 细胞数量和 CD_4^+/CD_8^+ 比值增加(均 $P<0.05$)。

杨文笑等将 A549 细胞分别加入梯度浓度为 0、62.5、125、250、500、1 000 μg/ml 的养阴解毒方(黄芪、麦冬、女贞子、绞股蓝、重楼)，分别于 24、48、72 h 检测养阴解毒方对肺癌细胞系 A549 增殖能力的影响，依据细胞存活率计算最佳半数抑制浓度(IC_{50})。结果，养阴解毒方可以明显抑制肺癌细胞 A549 的增殖，并呈剂量、时间依赖性($P<0.05$)，其 48 h 时 IC_{50} 为 63 μg/ml。中药低(31.5 μg/ml)、高(63 μg/ml)剂量组均可将 A549 细胞阻滞在 G2/M 期，诱导细胞凋亡，且中药高剂量组阻滞效果及诱导晚期凋亡和总凋亡优于中药低剂量组($P<0.05$)。

(撰稿：李平　审阅：陈信义)

【胃癌的治疗与研究】

1. 临床研究

目前胃癌的治疗以手术、放化疗等现代医学手段为主，而中医药在术后恢复、减毒增效、调节免疫、改善生存质量、延长生存时间等方面具有明显优势。

王玉梅等关于十全大补汤辅助肠内营养治疗术后气血两虚证患者的系列研究显示该方能显著改善患者的营养相关指标，如总蛋白、血清白蛋白、转铁蛋白、血红蛋白等，及免疫相关指标(IgA、IgG、IgM、T 淋巴细胞亚群)等，改善患者乏力、不寐、畏寒等症状。余晓珂等关于四君子汤的研究同样显示出对术后患者免疫指标改善的效果，促进肠道功能的恢复。顾瑞等提出从"痞证"论治，运用半夏泻心汤缓解患者胆总管空肠吻合术(Roux-en-Y)滞留综合征的现象，避免再次手术。李英芝等运用清腹通排汤(红藤、莱菔子、大黄、黄芩、木香、陈皮等)联合 Roux-en-Y，结果能明显促进患者胃肠道功能恢复，缩短术后首次排气、排便时间以及进食时间。

邵杰等研究显示，在 FOLFOX4 方案化疗期间辨证加减中药汤剂(黄芪、太子参、茯苓、白术、山药、当归等)较单纯化疗能显著降低胃肠道反应、肝肾功能异常及骨髓抑制的发生率。吴娟等研究显示，健脾养胃方(党参、白术、茯苓、山药、薏苡仁、陈皮等)加减能逆转患者化疗导致的肠道菌群变化，提高生活质量。

薛金洲研究显示，生血方(黄芪、黄精、山药、紫河车、菟丝子、枸杞子等)穴位敷贴相较于利可君片可减少骨髓抑制发生率。曹霞等研究发现，中药治疗组(黄芪、当归、桂枝、白芍、鸡内金)联合食醋浸泡防治手足综合征疗效显著。祝永福等研究显示，SOX(替吉奥胶囊＋奥沙利铂)化疗基础上增加艾迪注射液(斑蝥、人参、黄芪、刺五加、甘油)能改善患者癌因性量表、QLQ-C30 生活质量核心问卷的评分，降低骨髓抑制、恶心呕吐等毒副反应发生率。孟欣等用中药注射液(鸦胆子油、豆磷脂、甘油)联合 FOLFOX4 方案比单纯化疗，能提高患者的有效率和生存质量。

倪田田等研究表明，养阴通络方(南沙参、北沙参、麦冬、五味子、桂枝、生地等组成)联合阿帕替尼和替加氟对二线治疗失败后气阴两虚型晚期胃癌患者具有一定的疗效。孙兆等研究显示，联合祛邪消积汤(黄芪、太子参、白术、茯苓、薏苡仁、熟地黄)能显著升高继发腹腔淋巴结转移患者放化疗后的外周

T淋巴细胞及NK细胞，改善患者免疫功能。李思等研究显示，加用归脾汤能增强贫血改善效果，有效纠正患者的Th1/Th2、Tc1/Tc2漂移现象，改善免疫抑制状态。

李朝燕等研究显示，胃肠安(太子参、炒白术、茯苓、红藤、牡蛎、夏枯草等)联合化疗能显著延长晚期胃癌患者的生存时间，在接受与未接受姑息性手术治疗的亚组中，联合组的中位生存期均高于单纯化疗组。邹忠丽等探讨参莲胶囊(苦参、山豆根、半枝莲、防己、三棱、莪术等)联合替吉奥胶囊对一线治疗后进展的晚期患者的疗效，将患者分为治疗组和对照组各30例，对照组餐后服用替吉奥胶囊，40～60 mg/次，2次/d，连续使用14 d，停药7 d为1个周期。治疗组在对照组的基础上口服参莲胶囊，6粒/次，3次/d，3周为一个周期。两组连续治疗2个周期。结果，试验组客观缓解率76.7%(23/30)，对照组50%(15/30)；试验组疾病控制率36.7%(11/30)，对照组23.3%(7/30)，均$P<0.05$。

2. 实验研究

孙梦瑶等构建顺铂耐药的人胃癌SGC-7901细胞株，体外诱导顺铂(DDP)耐药细胞株SGC-7901/DDP。将耐药细胞分为空白对照组和左金丸低、中、高浓度(25、50、100 μg/ml)组。结果显示，与对照组比较，左金丸各浓度组在各检测时间点的细胞存活率均显著降低($P<0.01$)，且呈时间、浓度依赖性；不同浓度左金丸干预24 h后，SGC-7901/DDP细胞的C-myc、HIF-1α、GLUT1、LDHA、HKⅡ的蛋白表达显著下调($P<0.01$)，且呈浓度依赖性。王亚坤等研究显示，联合组(南方红豆杉+联合曲妥珠单抗组)相较于南方红豆杉水提物组、曲妥珠单抗组，能显著下调HER2阳性胃癌NCI-N87耐药细胞mTOT、PI3K、AKT1的表达，对裸鼠移植瘤表现出更显著的抑制作用。

廖山婴等研究显示，复方斑蝥灌胃能显著降低MNNG诱导的大鼠胃癌发生率，下调MNNG诱导的Wistar大鼠胃癌组织中RhoA、ROCKI、PI3K、HIF-1α蛋白的表达。提示抗肿瘤效应可能与抑制RhoA/ROCK信号通路有关。李佳等研究显示，胃肠安(太子参、炒白术、茯苓、红藤、牡蛎、夏枯草等)可能通过调控RUFY3、MAPKs通路来调节侵袭转移相关蛋白的表达及抑制胃癌细胞上皮-间充质转化抗侵袭转移。杨君等研究显示，加味香砂六君子汤含药血清能显著降低SGC7901胃癌细胞的穿膜细胞数，抑制细胞侵袭，作用可能与抑制Hh信号活化存在相关。李良明研究显示，黄芪建中汤含药血清汤能明显抑制胃癌SNU-1细胞的转移效率，其机制可能与Rac1-Pak1/Rock1相关。范婧莹等发现，当凋亡抑制基因(Survivin-RNA)减弱时，三物白散(巴豆、浙贝母、桔梗组成)可促进细胞凋亡、抑制细胞迁移能力升高。

(撰稿：吴朝旭　侯丽　审阅：陈信义)

【结直肠癌的治疗与研究】

王倩等认为营卫循行于大肠共同维持大肠主津功能，提出肠道微生态属于肠道的“卫”部分功能范畴，是肠道的“生理屏障”，津液乃“营”的有机成分，实现物质-能量的交换，其平衡的破坏是结直肠癌发病的关键。陈彦臻等认为右半结肠癌发病以气虚为本，“脾虚”以及“肝脾不和、正虚毒瘀”也是诱导结肠癌发病的重要病机。强睿等认为大肠癌由“正虚邪踞”所致，正虚以脾胃虚为主，痰、湿、热、毒、瘀、寒为致病邪气。李瑞玲等认为脾胃虚弱、阴津耗伤、肠络瘀阻、毒邪内蕴是大肠癌前病变的病机。

1. 临床研究

李瑞玲等认为大肠癌的辨病特征多以湿热瘀毒为主，虽病在大肠，但与脾胃肾的虚弱有关，为邪实正虚之病。在大肠癌的中医药治疗中要以六腑以通为用，清热利湿为主，同时把健脾贯穿始终，兼以利胆。李婷等认为治疗结肠癌祛邪与扶正相结合，提出结肠癌的中医分阶段治疗观，临床将其分为根治期、随访期和姑息期3个阶段，根据各期邪正盛衰的主次及疾病发生发展特点辨证论治。李潇潇等认为结直肠癌的病程大致分为3个方面:初期肝脾不调,治以调和肝脾;中期热毒瘀结,治以泻火解毒;末期脾肾阳虚,治以温肾暖脾。同时顾护脾胃,调肝理气,兼顾抗癌解毒。王晓燕等主张在肿瘤的不同发病阶段采用不同的治疗方法灵活化裁,扶正不留邪,祛邪不伤正。同时,结肠癌的治疗宜顺应六腑的生理特性,以"通降"为基本治则,在结肠癌术后和化疗阶段,应注重调畅气机、扶正健脾。叶会玲等认为脾胃虚弱、胃肠气滞为直肠癌发病的基础,痰瘀毒互结发病的根本条件,故在治疗过程中以健脾和中、行气导滞为"扶正"之法。张玉等认为,中医治疗肠癌最基本的法则是扶正祛邪相结合,扶正补虚以健脾补肾法为主,祛邪以清热解毒抗癌为主,同时要辨证与辨病相结合,整体治疗与局部治疗相结合。郑俊超等以"急则治标、缓则治本"为主要理论依据治疗单发性结肠癌,常用的药物类型为"补虚""清热解毒""祛湿化痰"类药物。余涛等认为"益气清毒法"是当代名老中医熊墨年教授集百家之所长总结40余年临床治疗肿瘤经验所创立的治疗肿瘤方法。益气强调从脾胃入手,以清补为主;清毒旨在清癌毒,祛六邪。熊老主张辨证论治,提出"辨脏腑定病位,辨虚实定攻补,辨病因病机定治法"的观点,取得了良好效果。

孙明琪等观察健脾益气养血法(八珍汤合参苓白术散加减)改善大肠癌晚期症状的疗效。结果,对倦怠乏力、食少纳呆、下腹坠胀、便秘、恶心呕吐、腹痛、消瘦、口干口苦、胁痛、气短、头晕、肛门坠胀、腹泻症状均有改善($P<0.05$, $P<0.01$);对消瘦、口干口苦、周身水肿、便血疗效一般($P>0.05$)。贾润霞等观察四君子汤加减方辅助治疗晚期直肠癌的临床疗效,106例患者随机分为观察组52例和对照组54例。对照组采用mFOLFOX6方案化疗,观察组在对照组治疗基础上给予四君子汤加减治疗。结果,观察组主症积分低于对照组,KPS及QLQ-C30评分均高于对照组($P<0.05$);观察组骨髓抑制、肝肾损伤、皮疹、恶心呕吐及神经毒性发生率均低于对照组($P<0.05$)。

华杭菊等观察清解扶正方(黄芪、党参、白花蛇舌草、半枝莲、炒麦芽、甘草)联合mFOLFOX4方案对晚期大肠癌疗效的影响,对照组予mFOLFOX4方案进行化疗,观察组在对照组化疗基础上联合清解扶正方治疗。结果,治疗后免疫功能指标、CEA、CA199、KPS评分明显改善($P<0.05$)。刘莎莎探讨四君子汤加减配合认知干预对直肠癌患者中的应用效果,自我护理能力、免疫功能及癌因性疲乏的影响。结果接受FOLFOX-7化疗及四君子汤方治疗,患者免疫功能和癌因性疲乏,及自护能力都得到改善。杨保伟观察健脾活血益气汤(北沙参、党参、白花蛇舌草、黄芪、山慈姑、制黄精等)联合XELOX方案(卡培他滨+奥沙利铂)治疗晚期直肠癌患者随机分为观察组和对照组各41例。对照组均给予XELOX方案治疗,观察组则在对照组的基础上给予健脾活血益气汤。结果,观察组有效率85.4%(35/41),对照组68.3%(28/41),$P<0.05$。

杨燕青等研究健脾解毒方(生黄芪、炒白术、薏苡仁、野葡萄藤、石见穿、仙鹤草等)对脾虚湿热型大肠癌高危人群的影响。将100例患者随机分为对照组和观察组各50例,观察组服用健脾解毒方煎剂,对照组服用安慰剂,均1剂/d,连续服用6个月。结果,观察组中医证候总积分明显低于对照组($P<0.05$);观察组便溏不爽、食少纳呆、口渴少饮、身热不扬、脘腹胀闷、肢体困重改善效果显著优于对照组($P<0.01$);观察组粪便隐血(FOBT)阳性患者转阴率明显高于对照组($P<0.01$)。赵璐等用逍遥散治疗晚期结直肠癌肝气郁结证58例随机分为治疗组30例和对照组28例。对照组采用重组人白介素2治疗静脉滴注,15 d为1个疗程,休息15 d后进行下一疗程,连续使用3个疗程。治疗组用人白介素2治疗+逍遥散汤剂口服治疗。结果,治疗组中医证候评分低于对照组($P<0.05$);治疗组辅助性T细胞(CD_3^+、CD_4^+)高于对照组($P<0.05$)。

张萍研究半夏泻心汤辛开苦降法治疗结肠癌患者68名随机分为观察组和对照组各34例,对照组采用常规化疗方法，观察组在对照组的基础上进行半夏泻心汤辛开苦降法治疗。结果，观察组有效率94.1%(32/34)，对照组76.5%(26/34)，$P<0.05$。李黎等研究通下逐瘀方(党参、败酱草、炒白术、白花蛇舌草、陈皮、姜半夏等)治疗直肠癌患者60例随机分为治疗组和对照组，对照组采用单纯的西医治疗，治疗组在西医治疗的基础上加通下逐瘀方。结果，观察组和对照组有效率均90%(27/30)，$P>0.05$；呕吐发生率存在统计学差异($P<0.05$)；骨髓抑制的发生率无统计学意义($P>0.05$)；肝肾功能损害无统计学意义($P>0.05$)。贾英丽等采用中医健脾祛瘀方(黄芪、党参、山药、三七、土茯苓、陈皮等)治疗大肠癌患者30例。结果，与治疗前比较，患者认知功能、躯体功能、情绪功能、社会功能和临床症状均明显提高。

陈中建等用复方斑蝥注射液(人参、黄芪、刺五加、斑蝥素)辅助治疗结直肠癌根治手术，将82例患者分为对照组和观察组各41例。对照组为单纯化疗治疗，观察组采用复方斑蝥注射液+化疗治疗。结果，观察组有效率43.9%(18/41)，对照组29.3%(12/41)，$P>0.05$；观察组在降低患者TGF-β1、VEGF水平，减少不良反应，降低1、3年复发率、恶心呕吐、神经毒性、骨髓抑制、脱发的发生率均低于对照组。陈娟等评价鸦胆子油乳联合mFOLFOX6方案(治疗组30例)及单纯mFOLFOX6方案(对照组30例)对中晚期大肠癌患者。结果，治疗组有效率90.0%(27/30)、对照组43.3%(13/30)，$P<0.05$。张彬等将119例结直肠癌患者随机分为观察组58例和对照组61例，对照组术后采取FOLFOX4方案辅助治疗，观察组术后采取复方苦参注射液结合FOLFOX4方案辅助治疗。结果，观察组有效率93.1%(54/58)，对照组78.7%(48/61)，$P<0.05$。

李荣霖等研究西黄胶囊(人工牛黄、人工麝香、乳香、没药)联合注射用培美曲塞二钠治疗晚期结肠癌的临床疗效。将70例患者分为对照组和治疗组各35例，对照组静脉滴注培美曲塞二钠500 mg/m^2，1次/d；治疗组在对照组治疗的基础上口服西黄胶囊，4粒/次，2次/d。21 d为1个疗程。经治2个疗程，治疗组ORR、CBR、KPS评分、VAS评分、CA-199和CEA水平、恶心呕吐、腹泻腹痛、白细胞计数下降和肝功能异常发生率均低于对照组，$P<0.05$。

褚剑锋等研究片仔癀胶囊(牛黄、麝香、三七、蛇胆等)治疗结直肠癌患者，随机分为对照组38例和试验组79例，分别给予片仔癀胶囊和安慰剂，2粒/次，3次/d，28 d为1个疗程。结果，治疗2个疗程，与治疗前比较，对照组CA199降低($P<0.01$)，试验组CEA、CA199降低($P<0.01$)；服用片仔癀胶囊3个疗程以上，可降低患者CA199，提高PFS。王永锋等研究抗癌平丸(藤梨根、珍珠菜、肿节风、香茶菜、半枝莲、蛇莓等)联合卡培他滨片治疗直肠癌的临床疗效。110例患者随机分为对照组和治疗组各55例。对照组口服卡培他滨片，2次/d，治疗2周后停药1周。治疗组在对照组基础上口服抗癌平丸，1片/次，3次/d。3周为1个疗程。经治2个疗程，治疗组疾病控制率90.0%(50/55)，对照组76.4%(42/55)；治疗组客观缓解率65.5%(36/55)，对照组54.5%(30/55)；治疗组QLQ-C30评分、CEA、糖类抗原糖链抗原242(CA242)、CA199水平、免疫功能(CD_3^+、CD_4^+、NK细胞和CD_4^+/CD_8^+)与对照组比较差异具有统计学意义($P<0.05$)。

2. 实验研究

黄欢等、万顺等研究发现，复方苦参注射液(CKI)对奥沙利铂耐药SW1463直肠癌裸鼠移植瘤、人HT-29结肠癌裸鼠皮下移植瘤具有抑制作用，其中CKI高剂量组(4.0 ml·kg^{-1}·d^{-1})抑瘤作用最强($P<0.05$)。李大宇等研究白芷提取物AD-2P可能通过增加NO和TNF-α产物，激活MAPK通路的ERK1/2、JNK和P38蛋白表达发挥免疫调节作用，进而抑制大肠癌瘤体的增长。梁乔芳研究发现，莪术醇能明显抑制HCT116细胞的分化增殖，其机制可能与上调凋亡蛋白BAX、Caspase9的表达，降低抗凋亡BCL-2的表达有关。严卿莹等基于

网络药理学方法，分析虎杖治疗结直肠癌的药理机制，筛选9种主要活性成分，作用于56个靶点，用于调控生长因子及其受体信号通路、白细胞介素介导的信号通路、细胞凋亡及生物氧化等多种信号通路，初步揭示了虎杖治疗结直肠癌的多成分、多靶点、多通路的作用机制。孔令豪等发现胃肠安方(太子参、炒白术、茯苓、红藤、牡蛎、夏枯草等)能够抑制瘦素刺激的结肠癌HT-29细胞增殖及VEGF分泌。张桂贤等研究表明，扶正解毒祛瘀方(太子参、薏苡仁、生槐花、知母、当归、黄柏等)联合奥沙利铂(L-OHP)对结肠癌小鼠移植瘤的生长有抑制作用，且两药合用不仅能增强化疗效果，同时也抑制了L-OHP的毒性。张欣悦研究表明，加味四君子汤能有效抑制小鼠CT26大肠癌移植瘤生长，其作用机制可能与下调肿瘤相关巨噬细胞CD_{68}和CD_{206}的表达有关。

孔令豪等研究了清燥救肺汤(桑叶、麦冬、煅石膏、人参、阿胶、胡麻仁等)、黄芩汤(黄芩、芍药、大枣和炙甘草)、片仔癀(三七、牛黄、麝香、蛇胆等)3个中药组方对大肠癌的调控作用机制。阮善明等研究发现，解毒三根汤(藤梨根、水杨梅根、虎杖根组成)可能通过AKT/GSK-3β信号通路，上调E-cadherin、Occludin，下调N-cadherin、Vimentin、Snail、Slug、Twist、ZEB1、AKT、GSK-3β，逆转结肠癌细胞的上皮间质转化(EMT)，从而抗结肠癌侵袭转移。唐蔚等发现，健脾消癌方(人参、白术、法半夏、灵芝、黄芪、茯苓等)抗结直肠癌转移侵袭的药理作用可能与其下调Wnt/β-catenin信号通路的信号分子β-catenin及上调Axin的表达水平并有效降低靶基因MMP-7、CD_{44}的表达水平有关，也是健脾消癌方抗结直肠癌复发转移的重要分子机制之一。俞燕丽等研究表明，连翘提取物能从体外抑制结肠癌5-FU耐药细胞株SW480R的生长，诱导凋亡，其作用机制可能通过抑制PI3K-AKT-mTOR信号通路，最终起到抑制肿瘤生长的作用。

(撰稿：郑智　审阅：陈信义)

【经方治疗恶性肿瘤的研究】

国家中医药管理局于2018年发布了第一批《古代经典名方目录》，是基于泛指“经方”范畴，100首经典方剂分别选自于中国清朝以前著名医家著作所载方剂，如张仲景的《伤寒论》《金匮要略》，唐朝孙思邈所著的《千金翼方》《备急千金要方》，清朝张锡纯的《医学衷中参西录》，清朝王清任的《医林改错》等。2019年，虽然是经典名方治疗恶性肿瘤研究的起始阶段，但已展现良好的开端和应用前景。

1.《伤寒论》《金匮要略》类经方

崔文静等认为，癌症治疗后出现的发热症状可见于六经中任何一经：呕吐和腹泻可见于太阳经、太阴经和厥阴经；便秘则多归为三阳经；疼痛多责于少阴经、厥阴经。依据六经总纲分属阴阳、表里、寒热、虚实，依据典型症状和证型分属六经，并将手术、放化疗、靶向药等现代医学治疗癌症后常见副作用症状归属六经，用仲景方对其治疗，获得了良好的治疗效果。国医大师周岱翰教授认为，《伤寒杂病论》是我国最早理论联系实际的临床诊疗专书，对中医肿瘤学科思想体系的奠定与发展具有深远影响。周教授参悟经方用药法度，重视辨病与辨证相结合，在治疗原发性肝癌等癌病中灵活应用，可达到改善生活质量、延长生存时间的目的，彰显中医的治癌特色。雷靓等从中国知网、万方数据、维普、PubMed查阅关于中医药治疗肺癌咳嗽相关文献资料进行归纳，发现经方在治疗肺癌咳嗽时，大多参与了肿瘤坏死因子α、白细胞介素、内皮素等与炎症反应相关因子水平的调控。邓哲等从《金匮要略》诊疗思维体系出发，探讨肿瘤恶病质的中医诊治思路。对肿瘤恶病质可按“虚劳病”论治，提倡以炙甘草汤为主方，同时随证处方，据证加减，为构建肿瘤恶病质的经方诊疗提供思路与借鉴。吴洁祥等认为，张仲景成书的《伤寒杂病论》中创制的和法及和解方剂，如调和肠胃、和解少阳、调和营卫、和解少阴等治则，在肿瘤治疗中取得很好的疗效，值得进一步研究推广。李家庚教授在30余载临床实践中，对肺癌从厥阴论治，善用经方，疗效良好。

胥孜杭等研究发现，《金匮要略》的泽漆汤可通过上调小鼠体内NK细胞数量，增强其脱颗粒能力。通过肺内注射1×105个LLC-luc细胞建立非小细胞肺癌原位小鼠模型，用泽漆汤(0.171 g/ml)或生理盐水对模型小鼠进行每日灌胃，连续35 d。结果，泽漆汤能够明显抑制肺癌原位模型小鼠肺部荧光信号($P<0.05$，$P<0.01$)，延长小鼠生存期($P<0.01$)；泽漆汤干预后小鼠体内肿瘤中NK细胞显著增多($P<0.01$)，$CD_{107}α$脱颗粒也显著增加($P<0.01$)，可延长小鼠生存期。

2. 其他经方

王一同等认为，中焦脾胃是全身气机升降出入的枢机，消化系统肿瘤术后正气亏虚，加之放、化疗大毒之品的损伤，易导致中焦枢机失司，从而出现一系列胃肠功能紊乱症状，如胃瘫、肠梗阻、便秘、腹泻、呕吐等。从以中焦为本，调畅中焦枢机角度，探讨经方在治疗消化系统肿瘤术后胃肠功能紊乱的应用，显示了良好治疗效果。崔德利在临床善用经方(甘草泻心汤、黄连阿胶汤、四逆散、猪苓汤)化繁就简，常有意外收获，均获良效。

左傅靖总结了刘丽坤教授对乌梅丸的临床应用有独到见解，擅长活用乌梅丸治疗肿瘤晚期诸证，效果显著。翟祁瑞总结了刘怀民教授在临床运用经方(小青龙加石膏汤、真武汤、桂枝加龙骨牡蛎汤、黄芪桂枝五物汤)治疗恶性肿瘤的经验。徐樱总结了徐书应用经方辨证论治肝癌并取得显著疗效的临床经验，徐氏从六经论治，配合专病专药治疗原发性肝癌临床效果显著。王文敏等介绍了王克穷运用经方(四逆汤、交泰丸、吴茱萸汤、越婢加半夏汤、苓桂术甘汤)联合盐酸安罗替尼胶囊治疗晚期卵巢癌晚期患者的报道。

王红玉等用八珍汤防治晚期肺癌化疗所致的骨抑制、胃肠道反应、肝肾功能损害等作用。结果显示，治疗组白细胞、血红蛋白、血小板下降，肝骨功能损害程度、胃肠道反应较对照组轻，活动情况较对照组好。提示八珍汤对减轻化疗药物的毒副作用，恢复骨的造血机能及减轻胃肠道反应，提高患者的生存质量均有较好的效果。

(撰稿：张雅月　陈信义　审阅：孟静岩)

【化疗骨髓抑制的临床研究】

陈云莺将100例晚期乳腺癌患者随机分成观察组和对照组各50例，观察组采用化疗加柴芍六君子汤治疗，对照组单纯化疗方法。结果，观察组有效率80%(40/50)，对照组56%(28/50)；观察组治疗后血红蛋白浓度、白细胞计数、血小板计数高于对照组($P<0.05$)。闫向勇将56例晚期胃癌患者随机分为治疗组和对照组，治疗组采用八珍汤加减联合化疗治疗，对照组单纯化疗方法。结果，治疗组疾病控制率高于对照组；治疗组白细胞减少、恶心、呕吐发生率低于对照组($P<0.05$)。王萍将150例恶性肿瘤患者随分为A组(化疗同时予参芪扶正注射液250 ml/d，连用7 d)、B组(化疗同时予参芪扶正注射液250 ml/d，连用14 d)与C组(单纯化疗)，并进行疗效比较。结果，A组有效率86%(43/50)，B组86%(43/50)，C组84%(42/50)，3组病例临床缓解率比较，无统计学意义($P>0.05$)；B组外周血WBC、Hb、NC高于A组、C组，而PLT低于C组，均有统计学意义($P<0.05$)；B组NK、Th17、Th17/Treg指标高于A组和C组，B组Treg指标低于A组和C组。提示参芪扶正注射液可改善恶性肿瘤化疗患者造血功能(提升白细胞、血小板)，以疗程14 d为佳。孙小慧等将80例中晚期乳腺癌患者随机分为试验组(复方苦参注射液联合新辅助化疗)与对照组(单纯新辅助化疗)，进行比较研究。结果，试验组有效率60.9%(25/41)，对照组48.7%(19/39)；试验组白细胞和血小板降低率明显低于对照组($P<0.05$)。于红等对60例癌症化疗后骨髓抑制患者分为对照组和治疗组。对照组化疗后给予粒

细胞集落刺激因子治疗，治疗组在对照组基础上加用芪胶升白胶囊（黄芪、阿胶、大枣、血人参、淫羊藿、当归等）。结果，治疗组有效率 93.3%(28/30)，对照组 73.3%(22/30)，$P<0.05$；芪胶升白胶囊联合粒细胞集落刺激因子治疗可提高患者外周血常规检测值，降低骨髓抑制发生率。

李春晓等将 61 例宫颈癌患者随机分为对照组和观察组，对照组采用单纯化疗治疗，观察组在对照组基础上加用贞芪扶正颗粒（黄芪、女贞子），21 d 为一个周期，治疗 5 个周期。结果，观察组有效率 76.7%(23/30)，对照组 54.8%(17/31)；观察组血小板降低、血红蛋白、白细胞下降发生率低于对照组($P<0.05$)。麦文杰等选取乳腺癌术后患者 50 例随机分成观察组华蟾素胶囊（华蟾素）联合多西他塞和对照组（多西他塞）治疗。经治 6 周，观察组有效率 96%(24/25)，对照组 76%(19/25)；观察组血小板计数、血红细胞及白细胞减少发生率低于对照组($P<0.05$)。彭林等通过观察 78 例接受化疗的初治非小细胞肺癌患者发现，常规化疗基础上予养正消积胶囊（黄芪、女贞子、人参、莪术、灵芝、绞股蓝等）口服 6 周以上，血液毒性反应发生率低于单纯化疗组($P<0.05$)。谭栋等将 82 例 Bismuth-CorletteⅡ型肝门部胆管癌患者 82 例分为对照组和治疗组各 41 例，对照组用化疗方法（5-氟尿嘧啶注射液、亚叶酸钙注射液、奥沙利铂注射液），治疗组用慈丹胶囊（莪术、山慈姑、马钱子、蜂房、鸦胆子、人工牛黄等）联合化疗。由于部分患者失访。结果，治疗组 1 年生存率 67.6%(25/37)，2 年生存率 48.6%(18/37)，3 年生存率 35.1%(13/37)；对照组 1 年生存率 55.3%(21/38)，2 年生存率 36.8%(14/38)，3 年生存率 23.7%(9/38)；治疗组骨髓抑制发生率低于对照组($P<0.05$)。

曾婷等将 94 例晚期宫颈癌患者随机分为治疗组和对照组，对照组予单纯化疗，治疗组采用复方菝葜颗粒（菝葜、鱼腥草、猫爪草、土鳖虫、款冬花、枸杞子等）联合 DP 化疗方法，21 d 为 1 个化疗周期。经治 4 个周期，治疗组有效率 89.4%(42/47)，对照组 70.2%(33/47)；治疗组白细胞计数、血红蛋白和血小板降低发生率低于对照组($P<0.05$)。

刘冬菊将 70 例恶性肿瘤患者随机分观察组与对照组各 35 例，观察组采用扶正升白汤联合化疗，对照组单纯化疗方法。结果，观察组有效率 97.1%(34/35)，治疗组 82.9%(29/35)，$P<0.05$。冯晓飞将中晚期食管癌患者 106 例随机分为单纯化疗组和中西药治疗组各 53 例，化疗组单纯顺铂氯化钠注射液注射，中西药治疗组在对照组的基础上给予补益制癌饮。结果，中西药治疗组有效率 89.4%(42/47)，对照组 70.2%(33/47)；治疗组骨髓抑制发生率低于化疗组($P<0.05$)。李秀芹等将 72 例中晚期结肠癌患者随机分为两组，对照组采用 FOLFOX4 方案化疗，观察组应用 FOLFOX4 方案化疗联合自拟中药扶正消积汤治疗，2 周为 1 个周期。经治 2 个周期，观察组有效率 50.0%(18/36)，对照组 33.3%(12/36)；观察组骨髓抑制发生率低于对照组($P<0.05$)。潘静云等将 60 例乳腺癌患者随机分为研究组和对照组，研究组进行 FEC 方案化疗＋服用消癌解毒方制剂，连续服用 2 个周期，对照组单纯进行 FEC 方案化疗。结果，两组免疫功能、肿瘤指标、中医证候评分、不良反应等方面的评分来看，研究组患者骨髓抑制发生率低于对照组($P<0.05$)。唐睿将 64 例结直肠癌术后患者随机分为治疗组和对照组，治疗组术后采用 mFOLFOX6 方案化疗并联合扶康汤口服，对照组术后单纯采用 mFOLFOX6 方案化疗。结果，治疗组有效率 90.6%(29/32)，对照组 71.9%(23/32)；治疗 12 周，治疗组白细胞减少、血小板减少、血红蛋白减少较对照组明显减轻($P<0.05$)。施晓丽对 84 例Ⅱ～Ⅲ期女性乳腺癌患者分为联合组与对照组各 42 例，对照组给予 AC 序贯 T 新辅助化疗方案（环磷酰胺、阿霉素、多西他赛），联合组在对照组化疗基础上联合应用清热解毒方，治疗 2 周为 1 个周期。经治 8 个周期，对照组有效率 85.7%(36/42)，联合组 92.9%(39/42)；联合组治疗后血小板、白细胞及中性粒细胞减少发生率均明显低于化疗组($P<0.05$)。周亚萍将 60 例中晚期胃癌患者分为治疗组

和对照组各30例，治疗组采用化疗联合化痰散结法治疗，对照组仅给予化疗方法。结果，治疗组有效率70.0%(21/30)，对照组43.3%(13/30)；治疗组在防治骨髓抑制方面显著优于对照组($P<0.05$)。王鹏飞将86例复发难治性非霍奇金淋巴瘤患者随机分为对照组(化疗)和研究组复方君子汤(黄芪、党参、茯苓、白术、绞股蓝、浙贝母等)配合化疗，21 d为1个周期，连续治疗3个周期。结果，研究组有效率86.1%(37/43)，对照组60.5%(26/43)；研究组白细胞减少、贫血、血小板减少、中性粒细胞减少发生率低于对照组($P<0.05$)。

(撰稿：田劭丹　审稿：陈信义)

［附］　参考文献

C

曹霞，李曾，李翔，等.五味宣痹汤联合手脚食醋浸泡防治HER2阴性晚期胃癌患者XP方案一线治疗所致手足综合征疗效及对免疫功能及生存质量的影响[J].现代中西医结合杂志，2019，28(18)：1959

陈娟，方明治，徐力，等.鸦胆子油乳联合mFOLFOX6方案治疗中晚期大肠癌的临床疗效[J].内蒙古中医药，2019，38(8)：16

陈晓波，郝世凯，王玉亮，等.健脾益肾颗粒对Lewis肺癌小鼠免疫功能的影响[J].中国中西医结合杂志，2019，39(2)：237

陈彦臻，刘沈林.从"疏肝健脾、益气消癥"论治右半结肠癌[J].环球中医药，2019，12(9)：1391

陈云莺，陈乃杰，李天传，等.化疗联合柴芍六君子汤加减治疗晚期乳腺癌50例临床观察[J].云南中医中药杂志，2019，40(3)：52

陈中建，苟菲，张天锋.复方斑蝥注射液辅助结直肠癌根治术治疗结直肠癌的效果及安全性分析[J].中华中医药学刊，2019，37(7)：1718

褚剑锋，林久茂，欧阳学农，等.片仔癀胶囊治疗转移性结肠癌随机双盲对照试验研究[J].中国中西医结合杂志，2019，39(7)：798

崔德利.经方治疗肿瘤相关并发症验案4则[J].江苏中医药，2019，51(1)：58

崔文静，王菊勇.探讨经方在癌症治疗后相关副作用中的六经辨证应用[J].陕西中医，2019，40(12)：1736

D

邓哲，尹周安，胡玉星.结合《金匮要略》虚劳病谈肿瘤恶病质的辨治[J].中医药导报，2019，25(11)：32

F

范婧莹，娄余，张娜，等.三物白散对Survivin-RNA基因沉默转染胃癌SGC-7901细胞凋亡、迁移的影响[J].湖南中医药大学学报，2019，39(8)：937

冯晓飞.补益制癌饮对中晚期食管癌化疗患者生存质量与免疫功能的影响[J].中华中医药学刊，2019，37(4)：1006

G

顾瑞，陈德轩.半夏泻心汤治疗胃癌术后Roux-en-Y滞留综合征思路探析[J].四川中医，2019，37(7)：25

H

何伟，佟雅婧，胡勇.从"伏毒入络"论中晚期肺癌病因病机[J].中国中医药信息杂志，2019，26(11)：5

华杭菊，林久茂，任丽萍，等.清解扶正方联合mFOLFOX4方案治疗晚期大肠癌的疗效观察[J].福建中医药，2019，50(1)：20

华杭菊，张丽枫，任丽萍，等.补肾填精方对Lewis肺癌细胞增值及凋亡的影响[J].光明中医，2019，34(18)：2792

黄欢，胡饶，彭鸿，等.复方苦参注射液对结肠癌荷瘤裸鼠YAP/TAZ表达的影响[J].辽宁中医杂志，2019，46(5)：1093

黄芊，杨小娟，叶凯，等.阳和汤对乳腺癌化疗患者免疫功能指标水平的影响[J].中医临床研究，2019，11(6)：88

黄国栋，曾普华，邓天好，等.曾普华治疗肺癌经验[J].湖南中医杂志，2019，35(5)：20

黄孟欣，胡玲，张云展，等.中药注射剂联合 FOLFOX4 化疗方案治疗胃癌的贝叶斯网状 meta 分析[J].中药药理与临床，2019，35(1)：160

J

季炳武，陈仲伟，陈鳌石.陈鳌石主任诊治肺癌经验述要[J].福建中医药，2019，50(3)：49

贾润霞，董旭辉.四君子汤加减辅助治疗晚期直肠癌临床研究[J].新中医，2019，51(5)：103

贾英丽，徐悦泽，王晶超，等.中医健脾祛瘀法治疗大肠癌疗效分析[J].黑龙江中医药，2019，48(2)：312

K

孔令豪，潘传芳，沈克平.JAK/STAT 信号通路与大肠癌及中医药调控[J].中医药临床杂志，2019，31(4)：785

孔令豪，沈克平，潘传芳.胃肠安方对瘦素干预后人结肠癌细胞增殖以及 VEGF 分泌的影响[J].中国中西医结合消化杂志，2019，27(3)：199

L

雷靓，王立森.经方治疗肺癌咳嗽的研究进展[J].中医药导报，2019，25(20)：122

李佳，陈伟霞，李朝燕，等.胃肠安对人胃癌细胞侵袭转移及 RUFY3、MAPKs 通路的影响[J].中医杂志，2019，60(7)：592

李思，黄琼，王维斯，等."健脾益气生血法"对胃癌贫血患者细胞免疫功能的影响[J].中国中西医结合消化杂志，2019，27(5)：351

李婷，陈孟溪.陈孟溪教授运用中医药理论辨治结肠癌经验撷菁[J].中医临床研究，2019，11(9)：101

李黎，朴炳奎，周雍明.通下逐瘀法治疗直肠癌临床研究[J].陕西中医，2019，40(5)：561

李邦凯，纪浩南，王馨，等.养正消积胶囊辅助 GP 方案治疗晚期非小细胞肺癌临床研究[J].中国中医药信息杂志，2019，26(8)：12

李朝燕，赵爱光，竹永宝，等.基于健脾法探讨中药胃肠安对晚期胃癌的影响[J].中华中医药杂志，2019，34(5)：2012

李春晓，李素红.贞芪扶正颗粒与顺铂和多西他赛化疗方案联用治疗宫颈癌的效果研究[J].药物评价研究，2019，42(3)：501

李大宇，滕萍英.白芷提取物对大肠癌荷瘤裸鼠模型抗肿瘤和免疫调节作用的研究[J].中医药信息，2019，36(5)：8

李海婷，李睿.参芪扶正注射液联合常规西药治疗非小细胞型肺癌近期疗效观察[J].吉林中医药，2019，39(3)：331

李良明.黄芪建中汤含药血清通过下调 Rac1-Pak1/Rock1 通路抑制胃癌 SNU-1 细胞增殖和转移作用机制研究[J].辽宁中医药大学学报，2019，21(9)：59

李荣霖，胡均.西黄胶囊联合培美曲塞治疗晚期结肠癌的临床研究[J].现代药物与临床，2019，34(9)：2790

李瑞玲，张明，高利民.张明治疗大肠癌经验[J].长春中医药大学学报，2019，35(3)：438

李潇潇，傅淑平，樊威，等.尤松鑫治疗结直肠癌经验探析[J].江苏中医药，2019，51(3)：16

李星星，郭勇.郭勇教授运用健脾补肺法治疗"四阶段"肺癌的临证经验[J].浙江中医药大学学报，2019，43(9)：962

李秀芹，张明奎，张斌斌，等.FOLFOX4 化疗联合自拟中药扶正消积汤治疗中晚期结肠癌患者的临床效果及安全性[J].现代中西医结合杂志，2019，28(6)：635

李英芝，杜君.自拟清腹通排汤联合中西医结合护理对胃癌术后胃肠道功能影响[J].辽宁中医药大学学报，2019，21(5)：204

梁乔芳，廖小林，吴洪文.莪术醇对结肠癌细胞 HCT116 的影响及作用机制研究[J].亚太传统医药，2019，15(2)：18

廖山婴，刘超，王蓓蓓，等.复方斑蝥胶囊调控 RhoA/ROCK 信号通路抑制 MNNG 诱导的大鼠胃癌发生[J].中国中西医结合杂志，2019，39(6)：728

刘博，王玉梅，张莉，等.加味十全大补汤联合瑞素治疗老年胃癌术后气血两虚证 35 例临床研究[J].江苏中医药，2019，51(5)：31

刘冬菊.复方中药扶正升白汤对恶性肿瘤患者术后化疗所致白细胞减少症的影响观察[J].云南中医中药杂志，2019，40(7)：44

刘华峰，聂启鸿，卢燕军，等.艾迪注射液联合 GP 方案对晚期非小细胞肺癌的临床疗效及对血清 VEGF 表达和免疫功能的影响[J].江西中医药，2019，50(3)：42

刘莎莎.四君子汤配合认知干预在直肠癌患者中的应用[J].中国中医药现代远程教育，2019，17(15)：68

龙麟，陈静，张叶熙，等.李佩文运用药对治疗癌症经验探析[J].中国中医药杂志，2019，34(1)：137

陆家星，周红光.温潜法辨治肺癌思路浅析[J].吉林中医药，2019，39(8)：981

M

麦文杰，符业祥，吉凯，等.华蟾素胶囊联合多西他塞治疗乳腺癌的临床观察[J].中华中医药学刊，2019，37(8)：1959

孟庆鑫，柴国祥.鸦胆子油乳注射液联合吉非替尼片治疗非小细胞肺癌的临床研究[J].中国临床药理学杂志，2019，35(10)：950

N

倪田田，李平.益气养阴通络方联合阿帕替尼和替加氟治疗晚期胃癌临床观察[J].辽宁中医药大学学报，2019，21(4)：120

O

欧田田，代兴斌.孙雪梅教授治疗恶性淋巴瘤临床经验浅析[J].河北中医，2019，41(2)：165

P

潘静云，程海波.消癌解毒方联合FEC化疗对乳腺癌患者临床疗效的影响[J].中国实验方剂学杂志，2019，25(6)：95

彭林，王静宇，张小陆，等.养正消积胶囊联合化疗治疗非小细胞肺癌疗效观察[J].现代中西医结合杂志，2019，28(9)：941

Q

强睿，储真真.大肠癌的中医研究进展[J].国医论坛，2019，34(4)：68

阙祖俊，罗斌，董昌盛，等.正虚伏毒肺癌研究平台的构建[J].上海中医药杂志，2019，53(4)：11

阙祖俊，武晓秋，罗斌，等.肺癌转移基础研究与中医药转化研究展望[J].世界科学技术(中医药现代化)，2019，21(5)：956

R

阮善明，周萌萌，袁莉，等.解毒三根汤对结肠癌SW480细胞侵袭转移及AKT/GSK-3β信号通路的影响[J].中医杂志，2019，60(16)：1401

S

邵杰，刘包欣子，刘沈林.中药结合西药治疗胃癌患者的临床疗效及对患者肿瘤标志物、免疫功能和生命质量的影响[J].世界中医药，2019，14(4)：966

申俊丽，董鑫，孙宏新.孙宏新教授治疗恶性肿瘤放射性肺损伤临床经验[J].中国中医药现代远程教育，2019，17(17)：21

施晓丽，谢俊.清热解毒法联合新辅助化疗治疗乳腺癌的疗效及对免疫功能和生活质量的影响[J].现代中西医结合杂志，2019，28(12)：1288

宋凤丽，李仝.李佩文运用药对治疗癌症经验探析[J].中国中医药杂志，2019，34(10)：4637

孙兆，严玉月.祛邪消积汤联合放化疗治疗胃癌根治术后腹腔淋巴结转移癌临床观察及对免疫指标的影响[J].中华中医药学刊，2019，37(7)：1737

孙梦瑶，王丹丹，吴秋雪，等.左金丸对胃癌耐药细胞SGC-7901/DDP增殖和糖酵解的抑制作用[J].上海中医药大学学报，2019，33(1)：71

孙明琪，张宁苏.健脾益气养血法改善大肠癌晚期症状的临床观察[J].江西中医药，2019，50(4)：42

孙小慧，游蓉丽，李志远，等.复方苦参注射液(岩舒)联合新辅助化疗对中晚期乳腺癌患者临床疗效、血清肿瘤标志物及不良反应的临床观察[J].辽宁中医杂志，2019，46(8)：1670

T

谭栋，郑康，梁刚，等.慈丹胶囊联合mFOLFOX6方案治疗Bismuth-CorletteⅡ型肝门部胆管癌的临床研究[J].现代药物与临床，2019，34(4)：1084

唐睿，杨向东.扶康汤用于结直肠癌术后辅助化疗患者的临床观察[J].中国肛肠病杂志，2019，39(3)：12

唐蔚，宋程，蒋益兰，等.健脾消癌方对人结肠癌细胞中Wnt信号分子β-catenin、Axin及靶基因MMP-7、CD_{44}的影响[J].湖南中医杂志，2019，35(1)：130

唐幸林子，方灿途，孟金成，等.国医大师周岱翰运用星夏涤痰饮治疗肺癌经验[J].中医药导报，2019，25(8)：35

田建辉，上官文姬.补肾治则在肺癌治疗中应用探讨

[J].辽宁中医药大学学报,2019,21(4):9

W

万顺,李庆霞,胡饶,等.复方苦参注射液对奥沙利铂耐药直肠癌裸鼠移植瘤的影响及与NOX1通路的关系[J].辽宁中医杂志,2019,46(9):1987

汪珺,周慧敏,陈赛里,等.李家庚辨治肺癌验案举隅[J].湖北中医药大学学报,2019,21(5):111

王萍,张岩.参芪扶正注射液对肿瘤化疗患者造血功能和免疫功能的影响[J].北京中医药,2019,38(7):713

王倩,李蒙丽,夏孟蛟,等.基于营卫理论探讨结直肠癌的病理生理[J].四川中医,2019,37(3):26

王红玉,王保小.八珍汤对肺癌化疗所致机体损伤的影响[J].世界最新医学信息文摘,2019,19(97):196

王鹏飞.复方君子汤配合CHOPE方案治疗复发难治性非霍奇金淋巴瘤临床研究[J].新中医,2019,51(8):190

王文敏,王克穷,赵一帆,等.经方联合盐酸安罗替尼治疗卵巢癌晚期1例[J].天津中医药,2019,36(9):901

王鑫荣,蔡小平,张俊萍,等.蔡小平教授治疗肺癌分阶段的经验总结[J].时珍国医国药,2019,30(8):1997

王亚坤,邹媛媛,裴静波.南方红豆杉水提物逆转胃癌细胞NCI-N87荷瘤裸鼠曲妥珠单抗耐药实验研究[J].中医学报,2019,34(8):1700

王一同,周琴,郑俊超,等.基于调畅中焦枢机探讨经方论治消化系统肿瘤术后胃肠功能紊乱[J].环球中医药,2019,12(10):1533

王永锋,吴洁.抗癌平丸联合卡培他滨治疗直肠癌的临床研究[J].现代药物与临床,2019,34(7):2142

王玉梅,刘博,周少英,等.十全大补汤辅助肠内营养支持治疗胃癌术后患者的临床研究[J].现代中西医结合杂志,2019,28(21):2309

王玉梅,张莉,刘博.十全大补汤肠内营养治疗胃癌术后气血两虚证临床观察[J].河北中医,2019,41(2):195

王玉梅,张莉,周少英,等.十全大补汤辅助肠内营养对胃癌术后(气血两虚证)患者营养状况及免疫功能的影响[J].中国中医急症,2019,28(2):266

邬明歆,李小江,牟睿宇,等.消岩汤姑息治疗非小细胞肺癌疗效的回顾性研究[J].时珍国医国药,2019,30(6):1424

吴娟,滕钰浩,董伟,等.健脾养胃方加减对胃癌化疗患者肠道菌群的影响[J].中医杂志,2019,60(6):497

吴超勇,张培彤,刘槟,等.近10年现代医家治疗胰腺癌临床经验总结[J].辽宁中医杂志,2019,46(3):656

吴春晓,缪佳.益气养阴解毒方辅助厄洛替尼靶向治疗对晚期非小细胞肺癌患者血清糖类抗原199、环氧化酶2和免疫功能的影响[J].河北中医,2019,41(2):238

吴浩祥,张哲,沈创鹏.仲景"和法"在肿瘤治疗中的运用思路探讨[J].中医肿瘤学杂志,2019,1(3):67

吴时礼,徐振晔,邓海滨.徐振晔运用益气养精抑癌解毒法治疗肺癌经验[J].上海中医药杂志,2019,53(2):23

X

徐樱,翟昌明,黄一茜,等.徐书运用经方治疗原发性肝癌经验[J].四川中医,2019,37(3):13

胥孜杭,朱杨壮壮,张飞,等.泽漆汤对肺癌原位模型小鼠的抑制作用[J].中国实验方剂学杂志,2019,25(14):6

薛金洲.生血方穴位贴敷联合化疗对脾肾两虚型晚期胃癌患者骨髓抑制的影响[J].河北中医,2019,41(7):1053

Y

闫向勇,李俊,蔺彩娟,等.加味八珍汤在晚期胃癌患者化疗中的应用研究[J].世界中西医结合杂志,2019,14(4):540

闫玉兰,张春艳,刘凤婷,等.四逆汤协同壮观霉素B1诱导PTEN与SUMO1解离治疗肺癌的研究[J].中草药,2019,50(9):2127

严卿莹,叶晔,冯冠,等.基于网络药理学的虎杖治疗结直肠癌作用机制研究[J].中国中医药信息杂志,2019,26(4):96

杨君,邢向荣,高宏,等.加味香砂六君子汤抑制胃癌细胞增殖、侵袭及其机制的研究[J].中医学报,2019,34(10):2164

杨保伟,莫淑婵,田甜.自拟健脾活血益气汤联合XELOX方案治疗晚期直肠癌临床研究[J].四川中医,2019,37(3):111

杨文笑,焦丽静,姚嘉麟,等.养阴解毒方对肺癌A549细胞增殖、凋亡及H3K27Me3修饰变化的影响[J].中医杂志,2019,60(15):1330

杨燕青,唐逸韵,邓皖利,等.健脾解毒方对大肠癌高危人群干预作用的临床研究[J].江苏中医药,2019,51(1):40

叶会玲，耿刚.耿刚主任治疗直肠癌的经验总结[J].内蒙古中医药，2019，38(5)：73

应杉，荣震，陈亚栋，等.中药复方对人肺腺癌 A549 细胞作用机制研究进展[J].辽宁中医杂志，2019，46(10)：2217

于红，王维涛，嵇钧安，等.芪胶升白胶囊联合粒细胞集落刺激因子治疗癌症化疗后骨髓抑制疗效观察[J].现代中西医结合杂志，2019，28(6)：621

于建华，江正龙，王宁军，等.补中益气汤改善癌因性疲乏[J].吉林中医药，2019，39(7)：886

余涛，唐晓玲.益气清毒法治疗结肠癌思路探析[J].实用中西医结合临床，2019，19(5)：133

余晓珂，任平.四君子汤加减联合肠内营养对胃癌术后患者免疫功能的影响[J].中医学报，2019，34(3)：621

俞燕丽，傅睿.连翘提取物通过 PI3K-AKT-mTOR 信号通路逆转结肠癌氟尿嘧啶耐药细胞株的研究[J].新中医，2019，51(5)：27

袁旭，龚爱琴，李敬瑜，等.范忠泽"扶正法"治疗肺癌经验概述[J].浙江中医杂志，2019，54(8)：556

Z

曾婷，袁志平.复方菝葜颗粒联合 DP 方案治疗晚期宫颈癌的疗效观察[J].现代药物与临床，2019，34(6)：1822

曾珠，孙剑峰，张巍，等.基于"久病及肾"理论论治扶正抑癌 1 号方联合 GP 化疗治疗晚期非小细胞肺癌的临床观察[J].中药药理与临床，2019，35(2)：134

翟祁瑞，刘怀民.刘怀民教授运用经方治疗恶性肿瘤案例举隅[J].中国民族民间医药，2019，28(5)：43

张萍.半夏泻心汤辛开苦降法治疗结肠癌的临床效果[J].深圳中西医结合杂志，2019，29(17)：47

张彬，莫伟明，阮勇.复方苦参注射液结合 FOLFOX4 方案治疗结直肠癌的相关指标变化分析[J].世界中医药，2019，14(6)：1485

张玉，张青，胡凤山.郁仁存治疗肠癌经验探析[J].中国中医药信息杂志，2019，26(3)：122

张桂贤，赵秀梅，刘晓芸，等.扶正解毒祛瘀方联合奥沙利铂对人结直肠癌裸鼠移植瘤的影响[J].中国中西医结合外科杂志，2019，25(4)：584

张栓宝，严宁娟，张燕平.复方斑蝥胶囊对非小细胞肺癌患者围术期血清炎症因子及免疫功能的影响[J].陕西中医，2019，40(7)：890

张欣悦，钟融，崔洪蛟，等.加味四君子汤对小鼠 CT26 大肠癌移植瘤的抑制作用及肿瘤相关巨噬细胞 CD_{68}、CD_{206} 蛋白表达的影响[J].上海中医药大学学报，2019，33(2)：61

赵璐，倪依群.逍遥散治疗晚期结直肠癌肝气郁结证的临床研究[J].中医药导报，2019，25(5)：110

赵玉峰，裴可，李秀荣.李秀荣教授治疗肺癌临证荟萃[J].四川中医，2019，37(1)：13

郑俊超，左明焕.基于聚类分析总结左明焕教授治疗结肠癌的用药规律及经验[J].世界中西医结合杂志，2019，14(8)：1057

周舟，张英，董军，等.中医药预防非小细胞肺癌术后复发转移优势患者的中医学特征[J].中国中医药信息杂志，2019，26(1)：23

周岱翰.《伤寒杂病论》治癌优势原理与经方辨治肝癌临床运用[J].中医肿瘤学杂志，2019，1(4)：1

周亚萍，关徐涛，左新华.化痰散结法联合化疗治疗中晚期胃癌[J].中医学报，2019，34(2)：357

朱静，尚广彬，张洁等.自噬在中医药治疗肿瘤中的作用研究进展[J].中国实验方剂学杂志，2019，25(21)：220

朱津丽，李小江，贾英杰.贾英杰教授运用"扶正解毒祛瘀法"在非小细胞肺癌维持期的治疗经验[J].天津中医药，2019，36(8)：739

朱赛君，沈明勤，许尤琪.益肺散结方对小鼠 Lewis 肺癌组织 Bcl-2、Bax、MMP-9 表达的影响[J].现代中西医结合杂志，2019，28(9)：920

祝永福，张东伟，宇明慧，等.艾迪注射液联合化疗对晚期胃癌患者临床疗效及癌因性疲乏、生活质量的影响[J].湖北中医药大学学报，2019，21(4)：29

邹忠丽，林筱蓉，刘春桂.参莲胶囊联合替吉奥治疗晚期胃癌的临床研究[J].现代药物与临床，2019，34(5)：1520

左博靖，刘丽坤.刘丽坤教授运用乌梅丸治疗肿瘤晚期患者不良反应经验[J].亚太传统医药，2019，15(12)：95

（四）内　科

【概述】

2019 年，公开发表的中医药治疗内科疾病的期刊论文约 8 350 余篇，其中消化系统约占 19.16%，循环系统约占 18.50%，神经系统约占 13.63%，呼吸系统约占 12.72%，新陈代谢约占 12.67%，精神系统约占 8.35%；其余依次为泌尿系统、结缔组织免疫系统、内分泌系统、中医急症及血液系统等。在 2019 年立项的国家自然科学基金项目中，内科项目有 219 项，其中循环系统 46 项、消化系统 39 项、泌尿系统 25 项、新陈代谢系统 25 项、呼吸系统 24 项、神经系统 22 项、精神系统 14 项、结缔组织免疫系统 11 项、中医急症 7 项、血液系统 3 项、内分泌系统 3 项。2019 年由各类基金项目资助的论文约 1 300 篇，内容涵盖了中医临床研究、中西医结合治疗与研究、实验研究及经验总结等。

1. 中医急症

文献约 90 余篇，研究主要集中在脓毒症（约占 60.4%），其余依次为急性呼吸窘迫综合征、多器官功能障碍综合征等。各类基金项目论文 19 篇。

张欢等将 60 例脓毒症患者根据病情严重程度分为脓毒症组、严重脓毒症组、脓毒症休克组，每组又随机分为大黄治疗组与常规治疗组。此两组均予常规治疗，大黄治疗组加用大黄煎剂（大黄、乌梅）保留灌肠，常规治疗组加用生理盐水保留灌肠，疗程均为 7 d。结果，与脓毒症、严重脓毒症、脓毒症休克 3 组的常规治疗组分别比较，相对应的各大黄治疗组的血中内毒素阳性率、降钙素原阳性率均明显下降（均 $P<0.05$）。研究提示，脓毒症患者存在肠道黏膜通透性增加，内毒素吸收入血；降钙素原与脓毒症病情严重程度呈正相关，而大黄煎剂可降低内毒素、降钙素原，有辅助治疗脓毒症的作用。陈莉云等将 60 例脓毒症毒热内盛证患者随机分为两组，均予西医常规治疗（抗感染、抗休克、保持水电解质平衡及营养支持），治疗组加服解毒祛瘀中药免煎颗粒（生大黄、玄参、黄芪、当归、赤芍药、桃仁），对照组加用安慰剂，疗程均为 10 d。结果，治疗组总有效率 86.7%（26/30），对照组 73.3%（22/30），$P<0.05$。与对照组比较，治疗组的中医证候评分、感染相关器官功能衰竭评分（SOFA）均显著降低，IL-6、TNF-α 水平均明显降低，治疗组可溶性内皮细胞蛋白 C 受体（sEPCR）、血栓调节蛋白（TM）水平均降低（$P<0.01$，$P<0.05$）。

2. 呼吸系统

文献约 1 060 余篇，其中慢性阻塞性肺疾病约占 30.8%、哮喘（支气管哮喘、咳嗽变异性哮喘）约占 16.2%、慢性咳嗽 15.0%、肺炎约占 12.1%，其余为支气管扩张、肺间质纤维化等疾病。各类基金项目论文约 170 余篇。

杨宏志等将 84 例慢性持续期支气管哮喘患者随机分为两组，对照组采用布地奈德福莫特罗粉吸入剂吸入治疗。治疗组在此基础上加用仙芪养络安喘方（仙灵脾、黄芪、补骨脂、五味子、地龙、苏子等），均以 4 周为 1 个疗程，连续治疗 2 个疗程，并随访 1 年。结果，两组哮喘控制测试问卷评分（ACT）、6 min 步行距离（6MWD）均有所提高，治疗组更甚（$P<0.05$）；年均急性发作次数与年均住院次数均减少，治疗组减少更明显（$P<0.05$，$P<0.01$）；用力肺活量（FVC）、第 1 s 用力呼气容积（FEV1.0）、1 秒率

(FEV1.0/FVC)、峰流速(PEF)等均有所改善,以治疗组改善程度更为明显($P<0.05$, $P<0.01$)。贾琳等将100例咳嗽变异性哮喘风盛挛急证患者随机分为两组,对照组予布地奈德福莫特罗粉吸入剂吸入治疗,治疗组在此基础上加服荆蝉止嗽颗粒(荆芥、蝉蜕、僵蚕、桔梗、蜜麻黄、苦杏仁等),疗程均为8周。结果,两组FeNO、外周血EOS计数及血清TNF-α、IL-6水平均显著降低,IL-10水平均显著升高,治疗组更甚(均$P<0.05$)。白文梅等将84例特发性纤维化气阴两亏证患者随机分为两组,对照组口服吡非尼酮,治疗组在此基础上联合加味麦门冬汤(麦冬、粳米、黄芪、人参、五味子、山茱萸等)治疗,疗程均为3个月。结果,两组中医证候积分均降低,FVC、FEV1/FVC、一氧化碳弥散量(DLCO)增高,HA、LN、PCⅢ水平均降低,治疗组更甚(均$P<0.05$)。

有关"慢性支气管炎的治疗与研究""慢性阻塞性肺疾病的治疗与研究"详见专条。

3. 循环系统

文献约1 540余篇,其中冠心病约占25.31%、高血压约占14.95%、心力衰竭约占23.00%、心绞痛约占16.57%,其余为动脉粥样硬化、心肌梗死、心律失常、心肌缺血、慢性心力衰竭等。各类基金项目论文约220余篇。

何文锦等将147例经皮冠状动脉介入治疗(PCI)术后属气虚血瘀证及心血瘀阻证患者随机分为两组,对照组采取西医药物基础治疗(口服阿司匹林肠溶片、氯吡格雷、培哚普利、琥珀酸美托洛尔缓释片、硝酸异山梨酯片、瑞舒伐他汀片等),治疗组在此基础上加用温肾活血方(附片、肉桂、生地黄、黄芪、当归、三七粉等),疗程均为4周。结果,与对照组比较,治疗组中医证候评分、明尼苏达心功能质量表评分显著降低,6 min步行距离显著增加,西雅图心绞痛量表评分显著提高(均$P<0.01$),左心室射血分数(LVEF)及舒张早期/舒张晚期最大血流速度(E/A)明显提高(均$P<0.05$)。管志伟等将148例病毒性心肌炎(VMC)痰热互结证患者随机分为两组,对照组给予补液、营养心肌等常规支持治疗,观察组在此基础上加用小陷胸汤合丹参饮方剂(瓜蒌、丹参、川芎、半夏、桂枝、砂仁等),均以14 d为1个疗程,治疗2个疗程。结果,观察组总有效率91.9%(68/74),对照组78.4%(58/74),$P<0.05$;两组IL-6、IL-2、TNF-α、INF-γ、CD_8^+、AST、LDH、CK、CK-MB、ET-1、MDA水平均降低,CD_4^+、CD_4^+/CD_8^+、CD_3^+、NO、SOD均升高($P<0.05$),上述指标观察组的变化更为明显($P<0.05$)。

有关"急性心肌梗死的治疗与研究""高血压病的治疗与研究"详见专条。

4. 消化系统

文献约1 600余篇,其中消化性溃疡约占19.1%、胃炎约占18.6%、肠炎约占14.0%、便秘约占9.4%,其余为肠易激综合征、脂肪肝、功能性消化不良、肝纤维化、幽门螺旋杆菌感染等。各类基金项目论文约290余篇。

王锦等介绍单兆伟运用透法辨治胃食管反流病经验。单氏认为其病机以脾虚为本、郁热为标,确立"透法"为总则,临证分别以宣透(柴胡、黄芩、川芎、法半夏、太子参、炒白芍药等)、渗透(黄芪、麸炒白术、法半夏、麦冬、炒黄芩、仙鹤草等)、润透(北沙参、麦冬、浙贝母、煅乌贼骨、法半夏、麸炒白术等)、通透(启膈散加减)、清透(半夏泻心汤加减)治之。郭珊珊等介绍刘启泉临证经验。刘氏主张"病下辨证",治疗上常以风药、化湿药、清热药、平补药来恢复脾胃正常的升降功能。因胃气上逆者,喜用风药(偏寒者加荆芥、防风等,偏热者加桑叶、菊花、柴胡),取风药之轻扬上浮之性,能够升发脾阳,脾气升则胃气降;因湿浊内蕴者,常用芳香化湿之品,如石菖蒲、郁金、藿香、佩兰、豆蔻等化湿醒脾;因肝郁火旺者,常选用蒲公英、冬凌草、黄连等清泄郁热;因脾胃气虚者,用红景天、山药、砂仁、仙鹤草等补脾之不足。

马兴婷等将94例慢性浅表性胃炎寒热错杂证

患者随机分两组，对照组口服雷贝拉唑钠肠溶片，试验组以乌梅丸方化裁的中药免煎颗粒治疗，并随症加减。治疗4周，与对照组比较，试验组证候总积分、GEDPRO-CG评分均降低，PGI升高(均 $P<0.05$)。

有关“胃癌前病变的治疗与研究”“溃疡性结肠炎的治疗与研究”“非酒精性脂肪肝的治疗及实验研究”“肝纤维化的治疗及实验研究”“肝硬化及并发症的治疗”详见专条。

5. 泌尿系统

文献约620余篇，其中肾炎约占20.42%、肾衰竭约占13.02%、肾病综合征约占10.77%，其余为IgA肾病、尿路感染等。各类基金项目论文约100余篇。

宋菊将100例原发性肾病综合征脾肾阳虚证患者随机分为两组，对照组予西医常规治疗，观察组在此基础上予加味防己黄芪汤(黄芪、防己、白术、甘草、茯苓、薏苡仁等)，并随症加减治疗，疗程均为3个月。结果，观察组总有效率84.0%(42/50)，对照组66.0%(33/50)，$P<0.05$；两组24 h尿蛋白、CHOL均明显减少，ALB升高，Hs-CRP、IL-8均明显下调，PT均增加，TLR、TLR7均降低，均以治疗组更甚(均 $P<0.05$)；两组PLT的减小程度未见明显差异($P>0.05$)。袁杭海等将120例慢性肾病伴肾小管间质损害肾阳虚证患者随机分为两组，对照组给予基础治疗及谷胱甘肽片，治疗组在此基础上予温补固肾方免煎颗粒(党参、山茱萸、芡实、枸杞子、覆盆子、菟丝子等)，疗程均为12周。结果，治疗组总有效率71.7%(43/60)，对照组31.7%(19/60)，$P<0.05$；两组NAG、RBP、24小时尿蛋白定量水平均降低，其中治疗组NAG、24小时尿蛋白定量降低更为明显(均 $P<0.05$)。

有关“慢性肾小球肾炎的治疗及实验研究”“慢性肾衰竭的实验研究”详见专条。

6. 血液系统

文献约100余篇，其中贫血约占23.53%、紫癜约占23.53%，血小板减少症约占29.41%，其余为白细胞减少症、骨髓增生异常综合征等。各类基金项目论文21篇。

侯鸿燕等将60例骨髓增生异常综合征患者随机分为两组，对照组予常规西药治疗，包括口服维甲酸片、十一酸睾酮胶囊，较高危者肌肉注射阿糖胞苷等，观察组在此基础上加服填髓解毒方(党参、黄芪、菟丝子、当归、补骨脂、半枝莲等)，疗程均为3个月。结果，观察组总有效率83.3%(25/30)，对照组56.7%(17/30)，$P<0.05$；与对照组比较，观察组四项外周血象(RBC、WBC、PLT、Hb)指标均有不同程度的改善(均 $P<0.05$)。

有关“再生障碍性贫血的治疗与研究”“原发性免疫性血小板减少症的证治及临床研究”“过敏性紫癜的治疗与研究”详见专条。

7. 内分泌系统

文献约180余篇，其中甲状腺相关疾病约占81.48%、肥胖约占12.17%，其余为特发性水肿等。各类基金项目论文21篇。

李梦迪等将55例单纯性肥胖症胃热湿阻证患者随机分为两组，对照组采用控制饮食配合适量运动的方法，治疗组在此基础上加用佩连麻黄方(佩兰、黄连、麻黄)，均治疗12周。结果，与对照组比较，治疗组体重、BMI明显降低($P<0.01$)；TC、TG、LDL-C水平均明显下降($P<0.05$，$P<0.01$)。

有关“桥本氏甲状腺炎的治疗及临床研究”详见专条。

8. 新陈代谢系统

文献约1 050余篇，研究主要集中在糖尿病及并发症(约占76.0%)、痛风及并发症(约占10.0%)，其余为高尿酸血症、高脂血症等。各类基金项目论文约170篇。

张健俊等将112例高脂血症痰浊血瘀证患者随机分为治疗组与对照组，分别给予红杏丸(红曲、银杏叶、沙棘、泽泻、决明子、丹参等)与安慰剂口服，疗程均为 60 d。除治疗组脱落 4 例，对照组脱落 5 例外。结果，治疗组总有效率 77.0%(39/52)，对照组 19.6%(10/51)，$P<0.05$；与对照组比较，治疗组 TC、TG 值，TNF-α、IL-6 均降低，HDL-C 值升高($P<0.01$，$P<0.05$)。

有关“2 型糖尿病的治疗与临床研究”“糖尿病肾病的治疗与研究”“代谢综合征的治疗与研究”详见专条。

9. 神经系统

文献约 1 130 余篇，其中中风约占 36.11%、头痛约占 10.02%，其余为帕金森病、癫痫、面神经麻痹等。各类基金项目论文 140 余篇。

汤光花等将 86 例癫痫患者分为两组，对照组予拉莫三嗪及丙戊酸钠治疗，观察组在此基础上予安脑丸(人工牛黄、猪胆汁粉、朱砂、冰片、水牛角浓缩粉、珍珠等)口服，均治疗 6 个月。结果，观察组总有效率 88.4%(38/43)，对照组 67.4%(29/43)，组间比较 $P<0.05$。与对照组比较，观察组 5-HT 含量升高，IL-1β、IL-6 mRNA 水平及 IL-8、TNF-α 水平均降低(均 $P<0.05$)。王长德等将 64 例发作期偏头痛患者随机分为两组，对照组口服盐酸氟桂利嗪胶囊，中药组口服通经活络方(柴胡、黄芩、白芍药、葛根、徐长卿、川芎等)，疗程均为 21 d，随访 1 个月。结果，中药组总有效率 93.8%(30/32)，对照组 81.3%(26/32)，$P<0.05$；两组血浆 ET、CGRP 水平均有所降低，中药组更甚($P<0.05$)。

有关“缺血性中风的治疗与临床研究”详见专条。

10. 结缔组织免疫系统

文献约 240 余篇，其中类风湿关节炎约占 60.58%，其余为强直性脊柱炎约占 11.02%，其次为系统性红斑狼疮、重症肌无力等。各类基金项目论文约 50 余篇。

杨文雪等将 64 例强直性脊柱炎(AS)肾虚督寒证患者随机分为两组，西药组口服塞来昔布胶囊，中药组予补肾舒脊颗粒(骨碎补、狗脊、桂枝、鹿角、杜仲、秦艽等)，给药 12 周。结果，两组的异位骨化相关因子 Dickkopf 相关蛋白 1(DKK-1)、骨硬化蛋白(SOST)水平均升高，骨形态发生蛋白-7(BMP-7)、CRP 水平均降低，中药组更甚(均 $P<0.05$)。

有关“类风湿关节炎的治疗与研究”“重症肌无力的治疗与研究”详见专条。

11. 精神系统

文献约 690 余篇，其中失眠约占 23.82%，抑郁症约占 15.78%、其余为痴呆、焦虑症、精神分裂症等。各类基金项目论文约 140 余篇。

张绪伟等将 86 例老年广泛性焦虑症患者随机分为两组，对照组口服枸橼酸坦度螺酮片，治疗组在此基础上口服柏子养心丸(柏子仁、党参、炙黄芪、川芎、当归、茯苓等)，均治疗 4 周。结果，治疗组总有效率 95.4%(41/43)，对照组 79.1%(34/43)，组间比较 $P<0.05$。两组 HAMA、SAS 和 PSQI 量表评分均降低，IgG、IgA、IgM 水平均升高，治疗组更甚(均 $P<0.05$)。与对照组比较，治疗组神经递质水平明显降低(均 $P<0.05$)。

高超等将 120 例首发精神分裂症患者随机分为两组，对照组口服利培酮片，研究组在此基础上加服清心定志汤(黄芩、石菖蒲、陈皮、郁金、木香、枳实等)，均治疗 8 周。结果，研究组总有效率 96.7%(58/60)，对照组 81.7%(49/60)，组间比较 $P<0.05$。治疗后，与对照组比较，研究组韦氏记忆量表评分(WMS)、简明精神状态量表(MMSE)评分均升高，miR-132、miR-137、miR-206 水平均降低(均 $P<0.05$)；研究组不良反应发生率为 15.0%，对照组为 40.0%($P<0.05$)。

有关“失眠症的证治与临床研究”“抑郁症的治疗与研究”“血管性痴呆的治疗与研究”详见专条。

(撰稿：余小萍　审阅：周永明)

【慢性支气管炎的治疗与研究】

徐达等介绍朱启勇诊治慢性支气管炎急性发

作期经验，认为该病的基本病机为“外邪引动伏痰”，并根据痰浊从寒化及热化的不同，将其分为痰热蕴肺证及寒痰阻肺证，分别制定痰热合剂（生苡仁、冬瓜仁、鱼腥草、金荞麦、黄芩、桔梗等）与寒痰合剂（炙麻黄、桂枝、半夏、茯苓、细辛、干姜等）进行治疗。

李岩等将106例风寒外束痰热内蕴证患者，随机分为两组，对照组予西医常规对症处理（口服盐酸氨溴索片、头孢克洛缓释片），观察组在此基础上加服越婢加半夏汤化裁成的汤药（炙麻黄、生石膏、黄芩、白芍药、白芥子等），并随症加减，均连续治疗2周。结果，治疗组总有效率92.6%(49/53)，对照组75.5%(40/53)，组间比较$P<0.05$。与对照组比较，治疗组血清TNF-α、sICAM-1水平下降，IL-10、IFN-γ水平升高（均$P<0.05$）。林勇等将80例急性加重期患者随机分为两组，对照组采用常规西药（左氧氟沙星片、氨茶碱片、盐酸溴已新片）口服治疗，观察组在此基础上加用《四圣心源》之下气汤（杏仁、陈皮、甘草、茯苓、法半夏、五味子等），并随证加减。疗程均为2周。结果，治疗组总有效率95.0%(38/40)，对照组80.0%(32/40)，组间比较$P<0.05$。姚建军将80例老年急性加重期患者随机分为两组，均予止咳、化痰、抗感染及吸氧等对症治疗，治疗组加服解毒润肺清金汤（金银花、鱼腥草、黄芩、知母、苇茎、沙参等），疗程均为14 d。结果，治疗组总有效率92.5%(37/40)，对照组75.0%(30/40)，组间比较$P<0.05$；与对照组比较，治疗组咳嗽、发热、咯痰、喘息等症状持续时间均缩短（均$P<0.05$）。

凌嫘等采用脂多糖-香烟烟雾诱导法造模，将60只SPF级大鼠随机分为空白组、模型组、宣肺止咳合剂组、疏风宣肺汤（前胡、桔梗、苦杏仁、薄荷、忍冬藤、蓝布正等）组，空白组正常饲养，其他组造模成功后分别予以生理盐水、宣肺止咳合剂、疏风宣肺汤灌胃1周。结果，与空白组比较，模型组血清中TNF-α水平增高，肺组织中的TNF-αmRNA、TNF-α蛋白、p-p38 MAPK蛋白的表达均增高（均$P<0.05$）。与模型组比较，给药组上述指标均降低，疏风宣肺汤组更甚（均$P<0.05$）。姜若愚等以相同造模及实验方法，研究疏风宣肺汤对慢性支气管炎大鼠p38MAPK/ATF-2信号转导通路的作用。结果，与宣肺止咳合剂组比较，疏风宣肺汤组p38MAPK蛋白表达含量、肺泡巨噬细胞计数及ATF-2蛋白表达含量均降低（均$P<0.05$）。研究提示，疏风宣肺汤可能通过抑制p38MAPK/ATF-2信号通路表达，减少细胞因子炎症介质等促炎因素的产生，从而抑制慢性支气管炎症的发生。

（撰稿：吴欢　审阅：余小萍）

【慢性阻塞性肺疾病的治疗与研究】

唐卓然等探析肺血络病病因病机、发病证候、预后规律及肺络微型癥瘕的形成，结合慢性阻塞性肺疾病（COPD）重要病理特征（气道重构肺实质变化及血管重塑），提出血管重塑的肺络微型癥瘕痹阻肺血络病机假说，应予益气（黄芪）消癥通络（水蛭、广地龙、鳖甲、猪牙皂等）法进行干预。龚年金等介绍洪广祥以温法治疗COPD经验。洪氏认为其发病的中心环节是气阳虚弱、痰瘀伏肺，提出“治肺不远温”，治法有六：甘温补气，辛热扶阳，温化痰饮，温通经脉，温肺散寒，温清并用。常选用益气护卫汤（生黄芪、防风、白术、仙茅、淫羊藿、桂枝等），温阳护卫汤（益气护卫汤减仙茅、淫羊藿，加用补骨脂、葫芦巴），小青龙汤、苓桂术甘汤、肾气丸、真武汤合五苓散等，阳和汤加减，温肺煎（生麻黄、生姜、细辛、紫菀、矮地茶、天浆壳等），越婢加半夏汤加减治疗。张莹雪等探讨姜良铎治疗COPD组方用药规律。以2003年3月—2015年8月录入姜良铎医案库的医案为主要检索目标，将关联规则分析出的药物组合与临床验证。结果，对药组合主要包括白芍-枳壳、枳实-苏子、苏梗-柴胡、黄芩-杏仁、枳实-杏仁等；三药组合主要包括黄精-紫菀-瓜蒌，贝母-知母-丹参，瓜蒌-知母-丹参，知母-赤芍药-瓜蒌，丹参-紫河车-黄芩，赤芍药-紫河车-黄芩等。研究提示，姜氏治疗COPD祛邪以清肺泻热、清热化痰、通腑泄热、活血化瘀为主；扶正以补益肺、脾、肾气阴虚为主。

汤俊起等将100例处于急性加重期COPD痰热壅肺证患者随机分为两组，对照组采用抗生素、支气管扩张剂、糖皮质激素等常规治疗，观察组在此基础上加服益肺化痰定喘汤(鱼腥草、白花蛇舌草、全瓜蒌、龙血树、枇杷叶、茯苓等)，均治疗14 d。结果，治疗组总有效率92.0%(46/50)，对照组76.0%(38/50)，组间比较$P<0.05$。与对照组比较，观察组治疗后FVC、FEV1及FEV1/FVC明显增大；血清IL-1β、COX-2、PGE2水平降低；CD_4^+、CD_4^+/CD_8^+升高，CD_8^+降低(均$P<0.05$)。张基磊等将56例急性加重期阴虚内热证患者随机分为两组，对照组予常规疗法，治疗组在此基础上加用玉女煎保留灌肠，疗程均为7 d。结果，治疗组总有效率96.4%(27/28)，对照组78.6%(22/28)，$P<0.05$；与对照组比较，治疗组FVC、FEV1均增大(均$P<0.05$)。

梁斌等将30例COPD患者采用密度梯度离心法从外周血获取单个核细胞，将其接种在人纤维连接蛋白包被的培养板培养7 d后，通过荧光染色鉴定为内皮祖细胞(EPCs)。EPCs分为对照组及姜黄素高、中、低剂量(15、10、5 μmol/L)组，6个/组。各组培养24 h后进行相关检测。结果，与对照组比较，姜黄素中、高剂量组细胞数量与增殖能力均明显增加，姜黄素各剂量组血管生成能力均增加($P<0.05$，$P<0.01$)，且与姜黄素剂量成正比。与对照组同时间比较，姜黄素高剂量组在12、24、48 h时细胞增殖能力和血管生成能力均增加($P<0.05$，$P<0.01$)。研究提示，姜黄素可促进COPD患者EPCs的增殖能力及血管生成能力，且姜黄素高剂量效果最好。

(撰稿：吴欢　审稿：余小萍)

【急性心肌梗死的治疗与研究】

何慧等将132例急性心肌梗死PCI术后患者随机分为两组，对照组给予常规治疗，包括口服阿司匹林、氯吡格雷、单硝酸异山梨酯，肌肉注射低分子肝素等，观察组在此基础上再服用加味黄芪桂枝五物汤(黄芪、丹参、白芍药、川芎、薤白、黄连等)。结果，观察组总有效率92.4%(61/66)，对照组80.3%(53/66)，$P<0.05$；两组中医证候积分、LVEDD、LVESD、TNF-α、hs-CRP、IL-6水平均降低，LVEF水平升高；全血高切黏度、全血低切黏度、血浆黏度、纤维蛋白原水平均降低，且观察组更甚(均$P<0.05$)。

李鑫辉等探讨丹参通络解毒汤(丹参、玄参、当归、黄连、生地黄、金银花等)联合骨髓干细胞移植对AMI大鼠心肌纤维化的影响及作用机制。以结扎冠脉左前降支(LAD)造模，将60只SD大鼠随机分为假手术组、模型组、BMSCs移植组、中药组(丹参通络解毒汤)、联合组(丹参通络解毒汤+BMSCs移植)。分别灌胃，连续14 d。结果，与假手术组比较，各组大鼠EPCR及TM蛋白表达下降，NO水平降低，ET-1、PIIIP、PIVP水平升高，心肌均产生不同程度的胶原纤维(均$P<0.01$)。与模型组比较，BMSCs移植组、中药组及联合组EPCR及TM蛋白表达及NO水平均显著上升，ET-1、PIIIP及PIVP水平均降低，胶原纤维产生均减少(均$P<0.01$)，以联合组的变化最为显著(均$P<0.01$)。研究提示，丹参通络解毒汤联合BMSCs移植能够抑制心肌纤维化产生，其机制可能与上调AMI大鼠心肌EPCR及TM蛋白表达，保护血管内皮功能有关。卜雕雕等采用背部皮下多点注射盐酸异丙肾上腺素的方法建立模型，将48只SD大鼠随机分为正常组，模型组，复方丹参滴丸组，复方龙脉宁(葛根、川芎、穿山龙、蜂胶)高、中、低剂量组(1.4、0.7、0.4 g/kg)，分别灌胃7 d。结果，与正常组比较，模型组心肌损伤明显，血清中IL-1β、IL-6、TNF-α、MCP-1(单核细胞趋化蛋白-1)、NO含量均明显升高，心肌组织中核转录因子-κB(NF-κB)抑制蛋白α(IκBα)蛋白表达水平降低，心肌组织中的NF-κB激酶β抑制蛋白(IKKβ)、Toll样受体4(TLR4)、髓样分化因子

(MyD88)、NF-κB p65 蛋白表达水平均升高(均 $P<0.05$)。与模型组比较,复方龙脉宁各剂量组心肌损伤明显改善,NF-κB 抑制蛋白 α(IκBα)的表达升高,血清 IL-1β、IL-6、TNF-α、MCP-1、NO 的活性及心肌组织中的 IKKβ、TLR4、MyD88、NF-κBp65 蛋白的表达均降低(均 $P<0.05$)。研究提示,复方龙脉宁对心肌梗死的保护作用,可能与调控 TLR4/MyD88/NF-κB p65 信号通路相关因子的表达有关。瞿惠燕等以结扎 LAD 造模,将 60 只 Wistar 大鼠随机分为假手术组,模型组,万古霉素组、鹿芪颗粒(鹿角、红花、黄芪、桂枝、葶苈子、党参等)高、中、低剂量(0.8、0.5、$0.3\ ml\cdot kg^{-1}\cdot d^{-1}$)组,分别灌胃 6 周。结果,与假手术组比较,模型组左心室射血分数(LVEF)及左心室缩短分数(FS)的值降低,血清内毒素(LPS)水平升高(均 $P<0.05$);与模型组比较,各给药组 LVEF、FS 值均升高,血清 LPS 水平均降低(均 $P<0.05$);与万古霉素组比较,中药高、中剂量组 LVEF 及 FS 值升高(均 $P<0.05$);与假手术组比较,模型组大鼠心肌组织大片坏死,心肌细胞排列杂乱无序,细胞间隙增大,形态模糊,细胞核排列紊乱;与模型组比较,万古霉素组心肌血管周围梗死明显,细胞状态较好,排列较整齐;鹿芪颗粒高、中剂量组心肌组织炎性细胞浸润、心肌纤维局部断裂和萎缩变性、间质纤维组织增生程度均有所改善。研究提示,鹿芪颗粒可改善急性心肌梗死大鼠的心功能,减少心肌组织炎性面积,其机制可能与降低血清 LPS 水平、维持心脏稳态有关。温志浩等用高脂饮食及冠状动脉结扎法造模,将 50 只家兔随机分假手术组、模型组、西药组、不同配比中药组共 10 组。西药组于开胸结扎冠脉后当时立即在结扎处周围予碱性成纤维生长因子喷洒,不同配比中药组术后给予红参/水蛭比例为 10∶0、10∶4、10∶7、10∶10、7∶10、4∶10、0∶10 的安心颗粒(人参、桂枝、瓜蒌、水蛭、茯苓)液,均连续灌胃 10 周。结果,与模型组比较,西药组及 10∶4 中药组缺血心肌区血管内皮生长因子受体-2(VEGFR-2)、低氧诱导因子-1α(HIF-1α)mRNA 及蛋白表达水平均显著升高,且优于其他配比的中药组(均 $P<0.05$),两组疗效相当。研究提示,益气活血药物的合理配比可提高梗死边缘区血管生成因子水平,且未见升高动脉斑块内血管生成因子水平的作用。施洋等以结扎 LAD 造模,将 30 只雄性 SD 大鼠随机分为假手术组、模型组、丹红注射液(丹参、红花)组,分别肌肉注射 14 d。结果,与假手术组比较,模型组差异表达微 RNA(miRNA)共 22 个,其中上调 5 个、下调 17 个;与模型组比较,丹红注射液组差异表达 miRNA 共 26 个,均为上调。研究提示,丹红注射液对 AMI 的治疗作用可能与调节相关 miRNA 的表达,影响钙离子、PPAR、VEGF 等通路的信号转导,调控白细胞介素、趋化因子、C 反应蛋白等炎症标志物的分泌有关。

(撰稿:刘霖　审阅:余小萍)

【高血压病的治疗与研究】

何佳等将原发性高血压(EH)气虚血瘀证或肾气亏虚夹瘀证患者随机分为两组,均接受常规降压治疗(包括单用或联用钙离子拮抗剂、血管紧张素转化酶抑制剂、血管紧张素Ⅱ受体阻滞剂、β 受体阻滞剂、利尿剂等),研究组加服益肾活血解毒汤(连翘、丹参、肉苁蓉、牡丹皮、葛根、杜仲、仙茅等),连服 2 周。结果,两组凝血酶时间(TT)、部分凝血活酶时间(APTT)均延长,纤维蛋白原(Fib)、D-二聚体(D-D)、同型半胱氨酸(HCY)显著降低,且以研究组为优。(均 $P<0.05$)。尹胡海等将 100 例 EH 早期肾损害属气虚血瘀证患者随机分为两组,对照组予西药综合治疗,观察组在此基础上加服参芪补肾颗粒(生黄芪、太子参、川芎、杜仲、桑寄生、仙灵脾等),疗程均为 16 周。结果,除分别脱落 5 例与 3 例外,观察组总有效率 88.9%(40/45),对照组 72.3%(34/47),$P<0.05$;与对照组比较,观察组 24 h 动态血压、肾功能指标、血脂指标、炎症因子均明显降低,NO 水平显著升高,血栓素-2(TXB-2)、内皮素-1(ET-1)水平显著降低(均 $P<0.05$)。年士艳等将

EH伴早期肾损伤属肾虚血瘀证患者随机分为两组，对照组予常规西医综合治疗，观察组在此基础上加服益气活血补肾颗粒(生地黄、太子参、黄芪、益母草、丹参、枸杞子等)治疗，疗程均为12周。结果，观察组总有效率94.2%(49/52)，对照组80.8%(42/52)，$P<0.05$。与对照组比较，观察组的中医证候积分、24 h平均SBP、24 h平均DBP、SBP变异性(SBPV)、DBP变异性(DBPV)、尿微量白蛋白(mALB)、尿β_2-微球蛋白(β_2-MG)、血清血胱抑素(CysC)、叶素(IMD)、成纤维细胞生长因子23(FGF23)及ET-1水平均降低，血浆脂联素(APN)、降钙素基因相关肽(CGRP)水平则升高(均$P<0.05$)。

李弘等将自发性高血压(SHR)大鼠随机分为模型组、厄贝沙坦片组、复方七芍降压片(三七、白芍药、桑寄生、丹参、杜仲、天麻等)组，另设10只WKY大鼠为正常组，灌胃给药6周。结果，与正常组比较，模型组各周舒张压均明显升高；肠系膜动脉中MMP-2、COⅠ、COⅢ蛋白表达的平均光密度均明显增加(均$P<0.01$)。与模型组比较，厄贝沙坦片组各周舒张压均明显降低($P<0.01$)；复方七芍降压片组第3、4、6周舒张压明显下降($P<0.01$)，第1、2、5周舒张压有所下降，但无统计学意义($P>0.05$)；厄贝沙坦片组及复方七芍降压片组肠系膜动脉中MMP-2、COⅠ、COⅢ蛋白表达的平均光密度均降低(均$P<0.05$)。研究提示，复方七芍降压片具有改善高血压引起的肠系膜动脉血管重塑的作用，其机制可能与调控肠系膜动脉中MMP-2的蛋白表达，抑制平滑肌细胞增殖、迁移及COⅠ、COⅢ沉积有关。叶舒婷等将SPF级SHR大鼠40只随机分为模型组、七芍方(三七、白芍药、天麻、栀子、桑寄生、杜仲等)组、缬沙坦组，每2周测量血压；第8周处死大鼠。另设10只为空白组。结果，与空白组比较，模型组心脏纤维组织多数非整齐排列，呈错乱状态，多数心肌细胞的细胞间质形态不规则，呈增大错乱状态，心肌细胞亦呈增大扩展状态，并且电镜下可发现明显的玻璃样变。与模型组比较，七芍方组及缬沙坦组血压显著下降，心脏组织间质胶原原有增生显著减少；七芍方组心肌组织细胞存在轻微增大，心肌组织细胞间质轻微增生，未发现心肌纤维变大及撕裂情况；七芍方组及缬沙坦组IL-1β数值下降，IL-10数值上升。与缬沙坦组比较，七芍方组IL-1β、IL-10半定量测定数值降低(均$P<0.05$)。高艺文等将40只SHR大鼠随机分为模型组、卡托普利组、黄连解毒汤高、低剂量(5.4、1.4 $g\cdot kg^{-1}\cdot d^{-1}$)组，另设空白组10只。均灌胃6周。结果，与模型组比较，黄连解毒汤各剂量组及卡托普利组血压均显著降低，高剂量组及卡托普利组的AngⅡ、SOD水平降低，NO、钙调素(CaM)水平升高，主动脉cGK mRNA表达增强($P<0.05$，$P<0.01$)。研究提示，黄连解毒汤可调节血管内皮舒缩因子的分泌，并可影响与NO活性密切相关的cGK等因子的表达。翟昌明等将50只SHR大鼠随机分为模型组、卡托普利组、三草降压汤(龙胆草、夏枯草、益母草、白芍药、生甘草、川牛膝等)高、中、低剂量(21.2、10.6、5.3 g/kg)组，分别灌胃8周。结果，与模型组比较，三草降压汤高、中剂量组、卡托普利组的血压均不同程度下降、左心室重量指数(LVMI)减低、心肌病理损害减轻；各给药组TNF-α、IL-1β含量、NF-κB/NLRP3/IL-1β通路相关因子的表达均不同程度下降(均$P<0.05$)。研究提示，三草降压汤可通过调节NF-κB/NLRP3/IL-1β信号通路，从而发挥抗炎作用，以及降低血压、产生靶器官保护作用。刘坤等以阻力血管肠系膜三级动脉为切入点，采用SHR大鼠进行观察。将80只SHR随机分为模型组，氯沙坦钾组，天麻舒心浸膏液(天麻、牛膝、牡蛎、赤芍药、防己、玄参等)高、中、低剂量(11.6、5.8、2.9 $g\cdot kg^{-1}\cdot d^{-1}$)组，均灌胃18周。结果，与模型组比较，14周后各给药组血压均显著降低(均$P<0.01$)；天麻舒心浸膏液高剂量组血管紧张素转换酶(ACE) mRNA表达降低，Mas mRNA表达增加，ACE2、Mas蛋白表达增加；中剂量组ACE mRNA和蛋白表达均降低，ACE2 mRNA、Mas蛋白表达增加；低剂量组ACE mRNA表达降低，Mas mRNA和蛋白表达增加($P<0.05$，$P<0.01$)。研究提示，

天麻舒心浸膏液可逆转 ACE、ACE2 比例失衡，增加 Mas 表达，通过干预 ACE2/Ang-(1-7)/Mas 通路，逆转 RAS 失衡，从而改善高血压阻力血管富营养重塑，减轻靶器官损害。曹植慧等以一氧化氮合酶抑制剂 N-硝基-L-精氨酸甲酯诱导造模，将 48 只 Wistar 大鼠随机分为空白组，模型组，卡托普利组，柿根水提液（PRE）高、中、低剂量（10、5、2.5 g・kg^{-1}・d^{-1}）组，干预 4 周。结果，与模型组比较，PRE 各剂量组心肌组织病理改变明显减轻，血压降低，以高剂量组最为显著（$P<0.05$）；血清 MDA 含量显著降低，NO、T-SOD、总抗氧化能力（T-AOC）含量显著升高（$P<0.05$，$P<0.01$）；PRE 各剂量组心肌组织 TNF-α 及 TGF-β_1 含量均显著降低（均 $P<0.01$）。

（撰稿：刘霖　审阅：余小萍）

【胃癌前病变的治疗与研究】

安静等认为胃癌前病变（PLGC）的病程长、病情复杂多变，发病初期具有湿热毒邪侵袭的特征，久病后又因邪气久恋伤正，失治、误治，又进一步损伤脾胃肝胆，是一种正邪相恋、虚实寒热错杂的复杂疾病状态。以寒热错杂证可高度概括其疾病状态。《伤寒论》的十个寒热错杂方证，分别为栀子干姜汤证、半夏泻心汤方证、生姜泻心汤方证、甘草泻心汤方证、附子泻心汤证、黄连汤证、干姜黄芩黄连人参汤证、柴胡桂枝干姜汤证、麻黄升麻汤证及乌梅丸证，可为对胃癌前病变中医临床辨治思路提供启示。陈建权等认为气机升降可对 PLGC 的炎性微环境产生影响，气机升降失常可导致脏腑痰浊瘀毒的产生，脏腑痰浊瘀毒影响炎性微环境变化，炎性微环境变化又影响脏腑痰浊瘀毒的产生，互为因果。故 PLGC 可选用化浊解毒方（常用方剂如小柴胡汤、桂枝茯苓丸、茯苓饮等）及清热解毒药（以蒲公英、虎杖、半枝莲、半边莲、白花蛇舌草为代表）调畅机体气机升降出入，改变机体炎性微环境状态。

张晓利等将 102 例浊毒内蕴证患者随机分为两组，对照组口服胃复春片，治疗组服用小归芎化浊解毒方（冬凌草、藤梨根、紫豆蔻、黄连、清半夏、瓜蒌等），疗程均为 3 个月。结果，两组临床症状积分均降低，治疗组在胃脘疼痛、胃脘胀满、嗳气、嘈杂、寐差及胃凉方面改善更为明显（$P<0.05$）；两组黏膜病变积分均降低（均 $P<0.05$），治疗组在黏膜白或花斑、血管透见及隆起结节积分方面改善更为明显（均 $P<0.05$）；两组胃蛋白酶原Ⅰ及 PGR 水平均增加，治疗组更为明显（均 $P<0.05$）。与对照组比较，治疗组的萎缩、肠化积分及病理总积分均降低（$P<0.05$）。惠建萍等将 190 例患者随机分为两组，治疗组辨证为毒瘀交阻并/兼气阴两虚组与毒瘀交阻并/兼脾胃虚弱组，分别予以解毒化瘀、益气养阴基本方（半枝莲、黄药子、枳壳、太子参、麦冬）、解毒化瘀、健脾益气基本方（白花蛇舌草、半枝莲、丹参、党参、白术、陈皮）特定处方用药治疗。对照组口服维酶素片，若 HP 阳性时加用铋剂四联疗法（泮托拉唑钠＋阿莫西林＋克拉霉素＋果胶铋），疗程均为 6 个月。结果，治疗组总有效率 82.4%（75/91），对照组 69.0%（60/87），组间比较 $P<0.05$。邹煜明等将 90 例胃癌前病变患者随机分为两组，对照组口服叶酸片，观察组予胃肠安方（半夏、陈皮、大枣、枳壳、茯苓、炙甘草等），均连续治疗 3 个月。结果，观察组中医证候疗效、胃镜下黏膜慢性炎症及病理改善情况的总有效率分别为 91.1%（41/45）、93.3%（42/45）、88.9%（40/45），对照组分别为 64.4%（29/45）、62.2%（28/45）、62.2%（28/45），组间比较 $P<0.01$。与对照组比较，观察组 CD_3^+、CD_4^+、CD_4^+/CD_8^+ 比值均显著高于对照组（$P<0.05$）；观察组简明健康状况调查表（SF-36）总分明显增加（$P<0.01$）。贾圣喜等将 66 例患者随机分为两组，对照组在 Hp 阳性时口服四联（铋剂＋质子泵抑制剂＋阿莫西林＋呋喃唑酮）以及枸橼酸铋钾，治疗组在此基础上加用养阴活血方（沙参、当归、麦冬、生地黄、枸杞子、川楝子等组成），均连续治疗 8 周。结果，治疗组总有效率 87.9%（29/33），对照组 66.7%（22/33），组间比较 $P<0.05$。与对照组比较，治疗组肠道菌群中乳酸杆

菌、双歧杆菌数量增加，大肠杆菌数量减少（均 $P<0.05$）；治疗组胃镜下黏膜病变积分大体分级、部分分级均有所改善（均 $P<0.05$）。

董晓峰等采用 N-甲基-N′-硝基-N-亚硝基胍（MNNG）为基础的复合造模法复制 PLGC 模型。将 96 只 SPF 级的 Wistar 大鼠随机分为正常组，模型组，维酶素组，升阳益胃汤高、中、低剂量（2.66，1.33，0.66 g/ml）组，分别灌胃 45 d。结果，与正常组比较，模型组（NF-κB）mRNA 及蛋白的表达水平升高，微血管密度（MVD）值降低（均 $P<0.05$）。与模型组比较，除升阳益胃汤低剂量组外，其余各给药组 NF-κB mRNA 及蛋白的表达水平降低，各给药组 MVD 值升高（均 $P<0.05$）。研究提示，升阳益胃汤可能是通过降低 NF-κB 的表达水平、改善胃黏膜局部血液循环状态从而达到干预 PLGC 进展的目的。钱元霞等采用 MNNG 造模法复制胃黏膜上皮异型增生模型，分为正常组，模型组，核黄素组，四逆散高、中、低剂量（1.0、0.5、0.3 g/ml）组，分别灌胃 6 周。结果，正常组胃黏膜正常，色泽淡红光滑，皱襞完整，无充血、水肿；模型组皱襞平，胃壁弹性差，黏膜充血、水肿。与正常组比较，模型组胃泌素-17（G-17）浓度、兔抗人单克隆抗体（Bax）蛋白表达、PGR（PGⅠ/PGⅡ）值有所降低，胃黏膜组织增殖细胞核抗原（PCNA）、胃蛋白酶原Ⅱ（PGⅡ）、B 淋巴细胞瘤-2（Bcl-2）蛋白表达量升高（均 $P<0.05$）。与模型组比较，四逆散高、中剂量组 PGⅡ降低，四逆散高、中剂量组及核黄素组 PGR 值升高，四逆散高剂量组、核黄素组 G-17 浓度均升高（均 $P<0.05$）。研究提示，四逆散可在一定程度上改善胃黏膜异型增生程度，可能与调控细胞增殖与凋亡平衡有关。宋艳琦等以 MNNG 法造模，将 50 只清洁级 Wistar 大鼠随机分为空白组，模型组，雷尼替丁组，浊毒 1 号方（砂仁、白豆蔻、黄芩、苦参、白芷、白英等组成）高、低剂量（500、125 $mg \cdot kg^{-1} \cdot d^{-1}$）组，分别灌胃 4 周。结果，与空白组比较，模型组大鼠胃黏膜上皮细胞凋亡及 Bcl-2 蛋白表达均上升（均 $P<0.05$）。与模型组比较，给药组胃黏膜上皮细胞凋亡表达及 Bcl-2 蛋白表达均下降；与雷尼替丁组比较，中药高剂量组凋亡细胞表达及 Bcl-2 蛋白表达均下降（均 $P<0.05$）。研究提示，浊毒 1 号方对胃癌前病变的修复作用机制可能与其抑制胃黏膜上皮细胞过度凋亡，抑制 Bcl-2 蛋白的表达有关。

（撰稿：罗晓玲 刘芳 审阅：孟静岩）

【溃疡性结肠炎的治疗及临床研究】

徐文强等从络病理论的基础上阐述了溃疡性结肠炎（UC）的病机及治疗，认为络气郁滞、湿热蕴络、络脉阳虚是其重要病机，治疗上应以通络为主，将行气化瘀、祛湿清热、温阳荣络等通络法相结合，酌情选用辛味药、藤类药、虫类药及补络类等药物治疗。徐逸等阐述理脾阴法在 UC 治疗中的应用。指出该病病程迁延，久泄久痢、忧思愤郁、饮食不节均易导致脾阴受损。临证时应以补泻兼施，滋阴不忘和阳为治则；以甘淡实脾（白扁豆、山药等），甘温益阴（党参、砂仁、甘草等），酸甘化阴（乌梅、木瓜、芍药、甘草等），辛苦祛滞（制香附、山楂等）为治法，护脾而不碍脾。孙雨晴等总结查安生治疗 UC 经验。查氏认为情志因素在 UC 发病与复发中的影响力与日俱增，提出肠病治肝理论，强调通过治肝而调节肠道，灵活运用清肝（黄芩、芍药、黄柏、黄连、蛇舌草、蒲公英等）、疏肝（柴胡、香附、佛手、延胡索等）、暖肝（鹿角霜、菟丝子、吴茱萸、桂枝、炮姜、沉香等）之法进行治疗。李媛媛等从"消托补"理论出发，探讨 UC 不同时期的病因病机、发病特点及治疗方药。初期以湿热为主，成脓期以脾虚失运为本，兼夹湿热内蕴，瘀血阻络为标，溃脓期以脾肾亏虚为主。急性发作期以白头翁汤为主方加丹参、当归、蒲公英、木香、白及等，导引消散；急性发作期与缓解期交作则重用皂角刺配合黄芪、当归、党参、赤芍药、川芎、丹参、乳香等，或以四君子汤为主方加黄芪、生薏苡仁、白芷、桔梗等，托脓外出；缓解期以四神丸合真人养脏汤加减，清补脾肾。李宝乐等介绍任顺平从"疡"论治 UC 经验。任氏认为其是湿热瘀毒灼伤脂络所形成的疮疡在肠道的表现，其在肠镜下表现为：黏膜血管纹理模糊、紊乱或消失、充血、水肿、质脆、自发或接触出血和脓性分泌物附着，亦常见黏膜粗糙，呈细颗粒状；病变明显处可见弥漫性、多发性糜烂或溃疡；可见结肠袋变浅、变钝或消失及假息肉、桥黏膜等；与疮疡在成痈期和溃脓期由于热毒炽盛，气血壅结，郁久酿脓，局部表现为红、肿、热、痛及溃脓等症状相类似。治疗宜内外相合，以"肠乐一号"(青黛、枯矾、赤石脂、炉甘石、血竭)直肠滴入为主，掌握"三度"，即温度(37～38 ℃)、速度(100～150 ml/次，以 25～30 ml/min 滴注)、深度(应大于 15 cm)。同时分期施治，适时采取清热燥湿、益气健脾、敛疮生肌、解毒排脓之法。樊振等通过回顾 475 例 UC 患者的病历资料，统计发病情况、中医证候、治疗用药等进行分析。结果，该病男性发病率高于女性，且 35～50 岁之间高发，病变程度多为轻中度，病位多局限直肠乙状结肠；症状主要以腹泻糊状便或黏液脓血便、腹痛腹胀为主；辨证多为脾虚湿盛证、大肠湿热证、肝脾不调证、脾肾阳虚证等，其中以脾虚湿盛证最为常见。归纳用药频率前 5 位的药物分别是：腹胀腹痛用木香、枳壳、白芍药、延胡索和槟榔；黏液脓血便用白头翁、马齿苋、黄芩、黄连、秦皮；血便用白及、三七粉、大黄、茜草、地榆。大肠湿热证使用频率前 10 位的药物为甘草、黄连、白芍药、木香、白术、黄芩、茯苓、地榆、赤芍药、白头翁；脾虚湿盛证常用药物为白术、党参、甘草、薏苡仁、茯苓、砂仁、山药、陈皮、白扁豆、芍药；脾肾阳虚证常用药物为白术、党参、甘草、补骨脂、肉豆蔻、山药、吴茱萸、薏苡仁、制附片、砂仁；肝脾不调证常用药物为白术、甘草、白芍、党参、柴胡、延胡索、茯苓、木香、陈皮、枳实。

杨倩将 120 例 UC 患者随机分为两组，对照组口服美沙拉嗪肠溶片，观察组服用化浊解毒方(佩兰、藿香、茵陈、凤尾草、飞扬草、泽泻等)，疗程均为 4 周。结果，观察组总有效率 82.5％(47/57)，对照组为 60.7％(34/56)，组间比较 $P<0.05$。代秋颖等将 104 例大肠湿热证患者随机分为两组，对照组口服美沙拉嗪缓释颗粒，观察组服用祛风渗湿方(荆芥、防风、白头翁、黄连、败酱草、马齿苋等)免煎颗粒，疗程均为 4 周。结果，两组主要症状评分、Geboes 指数、Mayo 活动指数均降低($P<0.01$，$P<0.05$)，均以观察组更显著(均 $P<0.05$)。文金明等将 150 例慢性 UC 脾肾阳虚证患者随机分为两组，观察组予中药温阳散积方(附子、干姜、炙甘草、高丽参、吴茱萸、煅龙骨)膏剂结肠灌注，对照组则采用此方汤剂结肠保留灌肠，均治疗 12 周。结果，观察组总有效率 88.0％(64/75)，对照组 70.7％(53/75)，组间比较 $P<0.05$。与对照组比较，观察组的主要症状、镜检、病检等积分下降，灌肠后不适感及中药外溢病例数减少，灌肠后卧位时间及灌肠操作时间缩短，药液保留时间延长(均 $P<0.05$)。研究提示，采用温阳散积膏灌注治疗溃疡性结肠炎患者舒适性好、依从性强，且剂型稳定。

(撰稿：黄佳 刘芳　审阅：孟静岩)

【非酒精性脂肪肝的治疗与研究】

邱腾宇等将 92 例脾虚痰湿证非酒精性脂肪肝(NAFLD)患者随机分为两组。对照组仅予水飞蓟宾治疗，观察组在此基础上服用加味苓桂术甘汤(制首乌、白术、半夏、陈皮、泽泻、荷梗等)，并联合灌肠 6 方(苏子、山楂、白芥子)进行结肠水疗，均治疗 2 个月。结果，观察组总有效率 95.7％(44/46)，对照组 67.4％(31/46)，组间比较 $P<0.05$；与对照组比较，观察组 AST、ALT、CAP 及体重水平均明显降低(均 $P<0.05$)。杨栓柱等将 92 例胃热脾困证患者随机分为两组，均予健康教育、控制饮食、加强运动等干预。对照组口服盐酸二甲双胍，治疗组冲服运脾化浊免煎颗粒(薤白、黄芩、党参、薏苡仁、决明子、丹参)，疗程均为 2 个月。结果，两组临床症状积分，以及 TC、TG、ALT、AST、LDL-C、腰围、BMI 均降低，且治疗组更甚(均 $P<0.05$)。孙兆等将 100 例痰湿内阻证 NAFLD 患者随机分为两组，对照组口服复方蛋氨酸胆碱片，治疗组口服院内制剂活血消脂胶囊(黄芪、焦山楂、丹参、葛根、姜黄、泽泻

等)，均治疗 8 周，治疗期间均忌食高脂、腌制、烧烤、油炸类食品，禁烟酒。结果，治疗组总有效率 90.0%(45/50)，对照组 74.0%(37/50)，组间比较($P<0.05$)。与治疗前比较，治疗组 hs-CRP、Hcy、IL-18 水平均下降，而对照组仅 IL-18 水平降低(均 $P<0.05$)。与对照组比较，治疗组血清 hs-CRP、Hcy、IL-18 以及 ALT、AST、GGT、ALP 等水平均降低($P<0.05$, $P<0.01$)。吴紫红等将 112 例非酒精性脂肪性肝炎患者随机分为两组，均进行适当运动，控制体重，合理饮食，忌烟酒。对照组口服多烯磷脂酰胆碱胶囊，治疗组在此基础上加服柴归汤(生大黄、柴胡、姜黄、玉米须、桃仁、当归等)，均治疗 12 周。结果，治疗组总有效率 92.9%(52/56)，对照组 66.1%(37/56)，组间比较 $P<0.05$；两组炎症介质指标 TNF-α、TGF-β、IL-6，血脂指标 TG、TC、LDL-C，肝功能指标 ALT、AST、GGT 水平均降低，HDL-C 则均升高，且以治疗组为优($P<0.05$)；肝/脾 CT 比值与肝脏 B 超观察显示，治疗组病变改善率 94.6%(53/56)，对照组 69.6%(39/56)，组间比较 $P<0.05$。秦小洁等将 105 例患者随机分为两组，均予调整饮食以降低脂肪摄入量，适当运动，并予氟伐他汀钠胶囊口服。其中观察组在此基础上加服丹栀逍遥丸，均以 28 d 为一个疗程，连续治疗 3 个疗程。结果，观察组总有效率 90.6%(48/53)，对照组 73.1%(38/52)，组间比较 $P<0.05$；两组血清 TC、TG、LDL-C、ALT、AST、GGT、TNF-α、IL-6、IL-1β 水平均降低，HDL-C 水平均升高，且观察组更甚(均 $P<0.05$)。

Dang 等以高脂饮食造模，将 24 只 Wistar 大鼠随机分为正常组、模型组、苓桂术甘汤(4 种草药的比例为 2∶1.5∶1.5∶1)组。给药组灌胃 4 周后，与正常组比较，模型组肝脏 TG 含量与血清胆固醇(CHOL)水平显著升高；蛋白磷酸酶 1 调节亚基 3C(PPP1R3C)表达显著上调(均 $P<0.001$)；肝糖原含量显著增加($P<0.001$)，糖原靶向蛋白(PTG)含量及靶向蛋白酶 GS 与 GSK3 活化水平均增加(均 $P<0.05$)；脂肪肝形成及胆固醇合成过程的关键分子固醇受体元件结合蛋白 1c(SREBP-1c)与 HMG-CoA 还原酶(HMGCR)显著增加($P<0.01$, $P<0.05$)。与模型组比较，苓桂术甘汤组肝脏 TG 含量与 CHOL 水平降低；PPP1R3C 表达下调；肝糖原含量显著降低($P<0.01$)，PTG 含量及靶向蛋白酶 GS 与 GSK3 活化水平减少；SREBP-1c 与 HMGCR 减少(均 $P<0.05$)。研究提示，苓桂术甘汤可能通过抑制 PTG 来调节糖原与脂质代谢，以达到治疗作用。陈瑞琳等以高脂高糖饲料造模，将 50 只 SD 雄性大鼠随机分为正常组、模型组、调肝理脾方(柴胡、茵陈蒿、白术、茯苓、泽泻)组、调肝方(柴胡、茵陈蒿)组、理脾方(白术、茯苓、泽泻)组，均喂养 4 周。结果，与正常组比较，模型组病理学肝细胞呈重度脂肪变性，胞内充满微小脂泡，肝小叶结构紊乱；血清 ALT、AST 水平显著升高；肠道组织 Toll 样受体 4(TLR4)阳染表达明显增强，肠黏膜上皮细胞紧密连接蛋白(occludin)的阳染表达明显减弱(均 $P<0.05$)。与模型组比较，各治疗组肝细胞脂肪变性程度均较轻，其中调肝理脾组较调肝组与理脾组更轻。调肝理脾组血清 ALT、AST 水平升高均不明显，理脾组仅血清 AST 活性升高不显著；各治疗组 TLR4 阳染表达均较弱，occludin 阳染表达均较强，其中调肝理脾组更为明显(均 $P<0.05$)。研究提示，调肝理脾法通过上调肠黏膜上皮细胞紧密连接蛋白 occludin 的表达，降低肠道 TLR4 的表达，改善肠黏膜屏障功能，且疗效优于单纯使用调肝法或理脾法。张海鸥等以高脂饲料喂养造模，将 24 只 SPF 级大鼠随机分为正常组，模型组，健脾清化饮(党参、白术、枳壳、茵陈、黄连、豆蔻等)高、低剂量(6.6、3.3 g/kg)组，各组均给药 8 周。结果，与正常组比较，模型组血清 TC、TG、LDL-C 含量及 ALT、AST 水平均显著提高，HDL-C 含量显著降低(均 $P<0.01$)；病理观察示肝细胞排列紊乱、胞质内呈现大小不一的脂滴，肝组织炎性细胞浸润；TLR4、髓样分化因子 88(MyD88)、核转录因子(NF-κB)的蛋白、mRNA 表达以及肝组织 TNF-α 水平均显著上调($P<0.01$)。与模型组比较，健脾清化饮高、低剂量组血清 TC、

TG、LDL-C含量及ALT、AST水平均显著降低，HDL-C含量上升(均 $P<0.01$)；病理示肝细胞排列较为整齐、胞质内脂滴含量减少、肝组织炎性细胞浸润减轻，TLR4、MyD88、NF-κB的蛋白和mRNA表达以及TNF-α水平均显著下调(均 $P<0.01$)。研究提示，健脾清化饮可能通过阻断TLR4/NF-κB/TNF-α信号通路的激活，减轻炎症反应以达到治疗作用。冷静等采用高脂饮食造模，将27只C57BL/6J小鼠随机分为正常组、模型组、BZL方(白术多糖、栀子苷、绿原酸)组，各组均灌胃4周。结果，与正常组比较，模型组肝细胞明显肿胀，胞质内出现脂肪空泡，伴气球样变，部分汇管区、小叶内可见炎性细胞浸润，肝小叶汇管区可见胶原纤维增粗扩张，窦周可见少量胶原纤维增生；小鼠体质量，肝组织脂肪变、活动度积分显著升高；血浆ALT、GGT活性，血浆内毒素(LPS)含量和肝组织TG均明显升高；肝组织胶原Col.Ⅰ和Col.Ⅳ mRNA显著均升高(均 $P<0.01$)；内毒素受体标志蛋白 CD_{14} 和TLR1、TLR2、TLR4、TLR9及IL-1、TNF-α等的mRNA表达均升高($P<0.05$，$P<0.01$)。与对照组比较，BZL方组上述指标均下降($P<0.05$，$P<0.01$)。与正常组比较，模型组大肠组织紧密连接蛋白zo-1、occludin与claudin等的mRNA表达明显降低，zo-1、occludin阳染表达减弱；BZL方组肠组织zo-1与occludin的mRNA表达显著升高(均 $P<0.01$)、claudin mRNA表达降低不明显，zo-1、occludin阳性染色有所增强。研究提示，BZL方作为有效经验方(祛湿化瘀方)基础上筛选得到的有效成分复方，可通过保护肠黏膜、抑制LPS肠渗漏及肝组织中TLRs及炎性反应因子有效减轻高脂饮食诱导的小鼠脂肪性肝炎。

(撰稿：王雨露　徐列明　审阅：张玮)

【肝纤维化的研究】

尚杰云将102例慢性乙型肝炎肝纤维化患者随机分为两组，对照组口服恩替卡韦，观察组在此基础上加用鳖甲丹芍化瘀方(丹参、茯苓、炒白术、香附、醋鳖甲、郁金等)。经治6个月，两组ALT、AST及TBiL水平及中医证候积分均下降；肝脏弹性(LSM)值均不同程度下降，以观察组更甚(均 $P<0.05$)。王一凤等将92例患者随机分为两组，对照组口服恩替卡韦，观察组在此基础上加服健脾柔肝方(炙黄芪、炒白术、当归、鳖甲、丹参、茯苓等)，均治疗6个月。结果，两组主要临床症状评分、中医症状总积分及LSM值均降低，治疗组均优于对照组(均 $P<0.05$)；治疗组HBsAg水平及HBV-DNA水平较治疗前降低(均 $P<0.05$)。与对照组比较，治疗组 CD_4^+ T淋巴细胞水平及 CD_4^+/CD_8^+ 比值明显升高、CD_8^+ T淋巴细胞水平明显降低(均 $P<0.05$)。

毛晓娟等以40% CCl_4 橄榄油溶液皮下注射造模，将50只SD大鼠随机分为正常组，模型组，及中药复方补肾化瘀流浸膏(淫羊藿、女贞子、黄精、党参、郁金、虎杖等)高、中、低剂量(服44、22、11 $g \cdot kg^{-1} \cdot d^{-1}$)组，连续灌胃6周。结果，与正常组比较，模型组血清ALT、AST、ALP、TBiL表达均升高，肝脏炎症活动度、纤维化程度评分及肝脏Hyp含量均显著增高，肝组织Hedgehog信号通路中关键分子音刺猬蛋白(Shh)、神经胶质瘤相关癌基因同源蛋白1(Gli-1)mRNA及蛋白表达亦升高，12次跨膜蛋白受体1(Ptch-1) mRNA和蛋白表达降低(均 $P<0.01$)。与模型组比较，补肾化瘀方各剂量组血清ALT、AST、ALP、TBiL水平、肝组织炎症活动度、纤维化程度评分及肝脏hyp含量以及肝组织Shh、Gli-1 mRNA及蛋白表达均不同程度降低($P<0.05$，$P<0.01$)。研究提示，补肾化瘀方可能通过抑制Hedgehog信号通路，延缓肝纤维化的进程。WuWei等以10% CCl_4 腹腔注射造模，探讨郁金散(YJP)抗肝纤维化的作用机制。将70只C57BL/6N小鼠随机分为正常组，模型组，YJP高、中、低剂量(300、200、100 mg/kg)组(郁金、乳香、蒲公英、鳖甲、五灵脂、蒲黄等)，均灌胃6周。结果，与正常组比较，模型组血清ALT、AST、TNF-α、IL-1β、IL-12、IL-18表达均升高(均 $P<0.01$)，肝脏

损伤程度及胶原沉积明显增多；肝组织 Col Ⅰ、α-SMA 蛋白及 mRNA 表达，磷酸化细胞外调节蛋白激酶（p-ERK）、p-jun N 末端激酶（p-JNK）、p-P38MAPK、磷酸化磷脂酰肌醇 3-激酶（p-PI3K）及磷酸化蛋白激酶 B（p-AKT）蛋白表达均不同程度升高（均 $P<0.01$）。与模型组比较，YJP 各剂量组血清 ALT、AST、TNF-α、IL-1β、IL-12、IL-18 水平显著降低（均 $P<0.01$），肝脏损伤程度和胶原沉积明显减少；高、中剂量组肝组织中 Col Ⅰ、α-SMA 蛋白及 mRNA 表达显著降低，YJP 各剂量组肝组织蛋白 p-ERK、p-JNK、p-P38MAPK、p-PI3K 及 p-AKT 蛋白表达均明显减少（均 $P<0.01$）。研究提示，YJP 可能通过阻断丝裂原活化激酶（MAPK）与 PI3K/AKT 信号通路发挥抗肝纤维化的作用。黄祎等研究双参饮（人参：丹参＝1：3）对肝纤维化模型大鼠的作用。以 40% CCl_4 橄榄油溶液腹腔注射造模将 47 只 SD 大鼠随机分为模型组，秋水仙碱组，双参饮高、中、低剂量（12、6、3 $g\cdot kg^{-1}\cdot d^{-1}$）组，另取 10 只健康 SD 大鼠为正常组。分别灌胃 28 d。结果，与正常组相比，模型组血清 ALT、AST、TBiL、球蛋白（GLB）、肝纤维化血清学指标（HA、LN、IV-C、PC Ⅲ）水平均显著升高，白蛋白（ALB）水平降低（均 $P<0.05$）；肝组织出现空泡变性、纤维组织增生；肝组织 SOD 水平降低，MDA、Hyp 及 α-SMA 蛋白表达升高（均 $P<0.05$）。与模型组比较，双参饮各剂量组血清 ALT、AST 及 HA、LN、IV-C、PC Ⅲ水平均降低，ALB 水平升高，中、高剂量组的血清 TBiL 水平均降低（均 $P<0.05$）；各剂量组肝细胞变性、纤维化组织增生现象均明显改善；肝组织中 SOD 水平升高，MDA、Hyp 及 α-SMA 蛋白水平均降低（均 $P<0.05$）。研究提示，双参饮可能通过增强机体抗氧化能力、抑制肝星状细胞（HSC）的活化，从而逆转肝纤维化进程。张小丽等采用 50% CCl_4 皮下注射造模，将 74 只 SD 大鼠随机分为正常对照组，模型组，养血柔肝丸（当归、熟地黄、川芎、白芍药、木瓜、酸枣仁等组成）高、中、低剂量（25.0、12.5、6.25 g/kg）组，扶正化瘀胶囊组，连续灌胃 6 周。结果，与正常组比较，模型组血清 IL-1、IL-6、TNF-α 及 TGF-β_1 均显著升高；肝组织 MDA 活性显著升高、SOD 活性显著下降；TIMP-1、Hyp 含量明显升高（均 $P<0.01$）。与模型组比较，养血柔肝丸各剂量组及扶正化瘀胶囊组血清 IL-1、IL-6、TNF-α 及 TGF-β_1 含量显著降低；肝组织 MDA、TIMP-1 及 Hyp 含量显著降低，SOD 含量显著升高（均 $P<0.01$）。研究提示，养血柔肝丸可通过抑制胶原增生，保护肝细胞、改善肝功能、抑制胶原蛋白沉积的作用，达到抗纤维化的效果。张荣等以 40% CCl_4 橄榄油溶液腹腔注射，将 24 只 Wistar 大鼠随机分为正常组、模型组、复方鳖甲软肝片组、芪术颗粒（黄芪、白术、柴胡、茵陈、丹参、莪术等）组，分别灌胃 4 周。结果，与正常组比较，模型组肝组织的新生微血管密度（MVD）明显增多，肝窦内皮细胞（LSEC）中血小板内皮细胞黏附分子（CD_{31}）及高度糖基化的 i 型跨膜糖蛋白（CD_{34}）、毛细血管内皮表达Ⅷ因子相关抗原（vWF）、陷窝蛋白（Caveolin-1）表达增强（均 $P<0.01$）。与模型组比较，芪术颗粒组肝组织中的 MVD 值及 LSEC 中 CD_{31}、CD_{34}、vWF、Caveolin-1 蛋白表达均显著降低（$P<0.01$，$P<0.05$）。研究提示，芪术颗粒可降低肝纤维化中肝窦微血管密度，减少肝窦微血管增生，防止肝窦毛细血管化，其机制可能与其下调 LSEC 中 CD_{31}、CD_{34}、vWF、Caveolin-1 表达有关。张氏通过体外实验进一步探讨芪术颗粒抗肝纤维化的作用机制。采用 10% CCl_4 橄榄油腹腔注射造模，造模成功后，分离原代正常大鼠及肝纤维化大鼠 LSECs。并将 50 只雄性 Wistar 大鼠随机分为正常组，复方鳖甲软肝片组，芪术颗粒高、中、低剂量（2.5、1.25、0.625 g/kg）组，分别灌胃 5 d，制备大鼠正常及含药血清。随后采用正常及 4 种含药血清分别孵育原代正常大鼠及肝纤维化大鼠 LSECs，培养 48 h。结果，与正常组比较，模型组 LSECs 中整合素 αVβ3、磷酸化黏着斑激酶（p-FAK）、大鼠肉瘤（Ras）、p-MAPK 蛋白表达升高（均 $P<0.05$），经芪术颗粒含药血清温育后上述指标表达水平明显降，且以芪术颗粒高剂量组尤为明显（$P<0.05$，$P<$

0.01）。此外，与正常大鼠 LSECs 比较，肝纤维化大鼠 LSECs 中 αVβ3、磷酸化整合素连接激酶（p-ILK）/ILK、p-AKT/AKT 蛋白表达升高（均 $P<0.01$）；与肝纤维化大鼠 LSECs 比较，复方鳖甲软肝片与不同剂量芪术颗粒的药物血清均能降低肝纤维化大鼠 LSECs 的整合素 αVβ3、p-ILK/ILK、p-AKT/AKT 蛋白表达（$P<0.05$，$P<0.01$），以芪术颗粒高剂量组降低最为明显。研究提示，芪术颗粒抗肝纤维化作用与调控整合素 αVβ3-FAK-Ras/MAPK 及 αvβ3-ILK/AKT 信号通路有关。Song 等探讨苦参素对 HSC 活化的影响。体外培养 HSC-T6，以不同浓度苦参素（0.1、1、10、100、200、300、400、500 μg/ml）孵育 24、48、72 h 后，检测细胞增殖。结果，与正常组比较，≥200 μg/ml 的苦参素孵育 24 h 以及≥100 μg/ml 的苦参素孵育 48 或 72 h，均能抑制 HSC-T6 细胞增殖（$P<0.05$）。其后，将 HSC-T6 分为正常组、TGF-β_1（5 ng/ml）组及苦参素高、中、低剂量组（500、250、125 μg/ml）。各给药组以不同浓度苦参素孵育 1 h，随后连同 TGF-β_1 组以 TGF-β_1 孵育 24 h。结果，与正常组比较，TGF-β_1 组能上调细胞 miR-195 mRNA、α-SMA mRNA 和蛋白的表达，抑制 Smad7 蛋白表达（均 $P<0.01$）；与 TGF-β_1 组比较，各浓度苦参素均能抑制细胞 miR-195 mRNA 及 α-SMA mRNA 和蛋白的表达、促进 Smad7 mRNA 和蛋白表达（均 $P<0.05$）。随后采用 miR-195 mimic 构建 miR-195 高表达的 HSC-T6，并将其分为正常组、TGF-β_1 组、IFN-γ 组（500 U/ml）、苦参素组（250 μg/ml）、miR-195 mimic＋苦参素组、miR-195 空白＋苦参素组。各给药组先以相应药物孵育 1 h，而后联同 TGF-β_1 组均以 TGF-β_1 孵育 24 h。结果，苦参素能下调 TGF-β_1 诱导的 α-SMA 蛋白高表达、上调 TGF-β_1 诱导的 Smad7 蛋白低表达（$P<0.05$，$P<0.01$），抑制 HSC 活化。研究提示，苦参素可能通过抑制 miR-195 的表达、促进 Smad7 的表达抑制 HSC 的活化，发挥抗肝纤维化的作用。

（撰稿：叶倩男　徐列明　审阅：张玮）

【肝硬化及并发症的治疗及临床研究】

田莉婷等将 196 例脾肾阳虚证肝硬化失代偿期患者随机分为治疗组（92 例）与对照组（104 例），均常规给予保肝、利尿治疗，治疗组在此基础上予加味苓桂术甘汤（生黄芪、茯苓、生白术、桂枝、莱菔子、炒麦芽等），并随证加减。4 周为 1 疗程，3 个/年疗程，随访 5 年。结果，随访结束后，与对照组比较，治疗组 TBiL、AST、BUN、Cr、Child-Pugh 评分均降低（均 $P<0.05$），ALB、PTA 则增高（$P<0.05$）。治疗组在并发症胸腹水、自发性腹膜炎、上消化道出血、肝性脑病、肝肾综合征、电解质紊乱等的发生率分别优于对照组（$P<0.05$，$P<0.01$）；5 年生存率治疗组与对照组分别为 78.3%（72/92）、63.5%（66/104），组间比较 $P<0.01$。吕艳杭等观察柔肝化纤颗粒（黄芪、牡蛎、黄精、枸杞、薏苡仁、橘红等）联合自体骨髓间充质干细胞（MSCs）移植治疗乙肝肝硬化的疗效。将 90 例患者随机分为 A 组、B 组、C 组，A 组行内科综合治疗（一般支持、保肝、免疫调节、抗病毒等）；B 组在 A 组治疗基础上给予 MSCs 移植 1 次，术后给予长期抗病毒治疗，疗程为 1 年；C 组在 B 组治疗基础上加用柔肝化纤颗粒，疗程为 1 年，随访 1 年。结果，除 A 组失访 2 例、B 组失访 3 例外，C 组总有效率为 86.7%（26/30），B 组为 74.1%（20/27），A 组为 60.7%（17/28），组间比较 $P<0.05$。各组 AST、ALT、TBiL、PT 水平均降低，ALB 含量均升高，Child-Pugh 评分均降低，且 C 组最为显著（均 $P<0.05$）。采用 MRI 弥散加权成像（DWI）对肝硬化程度（表观扩散系数，ADC 值）进行评估，各组 ADC 值均升高，且 C 组最为显著（均 $P<0.05$）。马瑞宏等将 141 例原发性胆汁性肝硬化患者随机分为两组，对照组口服丁二磺酸腺苷蛋氨酸肠溶片，治疗组在此基础上口服护肝片（板蓝根、五味子、茵陈、柴胡、猪胆粉、绿豆等），均连续治疗 3 个月。结果，治疗组总有效率 94.4%（66/70），对照组 81.4%（58/71），组间比较 $P<0.05$。与对照组比

较,治疗组 WHO 生存质量测定简表(WHOQOL-BREF)评分升高;HA、Ⅳ型胶原水平,Hcy、In s 水平均显著降低,A/G 水平升高(均 $P<0.05$)。

罗晓岚等将 72 例顽固性腹水肝肾阴虚证患者随机分为两组,对照组采用常规利尿剂(螺内酯、呋塞米)、输注白蛋白,治疗性腹腔穿刺放液等治疗;治疗组在此基础上将利尿剂减半,同时加服滋肾柔肝中药汤剂(北沙参、麦冬、生地黄、楮实子、猪苓、当归等),疗程均为 4 周。结果,治疗组总有效率 91.6%(33/36),对照组 58.3%(21/36),$P<0.05$。与对照组比较,治疗组 Child-Pugh、MELD 评分均降低;口干口渴、皮肤干燥等不良反应明显减轻;平均 24 h 尿量、腹围、临床疗效、肝功能指标的改善亦更为明显(均 $P<0.05$)。蔡林将 100 例肝硬化顽固性腹水患者随机分为两组,对照组予西药治疗(托伐普坦、还原性谷胱甘肽、必要时予呋塞米静滴等),观察组在此基础上加用宣肺健脾温肾汤剂(附子、肉桂、干姜、桂枝、山茱萸、白芍药等),14 d 为 1 个疗程,持续 3 个疗程,每个疗程间休息 3~5 d。结果,观察组腹水消退的总有效率 82.0%(41/50);对照组 64.0%(32/50),$P<0.05$;两组腹胀、乏力、纳差减轻,腹围减小,24 h 尿量增加,门静脉血流量、脾静脉血流量、腹水暗区深度均减少,以观察组更为显著(均 $P<0.05$)。与对照组比较,观察组 ALT、AST、GGT、TBiL、尿素、肌酐水平均下降;IgG、IgM、IgA、CD_3^+、CD_4^+、CD_4^+/CD_8^+ 水平均升高,CD_8^+ 水平则降低(均 $P<0.05$)。傅琪琳等将 100 例肝硬化失代偿期并肝性胸水患者随机分为两组,均予常规保肝、利尿治疗。观察组在此基础上加服理饮汤(桂枝、干姜、橘红、白芍药、白术、茯苓等),并随证加减。7 d 为 1 个疗程,治疗 3 个疗程。结果,观察组总有效率 88%(44/50),对照组 76%(38/50),$P<0.05$。与对照组比较,观察组的胸水消退时间明显缩短($P<0.05$);观察组其他相关并发症(包括上消化道出血、感染、肝肾综合征、肝性脑病、电解质紊乱等)的发生率为 36%(18/50),对照组为 50%(25/50),组间比较 $P<0.05$。

姚耀等将 102 例肝硬化合并肝肾综合征患者随机分为两组,对照组患者在常规治疗基础上给予前列地尔静脉滴注治疗,观察组则在此基础上给予自拟温阳消饮汤经验方(生地黄、山药、牛膝、茯苓、泽泻、车前子等),并随证加减,疗程均为 2 周。结果,观察组总有效率 88.2%(45/51),对照组 70.6%(36/51),$P<0.05$。与对照组比较,观察组的 ALT、AST、TBiL 水平均降低,ALB 水平则明显升高;肾功能相关指标如 24 h 尿蛋白定量、BUN、β2-MG、SCr 均降低;脾门处脾静脉的内径(SVD),门静脉主干内径(PVD),门、脾静脉血流量(PVQ、SVQ)均降低(均 $P<0.05$)。

刘黎明等将肝硬化伴脾功能亢进患者 160 例随机分为两组,均予常规护肝、抗纤维化治疗;观察组分别辨为肝气郁结证、水湿内阻证、湿热蕴结证、肝肾阴虚证、脾肾阳虚证、瘀血阻络证,均在常规治疗基础上加用健脾生血片(党参、茯苓、白术、山药、鸡内金、五味子等)口服,疗程均为 8 周。结果,与对照组比较,观察组 WBC、PLT、RBC 计数均升高;ALB 水平升高,PT 水平下降;肝脏实时弹性成像肝纤维化指数(LFI)、吲哚氰绿实验(ICG15)、Child-Pugh 评分均下降(均 $P<0.01$)。同时中医各证之间进行比较,结果,除湿热蕴结证外,其余各证的 WBC、PLT、RBC 计数均有不同程度的改善($P<0.05$,$P<0.01$),其中脾肾阳虚证、水湿内阻证、瘀血阻络证的变化尤为显著。

侯艺鑫将 117 例乙型肝炎肝硬化合并食管胃底静脉曲张重度患者,随机分为两组,均给予常规治疗,治疗组在此基础上加用理气健脾方汤剂口服(柴胡、白芍药、当归、枳壳、党参、黄芪等),并随证加减。结果,治疗组 1 年内食管胃底静脉曲张破裂出血率 19.2%(10/52),对照组 38.5%(25/65),$P<0.05$。治疗组门静脉宽度治疗前后分别为(14.1±2.7)mm、(12.2±2.4)mm($P<0.01$);对照组患者门静脉宽度治疗前后分别为(14.6±2.8)mm、(14.3±2.5)mm($P>0.05$)。治疗组治疗前红色征患者 20 例,治疗后降为 9 例($P<0.01$);食管胃底静脉曲张

重度患者由52例下降至38例，较前减少14例($P<0.05$)，对照组治疗前红色征患者35例，治疗后增为42例，治疗后食管胃底静脉曲张重度患者由65例下降至5例，较前仅减少6例($P>0.05$)。

TanFei等采用文本挖掘技术对中西医结合治疗肝硬化腹水的临床疗效进行了探究。方法：检索2009—2019年CNKI肝硬化中西医结合治疗医学文献，使用SQL软件进行处理。分析中西医结合治疗老年肝硬化腹水的用药规律、生成Netdraw格式的肝硬化护理关系文本、构建Netdraw网络图。结果，共检索到6 150篇文献，显示中西医结合治疗肝硬化腹水疗效显著，能有效降低复发率及相关并发症，减少对患者身体的损害。中医辨证结合西药治疗肝硬化腹水的方法值得推广。然而，关于中西医如何结合、中西药联合使用的合理性和作用机制以及该法潜在风险的报道，检索到的文献数量则较少。

(撰稿：李萌　徐列明　审阅：张玮)

【慢性肾小球肾炎的证治与研究】

茅燕萍等将60例慢性肾小球肾炎(CGN)脾肾亏虚证患者随机分为两组，均予常规治疗(低盐低脂饮食、改善肾脏微循环、控制血压等)，治疗组加服参地颗粒(红参、茯苓、鸡内金、川芎、熟地黄、五味子等)，对照组加服缬沙坦胶囊，疗程均为12周。结果，两组总有效率分别为89.3%(25/28)、63.0%(17/27)，组间比较$P<0.05$。与对照组比较，治疗组第8、12周时的24 hUPr含量均降低(均$P<0.05$)；两组血清IL-2水平均升高，IL-6、IFN-γ水平均下降，且治疗组血清IL-6、IFN-γ水平的降低更为明显($P<0.05$)。王文荣等将130例气阴两虚证患者随机分为两组，对照组予常规西药治疗(降压、调脂、纠正水电解质及酸碱紊乱等)，观察组在此基础上服用加味参芪地黄汤(太子参、黄芪、生地黄、山药、杜仲、女贞子等)，均治疗2个月。结果，观察组总有效率84.6%(55/65)，对照组72.3%(47/65)，组间比较$P<0.05$。与对照组比较，观察组BUN、SCr、尿蛋白水平均降低，GFR升高(均$P<0.05$)；ESR、hs-CRP水平均下降明显(均$P<0.05$)。王冬等随机选取120例气阴两虚证患者，对照组口服氯沙坦钾片、氢氯噻嗪片、双嘧达莫片，观察组在此基础上联合自拟益气养阴祛湿汤(黄芪、党参、沙参、山药、茯苓、泽泻等)并随症加减，疗程均为6个月。结果，观察组总缓解率95.0%(57/60)，对照组73.3%(44/60)，组间比较$P<0.05$。张梦夏等将92例气阴两虚兼湿瘀证患者随机分为两组，对照组予以常规药物治疗(口服常规降压、降蛋白药物黄葵胶囊)，观察组在此基础上加用肾炎1号方(黄芪、白术、黄精、泽泻、穿山龙、青风藤等)加减治疗。两组均每4周测1次24 h尿蛋白定量，以8周为1个疗程。结果，观察组总有效率84.8%(39/46)，对照组65.2%(30/46)，组间比较$P<0.05$。与对照组比较，观察组24 h尿蛋白定量4周后及8周后均明显减少(均$P<0.05$)。王升等将186例气虚血瘀证患者随机分为两组，对照组口服替米沙坦，观察组在此基础上加用益肾清利活血汤(党参、黄芪、杜仲、当归、川芎、丹参等)组成，均治疗3个月。结果，观察组总有效率86.0%(37/43)，对照组67.4%(29/43)，$P<0.05$；两组中医证候评分、白细胞诱导素1(LKN-1)、视黄醇结合蛋白(RBP)、TGF-β_1、肾功能指标均下降，以观察组更为明显(均$P<0.05$)。

丁晓欢等采用血管紧张素Ⅱ(AngⅡ)诱导人肾小球系膜细胞增殖，采用血清药理学方法制备芪蓟肾康汤(黄芪、小蓟、丹参、白花蛇舌草)与替米沙坦含药血清。将人肾小球系膜细胞分为正常组，模型组，西药组，中药高、中、低剂量(139.3、46.4、15.5 $g\cdot kg^{-1}\cdot d^{-1}$)，分别于培养24、48、72 h后进行相关检测。结果，与正常组比较，AngⅡ组能显著促进系膜细胞增殖，替米沙坦组和各浓度中药含药血清组均可不同程度抑制AngⅡ引起的系膜细胞增殖；AngⅡ刺激后系膜细胞中ERK1/2蛋白表达明显降低，pERK1/2蛋白的表达明显增高，替米沙坦及不同浓度中药含药血清干预后，ERK1/2蛋白水平显著升高、pERK1/2蛋白水平显著下降，其中以中药高剂量组最为显著($P<0.05$, $P<0.01$)。

余弘吉等以UUO术制备单侧输尿管梗阻大鼠模型,将90只SD大鼠随机分为假手术组、模型组、西药组(氯沙坦钾片)及中药组(党参、生黄芪、黄连、制大黄、草果仁、苍术等),灌胃均21 d,并于术后7、14、21 d进行观察。结果,与正常组比较,模型组SCr、BUN含量、p38、p-p38、TGF-β_1、p38阳性面积率均升高($P<0.01$, $P<0.05$);与模型组比较,给药组上述指标均降低($P<0.01$, $P<0.05$)。研究提示,健脾清化方可下调p38MAPK信号通路的关键蛋白以及相关转化生长因子的表达,从而对单侧输尿管梗阻肾病模型大鼠肾衰产生影响。莫陶然等将80只SPF级SD大鼠随机分假手术组10只及造模组30只,造模组采用UUO法进行模型制备,随机分为模型组、虫草益肾方组(冬虫夏草菌丝粉、酒蒸大黄、黄芪、水蛭、猫须草)、厄贝沙坦组,分别灌胃,于第7、14 d收集血清及肾组织进行观察检测。结果,与假手术组比较,模型组7、14 d血清中Notch1、Jagged1、Hes1蛋白表达增加(均$P<0.05$);与模型组比较,给药组上述指标的表达均减少(均$P<0.05$)。

(撰稿:麻志恒 何立群 审阅:秦国政)

【慢性肾衰竭的实验研究】

王蒙等以肾切除术制备慢性肾衰竭(CRF)大鼠模型,将65只SD大鼠随机分为模型组、中药组(肾衰Ⅱ号方:党参、仙灵脾、丹参、当归、制大黄、黄连等)、西药组,以及另取15只作为假手术组。给予相应干预60 d。结果,与假手术组比较,模型组BUN、SCr水平升高,CCr、HGB水平降低(均$P<0.01$),肾皮质和肾髓质自噬相关蛋白Atg5、Beclin-1蛋白表达及自噬相关蛋白LC3-Ⅱ/LC3-Ⅰ均升高($P<0.01$, $P<0.05$);与模型组比较,各给药组BUN水平降低,CCr水平升高(均$P<0.01$),肾皮质和肾髓质Atg5、Beclin-1蛋白表达及LC3-Ⅱ/LC3-Ⅰ升高($P<0.01$, $P<0.05$)。研究提示,肾衰Ⅱ号方可抑制CRF的必经途径肾间质纤维化(RIF),其作用机制可能与激活自噬相关信号通路有关。

朱尧焓等采用右肾摘除加重复注射阿霉素建立肾纤维化模型,将把48只SD大鼠随机分为假手术组、模型组、抗纤灵方(丹参、桃仁、大黄、牛膝、黄芪、淫羊藿等组成)组、科素亚组,分别灌胃8周。结果,与假手术组比较,模型组24 h尿蛋白定量、肾小球硬化指数及TGF-β_1、Smad3 mRNA表达水平均升高(均$P<0.05$);与模型组比较,抗纤灵方组及科素亚组大鼠24 h尿蛋白定量、肾小球硬化指数及肾组织TGF-β_1、Smad3 mRNA表达水平均明显下降($P<0.05$, $P<0.01$)。研究提示,抗纤灵方能改善慢性肾病大鼠肾功能,通过抑制TGF-β_1/Smad3信号通路抑制阿霉素大鼠肾纤维化的进程。

黄伟等建立单侧输尿管梗阻大鼠模型,将72只SD大鼠随机分为假手术组、模型组、肾衰泄浊汤组(生黄芪、生大黄、丹参、巴戟天、蒲公英、槐花等)、补虚方组(生黄芪、巴戟天)、祛邪方组(生大黄、丹参、蒲公英、槐花、生牡蛎)组、贝那普利组,分别于灌胃,给药后第7、14 d进行检测。结果,与假手术组比较,模型组24 h尿蛋白、血BUN、SCr均升高(均$P<0.05$);与模型组比较,各给药组24 h尿蛋白定量减少、BUN、SCr均有所下降,以肾衰泄浊汤组最为显著(均$P<0.05$);各给药组α-平滑肌肌动蛋白(α-SMA)、纤维连接蛋白(FN)、纤溶酶原激活物抑制因子1(PAI-1)蛋白阳性表达均下降(均$P<0.05$),同时期各蛋白阳性表达强弱在各中药组中依次为:补虚方组>祛邪方组>肾衰泄浊汤组(均$P<0.05$)。从不同时间段观察模型组及各给药组的病理表现,术后7 d以炎症和坏死病变为主,术后14 d以纤维化和炎症为主,以模型组更为明显。研究提示,肾衰泄浊汤可能通过补虚通腑泄浊法来下调α-SMA、FN、PAI-1蛋白,进而影响细胞外基质表达,改善肾脏功能,从而延缓RIF的进展。

罗昕等采用腺嘌呤灌胃建立CRF大鼠模型,将72只SD大鼠随机分为空白组,模型组,肾衰宁组,升清降浊(黄芪、柴胡、枳壳、党参、半夏、茯苓等)高、中、低剂量(0.192、0.096、0.048 g/ml)组,均灌胃28 d。结果,与空白组比较,模型组明显升高,肾组织细胞凋亡数明显增多,CHOP、Caspase-12表达量显著增强(均 $P<0.01$);与模型组比较,各给药组BUN、Scr降低,肾组织细胞凋亡数减少,CHOP、Caspase-12表达量减弱(均 $P<0.05$);与肾衰宁组比较,升清降浊低剂量组CHOP的表达下降更为显著($P<0.05$),Caspase-12的表达则下降不明显($P>0.05$)。研究提示,升清降浊胶囊可能通过抑制CHOP,Caspase-12蛋白的高表达,减少肾脏细胞凋亡,从而改善CRF的程度。

魏升等将40只SD大鼠随机分为假手术组、模型组、温阳化瘀方(黄芪、川芎、党参、淫羊藿、肉苁蓉、桃仁等)组、西药组(洛汀新)、中西医结合组。除假手术组外,其余大鼠以双侧5/6肾切除手术造模,各给药组均灌胃4周。结果,与假手术组比较,模型组SCr、慢性肾衰竭大鼠核因子κB(NF-κB)和单核细胞趋化蛋白-1(MCP-1)水平均明显升高(均 $P<0.01$);与模型组比较,各给药组上述指标均显著下降,以中西医结合组最甚(均 $P<0.01$)。

郑敏麟等以同样方法造模,将SD大鼠随机分为模型组,大黄组,益肾降浊(生黄芪、太子参、白术、茯苓、玉竹、当归等)冲剂大、小(6、18 g/kg)剂量组,均灌胃2个月。结果,与模型组比较,大黄组、益肾降浊冲剂大剂量组BUN、Scr、TG、MDA的表达水平,Caspase-3与Caspase-9的IOD值均显著降低,以益肾降浊冲剂大剂量组更甚,SOD均显著升高(均 $P<0.01$)。研究提示,以"培土制水法"拟定的益肾降浊冲剂,可能通过提高线粒体呼吸功能、减少自由基(培土),抑制ROS介导的线粒体凋亡信号通路,从而起到保护肾脏作用(制水)。

(撰稿:麻志恒 何立群 审阅:秦国政)

【再生障碍性贫血的治疗与研究】

陈修保等收集中文数据库1998—2017年发表的中药治疗慢性再生障碍性贫血(CAA)文献,提取符合纳入标准的文献信息,进行规范化处理、建立数据库,利用Access数据库及相关统计软件进行频数、关联规则分析。结果,共收录符合纳入标准文献94篇,包括处方94首、中药103味;中药类别14类,使用频数前4位为补虚药、清热药、活血化瘀药、止血药,总频率78.1%;中药使用频数前10位由高到低依次为黄芪、补骨脂、当归、淫羊藿、熟地黄、生地黄、山茱萸、鹿角胶、菟丝子、女贞子;温性及辛味药物使用频数最高;归经前3位为脾经、肾经、肝经。研究提示慢性再障用药以补虚为主,兼以清热、活血止血。

谢莉等将68例CAA肾虚证患者随机分为两组,对照组予环孢素、司坦唑醇片治疗,观察组在此基础上加服益肾补血方(黄芪、鸡血藤、熟地黄、旱莲草、鹿角胶、龟板胶等),并随证加减,疗程均为6个月。结果,观察组总有效率97.1%(33/34),对照组82.4%(28/34),组间比较 $P<0.05$;两组Hgb、WBC、PLT、Re T、CD_3^+、CD_4^+、CD_4^+/CD_8^+、FGF-1、VEGF水平上调,淋巴细胞、非造血细胞比例、$CD8^+$、骨髓TNF-α、IFN-γ、IL-17水平下调,观察组变化幅度更大(均 $P<0.05$);观察组不良反应发生率26.5%(9/34),对照组64.7%(22/34),组间比较 $P<0.05$。高源华等将210例非重型再生障碍性贫血(NSAA)患者随机分为两组,对照组予以环孢素、司坦唑醇片口服,治疗组在此基础上予补肾活髓颗粒(熟地黄、女贞子、菟丝子、墨旱莲、枸杞子、当归等),疗程均为6个月。结果,治疗组总有效率77.1%(108/140),对照组57.1%(30/70),组间比较 $P<0.05$;与对照组比较,治疗组平均生存时间及中位生存时间均延长(均 $P<0.05$)。丁晓庆等将62例重型再生障碍性贫血(SAA)患者随机分为两组,对照组予以环孢素、康力龙治疗,观察组在此基础上加服益气养血补肾方(黄芪、陈皮、党参、黄精、茯苓、白术等),疗程均为6个月。结果,治疗组总有效率90.3%(28/31),对照组67.7%(21/31),组间比较 $P<0.05$;两组 CD_8^+、Th1、Th1/Th2、IFN-γ水平均降低,CD_4^+/CD_8^+ 值升高,且均以治疗组更为显著

(均 $P<0.05$)。王萍等将 60 例急性再生障碍性贫血肾阳虚证患者随机分为两组,对照组给予雄激素和环孢素以及造血刺激因子治疗,观察组在此基础上加服再障煎剂(黄芪、党参、熟地黄、生地黄、当归、阿胶等),并随证加减。均治疗 3 个月,并随访 1 年的远期疗效。结果,治疗组总有效率 93.3%(28/30),对照组 70.0%(21/30),$P<0.05$;随访 1 年,与对照组比较,治疗组存活率、脱离血制品率均升高,复发率降低,存活时间则有所延长(均 $P<0.05$)。

江砚等采用^{60}Coγ 联合异种淋巴细胞尾静脉注射建立免疫介导的 AA 小鼠模型,将小鼠随机分为正常组,模型组,环孢素组,三黄三仙汤(黄芪、黄精、仙鹤草、黄芩、淫羊藿、鸡血藤等)高、中、低(5.2、2.6、1.3 g/ml)剂量组,均连续灌胃 14 d。结果,与正常组比较,其余各组的 BMNC、WBC、RBC、PLT 计数显著减少;与模型组相比,三黄三仙汤各剂量组的 PLT 计数均增加,高剂量组的 BMNC、RBC、WBC 计数显著增加(均 $P<0.05$)。与正常组比较,模型组有较多的类圆形细胞,MSCs 大小不一,性状不规则,边缘不整齐而稀少;与模型组比较,各给药组细胞较规则,数量较多且密。传代细胞形态较均一,以梭形为主。与正常组比较,其余各组钙结节数目明显减少;各给药组的钙结节数有所增加,且组间比较无明显差异($P>0.05$)。研究提示,三黄三仙汤可促进骨髓 MSCs 向成骨细胞分化,可改善 AA 小鼠骨髓造血微环境。崔兴等以环磷酰胺腹腔注射及氯霉素灌胃造模,将 72 只 ICR 小鼠随机分为正常组、AA 组、当归多糖(ASP)治疗组,均灌胃 2 周(前两组予生理盐水)。结果,与正常组比较,AA 组与治疗组 BMNC、BFU-Es 和 CFU-Es、LSK 细胞中的线粒体数量减少,线粒体膜电位(MMP)降低;与 AA 组比较,治疗组 BMNC、BFU-Es 和 CFU-Es 等数值上升($P<0.05$,$P<0.01$)。研究提示,ASP 可纠正 LSK 线粒体数量下降的趋势,纠正 AA 模型小鼠异常的单胺氧化酶(MAO)和细胞色素氧化酶(COX)水平,并通过降低活性氧(ROS)和 MDA,纠正异常的膜电位而稳定线粒体,从而恢复 AA 骨髓造血细胞功能。

(撰稿:吴小凡 周永明 审阅:陈信义)

【原发免疫性血小板减少症的证治及临床研究】

李露等介绍江劲波临证经验,江氏认为原发免疫性血小板减少症(ITP)的病因病机为外邪入里、脏腑功能失调、七情内伤等致火热内盛,迫血妄行而发病,或气血亏虚、阴阳亏损而致病,可辨为火热迫血妄行证、心脾气血两虚证、肝肾阴虚火旺证、脾肾阳虚失血证,分别以三黄四物汤、八珍汤、二至丸合茜根散、附子理中丸随证加减治疗。张姗姗等介绍麻柔辨治经验及用方。麻氏针对慢性 ITP 脾肾阳虚、肺脾气虚的特点使用桂枝汤合四君子汤辨治,对中焦"湿热兼虚"证或兼有幽门螺杆菌感染者以半夏泻心汤加减治疗调和寒热、辛开苦降,对气虚血瘀、营卫不和者使用黄芪赤风汤补气活血通络、扶正祛瘀。徐海涛等介绍周永明辨治经验及处方用药。周氏除了遵循补肾健脾以固本,泻火宁络以治标的治疗原则外,还坚持辨证与辨病相结合,长期、大量应用激素时多呈阴虚证候;当激素抵抗、激素减量或停用激素时,常为阳虚证候,此时多选用龙胆泻肝汤加减,且重用柴胡、半夏,可解激素及化疗药物毒性,和解胃肠道反应;并解血液病之毒性,以对抗激素副作用及撤退反应。对于病程较长者,在活血化瘀基础上常加用蒲黄、赤芍药、桃仁等清香通络之药;或配以条达之品,予以生谷芽、生麦芽、大枣、远志、秫米等开胃助眠,并注重医患沟通,减轻患者焦虑情绪。在辨证准确的前提下,桑寄生、杜仲多用 30～36 g,配伍半夏多用 24 g,遣方用药上具有明显剂量加倍的特点。

何杰彬等基于数据挖掘技术,整理丘和明治疗 ITP 处方,对纳入的 188 首处方运用关联规则分析、复杂系统熵聚类、层次聚类等数据挖掘方法进行分析。结果,丘氏使用频次最多的 3 味中药是仙鹤草、山药、山茱萸,使用频次最高的 3 个组合为山药-仙鹤草、山茱萸-山药、山茱萸-仙鹤草；并挖掘出核心药物组合 24 个及候选新方 12 首。赖正清等基于数据挖掘技术，整理周郁鸿治疗病例，利用中医传承辅助平台(V2.5)软件对纳入的 117 例患者以及 1 102 诊次临床资料进行分析。结果，周氏辨治 ITP 的主要证候依次是气阴亏虚、气血失和、肝旺脾虚、阴虚火旺、血热动血、气血两虚、阴虚血热证等。症-药关系分析显示，与神疲乏力关系密切的中药依次为仙鹤草、黄芪、茜草、茯苓、白术、紫草等；与咽干关系密切的中药依次为炒麦芽、补骨脂、茯苓、紫草、茜草、菟丝子等；与食少关系密切的中药为茜草、仙鹤草、黄芪、熟地黄、柴胡、水牛角等；与气短懒言关系密切的中药依次为茯苓、白术、炒麦芽、黄芪、茜草、菟丝子等；与不寐关系密切的中药依次为茜草、熟地黄、黄芪、仙鹤草、柴胡、白芍药等；与大便干关系密切的中药依次为仙鹤草、茜草、茯苓、白术、紫草、炒麦芽等；与皮肤瘀点瘀斑关系密切的中药为仙鹤草、茜草、黄芪、熟地黄、白芍药、白术等。

杨立芳等将 68 例 ITP 血热妄行证患者随机分为两组，治疗组在对照组治疗(醋酸泼尼松片)基础上加用清热安血汤(水牛角、蒲公英、赤芍药、牡丹皮、生地黄、野菊花等)治疗，疗程均为 40 d。结果，治疗组总有效率 88.2%(30/34)，对照组 76.5%(26/34)，组间比较 $P<0.05$。宁彩红等将 70 例慢性 ITP 阴虚火旺证患者随机分为两组，治疗组服用二至升板汤(墨旱莲、女贞子、生地黄、熟地黄、桑葚、黄精等)治疗，对照组口服环孢素，疗程均为 2 个月。结果，治疗组总有效率 74.3%(26/35)，对照组 51.4%(18/35)，组间比较 $P<0.05$。

(撰稿：徐皓 周永明 审阅：陈信义)

【过敏性紫癜的治疗及临床研究】

任晓瑞等从“风、热、湿、瘀”论治过敏性紫癜(AP)，认为风热易袭肺脏，湿瘀易困脾脏，肺、脾二脏生理相应，病理相关，通过培土生金即补脾益肺的方法达到肺脾同治，使全身气血充足，阴液得养，脉络得利，瘀滞得通，紫斑得散。李爽等介绍张君辨治经验。张氏将络病学说中阳络、阴络及肾络与“热、毒、瘀、虚”病机相结合，提出“瘀”邪系贯穿该病始终之病机，“活络化瘀”是贯穿始终之治则。结合现代医学及药理研究，灵活运用活血化瘀药及藤类药物。初起治宜清热解毒、活血化瘀，佐以滋阴凉血之品，多选用生地黄、牡丹皮、蒲公英、金银花、连翘等合丹参、益母草、鸡血藤、红花、赤芍药、穿山龙等；后期多选用益气滋阴之品，如黄芪、太子参、党参、旱莲草、覆盆子、芡实等。并配合藤类药物如青风藤、海风藤、忍冬藤及雷公藤，可深入络脉，畅通肾络，逐出滞留其间的毒瘀之邪。重视后期调护，常以四君子汤加减顾护脾胃，以玉屏风散为基础调和营卫。周婉婷等介绍边天羽临证经验，边氏将该病按病程分为血热型(进行期)、脾虚型及脾肾阳虚型(静止期)，血热型药用金银花、玄参、生地黄、当归、连翘、鸡血藤、甘草；脾虚型药用黄芪、党参、白术、茯苓、当归、赤芍药、红花、牛膝、鸡血藤、甘草；脾肾阳虚型药用附子、肉桂、人参、茯苓、白术、甘草、黄芪、干姜、泽泻、熟地黄、山药、山萸肉。

谭璐等将 126 例 AP 患者随机分为两组，对照组口服马来酸氯苯那敏，观察组在此基础上予紫癜汤(当归、川芎、生地黄、白芍药、茅根、地丁等)治疗，疗程均为 15 d。结果，观察组总有效率 98.4%(62/63)，对照组 88.9%(56/63)，组间比较 $P<0.05$。两组免疫球蛋白 IgG、IgA、IgM、IgE 水平均降低，且观察组更甚；微循环状态指标形态积分、流态积分、管周积分、总积分均显著降低，且观察组更甚(均 $P<0.05$)。夏忠贞等将 72 例 AP 患者随机分为两组，对照组给予抗组胺药物、维生素 C、抗感染及激素等常规治疗，观察组在此基础上予自拟“消癜方”(玄参、赤芍药、牡丹皮、茜草、金银花、荆芥等)颗粒剂治疗，疗程均为 14 d。结果，治疗组总有效率 97.2%(35/36)，对照组 83.3%(30/36)，组间比较 $P<0.05$。与对照组比较，治疗组皮肤紫癜及其他症状(腹痛、关节痛)消退时间缩短；免疫球蛋白 IgA 水平显著下降(均 $P<0.05$)。治疗后随访 6 个

月，治疗组复发率 2.78%，对照组为 19.4%，组间比较 $P<0.05$。

（撰稿：孙伟玲 周永明 审阅：陈信义）

【桥本氏甲状腺炎的治疗及临床研究】

金美英等认为桥本氏甲状腺炎（HT）的病因是气滞、痰浊、血瘀等病理产物凝聚胶结而成“伏邪”，潜藏日久阻遏络脉，导致络脉失于气血的渗灌与濡养，使络脉受损而致甲状腺“体用俱损”，其病变过程体现了络病具有易滞易瘀、易积成形的病机特点，“伏邪阻络”是发病的核心病机，拟定解毒通络消瘿方（柴胡、法半夏、穿山甲、黄芪、灵芝、莪术）加减治疗。

司富春等探讨 HT 的遣方用药及辨证论治规律。检索 1979 年 1 月 1 日—2017 年 6 月 30 日 CNKI、万方数据知识服务平台、维普网、中国生物医学文献数据库及 PubMed 数据库收录的相关文献资料分析。结果，32 个证候中以脾肾阳虚、痰瘀互结、肝郁脾虚、痰气郁结、肝郁气滞、气阴两虚证为主；共用方剂 469 首，其中 212 首成方，以补益剂、和解剂、祛痰剂、清热剂、温里剂为主。共涉及中药 311 味，频次较高的为补虚药、清热药、活血化瘀药、化痰止咳平喘药、理气药；使用频次较高的 51 味中药可组成 6 个聚类方，分别适用于肝郁化火证、脾虚痰凝证、痰瘀互结证、气阴两虚证、痰火郁结证、肝肾阴虚证、脾肾阳虚证、气滞血瘀痰凝证。研究提示，HT 以脾肾阳虚证最为常见，其次为痰瘀互结证、肝郁脾虚证，遣方用药既要疏肝理气、活血化瘀，又要温补脾肾、益气养阴，对症加减，标本兼治。

陈晓明等将 68 例脾肾阳虚兼夹肝郁证 HT 患者随机分为两组，对照组口服予左甲状腺素钠，治疗组在此基础上再服加味参苓白术散汤剂治疗。经治 3 个月，治疗组总有效率 91.2%（31/34），对照组 70.6%（24/34），$P<0.05$；两组 FT3、FT4 水平均显著上升，TSH、血清甲状球蛋白抗体（TGAb）及甲状腺过氧化物酶抗体（TPOAb）水平则有所下降，均治疗组更甚（均 $P<0.01$）。陈秋野等将 80 例脾气亏虚证患者随机分为两组，观察组予健脾消瘿汤（生黄芪、炒白术、党参、云茯苓、莪术、白芥子等），对照组口服硒酵母，均治疗 12 周。结果，治疗组总有效率 90.0%（36/40），对照组 42.5%（17/40），$P<0.01$。与对照组比较，观察组甲状腺抗体 TGAb、TPOAb 水平、IFN-γ 水平，以及中医证候评分均降低；IL-4/IFN-γ 则升高（均 $P<0.05$）。张毅将 72 例患者随机分为两组，均予常规治疗（甲状腺功能亢进者口服甲巯咪唑片，减退者口服左旋甲状腺素片），治疗组加服疏肝清火方（柴胡、白芍药、黄芩、陈皮、白茯苓、青黛等），对照组则加服中药安慰剂，均治疗 6 个月。最终完成试验 66 例（治疗组 34 例，对照组 32 例），结果，治疗组中医证候疗效 91.2%（31/34），对照组 59.4%（19/32），$P<0.01$；与对照组比较，治疗组血清 TGAb、TPOAb、INF-γ 水平均下降（均 $P<0.05$），IL-10 水平上升（$P<0.01$，$P<0.05$）。

（撰稿：胡菲 审阅：周永明）

【2 型糖尿病的治疗及临床研究】

韩笑提出对肥胖为主的 2 型糖尿病（T2DM）需注重辨识“脾壅络滞”病机，脾壅即脾气壅塞；络滞即络脉郁滞。可制定“疏壅通络”治则，疏壅即疏导壅塞之气机，疏壅可因六郁之不同，有消食壅（神曲、山楂等）、理气壅（香附、青皮等）、祛湿壅（佩兰、苍术、砂仁等）、化痰壅（陈皮、半夏、瓜蒌等）、清热壅（石膏、知母、大黄、黄连、黄芩、黄柏等）、活血壅（川芎、丹参、当归等）等治法；通络即通畅络脉，常运用辛味药及虫类药治疗，如桃仁、川楝子等配伍干姜、小茴香等辛温通络；或香附、木香等配伍丹参、当归以辛散通络；或水蛭、土鳖虫、僵蚕、全蝎、穿山甲等虫类药物以搜剔通络。张平等介绍庞国明从痰论治 T2DM 经验。庞氏提出“痰病致消”论，认为肥壅夙湿是该病萌发的基础土壤，聚湿生痰是其始动因素，土壅木郁是其发病的重要环节。并倡导以“和”为法，施行“燥湿化痰，和中降浊”“化痰清热、寒温并用”“疏木达土，调和升降”“痰瘀同根，化痰活血”之治则，并主张“方证对应，专证专治”：痰浊中阻证，立专方以和中降浊调糖饮（猪苓、茯苓、桂枝、陈皮、苍术、白术等）治之；痰热内蕴证，则以清热化痰（湿）调糖饮（黄连、厚朴、薏苡仁、姜半夏、黄柏、川牛膝等）治之。

孙俊波等将脾肾阳虚证患者随机分为两组，对照组予恩格列净治疗，治疗组在此基础上加服温阳健脾汤（干姜、制附子、红参、肉桂、黄芪、白术等组成）治疗。经治12周，两组FPG、2hPG、HbA1c、胰岛素抵抗指数（HOMA-IR）、空腹血清胰岛素（FINS）、体质量指数（BMI）均降低（$P<0.05$，$P<0.01$），且治疗组更甚（均$P<0.01$）。李华君等将300例气阴两虚证患者随机分为两组，对照组予二甲双胍，观察组在此基础上加服参黄降糖胶囊（西洋参、黄芪、黄精、天花粉、黄连、葛根等），连续服用12周。结果，观察组总有效率90.0%（135/150），对照组74.7%（112/150），$P<0.05$；两组中医证候积分均降低，观察组更甚（均$P<0.05$）。张琦等将73例气阴两虚夹瘀证患者随机分为二甲双胍对照组与知参消渴安汤（人参、知母、黄芪、玉竹、黄连、丹参等）观察组。均治疗2个疗程共8周。结果，观察组有效率90.6%（39/43），对照组86.7%（26/30），$P<0.05$；两组FPG、2hPG、HbA1c水平，以及中医证候积分均有所下降（$P<0.05$，$P<0.01$），且观察组更甚（均$P<0.05$）。黄洁桦等将60例肥胖型气阴两虚夹痰瘀证患者随机分为两组，均口服二甲双胍，观察组加服乌梅丸合八珍汤（熟地黄、石斛、人参、黄连、乌梅、干姜等），疗程均为8周。结果，观察组总有效率93.3%（28/30），对照组73.3%（22/30），$P<0.05$。何颖等将80例T2DM患者随机分为两组，对照组予常规西医治疗（控制饮食，适当运动，口服美吡哒、二甲双胍），研究组在此基础上加用健脾化痰方（黄芪、山楂、党参、绞股蓝、胆南星、苍术等），疗程均为4周。结果，治疗组总有效率82.5%（33/40），对照组62.5%（25/40），$P<0.05$；两组FBG、2hPG、HbA1c、血浆同型半胱氨酸水平、中医症状评分均有所降低，且研究组更甚（均$P<0.05$）。

张海燕等将90例T2DM患者按治疗措施差异分为两组，对照组予甘精胰岛素治疗，观察组在此基础上加用滋水清肝饮（地锦草、地骨皮、山药、丹参、生地黄、酸枣仁等）加减方，共治疗3个月，并对外周静脉血进行检测观察。结果，与对照组比较，观察组FBG、2hPG、HbA1c、TC、糖化血清蛋白水平均降低（均$P<0.05$）；观察组在B细胞与CD_4^+ T细胞上，ICOS/ICOSL、OX40/OX40L表达均降低；对于合并大血管病变者，观察组B细胞、CD_4^+ T细胞上的ICOS/ICOSL、OX40/OX40L表达亦降低（均$P<0.05$）。研究提示，滋水清肝饮加减方对于T2DM患者的治疗有助于改善正性共刺激分子ICOS/ICOSL、OX40/OX40L的免疫调节作用，促进合并大血管病变者转归。

（撰稿：黄陈招　审阅：周永明）

【糖尿病肾病的治疗与研究】

唐英等将74例糖尿病肾病（DN）辨证为脾肾气（阳）虚兼湿热证患者随机分为两组，均给予控制饮食、糖尿病教育、合理运动、控制血糖血压、调整水、电解质及酸碱平衡等处理。对照组口服氯沙坦钾片，治疗组服用清上温下中药（太子参、生黄芪、大生地、茯苓、山药、鹿角片等），均治疗12周。结果，治疗组总有效率75.0%（30/40），对照组50.0%（17/34），$P<0.05$；与对照组比较，治疗组24 h尿蛋白定量及尿微量白蛋白肌酐比（UACR）水平、血肌酐水平均降低，肾小球滤过率（eGFR）水平升高（均$P<0.05$）。林苗等将180例老年DN气阴两虚、脾肾亏虚证患者随机分为两组，对照组给予常规治疗（包括饮食调节、适量运动，戒烟戒酒，控制体质量；降糖降压、纠正脂代谢紊乱等），观察组在基础上加服苁蓉益肾颗粒（肉苁蓉、五味子、菟丝子）。疗程均为3个月。结果，观察组总有效率94.4%（84/89），对照组

73.6%(64/87)，$P<0.05$。与对照组比较，观察组肾功能指标(尿mALB、Scr、UAER、β2-MG、CysC、eGFR)、炎症指标(hs-CRP、IL-6、TNF-α、IL-17A、IL-23)、血液流变学指标(WBV、PV、WBRV、MPAR、FIB)均有所降低；血清NO、6-Keto-PGF-1α升高，ET-1、TXB2降低；MMP-9及MMP-9/TIMP-1升高，NGAL、TGF-β_1、TIMP-1均降低(均$P<0.05$)。楚淑芳等将60例气阴两虚证患者随机分为两组，对照组予西医常规治疗，观察组在此基础上加服滋肾降糖丸(生地黄、黄芪、党参、五味子、黄精、怀牛膝等)，疗程均为1个月。结果，与对照组比较，观察组中医证候总积分、收缩压(SBP)、舒张压(DBP)均下降($P<0.01$, $P<0.05$)；肾功能指标(Scr、UACR)，糖代谢指标(FPG、2hPG、HbA1c、FINS、HOMA-IR)以及脂代谢指标(TG、TC、LDL-C)，血清Galectin-3水平均下降，eGFR升高($P<0.01$, $P<0.05$)。

陈聪等以高脂饲料联合单侧肾切除造模，将60只MKR鼠随机分为假手术组、模型组、左归降糖益肾方(熟地黄、黄芪、山茱萸、黄连、丹参、玉米须等)组、西药组(格列喹酮片、盐酸贝那普利片)，给药组灌胃8周。另选取同龄C57鼠10只作为正常组。结果，与正常组比较，电镜下模型组基底膜增厚明显，厚薄不均；足突水肿、低矮、变形，足突、次级突起广泛融合；系膜细胞增生、裂孔减少明显；与模型组比较，假手术组、给药组可见部分基底膜轻度增厚，部分增厚不明显，足突融合减少，系膜细胞增生减少；模型组空腹糖浓度及尿蛋白含量、肌酐及尿素氮含量显著升高，肾组织维生素D受体(VDR)、25-羟基维生素D3-1α-羟化酶(CYP27B1)的mRNA及蛋白的表达显著下降(均$P<0.01$)；与模型组比较，给药组空腹糖浓度及尿蛋白含量、肌酐及尿素氮含量显著降低，肾组织VDR、CYP27B1的mRNA及蛋白的表达显著升高($P<0.01$, $P<0.05$)。研究提示，左归降糖益肾方可以通过调控VDR、CYP27B1的表达水平，改善肾组织病理结构损伤。何毓玺等以高脂饲料喂养造模，将30只KK-Ay小鼠随机分为模型组，缬沙坦组，糖肾清2号(山茱萸、白花蛇舌草、白茅根、桃仁、红花等组成)高、中、低剂量组(13.3、6.7、3.3 mg/kg)，另设6只C57BL/6J小鼠为正常组，分别灌胃12周。结果，与正常组比较，模型组肾脏及血清中过氧化物酶体增殖物激活受体γ(PPARγ)、正常T细胞表达和分泌因子(RANTES)、IL-1β、单核细胞趋化蛋白-1(MCP-1)mRNA水平显著上升，PPARγ、RANTES蛋白表达水平升高，IL-1β、MCP-1水平显著升高(均$P<0.01$)。与模型组比较，糖肾清2号各剂量组PPARγmRNA水平下调，蛋白水平上调($P<0.05$, $P<0.01$)，RANTES、IL-1β、单核细胞趋化蛋白-1(MCP-1)mRNA及蛋白表达均下调($P<0.05$, $P<0.01$)。研究提示，糖肾清2号方可上调DN小鼠PPARγ水平来抑制炎性损伤。叶太生等以喂养高脂高糖饲料及腹腔注射STZ溶液造模，制备当归补血汤(黄芪、当归)醇提取物进行研究。将50只SD大鼠随机分为空白组，模型组，中药高、低剂量(7.0、$1.8\ g\cdot kg^{-1}\cdot d^{-1}$)组，格列奇特组。均连续灌胃4周。结果，与正常组比较，模型组肾脏系膜基质增生明显，局部可见球囊融合；肾小球球囊粘连，有肾间质纤维化，自噬体减少；nephrin蛋白表达减少；肾组织Akt、mTOR的表达增加；miRNA-21及Akt、mTOR的mRNA表达上调($P<0.05$, $P<0.01$)。与模型组比较，各给药组的肾小球肾小管病变轻重不一，系膜基质轻度增生($P<0.05$)，其中以中药高剂量组改善最为显著($P<0.01$)；肾间质纤维化减轻，自噬体增加；nephrin蛋白表达开始增加，由连续线状分布变为弥散的颗粒状分布；肾组织Akt、mTOR的表达减少；miRNA-21及Akt、mTOR的mRNA表达下调($P<0.05$, $P<0.01$)。研究提示，当归补血汤可通过抑制miRNA-21调控肾足细胞自噬，从而发挥治疗作用。王峥等以同样方法造模，将60只SD大鼠随机分为正常组，模型组，福辛普利组，积芎解毒方(黄芪、川芎、积雪草)高、中、低剂量(0.5、0.3、0.1 g/ml)组。分别灌胃8周。结果，与正常组比较，模型组肾组织NF-κB KB、AngⅡ mRNA水平及蛋

白表达显著升高($P<0.01$)。与模型组比较,各给药组上述指标均明显降低(均 $P<0.01$),其中中药高剂量组与福辛普利组相当($P>0.05$);且 24 h 尿蛋白定量明显下降,TP、ALB 均明显升高(均 $P<0.01$)。研究提示,积芎解毒方对 DN 大鼠的肾保护作用,可能与抑制炎症信号传导通路的激活、降低免疫炎症反应,从而延缓肾功能进展有关。蔡京婉等用 KKAy 鼠料诱导造模,将 60 只 SPF 级 KKAy 小鼠随机分为模型组、厄贝沙坦组、糖肾平胶囊(黄芪、熟地黄、山茱萸、白花蛇舌草、翻白草、水蛭)高、中、低剂量(2.1、1.1, 0.5 g/kg)组,10 只 C57BL/6J 小鼠作为正常组对照。分别灌胃 26 周。结果,与正常组相比,治疗第 14～26 周,模型组 24 h 尿蛋白定量显著升高;BUN, SCr, TG 和 MDA 含量显著升高;NO、SOD 水平显著降低;肾组织 Wnt4 抗体(Wnt4),糖原合成酶激酶 3β(GSK3β), Wnt/β-连环蛋白(β-catenin)蛋白及 mRNA 表达显著增加(均 $P<0.01$)。与模型组比较,从第 14 周开始,糖肾平各剂量组 24 h 尿蛋白呈下降趋势,第 18、22 周,各治疗组小鼠平均尿蛋白明显降低,糖肾平高、中剂量组以及厄贝沙坦组显著降低($P<0.05$, $P<0.01$);糖肾平各剂量组以及厄贝沙坦组 BUN、SCr、TG、MDA 均下降,NO、SOD 水平升高(均 $P<0.05$),其中糖肾平高、中剂量组血清 BUN、SCr、SOD、MDA 水平改变显著($P<0.01$);糖肾平高、中剂量组以及厄贝沙坦组 Wnt4、GSK3β、β-catenin 蛋白及 mRNA 表达显著降低(均 $P<0.01$)。研究提示,糖肾平胶囊可通过抑制 Wnt/β-catenin 信号通路活化,逆转 DN KKAy 小鼠肾小管上皮细胞转分化,延缓肾间质纤维化的进程。武俊紫等以高脂高糖饲料及腹腔注射 STZ 溶液造模,将 120 只 SD 大鼠分为正常组,模型组,贝那普利组,川陈皮素高、中、低剂量(400、200、100 $mg\cdot kg^{-1}\cdot d^{-1}$)组,分别灌胃 6 周。结果,与模型组相比,各给药组肾小球病变均明显好转,贝那普利组和川陈皮素高剂量组基本一致;各给药组尿液肾功能指标 UREA 和 $β_2$-MG、血液肾功能指标 UREA 及 $β_2$-MG、炎性因子 IL-1、IL-6 及 TNF-α 明显降低,胰岛素含量明显升高;Bax 和 Caspase-3 明显降低,Bcl-2 明显升高($P<0.05$)。肾重与体重比(KW/BW)、肾脏组织中丝氨酸蛋白酶家族 B 成员 7(Megsin)、血小板衍生生长因子-BB(PDGF-BB)、细胞外信号调节蛋白激酶 1/2(ERK 1/2)和Ⅳ型胶原(collagen Ⅳ)蛋白与 mRNA 均降低,腺苷酸蛋白活化激酶(AMPK)和内皮型一氧化氮酶(eNOS)蛋白和 mRNA 表达明显升高($P<0.05$)。与贝那普利组比较,川陈皮素各剂量组血糖均明显降低,高剂量组 IL-1、IL-6 及 TNF-α 降低更为显著($P<0.05$)。

(撰稿:刘霖　审阅:周永明)

【代谢综合征的治疗与研究】

崔德强等根据临证经验,将代谢综合征(MS)辨为阳虚与气郁两大类,分别详述其症状表现及常见人群。有阳虚表现者,常选用真武汤加味予以治疗,若伴有瘀血,可用真武汤合桂枝茯苓丸加味治疗;有气虚表现者,常用大柴胡汤合栀子厚朴汤加味,若兼有湿滞则合用平胃散等,伴生瘀血则可用大柴胡汤合桂枝茯苓丸。

程善廷等将 60 例 MS 痰瘀互结证患者随机分为两组,均予常规西医治疗,包括接受生活方式干预,分别给服用二甲双胍、盐酸贝那普利片、阿托伐他汀钙,其中治疗组在此基础上加服桂枝茯苓丸合当归芍药散,疗程均为 28 d。结果,治疗组总有效率 93.3%(28/30),对照组 60.0%(18/30), $P<0.05$。刘金涛等将 60 例 MS 脾虚痰瘀证患者随机分为两组。对照组予常规西药治疗(血压偏高者口服缬沙坦胶囊,血糖偏高者口服二甲双胍缓释片,高甘油三酯者口服非诺贝特胶囊),治疗组在此基础上加用方氏三化方(党参、黄芪、炒白术、茯苓、姜半夏、苍术等),均治疗 12 周。结果,两组诊室血压、24 h 动态血压平均值、GLU、HbA1c 及 TG 水平降低,HDL-C 水平均明显升高($P<0.05$, $P<0.01$),且治疗组血糖、血压、血脂指标的改善以治疗组为优

($P<0.05$, $P<0.01$)。娄宏君等将 60 例 MS 患者随机分为两组，两组均采用常规治疗（合理膳食、适量运动等生活方式干预，并给予福辛普利、二甲双胍、阿托伐他汀、阿司匹林，常规调节控制血糖、血压、血脂），观察组加服黄连温胆汤，均治疗 12 周。结果，两组最大血小板聚集率、血浆纤维蛋白原(FIB)水平均降低（均 $P<0.05$）。与对照组比较，治疗组 FIB、β-血小板球蛋白(β-TG)均降低，PAI-1 显著上升（均 $P<0.05$）。张妍等将 80 例 MS 合并糖调节受损(IGR)患者随机分为对照组（A 组）、健脾清化组（B 组），均进行生活方式干预，B 组患者在此基础上加服健脾清化方（党参、山药、黄芪、黄精、葛根、卫茅等）。均干预 6 个月，并随访 6 个月。结果，治疗后 6、12 个月，与 A 组比较，B 组由 IGR 向正常糖耐量(NGT)逆转的发生率明显升高，向糖尿病转化的发生率明显降低；治疗后 6 个月，B 组 BMI、WC、HbA1c、UA、FFA、hsCRP 水平均降低（$P<0.05$，$P<0.01$）。

庞琳蓉等以高脂高糖膳食诱导 MS 大鼠模型，将 40 只 SPF 级大鼠随机分为正常组、模型组、中药组（黄连温胆汤）、西药组（阿托伐他汀钙片），分别灌胃 8 周。结果，与正常组比较，模型组的体质量、Lee's 指数（评价成年大鼠肥胖程度）、收缩压、瘦素、空腹血糖、血清胰岛素、胰岛素抵抗指数、游离脂肪酸、血脂(TC、TG、LDL)、TNF-α、IL-6 均明显升高；与模型组比较，中药组上述指标均下降。与正常组比较，模型组 HDL、葡萄糖转运蛋白 4(GLUT-4)下降；与模型组比较，中药组上述指标均升高（均 $P<0.05$）。研究提示，黄连温胆汤可能是通过减轻胰岛素抵抗与炎症反应，抑制瘦素、游离脂肪酸的表达，上调 GLUT-4 的水平，从而改善 MS。

（撰稿：刘霖　审阅：徐列明）

【缺血性中风的治疗及临床研究】

高磊等介绍李莉治疗缺血性中风急性期经验。李氏认为该病病位在脑，脏腑积损，功能失常，痰瘀互结于脉络；火热生风，扰动气机，气血逆乱，导致痰瘀阻闭脑脉而急性发病。可以清火调气法，并拟定清火调气方（黄连、炒栀子、菊花、胆南星、竹茹、姜黄等）治之。谢清等介绍周德生应用鸡血藤治疗缺血性中风的配伍与经验。鸡血藤活血散气、补血养血、舒筋活络，周氏常将其与补气药（黄芪）、补阳药（鹿角胶、菟丝子、补骨脂、葫芦巴、附子等）、养阴补血药（当归、熟地黄、赤芍药、黄精、南沙参等）、行气活血药（红花、桃仁、川芎、丹参等）、化痰祛湿药（法半夏、胆南星、天竺黄、地龙等）、搜风通络药（忍冬藤、络石藤、僵蚕、全蝎、土鳖虫等）等配伍应用。

贺海霞等将 88 例气虚血瘀证患者随机分为两组，对照组采用常规西药治疗，观察组在此基础上加服黄芪虫藤饮（黄芪、全蝎、地龙、僵蚕、蜈蚣、海风藤等）并随症加减，均治疗 4 周。结果，观察组总有效率 90.9%(40/44)，对照组 75.0%(33/44)，$P<0.05$；两组 TNF-α、IL-6、hs-CRP、NIHSS 评分、高切及低切全血黏度，红细胞压积及纤维蛋白原水平均下降，且观察组更甚（均 $P<0.05$）。魏艳等将 76 例缺血性中风急性期属本气不足、痰瘀阻络证患者随机分为两组，对照组给予西医常规对症治疗（改善循环、营养神经、抗血小板聚集、保护脑细胞、调脂、稳斑等），治疗组在此基础上加用黄芪合小续命汤（黄芪、生麻黄、桂枝、赤芍药、苦杏仁、当归等），并随症加减，均连续治疗 2 周。结果，治疗组总有效率 89.5%(34/38)，对照组 71.1%(27/38)，$P<0.05$；两组 NIHSS 评分均显著降低，Barthel 指数评分均显著升高，以治疗组更甚（均 $P<0.05$）。及晓梦等将 80 例急性期阴虚络瘀证患者随机分为两组，均予对症支持治疗（抗栓、稳定斑块、清除氧自由基、营养神经、降颅内压、维持水电解质平衡等）。其中治疗组加服柔肝通络汤（制首乌、桑椹、枸杞子、丹参、葛根、当归尾等），均治疗 2 周。结果，治疗组总有效率 87.5%(35/40)，对照组 72.5%(29/40)，$P<0.05$。张粲等将 60 例急性缺血性中风患者随机分为两组，对照组患者接受常规西医治疗（抗血小板聚集、稳斑降脂、扩血管、神经保护等），观察组在此基础上加服

解毒化瘀汤(栀子、丹参、天麻、石菖蒲、远志、黄芪等),疗程均为2周。结果,观察组总有效率90.0%(27/30),对照组76.7%(23/30),$P<0.05$。项广宇将60例短暂性脑缺血发作(TIA)后脑梗死患者随机分为两组,对照组予常规治疗,研究组在此基础上加服化痰通络方(茯苓、党参、丹参、怀牛膝、赤芍药、陈皮等)。疗程均为30 d。结果,研究组总有效率93.3%(28/30),对照组66.7%(20/30),$P<0.05$;与对照组比较,研究组的颈动脉平均斑块发生率、平均强回声斑块数均明显降低(均$P<0.01$)。

魏巍等将100例脑梗死风痰瘀阻证患者随机分为两组,对照组采用对症治疗(脱水降压、抗血小板聚集、脑细胞保护剂、清除自由基、控制血压、血糖以及维持水电解质平衡等),观察组在此基础上加用芪蛭消栓汤(黄芪、附子、麻黄、桂枝、防己、赤芍药等)。经治4周,两组纤溶系统组织型纤溶酶原激活物(t-PA)水平均升高,组织型纤溶酶原激活物抑制物(PAI)水平均降低,NIHSS评分及NSE水平均降低,以观察组更甚(均$P<0.05$)。王江潮将80例大面积脑梗死患者随机分为两组,对照组给予西医常规治疗,观察组在此基础上加服通脉消梗汤(生黄芪、当归、丹参、红花、全蝎、蜈蚣等)。连续治疗14 d,两组神经功能缺损评分均明显降低,日常生活能力评分明显提高(均$P<0.05$);以观察组更甚($P<0.05$)。姜超等将120例微栓子阳性急性缺血性脑卒中患者随机分为两组,均予西医内科、康复治疗,治疗组加服益气活血颗粒(黄芪、当归尾、川芎、赤芍药、地龙、桃仁等)治疗,对照组则予安慰剂治疗。经治2周,两组微栓子数目均减少,NIHSS、MRS评分均下降,以治疗组更为明显(均$P<0.05$)。

(撰稿:姜丽莉　审阅:余小萍)

【类风湿关节炎的治疗与研究】

张天成等探讨从少阳经辨治类风湿关节炎(RA)的理论依据。通过对《伤寒论》等相关条文的论述,指出RA发病病因"营卫不和、气血不足、风寒湿邪气侵袭"与"少阳主枢""运行水液,通行诸气""内寄相火""少阳通于风气"等生理功能相关。"少阳主骨"功能失调、"少阳厥逆"可能是RA或其部分证发病的病机,发病病位与少阳病病位相关;部分临床表现、病情特点等与少阳病病症类似,部分临床表现与少阳经脏腑功能失调有关。从少阳经论治RA具有一定的理论依据。朱胜君等介绍张国恩辨治思路。张氏从阴阳认识免疫机制,根据RA免疫反应亢进、免疫抑制功能降低的发病特点,认为治疗应抑阳扶阴,提出痹毒是发病关键因素,风、寒、湿、燥、火、热、痰、瘀诸毒邪炽盛,治宜以毒攻毒、解毒化毒;以抑阳扶阴(石膏、知母、牡丹皮、苦参、黄芩、积雪草等)、解毒化毒(雷公藤、雄黄、马钱子、全蝎、水蛭、蜈蚣等)、化浊散瘀(白术、苍术、苦参、黄芩、茵陈、猪苓等)、益肾护胃(桑寄生、杜仲、骨碎补、接骨木、藤梨根、鸟不宿)等为治疗大法;临证善用微观辨证,根据中药药理精选有效方药分期论治,急性期化浊解毒、活血化瘀、清热养阴为主,缓解期补益肝肾、化痰散结为主。魏齐等介绍杨仓良运用原量经方(即原药味、原剂量、原煎法、原用法。原剂量按一两等于15 g计算。)治疗RA经验。早期邪偏于风湿者,用麻黄杏仁薏苡甘草汤或甘草附子汤;邪偏于寒湿者,用乌头汤或麻黄加术汤;邪偏于湿热者,用桂枝芍药知母汤;中晚期虚实间杂,偏气虚者用防己黄芪汤,偏阳虚者用真武汤,偏阴虚用防己地黄汤,血虚用当归四逆汤。并且谨遵原方煎法,将一日量分次少量频服;由医护人员自煎或在医生亲自监督下由患者自煎自服,以便确保安全有效。

马珂等收集整理刘祖贻2015年7月—2018年8月病案共137例,将患者初诊处方录入中医传承辅助系统(V2.5),采用关联规则、聚类分析等数据挖掘方法进行分析。结果,高频使用药物有青风藤、忍冬藤、防己、络石藤、生地黄;常用组合主要有青风藤-忍冬藤、青风藤-防己、青风藤-络石藤-忍冬藤等;挖掘出由忍冬藤、鸡血藤、络石藤、淫羊藿、黄芪、青风藤等组成的5新处方。研究提示,刘氏治疗RA善用三类通络药,分别是藤类通络药、虫类通络药、枝类通络药，且将寒凉药和温热药并用。

卓和伟等将128例RA瘀血痹阻证患者随机分为两组，对照组口服甲氨蝶呤、雷公藤多苷片。观察组在此基础上加用通痹除湿活络汤（乳香、鸡血藤、当归、茯苓、木瓜、威灵仙等）。均连续治疗8周。结果，治疗组总有效率92.2%(59/64)，对照组79.7%(51/64)，组间比较 $P<0.05$。牛丰等将116例痰瘀痹阻证患者随机分为两组，对照组予常规西医治疗（口服甲氨蝶呤、来氟米特片、叶酸片），研究组在此基础上加服化痰祛瘀养阴清热中药汤剂（生地黄、天南星、白芍药、知母、白花蛇舌草、金银花等）并随证加减。连续治疗4周，研究组总有效率93.1%(54/58)，对照组79.3%(46/58)，组间比较 $P<0.05$。戴娜等将80例肝肾阴虚证患者随机分为两组，对照组口服美洛昔康、来氟米特，观察组在此基础上加服类风灵验方（当归、党参、麦冬、五味子、苍术、黄柏等），疗程均为12周。结果，观察组总有效率95.0%(38/40)，对照组77.5%(31/40)，$P<0.05$。两组ESR、CRP、RF、TNF-α、IL-6均降低，IL-4水平均升高，且观察组更甚（均 $P<0.05$）。袁敏芳等将60例活动期患者随机分为两组，均口服甲氨蝶呤，治疗组加服补肾解毒通络方（全蝎、生甘草、羌活、牡丹皮、乌梢蛇、仙茅等），对照组加服中药安慰剂，疗程均为3个月。结果，两组的关节肿胀数、关节压痛数均下降，关节滑膜及积液厚度变薄；关节处血流信号处于Ⅱ级、Ⅲ级的比例均降低，0、Ⅰ、Ⅱ级的比例均增高，均以治疗组更为明显（均 $P<0.05$）。

王强等培养成纤维样滑膜细胞，将细胞分为空白组，模型组，断藤益母汤（黑骨藤、南蛇藤、续断、益母草）高、中、低剂量（1000、800、600 mg/L）组，采用蛋白免疫印迹法对丝分裂原活化蛋白激酶2(MEKK2)的蛋白和mRNA表达进行分析。同时，采用二次免疫法构建胶原诱导型关节炎小鼠模型。将42只DBA/1J小鼠随机分为正常组，模型组，MTX组，断藤益母汤高、中、低剂量（25、12.5、6.25 mg/kg）组，均灌胃4周。结果，在细胞实验中，与空白组比较，模型组细胞增殖率升高（均 $P<0.01$）；细胞基质金属蛋白酶-1(MMP-1)、IL-6、TNF-α表达明显上升（$P<0.05$，$P<0.01$）与模型组比较，断藤益母汤以浓度依赖方式抑制成纤维样滑膜细胞活性；高、中质量浓度组的MEKK2蛋白及mRNA表达降低（$P<0.05$，$P<0.01$）；各剂量组的MMP-1、TNF-α、IL-6表达均降低（均 $P<0.01$）。在动物实验中，与正常组比较，模型组关节明显肿胀（$P<0.05$），病理学评分升高（$P<0.01$）。与模型组比较，断藤益母汤高、中剂量组关节肿胀度降低（$P<0.05$，$P<0.01$）；高、中剂量组关节病理评分下降（$P<0.05$，$P<0.01$）。研究提示，断藤益母汤可能通过下调MEKK2对细胞因子IL-6、TNF-α、MMP-1负性调控来缓解炎症反应。

（撰稿：李丽　李俊莲　审阅：秦国政）

【重症肌无力的治疗与研究】

李少红等根据辨证、辨病与辨期相结合的原则，将重症肌无力(MG)辨证分为脾胃气虚证、脾肾阳虚证、肺脾肾虚证，治疗大法以益气温阳为主，拟定黄芪强力汤（黄芪、党参、北柴胡、升麻、炮附片、马钱子等）为基础方加减治疗：脾胃气虚者加茯苓、白芍药、葛根、黄精；脾肾阳虚者加白芍药、葛根、黄精、淫羊藿、巴戟天、酒苁蓉、女贞子；肺脾肾虚者加茯苓、白芍药、葛根、黄精、淫羊藿、巴戟天、酒苁蓉、女贞子、红参、知母、桔梗、山萸肉。冉维正介绍陈志刚临证经验。陈氏认为，MG多隐袭起病，缠绵难愈，呈进展性或缓解与复发交替性发展，可因感染、劳累等因素诱发或导致病情加重，与“暂时假愈，后仍作者”“遗邪内伏，后又复发”等伏邪致病特点相合。提出从伏邪角度论治，在补虚的基础上（多选用黄芪、人参、补骨脂、肉苁蓉、黄精、五味子等以补益脾肾）注重祛邪，根据不同的伏邪类型采用相应的祛邪方法：对热毒明显者，予半枝莲、蛇舌草、拳参、蛇莓等；对痰湿浊毒明显者，予萆薢、茯苓、薏苡仁等；对胸腺增生及肿瘤者，予石见穿、浙贝母、山慈姑、龙葵等消癥解毒化痰核；对有风邪者，以白蒺藜、蝉蜕、僵蚕、蜂房等祛风。杨俊红等介绍李发枝临证经验。李氏认为该病病机为脾肾亏损，督任失养，处方用药时常重用三仙胶(龟板胶、鹿角胶、鱼鳔胶)。三胶合用，填精益髓，并注重调理脾胃，配合补中益气汤加减治疗。曾进浩等介绍刘有章从"风药起痿"的治疗经验。刘氏认为该病基本病机为"肝、脾、肾虚损，湿、瘀、毒内蕴"，而风药具有透邪、宣通、胜湿、灵动的特性，故常以风药疏解肌表湿、瘀、毒诸邪；同时风药又有升提、理脾、协同增效的特性，有助于提振肝、脾、肾之虚损，鼓舞正气而起痿。其风药的具体应用为：麻黄、葛根"宣通透邪"起痿，羌活、独活"风能胜湿"起痿，柴胡、升麻"升提大气"起痿，薄荷、防风"升肝解郁"治肝郁兼证，紫苏叶、荷叶"理脾护胃"治疗脾胃兼证。赵平介绍赵明芬以润燥清热法论治新疆地区MG，赵氏充分考虑新疆地域环境、气候及饮食特点，认为该病起病多因内外燥热之邪，耗伤精血，肌肉失于濡润，久而气阴两虚所致。治疗上宜清热润燥，补养气阴，益肾填精为主。药宜清润，忌温燥辛烈之品。拟定起痿汤(石斛、黄柏、山药、肉苁蓉、当归、太子参等)为基础方加减治疗。

徐宾等将40例脾虚湿困证患者随机分为两组，均予口服溴吡斯的明片、强的松片，治疗组在此基础上加服中药除湿健脾汤(白术、苍术、茯苓、白芍药、当归、厚朴等)。4周为1个疗程，均治疗2个疗程。结果，治疗组总有效率80%(16/20)，对照组65%(13/20)，组间比较 $P<0.05$。与对照组比较，治疗组的定量重症肌无力(QMG)评分及中医证候积分均下降($P<0.05$)。

朱瑞超等将60只SPF级Lewis大鼠随机分为模型组、强的松组、葛根复方(葛根、苍术、牛膝、黄柏、薏苡仁、丹参等)组，分别灌胃4周。结果，与模型组比较，各治疗组大鼠骨骼肌中LN-2阳性表达以及肌电图振幅均明显升高(均 $P<0.01$)；与强的松组比较，葛根复方组LN-2阳性表达以及肌电图振幅升高较为显著($P<0.01$, $P<0.05$)。研究提示，葛根复方可升高LN-2阳性表达以及肌电图振幅，可能是其治疗MG的作用机制之一。张运克等通过人工合成免疫原方法造模，将60只Lewis雌性大鼠随机分为空白组，模型组，强的松组，补脾益肾起痿汤(黄芪、生白术、党参、升麻、柴胡、陈皮等)高、中、低浓度(64.8、32.4、16.2 $mg \cdot kg^{-1} \cdot d^{-1}$)组，各组分别给予灌胃4周。结果，与空白组比较，模型组肌力评分增加，血清AChR-Ab(OD)值、总IgG水平上升，TGF-β_1、补体C3水平下降(均 $P<0.05$)；与模型组比较，补脾益肾起痿汤各浓度组血清AChR-Ab、总IgG水平均有所下降，TGF-β_1、补体C3水平均上升(均 $P<0.01$)。研究提示，补脾益肾起痿汤可通过下调血清总IgG，上调TGF-β_1、补体C3表达，降低血清AChR-Ab浓度来发挥免疫调节功能，减轻肌无力症状。邓锴等采用皮下注射鼠源性AchR-α亚基97-116肽段造模，将100只Lewis大鼠随机分为正常组，益气解毒复方(黄芪、人参、淫羊藿、鹿茸、土茯苓、白芥子等)高、中、低剂量(46.1、34.6、23.1 g/kg,)组，泼尼松组，模型组，连续灌胃给药30 d。结果，与正常组比较，模型组大鼠胸腺细胞IFNγ、IL17蛋白阳性表达均显著增高(均 $P<0.01$)；与模型组比较，泼尼松组、益气解毒复方各剂量组胸腺细胞中IFNγ、IL17蛋白阳性表达显著下降(均 $P<0.01$)。研究提示，益气解毒复方可能通过纠正胸腺慢性炎症反应，恢复机体异常免疫功能而发挥治疗作用。

(撰稿：张赞 李俊莲 审阅：秦国政)

【失眠症的证治及临床研究】

陆红梅等认为阳入于阴是睡眠活动的本质，阳虚精神失养，阳不入阴是阳虚失眠的主要病机。天雄散以温阳、补阳、助阳、潜阳为主，兼涩精安神，可将其加减治疗阳虚精神失养、阳不入阴所致的失眠。马钟丹妮等介绍周德生从营卫失和论治失眠的临证经验。周氏认为营卫失和可引起失眠，注重从营卫盛衰、营卫交会、邪气性质、兼病兼证综合考虑，采用的调和营卫法有益营卫、和营卫、畅营卫之侧重不同，并联合使用辛甘、苦平、温润、动静药性兼有或者动静相伍的药物。常选用栀子豉汤、半夏秫米汤(泻卫气有余为主),桂枝汤、酸枣仁汤、黄连阿胶汤(补营气不足为主),温胆汤、柴胡疏肝散、血府逐瘀汤(疏通营卫为主),以及桂枝、首乌藤、法半夏、合欢花、百合等单味药,并配伍龙骨、龙齿、琥珀、珍珠母等重镇安神,或酸枣仁、柏子仁、丹参、阿胶等养血安神。

马珂等通过应用中医传承辅助平台软件,收集整理178例刘祖贻不寐病案,对病案资料进行基本信息、证候频次、证型、证素提取、药物频次、药物四气、五味、归经分布、组方规律、新方分析等数据挖掘。结果,使用频次>100的高频药物有合欢皮、龙骨、夜交藤、牡蛎、酸枣仁、山楂;常用组合有龙骨-牡蛎、酸枣仁-夜交藤、酸枣仁-合欢皮-夜交藤等;挖掘出由炒麦芽、酸枣仁、鸡内金、生地黄、百合组成的7首新处方。刘氏治疗不寐在治法上,调燮五脏,重在心肝;用药上,安神为要,护胃顾脾,并常配合使用“引阳三药(法半夏、夏枯草、夜交藤)”与“敛阳三药(龙骨、牡蛎、酸枣仁)”;调护上,贵在安神,重在养形,提出安神三法和养形三法。

张忠等将62例阴虚火旺证患者随机分为两组,对照组口服阿普唑仑,治疗组服用百合地黄汤,并根据不同脉证加减。疗程均为30 d。结果,治疗组总有效率93.8%(30/32),对照组76.7%(23/30),组间比较$P<0.05$;两组匹兹堡睡眠质量(PSQI)评分、中医症状评分均下降,以治疗组更甚($P<0.05$)。李莉莉将68例阴虚火旺证患者随机分为治疗组与对照组,分别口服补肾安神汤(阿胶、首乌藤、熟地黄、炒酸枣仁、生龙齿、白芍药等)与安眠补脑口服液,两组疗程均为4周。结果,两组总有效率分别为94.1%(32/34)、79.4%(27/34),$P<0.05$。与对照组比较,治疗组PSQI评分、焦虑抑郁调查量表(HADS)评分均降低,生活质量调查表(QLQ-C30)评分升高(均$P<0.05$)。张忠等将99例肝郁化火证患者随机分为两组,对照组口服阿普唑仑,观察组服用柴丹龙母汤(柴胡、丹参、生龙骨、生牡蛎、珍珠母、茯神等),并随证加减。两组均治疗1个月,观察组总有效率98.0%(49/50),对照组85.7%(42/49),$P<0.05$;两组PSQI评分、中医症状评分均降低、世界卫生组织生活质量量表(WHOQOL-BREF)评分均升高,以观察组更甚(均$P<0.05$)。梁钢等将60例肝郁血瘀证患者随机分为阿普唑仑对照组与舒肝化瘀安神汤(柴胡、白芍药、枳壳、香附、川芎、栀子等)治疗组,两组均治疗28 d。结果,治疗组总有效率93.3%(28/30),对照组73.3%(22/30),组间比较$P<0.05$。李小兰等将90例肝郁瘀阻证且伴记忆力减退患者随机分为两组,对照组口服乌灵胶囊,观察组予平肝活血方(柴胡、煅牡蛎、丹参、夜交藤、葛根、合欢皮等)并随症加减。两组均连续用药2个月。结果,观察组改进型SPIEGEL睡眠量表为(6.95±1.35)分,对照组为(9.05±1.41)分,$P<0.01$;与对照组比较,观察组PSQI评分降低;记忆力相关事件相关电位ERPs峰潜伏期明显缩短(均$P<0.05$)。

(撰稿:徐光耀　审阅:周永明)

【抑郁症的治疗与研究】

宋清雅等从肾虚论治郁证,肾之本脏功能失调或他脏气血阴阳失衡累及于肾,或先天禀赋不足,体质偏颇,皆可导致肾虚。肾精不足,可致脑髓失养;精血不足,也可致肝失疏泄,认为培补肾元,可达到安定神志,强志健体,充养脑髓之效。谭令等从温肝阳论治郁证。认为肝阳不足之温煦失职,肝阳不足之升发不及,可导致郁证的典型表现,常以温法治之。肝阳不足者,可选用桂枝汤、吴茱萸汤、当归四逆汤、乌梅丸、暖肝煎等。若偏于营卫不和或兼有中风表虚证者,可选用桂枝汤;若兼有肝寒犯胃而致胃阳亦不足者,可选用吴茱萸汤;兼有肝血不足者,可选用当归四逆汤;若肝寒较重,且偏于寒热错杂之证者,可用乌梅丸;肝阳不足,累及肾阳,致肝肾不足,寒滞肝脉之证,则可选用暖肝煎。王萌等认为脾居中土,为四脏之本,与情志活动密切相关;脾胃功能正常可为神志活动提供基础。治疗郁证可从中焦论治,如半夏厚朴汤理枢机行气化痰解郁;茯苓桂枝甘草大枣汤培脾土通阳利水解郁；甘麦大枣汤补中气健脾安神解郁；小建中汤调阴阳和中缓急解郁。强调在治疗中要充分考虑中焦脾胃对神志活动的影响。胡春雨等基于“损其心者，调其营卫”探讨抑郁症辨治，提出其病位在心，当以调理营卫辨治。营卫与心气心血的运行以及心神主导脏腑气化功能密切相关，情志刺激、饮食不节、劳逸失度、天气变化等因素交互影响机体，致卫气郁痹、营血滞涩，营卫失调，累及于心，最易形成心气郁而不达；心血失充，心神主导失司，久则伤及脑髓，出现神机抑遏的病机变化，导致形神共病。可选用桂枝汤类方调营卫、振心气、强神机。刘志亮等总结梅建强从肝肾论治阳虚型抑郁症经验。梅氏认为其病机以肾阳虚馁为根本，肝失条达为关键，其发病是一个渐变的过程，按阶段可划分为肝气不足证、肝肾阳虚证、肝肾阴阳两虚证。并拟定温阳调肝方（附子、肉桂、川芎、香附、生龙骨、生牡蛎等）加减治疗。李佳静等以典型气虚络瘀证之抑郁症病案，介绍丁元庆应用黄芪桂枝五物汤诊治该病的辨治思路、用药特色。丁氏提出其病位在心，阳郁神颓是病机关键，振奋阳气、怡神强志为基本治则。气虚络瘀证责之气血损耗，营涩卫痹，形神困顿。“损心调营卫”既是指导原则，也是基本治法。治当宣通营卫、畅达神机，以安形神。方选黄芪桂枝五物汤化裁，并以“黄芪-桂枝-炙甘草”为基本药对，随证加减配伍。刘红喜等介绍张允岭治疗抑郁症经验。认为其病机一类为肝郁气滞，进而肝郁脾虚；一类为肝郁化火，郁火伤阴，肝火犯胃。患者多有脾胃功能受损的表现，在此基础上又波及其他脏腑功能，同时与痰瘀相结，形成了不同的病机演化阶段。因此处方用药强调气机升降出入、气血疏通及肝脾传变的防治。常用药对有石菖蒲-远志、炒栀子-淡豆豉、百合-知母、香附-郁金、枳实-白术、黄连-竹茹、藿香-佩兰、半夏-厚朴等。

曲淼等将 216 例肾虚肝郁证患者随机分为两组，观察组予“颐脑解郁方”（刺五加、五味子、郁金、柴胡、栀子），对照组口服盐酸氟西汀，均治疗 6 周。结果，观察组总有效率为 90.1%(91/101)，西药组为 77.0%(77/100)，$P<0.05$。且“颐脑解郁方”起效时间明显快于盐酸氟西汀。

蒋洪等采用孤养结合慢性轻度不可预见性刺激制备抑郁大鼠模型，将 60 只雄性 Wistar 大鼠随机分为空白组，模型组，柴桂温胆定志汤（柴胡、桂枝、黄芩、法半夏、生姜、陈皮等）高、中、低剂量（3.2、1.6、0.8 g/ml）组及氟西汀组。21 d 后观察各组行为学指标，以及海马形态结构变化。结果，与空白组比较，模型组体质量增长缓慢；水平运动得分、垂直运动得分显著减少，中央格停留时间明显延长；糖水偏好百分比均明显下降；大鼠海马 CA1 区神经元细胞数量较少，细胞层变薄，细胞间隙增大、排列疏松，甚至细胞核流失（均 $P<0.01$）。与模型组比较，各给药组水平运动得分、垂直运动得分均增加，中央格停留时间均缩短（$P<0.01$，$P<0.05$）；柴桂温胆定志汤高、中剂量组及氟西汀组糖水偏好百分比均明显升高（均 $P<0.01$）；海马 CA1 区神经元细胞数量较多，排列较为整齐密集，细胞数较多（$P<0.01$，$P<0.05$）。研究提示，扶肝阳化痰开窍法可能是通过保护海马神经元细胞，从而对抗抑郁症的发生。

（撰稿：姜丽莉　审阅：周永明）

【血管性痴呆的治疗与研究】

丁颖颖等介绍常诚应用通瘀泄毒益肾法治疗痴呆经验。常氏认为痴呆为虚实夹杂证，虚者多由先天不足、肾虚精少、髓海不足、元神失养而发；实者多因毒瘀互结，破坏形体，损伤脑络而发，针对“瘀血、浊毒、肾虚”之病因病机，采用“通瘀泄毒益肾”法，创“通脑益智方”（水蛭、制大黄、川芎、丹参、郁金、枸杞子等）治疗该病。郭徽艺等结合“脾不及则九窍不通”理论，阐释“脾不及”是痴呆发病的重要病机。脑窍化生神机，为藏神之窍，主导神识、精神和情志等，其功能正常行使与脾脏关系密切。脾为后天之本，主运化和升清，“脾不及”则运化无力、升降无权，致使津聚为痰，痰蒙清窍而发为痴呆。提出以燮理“脾不及”为切入点，应用益气开窍法的防治思路。

孟文宜等将120例血管性痴呆(VD)肾虚血瘀证患者随机分为盐酸多奈哌齐组、化瘀益肾填髓汤(熟地黄、菟丝子、郁金、川芎、桃仁、补骨脂等)组、高压氧+化瘀益肾填髓汤组,疗程均为45 d。结果,高压氧+化瘀益肾填髓汤组总有效率82.5%(33/40),化瘀益肾填髓汤组65.0%(26/40),盐酸多奈哌齐组57.5%(23/40),$P<0.05$。3组简易智能量表(MMSE)、日常生活能力量表(ADL)、社会功能活动调查评分(FAG)、张氏长谷川痴呆修改量表(HDS)评分比较,高压氧+化瘀益肾填髓汤组的MMSE、HDS评分升高幅度,以及ADL、FAG评分下降幅度均最大(均$P<0.05$)。李秀玲等将60例气虚痰瘀证患者随机分为两组,均予口服丁苯酞软胶囊,观察组加服活血健脑方(黄芪、葛根、牛膝、地龙、丹参、人参等),并随证加减,均治疗8周。结果,观察组总有效率93.3%(28/30),对照组73.3%(22/30),组间比较$P<0.05$;两组智力减退、反应迟钝、表情呆滞、面色晦暗、头晕耳鸣、腰膝酸软等中医症候积分均显著降低,且观察组各指标下降幅度更大(均$P<0.05$);两组MMSE评分均显著上升,行为能力量表(BBS)评分均显著降低,且观察组的变化更甚(均$P<0.05$)。杨万胜等将80例患者随机分为两组,除予常规基础疾病的对症治疗外,对照组加用吡拉西坦口服,治疗组在此基础上再予益肾化浊解毒汤(黄连、熟地黄、巴戟天、白术、炙甘草、远志等)治疗。2个月为1个周期,连用3个周期。结果,治疗组总有效率87.5%(35/40),对照组65.0%(27/40),$P<0.05$;与对照组比较,治疗组MMSE评分升高,ADL评分下降(均$P<0.05$)。

胡久略等采用劳倦过度、房室不节法,高脂饮食法,以及反复性脑缺血再灌注结合降压法复制肾(阳)虚痰瘀型VD模型。将大鼠随机分为正常组、模型组、假手术组、温肾醒脑方(桂枝、附子、半夏、巴戟天、赤芍药、石菖蒲等)组,灌胃给药,在3、7 d处死动物,进行检测。结果,与模型组比较,温肾醒脑组第4、5 d的潜伏期缩短($P<0.05$,$P<0.01$),跨越平台次数、游泳总距离显著增加;Smad1阳性细胞数及其mRNA减少,Smad4阳性细胞及其mRNA增加,7 d时具有显著性差异(均$P<0.01$)。与假手术组比较,温肾醒脑方组7 d时的Smad1及Smad4阳性细胞数、3 d时的Smad4阳性细胞数增加,3 d和7 d时的Smad1的mRNA和Smad4的mRNA表达均增加(均$P<0.01$)。研究提示,温肾醒脑方可改善VD大鼠的认知行为,减少Smad1与mRNA阳性细胞表达,增加Smad4与mRNA阳性细胞表达。靳剑等采用改进双侧颈总动脉结扎的方法建立VD大鼠模型,并以海马益智散(海马、益智仁、肉苁蓉、远志、石菖蒲等)进行干预。结果,与空白对照组、假手术组比较,模型组穿越平台错误次数、潜伏期及逃避潜伏期均显著升高(均$P<0.05$)。与模型组比较,海马益智散高、中、低剂量(0.6、0.3、0.15 g/kg)组穿越平台错误次数、潜伏期及逃避潜伏期均显著减少,其中高、中剂量组具有显著性差异(均$P<0.05$);各剂量组血清及海马组织MDA含量、SOD活性均下降(均$P<0.05$)。研究提示,海马益智散能改善VD模型大鼠学习记忆能力,其作用可能与提高抗氧化应激能力有关。

(撰稿:徐光耀　审阅:余小萍)

[附]　参考文献

A

安静,彭继升,魏玥,等.基于《伤寒论》寒热错杂方探讨胃癌前病变的辨治思路[J].环球中医药,2019,12(12):1845

B

白文梅,王兵,廖春燕.麦门冬汤对特发性肺纤维化患者一氧化碳弥散量、血清HA水平及中医证候积分的影响[J].四川中医,2019,37(8):92

卜雕雕，苏卓，柏希慧，等.复方龙脉宁对急性心肌梗死模型大鼠 TLR4/MyD88/NF-κB p65 信号通路的影响[J].中国实验方剂学杂志，2019，25(9)：67

C

蔡林.宣肺健脾温肾法联合西药对肝硬化顽固性腹水患者的临床疗效[J].中成药，2019，41(10)：2370

蔡京娩，赵宗江，张新雪，等.糖肾平胶囊对糖尿病肾病 KKAy 小鼠肾脏保护作用及对 Wnt/β-catenin 信号通路的影响[J].中国实验方剂学杂志，2019，25(15)：96

曹植慧，覃斐章，稠霏霏，等.柿根水提液对 L-NAME 诱导的高血压大鼠的降压作用研究[J].广西医科大学学报，2019，36(7)：1045

陈聪，陈家旭，喻嵘，等.左归降糖益肾方对糖尿病肾病 MKR 鼠肾组织 VDR、CYP27B1 表达的影响[J].中华中医药杂志，2019，34(12)：5665

陈建权，刘建平，张海生，等.从气机升降学说探究胃癌前病变的炎性微环境[J].河北中医，2019，41(2)：297

陈莉云，李淑芳，计高荣.解毒祛瘀法对脓毒症毒热内盛证患者促炎因子及血管内皮细胞功能的影响[J].上海中医药大学学报，2019，33(3)：24

陈秋野，周兰，马燕云.健脾消瘿汤对脾气亏虚型桥本甲状腺炎患者的临床疗效[J].中成药，2019，41(9)：2102

陈瑞琳，申青艳，牛柯敏，等.调肝理脾法对非酒精性脂肪性肝病大鼠模型肠黏膜 Toll 样受体 4、occludin 表达的影响[J].临床肝胆病杂志，2019，35(10)：2252

陈晓明，蔡美香，庄丽明.加味参苓白术散治疗桥本氏甲状腺炎的临床观察[J].中国实验方剂学杂志，2019，25(10)：15

陈修保，崔兴，陈泽涛.中医药治疗慢性再生障碍性贫血用药规律研究[J].山东中医杂志，2019，38(8)：744

程善廷，杨钦河.桂枝茯苓丸合当归芍药散治疗代谢综合征的临床研究[J].按摩与康复医学，2019，10(20)：56

楚淑芳，赵恒侠，刘德亮，等.滋肾降糖丸联合西药治疗气阴两虚证糖尿病肾病(G3aA2 期)的临床观察及对 Galectin-3 的影响[J].广州中医药大学学报，2019，36(8)：1126

崔兴，张静，陈泽涛.当归多糖干预再生障碍性贫血模型小鼠线粒体功能异常机制研究[J].山东中医药大学学报，2019，43(4)：407

崔德强，凌云.经方辨治代谢综合征经验[J].上海中医药杂志，2019，53(9)：44

D

Dang Y, Hao S, Zhou W, et al. The traditional Chinese formulae Ling-gui-zhu-gan decoction alleviated non-alcoholic fatty liver disease via inhibiting PPP1R3C mediated molecules[J]. BMC Complementary and Alternative Medicine, 2019, 19(1):8

代秋颖，张书信，刘莉，等.祛风胜湿方治疗大肠湿热型溃疡性结肠炎的疗效观察[J].中华中医药杂志，2019，34(11)：5488

戴娜，苏成霞.类风灵验方对类风湿关节炎患者炎性相关因子水平和临床症状的影响[J].辽宁中医杂志，2019，46(4)：755

邓锴，况时祥，何前松，等.益气解毒复方对 EAMG 大鼠胸腺 IFNγ、IL17 蛋白表达的干预作用研究[J].中华中医药学刊，2019，37(12)：2920

丁晓欢，吕静，栾佳，等.芪蓟肾康汤对 AngⅡ诱导的人肾小球系膜细胞增殖及 ERK1/2、p-ERK1/2 的影响[J].中华中医药学刊，2019，37(7)：1741

丁晓庆，郭明，谌海燕，等.益气养血补肾方联合康力龙治疗重型再生障碍性贫血的疗效和机制探讨[J].现代中药研究与实践，2019，33(2)：62

丁颖颖，常诚.常诚教授应用通瘀泄毒益肾法治疗痴呆经验[J].浙江中医药大学学报，2019，43(11)：1247

董晓峰，张弢，周语平，等.升阳益胃汤对胃癌前病变模型大鼠 NF-κB 表达及微血管密度的影响[J].中医研究，2019，32(9)：66

F

樊振，李瑞，杜晓泉，等.475 例溃疡性结肠炎患者临床特点与中医辨证及用药规律研究[J].中医药学报，2019，47(1)：73

傅琪琳，唐颖慧，黄甫，等.理饮汤治疗肝硬化失代偿期并发肝性胸水疗效研究[J].陕西中医，2019，40(6)：733

G

高超，张军会.清心定志汤联合维思通治疗首发精神分裂症患者认知功能及对血清 miR-132、miR-137、miR-206

水平的影响[J].新中医,2019, 51(2):113

高磊,焦静,隋晓琳,等.李莉主任医师清火调气法论治缺血性中风急性期思想探讨[J].中国中医急症,2019, 28(7):1279

高艺文,张楠,吕婵梅,等.黄连解毒汤对幼龄自发性高血压大鼠血管内皮 NO 通路影响的研究[J].中国临床药理学与治疗学,2019, 24(3):248

高源华,丁泽琳,杨营,等.补肾通络法治疗非重型再生障碍性贫血的远期疗效评价[J].山东中医杂志,2019, 38(2):140

龚年金,兰智慧,朱伟,等.国医大师洪广祥温法治疗慢性阻塞性肺疾病经验探析[J].中华中医药杂志,2019, 34(3):1029

管志伟,陈小松,宋桂华,等.小陷胸汤合丹参饮加减治疗痰热互结型病毒性心肌炎患者的临床疗效及其对免疫功能、氧自由基的影响[J].世界中医药,2019, 14(1):135

郭微艺,蒋薇,赵思琪,等.基于"脾不及则九窍不通"诠释益气开窍法防治痴呆的科学内涵[J].中医杂志,2019, 20(10):1798

H

韩笑.从脾壅络滞探讨肥胖 2 型糖尿病胰岛素抵抗的中医病机及治疗[J].环球中医药,2019, 12(4):535

何慧,郑卫东.黄芪桂枝五物汤加味治疗对急性心肌梗死 PCI 术后病人血液流变学及炎症因子的影响[J].中西医结合心脑血管病杂志,2019, 17(3):396

何佳,程晓昱.益肾活血解毒汤对原发性高血压患者同型半胱胺酸含量和凝血功能的影响[J].安徽中医药大学学报,2019, 38(4):11

何颖,姚杰,东方.健脾化痰方治疗 2 型糖尿病的临床疗效及对同型半胱氨酸水平的影响[J].湖北中医药大学学报,2019, 21(2):64

何杰彬,夏思,黄楚栓,等.基于数据挖掘分析丘和明治疗免疫性血小板减少症的用药规律[J].中医药导报,2019, 25(9):46

何文锦,杨石,刘凡,等.桂附地黄丸加减对冠心病 PCI 术后患者生活质量的影响及用药安全性评价[J].中国实验方剂学杂志,2019, 25(4):122

何毓玺,白华,张笑栩,等.糖肾清 2 号有效成分对糖尿病肾病小鼠 PPARγ 信号通路的影响[J].世界中西医结合杂志,2019, 14(5):639

贺海霞,佘颜,刘芳,等.黄芪虫藤饮对气虚血瘀型缺血性脑卒中患者[J].中国中医急症,2019, 28(1):63

侯鸿燕,周永明.填髓解毒自拟方治疗骨髓增生异常综合征 30 例[J].环球中医药,2019, 12(6):884

侯艺鑫,杨志云,杨玉英,等.理气健脾方预防乙型肝炎肝硬化合并重度食管胃底静脉曲张患者 1 年内出血的疗效评价[J].临床肝胆病杂志,2019, 35(4):780

胡春雨,杜世豪,李佳静,等.基于"损其心者,调其营卫"论抑郁症辨治[J].上海中医药杂志,2019, 33(2):7

胡久略,商健,王军,等.温肾醒脑方对血管性痴呆大鼠认知能力及 Smad1、Smad 表达的影响[J].中医研究,2019, 32(10):70

黄伟,罗富里,沈金峰,等.肾衰泄浊汤及其拆方对 UUO 模型大鼠细胞外基质的影响[J].江西中医药,2019, 50(7):56

黄祎,周刚,钟珊,等.双参饮对肝纤维化模型大鼠的改善作用及机制研究[J].中国药房,2019, 30(12):1613

黄洁桦,邓小敏,陈聪,等.乌梅丸合八珍汤加减治疗肥胖 2 型糖尿病气阴两虚夹痰瘀证临床观察[J].中国实验方剂学杂志,2019, 25(16):56

惠建萍,马小兵,沈舒文,等.解毒化瘀法治疗毒瘀交阻型胃癌前病变临床研究[J].陕西中医药大学学报,2019, 42(3):97

J

及晓梦,刘雨,周慎,等.柔肝通络汤治疗脑梗死急性期 40 例临床观察[J].湖南中医杂志,2019, 35(2):6

贾琳,李博林,刘海叶,等.荆蝉止嗽颗粒对咳嗽变异性哮喘患者气道炎症的影响[J].现代中西医结合杂志,2019, 28(10):1027

贾圣喜,夏秋敏,魏国兰,等.养阴活血方对胃癌前病变肠道菌群变化及转归的影响[J].新中医,2019, 51(5):154

江砚,胡轶娟.三黄三仙汤对再生障碍性贫血小鼠骨髓间充质干细胞的作用研究[J].浙江中医杂志,2019, 54(7):480

姜超,王婷,侯茜,等.益气活血颗粒干预微栓子阳性急性缺血性脑卒中的临床观察[J].中西医结合心脑血管病杂志,2019, 17(17):2589

姜若愚,闵锐,范伏元.疏风宣肺汤对慢性支气管炎大

鼠 p38MAPK/ATF-2 信号转导通路的影响.湖南中医杂志，2019，35(2)：133

蒋洪，孙卉，陈建.扶肝阳化痰开窍法对抑郁模型大鼠行为及海马形态结构的影响研究[J].中国中医基础医学杂志，2019，25(6)：746

金美英，潘韦韦，朴春丽.从"伏邪阻络"探讨桥本氏甲状腺炎论治[J].中医药临床杂志，2019，31(2)：250

靳剑，木太里普·吐逊，李志辉，等.海马益智散对血管性痴呆大鼠模型抗氧化应激及学习记忆能力的影响[J].新疆中医药，2019，37(4)：1

L

赖正清，聂莉，凌剑蓉，等.应用数据挖掘分析周郁鸿教授治疗免疫性血小板减少症的症-药规律[J].中国中医急症，2019，28(9)：1550

冷静，田华捷，黄甫，等.BZL 方对非酒精性脂肪性肝炎模型小鼠肠黏膜损伤的保护作用[J].世界中医药，2019，14(3)：585

李弘，刘叶倩，龚姗，等.复方七芎降压片对自发性高血压大鼠肠系膜动脉中Ⅰ、Ⅲ型胶原蛋白表达及血压的影响[J].中国临床药理学与治疗学，2019，24(12)：1364

李露，江劲波.江劲波治疗原发免疫性血小板减少症经验[J].湖南中医杂志，2019，35(7)：27

李爽，张君，张少卿.张君从"络"论治过敏性紫癜[J].中国中医基础医学杂志，2019，25(4)：465

李岩，施芳.越婢加半夏汤化裁辨治风寒外束痰热内蕴证慢性支气管炎临床研究[J].新中医，2019，51(5)：56

李宝乐，郝海蓉，刘竺华，等.任顺平从"疡"论治溃疡性结肠炎的经验总结[J].中国民间疗法，2019，27(4)：1

李华君，金倩倩，牛跃龙，等.参黄降糖胶囊对气阴两虚证 2 型糖尿病糖脂代谢、胰岛 β 细胞功能、氧化应激指标的影响[J].中华中医药学刊，2019，37(1)：223

李佳静，丁元庆.黄芪桂枝五物汤治疗抑郁症气虚络瘀证探析[J].山东中医杂志，2019，38(2)：154

李莉莉.补肾安神汤治疗阴虚火旺型失眠症临床研究[J].陕西中医，2019，40(2)：182

李梦迪，刁志惠，李永华，等."佩连麻黄方"治疗胃热湿阻型单纯性肥胖症 55 例临床研究[J].江苏中医药，2019，51(1)：38

李少红，朱文增，邬光福，等.益气温阳法治疗重症肌无力[J].中医杂志，2019，60(4)：345

李小兰，马浩.平肝活血方治疗肝郁瘀阻型失眠症伴记忆力减退疗效研究[J].陕西中医，2019，40(9)：1177

李鑫辉，黄森鑫，杜建芳，等.丹参通络解毒汤联合骨髓干细胞移植对急性心肌梗死大鼠心肌纤维化的影响及其机制[J].北京中医药大学学报，2019，42(8)：655

李秀玲，吴学琴，王雅格.活血健脑方对血管性痴呆患者中医证候积分、精神状态及行为能力的影响[J].四川中医，2019，37(9)：136

李媛媛，胡艺丽，杨勤.从"消托补"论治溃疡性结肠炎[J].中国中医急症，2019，28(1)：98

梁斌，黄美健.姜黄素对慢性阻塞性肺疾病患者外周血内皮祖细胞血管生成能力的影响.中医杂志，2019，60(9)：794

梁钢，曾思敏，韩林，等.舒肝化瘀安神汤治疗肝郁血瘀型失眠症临床观察[J].广西中医药，2019，42(2)：33

林苗，吴志平，陈仲汉.苁蓉益肾颗粒对老年 2 型糖尿病肾病患者肾功能、炎症因子及微循环指标的影响[J].中药材，2019，42(6)：1425

林勇，黄昇，黄志雄.下气汤治疗慢性支气管炎急性加重期临床观察[J].光明中医，2019，34(14)：2163

凌嫘，闵锐，范伏元.基于信号通路 p38 MAPK 探讨疏风宣肺汤对大鼠慢性支气管炎模型 TNF-α 的影响.湖南中医药大学学报，2019，39(6)：708

刘坤，徐贵成，尹倚艰，等.天麻舒心方对自发性高血压大鼠血压及肠系膜三级动脉组织 ACE、ACE2、Mas 的 mRNA 及蛋白表达的影响[J].中国医药导报，2019，16(12)：4

刘红喜，张允岭.张允岭治疗郁证常用药对[J].上海中医药杂志，2019，53(3)：21

刘金涛，何明，李秋菊，等."方氏三化方"联合西药治疗代谢综合征 30 例临床研究[J].江苏中医药，2019，51(11)：38

刘黎明，冯雨薇，赵康，等.健脾生血片治疗肝硬化脾功能亢进临床研究[J].世界中医药，2019，14(2)：417

刘志亮，陈分乔，许文忠，等.梅建强从肝肾论治阳虚型抑郁症经验[J].河北中医，2019，41(1)：5

娄宏君，王磊，彭鹏，等.黄连温胆汤对代谢综合征患者凝血功能、β-TG 及 PAI-1 影响[J].辽宁中医药大学学报，2019，21(1)：104

陆红梅,李建民,瞿波,等.天雄散治疗阳虚失眠浅析[J].新中医,2019,51(9):298

吕艳杭,吴姗姗,王振常,等.柔肝化纤颗粒联合骨髓间充质干细胞移植治疗乙肝肝硬化的临床观察[J].中医药导报,2019,25(20):115

罗昕,童安荣.升清降浊胶囊对慢性肾衰竭大鼠CHOP、Caspase-12表达的影响[J].江西中医药,2019,50(8):66

罗晓岚,关伟,勾春燕,等.滋肾柔肝法治疗肝肾阴虚型肝硬化顽固性腹水临床观察[J].中西医结合肝病杂志,2019,29(3):214

M

马珂,刘芳,寿雅琨,等.国医大师刘祖贻治疗不寐的学术特色及用药规律分析[J].中国中药杂志,2019,44(12):2607

马珂,周胜强,邱四君,等.基于数据挖掘的国医大师刘祖贻治疗类风湿关节炎用药规律研究[J].湖南中医药大学学报,2019,39(1):11

马瑞宏,黄颖秋,杨金秋.护肝片联合丁二磺酸腺苷蛋氨酸治疗原发性胆汁性肝硬化的临床研究[J].现代药物与临床,2019,34(3):705

马兴婷,张慧田,李合国.乌梅丸加减对寒热错杂型慢性浅表性胃炎患者PGⅠ、PGⅡ、GEDPRO-CG的影响分析[J].中国中西医结合消化杂志,2019,27(2):106

马钟丹妮,周德生,邓奕辉,等.周德生教授从营卫失和论治失眠的临床经验[J].湖南中医药大学学报,2019,39(3):337

毛晓娟,陈芝芸,严茂祥,等.补肾化瘀方对肝纤维化大鼠肝脏Hedgehog通路关键分子表达的影响[J].中华中医药杂志,2019,34(10):4557

茅燕萍,王亿平,陈成,等.参地颗粒对慢性肾小球肾炎脾肾亏虚证患者细胞毒T淋巴细胞相关抗原-4/外周单个核细胞B7-1介导的免疫炎症紊乱的影响[J].广州中医药大学学报,2019,36(2):165

孟文宜,万婷婷,刘焕琴.高压氧合化瘀益肾填髓汤治疗血管性痴呆的临床研究[J].中国中医药现代远程教育,2019,17(7):103

莫陶然,贠捷,盛紫阳,等.虫草益肾方对单侧输尿管梗阻大鼠Notch信号通路的影响[J].四川中医,2019,37(6):39

N

年士艳,冯磊,赵阳.益气活血补肾颗粒对原发性高血压早期肾损伤患者外周血CysC、IMD、FGF23、APN、ET-1、CGRP的影响[J].中药材,2019,42(6):1421

宁彩红,刘凯,江劲波.二至升板汤治疗慢性免疫性血小板减少症临床观察[J].中医药临床杂志,2019,31(9):1728

牛丰,贾晋荣,吴权,等.化痰祛瘀养阴清热法治疗痰瘀痹阻型类风湿性关节炎58例[J].浙江中医杂志,2019,54(7):510

P

庞琳蓉,李赛美.黄连温胆汤改善代谢综合征大鼠糖脂代谢的作用及机制研究[J].广州中医药大学学报,2019,36(5):714

Q

瞿惠燕,杨天舒,杨晓利,等.鹿芪颗粒对急性心肌梗死大鼠心功能及血清内毒素水平影响的实验研究[J].上海中医药杂志,2019,53(4):61

钱元霞,汤玲珺,钱祯,等.四逆散对慢性萎缩性胃炎癌前病变大鼠的作用及机制研究[J].陕西中医,2019,40(8):990

秦小洁,刘明,邹晓艳.丹栀逍遥丸联合氟伐他汀治疗非酒精性脂肪肝临床研究[J].中国药业,2019,28(18):70

邱腾宇,蒋开平,李建鸿,等.苓桂术甘汤加减合结肠水疗治疗脾虚痰湿型非酒精性脂肪肝[J].实用中西医结合临床,2019,19(2):63

曲淼,孙文军,徐向青,等.益肾调气法治疗肾虚肝郁型抑郁症的多中心、随机、对照临床研究[J].世界中医药,2019,14(7):1710

R

冉维正,岳喜峰,高芳,等.从"伏邪"角度论治重症肌无力[J].中国医药导报,2019,16(12):145

任晓瑞,梁杨成.论"培土生金"法治疗过敏性紫癜的重要性[J].现代中医药,2019,39(5):30

S

Song LY, Ma YT, Fang WJ, et al. Inhibitory effects

of oxymatrine on hepatic stellate cells activation through TGF-β/miR-195/Smad signaling pathway[J]. BMC Complementary and Alternative Medicine, 2019, (19):138

尚杰云.鳖甲丹芍化瘀方联合恩替卡韦治疗慢性乙型肝炎肝纤维化临床观察[J].实用中医药杂志, 2019, 35(5):583

施洋,樊官伟,侯宝林,等.采用基因芯片技术研究丹红注射液对急性心肌梗死模型大鼠基因表达谱的影响[J].中国药房, 2019, 30(22):3042

司富春,宋雪杰.中医治疗桥本甲状腺炎的证候分布和方药规律文献研究[J].中医杂志, 2019, 60(8):701

宋菊.加味防己黄芪汤对原发性肾病综合征微炎状态及 Toll 样受体相关蛋白的影响[J].陕西中医, 2019, 40(4):478

宋清雅,孙龙吉,崔人匀,等.从肾虚论治郁证[J].河南中医, 2019, 39(4):499

宋艳琦,霍永利,董笑一,等.浊毒 1 号方对胃癌前病变大鼠胃黏膜细胞凋亡及 Bcl-2 基因表达的影响[J].新中医, 2019, 51(4):19

孙兆,杨如意,曹昌霞,等.活血消脂胶囊治疗非酒精性脂肪肝临床研究[J].国际中医中药杂志, 2019, 41(3):224

孙俊波,赵璐,赵逸莫,等.温阳健脾汤对 2 型糖尿病患者胰岛 β 细胞功能及血糖控制的影响[J].中医药信息, 2019, 36(6):116

孙雨晴,查安生.查安生教授肠病治肝理论在溃疡性结肠炎中的辨治浅析[J].陕西中医药大学学报, 2019, 42(4):15

T

Tan F, Yang Y, Yang XZ, et al.. Study on the clinical effect of Chinese and western medicine combination based on text mining technology in the treatment of ascites due to liver cirrhosis[J]. 2019 International Conference on Medical Sciences and Biological Engineering(MedSBE 2019), 2019

谭令,程发峰,王雪茜,等.从温肝阳论治郁证[J].江西中医, 2019, 50(8):19

谭璐,汪曲,卢静静,等.紫癜汤联合马来酸氯苯那敏治疗过敏性紫癜疗效及对免疫球蛋白和微循环状态的影响[J].现代中西医结合杂志, 2019, 28(5):519

汤光花,韩亚琼,李庆丽.安脑丸治疗癫痫的临床疗效及对海马 5-HT 含量及 IL-1β、IL-6 基因表达的影响[J].光明中医, 2019, 34(2):230

汤俊起,文燕,敖素华,等.益肺化痰定喘汤对慢性阻塞性肺疾病急性加重期血清 IL-1β、COX-2、PGE2 水平的影响[J].中华中医药学刊, 2019, 37(10):2496

唐英,曹和欣,张昕贤,等.清上温下法治疗早中期糖尿病肾病的临床疗效观察[J].中国中西医结合肾病杂志, 2019, 20(10):903

唐卓然,吴海斌,王剑锋,等.探讨益气消癥通络法治疗慢性阻塞性肺疾病血管重塑[J].辽宁中医杂志, 2019, 46(3):494

田莉婷,刘雪萍,李丹妮,等.加味苓桂术甘汤对脾肾阳虚型肝硬化失代偿期患者生存率的影响[J].陕西中医, 2019, 40(10):1373

W

Wu W, Piao HY, Wu FS, et al. Yu Jin Pulvis inhibits carbon tetrachloride-induced liver fibrosis by blocking the MAPK and PI3K/Akt signaling pathways[J]. American Journal of Translational Research, 2019, 11(9):5998

王冬,于卓,李莲花,等.益气养阴祛湿汤治疗慢性肾小球肾炎气阴两虚证的临床观察[J].中国中医药科技, 2019, 26(4):602

王锦,徐艺,包能.单兆伟运用透法辨治胃食管反流病经验撷菁[J].中国中医药信息杂志, 2019, 46(12):2518

王萌,周永学.从中焦论治郁证学术思想探讨[J].中华中医药杂志, 2019, 34(9):4142

王蒙,王琛,林评兰,等.肾衰Ⅱ号方对慢性肾衰竭大鼠肾组织自噬相关蛋白表达的影响[J].中国中西医结合杂志, 2019, 39(7):832

王萍,刘欣,张小亮,等.再障煎剂治疗肾阳虚型急性再生障碍性贫血临床观察[J].现代中西医结合杂志, 2019, 28(3):311

王强,韩隆胤,魏赈权,等.断藤益母汤对类风湿关节炎成纤维样滑膜细胞 MEKK2 及 CIA 小鼠关节炎的影响[J].中国实验方剂学杂志, 2019, 26(7):31

王升,孟强.益肾清利活血汤联合替米沙坦对慢性肾小球肾炎患者的临床疗效[J].中成药, 2019, 41(5):1041

王峥,李建鹏,张翥,等.积芎解毒方对糖尿病肾病大鼠肾组织 NF-κB、AngⅡ表达的影响[J].中国中医基础医学杂志, 2019, 25(8):1056

王长德，游毅，程潇，等.通经活络方改善发作期偏头痛及对血浆ET、CGRP的影响研究[J].中国中医急症，2019，28(9)：1543

王江潮.通脉消梗汤对大面积脑梗死患者神经功能缺损程度和氧化应激的影响[J].中国中医药科技，2019，26(1)：58

王文荣，李秋芬.加味参芪地黄汤联合常规西药治疗气阴两虚型慢性肾小球肾炎临床研究[J].新中医，2019，51(9)：78

王一凤，周想，王见义.健脾柔肝方联合恩替卡韦治疗慢性乙型病毒性肝炎肝纤维化的临床研究[J].上海中医药大学学报，2019，33(6)：17

魏齐，高应兵，杨洁，等.杨仓良运用原量经方治疗类风湿关节炎经验介绍[J].新中医，2019，51(4)：81

魏升，钟光辉，王建康，等.温阳化瘀方对慢性肾衰竭大鼠NF-κB/MCP-1通路影响的研究[J].新中医，2019，51(7)：22

魏巍，李香甜，戚文超.芪蛭消栓汤治疗急性脑梗死的临床疗效及对纤溶系统和血液流变学的影响[J].中西医结合心脑血管病杂志，2019，17(6)：823

魏艳，王晓燕.黄芪合小续命汤治疗缺血性中风急性期(本气不足、痰瘀阻络)的临床效果[J].临床医学研究与实践，2019，(16)：116

温志浩，卢健棋，潘朝锌，等.益气活血通阳法不同配比对急性心肌梗死兔血管生成因子影响的研究[J].现代中西医结合杂志，2019，28(34)：3768

文金明，文晨，胡燕，等.中药温阳散积膏治疗溃疡性结肠炎临床观察[J].实用中医药杂志，2019，35(3)：275

吴紫红，宋恩峰，梅莎莎.柴归汤联合多烯磷脂酰胆碱胶囊治疗非酒精性脂肪性肝炎的临床研究[J].中西医结合肝病杂志，2019，29(2)：146

武俊紫，侯伟，胡冬雄，等.川陈皮素对糖尿病肾病大鼠的治疗作用研究[J].天然产物研究与开发，2019，31(8)：1332

武俊紫，胡冬雄，赵微，等.川陈皮素对糖尿病肾病大鼠AMPK和eNOS表达的影响研究[J].西部医学，2019，31(11)：1657

X

夏忠贞，孙永峰.自拟“消癜方”联合左西替利嗪治疗过敏性紫癜36例疗效观察[J].中医临床研究，2019，11(4)：61

项广宇.化痰通络方治疗短暂性脑缺血发作后脑梗死疗效[J].陕西中医，2019，40(7)：864

谢莉，王显红.益肾补血汤辅助治疗68例再生障碍性贫血疗效及对骨髓液中FGF-1水平的影响分析[J].四川中医，2019，37(2)：74

谢清，周德生.周德生教授应用鸡血藤治疗缺血中风的临床经验[J].中医临床研究2019，11(17)：60

徐宾，郑水红.中西医结合治疗脾虚湿困型重症肌无力20例[J].浙江中医杂志，2019，54(4)：280

徐达，谌晓莉，肖庆龄，等.朱启勇教授诊治慢性支气管炎急性发作期经验[J].时珍国医国药，2019，30(6)：1495

徐逸，顾庆华.论理脾阴法在溃疡性结肠炎治疗中的应用[J].中国中医急症，2019，28(11)：2002

徐海涛，鲍计章，徐静，等.周永明辨治免疫性血小板减少症经验介绍[J].新中医，2019，51(5)：328

徐文强，姜璐，曹志群.基于络病理论初探溃疡性结肠炎中医病机及治疗[J].吉林中医药，2019，39(6)：704

Y

杨倩，杜朋丽，赵丹阳，等.化浊解毒方治疗溃疡性结肠炎的临床疗效及对患者神经内分泌因子的影响[J].中国中西医结合消化杂志，2019，27(4)：247

杨宏志，杨俊姝，郭光辉，等.仙芪养络安喘方治疗慢性持续期支气管哮喘临床观察[J].湖北中医药大学学报，2019，21(2)：58

杨俊红，刘芬芬，张国海.李发枝教授运用三仙胶治疗重症肌无力经验[J].中医研究，2019，32(2)：41

杨立芳，钟新林，蔡江龙.清热安血汤治疗原发性血小板减少性紫癜34例总结[J].湖南中医杂志，2019，35(6)：51

杨栓柱，薛竹，尹薇，等.运脾化浊颗粒治疗胃热脾困型非酒精性脂肪性肝病的临床研究[J].实用临床医药杂志，2019，23(14)：12

杨万胜，武宁，齐世锐，等.益肾化浊解毒汤治疗血管性痴呆的疗效和作用机制研究[J].河北中医药学报，2019，34(2)：17

杨文雪，朱笑夏，陶庆文，等.补肾舒脊颗粒对强直性脊柱炎异位骨化相关因子的影响[J].中华中医药杂志，2019，34(9)：4405

姚耀，柴梅，曹玉鹃，等.自拟温阳消饮汤对脾肾阳虚证肝硬化合并肝肾综合征患者肝肾功能保护、血流动力学指标及外周血肿瘤坏死因子-α、一氧化氮、可溶性细胞黏附因子-1 的影响[J].世界中医药,2019(7):1748

姚建军.解毒润肺清金汤治疗老年慢性支气管炎急性发作期的疗效观察[J].中国中医药科技,20196,(4):563

叶舒婷,张稳,李霞,等.七芎方对自发性高血压大鼠尾静脉血压、心脏及肾脏血管形态学作用相关研究[J].辽宁中医杂志,2019, 46(11):2426

叶太生,向楠,姚琼,等.当归补血汤干预 miRNA-21 调控自噬保护早期糖尿病肾病大鼠肾功能的研究[J].时珍国医国药,2019, 30(2):282

尹胡海,王建超,马晓聪,等.参芪补肾颗粒对原发性高血压早期肾损害患者的临床疗效、炎症因子、微循环指标的影响[J].中药药理与临床,2019, 35(6):159

余弘吉,何立群.健脾清化方对单侧输尿管梗阻模型大鼠 P38MAPK 信号通路的影响[J].世界中医药,2019, 14(5):1061

袁杭海,何立群,辛婕琛,等.温补固肾方对慢性肾病肾小管间质损害标志蛋白的影响[J].中医学报,2019, 34(9):1964

袁敏芳,何奕坤,董卫江,等.补肾解毒通络方联合甲氨蝶呤治疗活动期类风湿关节炎患者滑膜病变的研究[J].浙江中医杂志,2019, 54(8):600

Z

曾进浩,郭亚蕾,刘友章.刘友章从“风药起痿”治疗重症肌无力经验[J].中国中医基础医学杂志,2019, 25(10):1456

翟昌明,鲁放,张双,等.三草降压汤对自发性高血压大鼠心脏 NF-κB/NLRP3/IL-1β 信号通路的影响[J].环球中医药,2019, 12(8):1143

张粲,杨隽,王健.从毒瘀学说论治急性缺血性脑中风临床观察[J].云南中医中药杂志,2019, 40(3):23

张欢,殷可婧,张莉,等.大黄煎剂灌肠对脓毒症患者血浆内毒素水平的影响[J].现代中医药,2019, 39(3):73

张平,孙扶,王凯锋,等.庞国明从痰论治 2 型糖尿病经验[J].中医杂志,2019, 39(2):250

张琦,赵芸芸,南征.南征教授运用中药治疗消渴气阴两虚挟瘀证的研究[J].吉林中医药,2019, 39(3):338

张荣,刘绍能,马继征,等.芪术颗粒对肝纤维化大鼠肝窦内皮细胞 αvβ3-ILK/AKT 信号通路的影响[J].新中医,2019, 51(9):1

张荣,刘绍能,马继征,等.芪术颗粒对肝纤维化大鼠肝窦内皮细胞整合素 αVβ3-FAK-Ras/MAPK 信号通路的影响[J].中西医结合肝病杂志,2019, 29(5):430

张荣,刘绍能,周海艳,等.芪术颗粒对肝纤维化模型大鼠肝窦微血管新生的影响及其机制研究[J].中药新药与临床药理,2019, 30(6):659

张妍,舒祥兵,陈淑雯,等.健脾清化方对代谢综合征合并糖调节受损患者代谢指标及超敏 C 反应蛋白、游离脂肪酸的影响[J].上海中医药大学学报,2019, 33(4):34

张毅.林真寿老中医治疗桥本甲状腺炎疗效及机制研究[J].中华中医药学刊,2019, 37(10):2492

张忠,刚丽丽,于宇.柴丹龙母汤治疗肝郁化火型失眠临床疗效及安全性观察[J].四川中医,2019, 37(6):105

张忠,于翔,李子全,等.百合地黄汤治疗阴虚火旺型失眠临床观察[J].光明中医,2019, 34(10):1509

张海鸥,林清香,许梦君,等.健脾清化饮对非酒精性脂肪性肝病大鼠 TLR4/NF-κB/TNF-α 信号通路的影响[J].中西医结合肝病杂志,2019, 29(2):163

张海燕,李燕,尹海平,等.滋水清肝饮加减方对 2 型糖尿病患者正性共刺激分子 ICOS/ICOSL、OX40/OX40L 免疫调节作用的影响[J].辽宁中医杂志,2019, 46(9):1891

张基磊,叶焰.玉女煎灌肠治疗阴虚内热型 AECOPD 临床观察[J].湖南中医杂志,2019, 35(7):12

张健俊,刘文洲,欧莉.红杏丸治疗高脂血症临床研究及其对 TNF-α、IL-6、ET-1 的影响[J].现代中医药,2019, 39(2):96

张梦夏,马晓燕.肾炎 1 号方加减治疗慢性肾小球肾炎气阴两虚兼湿瘀证蛋白尿的临床疗效观察[J].中医临床研究,2019, 11(3):36

张姗姗,全日城,麻柔.麻柔治疗免疫性血小板减少性紫癜经验[J].中国中医基础医学杂志,2019, 25(1):103

张天成,胡娇娇,李佩兰,等.类风湿关节炎少阳经辨治探讨[J].风湿病与关节炎,2019, 8(2):57

张小丽,张涛,李芳,等.基于“肝藏血”理论采用“养血柔肝”法的中药复方对肝纤维化细胞因子的影响[J].中药药理与临床,2019, 35(4):196

张晓利,王志坤,刘启泉,等.小归芍化浊解毒方对胃癌前病变浊毒内蕴证患者血清胃蛋白酶原的影响[J].中医杂

志,2019, 60(4):317

张绪伟,王友培,李芬林,等.柏子养心丸联合坦度螺酮治疗老年广泛性焦虑症的临床研究[J].现代药物与临床,2019, 34(2):332

张莹雪,李奕璇,赵妍,等.姜良铎治疗慢性阻塞性肺疾病组方规律探讨[J].中国中医基础医学杂志,2019, 5(9):1235

赵平,赵明芬.润燥清热法论治新疆地区重症肌无力[J].中医药导报,2019, 25(22):11

郑敏麟,骆丹岚,阮诗玮.益肾降浊冲剂对慢性肾功能衰竭肾脏的保护作用及其对肾脏自由基、肾小管 Caspase-3 和 Caspase-9 表达的影响[J].中华中医药杂志,2019, 34(8):3460

周婉婷,嬴双,夏笛,等.边天羽教授治疗过敏性紫癜的临床经验[J].内蒙古中医药,2019, 38(6):67

朱瑞超,文颖娟,杨俊超,等.葛根复方对重症肌无力大鼠层粘连蛋白-2 及肌电图振幅的影响[J].中医学报,2019, 34(10):2148

朱胜君,张国恩,张哲,等.张国恩辨证治疗类风湿关节炎思路[J].中国中医基础医学杂志,2019, 25(2):255

朱尧焓,陈潇,唐英,等.抗纤灵方对阿霉素肾纤维化大鼠 TGF-β 信号通路的影响[J].中医药导报,2019, 25(4):22

卓和伟,章磊.通痹除湿活络汤治疗瘀血痹阻型类风湿关节炎 64 例[J].浙江中医杂志,2019, 54(4):267

邹煜明,穆颖,杨萌.胃肠安方治疗胃癌前病变的疗效及对患者外周血 T 淋巴细胞亚群和生活质量的影响[J].上海中医药大学学报,2019, 33(2):19

(五)妇　科

【概述】

2019 年,中医妇科在中医药事业传承创新发展的大潮下,继续发挥中医妇科优势特色,充分利用信息技术,在流派研究、名医经验传承、常见妇科病、疑难病的中医药研究上作出了一定的成绩。2019 年 9 月,中华中医药学会妇科专业委员会学术年会在兰州召开,就中医妇科学医、教、研的创新发展进行了充分的学术交流与讨论。

1. 中医妇科流派研究与名家经验

曹蕾等介绍了岭南罗氏妇科流派发展源流与学术特色。岭南罗氏妇科源于清末广府地区,至今已传承百年,以中医生殖轴为诊治核心,首重望诊,善用南药。同时,岭南罗氏妇科流派重视医、教、研协同发展,在科研创新、学科教育、专科建均衡发展。

罗颂平从学科文化视角介绍了岭南妇科学科与流派团队建设经验,提出学科文化是植根于学科的学术文化核心,是学科团队奉行的学术精神与行为准则,是中医学科与中医流派的基因。学科带头人要引领学科文化,以学术精神与学科知识体系培育团队,增强凝聚力,提升学术内涵,传播学科文化,促进学科与流派的持续发展。

马景等介绍了何氏妇科流派治疗妊娠病经验。浙江何氏妇科流派始于晚清,传承五代,擅长治疗妊娠病。传承至今,逐渐完善安胎理论,主张"能中不西、衷中参西",创立了凉血清肝以止呕安胎的"定呕饮"(煅石决明、当归身、白芍药、桑叶、黄芩、苏梗等)、补肾健脾安胎的"何氏安胎饮"(菟丝子、杜仲、桑寄生、旱莲草、党参、白术等),并总结出"何氏安胎八法"作为何氏女科妊娠病理论奠基。至四代传人新增肾虚血瘀型妊娠病,治疗以补肾培本为主,理气化瘀为辅,五代传人中西并重,注重孕前病因筛查及调养。

张凯文等根据中医古籍文献,梳理了沈氏女科活血止痛药分级应用的医学史源流,讨论了沈氏女科运用活血止痛药"识别-定级-调整"的思维步骤,辨析了沈氏女科处方加减药物的思路。沈氏女科将活血止痛药划分为行气活血、活血化瘀、化瘀剔络 3 个级别,将瘀血疼痛的诊治划分为药证识别、级别确定以及调整处理 3 个步骤。

郭倩等介绍了夏桂成教授心肾观在妇科临床的应用。夏老认为心-肾-子宫轴在女性内分泌调节、月经来潮及其周期性演变中具有重要作用,心肾不交本质是因于心肾之间阴阳、水火的动态平衡失调,提出以调治心肾为主的妇科心肾观。

王阳等介绍了国医大师柴嵩岩治疗子宫内膜异位症的证治思路。柴老提出子宫内膜异位症属于"阳证、热症、实证",其基本病机为湿热毒邪侵袭冲任血海,在治疗过程中形成了分时论治、分年龄论治、辨证论治等论治方法,将子宫内膜异位症辨为湿热瘀阻证、气滞血瘀证、肾虚血瘀证、气虚血瘀证,以"解毒热、化湿浊、祛瘀滞、散结聚"为遣方用药原则。

2. 中医周期疗法的应用与研究

廖绍青等将 93 例黄体不健性月经失调患者随机分为两组,西医组 47 例采用人工周期疗法,中医组 46 例给予中医周期疗法,即经后期以左归饮合二至丸加减(浮小麦、熟地黄、山药、枸杞子、女贞子、墨旱莲等),经间期在前方加活血行气药(丹参、赤芍药、柴胡、香附等),经前期以寿胎二至方加减,两组均治疗 3 个月经周期。结果显示，中医组治疗总有效率高于西医组（$P<0.05$），两组治疗后中医症状积分均较治疗前降低、高温相评分（HPS）及黄体中期孕酮（P）值水平均较治疗前升高（均 $P<0.05$），且中医组优于西医组（均 $P<0.05$）。

宋卫玲等将 98 例子宫内膜异位症性不孕症患者随机分为两组各 49 例，对照组在腹腔镜术后给予地屈孕酮片口服，治疗组在对照组基础上加用中医周期治疗，疗程 3 个月经周期。结果两组治疗后血清 VEGF、IL-8 及 TNF-α 水平均比治疗前明显降低（$P<0.05$），子宫内膜容积及内膜厚度均较治疗前提高（$P<0.05$），且治疗组均优于对照组（$P<0.05$）；治疗组的成功受孕率高于对照组（$P<0.05$）。

梁齐桁等阐述中医周期疗法在子宫内膜异位症的临床应用。认为子宫内膜异位症患者多虚实夹杂，需根据周期气血阴阳变化实施不同程度的活血化瘀、行气消癥法配合滋肾养血、益气扶正，较单纯活血化瘀消癥在缓解症状、调经助孕上更加有疗效。

3. 中医药在辅助生育技术中的应用

孙秀英等收集 DOR 行 IVF 微刺激方案助孕患者 332 例，分析患者中医证候分布特征，并比较不同证候之间 IVF 妊娠结局差异。结果显示，DOR 患者常见中医证候为肝郁证、肾阴证、血瘀证、肾阳虚证、脾虚证、痰湿证；与 20～35 岁患者比较，36～45 岁患者肾阴虚证、血瘀证和肾阳虚证的比例显著增加（$P<0.05$）；DOR 患者复合证候以肾虚肝郁、肾虚血瘀、肝郁血瘀最多见，与 20～35 岁患者比较，41～45 岁患者肾虚血瘀证、肝郁血瘀和肾虚肝郁血瘀的比例显著增加（$P<0.01$）；年龄在 36 岁以上患者，肾阴虚证和肾阳虚证患者临床妊娠率明显低于肝郁证患者（$P<0.05$）。表明肾虚肝郁证是 DOR 患者最多见的中医证候，随着年龄的增加，肾虚证患者临床妊娠率低于肝郁证患者，总体虚证患者临床妊娠率要低于实证患者。

吴海萃等观察六味地黄颗粒对肾阴虚高龄不孕患者体外受精 IVF-ET 结局及卵巢颗粒细胞 PI3K、PAkt 和 FoxO3a 的影响，治疗组在 IVF-ET 前接受六味地黄颗粒，安慰剂组则接受安慰剂治疗。与安慰剂组相比，治疗组成胚率、临床妊娠率提高，肾阴虚证候积分差值明显增加，卵巢颗粒细胞凋亡率、FoxO3amRNA 表达明显下降，颗粒细胞 I3K、PAkt mRNA 表达明显上升（均 $P>0.05$）。

杜玉梅等将行 IVF-ET 术后患者 84 例随机分为两组各 42 例，对照组予肌肉注射黄体酮治疗，治疗组患者则在肌注黄体酮基础上加用补肾宣郁安胎方（炒党参、炒白术、山药、白茯苓、熟地黄、山萸肉等组成）内服，连续治疗 3 个月。结果，治疗组术后临床妊娠率、持续妊娠率均显著高于对照组（均 $P<0.05$）；治疗组患者持续妊娠血清 β-HCG 水平显著高于对照组，而 D-二聚体水平则显著低于对照组（均 $P<0.05$）；治疗组患者 SAS、SDS 评分均显著低于对照组（均 $P<0.05$）。

卫爱武等将 IVF 中卵巢低反应不孕患者 120 例随机分为两组各 60 例，治疗组采用定坤丹（柴胡、当归、川芎、熟地黄、白芍药、党参等）联合微刺激方案，对照组采用微刺激方案。结果，治疗组 HCG 日 E_2 水平、子宫内膜厚度、获卵数、受精率、优质胚胎率、临床妊娠率、胚胎种植率均较对照组明显增加（均 $P<0.05$）；C 型内膜及 Gn 总使用量、Gn 用药天数、周期取消率均较对照组减少（均 $P<0.05$）；治疗组脾肾两虚兼肝郁证候明显改善（均 $P<0.05$）。

竺卫达等将准备行 IVF-ET 的 DOR 患者 120 例随机分为两组，各 60 例，观察组患者给予齐氏养卵方（鹿角片、黄芪、菟丝子、巴戟天、党参、白术、肉苁蓉等）口服，对照组患者给予脱氢表雄酮（DHEA）口服，治疗周期为 3 个月。结果，治疗后两组患者的 FSH、FSH/LH 水平较治疗前均降低（$P<0.05$），AMH、AFC 水平较治疗前均升高（$P<0.05$），且观察组优于对照组（$P<0.05$）；在 IVF-ET 周期中，观察组的 Gn 用量较对照组明显减少（$P<0.05$），获卵数、成熟卵数、胚胎总数和优质胚胎数较对照组增加（$P<0.05$），观察组的成熟卵率明显高于对照组（$P<0.05$）。

洪艳丽等将行IVF-ET助孕的高龄POR患者随机分为两组各33例，A组予以高孕激素状态下促排卵(PPOS方案)，B组予以益经汤(党参、白术、山药、生酸枣仁、白芍药、当归等)预处理联合PPOS方案，连续治疗3个月经周期。结果，B组用药后较用药前FSH显著降低($P<0.05$)，AMH、AFC显著升高($P<0.05$)；与A组比较，B组MⅡ卵数、2PN数、优胚数(率)均显著升高($P<0.05$)；B组卵泡液中MDA、SOD、GSH-Px水平，颗粒细胞CYP17、CYP19 mRNA表达均显著高于A组($P<0.05$)。

王肖将行冷冻胚胎移植(FET方案)的1 474例患者进行回顾性分析，对照组737例采用FET方案，干预组737例于移植第1 d起同时加服着床汤，1剂/d，连服12 d。结果，干预组患者高龄临床妊娠率、多周期临床妊娠率较对照组显著升高($P<0.05$)，总临床妊娠率、卵裂期胚胎临床妊娠率、囊胚临床妊娠率、异位妊娠率、流产率两组无显著差异($P>0.05$)。

王飞虹等将进入IVF-ET周期符合POR患者64例随机分为两组各32例，对照组采用拮抗剂方案，治疗组采用滋阴补阳方序贯联合拮抗剂方案治疗，即从月经周期第4 d服用滋阴方(当归、白芍药、熟地黄、山茱萸、菟丝子、淮山药等)，B超监测排卵后换成补阳方(巴戟天、续断、补骨脂、淫羊藿、党参、淮山药等组成)，直至月经来潮停药。结果，治疗组获卵数、MII卵数、可移植胚胎数、优质胚胎数均优于对照组($P<0.05$)。

4. 妊娠期绒毛膜下出血的中医药治疗

舒荣梅等通过随机对照研究观察当归散治疗早孕合并宫腔积血先兆流产患者的临床疗效，治疗组30例服用当归散加减(当归、川芎、淮山药、白术、黄芩、仙鹤草等)，服至8周；对照组30例服用黄体酮胶丸。结果，治疗组总有效率93.3%(28/30)，对照组66.7%(20/30)($P<0.05$)，两组治疗后孕酮水平均较治疗前显著升高($P<0.05$)。

黄碧欣将62例绒毛膜下出血的患者随机分为两组各31例，观察组予寿胎丸加失笑散(桑寄生、菟丝子、续断、阿胶、蒲黄、五灵脂等)，对照组予地屈孕酮。经治14 d，观察组总有效率明显高于对照组($P<0.05$)，流产率明显低于对照组($P<0.05$)。

5. 中医药干预盆底功能障碍的治疗

方莉等将80例产后盆底功能障碍辨证属气虚证患者随机分为两组各40例，对照组采用凯格尔运动法进行盆底肌训练，观察组在对照组基础上加服补中益气颗粒(黄芪、党参、白术、炙甘草、柴胡、陈皮等)，治疗3个月。结果，观察组总有效率85.0%(34/40)，总满意度92.5%(37/40)，优于对照组62.5%(25/40)、70.0%(28/40)(均$P<0.05$)。

徐美芬等将60例女性压力性尿失禁患者随机分为两组，各30例，治疗组采用温肾提气方(吴茱萸、陈皮、肉苁蓉、补骨脂、金樱子、黄芪等)联合家庭盆底肌训练模式治疗，对照组采用凯格尔运动治疗，连续治疗6个月。结果，治疗组总有效率96.7%(29/30)，对照组66.7%(20/30)($P<0.05$)；治疗后6个月、1年，两组ICI-Q-SF评分、1 h尿垫试验漏尿量均较治疗前降低($P<0.05$)，I-QOL评分较治疗前升高($P<0.05$)，且治疗组均优于对照组($P<0.05$)；治疗组复发率3.3%(1/30)，对照组33.3%(10/30)($P<0.05$)。

刘敏等将124例非脱垂全子宫切除术后患者随机分为四组，每组31例。A组常规随访，B组进行盆底肌肉锻炼，C组运用益气升提法，即内服补中益气丸联合穴位艾灸(气海、关元、百会穴)，D组联合运用B、C组方法，随访1年。结果，A组术后阴道前后壁Aa、AP、Ba、BP点较术前呈进行性下降趋势($P<0.05$)，B、C、D组各点术后与术前比较无显著差异($P>0.05$)，其中B组与D组对于预防各点下降效果相当，且优于C组($P<0.05$)；A组及B组中术后C点测量值较术前随时间延长而降低($P<0.05$)，C、D组术后与术前无显著差异($P>0.05$)，且D组优于C组($P<0.05$)；A组术后盆底肌肉肌

力较术前呈进行性下降趋势($P<0.05$)，C组在术后9、12个月与术前比较无显著差异($P>0.05$)，B组及D组术后9、12个月较术前提高($P<0.05$)，且D组效果优于B组($P<0.05$)；A组术后性生活评分较术前呈进行性下降趋势($P<0.05$)，B组术后12个月与术前比较无显著差异($P>0.05$)，C组在术后12个月及D组在术后9、12个月较术前提高($P<0.05$)，且D组效果优于C组($P<0.05$)。表明全子宫切除术对女性盆底功能的近期影响是引起阴道松弛、降低盆底肌肉肌力及性生活质量，术后早期给予盆底肌肉锻炼及益气升提中医疗法可以减少或延缓术后盆底功能障碍性疾病的发生。

6. 网络药理学研究

欧阳栋等运用网络药理学策略研究补中益气汤多成分、多靶点、多途径治疗盆底功能障碍疾病的作用模式。通过中药系统药理学数据库与分析平台(TCMSP)数据库平台获得了补中益气汤的化学成分和作用靶点，同时利用genecard数据库获得与盆底功能障碍疾病治疗相关的靶基因，结合两个数据库筛选中药的有效分子和作用靶标，构建补中益气汤的中药-活性成分-靶点网络图、蛋白互作网络图，进行了基因功能注释和通路分析。

缪绿妍等从网络药理学角度阐释盆炎合剂(女贞子、大血藤、川楝子、土茯苓)治疗慢性盆腔炎的作用机制。运用TCMSP数据库的检索功能，查找4味中药的化学成分，利用Drug Bank数据库检索作用靶点，构建药物-成分-靶点数据库；在PubMed Gene数据库中检索疾病相关基因，通过Kyoto Encyclopedia of Genes and Genomes(KEGG)数据库对获取的靶点进行相关通路分析，利用CytoscaPe软件构建盆炎合剂的"化合物、靶点、通路、疾病"网络图。结果显示，盆炎合剂中有效成分17种，相关作用靶点8个，涉及9条信号通路。表明盆炎合剂主要通过抗炎，结缔组织生成，调控免疫系统，调节机体内分泌的相关靶点和通路，起到治疗慢性盆腔炎的作用。

赵彬鑫等采用网络药理学方法探究佛手散(当归、川芎组成)治疗子宫内膜异位症的成分及作用靶点，探讨其抗子宫内膜异位症的作用机制。从中药系统药理学数据库TCMSP以及相似性集合方法数据库SEA筛选出佛手散14个活性成分及其248个靶点，同时通过疾病数据库获取子宫内膜异位症靶点共401靶点，选取共有的37个靶点及其邻居节点构建"成分靶点-疾病靶点"核心网络，筛选出关键靶点进行GO和KEGG通路分析，将活性成分与关键靶点进行分子对接。GO分析表明佛手散参与体内多种生物过程。KEGG通路分析显示这些靶点参与PI3K-Akt、MAPK、HIF-1、Estrogen及TNF等104条信号通路调控。分子对接发现，6个佛手散活性成分(豆甾醇、洋川芎内酯A和β-谷甾醇等)与9个关键靶点(EGFR，ESR1，TNF，Bcl2及p53等)具有较好的结合活性，提示这些成分可能是佛手散发挥药效作用的物质基础。

陈思等基于网络药理学分析宫外孕Ⅱ号方(丹参、赤芍药、桃仁、三棱、莪术)治疗异位妊娠的作用机制。通过中药系统药理学技术平台、蛋白数据库和string数据库，分别获取宫外孕Ⅱ号方中化合物及其对应的靶点，并构建化合物-靶点蛋白相互作用网络。通过David注释数据库对靶点进行GO功能、KEGG通路富集分析。经过数据分析，认为宫外孕Ⅱ号方可能通过调节细胞凋亡、抗炎、拮抗雌孕激素，以及改善微血管循环，促进血管生成，从而改善缺血缺氧状态，达到治疗异位妊娠的目的。

姜洋等基于网络药理学方法分析羚羊角散(羚羊角、独活、防风、当归、川芎、茯神等)治疗子痫的作用机制。通过NCBI基因数据库获取334个子痫相关基因及妊娠子痫首选药物硫酸镁的6个作用靶基因，采用David工具对子痫相关通路进行分析，采用软件BATMAN-TCM在线分析工具预测羚羊角散及硫酸镁各自的作用靶点，通过挖掘组分间关系，构建药物-靶点-疾病网络，结合网络药理学筛选羚羊角散及硫酸镁的核心靶点及靶通路。经数据分析，认为白介素受体、S100蛋白家族靶蛋白为核心靶点，化合物起作用的潜在信号通路是钙离子信号通路、MAPK 信号通路可能为子痫发生发展的重要靶通路，也是决定羚羊角散临床疗效的关键。

赵志成等基于网络药理学探讨当归芍药散（当归、白芍药、茯苓、白术、泽泻、川芎）治疗慢性盆腔炎的作用机制。利用 TCMSP 数据库筛选出当归芍药散活性成分 31 个和 103 个靶标基因，使用 Genecards 数据库筛选慢性盆腔炎靶标基因 1 014 个，借助 STRING 在线数据库得到当归芍药散治疗慢性盆腔炎作用靶标并利用 cytoscaPe 软件构建当归芍药散治疗慢性盆腔炎"活性成分-作用靶标-通路"网络。将获得的作用靶标输入到 David 数据库中进行 GO 生物学过程富集分析和 KEGG 通路富集分析，结果显示，当归芍药散活性成分的基因功能主要表现在药物反应、RNA 聚合酶Ⅱ启动子转录的正调节、凋亡过程的负调节、信号转导等生物学过程，其主要作用与 TNF、Toll 样受体等信号通路有关。

苏真真等应用网络药理学分析散结镇痛胶囊（三七粉、龙血竭、浙贝母、薏苡仁）治疗子宫内膜异位症、子宫腺肌症及继发性痛经的活性成分群和分子作用机制。将散结镇痛胶囊的入血成分与子宫内膜异位症、子宫腺肌症及继发性痛经相关的靶点进行分子对接，选取对接得分较高的分子与靶蛋白构建药物-靶点网络图，分析网络特征。结果显示，散结镇痛胶囊中的 6 个成分可与子宫内膜异位症、子宫腺肌症及继发性痛经的 87 个靶点有较强的相互作用。表明散结镇痛胶囊的主要活性成分通过作用于炎症反应、细胞侵袭、凝血系统、平滑肌收缩、神经激素调节等靶点，来抑制子宫内膜的血管形成和血液循环、子宫平滑肌收缩、免疫炎症反应以及雌激素分泌，达到治疗子宫内膜异位症、子宫腺肌症及继发性痛经等病证的目的。

刁翰林等基于网络药理学研究三七-茜草药对治疗异常子宫出血多成分、多靶点的相互作用，并采用 IUD 出血大鼠模型验证三七-茜草作用机制。结果显示，核心网络共有 415 个节点，14 096 条通路，GO 富集提示有 11 个生物过程条目、10 个细胞条目、10 个分子功能条目，KEGG 富集提示主要有 4 条生物通路，分别为癌症途径、雌激素信号通路、细胞周期途径、内质网中蛋白加工途径。表明三七-茜草有效成分可减少雌激素的结合并发挥雌激素部分作用，平衡细胞凋亡与增殖、改善细胞周期，抑制黏附与侵袭力异常增强细胞的增殖与浸润，来降低出血倾向并止血。动物实验结果显示，空白对照组 TXA2、PGI2、PAI-13 均明显低于其余 3 组，且 IUD 模型组低于 SQ-IUD 组（均 $P<0.05$）；SQ-IUD 组、LR 对照组、IUD 模型组 TXA2/PGI2 比值均较空白对照组下降（均 $P<0.05$），3 组间无显著差异；SQ-IUD 组、LR 对照组 t-PA 均空白对照组、IUD 模型组均降低（均 $P<0.05$）。表明三七-茜草有效成分可以通过促凝来止血。

吴丹等通过代谢组学研究中药"红Ⅰ号"灌肠液（艾叶、茯苓、赤芍药、牡丹皮、炮姜、鸡血藤等）通过直肠给药方式治疗盆腔炎性疾病后遗症（寒湿瘀滞证）的安全性和有效性。收集符合寒湿凝滞证辨证标准的盆腔炎性疾病后遗症患者 28 例直肠给药（"红Ⅰ号"灌肠液 300 ml）进行治疗前后的比较，另选择 5 例健康人为健康对照组。同时于第 1、5、10、15、20 d 收集患者的粪便样本并获得粪便菌群 DNA。用代谢组学方法筛选出关键的生物标志物或与疾病有一定相关性的标志物，从而分析药物的吸收功能、代谢功能以及生物利用度等的影响。结果显示，患者用药第 20 d 的粪便代谢表型与其自身对照组的最远，且与健康对照组最近。表明寒湿凝滞型盆腔炎性疾病后遗症患者状态下肠道代谢物种微生物的丰度紊乱，中药"红Ⅰ号"可改善患者的物质代谢紊乱。

吴润莲参考《中国药典》（2015 年版）对 320 份中成药说明书中妊娠妇女用药标注存在的问题进行分析。结果显示，妊娠慎用与禁用药材分别为 60 种、26 种，"用药禁忌"项标注与所含中药材相符的说明书仅 34 份，不含妊娠禁用、忌用及慎用药材却有禁忌标注的说明书有 51 份。建议尽快建立妊娠禁忌标准，规范中成药说明书，并加大监管力度。

（撰稿：余庆英　邓咏诗　纪淑玲　陈漫双　审阅：罗颂平）

【多囊卵巢综合征的治疗与研究】

多囊卵巢综合征（PCOS）是育龄期女性常见的一种以持续无排卵和高雄激素血症为主要特征的内分泌代谢紊乱性疾病。中医药可通过整体调理，改善患者内分泌紊乱水平，改善患者临床症状，促进患者排卵及妊娠。

张红阳等探讨焦虑状态对PCOS不同中医证候患者的影响。结果显示，309例伴焦虑状态的患者中，肾虚肝郁组107例（34.3%）、痰瘀互结组80例（25.9%）、脾虚痰湿组62例（20.1%）、肾虚血瘀组60例（19.4%）。研究认为，焦虑状态与中医证候相关，与肥胖、痤疮、多毛等因素相关，焦虑状态可导致脂糖代谢异常，与胰岛素抵抗呈正相关。张红阳等还对365例非痰湿型PCOS患者的临床特征与生化指标水平相关性进行分析。结果显示，20～30岁为非痰湿型PCOS发生的主要年龄段，非痰湿型虽未表现出全身型肥胖，但仍可能存在腹型肥胖，而且与糖脂代谢相关。

王宇等分析针刺和克罗米芬对多囊卵巢综合征无排卵妇女的影响。纳入临床试验973例（痰湿证475例及非痰湿证498例），对比分析两组人口学、生育史、性激素水平、糖脂代谢水平、肝肾功能等。结果显示，与非痰湿证组比较，痰湿证组身高、体质量、BMI、腰围、臀围、腰臀比、收缩压等指标显著升高，月经初潮年龄显著降低，游离睾酮指数、空腹胰岛素、胰岛素抵抗指数、甘油三酯水平及代谢综合征发病率升高，而黄体生成素、性激素结合球蛋白、高密度脂蛋白剂载脂蛋白A等显著降低，均有统计学意义（$P<0.05$）。表明PCOS痰湿证患者基本特征表现为腹型肥胖、异常高雄激素水平及严重糖脂代谢紊乱。

郑会芹等对PCOS痰湿证患者发生代谢综合征（MS）的预测指标进行分析。455例患者根据是否合并MS分为痰湿证PCOS＋MS组和痰湿证PCOS＋非MS组。结果显示，痰湿证中MS各组分的发生率从高到低依次为：腹型肥胖、血脂异常、血压异常、空腹血糖异常。甘油三酯（TG）/高密度脂蛋白（HDL）的ROC曲线下面积（AUC）和约登指数分别为0.89、0.66，均为最大值，诊断MS的价值最高。表明TG/HDL对痰湿证PCOS患者MS的发生预测价值最大，尤其当TG/HDL截断值≥1.53时，需及时干预，避免MS的发生，可提高其生活质量。

王克华等分析痰湿证PCOS患者血清中miRNA-93的表达差异。选取行IVF-ET的PCOS不孕患者共44例，其中痰湿证15例、非痰湿证14例、对照组为男方因素不孕症15例，比较3组临床资料、实验室指标和血清miRNA-93表达水平。结果显示，痰湿证患者更易出现胰岛素抵抗，与患者体内糖、脂代谢活动异常密不可分；高胰岛素血症和胰岛素抵抗是痰湿证PCOS的重要病理特征；PCOS组miRNA-93表达水平显著升高（$P<0.05$），且痰湿证组显著高于非痰湿证组（$P<0.05$），认为血清miRNA-93可能参与痰湿型PCOS的发生发展过程，miRNA-93有望作为PCOS中医证候的一种新型非侵入性的诊断标记物纳入临床研究。

孙振高等通过研究痰湿证PCOS的相关性生物标志，探讨PCOS痰湿证的发病机制。采用超高效液相色谱-高分辨质谱联用技术对40个卵泡液样品（20例痰湿证PCOS及20例因男方因素行IVF/ICSI无PCOS健康患者）进行卵泡液代谢组学分析鉴定。结果显示，痰湿证组与正常组相比，油酸、脱氧表雄酮硫酸盐、苯丙氨酸等12种代谢物呈上调趋势（$P<0.05$）；同时甘油三酯、植物鞘精蛋白，溶血磷脂酰胆碱：LysoPC（14∶0）、LysoPC（16∶0）、LysoPC（18∶0）呈下调趋势（$P<0.05$）。研究表明，痰湿证PCOS患者的卵泡代谢物的差异具有多重影响因素，包括磷脂脂类、类固醇类以及氨基酸等代谢紊乱具有相关性。

俞瑾等将175例肝经湿热型PCOS患者随机分为两组，治疗组86例予俞氏清肝方（当归、白芍药、郁金、玫瑰花、丹参、生山楂等)，对照组 89 例予和达英-35，连续治疗 3 个月并于治疗后随访 3 个月。结果显示，俞氏清肝方可通过调节患者紊乱的内分泌水平，改善患者的临床症状及子宫、卵巢内环境，进而促进患者排卵及妊娠；其临床总有效率为 75.7%(56/74)，显著高于达英-35 的临床总有效率 51.0%(26/51)，且无药物不良反应。

逯克娜等通过网络药理学的研究方法，研究化痰通脉饮中半夏-当归药对治疗 PCOS 的作用机制。通过筛选和文献检索补充，在中药半夏中共筛选出潜在活性成分 26 个，当归活性成分 14 个，二者活性成分的作用靶点分别为 169 个和 56 个，其中作用于 PCOS 的核心靶点有 PTGS2、PGR、ESRI、NOS3 等。半夏-当归中的活性成分可能针对这几个靶点和其密切相关的血管内皮损伤，排卵相关信号通路和胰岛素抵抗引起的子宫内膜容受性变化等 PCOS 相关的病理机制，从而发挥多成分叠加和协同作用。研究从网络药理学角度预测了化痰通脉饮中半夏-当归药对分别发挥燥湿化痰、养血活血作用的主要活性成分和其协同增效药理作用机制，为进一步探讨其作用机制奠定了基础。

王娜梅等采用门氏消囊饮(熟地黄、当归、川芎、陈皮、五味子、菟丝子)治疗肾虚痰瘀型 PCOS 患者 30 例，连续服用 2 个疗程(3 个月为 1 个疗程)，治疗总有效率 83.3%(25/30)，排卵率 73.3%(22/30)，妊娠率 52.6%(10/19)。治疗后患者月经评分较治疗前明显好转，临床症状评分明显降低，LH、T 及 LH/FSH 水平明显降低($P<0.05$，$P<0.01$)。

石小哲等认为 PCOS 患者以肾虚为本、湿盛为标，治疗应以补肾健脾、祛湿化瘀为要，自拟温肾健脾汤(云苓、牛膝、猪苓、党参、山萸肉、炒白术)治疗。选择 88 例 PCOS 患者随机分为两组各 44 例，对照组予醋酸环丙孕酮片，观察组在此基础上加用温肾健脾汤。治疗 3 个月，两组患者双侧卵巢体积、卵泡个数均较治疗前改善，E_2、LH、FSH、T、糖化血红蛋白、空腹胰岛素及胰岛素抵抗指数较治疗前改善($P<0.05$)，且观察组优于对照组($P<0.05$)。

丁永芳等观察补肾活血方(淫羊藿、仙茅、巴戟天、川断、菟丝子、鹿角霜)治疗肾虚血瘀型 PCOS 的临床疗效。将 157 例患者随机分为两组，观察组 80 例服用补肾活血方；对照组 77 例服用达英-35，治疗 2 个疗程(共 6 个月)，疗程结束 3 个月后进行统计。结果，观察组基础体温双相率 30.0%(24/80)、妊娠率 20.0%(16/80)，高于对照组 13.0%(10/77)($P<0.05$)、7.8%(6/77)($P<0.05$)；观察组 FSH、LH、T 较治疗前明显下降($P<0.05$)，对照组 LH、E_2、T 较治疗前治疗后明显下降($P<0.05$)。

张春玲等将 80 例 PCOS 患者随机分为两组各 40 例，对照组采用枸橼酸氯米芬片及炔雌醇环丙孕酮片治疗，观察组在此基础上加用补肾调经汤(紫石英、丹参、续断、菟丝子、淫羊藿、制半夏等)。连续治疗 3 个月，随访 24 个月。结果，观察组总有效率 82.5%(33/40)，对照组 65.0%(26/40)($P<0.05$)；治疗后两组各项中医证候积分均显著降低，且观察组显著低于对照组($P<0.05$)；两组 LH、T、FSH、胰岛素抵抗指数、血清瘦素水平均较治疗前显著下降($P<0.05$)，E_2 水平较治疗前显著上升($P<0.05$)，且观察组优于对照组($P<0.05$)；随访月经恢复、排卵及妊娠人数，观察组显著高于对照组($P<0.05$)。

(撰稿：吕孝丽 麦观艳　审阅：罗颂平)

【IVF-ET 反复胚胎移植失败的治疗与研究】

反复种植失败(RIF)是指连续移植≥2 个周期(IVF、卵质内单精子注射或冷冻胚胎移植)，累积移植≥4 个优质卵裂期胚胎或≥2 个优质囊胚，仍种植失败。作为辅助生殖技术中的难点，西医治疗主要包括改善宫腔环境、调节免疫异常、改善高凝倾向、基因筛查及改进胚胎移植方法等，但治疗效果仍不够理想，不能完全满足临床需求。近年来，出现了越来越多的中医药干预 IVF-ET 及 RIF 的临床及基础研究，中医药在提高卵泡质量、改善子宫内膜容受性、调节免疫、助孕安胎等方面，显示了独特优势。

赵珂等纳入 47 例 RIF 患者，经后开始服用补肾调轴方(紫河车、鹿角胶、党参、淫羊藿、女贞子、当归等)，连服 4 周。结果，治疗后子宫内膜 CD_{56}^{+}、CD_{16}^{+} 的表达较治疗前下降($P<0.05$)。

申萌萌等纳入 30 例辨证属肾虚血瘀的 RIF 患者，采用自身对照方法，连续服用二补助育汤(骨碎补、补骨脂、巴戟天、桑寄生、川牛膝、川续断等)1～3 个月(经期不停药)。结果，治疗后患者子宫内膜厚度、A 型子宫内膜患者数量、子宫内膜下存在血流的患者数量及 Salle 评分均较治疗前增加($P<0.001$)，子宫动脉 PI、RI 和 S/D 较前降低($P<0.05$，$P<0.001$)，再次 IVF-ET 的胚胎种植率和临床妊娠率分别为 40.0%(12/30)、33.3%(10/30)。提示二补助育汤能增加子宫动脉血流，从子宫内膜厚度、分型、血供等方面改善子宫内膜容受性，利于胚胎着床，从而提高再次 IVF-ET 成功率。

王玮等将 80 例 RIF 患者随机分为两组，各 40 例，对照组予阿司匹林，中药联合治疗组(RIF 组)在对照组的基础上，自月经第 5 d 开始口服补胞汤(熟地黄、何首乌、菟丝子、巴戟天、淫羊藿、鹿角胶等)，连续治疗 3 个月。结果，RIF 组黄体中期子宫内膜厚度、子宫内膜血流指标较对照组显著降低($P<0.05$)，子宫动脉血流指标显著增高($P<0.01$)；治疗 2 个月后，RIF 组子宫内膜厚度显著高于对照组($P<0.01$)，子宫内膜血流指标及子宫动脉血流指标均显著低于对照组($P<0.05$)；与对照组比较，RIF 组后续冻融胚胎移植日的内膜厚度及生化妊娠率、临床妊娠率均显著增加($P<0.05$)；RIF 组与治疗前比较，子宫内膜厚度显著增加，子宫血流参数均显著下降($P<0.01$)；对照组组与治疗前比较，子宫内膜 RI、S/D 及子宫动脉血流指标均显著下降($P<0.05$)。

张良等将 60 例肾阴虚型 RIF 患者随机分为两组，各 30 例，均进行替代周期冻融胚胎移植(FET)治疗，观察组于移植前 1 个月经周期及移植当月口服养精种玉汤(当归、熟地黄、白芍药、酒山茱萸)。结果，观察组肾阴虚证候积分较治疗前显著改善($P<0.05$)，内膜转化日 A 型内膜比例观察组 76.7%(23/30)，对照组 46.7%(14/30)($P<0.05$)；临床妊娠率观察组 40.0%(12/30)，对照组 26.7%(8/30)($P<0.05$)。

宋曙霞等将 77 例 RIF 并拟再次行 FET 的患者分为两组，对照组 39 例进行常规 FET，治疗组 38 例在对照组的基础上结合中医序贯疗法，即自然周期及促排周期月经干净后予益菟 1 号方(益母草、熟地黄、当归、川芎、菟丝子、枸杞子等)，卵泡接近成熟予促排卵方(柴胡、赤芍药、白芍药、泽兰、益母草、鸡血藤等)，排卵后予安胎 1 号方(党参、白术、熟地黄、山药、山茱萸、枸杞等)，激素替代周期则月经之后予益菟 1 号方或左五合方(熟地黄、山药、山茱萸、菟丝子、枸杞子、龟甲等)，7～10 d 后予益菟 2 号方(益母草、熟地黄、当归、川芎、菟丝子、枸杞子等)，移植前 2～3 d 开始用安胎 1 号方。结果，治疗组胚胎着床率 53.4%(39/38)、临床妊娠率 65.8%(25/38)、胚胎活产率 55.3%(21/38)，优于对照组 25.0%(19/39)、30.8%(12/39)、20.5%(8/39)($P<0.01$，$P<0.05$)。

(撰稿：崔世超　审阅：罗颂平)

【复发性流产血栓前状态的治疗】

复发性流产(RSA)是指与同一性伴侣连续发生 3 次及 3 次以上的自然流产。导致 RSA 的因素包括：免疫因素、内分泌因素、遗传因素、感染因素、代谢异常、解剖异常等，大约 50%患者原因不明。血栓前状态(PTS)是指多因素引起的凝血、抗凝和纤溶系统功能失调或障碍的一种病理过程，易导致血液学变化而形成血栓。PTS 在 RSA 发病机制中占有重要的地位，是 RSA 研究中的热点和难点之一。中医认为血瘀是本病的基本病机之一，通常在西药治疗的基础上结合中药，在临床上取得了一定的疗效。

杨璇等将 50 例血栓前状态 RSA 患者随机分为两组各 25 例，对照组口服阿司匹林肠溶片，治疗组加服补肾活血中药(菟丝子、党参、桑寄生、续断、白术、当归等)，15 d 为 1 个疗程，指标降为正常后停药指导怀孕。结果，两组治疗后纤维蛋白降解产物、纤维蛋白原(Fib)显著降低($P<0.05$)，活化部分凝血活酶时间、凝血酶时间(TT)显著延长($P<0.05$)，治疗组 Fib 降低值和 TT 升高值显著大于对照组($P<0.05$)；治疗组妊娠 20 例，成功妊娠 18 例，妊娠率为 90.0%；对照组妊娠 19 例，成功妊娠 11 例，妊娠率为 57.9%(11/19)，组间比较，$P<0.05$。

王改梅将 81 例 PTS 致 RSA 患者随机分为两组，对照组 40 例给予低分子肝素钙注射液皮下注射及阿司匹林口服，观察组 41 例在对照组基础上联用强肾方(钩藤、赤芍药、五灵脂、丹参、川牛膝、续断片等)，治疗 3 个月经周期，经期停服。结果，观察组妊娠率 46.3%(19/41)，对照组 25.0%(10/40)($P<0.05$)；观察组不良事件发生率、纤维蛋白原及 D-二聚体水平均低于对照组($P<0.05$)。

邱志远等将 64 例早期 PTS 致 RSA 患者随机分为两组，各 32 例，对照组给予低分子肝素钠皮下注射，治疗组在对照组基础上同时给予寿胎丸合四物汤(桑寄生、续断、菟丝子、阿胶、当归、川芎等)，连续治疗 4 周。结果，两组治疗后 D-二聚体及纤维蛋白降解产物(FDP)的水平均显著降低($P<0.05$)，治疗组 D-二聚体和 FDP 降低值显著大于对照组($P<0.05$)，治疗组孕 12 周胚胎存活率为 84.4%(27/32)，高于对照组 71.9%(23/32)($P<0.05$)。

姚瑶等将 60 例有 PTS 的 RSA 患者随机分为两组，各 30 例，治疗组用补肾活血方(菟丝子、桑寄生、续断、阿胶、丹参、杜仲)，对照组给予低分子肝素钙皮下注射，均治疗至妊娠 12 周。结果，两组治疗后中医证候积分均显著降低($P<0.05$)，两组治疗后 AT-Ⅲ抗原、AT-Ⅲ活性均升高，D-D、同型半胱氨酸均降低，差异均有统计学意义($P<0.05$)。

(撰稿：崔世超　审阅：罗颂平)

【宫颈 HPV 感染的治疗与研究】

宫颈人乳头瘤病毒(HPV)感染是引发宫颈病变甚至宫颈癌的主要危险因素。如何通过调节机体免疫功能，有效清除 HPV 是阻断宫颈病变病程进展、预防宫颈癌发生的关键。

吴冬梅等对 93 例确诊为 HSIL 患者进行中医四诊信息采集，并进行阴道镜检查，构建阴道镜中医望诊坐标，结合活检病理回报确定 HSIL 病变在宫颈的坐标方位。结果显示，HSIL 宫颈病变分区与五脏证素有关，病变的坐标、象限、轮数可望用于 HSIL 望诊。

王子如介绍了任青玲应用扶正法防治 HPV 持续感染的理论依据和临床经验。任氏提出倚重脏腑的协调及阴阳的平衡以恢复机体免疫功能，可以提高机体对病毒的自主清除能力，临床常用二妙丸为基础上辨证加减治疗。

韩凤娟等认为宫颈 HPV 感染即等同于“邪伏子门”。根据 HPV 的发病机制及致病特点，将宫颈 HPV 感染分为未病、欲病、已病、复病阶段，临床防治中运用中医学“治未病”的思想，按“未病先防，欲病救萌，既病防变，愈后防复”进辨证论治，从而防治宫颈病变。

谢秀超基于中医“毒、瘀、虚”理论提出对于宫颈 HPV 感染的防治从“治未病”思想出发，按“未病养生，重在防毒”“已病防变，重在解毒”“久病防虚，重在化瘀”三步法来防控宫颈 HPV 感染。

聂雯雯将 HPV 感染者 94 例随机分为两组，各 47 例，对照组给予重组人干扰素 α-2b 治疗，治疗组采取益气解毒汤(黄芪、炒白术、茯苓、芡实、柴胡、芥穗等)联合青黛散喷剂治疗。连续治疗 2 个月，治疗组临床症候总有效率 87.2(41/47)，对照组 70.2%(33/47)($P<0.05$)；治疗组证候积分及阴道清洁度症状各项积分下降幅度、HPV 转阴率均明显高于对照组($P<0.05$)。

周亚芹回顾性分析 98 例合并 HPV 感染的慢性宫颈炎患者的临床资料，根据治疗方案分为两组，其中观察者 47 例使用重组干扰素 α-2b 联合保妇康栓(莪术油、冰片等)，对照组 51 例单用重组干扰素 α-2b，组均于非经期给药 3 个疗程。两组患者均于非经期给药，1次/1 d，10次1个疗程，连续用药3个疗程。结果，观察组总有效率91.5%(43/47)，对照组80.4%(41/51)($P<0.05$)；治疗后1、3、6个月的HPV-DNA转阴率，观察组均高于对照组(均$P<0.05$)。

吴艳菲等回顾式分析54例宫颈HPV持续感染型患者的临床资料，治疗组与对照组各27例。对照组单纯给予重组人干扰素治疗，治疗组在对照组基础上给予补中益气汤结合四妙丸(炒陈皮、炒黄柏、炒苍术、炒白术、当归、炒柴胡等)。治疗6个月经周期。结果，治疗组临床总有效率96.3%(26/27)，对照组74.1%(21/27)($P<0.05$)；两组TCT异常率均明显降低、HPV转阴率明显升高(均$P<0.05$)，且治疗组优于对照组(均$P<0.05$)；两组TNF-α、IFN-γ水平显著升高，IL-10水平显著下降(均$P<0.05$)，且治疗组优于对照组(均$P<0.05$)；两组中医证候积分均明显降低(均$P<0.05$)，且治疗组优于对照组($P<0.05$)。

陈光等将158例高危型HPV感染患者随机分为两组，各79例，对照组患者应用干扰素α-2b凝胶治疗，观察组在对照组的基础上加用凝胶联合消疣汤(土茯苓、苦参、山豆根、黄柏、百部、老紫草等)。治疗2个月，观察组总有效率91.4%(72/79)，对照组76.0%(66/79)($P<0.05$)；中医证候评分降幅、HPV转阴时间，观察组均显著优于对照组(均$P<0.05$)。

程红将60例脾虚湿热型宫颈高危型HPV感染患者随机分为两组各30例，对照组予以肌注重组人工干扰素α1b注射液，1次/2 d，10次为1个疗程；治疗组在肌注重组人工干扰素α1b注射液基础上口服二妙散加减(黄柏、苍术等)。治疗14 d后，治疗组总有效率90.0%(27/30)、HR-HPV转阴率83.3%(25/30)，均优于对照组66.7%(20/30)、56.7%(17/30)($P<0.05$)；治疗组患者中医证候积分较对照组显著降低(均$P<0.05$)。

寇海梅等将91例宫颈高危型HPV感染的患者随机分为试验组32例、对照1组29例、对照2组30例。试验组采用核异消颗粒(黄柏、半枝莲、木贼草、蜈蚣、冰片、明矾等)非经期宫颈上药联合口服灵芝分散片，对照1组单用核异消颗粒，对照2组单用灵芝分散片，10 d为1个疗程，共治疗3个疗程。结果，仅试验组治疗后中医证候积分较治疗前显著下降($P<0.01$)；试验组、对照1组HPV转阴率高于对照2组($P<0.05$)，试验组优于对照1组($P<0.05$)；治疗后总疗效试验组高于对照1组和对照2组($P<0.01$)；试验组、对照2组治疗后调节性T细胞较治疗前改善($P<0.05$)。

范美霞等将120例妇科带下病合并宫颈高危型HPV感染患者随机分为两组，各60例，对照组口服太诺清妇科白带片，实验组在对照组基础上联合祛疣汤煎剂(土茯苓、山豆根、黄柏、苦参、百部、老紫草等)冲洗宫颈患处。治疗3个月后，实验组治疗总有效率96.7%(58/60)，对照组80.0%(48/60)($P<0.05$)，实验组宫颈炎积分及相对光单位/临床阈值(RLU/CO值)显著低于对照组($P<0.05$)；实验组临床症状积分显著低于对照组、证候差值显著高于对照组(均$P<0.05$)；实验组不良反应发生率显著低于对照组($P<0.05$)。

高新源等将110例宫颈高危型HPV感染患者随机分为两组，治疗组60例使用康妇凝胶(白芷、蛇床子、花椒、土木香、冰片)治疗，对照组50例使用重组人干扰素α-2b栓，连用5 d停药2 d为1个周期，每月3个周期为1个疗程，用药3个疗程后停药。结果首次给药12个月后，治疗组总有效率85.0%(51/60)，对照组74.0%(37/50)($P<0.05$)；治疗组对52型、16型HPV转阴率显著高于对照组($P<0.05$)，治疗组治疗后血清中CD_4^+、CD_4^+/CD_8^+上升率明显高于对照组(均$P<0.05$)。

高翠霞等将120例宫颈TCT检查阴性而HPV高危型阳性的患者随机分为两组各60例，对照组给予保妇康栓阴道纳药，观察组口服解毒消瘤汤(生晒参、生黄芪、白花蛇舌草、半枝莲、白术、土茯苓等)联合保妇康栓治疗，两组均从月经干净第3 d起开始，连续使用14 d为1个疗程，连续治疗3个疗程。结果，治疗后两组中医临床症状总积分均较治疗前下降(均 $P<0.05$)，且观察组优于对照组($P<0.05$)；观察组治疗有效率为 88.3%(53/60)、HPV 转阴率为 70.0%(42/60)，明显优于对照组 71.7%(43/60)、25.0%(15/60)($P<0.05$)。

陈伶俐等将 176 例慢性宫颈炎合并高危型 HPV 感染患者随机分为两组，各 88 例，对照组给予保妇康栓治疗，研究组给予止带方(猪苓、车前子、茵陈、黄柏、泽泻、茯苓等)联合保妇康栓治疗，疗程为 4 个月。结果，研究组治疗总有效率 95.5%(84/88)，HPV 转阴率 84.1%(74/88)，高于对照组 85.2%(75/88)、63.6%(56/88)($P<0.05$，$P<0.01$)；两组治疗后血清 TNF-α、IL-6、IL-8 水平均较治疗前下降($P<0.01$)，且研究组优于对照组($P<0.01$)。

李萍将 60 例肝经湿热型宫颈高危型 HPV 感染患者随机分为两组，各 30 例，观察组以柴胡解毒汤(柴胡、法半夏、黄芩、凤尾草、茜草、苍术等)联合重组人干扰素治疗，对照组仅予重组人干扰素治疗。连续治疗 30 d，观察组总有效率 93.3%(28/30)，对照组 63.3%(19/30)($P<0.05$)；两组治疗后病毒载量均较治疗前下降($P<0.05$)，且观察组低于对照组($P<0.05$)；观察组不良反应发生率为 13.3%(4/30)，低于对照组 36.7%(11/30)($P<0.05$)。

蒯晓莉将 106 例慢性宫颈炎伴高危型 HPV 感染患者随机分为两组，各 53 例，对照组用干扰素 α-2b 栓治疗，观察组在对照组基础上加用复方沙棘籽油栓，治疗 18 d 为 1 个疗程，连续治疗 3 个疗程。结果，观察组总有效率 94.3%(50/53)，对照组 73.6%(39/53)($P<0.05$)，治疗后观察组白带脓性消失率、宫颈糜烂面缩小率与白带量减少率均高于对照组(均 $P<0.05$)。

钟振将 76 例宫颈炎合并 HPV 感染患者随机分为两组，各 38 例，对照组仅予干扰素栓治疗，观察组在对照组基础上口服中药宫炎康方(金银花、连翘、黄柏、苦参、土茯苓、苍术等)，12 d 为 1 个疗程，连续治疗 3 个疗程。结果，观察组宫颈炎总有效率 86.8%(33/38)，HPV 阴转率 81.6%(31、38)，均显著高于对照组 65.8%(25/38)、60.5%(23/38)(均 $P<0.05$)。

胡飞飞等将 80 例宫颈上皮内瘤变伴高危型 HPV 感染患者随机分为两组，对照组 39 例仅采用宫颈环形电切除术治疗，观察组 41 例在对照组基础上口服康妇灵胶囊(杠板归、苦参、益母草、鸡血藤、黄柏、土当归等)。每个月经周期连续治疗 16 d，连用 2 个月经周期。结果，观察组总有效率 92.7%(38/41)，HPV 转阴率为 78.1%(32/41)，优于对照组 69.2%(27/39)、53.9%(21/39)($P<0.05$)；观察组术后阴道出血量、阴道排液量、宫颈创面愈合时间、中医证候积分均明显优于对照组(均 $P<0.05$)。

石晶等将 90 例宫颈高危型 HPV 感染患者随机分为中药组(芪苓抑瘤方：黄芪、生晒参、半夏、花椒、白花蛇舌草、土茯苓等)、保妇康栓组(保妇康栓阴道纳药)和联合用药组(芪苓抑瘤方口服联合保妇康栓阴道纳药)，每组 30 例，21 d 为 1 个疗程，连续用药 3 个疗程。结果，联合用药组治疗总有效率、治疗后 RLU/CO 比值较其他两组明显降低(均 $P<0.05$)，联合用药组 HPV 转阴率明显高于其他两组($P<0.05$)。

(撰稿：田禾 廖秀平 刘文利　审阅：罗颂平)

【妇科疾病的外治法研究】

妇科外治法最早记载于《金匮要略》“妇人杂病篇”。外治避免了口服药物经过肝脏的“首过效应”，降低了药物在体内的毒性和副作用。王晨亦等从历史沿革、作用原理等方面讨论了中药灌肠法在妇科疾病治疗中的应用。中药保留灌肠治疗妇科盆腔炎性疾病后遗症、子宫腺肌病、继发性痛经、不孕症、卵巢囊肿、促排卵及预防妇科术后盆腔粘连等方面疗效确切，但目前中药灌肠疗法仍缺乏标准化的操作指南，需要完善规范，方便应用与推广。

1. 术后康复与止痛

刘春艳等用子午流注中药热奄包(吴茱萸、莱菔子、枳壳、厚朴、小茴香)促进妇科腹腔镜术后胃肠功能恢复。将 180 例行腹腔镜术后患者分为对照组(常规处理:预防感染、补液维持电解质酸碱平衡、促进胃肠功能恢复等)、中药热熨组、子午流注热熨组(中药热奄包择时外敷腹部),治疗 3 d。结果,子午流注热熨组的首次排气时间、排便时间、肠鸣音恢复时间、住院时间均明显短于对照组和中药热熨组(均 $P<0.05$),腹胀程度评分、术后胃肠不适发生率均明显低于对照组和中药热熨组(均 $P<0.05$),腹胀缓解率和舒适度明显高于对照组和中药热熨组(均 $P<0.05$)。

区宝珠等对吴茱萸热熨法防治妇科腹腔镜术后非切口疼痛进行了临床观察。选取腹腔镜手术患者 90 例随机分成两组各 45 例,治疗组(最终纳入 43 例)予吴茱萸热熨双肩及双侧胸胁部,1 次/d,30 min/次,共 3 d;对照组(最终纳入 44 例)不作热熨治疗。结果,治疗组患者发生非切口疼痛的比例为 25.6%(11/43),对照组 72.7%(32/44)($P<0.05$);术后非切口疼痛持续的时间治疗组低于对照组($P<0.05$)。

杨华娣等将 65 例子宫内膜异位症瘀热互结型腹腔镜术后患者随机分为 3 组,单纯复方大血藤灌肠组 18 例、单纯 GnRH-a 治疗组 24 例、联合治疗组 23 例。治疗结束后 1 年,单纯复方大血藤组、单纯 GnRH-a 治疗组及联合治疗组总有效率分别为 55.6%(10/18)、54.2%(13/24)、91.3%(21/23),复发率分别为 33.3%(6/18)、33.3%(8/24)、4.4%(1/23),妊娠率分别为 38.9%(7/18)、41.7%(10/24)、78.3%(18/23),联合治疗组均优于其余两组(均 $P<0.05$);与本组治疗前比较,3 组治疗后患者非月经期、月经期主观症状评分均降低($P<0.05$),且联合治疗组主观症状评分较其他两组降低($P<0.05$)。治疗第 8、16 周单纯 GnRH-a 治疗组、联合治疗组 E_2、LH 和 FSH 水平均比治疗前降低($P<0.05$);与联合治疗组比较,单纯复方大血藤组治疗第 8、16 周 E_2、LH 和 FSH 水平升高($P<0.05$)。

2. 痛经的外治

魏苇芃等将 60 例寒凝血瘀型痛经患者随机分为两组,各 30 例,对照组单纯内服温经汤加减(吴茱萸、麦冬、当归、白芍药、川芎、党参等),观察组先内服温经汤加减,后使用中药封包热敷仪包绕在患者腹部,覆盖关元穴、气海穴附近,温度适中以患者自觉下腹部温热舒适,皮肤略泛红为度。对照组内服温经汤加减治疗,观察组在内服基础上加用中药封包热敷。每次月经前 7 d 开始服用温经汤及中药封包热敷,连续使用至月经结束止,2 次/d,20 min/次,3 个月经周期为 1 个疗程。结果,观察组总有效率 93.3%(28/30),对照组 83.3%(25/30)($P<0.05$);对照组治疗后第 1、2、3 月 VAS 评分均高于观察组($P<0.05$)。

王博伟等将 63 例原发性痛经气滞血瘀型患者随机分为两组,试验组 32 例用膈下逐瘀汤(当归、川芎、桃仁、红花、延胡索、香附等组成)熏蒸,经前 7 d 开始,1 次/d, 20~30 min/次,连续 1 周;对照组 31 例口服丹莪妇康煎膏(丹参、莪术、竹叶柴胡、三七、赤芍药、当归等),经前 7 d 开始,2 次/d, 15 g/次,连续 1 周,两组均治疗 3 个月经周期。结果,两组总有效率分别为 93.8%(30/32)、87.1%(27/31),($P>0.05$);试验组显愈率 75.0%(24/32),显著高于对照组 48.4%(15/31)($P<0.05$)。

3. 盆腔炎性疾病后遗症的治疗

林树洪等将湿热瘀结型盆腔炎性疾病后遗症患者随机分为两组各 34 例,治疗组予以协定方灌肠(红藤、赤芍药、蒲公英、败酱草、黄柏、桃仁等)配合微波治疗,对照组予康妇消炎栓(苦参、败酱草、紫花地丁、穿心莲、蒲公英、紫草等)直肠纳药配合微波治疗。连用 14 d 为 1 个疗程,共治疗 3 个疗程。结果治疗组的中医证候疗效及盆腔体征疗效均优于对照组(均 $P<0.05$)。

庄緦燕等将 60 例湿热瘀结型盆腔炎性疾病后遗症患者随机分成两组,各 30 例,观察组予中药复方(金银花、蒲公英、薏苡仁、红藤、败酱草、黄芩等)口服兼中药灌肠(金银花、红藤、败酱草、土茯苓、黄连、黄柏等)治疗,对照组予康复消炎栓塞肛。每个月经周期治疗 15 d，连续治疗 3 个月经周期。结果，治疗组总有效率 93.3%(28/30)，高于对照组 83.3%(25/30)($P<0.05$)；两组治疗后中医症状积分、炎症因子变化明显改善($P<0.05$)，且治疗组优于对照组($P<0.05$)。

梁卓等将 184 例盆腔炎性疾病后遗症患者随机分为两组，各 92 例，治疗组应用中药塌渍(金银花、赤芍药、牡丹皮、鸡血藤、败酱草、川楝子等)联合中药保留灌肠(三棱、莪术、延胡索、川楝子、桂枝、红藤等)治疗，对照组予腹部超声药物导入治疗，非经期 2 周为 1 个疗程，连续治疗 3 个月经周期。结果，治疗组总有效率 97.8%(90/92)，痊愈率 54.3%(50/92)，优于对照组 95.7%(88/92)、47.8%(44/92)($P<0.05$)；治疗后两组疼痛 VAS 评分均较治疗前明显降低，且治疗组降低幅度更大；随访 3 个月，治疗组总有效率 87.0%(80/92)，对照组 76.1%(70/92)($P<0.05$)。

尹飞鸿等将 77 例盆腔炎性疾病后遗症慢性盆腔痛患者随机分为两组，对照组 36 例予盆炎 1 号方(当归、丹参、活血藤、蒲公英、薏苡仁、金银花等)内服，治疗组 41 例予盆炎 1 号方配合中药灌肠(大血藤、败酱草、连翘、醋三棱、醋莪术、夏枯草等)。经治 21 d，治疗组总有效率 95.1%(39/41)，对照组为 80.6%(29/36)($P<0.05$)。

郝培芹等将 140 例盆腔炎性包块患者随机分为两组，各 70 例，观察组予桂红灌肠液(桂枝、红藤、王不留行、乌药、薏苡仁、茯苓等)保留灌肠、对照组予加替沙星静滴联合抗妇炎胶囊口服。经治 28 d，观察组有效率 92.9%(65/70)，对照组 61.4%(43/70)($P<0.05$)。治疗后，观察组盆腔左侧炎性包块有效率为 100%，右侧为 85.7%，左侧的治疗效果优于右侧($P<0.05$)。

陈瑶等将 97 例湿热瘀结型盆腔炎性疾病后遗症患者随机分为两组，对照组 37 例采用西药盆腔灌注，治疗组 60 例采用中药盆炎消汤剂(当归、赤白芍、白芷、桃仁、元胡、川楝子等)口服联合西药盆腔灌注。经治 30 d，治疗组总有效率 100%，对照组 86.5%(32/37)($P<0.01$)；治疗组治疗后中医证候积分低于对照组($P<0.05$)。

4. 盆腔淤血综合征的治疗

钱艳清将 84 例盆腔淤血综合征患者随机分成两组，各 42 例，对照组予以口服安宫黄体酮 10 mg/次/d，自月经周期第 5 d 开始，连服 22 d 为 1 周期，观察组在对照组的基础上加益气通瘀汤(黄芪、当归、牛膝、茯苓、白术、红藤等)保留灌肠治疗。连续治疗 2 个月经周期，观察组总有效率 83.3%(35/42)，对照组 50.0%(21/42)($P<0.05$)；治疗前后盆腔静脉血流改善比较，观察组优于对照组($P<0.05$)。

刘海红等将 62 例盆腔瘀血综合征患者随机分为两组，对照组 30 例予单纯中药保留灌肠治疗，治疗组 32 例予中药保留灌肠(土鳖虫、柴胡、香附、丹参、三棱、莪术等)加消瘀贴(蛇床子、水蛭、莪术)贴脐治疗，每个月经周期治疗 14 d，连续 3 个周期。结果，治疗组总有效率 93.8%(30/32)，对照组 76.7%(23/30)($P<0.05$)；两组治疗后中医症状积分、主症积分、盆腔静脉内径、盆腔静脉血流速度均较治疗前明显改善($P<0.05$)，且治疗组优于对照组($P<0.05$)。

5. 外阴白色病变的治疗

赵廷艳总结黄晓君治疗外阴白色病变的经验。黄氏主张治则以补肾阴肾阳为主，用药重视补血活血，配伍祛风止痒，并因地制宜配以燥湿之品。运用自拟外洗方(补骨脂、淫羊藿、何首乌、当归、红花、徐长卿等)，坐浴及热敷后配以紫草油外涂，临床疗效佳。

刘小倩将 86 例外阴白色病变患者按病变程度分为轻症组 55 例和重症组 31 例，两组均予中药白斑膏(白藓皮、菟丝子、苦参、补骨脂、紫河车、黄柏等)涂擦外阴病变部分，配合 TDP 治疗仪局部照射 20～30 min，15 d 为 1 个疗程，轻症 2 个疗程，重症 3 个疗程。结果，中药白斑膏配合 TDP 治疗仪治疗外阴白色病变总有效率为 96.5%(83/86)，轻症组治愈率为87.3%(48/55),高于重症组71.0%(22/31)($P<0.01$)。

6. 其他妇科疾病的治疗

张小花等将95例外阴阴道假丝酵母菌病患者随机分为两组,治疗组49例予爽阴栓(苦参、地肤子、半枝莲、白花蛇舌草、冰片等),对照组48例予克霉唑栓阴道放药。经治7 d,治疗组总有效率93.6%(44/47),对照组87.5%(42/48)($P<0.05$);治疗组复发率14.8%(4/27),对照组29.2%(7/24)($P<0.05$)。

陈珍珍总结了刘伟承火龙罐综合疗法治疗月经过少的经验。刘氏的火龙罐综合疗法施治于腰骶部及八髎穴区域,可发挥推拿、刮痧、艾灸和点穴等多项作用,达到调理脏腑、散寒除湿、和血调经的目的,从而有效治疗月经过少。

吴文雪等观察妊娠止吐贴穴位贴敷治疗妊娠期恶心呕吐的临床疗效。将174例患者分为两组,对照组86例予常规疗法,观察组88例使用常规疗法配合妊娠止吐贴(姜半夏、陈皮、丁香、柿蒂)穴位(取穴:内关、膻中、中脘、神阙)贴敷(以姜汁调匀,做成直径0.5~1 cm、厚度0.3~0.5 cm的药饼,以胶布固定,贴敷于上述穴位,持续4 h,2次/d),疗程为7 d。结果,观察组治愈47例,显效29例,有效10例,无效2例,明显优于对照组36、25、14、11例($P<0.05$)。

(撰稿:周月希 王冬盈 黄熙格 刘瑛 审阅:罗颂平)

[附] 参考文献

C

曹蕾,朱玲,罗颂平.岭南罗氏妇科,传承百年枝繁叶茂[J].环球中医药,2019,12(10):1459

陈光,张黎.消疣汤结合干扰素α-2b凝胶治疗高危型人乳头瘤病毒感染宫颈病变疗效观察[J].现代中西医结合杂志,2019,28(23):2563

陈思,李净,刘晓荣,等.基于网络药理学的宫外孕Ⅱ号方治疗异位妊娠作用机制[J].中成药,2019,41(7):1538

陈瑶,姜晓春,杨鉴冰,等.盆炎消联合盆腔灌注治疗湿热瘀结型盆腔炎性疾病后遗症临床研究[J].陕西中医药大学学报,2019,42(3):117

陈伶俐,方亚云,陈帮武.止带方联合保妇康栓治疗慢性宫颈炎合并高危型HPV感染临床研究[J].新中医,2019,51(1):149

陈珍珍,刘伟承.刘伟承火龙罐综合疗法治疗月经过少验案举隅[J].中国民族民间医药,2019,28(7):63

程红.二妙散加减联合西药治疗脾虚湿热型宫颈HR-HPV感染的临床研究[J].中医临床研究,2019,11(11):115

D

刁翰林,丁楠,李彦楠,等.基于网络药理学的三七-茜草药对治疗异常子宫出血的机制研究[J].中华中医药学刊,2019,37(9):2205

丁永芬,程玲,赖娟,等.补肾活血方治疗肾虚血瘀型多囊卵巢综合征80例[J].西部中医药,2019,32(4):97

杜玉梅,刘银芝,王慧杰,等.补肾宣郁安胎方对体外受精-胚胎移植术后患者妊娠成功率影响的临床研究[J].世界中西医结合杂志,2019,14(1):66

F

方莉.补中益气颗粒治疗女性盆底功能障碍临床研究[J].新中医,2019,51(8):72

范美霞,范朝霞.祛疣汤联合太诺清妇科白带片对妇科带下病合并宫颈高危型HPV感染患者的疗效观察[J].中医临床研究,2019,11(16):91

G

郭倩,谈勇.夏桂成心肾观在妇科临床的应用[J].中医杂志,2019,60(17):1456

高翠霞,宋红湘,杜丽华,等.益气健脾祛湿解毒法治疗生殖道HR-HPV感染[J].中医学报,2019,34(2):409

高新源,王慧颖.康妇凝胶治疗高危型宫颈人乳头瘤病毒感染的临床研究[J].河北中医药学报,2019,34(3):21

H

韩凤娟，田新，夏霁.从“邪伏子门”探讨宫颈 HPV 感染的机制及治疗策略[J].中医药信息，2019，36(2)：92

郝培芹，蒋莉.桂红灌肠液保留灌肠治疗盆腔炎性包块临床观察[J].中医药临床杂志，2019，31(6)：1117

洪艳丽，谈勇，殷燕云，等.益经汤联合高孕激素状态下促排卵方案在高龄女性体外受精-胚胎移植中的应用[J].中华中医药杂志，2019，34(7)：3315

胡飞飞，甘玉冰，黄蕾，等.康妇灵胶囊联合宫颈环形电切术治疗对 CIN 伴高危型 HPV 感染患者的临床疗效[J].中成药，2019，41(9)：2277

黄碧欣.使用寿胎丸加失笑散治疗绒毛膜下出血的临床疗效和安全性[J].海峡药学，2019，31(2)：248

J

姜洋，刘松君，李超.基于网络药理学方法分析羚羊角散治疗子痫的作用机制[J].浙江中医杂志，2019，54(5)：386

K

寇海梅，张淑芬.核异消联合灵芝分散片治疗宫颈人乳头瘤病毒感染的临床观察[J].中医临床研究，2019，11(1)：41

蒯晓莉.复方沙棘籽油栓结合干扰素 α-2b 栓治疗慢性宫颈炎伴高危型人乳头瘤病毒感染临床研究[J].新中医，2019，51(5)：208

L

李萍.柴胡解毒汤配合重组人干扰素治疗宫颈高危型人乳头瘤病毒感染临床研究[J].新中医，2019，51(3)：185

梁卓，凌娜.中药塌渍联合中药保留灌肠治疗盆腔炎性疾病后遗症疗效观察[J].辽宁中医药大学学报，2019，21(10)：38

梁齐桁，罗彩红，程兰.中医周期疗法于子宫内膜异位症的临床应用[J].时珍国医国药，2019，30(5)：1185

廖绍青，陈丽帆，谭丽萍.中医周期疗法治疗黄体不健性月经失调的临床研究[J].中医药研究，2019，29(8)：63

林树洪，邱春梅，周福花.协定灌肠方联合微波治疗湿热瘀结型盆腔炎性疾病后遗症 34 例[J].中国中医药现代远程教育，2019，17(8)：89

刘敏，彭慧娟，程思.益气升提法改善全宫术后盆底功能的研究[J].世界科学技术(中医药现代化)，2019，21(5)：1028

刘春艳，方晓丹，王婷婷，等.子午流注中药热奄包促进妇科腹腔镜术后胃肠功能恢复疗效观察[J].现代中西医结合杂志，2019，28(11)：1210

刘海红，陈冬梅，万朝霞，等.中药灌肠联合消瘀贴对盆腔瘀血综合征相关指标的影响[J].中国中医急症，2019，28(8)：1395

刘小倩.白斑膏配合 TDP 治疗仪治疗外阴白色病变临床观察[J].中国中医药现代远程教育，2019，17(17)：61

逯克娜，林寒梅，黄巍，等.基于网络药理学的化痰通脉饮“半夏-当归”药对抗多囊卵巢综合征作用机制的研究[J].时珍国医国药，2019，30(3)：539

罗颂平.学科文化视角下的岭南妇科学科与流派团队建设[J].中医杂志，2019，60(19)：1708

M

马景，何嘉琳，章勤，等.何氏妇科流派治疗妊娠病经验传承[J].中华中医药杂志，2019，34(9)：3927

缪绿妍，杨艳琳，吴艳春，等.基于网络药理学结合彩超图像研究临床经验方盆炎合剂的作用机制[J].西部中医药，2019，32(2)：37

N

聂雯雯.益气解毒汤联合青黛散喷剂治疗宫颈人乳头瘤病毒感染 47 例[J].现代中医药，2019，39(4)：100

O

欧阳栋，严小军，李亚先.基于网络药理学研究补中益气汤治疗盆底功能障碍疾病的分子机制[J].江西中医药大学学报，2019，31(4)：69

Q

钱艳清.益气通瘀汤保留灌肠治疗盆腔淤血综合征 42 例[J].浙江中医杂志，2019，54(1)：39

邱志远，匡继林，张翼.寿胎丸合四物汤联合低分子肝素钠治疗早期复发性流产血栓前状态的临床观察[J].湖北中医杂志，2019，41(3)：39

区宝珠，申彩霞.吴茱萸热熨法防治妇科腹腔镜术后非切口疼痛临床观察[J].光明中医，2019，34(12)：1848

S

申萌萌，刘雁峰，梁嘉玲，等.二补助育汤对反复体外受精-胚胎移植失败患者子宫内膜超声学指标的影响[J].北京中医药大学学报，2019，42(2)：167

石晶，王佳俣，赵铭宇，等.芪苓抑瘤方联合保妇康栓治疗宫颈 HPV 感染的临床观察[J].中国中医药科技，2019，26(2)：246

石小哲，张大伟.温肾健脾汤治疗多囊卵巢综合征及对患者胰岛素抵抗、激素水平的影响[J].陕西中医，2019，40(5)：637

舒荣梅，柯振梅.当归散加减治疗早孕合并宫腔积血 30 例[J].中医临床研究，2019，11(1)：89

宋曙霞，易艳红，殷潜生，等.中医序贯疗法治疗反复胚胎种植失败的临床研究[J].中华中医药杂志，2019，34(9)：4431

苏真真，柯志鹏，张新庄，等.散结镇痛胶囊入血成分治疗子宫内膜异位症、子宫腺肌症及继发性痛经的作用机制探讨[J].中国实验方剂学杂志，2019，25(17)：165

孙秀英，吴丽敏，刘芬，等.卵巢储备功能下降患者不同中医证候体外受精-胚胎移植妊娠结局比较[J].中华中医药杂志，2019，34(8)：3450

孙振高，宋景艳，王爱娟，等.基于非靶向代谢组学的中医多囊卵巢综合征痰湿证候卵泡液生物标志物初筛[J].时珍国医国药，2019，30(6)：1523

W

王玮，马大正，杨石慧，等.补肾填精中药联合阿司匹林对反复种植失败患者子宫血液动力学及冻融胚胎移植周期妊娠结局的影响[J].浙江中医药大学学报，2019，43(8)：792

王肖.着床汤对冻融胚胎移植周期干预效应的临床观察[J].中华中医药杂志，2019，34(2)：844

王阳，黄念，佟庆.国医大师柴嵩岩治疗子宫内膜异位症证治思路[J].湖南中医药大学学报，2019，39(3)：298

王宇，谢梁震，马红丽，等.多囊卵巢综合征痰湿证患者基线特征分析[J].中华中医药杂志，2019，34(8)：3689

王博伟，蒋雪霞，陈红，等.中药熏蒸疗法治疗原发性痛经气滞血瘀型临床研究[J].实用中医药杂志，2019，35(9)：1158

王晨亦，魏绍斌.中药灌肠疗法在妇科疾病治疗中的应用[J].江西中医药，2019，50(9)：75

王飞虹，谈勇，殷燕云，等.滋阴补阳方序贯联合拮抗剂方案对卵巢低反应体外受精结局的影响[J].中华中医药杂志，2019，34(7)：3327

王改梅.中西医结合治疗血栓前状态所致复发性流产患者的临床观察[J].中国民间疗法，2019，27(7)：54

王克华，葛彦，尚国梁，等.多囊卵巢综合征痰湿证患者血清 miRNA-93 的表达及意义[J].中华中医药学刊，2019，37(1)：15

王娜梅，杨艳芳，王慧霞，等.门氏消囊饮治疗肾虚痰瘀型多囊卵巢综合征 30 例疗效观察[J].世界中西医结合杂志，2019，14(8)：1046

王子如，任青玲.基于扶正理论探讨宫颈 HPV 持续感染的防治[J].贵阳中医学院学报，2019，41(3)：19

卫爱武，肖惠冬子，徐广立，等.定坤丹联合微刺激方案对体外受精-胚胎移植中卵巢低反应临床结局的影响[J].中华中医药学刊，2019，37(9)：2224

魏苇芃，刘丹，刘苏晔.温经汤联合中药封包热敷治疗寒凝血瘀型痛经 30 例[J].中国中医药现代远程教育，2019，17(11)：77

吴丹.基于代谢组学的中药"红Ⅰ号"灌肠液对盆腔炎性疾病后遗症(寒湿瘀滞证)的作用研究[J].中医药信息，2019，36(3)：37

吴冬梅，龚婷婷，李灿东.基于阴道镜成像探讨高级别宫颈上皮内瘤变局部病变分区与五脏证素的相关性[J].中华中医药杂志，2019，34(4)：1355

吴海萃，张建伟，冯帅，等.六味地黄颗粒对肾阴虚高龄不孕患者 IVF 结局及卵巢颗粒细胞的影响[J].山东中医杂志，2019，38(6)：523

吴润莲.320 份中成药说明书中妊娠妇女用药标注情况调查分析[J].北方药学，2019，16(10)：188

吴文雪，肖余，周成帆，等.妊娠止吐贴贴敷联合常规疗法治疗妊娠期恶心呕吐疗效评价[J].新中医，2019，51(5)：278

吴艳菲，何海荣.补中益气汤合四妙丸加减联合重组人干扰素治疗宫颈 HPV 感染疗效观察[J].现代中西医结合杂志，2019，28(2)：178

X

谢秀超.基于中医"毒、瘀、虚"理论探讨中医"治未病"

思想防控宫颈 HPV 感染的应用[J].中国中医基础医学杂志,2019,25(1):41

徐美芬.温肾提气方联合家庭盆底肌训练模式治疗女性轻中度压力性尿失禁临床研究[J].新中医,2019,51(8):170

Y

姚瑶,夏敏,王彩霞,等.补肾活血方治疗复发性流产血栓前状态临床观察[J].实用中医药杂志,2019,35(6):652

俞瑾,刘璐茜,翟东霞,等.俞氏清肝方治疗肝经湿热型多囊卵巢综合征随机对照研究[J].中国中西医结合杂志,2019,39(3):282

杨璇,张晓莉,余小琴,等.补肾活血法对自然流产血栓前状态早期干预研究[J].安徽中医药大学学报,2019,38(1):27

杨华娣,蒋学禄,应翩,等.复方大血藤灌肠剂联合 GnRH-a 治疗腹腔镜术后子宫内膜异位症的临床研究[J].中国中西医结合杂志,2019,39(3):288

尹飞鸿,谈珍瑜,廖英莲.盆炎 1 号方口服合中药灌肠治疗盆腔炎性疾病后遗症慢性盆腔痛 41 例[J].湖南中医杂志,2019,35(9):67

Z

张良,张建伟,吴海萃.养精种玉汤对肾阴虚型反复移植失败患者子宫内膜容受性的影响[J].中华中医药杂志,2019,34(8):3842

张春玲,刘志杰.补肾调经汤多方分段给药对多囊卵巢综合征患者促排卵结局、症状及性激素水平的影响[J].世界中医药,2019,14(4):970

张红阳,侯丽辉.非痰湿型多囊卵巢综合征患者临床特征及生化水平相关分析[J].辽宁中医药大学学报,2019,21(5):83

张红阳,侯丽辉.焦虑状态对多囊卵巢综合征不同中医证候患者的影响[J].现代中医临床,2019,26(3):11

张凯文,周盈,陈晓涵,等.基于"分级用药"理论的沈氏女科活血止痛药应用分析[J].中华中医药杂志,2019,34(9):4128

张小花,武权生,申剑,等.爽阴栓治疗外阴阴道假丝酵母菌病的临床观察[J].中医药学报,2019,47(4):89

赵珂,吴巧珑,吴晨.补肾调轴方调控 CD56/CD16 改善反复种植失败者子宫免疫微环境的临床研究[J].云南中医中药杂志,2019,40(4):22

赵彬鑫,韦佳慧,张成玲,等.佛手散治疗子宫内膜异位症的网络药理学作用机制研究[J].中药新药与临床药理,2019,30(9):1047

赵廷艳,黄晓君.外治法治疗外阴白色病变的临床初探[J].云南中医中药杂志,2019,40(1):95

赵志成,史佩玉,邓洁宜,等.基于网络药理学探讨当归芍药散治疗慢性盆腔炎作用机制[J].湖南中医药大学学报,2019,39(9):1108

郑会芹,侯丽辉,张美微,等.痰湿证多囊卵巢综合征合并代谢综合征患者预测指标分析[J].中华中医药杂志,2019,34(9):4314

钟振.宫炎康方联合干扰素栓治疗宫颈炎合并 HPV 感染的效果观察[J].中国中医药科技,2019,26(1):84

周华,张倩,杨碧蓉,等.中药周期治疗子宫内膜异位症术后不孕的效果及对炎性因子的影响[J].中国民间疗法,2019,27(9):38

周亚芹.保妇康栓辅助治疗慢性宫颈炎合并人乳头瘤病毒感染的临床疗效[J].海峡药学,2019,31(5):169

竺卫达,齐聪,万怡婷.齐氏养卵方治疗 IVF-ET 中卵巢储备功能下降患者的临床观察[J].上海中医药杂志,2019,53(9):64

庄纙燕,沈荣乐,傅浪静.中药口服配合灌肠治疗湿热瘀结型盆腔炎性疾病后遗症 30 例[J].浙江中医杂志,2019,54(4):272

（六）儿　科

【概述】

2019 年，有关儿科方面公开发表的学术论文 1 800 余篇，内容涉及基础理论、临床治疗、名医经验、实验研究和预防保健等方面。较好地体现了中医药在危急重症、传染病、新生儿疾病及重大公共卫生事件的广泛参与。

1. 急重症、传染病及新生儿疾病的治疗

(1) 急重症的中医治疗　①小儿高热惊厥：石立业等以羚角钩藤汤（羚羊角、钩藤、桑叶、菊花、生地黄、白芍药等）治疗本病 40 例，连服 3 d，与对照组均予西医常规治疗。结果，治疗组开始退热、完全退热、再发热间隔时间长于对照（均 $P<0.01$），惊厥复发率低于对照（$P<0.05$）；两组治疗后 BDNF、NSE、MBP、GFAP、IgA、IgM、IgG 水平均较治疗前下降（均 $P<0.01$），且治疗组更明显（$P<0.01$），治疗组行为能力优于对照组（$P<0.05$）。②小儿呼吸机相关性肺炎：李佳以清肺化痰汤（川贝母、桔梗、半夏、桑白皮、瓜蒌、杏仁等）雾化吸入治疗本病 34 例，与对照组均予盐酸氨溴索片治疗，疗程 1 周。结果，治疗组总有效率 88.2%（30/34），对照组 67.7%（23/34）（$P<0.05$）；治疗组 WBC、PCT 水平和中医症候、APACHE 评分以及体温恢复、咳嗽消失、肺部湿啰音消失时间均优于对照组（均 $P<0.05$）。曹莹莹分证（痰湿蕴肺证以三子养亲汤，白芥子、紫苏子、莱菔子；气阴不足证以百合固金汤，生地黄、熟地黄、当归、白芍药、贝母、桔梗等；痰热壅肺证以清金化痰汤，桔梗、茯苓、黄芩、知母、贝母、桑皮等）雾化、生大黄贴敷神阙、中药漱口（薄荷、金银花、甘草）、耳穴贴压（神门、单侧肺、交感穴、支气管）治疗 54 例。结果，治疗组总有效率、中医证候总有效率分别为 90.8%（49/54）、92.6%（50/54），对照组分别为 75.9%（41/54）、72.2%（39/54）（均 $P<0.05$）；治疗组 PCT、肿瘤坏死因子、C-PR 和机械通气时间、脱机成功率均优于对照组（均 $P<0.05$）。③病毒性脑炎：李俊华以白虎汤加味（生石膏、板蓝根、黄芩、粳米、郁金、知母等）治疗本病 40 例，与对照组均予神经节苷脂治疗，疗程 14 d。结果，两组治疗后外周血 TNF-α、IL-6、IL-8、IFN-α 和脑脊液 SP-D、Gal-9 水平水平均优于治疗前（均 $P<0.05$），且治疗组更显著（均 $P<0.05$）。付艳以安宫牛黄丸（牛黄、犀角、郁金、黄芩、黄连、雄黄等）治疗本病 64 例，与对照组均静脉滴注单唾液酸四己糖神经节苷脂钠。经治 2 周，治疗组总有效率 96.9%（62/64），对照组 76.6%（49/64）（$P<0.05$）；治疗组呕吐消失、意识清醒、头痛消失、锥体束征消失时间均短于对照组（$P<0.05$）；两组血清 S100β 蛋白、NSE、NGF、MBP 和 IL-1、TNF-α、CRP 水平以及总细胞数、蛋白含量均显著降低（均 $P<0.05$），且治疗组更显著（均 $P<0.05$）。④儿童脓毒症：苏秦等以参麦注射液（红参、麦冬）治疗本病 48 例，与对照组均静脉滴注氢化可的松、维生素 C。经治 7 d，治疗组总有效率 93.8%（45/48），对照组 81.3%（39/48）（$P<0.05$）；两组体温、心率、APACHEⅡ 评分、血乳酸水平、24 h 乳酸清除率、ICU 入住时间、7 d 死亡率和 TNF-α、IL-6、IL-10、PCT、CRP、TLR4、TIRAP、CD_4^+ T、CD_8^+ T、NK 细胞水平均显著改善（均 $P<0.05$），且治疗组更明显（$P<0.05$）。⑤急性阑尾炎：贾晋荣以四君子汤加味（党参、红藤、鸡内金、莱菔子、炒白术、茯苓等）治疗本病术后脾胃虚弱证 37

例，设立常规西药治疗对照。结果，治疗组排气、排便、肠鸣音恢复、住院时间均短于对照组（$P<0.05$）；治疗组总有效率 94.6%（35/37），对照组 78.4%（29/37）（$P<0.05$）。

（2）新生儿疾病　①胆汁郁积症：张旭铭等以健脾利胆合剂（茵陈蒿、炒白术、薏苡仁、厚朴、虎杖、茯苓等）治疗早产儿患者 39 例，与对照组均予常规西医治疗，疗程 2 周。结果，治疗组主症、次症积分和肝脏、脾脏肿大程度均优于对照组（$P<0.05$）；治疗组 BilT、TBAI、BilD 水平低于对照组（$P<0.05$）。②新生儿败血症：李艳红等以大青龙汤加减（麻黄、杏仁、炙甘草、桂枝、石膏、红枣等）治疗本病 34 例，与对照组均予利奈唑胺治疗，均疗程 5 d。结果，治疗组有效率 88.2%（30/34），对照组 64.7%（22/34）（$P<0.05$）；神经系统症状改善、体温改善、住院时间和 APACHE Ⅱ、SIRS 评分及中性粒细胞、白细胞、CD_{14}^{+}、CD_{16}^{+}、CRP、TNF-α、IL-10 水平均优于对照组（均 $P<0.05$）。

（3）急性传染病的研究　①流行性感冒：陈杰等以银翘清咽颗粒（连翘、大青叶、金银花、升麻、板蓝根、薄荷等）治疗本病甲型 40 例，设磷酸奥司他韦对照。经治 5 d，治疗组总有效率 95.0%（38/40），对照组 80.0%（32/40）（$P<0.05$）；治疗组中医证候评分和体温恢复正常、鼻咽部症状改善时间以及血清 CRP、IL-6 水平均优于对照组（均 $P<0.05$）；治疗组不良反应发生率 5.0%（2/40），低于对照组 22.5%（9/40）（$P<0.05$）。龚丹凤以羚角五虎汤（羚羊角粉、炙麻黄、杏仁、生石膏、炙甘草）治疗本病 78 例，与对照组均予磷酸奥司他韦颗粒治疗，疗程 5 d。结果，治疗组总有效率 93.6%（73/78），对照组 80.8%（63/78）（$P<0.05$）；治疗组退热、鼻塞消失、咳嗽消失时间均较对照组缩短（$P<0.01$）；两组中医证候积分均较治疗前下降（$P<0.01$），治疗组更显著（$P<0.01$）。②小儿沙门氏菌感染：刘光武等以新加达原饮（槟榔、厚朴、草果、知母、白芍药、黄芩等）治疗本病 40 例，与对照组均予氯霉素和头孢曲松钠治疗，疗程 3～5 d。结果，治疗组总有效率 95.0%（38/40），对照组 75.0%（30/40）（$P<0.05$）；治疗组在体温降至正常、症状消除时间上短于对照组（$P<0.05$）。③流行性乙型脑炎：刘书见等分证治疗（毒蕴肺胃证以银翘散合白虎汤加减，嗜睡加郁金、鲜菖蒲，呕吐、胸闷加鲜藿香、佩兰、荷叶，躁动加地龙、钩藤；毒损脑络证以清营汤加减，嗜睡加郁金、石菖蒲，呼吸急促、痰盛加鲜竹沥、胆南星、苏合香丸、天竺黄，抽搐加羚羊角粉，痰盛闭窍加化服苏合香丸，壮热、抽搐加化服至宝丹，壮热不退加化服安宫牛黄丸；毒陷心包证以止痉散合清瘟败毒饮加减，抽搐加羚羊角粉，神昏加化服安宫牛黄丸，痰涎阻滞加化服苏合香丸；恢复期肝肾精亏证以黄连阿胶鸡子黄汤加减；气虚津伤证以竹叶石膏汤合沙参麦冬汤加减治疗，震颤、痉挛加石决明、钩藤、天麻，肢体瘫痪、邪留脉络加石菖蒲、红花、地龙、僵蚕）治疗本病 39 例，与对照组予以西医常规治疗。结果治疗组总有效率 94.9%（37/39），优于对照组 79.5%（31/39），改善症状时间短于对照组（均 $P<0.05$）。

2. 常见病、多发病的治疗

（1）肺系疾病的治疗　①支气管肺炎：张源以五虎汤合葶苈大枣泻肺汤加减（麻黄、杏仁、石膏、甘草、桑白皮、葶苈子等）治疗本病 60 例，与对照组均西医常规治疗，疗程 7 d。治疗组总有效率 98.3%（59/60），常规组 88.3%（53/60）（$P<0.05$）；治疗组中医证候积分和完全退热、咳嗽消失、喘促消失、肺部罗鸣音消失时间以及 IL-4、IL-6、IL-8、IL-10、CD_{4}^{+}、CD_{8}^{+}、CD_{4}^{+}/CD_{8}^{+} 水平均优于对照组（均 $P<0.05$）。蔡靖宜等以蒿芩清胆汤（青蒿、黄芩、淡竹茹、姜半夏、陈皮、茯苓等）治疗本病湿热内闭证 56 例，对照组 56 例予常规西医治疗，疗程 10 d。结果，治疗组总有效率 98.2%（55/56），对照组 89.3%（50/56）（$P<0.05$）；两组治疗后中医证候积分、hs-CRP、WBC、PCT 水平均较治疗前降低，且治疗组更显著（均 $P<0.05$）。董秀兰等以硝黄细辛贴（大黄、芒硝、细辛）治疗本病痰热闭肺证 34 例，对照组予安慰剂贴，疗程 7 d。结果，治疗组总有效率 100%，对照

组 97.0%(33/34)($P<0.05$);治疗组体征积分、住院时间和咳嗽、发热、肺部啰音持续时间和 IL-10、IL-17、TGF-β1 水平均优于对照组($P<0.01$,$P<0.001$)。②咳嗽变异性哮喘:何佳等以疏风止咳法(桑叶、菊花、连翘、苦杏仁、薄荷、桔梗等)治疗本病发作期风热袭肺证 36 例,与对照组均予口服孟鲁司特咀嚼片,疗程 20 d。结果,治疗组总有效率 94.4%(34/36),对照组 81.1%(30/37)($P<0.05$);两组治疗后 PET、FVC、FEV1 水平和 IL-4、IL-5 均明显升高,且治疗组更显著($P<0.05$)。黄玉克等以疏风止嗽散(款冬花、地龙、蝉蜕、法半夏、生姜、细辛等)治疗本病 49 例,与对照组均予布地奈德气雾剂联合孟鲁司特钠治疗,疗程 4 周。结果,两组治疗后 FEV1、FVC、PEF 水平和 IgE、IFN-γ 以及中医症候积分均改善,且治疗组更显著($P<0.05$);治疗组总有效率 93.9%(46/49),对照组 69.4%(34/49)($P<0.05$)。刘明良等以六安煎(半夏、陈皮、白芥子、茯苓、杏仁、瓜蒌皮等)治疗本病 46 例,设孟鲁司特钠对照,疗程 1 月。结果,治疗组总有效率 95.7%(44/46),对照组 81.0%(34/42)($P<0.05$);两组治疗后中医证候总积分、IL-6、TNF-α、hs-CRP 水平和 FVC、MVV、PEF、FEV1/FVC、MMF 指标以及基底膜厚度、气道壁总面积、气道壁总面积/气道总面积指标均有改善,且治疗组降更显著(均 $P<0.05$)。

(2) 脾系疾病的治疗　①小儿疳积:褚珺琼等以消积化滞膏(六神曲、陈皮、木香、槟榔、胡椒粉)贴敷神阙、中脘治疗本病乳食内积证 40 例,与对照组均予双歧杆菌颗粒,疗程 6 d。结果,治疗组痊显率 82.5%(33/40),对照组 55.0%(22/40)($P<0.05$);两组治疗后中医症状积分均降低($P<0.05$),且治疗组更显著($P<0.05$)。②幽门螺杆菌阳性慢性胃炎:陈红梅等以加味温胆汤(黄连、茯苓、半夏、竹茹、陈皮、芦根等)治疗本病 55 例,与对照组均予奥美拉唑片、阿莫西林、克拉霉素治疗,疗程 4 周。结果,治疗组总有效率、胃镜检查总有效率、Hp 转阴率分别为 94.5%(52/55)、100%、94.5%(52/55),优于对照组 84.0%(42/50)、90.0%(45/50)、84.0%(42/50)(均 $P<0.05$);两组治疗后中医症状积分均降低,且治疗组更显著($P<0.05$)。③反流性食管炎:李翠莲等以清胃顺气汤(炙甘草、法半夏、海螵蛸、枳壳、厚朴、砂仁等)治疗本病气郁型 50 例,设枸橼酸莫沙必利对照,治疗 4 周。结果,治疗组反流症状、GerdQ、SSD-PRO 评分和 PGE2、MOT 水平均优于对照组(均 $P<0.05$)。④腹泻:武育菁等以健脾解毒汤(黄芪、茵陈蒿、太子参、虎杖、葛根、秦皮等)治疗小儿急性感染性腹泻 61 例,与对照组均予西医常规药物。经治 5 d,治疗组总有效率 91.8%(56/61),对照组 72.1%(44/61)($P<0.05$);治疗组止泻、退热时间和主要证候评分以及 IgG、IgM、IgA、IL-8、IL-10、NF-κB 水平均优于对照组($P<0.05$)。邢东文等以健儿止泻颗粒(芋头提取物)联合丁桂儿脐贴(神阙、气海、天枢、足三里)穴位敷贴治疗小儿腹泻 74 例,与对照组均予西医常规治疗,疗程 10 d。结果,治疗组总有效率 94.6%(70/74),对照组 75.7%(56/74)($P<0.05$);治疗组不良反应明显低于对照组($P<0.05$);治疗组 CRP、IL-6、IL-10、TNF-α 水平均明显低于对照组(均 $P<0.05$)。林国彬等以运脾厚肠鱼胶汤(红参、茯苓、炒白术、厚朴花、淮山药、陈皮等)治疗小儿迁延性腹泻 30 例,设妈咪爱和思密达对照,疗程 5 d。结果两组治疗后 IL-6、NO、锌值、SOD 水平均改善($P<0.05$),且治疗组更显著($P<0.05$)。黄香龙以健脾升阳止泻汤(茯苓、葛根、炒白术、白芍药、乌梅、石榴皮等)灌肠辅治小儿腹泻脾肾阳虚型 30 例,与对照组均予西医常规治疗,疗程 7 d。结果,治疗组总有效率 93.3%(28/30),优于对照组 83.3%(25/30)($P<0.05$)。⑤小儿肠系膜淋巴结炎:庄文华等以银翘止痛方(金银花、连翘、桔梗、蝉蜕、玄参、生地黄等)治疗本病 40 例,设口服头孢克洛咀嚼片对照。经治 1 周,治疗组总有效率 92.5%(37/40),优于对照组 77.5%(31/40)($P<0.05$)。莫俊辉等以葛根芩连汤加减(葛根、黄芩、黄连、甘草、铁包金、穿破石等)联合吴茱萸盐包热熨治疗本病 45 例,设氨苄青霉素、利巴韦林对照,疗程

7 d。结果，治疗组总有效率93.3%(42/45)，对照组77.8%(35/45)($P<0.05$)；治疗组腹痛时间及淋巴结肿大缩小时间和腹痛频率、2个月复发率均优于对照组($P<0.05$)。

(3) 心系疾病的治疗　①病毒性心肌炎：路凌云等以参芪活血汤(黄芪、丹参、麦冬、郁金、五味子、防风等)治疗本病43例，与对照组均予西医常规＋环磷腺苷治疗。经治2周，治疗组总有效率90.7%(39/43)，对照组72.1%(31/43)($P<0.05$)；两组中医证候积分和LVEF、SV、CO水平以及IL-18、cTnI、CRP水平均改善($P<0.01$，$P<0.05$)，且治疗组更显著($P<0.05$)。陈婷等以炙甘草汤(炙甘草、党参、生地黄、阿胶、麦冬、桂枝等)治疗本病气阴两虚证38例，与对照组均予常规治疗，疗程4周。结果，治疗组总有效率92.1%(35/38)，对照组73.7%(28/38)($P<0.05$)；治疗组较对照组降低更明显($P<0.05$)；两组中医证候积分和NT-proBNP、CK、CK-MB、cTnI、hs-CRP、TNF-α、IL-6、MDA、SOD水平均改善($P<0.05$)，且治疗组更显著($P<0.05$)。②心肌损伤：陆敏瑜以清肺解毒益气方(黄芪、黄芩、党参、鱼腥草、连翘、厚朴等)治疗小儿支原体肺炎合并心肌炎30例，与对照组均予常规抗感染、营养心肌治疗，疗程5 d。结果，治疗组总有效率96.7%(29/30)，对照组73.3%(22/30)($P<0.05$)；两组AST、LDH、α-HBDH、CK、CK-MB水平均显著下降($P<0.05$，$P<0.01$)，且治疗组更显著($P<0.05$)。石延玲以安宫牛黄丸治疗新生儿窒息并心肌损伤50例，与对照组均予磷酸肌酸钠，疗程1周。结果，治疗组总有效率、PaO_2水平、PaO_2/FiO_2显著高于对照组($P<0.05$)，$PaCO_2$水平、心肌酶谱显著降低($P<0.05$)，基本症状改善时间显著缩短($P<0.05$)。

(4) 肾系疾病的治疗　遗尿：汪宗扬以补中益气汤加减(黄芪、夜交藤、人参、白术、当归、桑螵蛸等)治疗本病肺脾气虚证30例，设立缩泉丸对照，疗程8周。结果，治疗组总有效率96.6%(29/30)，优于对照组80.0%(24/30)($P<0.05$)；两组治疗后中医证候积分均下降($P<0.01$)。

(5) 神经系疾病的治疗　①注意缺陷多动障碍：吴安乐以钩藤天麻合剂(钩藤、天麻、淮小麦、白蒺藜、甘草、通草等)治疗本病30例，设盐酸哌甲酯片和空白(无药物干预)两组对照，疗程2个月。结果，治疗组、盐酸哌甲酯组注意缺陷、多动冲动、对立违抗评分和Conners父母评定量表评分均改善，治疗组更显著(均$P<0.05$)；治疗组在做事专注度及上课注意力、作业粗心大意及失误率方面的改善低于盐酸哌甲酯组($P<0.05$)，而上课好动改善情况更优($P<0.05$)。王一鸣等采用镇心汤(肉桂、薄荷、地龙、三七、葶苈子、五味子等)治疗本病痰热证56例，与对照组均予利他林，疗程8周。结果，治疗组总有效率89.3%(50/56)，对照组69.6%(39/56)($P<0.05$)；两组在症状积分、多动指数方面均改善($P<0.05$)，且治疗组更显著($P<0.05$)。②自闭症：高峰等以柴胡加龙骨牡蛎汤(柴胡、龙骨、黄芩、生姜、人参、桂枝等)治疗本病30例，与对照组均予特殊教育。结果，治疗组显效率86.7%(26/30)，对照组56.7%(17/30)($P<0.01$)；两组治疗后ABC评分、自拟症状总分均改善，且治疗组更明显($P<0.01$)。曹建英等以养心抗闭汤(人参、炒白术、当归、制远志、石菖蒲、茯苓等)联合干预训练治疗本病心脾两虚48例，与对照组均予行为治疗和结构化教育干预训练，27 d为1个疗程，治疗4个疗程。结果，治疗组有效率87.5%(42/48)，对照组62.5%(30/48)($P<0.05$)；两组治疗后CARS得分均有所下降($P<0.05$)，且治疗组更显著($P<0.05$)。③强迫症：王云等以天智颗粒(天麻、钩藤、杜仲、石决明、桑寄生、川牛膝等)治疗本病83例，与对照组均予氟伏沙明治疗，疗程8周。结果，治疗组总有效率94.0%(78/83)，对照组80.5%(66/82)($P<0.01$)；治疗组Y-BCOS、HAMA、RBANS、WHOQOL-BRE评分和5-HT、BDNF水平明显优于对照组($P<0.05$)；治疗组的不良反应数及不良反应量表明显低于对照组($P<0.01$)。

(6) 血液系统疾病的治疗　①缺铁性贫血：郭

凤仙以血康糖浆(苍术、陈皮、当归、鸡内金等)治疗本病 40 例,设速力菲对照。结果,治疗组有效率 92.5%(37/40),对照组 80.0%(32/40)($P<0.05$);治疗组血红蛋白、红细胞、血清铁水平优于对照组($P<0.05$)。②再生障碍性贫血:王晓利等以复方皂矾丸(皂矾、西洋参、海马、肉桂、大枣、桃仁)治疗本病 20 例,现对照组均予司坦唑醇片口服,均疗程 3~6 个月。结果,治疗组总有效率高于对照组;两组 Hb、HCT 水平均显著升高,且治疗组更显著;治疗组铁蛋白、铁调素和 GDF-15 水平优于对照组。③血小板减少症:杨晓茜等以扶正解毒方(炙黄芪、生地黄、当归、菟丝子、仙鹤草、白花蛇舌草等)治疗本病 31 例,现对照组均予脾氨肽口服冻干粉,治疗 6 个月。结果,治疗组总有效率 71.0%(22/31),对照组 38.7%(12/31)($P<0.05$);治疗组出血分级总改善率 90.3%(28/31),对照组 67.7%(21/31)($P<0.05$);治疗组治疗后血小板计数、中医证候积分明显优于治疗前(均 $P<0.05$)。邱莹玉等以养血活血方(黄芪、炒白术、陈皮、丹参、生地黄、川芎等)治疗本病 51 例,与对照组均予醋酸泼尼松片、环孢素片治疗,疗程 3 个月。结果,治疗组总有效率 94.1%(48/51),对照组 76.9%(40/52)($P<0.05$);两组治疗后中医症状量化积分和血清 IL-4、IL-6、INF-γ、TNF-α、PLT、PCT、PDW、MPV、PICP 水平以及尿 DPD 排泄率均改善,且治疗组更明显($P<0.01$, $P<0.05$)。邵静波等以归脾汤加减(生黄芪、太子参、当归、白术、阿胶、龙眼肉等)治疗本病气不摄血证 39 例,与对照组均予糖皮质激素治疗,并设单用激素、中药对照,疗程 3 个月。结果,治疗组整体疗效优于其他两组($P<0.01$);激素组停药后复发率 57.1%(8/22),高于治疗组 18.2%(6/39)($P<0.01$);激素组不良反应(柯兴氏貌、身长受抑及严重感染)发生率高于其他两组($P<0.01$, $P<0.05$)。

(7) 耳鼻喉、眼系疾病的治疗　①疱疹性咽峡炎:张琳等以清瘟败毒饮加减(生地黄、生石膏、知母、黄芩、黄连、藿香等)治疗本病湿热蒸盛证 50 例,设西医对症治疗对照。经治 1 周,治疗组热退、疱疹消失时间均短于对照组($P<0.05$);两组治疗后 SAA 均下降($P<0.05$),且治疗组更明显($P<0.05$)。②变应性鼻炎:王丽等以麻黄细辛附子汤加味(麻黄、细辛、制附子、苍耳子、白术、辛夷花等)治疗本病 58 例,设马来酸氯苯那敏对照,均疗程 21 d。结果,治疗组中医证候积分、中医证候疗效各鼻炎相关生活质量问卷各维度评分均优于对照组(均 $P<0.05$);治疗组 IgE、Th1/Th2、IL-6、IL-8、IL-10 水平改善程度优于对照($P<0.05$)。陈双自拟益气脱敏汤(黄芪、防风、蝉蜕、细辛)治疗本病 53 例,与对照组均予氯雷他定片,均疗程 21 d。结果,治疗组总有效率 92.5%(49/53),对照组 71.7%(38/53)($P<0.05$);两组打喷嚏、流涕、鼻塞、鼻痒评分和血清 IgE、IL-17、IL-10 水平均改善($P<0.05$),且治疗组更明显($P<0.05$)。③慢性鼻窦炎:钱丹等以龙胆泻肝汤加减(龙胆草、黄芩、生地黄、栀子、苍耳子、白芷等)治疗本病肝胆湿热证 60 例,与对照组均予克拉霉素治疗,疗程 1 个月。结果,治疗组总有效率 91.7%(55/60),对照组 61.7%(37/60)($P<0.05$);两组中医证候积分、SIgA 水平均改善,且治疗组更显著($P<0.05$)。赖炜以参苓白术散(白扁豆、莲子肉、薏苡仁、人参、砂仁、白茯苓等)配合鼻腔负压置换疗法治疗本病 250 例,设单用参苓白术散对照,疗程 2 周。结果,治疗组总有效率 97.2%(243/250),对照组 91.2%(228/250)($P<0.05$);治疗组鼻塞、鼻漏、嗅觉障碍、头面部疼痛评分和临床症状消失、治疗时间均优于对照组($P<0.05$)。④儿童中耳炎:付双莉等以益气宣窍方(黄芪、党参、五味子、茯苓、桂枝、辛夷等)联合电子鼻咽喉镜治疗本病 68 例,设常规治疗对照,均疗程 4 周。结果,治疗组 0.5、1、2 kHz 较对照组明显提高($P<0.05$);治疗组 IL-2、IL-6、TNF-α、IgE、CD_3^+、CD_4^+、CD_8^+ 和 CD_4^+/CD_8^+ 水平均改善($P<0.05$)。王俊杰等以复聪汤加减(陈皮、茯苓、半夏、木通、黄柏、炒山楂等)治疗本病合并阻塞型睡眠呼吸暂停低通气综合征 60 例(最终纳入 59 例),与对照组均予头孢丙烯+欧龙马+

孟鲁司特钠+糠酸莫米松，疗程均 60 d。结果，治疗组总有效率 89.8%(53/59)，对照组 75.4%(43/57)($P<0.05$)；治疗组 AHI、OSA-18 和中医证候改善程度、不良反应发生率均优于对照组($P<0.05$)；治疗组血清中 GSH-Px、hEGF、CGRP、ET-1 水平改善程度优于对照组($P<0.05$)。⑤听力障碍：江娟娟等以通窍活血汤(丹参、赤芍药、川芎、桃仁、柴胡、石菖蒲等)治疗本病 80 例，与对照组均静脉注射脑蛋白水解物，连续用药 40 d。结果，治疗组总有效率 88.8%(71/80)，对照组 73.8%(59/80)($P<0.05$)；治疗组全血低、中、高切黏度和血浆黏度以及红细胞聚集指数等血液流变学水平以及 Gesell 发育诊断量表中各发育商值则均明显高于对照组($P<0.05$)；治疗组各 BAEP 潜伏期均明显长于对照组($P<0.05$)。

(8) 其他　①肥胖症：王水英以益气健脾汤(玉米须、生黄芪、生山楂、太子参、广陈皮、紫丹参等)治疗本病 49 例，与对照组均予有氧运动处方。结果，治疗组总有效率、HDL-C 水平高于对照组；LDL-C、TG、TC、AST、ALT、BUN 及脂肪肝、黑棘皮发生率均低于对照组($P<0.05$)。②甲状腺功能亢进症：陈钰等以六味地黄丸治疗本病肾阴虚证 32 例，与对照组均口服甲巯咪唑，均疗程 4 周。结果，治疗组总有效率 93.8%(30/32)，对照组 78.1%(25/32)($P<0.05$)；两组血清 FT3、FT4、TSH 水平均改善($P<0.05$)，且治疗组更明显($P<0.05$)。

(撰稿：高修安　审阅：朱锦善)

【小儿外感发热的治疗】

唐荣飞以银翘白虎汤加减(生石膏、知母、连翘、金银花、牛蒡子、粳米等)治疗本病 40 例，与对照组均予对症支持治疗，疗程 3 d。结果，治疗组总有效率 90.0%(36/40)，对照组 72.5%(29/40)($P<0.05$)；治疗组给药 18 h 后体温(37.3±0.35)℃，低于对照组(37.5±0.41)℃($P<0.05$)。李新以桂枝加葛根汤(山药、炒麦芽、葛根、白芍药、桂枝、山楂等)治疗本病 46 例，设阿奇霉素+三氮核苷片对照，疗程 3 d。结果，治疗组总有效率 95.7%(44/46)，对照组 82.6%(38/46)($P<0.05$)；两组中医证候总分均明显低于治疗前($P<0.05$)，且治疗组更显著($P<0.05$)；治疗组退热起效、退热时间均明显短于对照组($P<0.05$)。张丽娜等自拟泻火汤(大青叶、玄参、薄荷、甘草、桔梗、重楼等)口服配合泻火膏(黄连、吴茱萸)贴敷涌泉治疗本病 49 例，设口服阿莫西林配合布洛芬混悬液对照，疗程 3～5 d。结果，治疗组有效率 95.9%(47/49)，对照组 75.5%(37/49)($P<0.05$)；治疗组治疗 1、2、3 d 后的体温明显低于对照组($P<0.05$)，治疗组完全退热、退热起效时间和中医证候积分均明显优于对照组(均 $P<0.05$)。

胡明生以大柴胡汤(柴胡、黄芩、半夏、枳实、白芍药、大黄等)治疗小儿食积发热 48 例，设西医常规治疗对照组。经治 3 d，治疗组总有效率 91.7%(44/48)，对照组 75.0%(36/48)($P<0.05$)；治疗组临床症状、体征疗效(除呕吐外)和体温恢复正常、饮食恢复正常、主要症状消失时间均优于对照组($P<0.05$，$P<0.01$)。李梅等自拟中药外洗方(香薷、青蒿、荆芥、生薏苡仁、甘草)治疗小儿暑邪感冒 60 例，与对照组均予对乙酰氨基酚治疗，疗程 3 d。结果，治疗组总显效率 88.3%(53/60)，对照组 65.0%(39/60)($P<0.05$)；治疗组起效、解热时间显著优于对照组($P<0.05$)；两组中医证候积分均改善($P<0.05$)，且治疗组更显著($P<0.05$)。马晓薇等以桑菊饮合升降散化裁(桑叶、菊花、连翘、苇根、炒杏仁、桔梗等)联合推拿(清肺经、清天河水、开天门、按揉太阳穴)治疗小儿外感发热风热犯肺证 30 例，与对照组均予西医常规处理。经治 3 d，治疗组降温总有效率 90.0%(27/30)，对照组 73.3%(22/30)($P<0.05$)；治疗组头痛、鼻塞、咳嗽等症状消失、退热起效和完全退热时间明显短于对照组($P<0.05$)。

(撰稿：刘瑜　高修安　审阅：朱锦善)

【小儿重症肺炎的治疗】

周媛媛以麻杏石甘汤(生石膏、芦根、杏仁、黄芩、桔梗、浙贝母等)治疗小儿重症肺炎喘嗽毒热闭肺证 49 例,与对照组均予西医常规治疗,疗程 2 周。结果,两组治疗后 WBC、CRP、PCT、Lac、Rr 水平和及 VT/kg、Ti/Te、TPTEF/TE、VPEF/VE 及中医症状积分均较治疗前改善,治疗组更明显(均 $P<0.01$)。马永利自拟通腑解毒汤(麻黄、杏仁、石膏、黄芩、连翘、瓜蒌仁等)治疗小儿重症肺炎 55 例,与对照组均予西医常规治疗,疗程 2 周。结果,治疗组总有效率 96.4%(53/55),对照组 88.0%(44/50)($P<0.05$);治疗组发热、咳嗽、肺部啰音消失时间均比对照组缩短($P<0.05$);两组治疗后血 CRP、PCT、D-Lac 明显减低($P<0.01$),治疗组更明显($P<0.05$)。卢勇等以血毒清(生大黄、太子参、生地黄、牡丹皮、麦冬、五味子等)治疗重症肺炎 30 例,与对照组均予常规西药治疗,疗程 7 d。结果,治疗组总有效率 90.0%(27/30),对照组 70.0%(21/30)($P<0.05$);两组 WBC、PCT、CRP、IL-6 和 APACHEⅡ评分、中医证候积分较治疗前均下降($P<0.05$),治疗组更显著($P<0.05$);治疗组机械通气、住 ICU 时间均低于对照组($P<0.05$)。张艳荣等以小儿肺咳颗粒(人参、茯苓、款冬花、胆南星、炙甘草、鸡内金)联合溴己新注射液治疗小儿重症肺炎 45 例,与对照组均予常规西药治疗,疗程 7 d。结果,治疗组总有效率 91.1%(41/45),对照组 75.6%(34/45)($P<0.05$);两组 CRP、IL-6、ICAM-1、ADM 均显著降低,治疗组更明显($P<0.05$)。

张英谦等以清热化瘀散(金银花、连翘、生大黄、枳实、莱菔子、川朴)联合双歧杆菌三联活菌胶囊治疗重症肺炎合并胃肠功能障碍 50 例,与对照组均予常规综合治疗,疗程 1 周。结果,治疗组总有效率 96.0%(48/50),对照组 84.0%(42/50)($P<0.05$);治疗组中医症状消失、返流呕吐消失、平均住院时间显著低于对照组($P<0.01$);两组 GAS、DAO、D-乳酸、GIDF 评分和 MOT 含量、PiO_2/FiO_2 均改善($P<0.05$, $P<0.01$),治疗组更显著($P<0.01$)。

(撰稿:刘瑜　高修安　审阅:朱锦善)

【小儿肺炎支原体肺炎的治疗】

李涛分证论治(基础方由鱼腥草、杏仁、川贝、陈皮、炙麻黄、桑白皮、前胡、桔梗、甘草组成;风寒闭肺加防风、荆芥;风热闭肺加连翘、薄荷、金银花、黄芩;痰热闭肺加苏子、葶苈子、全瓜蒌、生石膏;肺脾气虚加白术、茯苓、太子参;阴虚肺热加麦冬、生地、玉竹、沙参)本病 54 例,与对照组均予阿奇霉素序贯治疗,疗程 4 周。结果,治疗组总有效率 96.3%(52/54),对照组 74.0%(40/54)($P<0.05$);治疗组咳嗽、发热、肺啰音症状缓解时间优于对照($P<0.05$)。田志丽以桑杏汤(杏仁、桑叶、栀子、梨皮、沙参、淡豆豉等)治疗本病 44 例,与对照组 45 例均予阿奇霉素干混悬剂治疗,疗程 10 d。结果,治疗组总有效率 97.7%(43/44)、显效率 56.8%(25/44)、有效率 40.9%(18/44)、无效率 2.37%(1/44),优于对照组 57.8%(26/45)、15.6%(7/45)、42.2%(19/45)和 42.2%(19/45)($P<0.05$);治疗组症状、体征消失时间和症状积分以及不良反应发生情况、血清中炎性因子水平、肺功能均优于对照组(均 $P<0.05$)。韩耀巍等以宣肺清热、化瘀通络法(麻黄、杏仁、生石膏、金银花、连翘、郁金等)治疗本病风热闭肺证 266 例,对照组 247 例传统辨证(银翘散合麻杏石甘汤加减,证型转化为痰热闭肺证者用麻杏石甘汤合葶苈丸加减,转化为毒热闭肺证者用黄连解毒汤合三拗汤加减),两组均予阿奇霉素口服,疗程 2 周。结果,治疗组住院病程、退热时间均优于对照组($P<0.05$, $P<0.01$);治疗组临床有效率 96.2%(256/266),对照组 90.3%(223/247),无显著差异($P>0.05$)。张莉以八味清肺汤(葶苈子、炙麻黄、鱼腥草、炒苦杏仁、生石膏、甘草等,发热重加知母、生石膏;口渴重加天花粉;痰多加全瓜蒌、莱菔子;食欲不佳加焦三仙)治疗本病痰热闭肺证 60 例,与对照组均予阿奇霉素，疗程 2 周。结果，治疗组愈显率 88.3%（53/60），对照组 71.7%（43/60）（$P<0.05$）；治疗组退热、气喘、咳嗽、肺部啰音消失时间和食欲改善、住院时间均显著少于对照组（$P<0.001$）；治疗组中医证候积分、血清 IL-6、IL-8、IFN-γ、TNF-α 水平改善均优于对照组（$P<0.05$）。袁丽萍以肃肺解毒汤（石膏、鱼腥草、金荞麦、茯苓、桔梗、炒牛蒡子等，痰黄量多加鲜竹沥汁，便秘加胖大海、全瓜蒌，体温高于 38.5 ℃加芦根，食欲不振加炒谷芽、炒麦芽，喘促加地龙、桑白皮）治疗本病痰热闭肺证 22 例，与对照组均予阿奇霉素序贯治疗。经治 7 d，两组治疗后中医证候积分均有所改善，治疗组更明显；治疗组总有效率高于对照组。姜之炎等以清肺通络汤（桑白皮、地骨皮、桃仁、杏仁、苏子、葶苈子等）治疗本病 40 例，与对照组均予阿奇霉素序贯疗法，疗程 20 d。结果，治疗组愈显率 95.0%（38/40），对照组 75.0%（30/40）；治疗组在治疗 7、14、20 d 时的中医证候疗效、积分和治疗组 IL-6、IL-10 水平均优于对照组（均 $P<0.05$）。施佳奇等以清肺健脾方（黄芩、石膏、党参、白术、甘草、茯苓等）治疗本病 60 例，与对照组均予阿奇霉素序贯治疗，疗程 2 周。结果，治疗组总有效率 96.7%（58/60），对照组 90.0%（54/60）（$P<0.05$）；治疗组症状改善、住院时间均优于对照组（均 $P<0.05$）；治疗组治疗期间不良反应发生率 21.7%（13/60），对照组 33.3%（20/60）（$P<0.05$）。

孙映雪等以苇茎汤加减（基础方由鲜芦根、冬瓜仁、桃仁、生薏苡仁、甘草，表证未解加金银花、连翘，肺热明显加桑白皮、鱼腥草，痰多加天竺黄、射干、浙贝母，咳嗽重加紫菀、炙百部、炙杷叶，气喘加苏子、葶苈子，阴虚加沙参、麦冬）联合穴位（天突、膻中、肺俞、神阙，痰多配丰隆，高热配大椎）贴敷（麻黄、杏仁、石膏、甘草、地龙）治疗本病 40 例，与对照组均予阿奇霉素序贯治疗，疗程 7 d。结果，治疗组有效率 97.5%（39/40），对照组 87.5%（35/40）（$P<0.05$）；治疗组中医证候评分和血清 CRP、TNF-α、IL-6 水平均低于对照组（均 $P<0.05$）。陈又华等以加味五虎汤（石膏、毛冬青、蚤休、桑白皮、杏仁、法半夏等）联合硝黄散（芒硝、大黄、大蒜组成）外敷治疗本病 43 例，与对照组均予阿奇霉素序贯治疗，疗程 14 d。结果，治疗组总有效率 97.7%（42/43），对照组 76.7%（33/43）（$P<0.05$）；两组中医证候积分较治疗前均显著降低，且治疗组更显著（$P<0.01$）；治疗组住院天数较对照组显著减少（$P<0.01$）。吕勤等止咳散（基础方由炙麻黄、杏仁、炙甘草、生石膏、川厚朴、谷芽组成，偏风寒加荆芥穗、防风、白芷，偏风热加苏叶、薄荷、浮萍草）及穴位（双肺俞）贴敷（麻黄、北杏、黄芩、甘草）治疗难治性本病 53 例，与对照组均予治疗阿奇霉素序贯治疗。结果，治疗组临床总有效率 96.2%（51/53），对照组 75.5%（40/53），治疗组血清 IgE 水平低于对照组（$P<0.05$）。王秀蓉以耳穴（交感、神门、气管、肺、肾上腺）压豆联合中药贴敷（大黄、黄连、黄芩、黄柏、生栀子、蜂蜜）治疗本病 40 例，疗程 7 d，设立单用耳穴、贴敷对照，所有病例均予阿奇霉素序贯治疗并列单用对照。结果，治疗组、贴敷组总有效率均为 95.0%（38/40），明显高于西药组 85.0%（34/40）（$P<0.05$）；治疗组、贴敷组的住院天数、退热、咳嗽症状、肺部啰音消失的时间均优于西药组和耳穴组（均 $P<0.05$）。

（撰稿：高修安　刘瑜　审阅：朱锦善）

【小儿支气管哮喘的治疗】

曾巧钱等以分期论治（急性发作期予射干合剂：黄芩、炙麻黄、杏仁、射干、葶菜、款冬花。慢性持续期予黄杞补肾合剂合射干合剂治疗；缓解期予黄杞补肾合剂，黄芪、枸杞子、巴戟天、太子参、白术、茯苓等，伴鼻塞喷嚏加辛夷、白芷、石菖蒲；大便干结加莱菔子、瓜蒌子；出汗过多加麻黄根、碧桃干）本病 84 例（脱失 1 例），设沙丁胺醇、孟鲁司特对照，疗程均 12 周。结果，治疗组 C-ACT 评分从治疗后 4 周上升，至 12 周显著优于对照组（$P<0.01$）；治疗组哮喘控制 92.8%（77/83），高于对照组 81.3%（61/75）

($P<0.05$);治疗组肺通气功能除 PEF 均较治疗前改善($P<0.05$);肺功能恢复正常,治疗组 55.6%(35/63),优于对照组 32.0%(16/50)($P<0.05$)。刘斐等以平喘方(炙麻黄、杏仁、苏子、莱菔子、桃仁、黄芩组成)治疗本病发作期 30 例,设环丙特罗对照,疗程 1 周。结果,治疗组有效率 96.7%(29/30),对照组 80.0%(24/30)($P<0.05$);治疗组症状总积分和口干、咽红、面色、流涕、便秘等方面明显优于对照(均 $P<0.05$)。

丁珊以小陷胸汤合三拗汤(全瓜蒌、杏仁、麻黄、法半夏、甘草、黄连)治疗本病急性发作热哮证 47 例,与对照组均予常规西医治疗,疗程 7 d。结果,治疗组总有效率 95.7%(45/47),对照组 80.9%(38/47)($P<0.05$);两组 S1P 和 FEV1、FEV1/FEV、PEF 均优于治疗前(均 $P<0.05$),治疗组更显著(均 $P<0.05$)。杨洪伟等以天贝汤(桑白皮、款冬花、紫苏子、川贝母、钩藤、陈皮等)治疗本病 60 例,与对照组均予丙酸氟替卡松气雾剂治疗,疗程 1 个月。结果,治疗组 CD_4^+、CD_8^+、CD_4^+/CD_8^+、IgG、IgE、IL-4、IL-13、IL-17 水平和中医证候积分均优于对照(均 $P<0.05$),治疗组更显著(均 $P<0.05$)。郑子华等以润肺平喘方加减(基础方由葶苈子、矮地茶、杏仁、炙麻黄、桑白皮、地龙等组成,寒哮加细辛、桂枝;热哮加黄芩、石膏;痰多加浙贝母、胆南星;咳嗽严重加紫菀、款冬花;哮吼加射干、地龙)治疗本病急性期 50 例,与对照组均常规西医治疗,疗程 5 d。结果,治疗组有效率 98.0%(49/50),对照组 84.0%(42/50)($P<0.05$);治疗组住院天数、体征消失时间和症状体征积分均改善,治疗组更明显($P<0.05$)。杨青等以通肺平哮汤(葶苈子、大枣、姜黄、蝉蜕、僵蚕、大黄)治疗本病急性发作 57 例,与对照组均雾化吸入布地奈德,疗程 4 周。结果,治疗组总有效率 94.7%(54/57),对照组 78.3%(36/46)($P<0.05$);两组中医证候积分、总积分均改善($P<0.05$),治疗组更显著($P<0.05$);两组 IL-4、LT、PAF、INF-γ 水平和 FVC、PEF、FEV1、FEV1/FVC 等均改善(均 $P<0.05$),治疗组更显著($P<0.05$)。徐妍等以参芪固本颗粒(党参、炙黄芪、炒白术、防风、炒山药、百合等)本病肺脾肾虚证 35 例,与对照组均予 GINA 阶梯方案治疗,疗程 2 个月。结果,治疗组总有效率 91.4%(32/35),对照组 74.3%(26/35)($P<0.05$);两组中医症状总积分和气喘、咳嗽、喉间喘鸣、咳痰清稀、大便溏薄、食少纳差、神疲乏力积分均降低(均 $P<0.05$),治疗组更显著(均 $P<0.05$);两组 FEV1、FEV1/FVC、PEF、MEF50 和外周血 TIPE2 mRNA、TIPE2 蛋白、IL-4、IL-6、IFN-γ 水平均改善(均 $P<0.05$),治疗组更显著(均 $P<0.05$)。狄志敏以益气补肾止喘汤(基础方由紫苏子、党参、黄芪、白术、山药、山茱萸等组成,肺阴虚甚加沙参、玉竹、百合;寒痰内盛加钟乳石、款冬花、紫苏子;潮热盗汗加鳖甲、秦艽、地骨皮;自汗较多加麻黄根、牡蛎)治疗小儿哮喘 43 例,与对照组均予常规西药治疗,疗程 3 个月。结果,治疗组退热、喘憋消失、哮鸣音消失、气促缓解时间均较对照组缩短($P<0.01$);两组 CRP、TNF-α、WBC、NEUT 和 PD35、Dmin、SGrs 以及治疗 1、3 个月时 FVC、FEV1、FEV1/FVC、MVV、MMF 均改善(均 $P<0.05$),治疗组更显著(均 $P<0.05$)。

翟妙琴以大青龙汤(生姜、石膏、大枣、杏仁、桂枝、甘草等)联合自拟方(甘遂、白芥子、麻黄组成)穴位(大杼、肾俞、膻中、至阳、大椎、肺俞等)贴敷治疗本病外寒内热证 39 例,与对照组均常规西医治疗,疗程 1 个月。结果,治疗组总有效率 94.9%(37/39),对照组 74.4%(29/39)($P<0.05$);治疗组哮喘复发率 5.1%(2/39),对照组 23.1%(9/39)($P<0.05$);治疗组在咳嗽消失、发作频率、持续时间和 FVC、FEV1、PEF、FEV1/FVC 以及中医证候积分上明显优于对照组(均 $P<0.05$)。

施乐等以扶正固本通络法(太子参、北沙参、生白术、茯苓、制半夏、陈皮等)治疗本病缓解期肺气亏虚证 54 例,与对照组均布地奈德福莫特罗粉吸入治疗,疗程 6 个月。结果,治疗组总有效率 92.6%(50/54),对照组 77.8%(42/54)($P<0.05$);两组治疗后 FEF25、FEF50、FEF75、MMEF 和 TNF-α、IL-6、

IL-4 水平均改善($P<0.05$),治疗组更显著($P<0.05$);治疗组 CD_3^+、CD_4^+、CD_8^+、CD_4^+/CD_8^+ 水平均优于治疗前($P<0.05$),而对照组差异无统计学意义($P>0.05$)。陆容等以宝根 1 号方(党参、沙参、白术、白芍药、当归、白扁豆等)治疗本病缓解期 71 例,与对照组均予穴位(天突、定喘、膻中、肺俞、足三里)敷贴(白芥子、细辛、延胡索、甘遂)治疗,疗程 2 个月。结果,治疗组总有效率 78.9%(56/71),对照组 61.6%(45/73)($P<0.05$);两组中医症状评分及 IgA、IgG、IgM、EOS 计数水平均下降($P<0.05$),治疗组更明显($P<0.05$);两组 Ch-CACT 评分均升高(P<0.05),但无统计学意义($P>0.05$。刘亚尊等以六君子汤及玉屏风散(党参、黄芪、茯苓、白术、半夏、陈皮等)治疗本病迁延期风痰内蕴、肺脾气虚证 44 例,与对照组均予普米克都保治疗,疗程 3 个月。结果,治疗组哮喘控制、中医证候总有效率分别为 88.4%(38/43)、83.7%(36/43),明显优于对照组 65.1%(28/43)、72.1%(31/43)(均 $P<0.05$);两组中医证候积分和 PEF、FVC、FEV1、FEV1/FVC 均较治疗前改善($P<0.05$, $P<0.01$),治疗组更显著($P<0.01$, 0.05);两组 C-ACT 评分均增加($P<0.01$),差异无统计学意义($P>0.05$)。

(撰稿:高修安 刘瑜　审阅:朱锦善)

【小儿汗证的治疗】

王璋等以小儿止汗宁神膏方(基础方由桂枝、白芍药、龙骨、牡蛎、玄参、地骨皮等组成,气阴两虚者加太子参、黄精、五味子,营卫不和者加大枣、糯稻根、浮小麦)治疗小儿汗证 80 例,设玉屏风颗粒组 80 例对照,疗程 5 d。治疗组治疗后、停药 1 月后临床总有效率分别 93.8%(75/80)、85.0%(68/80),明显高于对照组 70.0%(56/80)、48.7%(39/80)(均 $P<0.05$);治疗组治疗后和停药 1 月后中医证候疗效总有效率均显著高于对照组($P<0.05$)。张翠云以桂枝汤(桂枝、生姜、芍药、炙甘草、大枣)治疗痉挛型脑瘫合并汗证 26 例,与对照组均行康复训练和通督醒脑针刺法,疗程 2 月。结果,治疗组治疗后发育商、GMFM 评分、总有效率均高于对照组($P<0.05$)。

殷齐辉自拟方(太子参、浮小麦、黄芪、茯苓、煅龙骨、煅牡蛎等)结合敛汗散(五倍子、麻黄根、黄芪组成)神阙穴位敷贴治疗小儿本病肺卫不固证 43 例,设玉屏风散对照,疗程 15 d。结果,治疗组总有效率 88.4%(38/43),对照组 69.8%(30/43)($P<0.05$);治疗组汗出痊愈时间显著少于对照组($P<0.05$)。徐桂林等以敛汗贴(五倍子、何首乌、浮小麦、麻黄根)神阙穴贴敷联合捏脊治疗反复呼吸道感染恢复期汗证 33 例(脱失 3 例),设玉屏风颗粒组 33 例(脱失 2 例)对照,疗程 1 个月。结果,两组出汗计分低于治疗前($P<0.05$),且治疗组低于对照组($P<0.05$);治疗组近期疗效 93.3%(28/30),高于对照组 71.0%(22/31)($P<0.05$),远期疗效 80.0%(24/30),亦高于对照组 54.8%(17/31)($P<0.05$)。韦杏以壮方麦曲散(浮小麦、酒曲)洗浴治疗本病 73 例,设五倍子、煅龙骨、煅牡蛎粉对照,均洗浴 3～6 d。结果,治疗组总有效率 97.3%(71/73),对照组 78.1%(57/73)($P<0.05$);两组治疗后中医证候积分均显著降低($P<0.05$)。

(撰稿:刘瑜 高修安　审阅:朱锦善)

【小儿厌食的治疗】

李国清以桂枝汤加减(基础方由桂枝、炒白芍药、生姜、大枣、炙甘草、茯苓等组成,脾胃气虚加黄芪;脾胃阴虚加麦冬、川石斛)治疗小儿厌食症 55 例,设健胃消食片合维生素 B 治疗对照,疗程 3 个月。结果,治疗组有效率 94.6%(52/55),对照组 81.8%(45/55)($P<0.05$);两组中医证候积分和 Hb、Zn^{2+}、Ca^{2+} 水平均较治疗前降低改善($P<0.05$),且治疗组更明显($P<0.05$);治疗组治疗后身高、体重显著增高($P<0.05$),但对照组与治疗前无统计学差异($P>0.05$)。袁洋等以导滞汤(基础方由焦山楂、焦神曲、莱菔子、陈皮、半夏、槟榔等组成,呕吐、恶心明显加姜竹茹、藿香；便秘加炒大黄；口舌生疮加竹叶、生石膏；合并外感加紫苏叶、苦杏仁；面色少华、形体偏瘦、乏力便溏加白术、茯苓、苍术）治疗本病 40 例，设多潘立酮混悬液对照，疗程 4 周。结果，治疗组总有效率 92.5%(37/40)，对照组 75.0%(30/40)($P<0.05$)；治疗组治疗有效病例起效时间和食欲、食量改善例数均优于对照组($P<0.05$)。卢桢婉以香砂平胃汤加减（太子参、白术、茯苓、炙甘草、陈皮、法半夏等）治疗本病脾胃虚弱证 50 例，设多酶片和葡萄糖酸锌口服液对照，疗程 1 个月。结果，治疗组总有效率 96.0%(48/50)，对照组 82.0%(41/50)($P<0.05$)；治疗前两组患儿 Ca^{2+}、Zn^{2+} 水平均无显著性差异($P>0.05$)；两组治疗后 Ca^{2+}、Zn^{2+} 水平均明显提高，且治疗组更显著($P<0.05$)。景晓平等以健胃消食口服液（太子参、陈皮、山药、炒麦芽、焦山楂）治疗小儿厌食脾胃气虚证 166 例，设胃蛋白酶口服液对照，疗程均为 2 周。结果，用药后 1、2 周，治疗组有效率 55.2%(91/165)、91.5%(151/165)，均显著高于对照组 25.6%(20/78)、73.1%(57/78)($P<0.01$)；两组治疗后主、次症积分较治疗前显著降低（均 $P<0.05$）。蔡勇科等以补脾养胃膏（党参、陈皮、山楂、生姜、肉桂、茯苓等）治疗本病脾胃虚弱证 40 例，设健胃消食片与葡萄糖酸锌口服液联合治疗对照，疗程 30 d。结果，治疗组总有效率 97.5%(39/40)，对照组 80.0%(32/40)($P<0.05$)；两组症状分级量化表评分和 Ca^{2+}、Zn^{2+}、Fe^{2+} 水平均改善($P<0.05$)，且治疗组更显著($P<0.05$)。

蔡燕等以曲麦枳术汤加减（基础方由苍术、枳实、神曲、炒麦芽，伴腹胀、腹痛加木香、陈皮；伴便溏加炒山药、葛根；伴便秘加火麻仁、莱菔子；伴夜寐不安、多汗加蝉蜕、酸枣仁）治疗本病 30 例，与对照组均予五维赖氨酸颗粒治疗，疗程 30 d。结果，治疗组总有效率 86.7%(26/30)，对照组 37.9%(11/29)($P<0.01$)；两组总、主症、次症积分均明显降低($P<0.05$)，且治疗组总、主症积分更明显($P<0.01$)，Zn^{2+}、Fe^{2+} 水平明显升高($P<0.05$)，而次症积分和血红蛋白水平无明显变化($P>0.05$)。陈瑜以疏肝健脾汤（基础方由炒柴胡、白芍药、郁金、党参、白术、广陈皮等组成，腹胀明显加炒莱菔子、姜厚朴；上腹疼痛明显加延胡索、姜黄；反酸、烧心明显加海螵蛸、黄连、吴茱萸；嗳气明显加旋覆花、代赭石；肢体倦怠、神疲乏力、少气懒言加太子参、茯苓；情绪低落或烦躁加香附、合欢花、百合）治疗小儿缺锌性厌食症肝脾不和证 40 例，与对照组均予葡萄糖酸锌口服液、多潘立酮片和复合维生素片治疗，疗程为 6 周。结果，两组治疗后 Zn^{2+} 浓度和体质量较同组治疗前明显改善($P<0.05$，$P<0.01$)，且治疗组更显著($P<0.05$)；治疗组总有效率 97.5%(39/40)，对照组 77.5%(31/40)($P<0.05$)。张丽芳以健脾消积肥儿汤（基础方由太子参、白术、山药、茯苓、藿香、炒麦芽等组成，肝脾不调加柴胡、白芍药；脾胃阴虚加北沙参、麦冬）治疗本病 43 例，与对照组均予双歧杆菌三联活菌散，疗程 8 周。结果，治疗组总有效率 95.4%(41/43)，对照组 79.1%(34/43)($P<0.05$)；治疗组症状积分明显低于对照组($P<0.05$)。

高国财等以揿针（取穴足三里、三阴交、脾俞、胃俞、期门）治疗本病肝脾不调证 35 例（最终纳入 31 例），与对照组均予健胃消食口服液，均治疗 4 周。结果，治疗组有效率 93.4%(29/31)，对照组 78.2%(25/32)($P<0.05$)；治疗组各中医症状积分均优于对照组($P<0.01$)。李牟等以湘西刘氏小儿推拿"推五经"（补脾经、补心经、清肝经、补肺经、补肾经）配合捏脊疗法治疗本病脾失健运证 30 例，设复方胃蛋白酶颗粒治疗小儿厌食症，疗程 4 d。经治两个疗程，治疗组总有效率 93.3%(28/30)，对照组 76.7%(23/30)($P<0.05$)；治疗组食欲、食量明显改善，优于对照组($P<0.05$)。

（撰稿：高修安　刘瑜　审阅：朱锦善）

【小儿过敏性紫癜性肾炎的治疗】

王艳芬等以祛浊汤（基础方由黄芪、党参、汉防己、白术、土茯苓、山药等组成，关节肿痛加威灵仙、牛膝、苍术,腹型加白芍、甘松、延胡索,血尿加荠菜、琥珀末、小蓟,便血加藕节炭、侧柏叶、炒地榆,浮肿加茯苓、猪苓)治疗儿童过敏性紫癜性肾炎脾虚湿盛证 45 例,设雷公藤对照,疗程 3 个月。结果,治疗组总有效率 88.9%(40/45),对照组 64.4%(29/45)($P<0.05$)。王佛自拟消风祛毒汤(基础方由白花蛇舌草、生地黄、倒扣草、芡实、丹参、凤尾草等组成,皮疹较多加地肤子、土茯苓,血尿重加泽泻、白茅根、三七粉,蛋白尿重加入金樱子,阴虚加煅牡蛎、麦冬,气虚加入太子参)治疗本病 39 例,设雷公多苷片对照。结果,治疗组中医证候积分明显低于与对照($P<0.05$);治疗组总有效率 97.4%(38/39),对照组 79.5%(31/39)($P<0.05$);治疗组尿红细胞、24 h 尿蛋白均低于对照组($P<0.05$)。

覃玉芳等以加味犀角地黄汤(水牛角、生地黄、赤芍药、牡丹皮、丹参、炒栀子等)治疗本病血热夹瘀证 62 例,与对照组 60 例均口服醋酸泼尼松龙、双嘧达莫和复方芦丁片,疗程均 3 月。结果,治疗组临床疗效总有效率 95.2%(59/62),对照组 81.5%(49/60)($P<0.05$);治疗组中医证候总有效率 96.8%(60/62),对照组 75.0%(45/60)($P<0.01$);治疗组 β2-MG、24 hUmAlb、mAlb、CysC、FIB 水平和 vWF、PAF、TM 水平均明显低于对照组($P<0.01$, $P<0.05$);两组治疗后 PT、IL-4、IL-10、TNF-α、IL-2 水平均优于治疗前($P<0.05$),治疗组更显著($P<0.05$, $P<0.01$)。马力等以清热凉血化瘀汤(防风、甘草、白茅根、丹皮、牛膝、白鲜皮等)治疗本病 43 例,与对照组均予常规西药治疗,疗程 3 月。结果,治疗组总有效率 93.0%(40/43),对照组 66.7%(28/42)($P<0.05$)。丁浏江自拟清热凉血解毒方(基础方由青黛、紫草、茵陈、赤芍药、薏苡仁、白及等组成,兼外感风热加金银花、连翘,兼皮肤紫癜严重加苦参、白鲜皮、地肤子,兼腹痛明显加香附,兼毒热壅盛加白花蛇舌草)治疗本病湿毒内蕴证 38 例,与对照组均予常规西药治疗,疗程 2 周。结果,治疗组总有效率 94.7%(36/38),对照组 79.0%(30/38)($P<0.05$);治疗组皮肤紫癜、腹痛、便血消失时间均短于对照组($P<0.05$);两组 D-二聚体、抗凝血酶、凝血酶时间、凝血酶原时间、活化部分凝血活酶时间、纤维蛋白原、血小板指标均有所改善($P<0.05$),且治疗组更显著($P<0.05$)。施海江等以清热祛瘀复肾汤(紫花地丁、蒲公英、金银花、枸杞子、茯苓、生地黄等)治疗本病 38 例,与对照组均予常规西医治疗,疗程 6 周。结果,治疗组总有效率 92.1%(35/38),对照组 76.3%(29/38)($P<0.05$);治疗组皮肤紫癜、关节疼痛、腹痛、蛋白尿、血尿等症状积分和尿 RBC、β2-MG、24 h 尿蛋白定量等均优于对照组(均 $P<0.05$)。庄葛以复肾汤(三七粉、白术、紫草、当归、延胡索、赤芍药等)治疗本病湿热瘀阻证 40 例,与对照组均予低分子量肝素钙治疗,疗程 1 月。结果,治疗组总有效率 92.5%(37/40),对照组 57.5%(23/40)($P<0.05$);治疗组凝血功能指标改善优于对照组($P<0.05$)。袁凯等以肝肾同治法(生地黄、熟地黄、山茱萸、牡丹皮、山药、龟板等)治疗本病 34 例,与对照组 33 例均予西药基础治疗,疗程 3 个月。结果,两组患者治疗前后临床症状均明显改善,24 h 尿蛋白定量及尿红细胞计数、补体 C3 和 C4、IgM 和 IgE 均明显降低($P<0.05$, $P<0.01$),且治疗组更显著($P<0.05$);治疗组总有效率 91.2%(31/34),对照组 81.8%(27/33)($P<0.05$)。

(撰稿:高修安　刘瑜　审阅:朱锦善)

【小儿癫痫的治疗】

张秀红以醒神愈痫汤(天麻、黄芩、郁金、龙胆草、钩藤、麦冬等)治疗小儿癫痫 95 例,与对照组 95 例均予常规西药治疗,疗程 2 个月。结果,治疗组总有效率 95.8%(91/95),对照组 76.8%(73/95)($P<0.05$);治疗组不良反应发生率 7.4%(7/95),对照组 16.8%(16/95)($P<0.05$)。汤兴萍以地龙消痫汤(何首乌、地龙、山茱萸、枸杞子、黄芪、当归等)治疗小儿癫痫 26 例,与对照组均予卡马西平治疗,疗程 4 个月。结果,治疗组总有效率 96.2%(25/26),

对照组 76.9%(20/26)($P<0.05$);治疗组癫痫发作频率、时间低于对照组(均 $P<0.05$)。张建明等以六君子汤治疗小儿癫痫 30 例,与对照组均予丙戊酸钠治疗,疗程 3 个月。结果,治疗组有效率 96.7%(29/30),对照组 73.3%(22/30)($P<0.05$);治疗组不良反应率 3.3%(1/30),对照组 6.7%(2/30)($P<0.05$)。

熊学琴等止痫汤(党参、制胆南星、钩藤、陈皮、法半夏、茯苓等)治疗首次一线药物单药治疗失败小儿癫痫 28 例,与对照组 30 例均予左乙拉西坦治疗,疗程 6 个月。结果,治疗组总有效率 85.7%(24/28),对照组 73.3%(22/30)($P<0.05$);治疗组脑电图癫性放电总抑制率 78.6%(22/28),对照组 53.3%(16/30)($P<0.05$);治疗组中国修订韦氏儿童智力量表的算术、词汇、理解、拼物和 FIQ 等评分均明显高于对照($P<0.05$);两组不良反应发生率比较差异无统计学意义($P>0.05$)。

(撰稿:刘瑜 高修安 审阅:朱锦善)

【儿童多发性抽动症的治疗】

邱根祥等以雷氏却热息风法(麦冬、生地黄、菊花、钩藤、羚羊角、龙骨等)治疗小儿多发性抽动症 30 例,设硫必利对照,疗程 6 周。结果,治疗组总有效率 96.7%(29/30),对照组 80.0%(24/30)($P<0.05$);两组治疗后临床症状积分优于治疗前($P<0.01$),且治疗组更明显($P<0.01$)。申斐等以平肝调肺止动汤(苍耳子、辛夷、僵蚕、生龙骨、远志、石菖蒲等组成)治疗本病 40 例,疗程 3 月。结果,临床总有效率为 92.5%(37/40);起效最快者 2 周,最慢者 5 周。李俊华以宣氏抽动方(菊花、生龙齿、石决明、茯苓、白芍药、郁金等)治疗学龄前本病 42 例,设硫必利对照,疗程 3 个月。结果,治疗组总有效率 92.9%(39/42),对照组 70.7%(29/41)($P<0.05$);治疗组抽动总积分、中医证候积分及不良反应发生率均优于对照组($P<0.05$)。李华伟等以佐金平木与健脾化痰法(柴胡、钩藤、白菊花、陈皮、法半夏、茯苓等)治疗本病 50 例,设氟哌啶醇对照,疗程 3 个月。结果,两组治疗后中医证候评分和发声性抽动、运动性抽动、抽动频率、抽动次数、抽动强度评分以及 DA、5-HT、GABA、NE 水平均较治疗前改善(均 $P<0.05$),治疗组更显著(均 $P<0.05$)。于文静等以健脾止动汤(太子参、白术、半夏、防风、钩藤、当归等)治疗本病脾虚肝亢证 56 例(48 例临床数据完整),设 30 例健康儿童对照,疗程 3 个月。结果,治疗组总有效率 91.7%(44/48),运动性及发声性抽动积分均显著下降。张慧等以平风化痰汤(基础方由白术、茯苓、芍药、钩藤、柴胡、僵蚕等组成,抽动甚加蜈蚣、全蝎;鼻塞甚加辛夷、苍耳子;频繁眨眼加夏枯草、菊花;咽喉红肿加薄荷、桔梗;厌食加炙鸡金、炒麦芽、炒谷芽;大便干结加火麻仁、麦冬、玄参;肢体酸楚加鸡血藤、络石藤、伸筋草;注意力不集中加石菖蒲、远志;盗汗、入睡困难加牡蛎、龙骨;病程较久、气滞血瘀加当归、丹参、地龙)治疗本病脾虚肝旺证 44 例,设静灵口服液对照,疗程 4 周。结果,治疗组有效率 95.5%(42/44),对照组 72.7%(32/44)($P<0.05$);治疗组复发率 6.8%(3/44),对照组 22.7%(10/44)($P<0.05$)。刘斌等以安神定志汤加减(基础方由白术、葛根、山药、柏子仁、远志、菖蒲等组成,“土壅木陷生风”所致加郁金、鹿角霜、补骨脂;“水亏木强生风”所致加生地黄、枸杞、川楝子;风动甚加羚羊角粉;情绪躁动加莲子心、灯芯草、茯神)治疗本病 30 例,设静灵口服液(熟地黄、山药、茯苓、牡丹皮、泽泻、远志等)对照,疗程 6 周、随访半年。结果,治疗组总有效率 96.7%(29/30),对照组 66.7%(20/30)($P<0.05$);两组 YGTSS 各维度评分均下降($P<0.05$),且治疗组更明显($P<0.05$);治疗组血铅、锌、铁含量均改善($P<0.05$, $P<0.01$);两组共 48 例有效病例获得随访,治疗组复发率为 7.1%(2/28),对照组 25.0%(5/20)($P<0.05$)。

康健等以龙氏治脊疗法(拇指和掌根揉法、点、按、提、拿、擦、滚等手法松弛枕后小肌群及两侧与寰枢椎相连接的肌肉、软组织;再根据寰枢关节不同的错位方式选择相应的正骨手法:寰枢关节旋转式错位选用仰头摇正法,侧摆式错位选用侧向扳按法)结合床边牵引治疗颈源性本病 29 例,对照组予推拿针灸结合床边牵引。疗程 20 d。结果,两组在主症积分及次症积分显著减少($P<0.05$),治疗组在皱眉眨眼、努鼻撅嘴、耸肩摇头、喉中异声主症改善更显著($P<0.05$);治疗组总有效率 89.7%(26/29),对照组 86.2%(25/29)($P<0.05$)。蔡艳华等以推拿(开天门、推坎宫、推太阳、掐总筋、捣小天心、分手阴阳;补脾经、清肝经、补肾经、补肺经、清心经;按揉百会、四神聪、风池、合谷、足三里、三阴交、太冲、涌泉、按揉颈夹脊、捏脊)联合易罐(持 4 号罐沿督脉及足太阳膀胱经第 1、2 侧线拉罐,再分别在第 3、5、9、11 胸椎棘突下和第 2 腰椎棘突下垂直于脊柱横向拉罐)治疗本病 30 例,设口服盐酸硫必利片对照,治疗 3 个月。结果,治疗组总有效率 83.3%(25/30),对照组 60.0%(18/30)($P<0.05$);两组治疗后 YGTSS 评分均较优于治疗前($P<0.05$),且治疗组更显著($P<0.05$)。

(撰稿:高修安 刘瑜 审阅:朱锦善)

【儿童中枢性性早熟的治疗】

徐勇等自拟化痰泻火方(黄柏、半夏、陈皮、知母、牡丹皮、浙贝母等)治疗女童特发性性早熟 75 例,设曲普瑞林治疗对照,疗程 6 个月。结果,治疗组总有效率 94.7%(71/75),对照组 80.0%(60/75)($P<0.05$);两组 LH、FSH、E_2 水平均较同组治疗前明显降低($P<0.05$),且治疗组 LH、FSH 降幅优于对照组($P<0.05$);两组治疗后乳房 Tanner 评分、卵巢容积、BA/CA 值均较同组治疗前显著降低($P<0.05$)。张淼等以滋肾疏肝法(知母、黄柏、牡丹皮、龟甲、生地黄、皂角刺等)治疗本病 44 例,设大补阴丸对照,疗程 6 个月。结果,治疗组总有效率 95.5%(42/44),对照组 72.7%(32/44)($P<0.01$);两组 FSH、LH、E_2 水平和卵巢、子宫容积骨龄提前均明显改善(均 $P<0.01$),且治疗组更明显(P 均<0.01)。应建红等以知柏降火汤(知母、泽泻、牡丹皮、浙贝母、枳壳、黄柏等)治疗本病 40 例,设达菲林治疗对照,疗程均 6 个月。结果,治疗组总有效率 80.0%(32/40),与照组 82.5%(33/40)($P>0.05$);两组治疗后子宫、卵巢容积、卵泡直径和骨龄 ΔBA/ΔCA 值以及血清 LH、FSH、E_2 水平均较治疗前降低($P<0.05$),但组间比较无差异($P>0.05$)。

白敏等以抗早育 2 号(制半夏、茯苓、黄柏、三棱、昆布、陈皮等)治疗本病 30 例,设知柏地黄汤对照,疗程 3 个月。结果,治疗组总有效率 93.3%(28/30),对照组 80.0%(24/30)($P<0.05$);两组血清 FSH、LH、E_2 水平和患儿子宫、卵巢容积、ΔBA/ΔCA 均显著降低(均 $P<0.05$),治疗组更显著($P<0.05$)。向正可等以加味苍附导痰汤(半夏、陈皮、香附、苍术、丹参、茯苓等)治疗本病脾虚痰阻型证 46 例,与对照组均予醋酸亮丙瑞林治疗,疗程 6 个月。结果,治疗组总有效率 93.5%(43/46),对照组 70.2%(33/47)($P<0.05$);治疗组子宫、卵巢容积和实际身高、预测成年身高及生长速度水平均优于对照组(均 $P<0.05$);治疗组 FSH、E_2、LH 水平和血清 N 端骨钙素、胰岛素生长因子结合蛋白及胰岛素样生长因子水平明显优于对照组(均 $P<0.05$)。刘瑜以柴胡疏肝散加减(基础方由陈皮、醋柴胡、川芎、香附、炒枳壳、白芍药等组成,胁肋痛甚加郁金、青皮、当归、乌药;肝郁化火加栀子、黄芩、川楝子)治疗本病肝郁化火证 26 例,与对照组均予 gnRHa 达菲林治疗,治疗 3 个月。结果,治疗组总有效率 96.2%(25/26),对照组 76.9%(20/26)($P<0.05$);两组治疗后 E_2、LH、FSH 水平均明显下降(均 $P<0.01$),且治疗组更显著(均 $P<0.05$);两组治疗后子宫容积、卵巢容积均较治疗前缩小,但差异不显著($P>0.05$)。

(撰稿:刘瑜 高修安 审阅:朱锦善)

[附] 参考文献

B

白敏,韩宜姚,李珍,等.抗早育2号治疗女童特发性性早熟的临床观察[J].中国中医药科技,2019,26(3):384

C

蔡燕,李莲嘉.曲麦枳术汤联合五维赖氨酸治疗小儿厌食症30例[J].陕西中医药大学学报,2019,42(2):101

蔡靖宜,吉训超.蒿芩清胆汤治疗儿童社区获得性肺炎(湿热内闭证)临床研究[J].中国中医急症,2019,28(1):54

蔡艳华,钱桑,陈佳丽,等.推拿联合易罐治疗小儿多发性抽动症30例临床观察[J].中医儿科杂志,2019,15(1):71

蔡勇科,蓝常青,张祥伟.补脾养胃膏治疗儿童脾胃虚弱型厌食症临床疗效观察[J].中药材,2019,42(5):1185

曹建英,曲秀君,王素丽,等.养心抗闭汤联合干预训练治疗心脾两虚型儿童自闭症的临床观察[J].河南中医,2019,39(6):898

曹莹莹.中西医结合治疗小儿呼吸机相关性肺炎临床观察[J].光明中医,2019,34(4):612

陈杰,徐嘉辉,余德钊.银翘清咽颗粒治疗小儿甲型流行性感冒的疗效与安全性评价[J].实用中西医结合临床,2019,19(7):39

陈双.自拟益气脱敏汤联合西药治疗小儿变应性鼻炎53例临床观察[J].中医儿科杂志,2019,15(2):38

陈婷,祝小芬,漆良琴,等.炙甘草汤辨证论治病毒性心肌炎的临床研究[J].浙江中医药大学学报,2019,43(5):460

陈瑜.疏肝健脾汤辅助治疗小儿缺锌性厌食症肝脾不和型40例临床观察[J].中医儿科杂志,2019,15(3):48

陈钰,何琼笑.六味地黄丸联合西药治疗儿童甲状腺功能亢进症肾阴虚型32例临床观察[J].中医儿科杂志,2019,15(1):63

陈红梅,林洁琪,陈燊,等.中西医结合治疗小儿幽门螺杆菌相关性十二指肠球部溃疡55例临床观察[J].中医儿科杂志,2019,15(1):66

陈又华,梁洁.阿奇霉素联合加味五虎汤口服和硝黄散外敷治疗小儿支原体肺炎[J].吉林中医药,2019,39(1):60

褚珺琼,戴桂芬,葛如花.中西医结合治疗小儿积滞乳食内积证40例临床观察[J].中医儿科杂志,2019,15(2):46

D

狄志敏.益气补肾止喘汤联合常规西药治疗小儿哮喘临床研究[J].新中医,2019,51(10):193

丁珊.小陷胸汤合三拗汤联合西药治疗儿童支气管哮喘急性发作的疗效及对血清1-磷酸鞘氨醇水平的影响[J].浙江中医杂志,2019,54(9):627

丁浏江.自拟清热凉血解毒方辅助治疗小儿过敏性紫癜性肾炎湿毒内蕴型的临床疗效和对凝血机制的影响[J].中医儿科杂志,2019,15(2):60

董秀兰,许华,叶竟妍,等.硝黄细辛贴治疗小儿肺炎喘嗽(痰热闭肺证)的随机对照研究[J].中国中医急症,2019,28(1):51

F

付艳.安宫牛黄丸联合神经节苷脂治疗儿童病毒性脑炎的临床研究[J].现代药物与临床,2019,34(3):755

付双莉,韩富根,邓哲,等.益气宣窍方辅助电子鼻咽喉镜治疗儿童中耳炎及听力功能的影响[J].中华中医药学刊,2019,37(2):386

G

高峰,赵宁侠,张宁勃,等.柴胡加龙骨牡蛎汤治疗孤独症谱系障碍儿童问题行为临床研究[J].新中医,2019,51(4):78

高国财,韩雪,葛国岚,等.揿针联合健胃消食口服液治疗肝脾不调型小儿厌食症35例[J].中医研究,2019,32(6):29

龚丹凤.羚角五虎汤联合磷酸奥司他韦颗粒治疗儿童流行性感冒临床研究[J].新中医,2019,51(10):197

郭凤仙,杨艳,苏爱芳.血康糖浆治疗小儿缺铁性贫血的临床体会[J].海峡药学,2019,31(2):237

H

韩耀巍，李新民，杜洪喆，等."宣肺清热，化瘀通络"法治疗小儿肺炎支原体肺炎风热闭肺证患者 266 例疗效分析[J].天津中医药，2019，36(9)：869

何佳，杨玲.疏风止咳法辅助治疗小儿咳嗽变异性哮喘发作期风热袭肺证 36 例临床观察[J].中医儿科杂志，2019，15(5)：59

何洲.自拟方调肝益胃汤治疗小儿脾胃阴虚型厌食症临床观察[J].内蒙古中医药，2019，38(7)：34

胡明生.大柴胡汤治疗小儿食积发热的临床疗效分析[J].海峡药学，2019，31(6)：238

黄香龙.健脾升阳止泻汤灌肠辅治小儿腹泻脾肾阳虚型 30 例[J].浙江中医杂志，2019，54(3)：206

黄玉克，刘孝忠.疏风止嗽散联合西药治疗小儿咳嗽变异性哮喘[J].河南中医，2019，39(10)：1536

J

贾晋荣.四君子汤加味治疗对脾胃虚弱型小儿急性阑尾炎术后肠功能恢复的影响[J].光明中医，2019，34(3)：384

江娟娟，肖永涛，王钰，等.通窍活血汤对听力障碍儿童听力及脑干诱发电位的影响[J].中华中医药学刊，2019，37(4)：992

姜之炎，肖臻，姜永红，等.清肺通络汤对肺炎支原体肺炎患儿中医证候积分及血清炎性因子水平的影响[J].世界科学技术(中医药现代化)，2019，21(4)：623

景晓平，袁斌，杨燕，等.健胃消食口服液治疗 244 例小儿厌食(脾胃气虚证)多中心随机对照临床研究[J].中华中医药杂志，2019，34(12)：5978

K

康健，范德辉，刘建，等.龙氏治脊疗法结合床边牵引治疗颈源性小儿抽动症的临床研究[J].中医药学报，2019，47(1)：81

L

赖炜.参苓白术散配合鼻腔负压置换疗法治疗小儿鼻渊的疗效观察[J].内蒙古中医药，2019，38(5)：115

李佳.清肺化痰汤雾化吸入辅助盐酸氨溴索片治疗小儿呼吸机相关性肺炎疗效分析[J].四川中医，2019，37(5)：114

李梅，李宝昌，周丹.自拟中药外洗方治疗小儿暑邪感冒所致发热疗效观察[J].四川中医，2019，37(7)：89

李牟，黄文，安娟，等.推五经配合捏脊治疗小儿厌食症 30 例[J].中医外治杂志，2019，28(5)：46

李涛.中医辨证分型与阿奇霉素联用治疗小儿肺炎支原体肺炎的临床研究[J].中医临床研究，2019，11(15)：51

李新.桂枝加葛根汤治疗小儿外感发热 46 例疗效分析[J].承德医学院学报，2019，36(5)：405

李翠莲，刘霞，刘巧梅.清胃顺气汤治疗小儿气郁型反流性食管炎疗效及对患者 PGE2、MOT 的影响[J].陕西中医，2019，40(6)：781

李国清.桂枝汤加减治疗小儿厌食症临床疗效分析[J].四川中医，2019，37(9)：92

李华伟，党伟利，张弛.佐金平木与健脾化痰法联合治疗小儿多发性抽动症及对患儿神经功能和肌肉功能影响[J].陕西中医，2019，40(2)：241

李俊华.宣氏抽动方治疗学龄前儿童多发性抽动症临床观察[J].中国民族民间医药，2019，28(6)：67

李俊华.白虎汤加味联合神经节苷脂对小儿病毒性脑炎外周血细胞因子指标及脑脊液中 SP-D 和 Gal-9 表达的影响[J].中医药信息，2019，36(2)：22

李艳红，温晓敏.大青龙汤加减联合利奈唑胺治疗新生儿败血症[J].中医学报，2019，34(2)：413

林国彬，黄又新，林秋甘，等.运脾厚肠鱼胶汤治疗小儿迁延性腹泻的临床疗效及对血清学指标的影响[J].中医儿科杂志，2019，15(1)：24

刘斌，林晓洁.安神定志汤治疗儿童多发性抽动症的疗效观察[J].广州中医药大学学报，2019，36(5)：635

刘斐，虞坚尔，毛玉燕，等.平喘方治疗小儿哮喘发作期的临床观察[J].中华中医药学刊，2019，37(7)：1633

刘瑜.柴胡疏肝散加减辅助治疗女童中枢性性早熟肝郁化火型 26 例临床观察[J].中医儿科杂志，2019，15(2)：52

刘光武，罗铭，李明.新加达原饮治疗小儿沙门氏菌感染的临床观察[J].云南中医中药杂志，2019，40(2)：36

刘明良，莫延，刘毅考.六安煎治疗儿童变异性哮喘的疗效及对呼吸功能的影响[J].四川中医，2019，37(6)：50

刘书见，潘根起.中西医结合治疗小儿流行性乙型脑炎

39 例[J].福建中医药，2019，50(2)：85

刘亚尊，薛征，张皓，等.普米克都保联合六君子汤及玉屏风散治疗哮喘迁延期风痰内蕴肺脾气虚证患儿的临床观察[J].中国中西医结合杂志，2019，39(6)：687

卢勇，周大勇.中药复方血毒清治疗重症肺炎的临床观察[J].中国中医急症，2019，28(8)：1455

卢桢婉.香砂平胃汤加减治疗小儿脾胃虚弱型厌食症的临床研究[J].云南中医中药杂志，2019，40(4)：47

陆容，丁惠玲，叶智祺，等.宝根 1 号方联合穴位敷贴对哮喘缓解期患儿中医证候及免疫功能的影响[J].上海中医药大学学报，2019，33(6)：33

陆敏瑜.清肺解毒益气方辅助治疗小儿支原体肺炎合并心肌炎 30 例临床观察[J].中医儿科杂志，2019，15(3)：32

陆晓丹，吴胜，符顺丹.补脾凉血活血方对紫癜性肾炎患儿血液流变学及淋巴细胞免疫的影响[J].辽宁中医杂志，2019，46(4)：745

路凌云，杨华，杨玉军.参芪活血汤联合环磷腺苷治疗小儿急性病毒性心肌炎的临床研究[J].中西医结合心脑血管病杂志，2019，17(16)：2462

吕勤.中药配合穴位贴敷治疗难治性支原体肺炎及对患儿血清 IgE 的影响[J].云南中医中药杂志，2019，40(6)：74

M

马力，原晓风，李香玉，等.清热凉血化瘀汤治疗小儿过敏性紫癜性肾炎的临床观察[J].中国医药指南，2019，17(18)：168

马晓薇，邓丽娟，林耀展.桑菊饮合升降散化裁联合穴位推拿按摩辅助辨治小儿外感发热(风热犯肺证)的临床观察[J].中国民间疗法，2019，27(14)：58

马永利.自拟通腑解毒汤对小儿重症肺炎治疗作用的探讨[J].中国中医药科技，2019，26(5)：750

莫俊辉，胡艳丹，高媛，等.葛根芩连汤加减联合吴茱萸盐包热熨治疗小儿肠系膜淋巴结炎临床研究[J].内蒙古中医药，2019，38(1)：67

Q

钱丹，李穗华，黄向红.龙胆泻肝汤加减治疗儿童慢性鼻窦炎肝胆湿热证临床研究[J].新中医，2019，51(7)：76

覃玉芳，李贵平.加味犀角地黄汤辨治儿童紫癜性肾炎血热夹瘀证的临床观察[J].中国实验方剂学杂志，2019，25(2)：144

邱根祥，许宝才，刘根芳，等.雷氏却热息风法治疗小儿多发性抽动症的临床观察[J].中国中医药科技，2019，26(1)：116

邱莹玉，陈杰.养血活血方联合西药对血小板减少性紫癜患儿血清相关细胞因子、血小板参数及骨代谢的影响[J].世界中医药，2019，14(3)：674

S

邵静波，丁敬远，李珊珊，等.中西医结合治疗儿童慢性免疫性血小板减少症回顾性研究[J].中国中西医结合杂志，2019，39(1)：48

申斐，韩冠先，张良，等.平肝调肺止动汤治疗小儿多发性抽动症 40 例疗效观察[J].国医论坛，2019，34(4)：32

施乐，陈伟斌，王树霞，等.扶正固本通络法治疗儿童支气管哮喘缓解期肺气亏虚证的临床疗效及对患儿肺通气功能、血清炎症因子、T 淋巴细胞亚群的影响[J].河北中医，2019，41(5)：657

施海江，陈茜，黄剑.清热祛瘀复肾汤治疗小儿过敏性紫癜性肾炎的疗效观察[J].中国中医药科技，2019，26(4)：600

施佳奇，羊慧丹.清肺健脾方辅助治疗小儿支原体肺炎的疗效观察[J].中国中医药科技，2019，26(5)：758

石立业，高超，马彩云，等.羚角钩藤汤控制小儿惊厥发作的临床效果及药理作用研究[J].中华中医药杂志，2019，34(8)：3885

石延玲.安宫牛黄丸联合磷酸肌酸钠对新生儿窒息并心肌损伤患者的临床疗效[J].中成药，2019，41(9)：2114

苏秦，高进，李鹏，等.参麦注射液联合氢化可的松治疗儿童脓毒症的临床研究[J].现代药物与临床，2019，34(1)：130

孙映雪，刘伟然，邢秀玲，等.苇茎汤加减联合穴位贴敷辅助治疗儿童支原体肺炎临床观察[J].现代中医临床，2019，26(4)：40

T

汤兴萍.地龙消痫汤联合卡马西平治疗小儿癫痫 26 例[J].中国中医药科技，2019，26(2)：267

唐荣飞.银翘白虎汤加减联合布洛芬治疗小儿外感发热疗效观察[J].福建中医药,2019, 50(3):71

田志丽.桑杏汤联合阿奇霉素治疗小儿肺炎支原体肺炎的临床疗效研究[J].中医临床研究,2019, 11(16):41

W

汪宗扬,刘芳.补中益气汤加减治疗肺脾气虚型小儿遗尿症临床观察[J].山西中医,2019, 35(7):13

王佛.自拟消风祛毒汤治疗小儿过敏性紫癜性肾炎的临床观察[J].光明中医,2019, 34(4):589

王丽,李雅莉.麻黄细辛附子汤加味治疗对变应性鼻炎患儿免疫功能及血清炎症因子的影响[J].四川中医,2019, 37(6):172

王云,陈永新,张子梅.天智颗粒联合氟伏沙明治疗青少年强迫症的临床观察[J].中国现代应用药学,2019, 36(6):739

王璋,廖颖钊.小儿止汗宁神膏治疗小儿气阴两虚兼营卫不和型汗证临床观察[J].中国中西医结合儿科学,2019, 11(2):158

王俊杰,李静波,蔡纪堂,等.复聪汤加减治疗儿童分泌性中耳炎合并阻塞型睡眠呼吸暂停低通气综合征的临床研究[J].南京中医药大学学报,2019, 35(3):279

王水英.益气健脾汤治疗小儿单纯性肥胖症疗效及对血脂水平影响分析[J].中医药临床杂志,2019, 31(8):1521

王晓利,张辉果.复方皂矾丸联合司坦唑醇片治疗小儿再生障碍性贫血的临床观察[J].中国民间疗法,2019, 27(4):61

王秀蓉,项敏丹,黄剑.耳穴压豆联合中药贴敷佐治小儿支原体肺炎40例观察[J].浙江中医杂志,2019, 54(7):512

王艳芬,王一琦,王苓滔,等.祛浊汤治疗小儿过敏性紫癜性肾炎45例疗效观察[J].湖南中医杂志,2019, 35(8):61

王一鸣,童一川.中西医结合治疗小儿多动症痰热型56例临床观察[J].中医儿科杂志,2019, 15(3):55

韦杏.壮方麦曲散洗浴治疗小儿汗证73例临床研究[J].中医临床研究,2019, 11(4):109

吴安乐,张宇,应克伟.钩藤天麻合剂治疗注意缺陷多动障碍患儿临床研究[J].新中医,2019, 51(6):227

武育菁,吴宏伟,李振光.健脾解毒汤联合西药治疗小儿急性感染性腹泻疗效及对炎症因子的影响[J].中国中医急症,2019, 28(3):516

X

向正可,陈沛伟,谭从容,等.加味苍附导痰汤联合醋酸亮丙瑞林治疗女童特发性中枢性性早熟(脾虚痰阻型)的疗效观察[J].中国医院用药评价与分析,2019, 19(11):1342

邢东文,许志有,韩萍,等.健儿止泻颗粒联合丁桂儿脐贴对小儿腹泻疗效及血清炎症因子的影响[J].中华中医药学刊,2019, 37(2):470

熊学琴,胡家胜,李杨,等.止痫汤联合左乙拉西坦治疗首次单药治疗失败小儿癫痫的临床研究[J].中西医结合心脑血管病杂志,2019, 17(5):674

徐妍,刘成全,林小飞,等.参芪固本颗粒配合GINA阶梯方案对肺脾肾虚型支气管哮喘患儿肺功能和外周血单个核细胞中TIPE2表达的影响[J].现代中西医结合杂志,2019, 28(26):2865

徐勇,郑宋明,周家翠,等.自拟化痰泻火方治疗女童特发性性早熟的疗效和对性激素水平、卵巢容积及BA/CA的影响[J].中医儿科杂志,2019, 15(5):66

徐桂林,朱金燕,邓薇,等.敛汗贴联合捏脊改善小儿反复呼吸道感染恢复期汗证中的效果研究[J].湖北民族学院学报(医学版),2019, 36(4):94

Y

杨青,屈芳,高彩彩,等.通肺平哮汤辅助治疗对支气管哮喘急性发作期患儿外周血白三烯及血小板激活因子水平的影响[J].陕西中医,2019, 40(12):1697

杨洪伟,徐蕙.天贝汤联合西药对支气管哮喘患儿免疫功能及血清IL-4水平的影响观察[J].四川中医,2019, 37(9):83

杨晓茜,余惠平,刘书方,等.复可托联合扶正解毒方治疗儿童免疫性血小板减少症临床疗效观察[J].现代中医临床,2019, 26(2):30

殷齐辉.敛汗散联合自拟中药汤剂治疗小儿汗证临床观察[J].中国中医药现代远程教育,2019, 17(1):81

应建红,王玉明.知柏降火汤治疗女童特发性中枢性性早熟临床研究[J].新中医,2019, 51(11):173

于文静,张雯,史晓伟,等.健脾止动汤对多发性抽动症血清脑源性神经营养因子含量的影响及疗效观察[J].中华中医药学刊,2019, 37(2):333

袁凯，熊小丽，程静，等.肝肾同治法联合西药治疗小儿过敏性紫癜性肾炎临床研究[J].湖北中医药大学学报，2019，21(3)：73

袁洋，陈光明，李志武，等.导滞汤治疗小儿厌食症饮食积滞型40例临床观察[J].中医儿科杂志，2019，15(4)：34

袁丽萍.肃肺解毒汤联合阿奇霉素颗粒治疗小儿支原体肺炎痰热闭肺证疗效观察[J].实用中医药杂志，2019，35(7)：830

Z

曾巧钱，杜慧，孙雯，等.中药分期论治方案对儿童哮喘控制及肺功能影响的随机对照研究[J].中华中医药杂志，2019，34(10)：4957

翟妙琴.大青龙汤联合穴位贴敷治疗小儿哮喘外寒内热证临床观察[J].光明中医，2019，34(19)：2985

张慧，原晓风.平风化痰汤治疗脾虚肝旺型小儿多发性抽动症的疗效观察[J].临床医药文献电子杂志，2019，6(90)：176

张莉.八味清肺汤联合阿奇霉素治疗小儿支原体肺炎(痰热闭肺证)的临床疗效及对中医证候积分和血清炎症因子的影响[J].四川中医，2019，37(8)：104

张琳，何德根，陈慧.清瘟败毒饮加减对湿热蒸盛型疱疹性咽峡炎患儿血清淀粉样蛋白A的影响[J].中国民间疗法，2019，27(16)：19

张淼，柳静，潘宇琛，等.滋肾疏肝法对特发性中枢性性早熟女童第二性征及生长发育的影响[J].世界中医药，2019，14(7)：1825

张源.五虎汤合葶苈大枣泻肺汤加减治疗小儿支气管肺炎临床观察[J].辽宁中医药大学学报，2019，21(1)：188

张翠云.综合疗法治疗小儿痉挛型脑瘫合并汗证临床观察[J].实用中医药杂志，2019，35(9)：1056

张建明，渠建宇.六君子汤辅助丙戊酸钠治疗小儿癫痫临床观察[J].光明中医，2019，34(3)：411

张丽芳.双歧杆菌三联活菌散联合健脾消积肥儿汤治疗儿童厌食症43例[J].中国中医药科技，2019，26(5)：770

张丽娜，田建宏.中药自拟泻火汤口服配合泻火膏贴敷治疗小儿外感发热的疗效观察[J].贵州医药，2019，43(11)：1798

张秀红.醒神愈痫汤治疗小儿癫痫临床疗效观察[J].现代中医药，2019，39(5)：51

张旭铭，刘静，潘志尧，等.胆汁郁积症早产患儿服用健脾利胆合剂的疗效观察[J].中华中医药学刊，2019，37(3)：688

张艳荣，庞银霞.小儿肺咳颗粒联合溴己新注射液治疗小儿重症肺炎临床疗效及对血清细胞间黏附分子-1、肾上腺髓质素水平影响[J].临床军医杂志，2019，47(8)：857

张英谦，郝京霞，闫晓丽，等.清热化瘀散联合微生态制剂对重症肺炎患儿合并胃肠功能障碍的疗效观察[J].中华中医药杂志，2019，34(4)：1810

郑子华，马姝丽.润肺平喘方加减治疗急性期小儿支气管哮喘50例[J].河南中医，2019，39(3)：403

周媛媛.加味麻杏石甘汤佐治小儿重症肺炎喘嗽毒热闭肺证49例[J].现代中医药，2019，39(1)：53

庄葛.复肾汤联合低分子量肝素钙治疗湿热瘀阻型小儿过敏性紫癜性肾炎的临床效果分析[J].北方药学，2019，16(2)：93

庄文华，周峰然，谭辉.调肺理肠法治疗小儿肠系膜淋巴结炎临床观察[J].山西中医，2019，35(5)：20

（七）外　科

【概述】

2019 年，有关外科的文献约 2 000 篇，以临床报道为主，实验研究多集中于慢性皮肤溃疡、乳腺增生病、肛瘘、深静脉血栓、糖尿病足及急性重症胰腺炎等。治疗方法包括中药内服、外用及特色手术、针刺疗法等。

1. 疮疡

临床及实验研究的文献均以压疮、慢性皮肤溃疡居多，其次为体表化脓性疾病、丹毒等。

朱爱萍等将急性压疮感染患者随机分为两组各 52 例，对照组采用负压封闭引流技术治疗，观察组内服托里消毒汤（人参、黄芪、白术、茯苓、赤芍药、当归等）、外敷白玉膏，换药 1 次/4～5 h，治疗 7 d。结果，观察组总有效率 98.1%(51/52)，对照组 84.6%(44/52)($P<0.05$)；两组压疮面积均较本组治疗前减小($P<0.05$)；观察组治疗后压疮面积小于对照组，分别为 $(6.76\pm0.24)cm^2$、$(19.68\pm3.36)cm^2$ ($P<0.05$)；观察组 CRP 水平较本组治疗前下降，VEGF、EGF 则较治疗前升高（均 $P<0.05$），且治疗组指标改变均优于对照组($P<0.05$)。

孟建霞等将 70 例慢性皮肤溃疡脾肾阳虚证患者随机分为两组，治疗组（34 例），对照组（36 例）分别采用回阳生肌膏（肉桂、炮姜、人参、黄芪、当归、川芎、白芥子）、莫匹罗星软膏覆盖创面，疗程为 14 d。治疗前及治疗第 3、7、14 d 切取创面中心肉芽及提取分泌物，检测创面组织 CD_{68} 阳性细胞数、M1 型(CD_{86}、iNOS 阳性细胞）和 M2 型(CD_{206}、Argi 阳性细胞）巨噬细胞数，测定分泌物 TNF-α、IL-10 相对含量。结果，治疗组治疗第 7 d，M1 型巨噬细胞数、TNF-α 相对含量较治疗前增加($P<0.05$)；第 14 d，M1 型巨噬细胞数、TNF-α 相对含量较第 7 d 减少($P<0.05$)，M2 型巨噬细胞数、IL-10 相对含量增加($P<0.05$)；对照组治疗第 7 d CD_{68}、CD_{86}、iNOS 阳性细胞数及 TNF-α 相对含量低于治疗前($P<0.05$)；第 14 d，IL-10 相对含量亦低于治疗前($P<0.05$)。治疗组 CD_{68} 阳性细胞数、TNF-α 相对含量在治疗第 3、7、14 d，CD_{86}、iNOS 阳性细胞数在治疗第 3、7 d，CD_{206}、Argi 阳性细胞数及 IL-10 相对含量在治疗第 14 d 均高于同时间对照组($P<0.05$)。

李仕业将 70 例化脓性指头炎患者随机分为单一组和联合组，各 35 例，均给予抗生素（青霉素 80 万 U，肌注，3 次/d）治疗，联合组联合三黄汤浸泡（将黄连 20 g，黄柏 20 g，黄芩 15 g 放入 500～800 ml 水，浸泡约 30 min 后用中火煮沸，再用文火煎 10 min，自然冷却备用。早晚浸泡，温度控制在 38～40 ℃，30 min/次，1 剂/2 d）。经治 1 周，联合组总有效率 94.3%(33/35)、单一组 77.1%(27/35)($P<0.05$)；联合组转手术率 2.8%(1/35)、单一组 20.0%(7/35)($P<0.05$)；联合组生活质量综合评定问卷（生活状态、躯体功能、心理功能、社会功能）评分亦均优于单一组（均 $P<0.05$）。

黄子慧等将 42 只新西兰家兔随机分为空白组（普通溃疡），模型组（结核性溃疡），复方五凤草液高、中、低剂量组（五凤草、白及、猫爪草等煎煮 3 次，1 h/次，合并煎液、滤过，滤液浓缩分装，生药含量为 2.64 g/ml 即高剂量组，分别稀释 2 倍、5 倍，制成中、低剂量组），异烟肼组和亲水性纤维含银辅料组，6 只/组。于造模后 0、3、7、14、21 d 观察创面组织、血清中 iNOS、Arg-1 变化。结果，模型组较空白组 iNOS 持续高表达、Arg-1 低表达（均 $P<0.01$）；第 3 d，各组 iNOS、Arg-1 含量无明显差异（$P>0.05$）；第 7 d，空白组 iNOS 含量较前降低，与其他组相比有差异（$P<0.05$）；第 14、21 d，各组与前一时间点相比 iNOS 降低，均 $P<0.05$；除模型组外，其他各组家兔随时间变化肉芽组织及血清中 Arg-1 活性检测数值呈增高趋势（均 $P<0.05$）。第 14 d，空白组、复方五凤草液高、中剂量组 Arg-1 含量增高，与前一时间点相比，均 $P<0.05$，与其他各组相比，均 $P<0.05$；第 21 d，空白组、复方五凤草液高、中剂量组与其他各组相比，Arg-1 含量增高明显（均 $P<0.01$）。

2. 皮肤病

对于皮肤病的相关文献仍居中医外科文献数量之首（约占 35%），主要集中于带状疱疹、荨麻疹、湿疹、痤疮、银屑病、黄褐斑、疣、各类型皮炎等，也可见天疱疮、白癜风、顽固性瘙痒症、脱发等研究报道。

王莉治疗带状疱疹后遗症患者 100 例，对照组 40 例予基础治疗（肌内注射维生素 B_1 100 mg、腺苷钴胺 1 mg，1 次/d；针刺治疗，TPD 灯照射，配合脉冲激光，1～2 次/d）。观察组 60 例在此基础上予当归红花粉（当归、红花、延胡索、白芷、乳香、没药等）贴敷，取药粉适量，用白醋和蜂蜜混合，均匀涂抹在无菌纱布上，覆盖患处，不超过 4 h/d。经治 12～15 d，观察组总有效率 96.7%（58/60），对照组 92.5%（37/40）（$P<0.05$）；观察组治疗后 VAS 评分（1.14±0.31），低于对照组（1.69±0.48）（$P<0.05$）。

王海亮等治疗上热下寒型痤疮 110 例，对照组 53 例采用米诺环素胶囊和乌梅丸模拟颗粒口服；治疗组 57 例采用乌梅丸加减颗粒（乌梅、当归、黄连、黄柏、金银花、连翘等）和米诺环素模拟胶囊口服；两组均每晚外涂阿达帕林凝胶，疗程为 6 周。结果，治疗组有效率 94.7%（54/57），对照组 88.7%（47/53），两组疗效相当（$P>0.05$）；在兼症（腰凉、手足厥冷、痛经）变化方面，治疗组较对照组改善明显（均 $P<0.05$）。

崔艳芬等将 46 例扁平疣患者随机分成治疗组和对照组，各 23 例，均予口服转移因子胶囊、外用阿达帕林凝胶，治疗组加用退疣饮治疗（麻黄、薏苡仁、大青叶、板蓝根、紫草、马齿苋等，1 剂/d，分早晚饭后温服；残留少许药液，用棉签涂抹于皮损处，轻搓至微微发红而不破损为度）。经治 4 周，总有效率治疗组 91.3%（21/23），对照组 65.2%（15/23）（$P<0.05$）。

王雄等将 18 只 BALB/c 小鼠随机分为模型组、中药组和空白组，各 6 只。用丙酮、2，4-二硝基氯苯（DNCB）外涂法将模型组及中药组制成特应性皮炎模型小鼠，中药组给予龙牡汤（生龙骨、煅牡蛎、骨碎补、地肤子、连翘）灌胃（0.1 ml/10 g），其余两组予 0.9%生理盐水灌胃，1 次/d，连续 3 周。皮损组织做病理切片对比及免疫组化，观察 TLR-4、NF-κB p65 的表达，摘眼球取血检测 IL-4、IgE 及 INF-γ 水平。结果，TLR-4、NF-κB p65 在 3 组中的表达有差异，模型组最高，中药组其次，空白组最低（$P<0.05$），且 TLR-4 和 NF-κB p65 表达呈正相关，$r=0.618$（$P<0.05$）。IL-4、IgE、IFN-γ 与 TLR-4/NF-κB p65 通路相关性分析显示，IL-4 与 TLR-4、NF-κB p65 呈正相关，相关系数分别为 0.485、0.569（$P<0.05$）；IgE 与 TLR-4、NF-κB p65 呈正相关，相关系数分别为 0.651、0.721（$P<0.05$）；IFN-γ 与 TLR-4、NF-κB p65 呈正相关，相关系数分别为 0.55、0.634（$P<0.05$）。

有关“湿疹的治疗及实验研究”“黄褐斑的治疗及实验研究”“荨麻疹的治疗及实验研究”“银屑病的治疗及实验研究”详见专条。

3. 乳腺病

临床研究以乳腺增生病、哺乳期乳腺炎、非哺乳期乳腺炎、乳腺癌为主，实验研究以乳腺增生病居多。

孙旭等将 60 例早期哺乳期积乳囊肿患者随机分为两组，各 30 例，对照组采用穿刺抽吸，研究组采用穿刺抽吸联合垫棉法（退针后术者用棉球或灭菌纱布折叠成小块自乳腺导管上端至乳头方向呈叠瓦状垫压，并用指力按压垫衬物并借助将橡皮膏将其固定）进行治疗。结果，研究组总有效率 86.7%（26/30），对照组 63.3%（19/30）（$P<0.05$）；研究组在治疗后不同时间段（治疗后 1、3、6 个月）复发率低于对照组（均 $P<0.05$）。

叶延程等用注射苯甲酸雌二醇、黄体酮建立大鼠乳腺增生模型，将造模成功的大鼠随机分为 6 组（正常组，模型组，阳性药组和乳康胶囊低、中、高剂量组）各 8 只，模型组和正常组大鼠按药物同体积生理盐水灌胃，阳性药组按 4 $mg \cdot kg^{-1} \cdot d^{-1}$ 给予他莫昔芬，乳康胶囊低、中、高剂量组按成人剂量生药提取液同体积的 5、10、15 倍混悬液灌胃，分别为 2.6、5.2、10.4 $g \cdot kg^{-1} \cdot d^{-1}$。给药 30 d 后测量各组大鼠同侧第 2 对乳头高度及直径；检测血清 E_2、P 和 PRL 含量；检测乳腺组织 B 淋巴细胞瘤相关蛋白质（Bax）、B 淋巴细胞瘤-2 基因（Bcl-2）表达。结果，与正常组比较，模型组大鼠乳头直径、高度增加（$P<0.05$）；与模型组比较，各给药组大鼠乳头直径、高度降低（均 $P<0.05$），E_2、PRL 降低，P 升高（均 $P<0.05$）；乳康胶囊高剂量组乳腺组织 Bax 表达升高，Bcl-2 表达降低（均 $P<0.05$）；与阳性药组比较，乳康胶囊高剂量组乳头直径减小（$P<0.05$），乳康胶囊各剂量组 E_2、PRL、P 含量及 Bax、Bcl-2 表达无显著差异。

有关“浆细胞性乳腺炎的治疗与研究”详见专条。

4. 肛肠病

研究主要集中在痔疮、肛周脓肿、肛瘘、肛肠手术后创面愈合等方面，肛裂、肛门湿疹、瘙痒及直肠黏膜内脱垂等也有报道。

谈军等将 87 例肛周深部脓肿患者随机分为两组。对照组 43 例采用负压封闭引流术治疗，研究组 44 例加用中药灌肠（黄连、黄柏、黄芩、大黄、防风、艾叶等，浓煎取汁约 150 ml，38～40 ℃），取左侧卧位，肛管插入肛门 15～20 cm，缓慢灌入药液，10 min 后改为平卧位，保持药液 8 h 以上。连续治疗 20 d，随访 6 个月。结果，总有效率研究组 97.7%（43/44），对照组 88.4%（38/43）（$P<0.05$）；研究组住院时间及疮面愈合时间均较对照组明显缩短（均 $P<0.01$）。治疗后研究组 WBC、NEU、NEU%低于对照组（均 $P<0.01$）。随访 6 个月，研究组脓肿复发率 2.3%（1/43），继发肛瘘率 4.5%（2/44），小于对照组 31.6%（12/38）、18.6%（8/43）（均 $P<0.05$）。

张萍将 94 例血热肠燥型肛裂患者随机分为两组，各 47 例。对照组采用 1∶5 000 高锰酸钾溶液治疗（熏洗 10 min，坐浴 20 min，再以凡士林纱条外敷），观察组以凉血地黄汤（黄芪、荆芥穗、蔓荆子、黄柏、知母、藁本等，煎煮成汁 1 500 ml，熏洗 10 min，坐浴 20 min）联合生肌玉红膏（熏洗、坐浴后外敷于肛周）治疗。治疗后第 5、10、15 d，观察组患者的疼痛积分、便血积分下降情况优于对照组（均 $P<0.05$）。观察组临床有效率 97.9%（46/47），对照组 72.3%（34/47）（$P<0.05$）。

贾彦超等将 46 例直肠黏膜内脱垂患者随机分为两组，各 23 例，治疗组采用痔上黏膜消痔灵注射（选取直肠黏膜较松弛处注射 1∶1 消痔灵与盐酸利多卡因混合液，注射 3～4 个点位，注射量以注射部位黏膜隆起饱满出现红白条纹征为度，然后以麝香痔疮栓 1 枚及龙珠软膏纱布纳肛）联合补中益气颗粒口服。对照组单纯口服补中益气颗粒。两组均以 7 d 为 1 个疗程。经治 6 个疗程，治疗组总有效率 91.3%（21/23），对照组 73.9%（17/23）（$P<0.05$）；治疗组临床主要症状（排便间隔时间、排便时间、粪便性状、排便困难程度）积分优于对照组（均 $P<0.05$）。

有关“混合痔的治疗”“肛瘘的治疗及实验研究”详见专条。

5. 男性泌尿性疾病

以慢性前列腺炎、前列腺增生及男性不育症的临床研究为主，其次为急慢性附睾炎、弱精子症、泌尿系结石等。

李玉峰等将慢性前列腺炎患者随机分为两组，各

34 例，对照组予常规西药口服(盐酸左氧氟沙星分散片 0.2 g/次，2 次/d；甲磺酸多沙唑嗪缓释片 4 mg/次)，观察组在此基础上予八正散(滑石、萹蓄、车前子、熟地黄、赤芍药、瞿麦等)加减治疗。经治 4 周，观察组总有效率 88.2%(30/34)，对照组 67.6%(23/34)($P<0.05$)；两组疼痛症状、排尿症状、生活质量积分均降低($P<0.05$)，且观察组以上积分低于对照组(均 $P<0.05$)；两组最大尿流率(MFR)和平均尿流率(AFR)升高($P<0.05$)，且观察组 MFR 和 AFR 高于对照组($P<0.05$)；两组前列腺液中分泌型免疫球蛋白 A(SIgA)和血管内皮细胞黏附分子 1(VCAM-1)均降低($P<0.05$)，且观察组 SIgA 和 VCAM-1 水平低于对照组($P<0.05$)。

钟利进将前列腺增生夜尿症 60 例随机分为两组，各 30 例，对照组予特拉唑嗪片联合非那雄胺片口服，观察组予加味滋阴通闭汤(夏枯草、山药、知母、黄柏、浙贝母、生地黄等)与金匮肾气丸治疗。经治 3 个月，观察组夜尿次数及残余尿量少于对照组(均 $P<0.05$)，最大尿流率大于对照组($P<0.05$)；总有效率观察组 93.3%(28/30)，对照组 73.3%(22/30)($P<0.05$)。

林纪新将 64 例男性不育少弱精子症患者随机分为两组各 32 例，对照组口服五子衍宗丸，观察组在此基础上加用脐灸(饮片熟地黄、党参、黄芪、淫羊藿、巴戟天、菟丝子等，磨碎加麝香 1 g 制成药粉混匀，取仰卧位，药粉适量填平肚脐，上置生姜片，穿刺数孔，姜片上放艾炷灸，9 壮/次，以感温热舒适不烫为度)，灸后取掉姜片，外盖纱布固定，保持 1 d，1 次/2 d。经治 3 个月，两组精液量、精子密度、a 级精子和 a+b 级精子比例均上升(均 $P<0.05$)；两组对比，观察组精子密度、a 级精子和 a+b 级精子比例均高于对照组(均 $P<0.05$)。

6. 周围血管疾病

以深静脉血栓、糖尿病足以及糖尿病足溃疡为主，也有血栓闭塞性脉管炎、下肢动脉硬化闭塞症、下肢静脉曲张及静脉炎等报道。

马立人等将 60 例糖尿病足患者随机分为两组各 30 例，对照组予常规治疗，观察组加用中药灌洗负压技术治疗(蒲公英、苦参、黄柏、木鳖子、金银花、白芙等，2 次/d，4 h/次，30～40 滴/min，负压值约 13 kPa)。更换敷料后根据疮面是否有新生肉芽组织、肉芽组织色泽、渗出液状态等判定是否进行第 2 次灌洗。疗程均为 21 d。结果，观察组总有效率为 96.7%(29/30)，对照组 90.0%(27/30)($P<0.05$)；观察组 WBC、CRP、创面面积及换药次数等观察指标分别为$(5.86\pm1.37)\times10^9$/L、(4.59 ± 1.10)mg/L、(5.81 ± 2.01)cm^2、(5.33 ± 0.92)次，均低于对照组[$(7.21\pm1.76)\times10^9$/L、(5.32 ± 1.11)mg/L、(7.58 ± 2.19)cm^2、(11.90 ± 1.56)次](均 $P<0.05$)；且观察组创面缩小率[(25.06 ± 5.91)%]高于对照组[(13.85 ± 4.16)%]($P<0.05$)。

田珂等将 120 例下肢动脉硬化闭塞症患者随机分为两组各 60 例，均行基础治疗，对照组加以盐酸法舒地尔治疗(0.9%氯化钠注射液 100 ml+盐酸法舒地尔注射液 30 mg 静滴，8 h/次)，观察组在对照组基础上加用四妙勇安汤(金银花、玄参、当归、甘草等)。经治 4 周，两组 TNF-α、IL-18、全血黏度、血浆黏度、纤维素原均较治疗前降低(均 $P<0.05$)，且观察组的改善优于对照组(均 $P<0.05$)；两组踝肱指数(ABI)及趾肱指数(TBI)提高(均 $P<0.05$)，且观察组的提高优于对照组(均 $P<0.05$)；两组在溃疡面积、溃疡深度、肉芽生长、溃疡炎肿、疼痛等方面评分均降低(均 $P<0.05$)；观察组的改善优于对照组(均 $P<0.05$)。

樊炜静等利用 meta 分析纳入 14 项研究，总病例数 1 496 例(观察组 759 例，对照组 737 例)。结果显示，如意金黄散外敷预防 PICC 所致静脉炎与常规护理方法相比较，静脉炎发生率更低，临床有效性更高($P<0.01$)；如意金黄散单独应用与常规静脉炎护理方法相比较($P<0.01$)；如意金黄散联合常规治疗与常规方法相比较($P<0.01$)。

有关“深静脉血栓的治疗及实验研究”详见专条。

7. 其他外科疾病

有关胆囊炎、胆结石、胰腺炎、各型肠梗阻的临床研究较多，其次是阑尾炎、烧烫伤、蛇咬伤等报道。实验研究集中在重症急性胰腺炎方面。

葛宏升等将120例胆囊结石患者随机分为两组各60例，均行微创保胆取石术联合术后常规处理，观察组同时予胆道排石汤（金钱草、黄连、鸡内金、甘草、大黄、郁金等）治疗。结果，观察组术后3个月胆囊收缩率、胆囊壁厚度，明显高于治疗前及对照组（均 $P<0.01$）；观察组总有效率96.7%(58/60)，显著高于对照组80.0%(48/60)($P<0.01$)，且并发症发生率与结石复发率低于对照组（均 $P<0.01$）。

袁玉青等将86例急性粘连性肠梗阻患者随机分为两组各43例，基础组予西医保守疗法，联合组联合自拟通瘀消肿汤（大黄、红花、桃仁、茯苓、泽泻、川芎等，水煎浓缩至100 ml，1剂/d，早晚经胃管各服1次）治疗。3 d为1个疗程。经治3个疗程，两组相关生化指标（ET、TNF-α、IL-6、IL-8）、临床相关症状缓解时间（自行排气排便时间、气液平面消失时间、平均禁食时间）、胃肠减压引流液量、中医疗效等方面比较，联合组均优于基础组（均 $P<0.05$）。

黄书荣等将74例阑尾周围脓肿患者随机分为两组各37例。对照组予单纯西药治疗，观察组加服中药（败酱草、鱼腥草、紫花地丁、木香、大黄、芒硝等），早晚各1次，根据大便次数，加减大黄和芒硝用量，控制大便4～6次/d，治疗7 d。结果，观察组总有效率94.6%(35/37)，对照组75.7%(28/37)($P<0.05$)；观察组症状改善时间、白细胞回降至正常值时间、包块消退时间和住院天数均明显低于对照组（均 $P<0.05$）。

王志祥等将90只大鼠随机分为假手术组、急性胰腺炎(AP)组和治疗组各30只，治疗组予加味大柴胡汤灌胃（柴胡、黄芩、法半夏、赤芍药、枳实、大黄等，水煎后加热浓缩成含生药3 g/ml，4 ℃保存，给药前蒸馏水倍比稀释）；AP组和假手术组予等量0.9%生理盐水灌胃，治疗1周后造模。造模方法为禁食12 h，用1%戊巴比妥钠腹腔注射麻醉，取正中切口入腹，找到十二指肠及系膜内的胰胆管。AP组及治疗组夹闭肝胆管后逆行穿刺胰胆管，注入5%牛磺胆酸钠液，注射量0.1 ml/100 g，持续50 s，观察胰腺组织变化。约5 min胰腺出现充血、水肿及片状出血，表明造模成功。假手术组仅开腹、翻动肠管，不行其他操作。24 h后处死大鼠，切取胰腺组织进行病理评分，心脏取血检测IL-6、IL-8和TNF-α水平。结果，AP组及治疗组的胰腺组织炎症程度均较假手术组严重，炎症因子水平亦较假手术组升高（均 $P<0.05$）；治疗组胰腺炎症程度(7.42±1.71)较AP组(11.35±2.23)减轻，$P<0.05$；治疗组炎症因子水平较AP组下降($P<0.05$)。

有关“胆囊炎的治疗与研究”详见专条。

（撰稿：周悦　陈红凤　审阅：李斌）

【湿疹的治疗及实验研究】

1. 临床治疗

刘卉等将104例慢性湿疹患者随机分为两组各52例，对照组予氯雷他定片，观察组在对照组基础上加服消疹煎（党参、黄芪、白茯苓、炒白术、苍术、薏苡仁等）。经治2周，观察组有效率90.4%(47/52)，对照组76.9%(40/52)($P<0.05$)；观察组湿疹皮损面积、严重程度指数(EASI)评分以及皮肤病生活质量指数(DLQI)均明显低于对照组($P<0.05$)；观察组血清因子白三烯B4(LTB4)、IL-18、嗜酸性细胞阳离子蛋白(ECP)水平明显低于对照组，γ-干扰素(IFN-γ)水平则明显高于对照组($P<0.05$)；观察组不良反应率为7.7%(4/52)，复发率为1.9%(1/52)，均明显低于对照组的26.9%(14/52)、11.5%(6/52)（均 $P<0.05$）。

陈秀红等将116例患者随机分为两组各58例，对照组急性期外用3%硼酸溶液湿敷，亚急性期用氧化锌油，慢性期采用氧化锌软膏涂敷治疗，1次/d，20 min/次，同时合并口服氯雷他定片治疗，1片/d，

10 mg/片;试验组急性期外用萍芦湿疹液湿敷、亚急性及慢性期均采用萍芦湿疹霜涂敷治疗,1 次/d,20 min/次,同时口服萍芦湿疹方(浮萍、芦荟、茯苓、青楮实等)。经治 4 周,治疗组总有效率 91.4%(53/58),优于对照组 84.5%(49/58)($P<0.05$)。

高珊珊等将 105 例血虚风燥型慢性湿疹患者随机分为 3 组,安慰剂组予麻油外用,治疗组予复方甘草油,对照组予 0.1%糠酸糢米松乳膏。经治 2 周,3 组患者 EASI 评分、瘙痒 VAS 积分均有所下降,治疗组下降最明显($P<0.05$);不同部位瘙痒 VAS 评分方面,以躯干部下降最明显。3 组不同部位皮损疗效比较,治疗组疗效最为显著,其中以躯干部疗效最明显($P<0.05$)。表明复方甘草油能够较好地改善血虚风燥型慢性湿疹患者的皮损症状,且缓解躯干部瘙痒症状效果最好。

谭强等应用马齿苋汤加减(马齿苋、黄芩、金银花、连翘、生地黄、川射干等)治疗湿热蕴肤型慢性湿疹患者 38 例。经治 4 周,患者 EASI 评分及瘙痒评分均明显下降;外周血 IL-4、IL-22 水平下降($P<0.01$)。

王中华采用消炎方(蒲公英、夏枯草、白花蛇舌草、野菊花、生地黄、大黄等)湿敷治疗急性湿疹患者 50 例。经治 15 d,有效率 92.0%(46/50);血清 CD_4^+ 水平明显高于治疗前($P<0.05$),血清 CD_8^+、白介素 IL-1、IL-6 和肿瘤坏死因子 TNF-α 水平明显低于治疗前($P<0.05$)。随着治疗有效性的提高,急性湿疹患者 CD_4^+ 水平上升而 CD_8^+、IL-1、IL-6、TNF-α 水平下降($P<0.05$);Pearson 相关性分析结果显示,治疗疗效与 CD_4^+ 水平呈正相关,与 CD_8^+、IL-1、IL-6、TNF-α 水平呈负相关($P<0.05$)。

2. 经验总结

刘春汐等总结杨素清运用对药治疗慢性湿疹的经验。将当归和熟地黄,青皮、乌药和小茴香,全蝎、蜈蚣、地龙和乌梢蛇,龙骨、牡蛎、珍珠母和磁石四组药对运用于本病治疗中,分别从血、寒湿、内风、神志角度论治,临床效果显著。

李丽真等总结耿立东养血祛风法治疗慢性湿疹的经验。耿氏多从血虚辨证,病因病机主要为湿热蕴久,耗伤阴血,化燥生风,而致血虚风燥;或为素体虚弱,脾为湿困,化血不足,肌肤失养。根据不同的兼症,采取养血祛风、健脾补血润燥诸法,以当归饮子为基础方加减(当归、白芍药、川芎、生地黄、白蒺藜、防风等组成)治疗。同时自拟润肤洗剂(当归、何首乌、桃仁、苏木、苦参、地肤子等)外用。

杨婉婷等总结朱明芳治疗阴伤型慢性湿疹的经验。朱氏认为,内有久病阴伤、外有湿热侵袭是慢性湿疹发病的病因,阴亏血虚、生风生燥是病机关键。治疗上以滋阴养血、除湿止痒为治疗原则,采用滋阴除湿汤(生地黄、玄参、当归、丹参、茯苓、泽泻等)治疗阴伤型慢性湿疹,临床收效颇佳。

左玉静等总结姜良铎论治湿疹的经验。姜氏注重"燥湿不和"的病机,注重津液的正常转化。用药上注重祛湿与润燥并举,强调祛湿不伤津,润燥不助湿。常用麻黄连翘赤小豆汤(麻黄、连翘、杏仁、赤小豆、梓白皮、生姜等)、当归贝母苦参丸(当归、贝母、苦参)加减滋阴药物治疗。

胡煜等总结陈以国从肺脾论治湿疹的经验。陈氏认为,湿疹虽然病在皮肤,但有诸内必形于诸外,脏腑失调才是根本病因。脾位为中土,肺位上焦。两者交互协调,方能营足卫旺,百病皆去。肺脾气虚型湿疹常见的临床表现为患处皮疹色泽暗淡,搔抓后有清稀水液流出,或皮损处肥厚,见苔藓样变、脱屑等,伴面色无华、气短乏力、爪甲不荣、舌淡苔薄白、脉细无力等,故以益肺健脾为治疗根本大法。自拟益气祛风汤加减(白花蛇舌草、金银花、黄芪、地骨皮、鹿角霜、乌梅等)治疗,临床疗效明显。

王域辰等介绍李军的治疗经验。李氏认为湿热浊毒是形成湿疹的重要病理因素,提出急性期治疗以清热利湿、解毒化瘀为主,缓解期注重疏风养血滋阴。临证自拟丹栀保和汤加味(牡丹皮、栀子、焦山楂、焦神曲、姜半夏、茯苓等)治疗,临床疗效甚佳。

刘斌等认为湿疹的基本病机为脾虚肺热、湿热内蕴，治宜健脾清肺，方用麻杏石甘汤合四君子汤随证加减（麻黄、杏仁、石膏、甘草、黄芩、鱼腥草等组成），并强调湿疹的皮肤护理，取得较好疗效。

3. 实验研究

陈秀红等应用葶芦湿疹方干预 2，4-二硝基氯苯（DNCB）诱导的变应性接触性皮炎小鼠模型。结果显示，葶芦湿疹方可有效减轻小鼠变应性接触性皮炎，下调小鼠血清中的细胞因子 IL-1、IL-2、IL-6、IFN-γ、粒细胞-巨噬细胞集落刺激因子（GM-CSF）浓度，增加细胞因子 IL-4、TNF-α。提示疗效机制可能与调节细胞因子合成，改善机体对各种湿疹诱因的反应等有关。

杨凡等应用蛇黄乳膏（苦参、蛇床子等）干预 2，4-二硝基氟苯（DNFB）诱导的湿疹小鼠模型。结果，与正常组相比，模型组表皮肥厚，角化过度，真皮层伴炎细胞浸润，存在慢性湿疹病理表现，蛇黄乳膏组和艾洛松组湿疹样病理表现得到改善。与正常组相比，模型组小鼠血清 IFN-γ 含量较高（$P<0.05$），IL-4 含量较低（$P<0.05$）；与模型组相比，蛇黄乳膏组和艾洛松组 IFN-γ 含量均降低（$P<0.05$），IL-4 含量均升高（$P<0.05$）。与正常组相比，模型组小鼠皮损组织中间丝聚合蛋白（FLG）、Caspase-14 蛋白和 mRNA 表达量均较低（$P<0.05$）；与模型组相比，蛇黄乳膏组和艾洛松组表现相似，皮损组织 FLG、Caspase-14 蛋白和 mRNA 表达量均上调（$P<0.05$）。表明蛇黄乳膏可能通过调节 IFN-γ、IL-4，从而改善皮肤屏障 FLG、Caspase-14 表达，发挥抗湿疹功效。

（撰稿：罗楹 周蜜　审阅：陈红风）

【黄褐斑的治疗及实验研究】

陈曦等挖掘《普济方》外用药治疗黄褐斑方剂的组方用药规律，结果筛选出符合纳入标准的方剂共 49 条，其中共涉及 104 味中药，用药以杏仁、茯苓、白芷为主，药性多为辛、温，归肺、脾、大肠经。支持度≥4 的中药药对组合为 11 对；基本辨病处方：白芷、藁本、防风、茯苓、杏仁、细辛、川芎、白附子、商陆。无监督熵聚类分析得到 3 首治疗黄褐斑的新处方组合，分别适宜风邪入络，侵犯气血之证（茯苓、杏仁、甘松、防风）；风寒乘袭，痰瘀互结之证（白芷、细辛、木兰皮、杜衡）；风痰结聚证（白附子、藁本、旋覆花、牛膝）。研究表明，《普济方》治疗多从祛风解表、滋润肌肤、活血化瘀入手，尤重视祛风法，为临床治疗提供参考。

杨波涛等总结杨柳的治疗经验。认为黄褐斑多责之于肝、脾、肾三脏失调，病机为血瘀、虚。提出以五脏五色与五行相生、相克关系的理论来探讨中药“色象”的治疗学原理，采用白色类药物治疗黄褐斑等色素增加的皮肤病，如白芷、白附子、白茯苓、白蔹、白及、白僵蚕等。

穆志娟介绍张池金的治疗经验。制定疏肝理气、益肾填精、养血健脾之法，自拟祛斑养颜汤（柴胡、赤芍药、当归、丹参、桃仁、红花等）加减治疗黄褐斑，颇有疗效。

邓梦琪等总结丁慧的治疗经验。认为岭南地区女性黄褐斑的发生主要与“肝”“脾”两脏有关，且女子以血为本，黄褐斑的发病与月经有着密切关系。其根据月经周期不同时期阴阳、气血的变化规律结合本病病机特点进行分期治疗，以调理肾-天癸-冲任-胞宫轴功能。岭南地区女性患者多为肝郁脾虚证型，方用加味逍遥散（柴胡、当归、芍药、薄荷、茯苓、生姜等，加之温阳之品如小茴香、肉桂等），并在遵循妇女月经周期分期的基础上加减。针灸治疗则以关元、气海、三阴交为主穴，根据“循周治疗，分期选穴”为原则，采用周期序贯疗法，配以科学日常面部护理，临床疗效显著。

徐佳等总结陈彤云的治疗经验，认为气血亏虚、气机逆乱、寒凝血涩、瘀阻脉络是本病关键病机，提出从血论治，临证通过治血四法，即健脾益气以生血（方用补中益气汤加减）、安神补心以养血（酸枣仁汤合归脾汤加减）、滋补肝肾以生血（六味地黄丸合左归丸加减），疏肝理气以理血（逍遥散加减）、宣肺降逆以调血(麻黄附子细辛汤合二陈汤加减),温经散寒以温血(当归四逆汤加减)、温补脾肾以温血(右归丸、附子理中丸加减),化瘀通络以活血(用通窍活血汤加减)进行治疗。

张金芳等总结田淑霄的治疗经验。提出从肝论治,涉及脾肾,强调三脏功能失调导致的气血瘀滞是本病病机关键。认为女子属阴,以血为本,治斑不离血,在使用行气活血、化瘀消斑中药的基础上加用麻黄,认为麻黄辛散温通,入肺经,功能宣泄气机、调血脉。

周渐云等将114例患者随机分为两组各57例,对照组单纯外用氢醌乳膏,治疗组在对照组外用基础上,联合中药消斑饮(菟丝子、山药、熟地黄、枸杞子、当归、桃仁等)口服。经治8周,治疗组皮损面积评分、颜色评分和总评分均明显低于对照组(均 $P<0.05$),全血低切黏度、全血高切黏度和血浆黏度明显低于对照组(均 $P<0.05$),血清VEGF水平明显高于对照组($P<0.05$);治疗组总有效率89.5%(51/57)优于对照组73.7%(42/57)($P<0.05$)。

金玉等研究疏肝消斑汤(柴胡、白芍药、丹参、当归、香附、藁本等)联合YAG激光治疗女性黄褐斑的临床疗效及对超氧化物歧化酶(SOD)、丙二醛(MDA)水平的影响。将130例患者随机分为两组,对照组58例采用YAG激光治疗,观察组60例采用疏肝消斑方联合YAG激光治疗,治疗20周。结果,观察组有效率95.0%(57/60),对照组81.0%(47/58)($P<0.05$);观察组皮损面积、皮损颜色及总积分均低于对照组,观察组总分下降指数多于对照组($P<0.01$);观察组DLQI、SDS、SAS和肝郁气滞证评分均低于对照组($P<0.01$);两组SOD水平升高,MDA水平下降($P<0.01$),且观察组均优于对照组(均 $P<0.01$)。

罗茜等研究当归芍药散(芍药、茯苓、白术、熟地黄、泽泻、当归等)治疗血虚湿盛型女性黄褐斑疗效及对性激素水平的影响。将156例患者随机分为两组各78例,对照组予还原型谷胱甘肽片、维生素C片、维生素E软胶囊等常规治疗,观察组在此基础上辅以当归芍药散加减,治疗12周。结果,观察组总有效率89.7%(70/78),对照组43.6%(34/78)($P<0.05$);观察组MASI指数明显低于对照组($P<0.05$);观察组治疗后血清T水平明显高于对照组,E_2、FSH、LH水平明显低于对照组(均 $P<0.05$)。

李温如等探讨疏肝补肾法对女性肝郁肾虚型黄褐斑患者氧化应激的影响。将70例患者随机分为两组各35例,中药组采用疏肝补肾汤加减(柴胡、当归、炒枳壳、炒白芍、川芎、牡丹皮等),成药组予六味地黄丸、红花逍遥胶囊;4周为1个疗程,连续治疗3个疗程。结果,两组患者血清SOD、总巯基(-SH)含量较治疗前明显升高,MDA含量显著降低(均 $P<0.05$),且中药组改善较成药组明显(均 $P<0.05$)。

郭岱炯等探讨丹白提取物(丹参、白芷、白附子、茯苓、白鲜皮、白及等)对紫外线照射引起的黄褐斑模型小鼠皮肤、肝脏中SOD活力、MDA含量及皮肤组织结构变化的影响。用肌注黄体酮及辅助紫外线照射法建立黄褐斑小鼠模型,丹白提取物高(10.0 g/Kg)、中(5.0 g/Kg)、低(2.5 g/Kg) 3个浓度,连续灌胃30 d,分别用SOD试剂盒和MDA试剂盒测试丹白提取物对小鼠皮肤和肝脏中SOD和MDA的影响。结果,与空白组比较,模型组小鼠皮肤及肝脏SOD活性明显降低($P<0.05$),MDA含量增加($P<0.05$);与模型组比较,丹白提取物高、中剂量组和维生素C组小鼠的皮肤及肝脏SOD活性明显升高($P<0.05$),MDA含量则明显降低($P<0.05$)。表明丹白提取物可通过提高黄褐斑模型小鼠皮肤和肝脏SOD活性,降低模型小鼠皮肤和肝脏MDA含量,改善模型小鼠皮肤病理变化。

(撰稿:罗月 周蜜 审阅:陈红风)

【荨麻疹的治疗及实验研究】

宋宗诣等认为玄府开阖失司与慢性荨麻疹发病息息相关,玄府"开泄不闭"致使慢性荨麻疹多以夜间至凌晨期间发作多见;玄府"闭塞不通"则正气相搏结于肌表腠理则发生风团、瘙痒，而组方思路符合“通玄府”“固玄府”的当归饮子(当归、川芎、白芍药、生地黄、制首乌、黄芪等)可以治疗慢性荨麻疹，也验证了玄府理论在慢性荨麻疹发病的作用。

杨贤平等总结禤国维的临证经验。禤老认为素体禀赋不足，卫外不固，外感六淫邪气，或七情内伤、饮食不洁，导致脏腑气血功能失调而发病，自拟皮肤解毒汤(乌梅、莪术、土茯苓、紫草、苏叶、防风等)治疗。此外禤老还常用乌梅和五味子药对加入玉屏风散和麦味地黄丸治疗用于敛阴生津、益气滋肾，用于抑制瘙痒，取得较好的疗效。

唐可等基于“少阴有余”理论，从《内经》“少阴有余，病皮痹瘾疹”角度出发，归纳历代医家对该理论的阐释，总结为少阴君火有余，则食卫气，灼心阴，故发为瘾疹，而子夜之时，卫阳处于一天之中最内敛的时期，此时君火与卫阳力量之差最为悬殊，故最易发病。

张国鹏等基于处方数据分析中药治疗慢性荨麻疹的组方用药规律，结果共纳入 120 首处方，涉及 206 味中药，得到使用频次≥6 次的常用中药 64 味，最常用的前 10 位中药为甘草、防风、当归、黄芪、蝉蜕、荆芥、白芍药、白鲜皮、白术、桂枝；应用最多为补益药、解表药、清热药，其次是利水渗湿药、平肝熄风药、活血化瘀药；药性寒、温并重，药味以辛、苦、甘为主，主要入肝、肺、脾胃、心经。获新方核心组合 16 个，以及治疗慢性荨麻疹新处方 8 首。

马颖等基于网络药理学分析防风-乌梅药对治疗荨麻疹的作用机制，从防风-乌梅药对中筛选得到槲皮素、山柰酚、汉黄芩素、欧前胡素、升麻素等 16 个活性成分，作用于 IL-6、TNF、SRC、EGFR、IL-8、PTGS2 等 62 个荨麻疹相关靶点，调控 TNF 信号通路、PI3K/Akt 信号通路、NF-B 信号通路、低氧诱导因子 1 信号通路、NOD 样受体信号通路等 8 条信号通路，参与调节炎症反应、肽-酪氨酸磷酸化、蛋白质分解代谢等生物过程，充分揭示了防风-乌梅药对多成分、多靶点、多通路治疗荨麻疹的科学内涵。

胡惠清等观察加味荆防方(荆芥、防风、蝉蜕、金银花、牛蒡子、薄荷等)联合盐酸西替利嗪片对风热型慢性荨麻疹的治疗效果，以及对患者外周血 IFN-γ、IL-4 水平和 Treg 细胞、Th17 细胞比例的影响。将 80 例患者随机分为两组各 40 例，对照组(最终纳入 36 例)予口服盐酸西替利嗪片，治疗组(最终纳入 37 例)在对照组基础上口服加味荆防方。经治 30 d，治疗组有效率 83.8%(31/37)，优于对照组 58.3%(21/36)；治疗组血清 IL-4 水平较治疗前显著降低($P<0.05$)，血清 IFN-γ 水平显著提高($P<0.05$)，对照组治疗前后指标差异均无统计学意义(均 $P>0.05$)；治疗组外周血 CD_4^+ T 细胞中 Th17 细胞的比例较治疗前显著降低($P<0.05$)，Treg 细胞的比例较治疗前显著增加($P<0.05$)。

简峰等将 60 例慢性荨麻疹患者随机分为两组各 30 例，对照组予枸地氯雷他定片口服，治疗组在此基础上予灭荨汤联合自血疗法治疗，均治疗 4 周。结果，两组瘙痒程度、风团数量、风团大小、持续时间积分及血清组胺、IL-4、IgE 水平均显著低于治疗前(均 $P<0.05$)，且观察组上述指标水平均显著低于对照组(均 $P<0.05$)；观察组总有效率 93.3%(28/30)，对照组 77.7%(23/30)($P<0.05$)，观察组临床复发率 12.5%(2/16)，对照组 55.6%(5/9)($P<0.05$)。

龙声志等研究加味过敏煎(银柴胡、乌梅、防风、五味子、甘草、蝉蜕等)对荨麻疹小鼠皮肤肥大细胞脱颗粒的影响。将 60 只 BALB/c 小鼠随机分为空白组、单纯 IgE 组、模型组、过敏煎($10.27\ g \cdot kg^{-1} \cdot d^{-1}$灌胃)组、加味过敏煎($14.39\ g \cdot kg^{-1} \cdot d^{-1}$灌胃)组、氯雷他定组，10 只/组。模型组、空白组及单纯 IgE 组给予等体积生理盐水灌胃，连续治疗 7 d。第 6 d 给药后除空白组外其余各组予尾静脉注射抗 DNP IgE 单克隆抗体 0.5 ml，次日除空白组和单纯 IEg 组外其余各组小鼠耳部涂抹 2，4-二硝基氟苯 50 μl 激发建立荨麻疹动物模型。第 8 d 检测各组小鼠皮肤肥大细胞脱颗粒情况及蛋白酶激活受体 2(PAR-2) mRNA 表达和血清组胺浓度。结果，显微镜下观察，空白组与单纯 IgE 组未见明显肥大细胞脱颗粒，模型组肥大细胞脱颗粒明显，各给药组肥大细胞脱颗粒数均较模型组低，加味过敏煎组脱颗粒数相对较少。与空白组、单纯 IgE 组比较，模型组肥大细胞脱颗粒数、PAR-2 mRNA 及组胺表达明显增加（$P<0.05$，$P<0.01$）；与模型组比较，加味过敏煎组肥大细胞脱颗粒数、PAR-2mRNA 及组胺表达均明显降低（$P<0.01$），且均低于过敏煎组与氯雷他定组（$P<0.05$，$P<0.01$）。提示加味过敏煎可能通过下调皮肤 PAR-2mRNA 表达，降低血清组胺释放，进而抑制皮肤肥大细胞脱颗粒，稳定肥大细胞，以达到防治荨麻疹的作用。

（撰稿：朱圣杰 周蜜　审阅：陈红风）

【银屑病的治疗及实验研究】

1. 治疗研究

张媛凤等总结张冰从热毒、血瘀、风燥毒论治银屑病的经验。认为“毒”邪贯穿银屑病发生发展的各个环节，提出治疗关键在于把握疾病的发展阶段，运用“清、行、润”三法辨证治疗。清法即清三焦之毒，行法即行肝气、行肝血、行血脉，润法即润阴液、润血。治疗常用一花一草（凌霄花、紫草）、两组对药（丹参-牡丹皮，赤芍药-白芍药）、以皮治皮的方法，注意药物警戒和特殊人群用药，为寻常型银屑病的中医治疗提供了有益的思路。

刘晓洁等运用皮肤镜动态观察银屑病治疗前后血管变化与皮损变化的相关性。选取 24 例临床持续治疗的寻常性银屑病患者于治疗 0、1、2、3、4、6 周使用皮肤镜进行皮损处血管变化的动态连续性观察，结果显示，银屑病皮损在 0～4 周有效治疗后皮损评分（TLS）下降，皮损处血管球直径缩小，血管往正常回归，4～6 周皮损加重，TLS 评分增加，皮损处血管球直径变大，血管扩张加重；银屑病皮损 TLS 评分与血管球直径随时间变化的变化趋势一致；银屑病皮损 TLS 下降率（I1）与血管球直径下降率（I2）随时间变化的变化趋势呈正相关性。

徐胜东等将 90 例血热型点滴状银屑病患者随机分为 3 组，治疗组予翘根犀角地黄汤（连翘 15 g，山豆根 10 g，水牛角浓缩粉 30 g，生地黄 20 g，牡丹皮 20 g，赤芍药 20 g），对照组 A 予犀角地黄汤（水牛角浓缩粉 30 g，生地黄 20 g，牡丹皮 20 g，赤芍 20 g），对照组 B 予罗红霉素，连续用药 2 周。结果，治疗组痊愈率 80.0%（24/30），有效率为 93.3%（28/30），优于对照组 A 的 50.0%（15/30）、76.7%（23/30），对照组 B 的 46.7%（14/30）、73.3%（22/30）（均 $P<0.05$）；3 组 PASI 积分均优于治疗前（均 $P<0.05$），且治疗组优于两对照组（均 $P<0.05$）。

贾绍燕等将 46 例血热型银屑病患者随机分为两组，治疗组 30 例采用楮芍凉血汤加减（白芍药、楮桃叶、金银花、连翘、黄芩、黄连等）治疗，对照组 16 例（后脱落 1 例）予以安慰剂。经治 6 周，治疗组总有效率 83.3%（25/30），对照组 46.6%（7/15）（$P<0.05$）；两组治疗前后银屑病面积与严重性指数（PASI 评分）以及中医症状改善情况比较，治疗组均优于对照组（$P<0.01$）。

刘佳等将 56 例血热型银屑病患者随机分为两组各 28 例，对照组予阿维 A 胶囊，观察组在对照组的基础上联合使用银屑病 1 号方（生地黄、玄参、生石膏、知母、牛蒡子、荆芥等）进行治疗。经治 1 个月，观察组 PASI 评分、瘙痒程度评分改善情况均优于对照组（$P<0.05$）。

王文欢等观察凉血消风汤（水牛角、生地黄、玄参、白芍药、生石膏、知母等）对患者外周血中去乙酰化酶 SIRT3、SIRT5 表达的影响。收集初发血热型寻常性银屑病患者 16 例，分别于治疗前后 4 周空腹取外周静脉血，并建立正常对照组。结果，与正常人相比，银屑病患者外周血单个核细胞（PBMCs）中 SIRT3 的蛋白表达下降，SIRT5 的蛋白表达增加；经凉血消风汤治疗后，SIRT3 的蛋白表达明显增高，SIRT5 的蛋白及 MRNA 表达明显下调。

王亚翠等观察凉血消风汤（生地黄、白茅根、玄参、金银花、生石膏、知母等）对 HaCaT 细胞 NF-κB 信号通路表达的影响。结果与空白组比较，凉血消风汤组 NF-κB 通路相关蛋白的基因和蛋白表达水平均下调($P<0.05$)。

2. 实验研究

郭简宁等观察逍遥散对咪喹莫特诱导的银屑病样小鼠模型皮损及抑郁神经递质的干预作用。将36只BALB/c雄性小鼠,背部备皮后,随机分为空白对照组,模型组,甲氨蝶呤组和逍遥散高、中、低剂量组(7.58、3.79、1.89 kg/L),6只/组,除对照组外,其余各组小鼠均用5%咪喹莫特乳膏背部涂抹诱导银屑病样皮损。结果表明,逍遥散可以改善咪喹莫特诱导的银屑病样小鼠皮损,并改善其抑郁行为学,上调抑郁症相关单胺类神经递质的表达水平;咪喹莫特诱导的银屑病样小鼠皮损与抑郁相关神经递质的表达呈负相关,其抑郁程度随银屑病皮损的加重而加重。

李锘等观察清热凉血方(蛇莓、白英、土茯苓、白花蛇舌草、生地黄、牡丹皮等)对IMQ诱导银屑病小鼠模型IL-17A、IL-10的影响及miR-210激动剂的干预作用。将24只BALB/c雌性小鼠随机分为正常组、模型组、清热凉血方组和miR-210激动剂(AgomiR-210)组。结果,与模型组比较,清热凉血方可明显降低小鼠皮损和脾脏中IL-17A mRNA表达及外周血中IL-17A的分泌水平,增加脾脏中IL-10 mRNA表达和外周血中IL-10的分泌水平,差异有统计学意义($P<0.05$);AgomiR-210可显著拮抗清热凉血方对IL-17A及IL-10的影响($P<0.05$)。各组小鼠皮损中IL-10 mRNA表达水平差异无统计学意义($P>0.05$)。

安月鹏等观察蜈蚣败毒饮(蜈蚣、乌梢蛇、土茯苓、鬼箭羽、紫草、甘草)对转基因银屑病模型小鼠皮损指数MPASI及皮损中IL-17和IL-23蛋白表达的影响。将小鼠随机分为生理盐水空白对照组,甲氨蝶呤组,蜈蚣败毒饮低、中、高剂量组(1.48、2.97、5.94 g/ml),分别行药物灌胃。结果,蜈蚣败毒饮高剂量组和甲氨蝶呤组MPASI变化值最为明显($P<0.05$),同时与其他各组相比较,上述两组具有显著的降低皮损中IL-17和IL-23蛋白含量的作用($P<0.05$),且△MPASI与IL-17蛋白含量、△MPASI与IL-23蛋白含量均呈现出线性负相关性。显示皮损中IL-17、IL-23蛋白含量与△MPASI呈现出一种负相关的状态。表明蜈蚣败毒饮可以有效改善银屑病小鼠皮损,机制可能与降低Th17细胞通路相关蛋白在银屑病皮损中的表达有关。安氏等又应用蛋白质组学技术筛选与分析蜈蚣败毒饮干预转基因银屑病模型小鼠皮肤损伤的差异蛋白。结果,共筛选出蛋白质总数6 092个,通过聚类分析筛选出上调蛋白456个,下调蛋白172个,综合分析出特异性交叉蛋白4个。表明重组人蝶呤甲醇胺脱水酶1、线粒体核糖体蛋白L34、锌指蛋白488和N-乙酰基化α-酸性二肽酶4个蛋白可能通过调控相关细胞的增殖和分化,影响微血管功能,在蜈蚣败毒饮干预银屑病模型小鼠皮肤损伤中发挥重要作用。

李宁飞等观察活血解毒方(当归、莪术、丹参、鸡血藤、白花蛇舌草、拳参等组成)对咪喹莫特诱导的银屑病样小鼠模型血管增殖以及炎症因子的干预作用。将BALB/c雄性小鼠55只,随机分为正常对照组、模型组、活血解毒方组、活血方(当归、莪术、丹参、鸡血藤、桃仁、玄参等)组和甲氨蝶呤组,11只/组。正常对照组和模型组予以等量纯净水灌胃。于第7 d观察小鼠皮损变化情况后进行处死,取皮肤组织进行检测。HE染色结果显示,活血解毒方组皮损表皮增生较模型组少,角化不全的细胞明显减少;表皮厚度降低($P<0.001$);活血解毒方组PCNA、CD3阳性表达远低于模型组($P<0.001$);活血解毒方MVD明显低于模型组($P<0.05$);活血解毒方组IL-17、IL-23的mRNA表达水平均低于模型组($P<0.05$)。

史勇等观察消银汤(黄芪、生地黄、牡丹皮、赤芍药、半枝莲、白花蛇舌草等)对银屑病小鼠增殖细胞核抗原(PCNA)、血管内皮生长因子(VEGF)和血小板内皮细胞黏附分子(CD_{31})的影响。将BALB/c雌性小鼠50只,随机分为对照组,模型组,消银汤高、中、低剂量组(17.3、34.5、69.0 g/kg,2次/d,连续14 d),10只/组。HE染色结果显示,与对照组比较，模型组小鼠皮肤表皮明显增厚，消银汤各剂量组小鼠皮肤表皮略增厚；模型组小鼠血液及皮肤组织中 PCNA、VEGF 和 CD_{31} 的 mRNA 水平及蛋白的阳性表达强度均显著升高，差异有统计学意义（$P<0.05$）；与模型组比较，消银汤组小鼠皮肤组织中 PCNA、VEGF 和 CD_{31} 的 mRNA 水平及蛋白的阳性表达强度均明显降低有统计学意义（$P<0.05$）。

刘正荣等观察清肝凉血解毒汤（紫草、赤芍药、生地黄、牡丹皮、白花蛇舌草、土茯苓等）对咪喹莫特诱导小鼠银屑病样模型皮损的干预作用。研究发现，清肝凉血解毒汤可通过下调 NK-1R、NPY、CGRP 的表达水平改善小鼠银屑病样皮损，降低表皮细胞的异常增殖、减轻炎症细胞的浸润，减少皮肤中 $CD_{11}c$+树突状细胞数量，下调 IL-1β、IL-12、IL-23 细胞因子的表达水平，从而有效改善小鼠银屑病样皮损。

（撰稿：丁晓杰　周蜜　审阅：陈红风）

【混合痔的治疗】

吴本升等将 60 例混合痔外剥内扎术后患者随机分为两组各 30 例，对照组予坐浴方熏洗（土茯苓、鱼腥草、蛇床子、马齿苋、黄柏、苦参各 20 g，芒硝、生大黄 10 g，煎至 250 ml，兑 2 000 ml 温水，1 次/d，10～15 min/次），后换药常规使用凡士林纱条填塞创面，1 次/d。治疗组熏洗后予紫黄生肌膏（紫草 15 g，大黄 10 g，白芷 15 g，当归身 30 g，冰片 6 g，血竭 12 g，珍珠粉 6 g，甘草 30 g，白蜡 60 g，麻油 500 g 组成）换药，1 次/d。两组均换药至疮面愈合。结果，术后一个月痊愈率治疗组 76.7%(23/30)，对照组 43.3%(13/30)（$P<0.05$）；术后第 7、14 d 创面水肿评分、渗液评分、肉芽生长评分比较，治疗组均较对照组降低（均 $P<0.05$）。

宋成昆等将 72 例混合痔患者随机分为两组各 36 例，均行内扎外剥术。湿热熨法组术后使用促愈熏洗方（当归 15 g，虎杖 30 g，蒲公英 30 g，五倍子 15 g，苦参 30 g），浓煎至 125 ml/包，药渣烘干保存为饮片包。换药前饮片包入锅内蒸至 70 ℃。促愈熏洗方药液 1 包加热，浸泡敷料沥干至不滴水，敷在手术创面上，饮片包放在敷料上，辅以按揉手法。常规组使用熏洗坐浴法（1 包药液兑温水 4 000 ml，温度调至 45 ℃，熏蒸 5 min 后，再将温度调整至 40 ℃，坐浴 5 min）。两组均 2 次/d，15 min/次，治疗 10 d。结果，术后第 7、10 d，湿热熨法组疼痛积分、出血积分、水肿积分、渗出情况低于常规组（$P<0.05$）；湿热熨法组术后愈合天数短于常规组（$P<0.01$）。

石佳勇等将混合痔患者随机分为两组各 30 例，均采用混合痔外剥内扎术。术后试验组用消炎膏均匀涂抹于创面，再以干纱条引流换药；对照组用凡士林纱布外盖引流换药。结果，试验组术后第 4、6 d 创面疼痛评分、创面出血评分低于对照组术后同期（$P<0.05$）；试验组术后第 6、12 d 创面表皮生长率较对照组高（$P<0.05$）。

叶小明等将行外剥内扎术的混合痔患者 102 例随机分为两组各 51 例，对照组术后予 1∶5 000 高锰酸钾溶液熏洗。观察组予中医熏洗方（茯苓皮、萆薢、金银花各 20 g，红花、醋莪术、苏木、冰片、甘草各 10 g，黄柏、白蔹各 15 g）煎至 250 ml/袋，兑 2 000 ml 温水。两组均熏洗 10～15 min/次，1 次/d。熏洗后进行常规换药，1 次/d。经治 14 d，观察组临床总有效率 92.2%(47/51) 高于对照组 86.3%(44/51)（$P<0.05$）；VAS 疼痛评分观察组（1.09±0.46）低于对照组（2.43±0.53）（$P<0.05$）。

刘洁等将 110 例混合痔行外剥内扎术患者随机分为两组各 55 例，对照组术后采用普济痔疮栓治疗，观察组在其基础上联合中药（蒲公英、虎杖、红藤、黄柏、苦参、蛇床子、五倍子等）熏洗坐浴治疗。45 ℃，熏蒸 10 min，再设置 40 ℃，坐浴 10 min，2 次/d。均治疗 14 d。结果，观察组总有效率 96.4%(53/55)，对照组 83.6%(46/55)（$P<0.05$）；两组 VAS 评分较治疗前均降低，且观察组低于对照组（$P<0.05$）。观察组的创面愈合时间为短于对照组。

汪海敏等将 70 例混合痔行内扎外剥法术术后

切口水肿患者随机分为两组各35例，观察组术后采用加味苦参汤（黄柏、地肤子、野菊花、苦参、金银花、石菖蒲等）40～45 ℃坐浴；对照组予高锰酸钾（1∶5 000）39～41 ℃坐浴。两组均2次/d，20 min/次，治疗7 d。结果，伤口水肿改善总有效率观察组94.3%（33/35）优于对照组77.1%（27/35）（$P<0.05$）。

张锦等将160例混合痔患者随机分为两组各80例，对照组予以痔上黏膜吻合术（TST）治疗，观察组在TST术后加服芍药甘草汤（赤芍药、白芍药、连翘、川牛膝、金银花、蛇舌草等，2次/d，连用5 d）。随访6个月，观察组总有效率92.5%（74/80），对照组81.3%（65/80）（$P<0.05$）。肛肠动力学方面，最大收缩压（MSP）、静息压（ARP）、肛管高压区长度（HPZ）两组治疗后均高于治疗前，且观察组较对照组MSP、ARP、HPZ高（$P<0.05$）。

李华娟等将100例行混合痔外剥内扎术且术后于手术创缘注射亚甲蓝混合液12 ml的患者随机分为两组各50例，治疗组术后应用中药痔瘘祛毒熏洗剂（苦参、生大黄、五倍子、野菊花、两面针、地肤子等组成）兑至600 ml坐浴，对照组应用温水600 ml坐浴，水温30 ℃，10 min/次，1次/d。结果，术后治疗组NRS疼痛评分第1、2、3 d均低于对照组（$P<0.01$）；治疗组（5例）术后追加止痛药物人数较对照组（11例）少，组间比较（$P<0.01$）。

（撰稿：孟畑　审阅：李斌）

【肛瘘的治疗及实验研究】

1. 高位复杂性肛瘘

闫秋芳等治疗高位复杂性肛瘘，治疗组68例采用虚实挂线术治疗（右手持弯钳顺主管道探查至内口顶端，左手引4股10号丝线探入肛内，以弯钳钳夹丝线挂线并结扎，挂线松紧度依组织厚度决定。以外口为中心梭形切开以利引流。根据瘘管长度，每隔1.5 cm行小切口切开，深度达瘘管，用刮匙搔刮瘘管壁，相邻切口及支管间以3股10号丝线挂浮线引流）。对照组68例采用传统切开挂线术治疗，术后两组均常规使用抗生素6 d，术后第2 d开始以中药熏洗坐浴，2次/d，10～15 min/次。结果，治疗组术后疼痛评分低于对照组（$P<0.05$）；住院时间较对照组短（$P<0.05$）；创面愈合时间较对照组短（$P<0.05$）。

张博将94例高位复杂肛瘘术后患者随机分为两组各47例，对照组予康复新液纱条外敷治疗，换药1次/d，观察组予祛腐生肌法治疗，初期应用生肌玉红膏纱条（白芷、轻粉、血竭、甘草、当归、紫草各12 g，麻油500 g组成，白蜡适量），腐肉脱离、创面有新鲜肉芽组织生成后，改用生肌红粉膏（15%生肌玉红膏，加入200目红粉），换药1次/d，均持续用药1个月。结果，观察组痊愈率93.6%（44/47），对照组74.5%（35/47）（$P<0.05$）；创面愈合时间、腐肉脱落时间较对照组短（$P<0.05$）。

李永海等治疗60例高位括约肌间肛瘘患者随机分为两组各30例，试验组采取虚实结合挂线法，对照组予低位切开高位旷置法，术后均使用抗生素预防感染，每日晨起使用复方黄柏液坐浴并换药1次。治疗过程中，治疗组脱落1例，对照组脱落2例。术后2个月进行评估，试验组总治愈率96.6%（28/29），高于对照组78.6%（22/28）（$P<0.05$）。

2. 低位肛瘘

沈艺等将70例低位肛瘘术后患者随机分为两组各35例，对照组1∶5 000高锰酸钾溶液熏洗1次/d，治疗组在对照组基础上加服祛毒消肿汤（煅牡蛎、黄芪、白术、黄柏、泽泻、当归等）。连续治疗14 d，治疗组创面愈合率高于对照组（$P<0.05$）；治疗组疼痛评分、创面水肿评分、肛门功能评分均较对照组低（均$P<0.05$）；治疗组创面完全愈合时间缩短（$P<0.05$）。

卫才齐治疗低位肛瘘术后患者，对照组30例予高锰酸钾溶液熏洗治疗（15 min/次，2次/d），观察组30例在此基础上联合祛毒消肿汤坐浴（板蓝根、赤芍药、虎杖各20 g，野菊花、马齿苋、丹参、薏苡仁、苦参、黄连各 15 g，先熏 5 min，降温至 40 ℃坐浴 15 min，2 次/d）。经治 14 d，观察组肛门功能评分较对照组低（$P<0.05$）；观察组总有效率 100%、对照组 83.33%(25/30)（$P<0.05$）。

葛巍等将 80 例低位单纯性肛瘘术后患者随机分为两组各 40 例，所有患者术后均使用敏感抗生素静滴 2 d，观察组予加味平胬膏纱条（乌梅肉 90 g，月石 90 g，扫盆 30 g，冰片 18 g，黄芪 120 g，当归尾 90 g，丹参 120 g，黄连 90 g，黄柏 90 g）贴敷创面，对照组予 0.1%乳酸依沙吖啶纱条贴敷创面，1 次/d。经治 14 d，观察组创面愈合率优于对照组（$P<0.05$）；观察组肉芽组织的 EGF、bFGF 表达较对照组提升明显（均 $P<0.05$）。

3. 其他

唐剑将 120 例复发肛瘘患者随机分为两组各 60 例，均行括约肌间瘘管结扎术治疗，术后换药 1 次/d；对照组予凡士林纱布外敷，观察组采用生肌玉红膏外敷（虫白蜡、白芷、当归、血竭、轻粉、紫草、甘草）。经治 3 周，观察组总有效率 98.3%(59/60)，对照组 88.3%(53/60)（$P<0.05$）。

蒋荣伟将 90 例糖尿病肛瘘患者随机分为两组各 45 例，均行肛瘘切开术治疗，术后对照组予静滴抗生素、创面覆盖雷佛奴尔纱条治疗，观察组加服黄芪汤（黄芪、党参、赤芍药、生地黄、升麻、麦门冬等）。经治 14 d，观察组总有效率 95.6%(43/45)，对照组 75.6%(34/45)（$P<0.05$）；观察组创面愈合时间相较于对照组缩短（$P<0.05$）。

邓辉等将 30 例不确定性肠炎并发肛瘘的患者随机分为 3 组各 10 例，均行肛瘘切扩挂线术后，治疗组外用美洲大蠊提取液保留灌肠，阳性对照组外用结肠宁保留灌肠，空白对照组予以生理盐水安慰灌肠，15 d 为 1 个疗程。经治 4 个疗程，术后创面大小依次为：治疗组＜阳性对照组＜空白对照组。

谢昌营等将 64 只 SD 大鼠随机分为四组，于大鼠颈后切割直径 1.8 cm 圆形创口，止血后创面加粪液 1 ml，油纱、敷料固定 48 h，以创口有脓性分泌物、有粪臭者为肛瘘造模成功标准。正常组大鼠造成背部肌层创伤后不敷以粪便，模型组大鼠造模成功后不给予任何药物涂抹，肛门洗剂组大鼠给予肛门洗剂药液擦洗创面（五倍子 60 g，苦参 60 g，明矾 20 g，朴硝 20 g，桑寄生 20 g，荆芥 20 g，黄柏 20 g，白及 20 g，月石 20 g，百部 20 g，使用时按 1∶4 稀释），阳性对照组给予高锰酸钾溶液（1∶5 000）擦洗创面，2 次/d，各组大鼠均连续干预 14 d。结果，肛门洗剂组及阳性对照组创口愈合率较模型组高（$P<0.05$）；与模型组比较，肛门洗剂组及阳性对照组肉芽组织中 VEGF、HIF-1、PLGF 等血管相关生成因子表达升高，而 IL-1β、IL-2 等炎症因子表达降低（均 $P<0.05$）。

（撰稿：董兰蔚　吴晶晶　审阅：李斌）

【浆细胞性乳腺炎的治疗与研究】

王琼等总结唐汉钧的治疗经验，唐氏认为浆细胞性乳腺炎的 6 大诊断要点包括发病年龄、乳房基础情况、起病情况、乳房局部及全身症状、病理表现等，治疗上主张“外治看分期，诸法合用，灵活组合；内治从肝脾，急则清之，缓则运之”。因生黄芪有益气、托毒、补虚、活血、升阳等疗效，提出在瘘管期或腐去新生阶段，多选用黄芪益气健脾。

随影等将 70 例浆细胞性乳腺炎患者随机分为两组各 35 例，对照组予对症处理（乳房红肿明显者予芙蓉膏外敷，已化脓者予抽脓或切开排脓，有细菌感染表现者予抗生素静滴等），观察组在此基础上加服丹参化瘀汤（丹参、川芎、莪术、赤芍药、三棱、穿山甲等）。经治 6 个月，观察组总有效率 97.1%(34/35)，对照组 80.0%(28/35)（$P<0.05$）。

张治军等将 92 例浆细胞性乳腺炎患者随机分为两组各 46 例，对照组予抗生素（阿莫西林胶囊和左氧氟沙星）治疗，观察组予清肝解郁汤加减（陈皮、甘草、白芍药、栀子、川芎、茯苓等）治疗。经治 1 个月，观察组总有效率 95.7%(44/46)，对照组 69.6%(32/46)（$P<0.05$）；观察组胃肠道反应、药物性皮疹

及疼痛方面不良反应发生率6.5%(3/46),低于对照组26.1%(12/46)($P<0.05$);观察组TNF-α、IL-6等血清水平优于对照组($P<0.05$)。

李婷将60例浆细胞性乳腺炎患者分为两组各30例,均用乳管镜介入治疗(观察乳管内情况,并先后缓慢注入0.5%甲硝唑和地塞米松溶液,进行反复冲洗,待冲洗液清亮停止,乳头处涂红霉素眼膏,1次/周),观察组加丹栀逍遥散(白术、柴胡、当归、黄芪、茯苓、甘草等)加减及金黄膏隔日外敷治疗。经治6周,观察组愈显率86.7%(26/30),对照组50.0%(15/30)($P<0.05$);治疗后6个月,观察组复发率为15.4%低于对照组。

宁伟将200例非哺乳期乳腺炎患者随机分为两组各100例,均服乳痈方(蒲公英、瓜蒌、赤芍药、当归、金银花、茯苓等),观察组在此基础上联合外治法(郁乳期予芙蓉膏、蒲公英等药物外敷,3次/d,成脓期行脓肿穿刺抽出脓液,必要时切开应用九一丹、八二丹药线引流,再进行外敷;溃后期在脓液排出干净后用生肌散收口,外敷金黄膏或金黄散,患侧应用棉垫束紧促使其收口)。结果,观察组总有效率97.0%(97/100),对照组66.0%(66/100)($P<0.05$)。

聂铮将86例浆细胞性乳腺炎患者随机分为两组各43例,均行乳管切除术,术后对照组口服乙胺丁醇、利福平及异烟肼治疗,观察组在此基础上加用疏肝益气散结方(黄芪、连翘、柴胡、丹参、山慈姑、夏枯草等)治疗。经治28 d,观察组疼痛VAS评分、乳房肿块直径评分、乳房皮肤变化评分及和血清IgG、IgA水平均低于对照组($P<0.05$);SF-36量表中生理功能、情感功能、社交评分均高于对照组($P<0.05$)。随访6、12个月的复发率,观察组均低于对照组($P<0.05$)。赵丽萍将84例非哺乳期乳腺炎患者随机分为两组各42例,对照组予常规西药治疗,观察组联合消肿散结汤(瞿麦、蒲公英、生麦芽、金银花、土茯苓、熟地黄等)治疗。经治1个月,观察组总有效率90.5%(38/42),对照组71.4%(30/42)($P<0.05$);治疗后CD_3^+ T细胞、CD_8^+ T细胞水平高于对照组,$CD_{56}^+CD_{16}^+$ NK细胞、IgG、IgM及C3、C4、B因子水平低于对照组($P<0.05$)。

黄雅娟等将100例浆细胞性乳腺炎患者随机分为两组各50例,对照组采用手术疗法(对肿块内成脓者行引流术;对形成瘘管者,用探针引导剪开管道,清除变性、坏死的脂肪组织;对通向乳头孔的瘘管,探针深入内陷乳头处,从乳头孔出来后,切开乳头和皮肤,抓刮瘘管管壁,消除病变组织),观察组采用逍遥散(当归、赤芍药、川芎、柴胡、茯苓、三棱等)为主方。经治4周,观察组治疗有效率94.0%(47/50),对照组80.0%(40/50)($P<0.05$);观察组血清IL-6、TNF-α及乳腺组织IL-6、TNF-α水平均低于对照组($P<0.05$);观察组复发率明显低于对照组($P<0.05$)。

曹中伟等通过免疫组化法、实时定量PCR检测、Western blot技术检测50例浆细胞性乳腺炎患者组织中TNF-α、NF-KB、IL-6、P-JAK和P-STAT3表达水平。结果显示,与慢性期的患者相比,急性期与亚急性期的患者中TNF-α、NF-KB、IL-6、P-JAK和P-STAT3的表达水平增加($P<0.05$),且TNF-α与NF-KB染色呈显著正相关,$r=0.408$,$P=0.025$;IL-6与P-STAT3染色呈显著正相关,$r=0.411$,$P=0.020$。

(撰稿:仲芫沅　审阅:李斌)

【胆囊炎的治疗与研究】

吕美豫等总结王伟明的治疗经验,认为慢性胆囊炎患者多以肝郁脾虚为主,治疗以疏肝利胆,健脾和胃法为主。注重疏肝并养肝柔肝,善用三金(金钱草30 g,海金沙15 g,鸡内金12 g)疏利胆腑。同时注重健脾和胃,促进中焦气机的疏利,利于肝胆的疏泄,缓解症候。

张丽慧总结赵文霞的治疗经验。赵氏针对慢性胆囊炎长久不愈,导致胆汁反流性胃炎的形成,强调治疗总体目标为恢复脏腑生理功能,促进胆汁正常排泄、修复胃黏膜。从中医整体观念出发,辨证辨病相结合，审因论治，胆胃两腑同治，制定“利胆、降逆、护胃”治则，并将疏肝理气贯穿于治疗的始末。

刘丽萍等总结王邦才的治疗经验，提出慢性胆囊炎治疗以疏肝利胆，和降通腑为关键，以疏肝利胆，清热利湿为主，自拟四逆利胆汤加减（柴胡、炒白芍药、枳壳、茵陈、生栀子、金钱草等），颇有疗效。

陆艾阳子等通过纳入 26 个试验，共计 2 368 例患者。Meta 分析结果显示：大柴胡汤加减联合西药（头孢菌素类＋硝基咪唑类）对照单纯西药（头孢菌素类＋硝基咪唑类）治疗急性胆囊炎在临床总有效率方面有显著优势，$P<0.0001$；大柴胡汤加减＋西医常规治疗对照西医常规治疗治疗急性胆囊炎在临床总有效率方面有显著优势，$P<0.0001$。

李丽英等将 72 例急性胆囊炎（胆腑郁热证）患者随机分为两组各 36 例，对照组采用禁食水、胃肠减压、解痉镇痛、营养支持及抗感染等全身治疗，治疗组加用清利通腑汤（柴胡、大黄、芒硝、黄芩、枳实、延胡索等）。经治 7 d，治疗组总有效率 94.4%（34/36），对照组 80.6%（29/36）（$P<0.05$）。

洪帅将 124 例急性胆囊炎患者随机分为两组各 62 例，对照组采用腹腔镜手术治疗，术后常规性抗感染治疗；联合组术前 7 d 口服消炎利胆片。结果，联合组临床总有效率为 95.2%（59/62），对照组 82.3%（51/62）（$P<0.05$）；术后并发症发生率联合组 6.5%（4/62）较对照组 17.7%（11/62）降低（$P<0.05$）。

田承满等将 82 例慢性胆囊炎患者随机分为两组各 41 例。对照组予服茴三硫胶囊，试验组予通胆汤（旋覆花、红花、甘草、瓜蒌皮、丝瓜络、青皮等）联合茴三硫胶囊治疗。两组各有 1 例患者在入组后 1 个月内脱落，实际纳入统计共 80 例，40 例/组。经治 3 个月，试验组总有效率 95.0%（38/40），对照组 77.5%（31/40）（$P<0.05$）；两组腹部胀满、右上腹压痛、恶心嗳气、纳差等各项中医证候积分均较治疗前明显下降（$P<0.01$），且试验组下降更明显（$P<0.05$）。

娄静等纳入胆结石并慢性胆囊炎患者 130 例，对照组 65 例口服熊去氧胆酸＋甲硝唑片；观察组加用柴芍疏肝利胆排石汤（北柴胡、大黄、炙甘草、赤芍药、木香、郁金等）。经治 8 周，观察组白介素-6（IL-6）（34.52±7.71 ng/L）、肿瘤坏死因子-α（TNF-α）（0.65±0.26 μg/L）、超敏 C 反应蛋白（CRP）（11.87±3.28 mg/L）水平均低于对照组（42.74±9.84 ng/L）、（1.03±0.47 μg/L）、（17.05±5.92 mg/L）；胃动素（MTL）、胃泌素（MOT）、超氧化物歧化醇则高于对照组（均 $P<0.05$）。

顾瑞等将慢性胆囊炎（胆热脾寒证）患者分设观察组（65 例）与对照组（64 例），两组均予阿莫西林加曲匹布通，观察组加服柴胡桂枝干姜汤加味（北柴胡、桂枝、黄芩、栝楼根、生牡蛎、干姜等）治疗。经治 3 周，病例遗失与脱落 7 例，观察组总有效率 95.1%（58/61），对照组 80.3%（49/61）；观察组 MTL 高于对照组，血管活性肠肽（VIP）则低于对照组（$P<0.05$）。

赵天娇等将 98 例慢性胆囊炎患者随机分为两组各 49 例，对照组静滴头孢唑林钠，实验组再加用消炎利胆胶囊。经治 14 d，实验组的 CRP、IL-6、TNF-α 水平较对照组低（$P<0.05$）。

高扬等将 124 例结石性胆囊炎患者随机分为两组各 62 例。两组患者均行腹腔镜胆囊切除术，术后对照组患者常规行行胃肠减压、补液、禁食、胃肠外营养以及抗感染性治疗，观察组在此基础上使用加味大承气汤（大黄、乌药、厚朴、赤芍药、莱菔子等）。经治 28 d，观察组消化功能指标 MOT（174.70±9.13）ng/L、VIP（12.81±2.61）ng/L、生长抑素（SS）（14.22±2.60）ng/L，对照组 MOT（139.19±9.68）ng/L、VIP 值为（18.80±2.94）ng/L、SS 为（10.47±2.23）ng/L，两组各项差异有统计学意义（均 $P<0.05$）。

（撰稿：殷玉莲　审阅：李斌）

【深静脉血栓的治疗及实验研究】

1. 临床治疗

梁积杰等将 60 例深静脉血栓（DVT）患者随机

分为两组各30例，对照组予华法林钠片治疗（初始剂量2.5 mg/d，第4 d改为1.25 mg/d），观察组在此基础上加服鸡鸣散（槟榔、陈皮、木瓜、桔梗、紫苏叶、生姜等）。治疗14 d，观察组总有效率90.0%（27/30），对照组73.3%（22/30）（$P<0.05$）；观察组全血比高切黏度、全血比低切黏度、血浆比黏度均低于对照组（$P<0.05$）；两组病变血管血流速度、变血管狭窄程度均较治疗前改善（$P<0.05$），且观察组改善程度优于对照组（$P<0.05$）。

肖光辉等将32例DVT患者作为对照组，予低分子肝素钙注射液（5 000 U，脐周皮下注射）和尿激酶粉针剂（20万U，患肢足背浅静脉穿刺滴入）联用，注射1次/12 h，治疗组35例在此基础上加服活血祛湿通脉汤（苍术、黄柏、薏苡仁、土茯苓、牡丹皮、赤芍药等）。经治10 d，治疗组总有效率94.3%（33/35），对照组81.3%（26/32）（$P<0.05$）；治疗组组织型纤溶酶原激活剂（t-PA）、蛋白C（PC）和蛋白S（PS）均高于对照组（均$P<0.05$）。

师宝森等将78例全髋关节置换术后患者分为两组各39例，术后8 h，对照组予低分子肝素钠（0.4 ml皮下注射，1次/d），观察组予血府逐淤汤加减（川牛膝、柴胡、红花、川芎、桃仁、生地黄等）口服。经治1个月，观察组活化部分凝血时间（APTT）高于对照组，D-二聚体（D-Dimer）水平低于对照组（$P<0.05$）。

毕兴林等将90例髋关节置换术后患者随机分为两组各45例，对照组予那曲肝素钙（术前1 d腹壁皮下注射，术后24 h再次予那曲肝素钙注射，给药1次/24 h），观察组予桃红四物汤（桃仁、红花、熟地黄、川芎、赤芍药、当归等）口服。经治1周，观察组DVT发生率为0%，低于对照组8.9%（4/45）（$P<0.05$）；观察组APTT、PT高于对照组（$P<0.05$），D-Dimer低于对照组（$P<0.001$）。

江隽等将460例剖宫产术后患者分为两组各230例，均予常规预防，观察组在此基础上配合中药（当归、黄芪、细辛、花椒、生地黄、酸枣仁等）足浴。出院时，观察组DVT发生率为0.9%（2/230），低于对照组3.9%（9/230）（$P<0.05$）。

2. 实验研究

谢义松等选用50只雄性SD大鼠研究药物在预防DVT形成中的作用，随机将大鼠分为血府逐瘀汤组、低分子肝素钠组、模型对照组各13只和假手术组11只，分别予血府逐瘀汤生药6.84 g·kg^{-1}·d^{-1}灌胃、低分子肝素钠600 IU·kg^{-1}·d^{-1}肌内注射、模型对照组和假手术组予0.9%氯化钠注射液10 ml·kg^{-1}·d^{-1}灌胃。给药7 d后，除假手术组外，其余3组均采用将下腔静脉及其分支结扎的方法建立DVT动物模型。造模术后72 h、10 d，低分子肝素钠组和血府逐瘀汤组与模型对照组相比，血栓湿重、t-PA、组织型纤溶酶原激活剂抑制物（PAI）均较低（$P<0.05$）；血浆凝血酶时间（TT）、PT、抗凝血酶Ⅲ（AT-Ⅲ）均有差异（$P<0.05$）。

刘洋等选用Wistar大鼠，随机分为对照组，模型组，肝素钠组，淫羊藿苷低、中、高剂量（5、10、20 mg/kg）6组（$n=8$），除模型组外，对照组注射一半剂量的0.9%氯化钠注射液，其他4组分别注射一半剂量的相应药物，5 min后结扎下腔静脉，结扎1 h后再分别注射另一半相应药物，以结扎2 h后取得静脉血栓样本质量>0.5 mg为造模成功。结果结扎后2 h，淫羊藿苷低、中、高剂量组能明显降低静脉血栓质量、全血黏度、红细胞压积和红细胞聚集指数，抑制腺苷二磷酸（ADP）诱导的大鼠血小板聚集；缩短ELT，延长APTT、PT和TT，与对照组相比有差异（$P<0.05$）。

柳景红等将实验设为假手术组、模型组、桃红四物汤组、阿司匹林组，每组各20只雄性SD大鼠，除假手术组外，其他3组经近心端结扎左侧股静脉制备DVT动物模型。造模术后6 h，给予各组相应药物干预。经治1周，桃红四物汤组血清白介素-6（IL-6）和肿瘤坏死因子-α（TNF-α）水平降低，与模型组相比差异有统计学意义（$P<0.05$）。

徐文杰等选用新西兰雄性大兔，随机分为空白组、假手术组、0.9%氯化钠注射液组、低分子肝素钠组、消栓饮组（$n=9$），空白组不处理，假手术组不行钳夹仅以石膏固定双后肢，另外3组以钳夹股静脉+双后肢石膏固定制备创伤性DVT模型后予以相应的药物处理。给药第1、3、7 d 0.9%氯化钠注射液组、低分子肝素钠组、消栓饮组与同时间节点空白组、假手术组比较，Th1（CD_4^+ TNF-α^+）和Th2（CD_4^+ IL-4$^+$）比例升高、Th1（CD_4^+ TNF-α^+）/Th2（CD_4^+ IL-4$^+$）值下降，$P<0.05$；给药第3、7 d低分子肝素钠组、消栓饮组与0.9%氯化钠注射液组比较，Th1（CD_4^+ TNF-α^+）、Th2（CD_4^+ IL-4$^+$）比例升高，Th1（CD_4^+ TNF-α^+）/Th2（CD_4^+ IL-4$^+$）值下降（$P<0.05$）。

（撰稿：马丽娜 吴晶晶　审阅：李斌）

［附］ 参考文献

A

安月鹏，柏青松，袁锐，等.蜈蚣败毒饮对转基因银屑病模型皮损IL-17和IL-23蛋白表达的影响及与皮损指数的相关性[J].中国皮肤性病学杂志，2019，33(5)：575

安月鹏，郑楠，杨素清.蜈蚣败毒饮对银屑病模型小鼠皮肤损伤蛋白质组学表达的影响[J].中国中医药信息杂志，2019，26(1)：46

B

毕兴林，朱江，钟伟坚，等.桃红四物汤预防髋关节置换术后深静脉血栓临床观察[J].实用中医药杂志，2019，35(5)：19

C

曹中伟，王潇，尤广宁，等.浆细胞性乳腺炎分期与相关炎性因子及其信号通路的机制研究[J].中西医结合心血管病电子杂志，2019，7(12)：92

陈曦，蒯仂，费晓雅，等.普济方外治黄褐斑用药特色分析[J].时珍国医国药，2019，30(9)：2281

陈秀红，李庆松，游元鸿，等.萍芦湿疹方治疗湿疹的临床疗效及其作用机制分析[J].世界中西医结合杂志，2019，14(8)：1111

崔艳芬，赵颖.中西药合用治疗扁平疣疗效观察[J].实用中医药杂志，2019，35(6)：697

D

邓辉，杨敏，曾娟妮.美洲大蠊提取液保留灌肠治疗不确定性肠炎并发肛瘘术后的临床观察[J].湖南中医药大学学报，2019，39(2)：245

邓梦琪，林爽，丁慧.丁慧根据“月经周期”论治女性黄褐斑[J].中华中医药杂志，2019，34(10)：4643

F

樊炜静，付常庚，李鹏，等.如意金黄散外敷预防PICC致静脉炎临床有效性的Meta分析[J].中医临床研究，2019，11(12)：46

G

顾瑞，陆瑶瑶，戴洪山，等.柴胡桂枝干姜汤加味治疗胆热脾寒型慢性胆囊炎疗效及对炎症因子、胆囊功能及胃肠功能的影响[J].中国实验方剂学杂志，2019，25(17)：64

高扬，耿鹏，郭书娟，等.加味大承气汤辅助腹腔镜胆囊切除术治疗结石性胆囊炎疗效及对患者消化功能的影响[J].陕西中医，2019，40(4)：493

高珊珊，孙雯雯，闫英，等.复方甘草油治疗血虚风燥型慢性湿疹的临床观察[J].北京中医药，2019，38(7)：704

葛巍，张磊昌，杨苏琴，等.加味平胬膏对低位单纯性肛瘘术后创面恢复的影响[J].江西中医药大学学报，2019，31(2)：33

葛宏升，周军，雷霆.微创保胆取石术后联用胆道排石汤治疗胆囊结石疗效观察[J].现代中西医结合杂志，2019，28(13)：1460

郭岱炯，张波，杨玉峰，等.丹白提取物对黄褐斑小鼠SOD、MDA含量及病理形态学影响的研究[J].新中医，2019，51(8)：22

郭简宁，王燕，赵京霞，等.逍遥散对咪喹莫特诱导的银屑病样小鼠模型皮损及抑郁神经递质的影响[J].中国病理

生理杂志,2019, 35(11):2061

H

洪帅.术前口服消炎利胆片与腹腔镜手术联合治疗急性胆囊炎的临床研究[J].黑龙江医药,2019, 32(2):336

胡煜,陈以国.陈以国从肺脾论治湿疹[J].中国民间疗法,2019, 27(8):4

胡惠清,李静,方坤,等.加味荆防方联合盐酸西替利嗪片治疗风热型慢性荨麻疹的临床观察[J].中国皮肤性病学杂志,2019, 33(9):1101

黄书荣,林鸿悦,陈锦萍,等.中西医联合治疗阑尾周围脓肿的疗效分析[J]实用中西医结合临床,2019, 19(1):75

黄雅娟,陈晓勇,邹玉峰,等.中药对浆细胞性乳腺炎患者白细胞介素(IL-6)和肿瘤坏死因子(TNF-α)水平的影响[J].黑龙江医药科学,2019, 42(2):183

黄子慧,余洋,钱佳燕,等.复方五凤草液对家兔结核性溃疡 iNOS、Arg-1 的影响[J].中医外治杂志,2019, 28(3):5

J

贾绍燕,吴媛媛,王莒生.楮芍凉血汤加减治疗银屑病血热证的临床疗效观察[J].中华中医药杂志,2019, 34(6):2800

贾彦超,冀春丽,刘俊杰,等.痔上黏膜消痔灵注射联合补中益气颗粒口服治疗直肠黏膜内脱垂的临床效果[J].中国肛肠病杂志,2019, 39(6):46

简峰,漆静,杨小英,等.灭荨汤联合自血疗法治疗慢性荨麻疹临床研究[J].现代中西医结合杂志,2019, 28(18):2005

江隽,涂运珍.中药足浴对剖宫产术后下肢深静脉血栓形成的预防作用分析[J].中医临床研究,2019(9):31

蒋荣伟.黄芪汤对糖尿病患者肛瘘手术后创面愈合的影响[J].世界中西医结合杂志,2019, 14(8):1152

金玉,蒋文波.疏肝消斑汤联合 YAG 激光对黄褐斑患者 SOD、MDA 的影响[J].中医学报,2019, 34(3):659

L

李锘,押丽静,王磊,等.清热凉血方对 IMQ 诱导银屑病小鼠模型 IL-17A、IL-10 的影响及 miR-210 激动剂的干预作用[J].中国皮肤性病学杂志,2019, 33(8):885

李婷.中西医结合治疗急性期浆细胞性乳腺炎疗效观察[J].实用中医药杂志,2019(6):710

李华娟,魏志军,廖颖婴.亚甲蓝混合液联合中药痔瘘祛毒熏洗剂对混合痔外剥内扎术后患者的镇痛作用[J].广州中医药大学学报,2019, 36(5):620

李丽英,张惠颖.自拟清利通腑汤治疗急性胆囊炎(胆腑郁热证)的临床观察[J].中国中医急症,2019, 28(2):335

李丽真,耿立东,范玉.耿立东教授养血祛风法治疗慢性湿疹经验[J].内蒙古中医药,2019, 38(8):70

李宁飞,王燕,赵京霞,等.活血解毒方对银屑病小鼠血管增殖以及炎症因子的干预作用[J].北京中医药大学学报,2019, 42(4):296

李仕业.三黄汤浸泡联合抗生素治疗化脓性指头炎的疗效[J].内蒙古中医药,2019, 38(3):60

李温如,马丽俐,陈志伟.疏肝补肾法对肝郁肾虚型黄褐斑患者血 SOD、MDA 及总(-SH)水平的影响[J].浙江中西医结合杂志,2019, 29(8):649

李永海,姚玲,吕文辉,等.虚实结合挂线法治疗高位括约肌间肛瘘[J].吉林中医药,2019, 39(8):1048

李玉锋,郭志英,孙松,等.八正散加减治疗慢性前列腺炎的疗效及对前列腺液中 SIgA、VCAM-1 表达的影响[J].现代中西医结合杂志,2019, 28(15):1648

梁积杰,张绍芬,曾嘉.鸡鸣散联合华法林钠片治疗下肢深静脉血栓形成临床研究[J].新中医,2019, 51(6):102

林纪新.五子衍宗丸联合脐灸治疗男性不育少弱精子症 32 例临床研究[J].中医外治杂志,2019, 28(1):20

刘斌,汤晓龙.麻杏石甘汤合四君子汤加减治疗湿疹临床体会[J].上海中医药杂志,2019, 53(2):30

刘卉,曹俊.自拟消疹煎联合西药治疗慢性湿疹的临床效果及对患者血清 LTB4、IL-18、ECP、INF-γ 的影响[J].中国中西医结合皮肤性病学杂志,2019, 18(4):323

刘佳,欧阳杰,单筠筠.银屑病 1 号方联合阿维 A 治疗银屑病血热型临床观察[J].中华中医药学刊,2019, 37(5):1218

刘洁,马云云.中药熏洗联合普济痔疮栓对混合痔术后创面愈合及肛门功能的影响[J].现代中西医结合杂志,2019, 28(16):1764

刘洋,甄学敏.淫羊藿苷抑制大鼠静脉血栓形成及对血液流变学的影响[J].中医药导报,2019, 25(7):35

刘春汐,张晴.杨素清教授运用对药治疗慢性湿疹经验

总结[J].环球中医药,2019,12(9):1408

刘丽萍,王邦才.王邦才运用四逆散经验介绍[J].新中医,2019,51(2):63

刘晓洁,张峻岭,孔祥君,等.皮肤镜动态观察银屑病治疗前后血管变化与皮损变化的相关性[J].中国皮肤性病学杂志,2019,33(1):32

刘正荣,王燕,赵京霞,等.清肝凉血解毒汤对咪喹莫特诱导小鼠银屑病样模型皮损的干预作用[J].中华中医药学刊,2019,37(2):274

柳景红,刘登义,陈振中,等.桃红四物汤对急性深静脉血栓模型大鼠血清 IL-6 和 TNF-α 水平的影响[J].湖南中医药大学学报,2019,39(1):32

龙声志,文昌晖,朱海燕,等.加味过敏煎对荨麻疹小鼠皮肤肥大细胞脱颗粒的影响[J].中医杂志,2019,60(4):322

娄静,王菲,赵雷,等.柴芍疏肝利胆排石汤对胆结石合并慢性胆囊炎患者炎症、应激反应及胃肠功能的影响[J].中国实验方剂学杂志,2019,25(23):86

陆艾阳子,刘玉焕,高卉,等.大柴胡汤对照西药治疗急性胆囊炎系统评价[J].辽宁中医杂志,2019,46(3):453

吕美豫,王伟明.王伟明教授治疗肝郁脾虚型慢性胆囊炎经验[J].陕西中医药大学学报,2019,42(4):99

罗茜,兰培敏,彭旭玲,等.当归芍药散治疗女性黄褐斑疗效及对性激素水平的影响[J].现代中西医结合杂志,2019,28(11):1188

M

马颖,刘志强,易增兴,等.基于网络药理学分析防风——乌梅药对治疗荨麻疹的作用机制[J].中国现代应用药学,2019,36(21):2666

马立人,罗秀荣.中药灌洗负压治疗糖尿病足创面的疗效观察[J].中国中西医结合外科杂志,2019,25(3):290

孟建霞,徐旭英,王广宇,等.回阳生肌膏对慢性皮肤溃疡脾肾阳虚证患者创面巨噬细胞的影响[J].中医杂志,2019,60(5):391

穆志娟.张池金教授治疗黄褐斑经验[J].天津中医药,2019,36(10):994

N

聂铮.疏肝益气散结方辅助西医治疗浆细胞性乳腺炎疗效及对免疫球蛋白水平的影响[J].现代中西医结合杂志,2019,28(11):69

宁伟.乳痈方结合外治法治疗非哺乳期乳腺炎的临床疗效观察[J].海峡药学,2019,31(1):221

S

沈艺,陈瑞超.祛毒消肿汤对低位肛瘘术后切口愈合进程的影响[J].河北中医,2019,41(1):62

师宝森,罗礼辉,李高勇.血府逐瘀汤预防全髋关节置换术后下肢深静脉血栓形成[J].深圳中西医结合杂志,2019,29(8):65

石佳勇,郑雪平.消炎膏对混合痔术后创面的影响[J].中医药临床杂志,2019,31(3):559

史勇,李冬梅,肖井雷.消银汤治疗银屑病小鼠模型的实验研究[J].中国免疫学杂志,2019,35(8):944

宋成昆,杨巍,陆宏,等.湿热熨法用于混合痔术后的临床疗效观察[J].浙江中医药大学学报,2019,43(1):71

宋宗诣,张静静,彭丽,等.从“玄府”角度浅探当归饮子治疗慢性荨麻疹[J].时珍国医国药,2019,30(2):420

随影,李华刚,周玉朱,等.丹参化瘀汤治疗浆细胞性乳腺炎临床观察[J].中医药临床杂志,2019,31(1):168

孙旭,王志华,刘柳林.穿刺抽吸联合垫棉法治疗早期哺乳期积乳囊肿的疗效观察[J].中医外治杂志,2019,28(4):33

T

谈军,陈倚,刘晨.中药灌肠结合负压封闭引流术治疗肛周深部脓肿临床研究[J].国际中医中药杂志,2019,41(6):589

谭强,肖敏,余倩颖,等.四川文氏皮外科协定方马齿苋汤加减治疗慢性湿疹疗效及对 IL-4、IL-22、IFN-γ 的影响[J].中国皮肤性病学杂志,2019,33(7):824

唐剑.中药药膏外敷联合括约肌间瘘管结扎术治疗复发肛瘘临床研究[J].辽宁中医药大学学报,2019,21(3):182

唐可,黄兰莹,宋宗诣,等.基于“少阴有余”理论探究瘾疹发病时间规律[J].时珍国医国药,2019,30(7):1697

田珂,庞宏永,朱岩.四妙勇安汤加减治疗下肢动脉硬化闭塞症患者的疗效和其部分机制[J]世界中医药,2019,14(2):454

田承满，童光东.通胆汤联合茴三硫治疗慢性胆囊炎的疗效观察[J].广州中医药大学学报，2019，36(10)：1531

W

汪海敏，王慧静，颜聪颖.加味苦参汤熏洗治疗环状混合痔术后切口水肿35例[J].浙江中医杂志，2019，54(5)：325

王莉.当归红花粉贴敷治疗带状疱疹后遗神经痛疗效观察[J].湖北中医杂志，2019，41(7)：39

王琼，唐汉钧.唐汉钧治疗浆细胞性乳腺炎临床经验[J].时珍国医国药，2019，30(4)：221

王雄，姚春海，刘青云，等.龙牡汤对特应性皮炎小鼠模型的TLR-4、NF-κB p65表达影响[J].中国中西医结合皮肤性病学杂志，2019，18(3)：198

王海亮，刘庆楠，唐鹏，等.乌梅丸加减联合阿达帕林凝胶治疗上热下寒型痤疮的临床疗效观察[J].中华中医药杂志，2019，34(6)：2797

王文欢，贾瑞璇，王亚翠，等.凉血消风汤对血热型银屑病患者外周血中去乙酰化酶SIRT3、SIRT5表达的影响[J].中国皮肤性病学杂志，2019，33(4)：463

王亚翠，王文欢，贾瑞璇，等.凉血消风汤对HaCaT细胞NF-κB信号通路表达的影响[J].中国皮肤性病学杂志，2019，33(2)：211

王域辰，李军，李阳.名医李军应用丹栀保和汤治疗湿疹之经验解析[J].时珍国医国药，2019，30(4)：985

王志祥，黄杨，陶相宜，等.加味大柴胡汤对急性胰腺炎大鼠的炎症抑制作用[J].中国中医急症，2019，28(2)：213

王中华.自制消炎方湿敷治疗急性湿疹的疗效及对患者细胞免疫和炎症因子水平变化及其相互关系分析[J].四川中医，2019，37(9)：156

卫才齐.祛毒消肿汤对低位肛瘘术后切口愈合进程的影响[J].光明中医，2019，34(18)：2839

吴本升，杨建华，王晓鹏，等.紫黄生肌膏联合中药熏洗促进混合痔术后创面愈合的临床观察[J].中华中医药杂志，2019，34(1)：419

X

肖光辉，马军礼，胡艳萍，等.活血祛湿通脉汤治疗深静脉血栓的临床研究[J].吉林中医药，2019，39(6)：759

谢昌营，吴成成，肖慧荣.肛门洗剂对肛瘘模型大鼠创面组织修复作用及创面血管生长相关因子、炎症相关因子、FGF蛋白的影响[J].中国中医基础医学杂志，2019，25(4)：471

谢义松，袁万福，刘晓岚，等.血府逐瘀汤对大鼠深静脉血栓预防作用的实验研究[J].湖南中医杂志，2019，35(9)：137

徐佳，姜希，曲剑华，等.陈彤云治血四法治疗黄褐斑经验[J].中医杂志，2019，60(13)：1095

徐胜东，刘爱民，张步鑫，等.翘根犀角地黄汤治疗点滴型银屑病的临床疗效观察[J].时珍国医国药，2019，30(7)：1634

徐文杰，王勇，潘德银，等.消栓饮对创伤性深静脉血栓大兔Th1(CD_4^+ $TNF\text{-}\alpha^+$)/Th2(CD_4^+ $IL\text{-}4^+$)亚群漂移的影响[J].湖南中医杂志，2019，35(4)：149

Y

闫秋芳，闫守月，吕辉.虚实挂线治疗高位复杂性肛瘘68例疗效观察[J].中国肛肠病杂志，2019，39(3)：33

杨凡，谭正怀，艾儒棣，等.蛇黄乳膏防治湿疹作用机理研究[J].辽宁中医药大学学报，2019，21(7)：64

杨波涛，杨柳.杨柳运用中药色象理论治疗黄褐斑经验举隅[J].中华中医药杂志，2019，34(1)：171

杨婉婷，杨逸璇，谢小丽，等.朱明芳运用滋阴除湿汤治疗阴伤型慢性湿疹经验[J].湖南中医杂志，2019，35(6)：30

杨贤平，张子圣，林颖，等.国医大师禤国维应用乌梅治疗皮肤病经验[J].中华中医药杂志，2019，34(3)：1026

叶小明，潘逸迁.中药熏洗方对混合痔术后疼痛以及创面愈合的影响[J].中国中医药科技，2019，26(3)：455

叶延程，丁高恒，宋鹏，等.乳康胶囊对乳腺增生大鼠激素及细胞凋亡水平的影响[J].新中医，2019，51(6)：8

袁玉青，张煜程.自拟通瘀消肿汤联合西医综合保守疗法治疗急性粘连性肠梗阻的临床观察[J].中国中医急症，2019，28(1)：131

Z

张博.祛腐生肌法联合主管切开挂线支管对口引流术治疗高位复杂肛瘘47例临床观察[J].中国民族民间医药，2019，28(15)：91

张锦，李轶，李明哲，等.芍药甘草汤联合选择性痔上黏膜吻合术对混合痔患者肛肠动力及治疗效果影响[J].辽宁

中医药大学学报，2019，21(9)：161

张萍.凉血地黄汤联合生肌玉红膏治疗肛裂效果分析[J].中医临床研究，2019，11(11)：141

张国鹏，尤剑鹏，唐翠娟，等.基于处方数据挖掘中药治疗慢性荨麻疹用药规律[J].云南中医学院学报，2019，42(1)：83

张金芳，王强，张立欣，等.田淑霄巧用麻黄治黄褐斑经验介绍[J].新中医，2019，51(11)：331

张丽慧.赵文霞治疗胆汁反流性胃炎合并慢性胆囊炎经验[J].中医学报，2019，34(253)：1205

张媛凤，张冰，周伟龙.张冰运用"一毒三法"辨治寻常型银屑病经验撷萃[J].中华中医药杂志，2019，34(1)：173

张治军，吴喜宏，张子毅，等.加减清肝解郁汤治疗粉刺性乳痈临床观察[J].光明中医，2019，34(9)：69

赵丽萍.消肿散结汤治疗非哺乳期乳腺炎临床疗效分析[J].四川中医，2019(5)：153

赵天娇.消炎利胆胶囊辅助治疗慢性胆囊炎的疗效及对患者炎症因子的影响[J].医学理论与实践，2019，32(13)：2038

钟利进.加味滋阴通闭汤联合金匮肾气丸治疗良性前列腺增生夜尿症疗效观察[J].实用中医药杂志，2019，35(7)：807

周渐云，吴继勇，卢雪玲，等.补肾活血法治疗黄褐斑的临床疗效及对血管内皮生长因子的影响[J].现代中西医结合杂志，2019，28(32)：3591

朱爱萍，刘虹梅.托里消毒汤内服外敷辅助负压封闭引流技术治疗急性压疮感染临床研究[J].世界中西医结合杂志，2019，14(8)：1167

左玉静，徐红日，费雪燕.姜良铎教授从"燥湿不和"论湿疹中医治疗[J].环球中医药，2019，12(5)：794

（八）骨伤科

【概述】

2019年，中医骨伤学科发表学术论文2 000余篇，内容涵盖了基础理论、临床治疗、名医经验、实验研究及预防保健等方面，较好地体现了中医骨伤学在中西医结合临床诊断与治疗、基础与临床试验研究及专家经验总结等方面取得的丰硕成果。骨伤科常见疾病如膝骨关节炎、骨质疏松症、桡骨远端骨折、胫骨骨折和脊髓损伤是本年度的研究热点，将重点介绍。

1. 基础研究

在中药防治腰椎间盘突出的机制研究方面。刁志君等利用益气活血方(生黄芪、川芎、地龙、防己、木瓜、当归等)制备的SD大鼠含药血清干预破裂型与非破裂型腰椎间盘突出症患者的髓核细胞，发现CCL5、TNF-α和IL-1β在破裂型髓核中的表达明显高于非破裂型，CCL5、TNF-α和IL-1β等因子使椎间盘细胞外基质降解加速，益气活血方并没有抑制而是促进破裂型髓核细胞表达CCL5、TNF-α和IL-1β，从而促进椎间盘重吸收的发生，达到治疗椎间盘突出的作用。提示中药调控突出椎间盘局部的免疫反应和炎症病理过程完成局部突出组织结构修复，值得深入研究。且此研究在探索中药治疗疾病机制和理论创新方面具有代表性。

在鉴定股骨头坏死中医证型的相关基因表达标志方面。李泰贤等利用全基因组表达谱芯片检测与生物分子网络分析相整合的方法分析激素性股骨头坏死患者血清样本，发现4个痰瘀阻络证(CD_{28}、CD_4、PLCG1、PRKCA)、4个经脉痹阻证(PTGS2、SOS2、STAT6、TLR4)和5个肝肾亏虚证(IFIT1、IRF7、ISG15、MAPK14、RHOU)的候选标志基因；采用十倍交叉验证股骨头坏死中医辨证预测模型，发现经脉痹阻证预测模型性能最优，准确率达到80.0%以上；痰瘀阻络证和肝肾亏虚证的预测准确率分别为72.4%、76.5%；3种证型预测模型的预测性能良好且稳定，揭示了股骨头坏死“三期四型”的生物学基础提供客观依据，为探索中医证型研究开拓了新的思路与方法。

在关节炎治疗药物筛选方面。杨蕾等发现中药虎杖可能通过调控关节滑膜细胞PPARγ/NF-κB信号通路改善胶原诱导性关节炎模型大鼠关节滑膜免疫炎症。“痹病”是常见的骨伤科疾病，中医学认为正气不足是其内在原因，风寒湿热之邪乘虚而入，侵袭肌肉、关节，邪盛正虚，内外因合，故发此病。后世医家认为痰浊留窜骨节、经络，痹而不通，气血凝结而为痹证。虎杖具有利湿退黄、清热解毒、散瘀止痛、止咳化痰的功效，可治疗湿热黄疸，风湿痹痛，痈肿疮毒，跌打损伤，肺热咳嗽等。虎杖明显可以改善关节肿大、行动受限等症状和纤维组织增生等病理学改变。分子生物学方面可以降低关节滑膜组织IL-17和p65的mRNA转录水平及血清IL-17、滑膜p65的蛋白表达水平，升高滑膜组织PPARγ的mRNA转录水平及蛋白表达水平。此研究为筛选治疗关节炎有效的药物及成分，具有示范作用。

2. 临床研究

在手术术式优化方面。王文志等回顾分析了斯氏针撬拨结合有限切开手术对比标准外侧“L”形切口经典术式治疗Sanders Ⅱ、Ⅲ型跟骨骨折的疗效等优缺点，通过影像学检测、手术时间、住院时间、

AOFAS评分及住院费用比较，发现对于骨折块较完整、单纯跟距关节面塌陷骨折，有限切开复位固定结合撬拨复位具有手术时间短、住院时间短、软组织损伤小、手术时机早、并发症少、骨折愈合快、住院费用低等优点，是临床上治疗跟骨关节内骨折的一种较好方法。此研究理念创新性较高，将伤科手法与手术治疗相结合治疗跟骨骨折，缩小创口，减少患者经济负担，值得推广应用。

在骨科理疗康复新技术方面。龚志贤等开展了体外冲击波循经取穴法治疗慢性跖筋膜炎的随机对照研究(共72例受试者)。对照组干预方法是对足底区痛点进行常规冲击波治疗；试验组则采用循经取穴，穴位选取了涌泉穴、然谷穴、太溪穴、三阴交穴、丰隆穴和委中穴，治疗压强120 kPa，频率为10 Hz，每个穴位冲击500次，治疗1次/5 d，5次为1个疗程，通过VAS、AOFAS评分系统与安全性评估。结果，试验组总有效率94.4%(34/36)，对照组83.3%(30/36)。冲击波配合循经取穴的治疗方法具有明显的中医特色，充分显示了现代医学结合传统医学技术的优越性，临床疗效确切，操作简便，安全性高，而且患者依从性较好，值得深入研究，借鉴推广。

在中医药临床疗效验证方面。孙庆等开展了腰痛宁胶囊(马钱子粉、土鳖虫、川牛膝、甘草、麻黄、乳香等)治疗腰椎骨性关节炎多中心随机对照临床研究。纳入受试者360例，分为腰痛宁低剂量组(4粒/次，1次/d)、腰痛宁高剂量组(6粒/次，1次/d)及对照用药痹痛宁组(马钱子粉、全蝎、麸炒僵蚕、麻黄、麸炒苍术、制乳香等)。经治4周，各组患者治疗2、4周时静息痛、活动痛VAS评分及功能障碍指数(ODI)均较本组治疗前明显下降($P<0.05$)；腰痛宁高、低剂量组治疗2、4周时，静息痛、活动痛VAS评分及ODI均较同时间点的痹痛宁组降低($P<0.05$)；治疗2、4周时ODI疗效优秀率腰痛宁高剂量组好于腰痛宁低剂量组和痹痛宁组(均$P<0.05$)；各组患者静息痛、活动痛的止痛时间组间比较差异均有统计学意义，以腰痛宁高剂量组效果最好。

3. 专家经验总结

杨文亮等系统介绍了王和鸣治疗筋伤的经验，临床常见之颈腰椎病、膝关节病、肩周炎等均归为筋伤论治。在治法上，王氏强调整体观念，以辨证论治为基础，贯彻局部与整体兼顾，内治与外治相结合的治疗原则。既注重局部损伤的变化，又重视脏腑、气血的盛衰；既注重内服药物的治疗，又重视外用药物的运用；并以八纲和经络、脏腑、气血等辨证为依据，根据筋伤的虚实、新旧、轻重、缓急等情况运用不同治疗方法。同时注重手法治疗的研究和运用，在其临床诊治中，注重运用手法整复治疗筋伤类疾病。根据脊柱、四肢骨关节及其周围肌肉的解剖特点及伤后的病理特点，传承南少林理筋整脊手法的基础上将临床所用手法归类为理筋整脊基础手法和整脊被动类手法。理筋整脊基础手法包括触按、摩捋、推刮、拿捏、弹拨、揉搓、点穴、振颤、滚摇、扳旋、牵抖、叩击法等12种。整脊被动类手法按颈部、胸部、腰部不同部位，分前屈、后伸、中立、坐位、卧位等不同体位组合应用，辨证施术共36种。

于长岁等介绍了朱立国旋提手法治疗力学失衡神经根型颈椎病(CSR)的经验。筋骨相互依存，保持动态平衡，在病理上筋与骨相互影响。“筋骨平衡”是颈椎生理状态，筋骨失衡即“骨错缝”“筋出槽”是CSR的主要病因。颈部肌肉疼痛、痉挛、劳损等主要表现的为“筋出槽”；颈椎椎间关节突出、压迫、失稳、曲度改变等为主要病理表现的为“骨错缝”。筋束骨，骨张筋；骨为干，筋为刚。筋骨处于解剖上一种平衡状态——筋骨平衡。一旦这种平衡被破坏，即产生一种病理状态——筋骨失衡。朱立国从脊柱生物力学和生态平衡角度考虑，认为CSR的发病机制是颈椎关节整体生物力学失衡，治疗方面倡导三阶段疗法配合旋提手法：第一阶段，脱水消肿止痛；第二阶段：柔筋正骨再建平衡；第三阶段：核心肌群协调性锻炼巩固疗效。该手法通过平衡理筋、行气活血、疏通经络、解除痉挛、分解黏连达到筋柔的目的；而且操作简便，安全性高，针对性强，疗效显著,对难治性 CSR 有很好的疗效。

（撰稿:施杞 徐浩　审阅:王拥军）

【骨质疏松症的治疗及实验研究】

1. 基础研究

张信成等观察强骨颗粒(制何首乌、紫河车、黄芪、丹参、龟甲、补骨脂等)对骨质疏松大鼠胫骨组织中 OPG、RANKL 表达的影响。建立骨质疏松大鼠模型,随机分为对照组、假手术组、模型组、强骨颗粒组、骨疏康颗粒组和尼尔雌醇片组,每组各 6 只,予相应药物灌胃,对照组、假手术组、模型组予以等剂量 0.9%氯化钠注射液灌胃。分别于给药后第 3、6 周每组随机抽取 2 只处死,取患处组织标本,采用染色后视野下阳性表达部位的累积光密度和视野下样品面积的比值法测定大鼠骨组织中 OPG、RANKL 的含量,对所得数据进行统计学分析。结果,强骨颗粒组大鼠在第 3、6 周末患处骨组织标本中 OPG、RANKL 表达均高于其他组($P<0.05$)。

柴爽等研究补肾健脾活血方(补骨脂、淫羊藿、肉苁蓉、熟地黄、白芍药、黄芪等)对大鼠绝经后骨质疏松症的防治作用。将 72 只雌性 SD 大鼠随机分为假手术组、模型组、补肾健脾活血方组(2.979 g/kg)、阿仑膦酸钠维 D_3 片(Ⅱ)组(1.02 mg/kg),双侧卵巢切除法进行造模。药物干预 12 周后,双能 X 射线法检测大鼠腰椎骨密度,骨生物力学检测腰椎最大载荷和刚度,实时荧光定量 PCR 法检测 wnt2、wnt3a、lrp5、lrp6、β-catenin、OPN、Runx2、osterix mRNA 表达,Western blot 法检测 wnt3a、β-catenin 蛋白表达。结果与模型组比较,补肾健脾活血方组腰椎骨密度、最大载荷及刚度均明显增高($P<0.05$),能显著降低 OPN mRNA 表达($P<0.05$),显著增高 wnt3a、lrp5、β-catenin、Runx2、osterix mRNA 表达及 wnt3a、β-catenin 蛋白表达($P<0.05$)。提示补肾健脾活血方对大鼠绝经后骨质疏松症有一定的防治作用,其机制可能与调控 wnt/β-catenin 信号通路和 OPN 的表达有关。

余翔等探讨龟板对外源性骨髓间充质干细胞(BMSCs)移植后干细胞归巢效应的影响及预防绝经后骨质疏松症的作用及机制。建立去势(OVX)大鼠模型,观察 micro-CT 骨微细结构、压缩实验骨生物力学、HE 组织形态学,探讨龟板灌胃、BMSCs 尾静脉注射预防 OVX 大鼠骨丢失作用。椎体 BrdU 免疫组化检测 BMSCs 归巢情况。提取并培养大鼠 BMSCs 细胞,通过划痕实验,观察龟板促 BMSCs 迁移能力。结果发现,龟板、干细胞、龟板+干细胞干预均能显著改善 OVX 大鼠腰椎骨密度、骨微细结构、骨生物力学($P<0.05$, $P<0.01$)及骨组织形态学,预防绝经后骨丢失。此外,龟板干预后增强 BrdU 标记的干细胞在椎体骨组织处阳性表达。细胞划痕实验表明,龟板在干预 12、24 h 后可显著促进 BMSCs 迁移($P<0.01$)。提示龟板可能通过诱导外源性干细胞归巢减少 OVX 大鼠骨丢失,从而预防绝经后骨质疏松症。

汪小飞等研究淫羊藿总黄酮对老年骨质疏松大鼠 Notch 和 Smads 通路蛋白表达的影响。研究表明淫羊藿总黄酮可以提高老年骨质疏松大鼠骨密度、股骨抗弯力、OPG、25OHD、Notch1 和 Smad4 蛋白表达,降低 ALP 和 Smad7 蛋白表达,淫羊藿总黄酮可增加老年骨质疏松大鼠骨密度,改善骨代谢,可能与上调 Notch1 和 Smad4 蛋白表达及下调 Smad7 蛋白表达有关。

张波等开展补肾活血汤(熟地黄、补骨脂、杜仲、菟丝子、山萸肉、枸杞子等)对兔软骨细胞 NF-KBp65 蛋白表达影响的研究。取 30 只大白兔编号后随机均分为 3 组,分别建立骨质疏松模型、骨关节炎模型、骨质疏松+骨关节炎模型。剩余 7 只用于制备 7 种含药血清[分别为正常组,低剂量(650 g/L)补肾活血汤组、中剂量(1 300 g/L)补肾活血汤组、高剂量(2 600 g/L)补肾活血汤组,盐酸氨基葡萄糖组,阿仑膦酸钠组,盐酸氨基葡萄糖+阿仑磷酸钠组]。采用 Western-blot 检测 7 组药物对 3 组模型兔软骨细胞 NF-KBp65 蛋白表达的影响。结果发现,中、高剂量组有下调细胞中 NF-KBp65 蛋白的作用,与正常组对比差异有显著性($P<0.05$),其中以高剂量组作用最为明显,与低、中剂量组对比差异有显著性意义($P<0.05$);高剂量组下调NF-KBp65蛋白表达的作用较阿仑膦酸钠组和盐酸氨基葡萄糖组明显($P<0.05$);高剂量组与盐酸氨基葡萄糖+阿仑膦酸钠组在骨质疏松症组对比差异有显著性意义($P<0.05$),但在骨关节炎组及骨关节炎+骨质疏松症组中则差异无显著性意义($P>0.05$),说明高剂量组下调NF-KBp65蛋白表达的作用优于阿仑膦酸钠组及盐酸氨基葡萄糖组,与盐酸氨基葡萄糖+阿仑膦酸钠组大体相当。认为补肾活血汤能下调NF-KBp65蛋白表达,从而减轻或抑制骨质疏松症和骨关节炎的炎症反应,间接或直接起到保护或修复软骨细胞的作用。

2. 临床研究

罗建兴等进行中老年原发性骨质疏松症人群脉图参数变化特征的研究。筛选并纳入中老年受试者共计1 062例,根据纳入对象的骨密度(BMD)测定结果将其分为骨量正常组327例、骨量减少组466例、骨质疏松组269例。运用PDA-1型单道脉诊仪采集所有受试者的寸口关部脉象信息,并进行统计分析。结果随着骨量减少程度加重,三组脉图参数h1、h3、h4、h1/t1呈下降趋势,但组间比较差异无统计学意义($P>0.05$);与骨量正常组比较,骨质疏松组脉图参数h5明显降低,差异有统计学意义($P<0.05$)。随着骨量减少程度的加重,三组心率变异参数P_mean、P-PNN、TF呈下降趋势,但组间比较差异无统计学意义($P>0.05$)。认为中老年骨质疏松症人群的大动脉顺应性较正常骨量人群明显下降,大血管硬化程度增加,提示机体脏腑气血相对不足,代谢水平降低,长期可形成重要脏腑气血虚弱,并久虚致瘀,这与原发性骨质疏松症中医发病机制"虚"与"瘀"相符。

万俊明等将72例原发性骨质疏松患者随机分为两组各36例,治疗组予中药汤剂地黄饮子(熟地黄、巴戟天、山茱萸、肉苁蓉、附子、五味子等),1剂/次,早晚各1次,2次/周。对照组给予口服阿仑膦酸钠70 mg,1次/周。两组患者抗骨质疏松的基础治疗不变(口服碳酸钙D_3片600 mg/d,骨化三醇胶丸0.5 μg/d)。结果,抗骨质疏松治疗前两组患者的年龄、骨密度、血清硬骨素(SOST)与血清Ⅰ型胶原C末端肽(β-CTX)基线值比较,差异均无统计学意义(均$P>0.05$);两组在接受抗骨质疏松治疗1年后,股骨颈及腰椎骨密度均较治疗前增加($P<0.001$),血清β-CTX检测值均较治疗前明显降低($P<0.001$);血清SOST值均较治疗前增加($P<0.001$);两组治疗后股骨颈、腰椎骨密度以及治疗后的血清β-CTX、SOST值比较,差异无统计学意义($P>0.05$)。

耿春梅等将60例原发性骨质疏松伴腰痛患者随机分为两组各30例,对照组进行针刺治疗,治疗组采用筋针结合运动训练治疗。结果,两组治疗后的VAS评分和JOA评定均具有统计学意义($P<0.05$)。

赖圆根将82例脾肾阳虚型骨质疏松症患者随机分为两组各41例,对照组予西药治疗,观察组予补脾益肾法(熟地黄、山药、鸡血藤、黄芪、淫羊藿、骨碎补等)配合针灸推拿治疗。6 d为1个疗程,连续治疗3个疗程。结果,观察组总有效率97.6%(40/41),对照组85.4%(35/41)($P<0.05$);治疗后两组患者腰膝酸软、腰脊酸痛、眩晕耳鸣、屈伸不利症状评分均显著下降($P<0.05$),且治疗后下降更显著($P<0.05$);治疗后两组患者骨密度、血钙、血磷指标水平均显著提高,碱性磷酸酶均显著下降,且观察组患者骨密度及骨代谢指标改善优于对照组($P<0.05$)。

刘伟明等将72例髋部骨折术后肾虚型骨质疏松患者随机分为两组各36例,对照组在基础治疗同时采用福善美治疗,观察组在基础治疗的同时加服养血固肾汤(熟地黄、巴戟天、菟丝子、当归、淫羊藿、狗脊等)。连续治疗3个月,观察组总有效率97.2%(35/36),对照组83.3%(30/36)($P<0.05$);治疗后,观察组全身骨密度值为(0.79±0.02)g/m,对照组(0.68±0.05)g/m,$P<0.05$;治疗后两组碱性磷酸

酶、钙、磷值均较治疗前升高，观察组升高比对照组更显著($P<0.05$)。

（撰稿：唐德志　审阅：王拥军）

【脊髓损伤的治疗及实验研究】

王伟群等观察中西医康复疗法结合揿针持续的留针候气对胸腰椎骨折合并脊髓损伤行手术治疗后患者功能恢复的疗效。将40例确诊为胸腰椎骨折合并脊髓损伤行手术治疗的患者随机分为两组各20例，对照组给予术后常规中西医康复治疗(包括运动康复、甲钴胺口服和针刺夹脊穴)，治疗组在对照组的基础上增加揿针留针候气治疗，疗程均为90 d。观察2组患者治疗前1 d和治疗后第30、60、90 d的美国脊髓损伤协会(ASIA)运动功能评分、感觉功能评分以及不良反应等方面的情况。结果，两组患者治疗后的ASIA运动和感觉功能评分均较治疗前1 d明显改善($P<0.01$)；组间比较，治疗组治疗后第30、60 d的ASIA感觉功能评分及治疗后第60 d的ASIA运动评分的改善作用优于同期对照组($P<0.01$)。

程浩文等探讨自拟益气通经饮(黄芪、当归、白芍药、桂枝、姜皮、炙甘草等)合针灸治疗胸腰椎骨折伴脊髓损伤疗效及对神经功能分级、诱发电位的影响。将120例胸腰椎骨折合并脊髓损伤患者随机分为两组各60例，均行椎体后路椎管减压术，其中对照组术后给予甲基泼尼松龙治疗，观察组在此基础上加用益气通经饮配合针灸治疗。治疗3周。观察2组治疗前后ASIA神经功能分级、肌力分级、脊髓神经功能评分、皮感诱发电位(SEP)波幅及运动诱发电位(MEP)波幅，统计2组临床疗效和术后并发症发生情况。结果，两组治疗后ASIA神经功能分级、肌力分级、脊髓感觉和运动神经功能评分均显著提高(均$P<0.05$)，SEP波幅和MEP波幅均显著降低(均$P<0.05$)，且观察组以上指标均显著优于对照组(均$P<0.05$)；观察组临床治疗总有效率91.7%(55/60)，显著高于对照组76.7%(46/60)($P<0.05$)；治疗组术后并发症发生率16.7%(10/60)，显著低于对照组33.3%(20/60)($P<0.05$)。

赵鹏菊等探讨通督活血汤(鹿角霜、金毛狗脊、杜仲、赤芍药、当归、黄芪等)配合后路椎板减压螺钉置入治疗胸腰椎段骨折合并脊髓损伤的治疗效果。将42例胸腰椎段骨折合并脊髓损伤患者随机分为两组各21例，对照组进行后路椎板减压螺钉置入治疗，观察组患者进行相同后路椎板减压螺钉置入手术后，给予通督活血汤治疗，疗程为5周。结果，观察组患者治疗后的触觉、运动的评分明显高于对照组($P<0.05$)。

叶友友等将70例气滞血瘀型颈椎骨折脱位合并SCI患者随机分为两组各35例，对照组给予常规基础治疗和护理及四维牵引治疗，观察组在对照组治疗基础上联合身痛逐瘀汤(川牛膝、全当归、地龙、秦艽、羌活、香附等)治疗，连续治疗3周。结果，两组治疗后感觉和运动功能评分均较治疗前明显升高($P<0.05$)，且观察组感觉和运动功能评分均明显高于对照组(均$P<0.05$)；两组治疗后ODI评分、VAS评分及高切血黏度、中切血黏度、低切血黏度、血细胞比容均较治疗前明显降低(均$P<0.05$)，且观察组均明显低于对照组(均$P<0.05$)；总有效率观察组88.6%(31/35)，对照组65.7%(23/35)($P<0.05$)。

汪今朝等观察活血通督汤(黄芪、地龙、泽兰叶、牛膝、川芎、赤芍药)对大鼠脊髓损伤后NLRP3、IL-1β及IL-18表达的影响，探讨该方对脊髓损伤后炎症的作用及其机制。将24只成年SD大鼠随机分为假手术组、模型组、活血通督汤组(各8只)。假手术组行椎板切除术(不损伤脊髓)，模型组和活血通督汤组采用NYU脊髓损伤打击器复制脊髓损伤模型。造模成功后，假手术组和模型组给予生理盐水灌胃，活血通督汤组给予活血通督汤灌胃，给药剂量为$12.6\ ml \cdot kg^{-1} \cdot d^{-1}$，术后第3 d取材。采用免疫组化法检测NLRP3炎症体的表达，尼氏染色法观察神经细胞形态，ELISA法检测炎症因子IL-1β、和IL-18的表达。结果尼氏染色显示：活血通督汤组大鼠神经细胞的形态结构优于模型组。免疫组化法显示：与假手术组比较，模型组 NLRP3 炎症体表达较高（$P<0.05$）；与模型组比较，活血通督汤组 NLRP3 表达减少（$P<0.05$）。ELISA 法检测结果显示模型组血清中 IL-1β 和 IL-18 表达较假手术组高（$P<0.05$）；活血通督汤组 IL-1β 和 IL-18 低于模型组（$P<0.05$）。

魏新春等探讨多通道 FES 联合 MOTOmed 训练对不完全性脊髓损伤患者下肢运动功能的治疗效果。将 103 例（最终纳入 100 例）患者随机分为两组各 50 例，对照组进行常规康复治疗方法及 MOTOmed 训练治疗，观察组在对照组康复方案的基础上加用多通道 FES 治疗，分别于康复训练前、康复训练 4 周后采用 Fugl-Meyer 运动评定量表（FMA）中下肢部分、Berg 平衡量表（BBS）对两组患者进行评估。结果治疗 4 周，两组患者 FMA、BBS 评分均较治疗前明显提高（$P<0.05$），且观察组优于对照组（$P<0.05$）。

池伟东等基于中国知网、维普和万方的数据库，检索和提取有关治疗脊髓损伤文献中的中药处方，通过软件进行处方录入并建立数据库，分析处方中各种药物的用药规律。结果共收集 63 个中药处方，合计 176 味中药。对其进行归纳解析，推算出数据库中各种中药的使用频次和不同中药之间的关联规则，演算出该研究 10 个核心组合和 5 条新处方。认为脊髓损伤中药的使用以补益气血和活血祛瘀药为主，其统计得出的核心组合及新处方对临床治疗脊髓损伤具有一定的参考意义。

谭惠中等根据脊髓亚急性联合变性的病因病机及临床症状，认为其不只局限于痿病范畴，应从虚劳、脊髓劳、风痱、痹病以及原发疾病等方面扩展其治疗思路。因于外感者，责之于感受六淫或温毒邪气，浸淫肢体筋脉。内伤者初期脾胃虚弱，气血生化乏源，久之损伤肝肾，精血亏虚，无以濡养筋脉肌肉；同时脾胃运化失常，聚湿为痰，痰湿阻络，虚实夹杂，终致痰瘀胶结，诸邪沍积，阻滞脉络。中医治疗该病强调辨病与辨证相结合，体病治脏，针药合用，扶正祛邪，多法兼施，可有效减少神经系统的不可逆损害，提高疗效。

（撰稿：崔学军　审阅：王拥军）

【胫骨骨折的治疗及实验研究】

1. 临床研究

谭伟等将 114 例胫骨中下段骨折术后患者随机分为两组各 57 例，对照组在常规治疗基础上实施康复训练干预，观察组在对照组干预基础上联合针刺、中药熏蒸（鸡血藤、碎补、艾叶、续断、独活、川牛膝等）干预，对比两组患者临床疗效。结果，观察组术后康复有效率 98.2%（56/57），对照组 87.7%（50/57）（$P<0.05$）；干预后 3、7 d 观察组 VAS 评分均优于对照组（$P<0.05$），干预后 14、28、56 d 观察组 X 线骨痂评分、术后并发症率、骨折愈合时间、临床功能愈合时间等方面均优于对照组（均 $P<0.05$）。

王德等观察补肾活血方（熟地黄、续断、山药、山萸肉、川芎、红花等）联合骨搬移术治疗胫骨中下段骨折延迟愈合及不愈合疗效及对碱性磷酸酶（ALP）、骨钙素（BGP）水平的影响。将 112 例胫骨中下段骨折延迟愈合及不愈合患者随机分为两组各 56 例，对照组予骨搬移术治疗，观察组在此基础上予补肾活血方（熟地黄、续断、山药、山萸肉、川芎、红花等）治疗，连服 16 周。结果，观察组总有效率 92.9%（52/56）、骨折愈合率 89.3%（50/56），均高于对照组 75.0%（42/56）、64.3%（36/56）（$P<0.05$）；观察组症状消失时间、骨折愈合时间均显著短于对照组（$P<0.05$）；两组疼痛视觉模拟评分均较治疗前显著降低（$P<0.05$），骨痂形成量、密度、结构及断端边缘形态评分和 ALP、BGP 水平均显著提高（$P<0.05$），且观察组改善情况均优于对照组（均 $P<0.05$）。

王兴龙等观察和探讨早期发散式冲击波治疗对促进胫骨骨折术后愈合的效果，将胫骨骨折固定手术的患者 78 例分为冲击波治疗组和常规治疗组。

结果，研究组无1例不愈合发生，无严重并发症发生；对照组有2例不愈合、10例延迟愈合发生；研究组愈合时间小于对照组，在术后3、6个月骨折愈合率，术后功能方面高于对照组($P<0.05$)。

鲁德彪分析骨伤复原汤（桃仁、红花、当归、甘草、续断、丹参等）配合锁定加压钢板治疗胫骨下段骨折的临床疗效。将100例胫骨下段骨折患者随机分为两组各50例，对照组采用锁定加压钢板治疗，研究组使用骨伤复原汤配合锁定加压钢板治疗。结果，研究组总有效率96.0%(48/50)，对照组82.0%(41/50)($P<0.05$)；研究组治疗后疼痛评分明显优于对照组($P<0.05$)；研究组并发症发生率低于对照组($P<0.05$)。

李秀林等探讨活血接骨汤（熟地黄、牡丹皮、甘草、黄精、茯苓、怀山药等）联合微创植骨治疗胫骨中下段骨折不愈合疗效及对血清CRP、1L-6的影响。将64例患者分为两组各32例，对照组予微创植骨后应用外固定架固定治疗，并予牡蛎碳酸钙胶囊；观察组在对照组基础上联合活血接骨汤，两组均治疗一个月后随访。结果，总有效率观察组90.6%(29/32)，对照组68.8%(22/32)($P<0.05$)；治疗后两组患者血清CRP、TNF和IL-6水平均降低，且观察组指标水平低于对照组($P<0.05$)。

赵炎平等将96例胫骨骨折术后不愈合患者随机分为两组各48例，对照组应用自体骨髓与富血小板血浆骨折断端间注射的方式进行治疗，治疗组在对照组基础上联合续筋接骨汤（五加皮、鸡血藤、牛膝、当归、桑寄生、川续断等）。结果，治疗组治疗12、24周的Femadez-esteve评分高于对照组($P<0.05$)，治疗36周Femadez-esteve评分与对照组比较，无统计学意义($P>0.05$)；与对照组比较，治疗组骨折愈合时间明显缩短，治疗24周的骨折愈合率明显升高($P<0.05$)；两组治疗36周骨折愈合率比较无统计学意义($P>0.05$)；两组患者治疗后HSS评分、Kofoed评分高于治疗前，且治疗组高于对照组($P<0.05$)。

2. 基础研究

褚文婷将胫骨远端、平台骨折患者58例随机分为两组各29例，对照组予常规西医治疗，膏药组在此基础上使用冲和膏（炒制后紫荆皮150 g，独活90 g，赤芍药60 g，白芷30 g，石菖蒲45 g）外敷。1次/d，7 d为1个疗程，1个疗程完后停药2 d，进行下1个疗程，共治疗3个疗程。所有患者进行6个月随访。结果，治疗后膏药组血浆比黏度、纤维蛋白原水平显著低于对照组($P<0.05$)；治疗后6个月，膏药组膝关节功能评分(HSS)、Mazur评分优良率显著高于对照组($P<0.05$)。

彭瑶等将86例胫骨骨折术后患者随机分为两组各43例，均接受切开复位内固定治疗，术后予以常规治疗。对照组予以骨肽注射液治疗，观察组予以骨肽注射液＋丹参酮注射液治疗，连续治疗4周。结果，观察组骨折愈合总有效率95.4%(41/43)，对照组79.1%(34/43)($P<0.05$)；观察组愈合时间短于对照组($P<0.05$)；两组患者血清sICAM-1、ALP、β-CTX、IL-6、IL-8、TNF-α水平均较治疗前降低，且观察组低于对照组($P<0.05$)；两组血清VEGF、TGF-β1、CT、BGP、PICP、IL-2水平均较治疗前升高，且观察组高于对照组($P<0.05$)。

许和贵等研究活血接骨胶囊（自然铜、土鳖、透骨草、苏木）对家兔骨折愈合中bFGF、TGF-β和BMP-2表达的影响。将36只雄性家兔建立家兔胫骨骨折模型，随机分为接骨胶囊组和生理盐水组，18只/组。造模后第1 d开始，分别予活血接骨胶囊调合蒸馏水制成的混悬液和等量生理盐水灌胃喂服。研究发现，两组bFGF表达均于第3周时达峰值，第1周时两组间bFGF的OD值差异无统计学意义($P>0.05$)，而第3、5周时，接骨胶囊组bFGF的OD值显著高于生理盐水组($P<0.05$)；两组TGF-β因子表达均随时间延长而显著下降($P<0.05$)，第1、3周时，接骨胶囊组TGF-β的OD值显著高于生理盐水组($P<0.05$)，但第5周时，两组无统计学意义($P>0.05$)；两组BMP-2的表达均随时间推移而显著增加($P<0.05$),第1周时两组间差异无统计学意义($P>0.05$),而第3、5周时,接骨胶囊组BMP-2的OD值显著高于生理盐水组($P<0.05$)。

邓磊等研究胫骨骨折髓内钉固定患者围术期血清Ⅰ型胶原氨基端末肽(NTX)、碱性磷酸酶(ALP)、人胰岛素生长因子-1(IGF-1)的变化对术后骨不连的预测价值。研究发现,71例患者术后1、4周血清NTX、ALP及IGF-1水平均高于术前($P<0.05$),术后1年内骨不连发生率为21.1%(15/71)。术前,术后1、4周有骨不连的患者血清NTX、ALP及IGF-1水平均低于无骨不连者($P<0.05$)。ROC曲线显示,胫骨骨折髓内钉患者术前,后1、4周血清NTX、ALP及IGF-1水平对术后骨不连均有一定预测价值,其中术后4周血清NTX、ALP及IGF-1联合曲线下面积高于术后1周及术前($P<0.05$)。

(撰稿:刘振峰　审阅:王拥军)

【桡骨远端骨折的治疗与研究】

王东强等采用BOA系带系统小夹板固定治疗新鲜闭合性桡骨远端伸直型骨折患者48例,并随访观察骨折愈合及并发症发生情况。结果表明所有患者骨折均愈合,愈合时间6～12周,固定治疗4周后患肢疼痛VAS评分和患肢肿胀评分均低于治疗前($P<0.05$),复位12周后桡骨掌倾角(11.04°±3.94°),桡骨尺偏角(25.06°±1.15°),桡骨高度(10.69±0.75)mm。

曹连波等观察自制改良夹板治疗C型桡骨远端骨折的疗效。将120例患者随机分为对照组和治疗组各60例,分别采用传统夹板固定、改良夹板固定。结果,两组患者均达到骨性愈合,在早期的治疗过程中,改良夹板组在减轻疼痛方面明显优于常规夹板组($P<0.05$);改良夹板组桡骨高度低于常规夹板组($P<0.05$),改良夹板组维持解剖位置、骨折稳定情况明显优于常规夹板组;常规夹板组优良率为73.3%(43/60),改良夹板组优良率为71.7%(44/60),两组无统计学意义($P>0.05$)。

杨贺杰等比较了球囊扩张复位外固定支架固定与切开复位锁定加压钢板内固定治疗40例骨质疏松性桡骨远端C型骨折的临床疗效和安全性。结果,术后3个月时,两组患者的桡骨高度、掌倾角、尺偏角、握力、掌屈活动度、桡偏活动度、尺偏活动度、旋前活动度、旋后活动度及Gartland-Werley评分比较,组间差异均无统计学意义($P>0.05$);两组关节面台阶比较,差异有统计学意义($P<0.01$)。术后12个月时,两组患者掌倾角、尺偏角、握力、掌屈活动度、背伸活动度、桡偏活动度及旋前活动度比较,组间差异均无统计学意义($P>0.05$)。

张洁文等将108例肾虚血瘀型老年骨质疏松性桡骨远端骨折患者随机分为两组各54例,均先尝试闭合复位、夹板外固定治疗,若未达到复位标准,行切开复位内固定治疗,观察组在上述基础上加用补血活血方汤(骨碎补、女贞子、丹参、白芍药、川芎、枸杞子等),持续服用4周。结果,观察组骨折愈合时间为(5.15±1.38)周,显著短于对照组(5.79±1.72)周,治疗2、4、6周后RUSS评分均显著高于对照组,中医症状积分及骨折愈合后腕关节Gart-land-Werley、PRWE评分显著低于对照组($P<0.05$);观察组总有效率94.4%(51/54),对照组81.5%(44/54)($P<0.05$)。

潘廷明等回顾分析了68例骨质疏松性桡骨远端骨折患者的病历资料,其中手法复位石膏外固定联合中药熏洗组33例,切开复位钢板内固定组35例,比较两组骨折愈合时间,观察治疗6个月后两组患者掌倾角、尺偏角和桡骨高度、腕关节活动度、Robbins腕关节评分及并发症发生情况。结果,石膏组骨折愈合时间短于钢板组($P<0.01$),治疗6个月后石膏组掌倾角、尺偏角、桡骨高度均小于钢板组($P<0.01$);两组腕关节活动度及Robbins腕关节评分以及并发症发生率比较,差异无统计学意义($P>0.05$)。

王建华将86例桡骨远端骨折患者随机分为两组各43例,均用手法复位夹板外固定治疗,研究组加服荣筋活络汤(黄芪、葛根、白芍药、丹参、鸡血藤、地龙等)。连续治疗 3 个月,研究组优良率 93.0%(40/43),对照组 83.7%(36/43)($P<0.05$);研究组疼痛缓解时间、消肿时间、骨折愈合时间均短于对照组($P<0.05$);两组疼痛、肿胀、瘀斑、叩痛积分均较治疗前改善($P<0.05$),且研究组各项症状积分均低于对照组($P<0.05$)。

卓川将 90 例患者随机分为两组,均予以手法复位治疗,观察组 46 例加服桃红四物汤(桃仁、红花、川芎、白芍药、土鳖虫、当归等)。经治 4 周,观察组优良率 95.7%(44/46),优于对照组 72.7%(32/44);观察组叩击痛消失时间、骨折愈合时间、住院时间、疼痛程度、生活质量、腕关节功能等指标优于对照组($P<0.05$);观察组感染发生率 6.5%(3/46),对照组 25.0%(11/44)($P<0.05$)。

许宇浪等将 78 例患者随机分为两组,对照组 38 例采取单纯手法复位配合夹板外固定进行治疗,研究组 40 例在对照组治疗基础上加用舒筋外洗方(花椒、苍术、防风、刘寄奴、宽筋藤、没药等),两组同时进行功能锻炼,于复位后 3、6 个月,采用 Dienst 腕关节评定标准评估两组患者的治疗效果。结果,复位后 3、6 个月研究组疗效均明显优于对照组(均 $P<0.05$),且骨折临床愈合时间研究组少于对照组($P<0.05$)。

李永志等将 94 例患者随机分为两组各 47 例,对照组(最终完成 46 例)予手法复位小夹板固定治疗,治疗组(最终完成 45 例)在此基础上加服三味骨伤胶囊(制马钱子、血竭、自然铜)治疗。结果,治疗 2 周后,两组疼痛 VAS 评分及肿胀程度评分均较治疗前降低,且治疗组军低于对照组($P<0.05$);治疗 3 个月后,治疗组腕关节掌屈角、背伸角、尺偏角、桡偏角均小于对照组($P<0.05$);治疗组腕关节功能优良率 91.1%(41/45),对照组 82.6%(38/46)($P<0.05$)。

叶伟等将 100 例患者经手法复位小夹板外固定后随机分为两组各 50 例,对照组采用常规七叶皂苷钠静滴治疗 1 周,治疗组则在此基础上服用桃红四物汤合五苓散加减(桃仁、红花、川芎、当归、熟地黄、赤芍药等)治疗 2 周。结果,治疗组肿胀消退效果、疼痛缓解效果均显著优于对照组($P<0.05$);治疗组治疗后第 14 d 肿胀改善总有效率 98.0%(49/50),对照组 76.0%(38/50)($P<0.05$)。

王琪等将 120 例桡骨远端闭合骨折的患者随机分为两组各 60 例,两组均行闭合手法复位,治疗组外敷跌打万应膏(乳香、没药、血竭、当归、川芎、红花等)并采用元书纸夹板外固定,对照组采用石膏外固定;根据 2 组骨折复位情况拆除固定后均行手法康复。结果,治疗组临床愈合时间、4 周 X 线评分均优于对照组($P<0.05$);随访 6 个月,治疗组优良率 98.3%(59/60),对照组 80.0%(48/60)($P<0.05$)。

吴维勇等将 96 例患者随机分为两组各 48 例,治疗组采用手法复位后小夹板固定,对照组采用手法复位后石膏固定。结果,治疗组优良率 85.4%(41/48),对照组 62.5%(30/48)($P<0.05$);两组骨折愈合时间及 VAS 评分比较,差异均有统计学意义($P<0.05$)。

蒋永钢等将 80 例桡骨远端粉碎性骨折患者分为两组各 40 例,对照组采用锁定钢板内固定治疗,观察组采用何氏骨科中医手法整复治疗。结果,观察组总有效率 95.0%(38/40),高于对照组 75.0%(30/40);观察组并发症发生率 0.00%,低于对照组 15.0%(6/40)($P<0.05$);观察组患者各项腕关节功能指标评分均优于对照组,且住院时间明显更短($P<0.05$)。

谢汉洋等将 92 例老年伸直型桡骨远端粉碎性骨折患者随机分为两组各 46 例,研究组采用手法整复超腕夹板外固定治疗,对照组采用手法整复石膏外固定治疗。结果,研究组复位后 4 周与复位当天的桡骨相对高度和关节面塌陷程度比较差异不显著(均 $P>0.05$),对照组复位后 4 周的桡骨相对高度低于复位当天和研究组(均 $P<0.05$),关节面塌陷程度大于复位当天和研究组(均 $P<0.05$);研究组骨折临床愈合时间短于对照组($P<0.05$);研究组

有效率97.8%(45/46),对照组87.0%(40/46)($P<0.05$)。

姜林忠等将58例老年桡骨远端骨折患者随机分为两组各29例,对照组采用中医手法复位加小夹板固定的方法进行治疗,观察组在对照组的基础上联合四黄散(黄芩、黄连、生大黄、生黄栀)进行外敷,换药周期为2 d,共换药治疗9次,进行6个月跟踪治疗。结果,观察组骨折愈合时间、腕关节功能、自理能力、治疗效果以及住院时间均优于对照组($P<0.05$);观察组临床疗效有效率96.6%(28/29),对照组58.6%(17/29)($P<0.05$);观察组第1 d两组视觉模拟评分法(VAS)评分差异比较不明显($P>0.05$);其余天数比较差异显著($P<0.05$);观察组第1 d两组腕横纹处肿胀度差异比较不明显($P>0.05$),其余天数比较差异显著($P<0.05$)。

陈国球等采用常规骨折复位固定联合续骨活血汤(骨碎补、煅自然铜、川续断、乳香、土鳖虫、生地黄等)治疗肾虚血瘀型老年性桡骨远端骨折54例,治疗12周;并与54例仅接受常规骨折复位固定治疗患者对照。结果,治疗1个月后,观察组患者RUSS评分显著高于对照组($P<0.05$);治疗3个月后,两组患者的RUSS评分比较,差异无统计学意义($P>0.05$);观察组患者骨折愈合时间显著短于对照组($P<0.05$);观察组患者Gartland-Werler评分和PRWE评分均显著低于对照组($P<0.05$)。

(撰稿:舒冰　审阅:王拥军)

【膝骨关节炎的治疗及实验研究】

1. 基础研究

邢振龙等观察膝三脏汤(熟地黄、吴茱萸、党参、山药、茯苓、白术等)石油醚、氯仿、乙酸乙酯、正丁醇提取物对膝骨关节炎(KOA)大鼠模型血清炎症因子含量及软骨端粒酶活性的影响。将70只大鼠随机分为空白组、模型组、美洛昔康组、膝三脏汤-石油醚组、膝三脏汤-氯仿组、膝三脏汤-乙酸乙酯组、膝三脏汤-正丁醇组,10只/组。除空白组外,将其余各组大鼠按改良Hulth造模法复制KOA模型。造模结束后,各组对应给药6周。结果,与模型组比较,各膝三脏汤提取物组大鼠血清炎症因子IL-1、IL-6、TNF-α含量、软骨含水率、端粒酶活性明显降低。其中乙酸乙酯组大鼠血清IL-1、TNF-α含量,软骨端粒酶活性均低于氯仿组、正丁醇组($P<0.05$)。

郑洁等观察不同剂量青藤碱对兔KOA模型关节软骨和滑膜组织形态学及关节液IL-6、IL-17及聚集蛋白聚糖酶(ADAMTS)-4、ADAMTS-5含量的影响。采用Hulth法建立KOA模型。将50只新西兰大白兔随机分为空白组、模型组和青藤碱低[0.2 ml(5 mg)]、中[0.35 ml(8.75 mg)]、高[0.5 ml(12.5 mg)]剂量组。空白组不予任何处理,模型组给予生理盐水、给药组给予盐酸青藤碱注射液膝关节腔注射,共干预10次。干预结束后取关节软骨行番红O染色和滑膜组织行HE染色,进行组织学评分;ELISA检测关节液IL-6、IL-17、ADAMTS-4和ADAMTS-5含量。结果,中、高剂量青藤碱对KOA模型病变软骨具有保护作用。

郑传睿等观察血小板裂解液(PL)联合脂肪干细胞(ADSCs)对KOA大鼠关节疼痛和软骨修复的作用。从SD大鼠腹部抽取脂肪制备培养ADSCs,SD大鼠外周血中分离制备PL,以碘乙酸(MIA)法建立大鼠KOA疼痛模型,分别以低、中、高浓度PL,低、中、高浓度ADSCs以及低、中、高浓度PL联合ADSCs对KOA模型大鼠进行双侧关节腔注射干预,低、中、高浓度均为(1×10^6个/ml)、(1×10^7个/ml)、(1×10^8个/ml),注射1次/周,定期观察生理行为及评价疼痛指标,注射4次后取膝关节进行组织病理学观察及Mankin's评分。压痛结果表明:造模后第4周,模型组压痛阈值较正常组显著下降,低、中、高浓度PL组,高浓度ADSCs组,以及低、中、高浓度联合组压痛阈值分别与模型组比较有显著提高。热痛结果表明:造模后第4周,模型组的热痛阈值较正常组显著下降;低、中、高浓度PL组,中、高浓度ADSCs组,以及低、中、高浓度联合组热痛阈值分别与模型组比较有显著提高。膝关节软骨病理学观察结果：大鼠膝关节软骨 Mankin's 评分比较，差异有统计学意义（$P<0.01$）；模型组的 Mankin's 评分高于空白组；低、中、高浓度 PL 组，低、中、高浓度 ADSCs 组，低、中、高浓度联合组 Mankin's 评分较模型组显著下降；PL 高浓度组的 Mankin's 评分低于 PL 低、中浓度组；ADSCs 高浓度组的 Mankin's 评分低于 ADSCs 低、中浓度组；联合高浓度组 Mankin's 评分低于联合低、中浓度组；联合高浓度组 Mankin's 评分低于 PL 高浓度组和 ADSCs 高浓度组。

尤君怡等通过观察吴门芪藤汤（黄芪、大血藤、当归、忍冬藤、甘草）对弗氏完全佐剂（CFA）诱导的大鼠 KOA 模型关节成纤维样滑膜细胞炎性细胞因子表达以及 c-Jun 氨基末端激酶（JNK）通路活化的影响，探讨吴门芪藤汤治疗 KOA 的抗炎和抑制成纤维样滑膜细胞过度凋亡的作用机制。采用 CFA 诱导的 KOA 大鼠模型为研究对象，各给药组分别用 SP600125（JNK 抑制剂）和吴门芪藤汤灌胃干预后，观察各生化指标。结果，与模型组比较，吴门芪藤汤组明显降低成纤维样滑膜细胞原代培养上清中 IL-1β，TNF-α 及 MMP-3 含量水平；显著抑制成纤维样滑膜细胞过度凋亡、成纤维样滑膜细胞 JNK 通路蛋白的磷酸化。

张栋等研究观察 β-catenin 与 NF-κB 信号通路在不同程度 KOA 模型大鼠滑膜组织中的表达情况。选取 SPF 级雄性大鼠 48 只，体重（200±20）g，随机分为造模组（32 只）、假手术组（8 只）和对照组（8 只）。造模组采用 Hulth 法建立 KOA 模型大鼠，并分别于造模后第 2、4、8、12 周取材处死 8 只，模拟轻度、早期、中度、重度 KOA 模型大鼠；假手术组仅切开膝关节囊后缝合排除手术因素干扰；对照组不做任何处理。观察各组大鼠动物行为、滑膜增生与软骨退变情况，采用实时荧光 PCR 检测各组大鼠滑膜组织中 NF-κB 信号通路及 β-catenin 的表达。研究表明，取材过程中可见滑膜增生在轻度、早期 KOA 模型中表现明显，之后逐渐减少；而软骨退变在中度、重度 KOA 模型中表达明显，并随时间延长逐渐加重。

2. 临床研究

姚腾飞通过研究分析加味止痛四物汤（五加皮、骨碎补、干姜、当归、白芍药、延胡索等）治疗 KOA 的疗效及对血清 CRP、IL-1、MMP-9 水平的影响。将 80 例膝关节骨性关节炎患者随机分为两组各 40 例，对照组予盐酸氨基葡萄糖胶囊，观察组在对照组的基础上加服加味止痛四物汤，治疗 72 d。结果，观察组总有效率 72.5%（29/40），对照组 42.5%（17/40）（$P<0.05$）；治疗后观察组患者 JOA 膝关节功能评分低于对照组（$P<0.05$），CRP、IL-1、MMP-9 水平低于对照组（$P<0.05$）。

缪秀良等观察中药（黄连、黄芩、黄柏、黄栀子、红花、桃花等）外敷配合关节镜清理术治疗湿热痹阻型痛风性膝关节炎的临床疗效。将 90 例患者随机分为 A、B、C 3 组各 30 例，A 组采用膝关节镜清理术治疗，B 组在采用膝关节镜清理术治疗的基础上外敷中药，C 组为对照组单纯的中药外敷，治疗 1 周。结果，术前 3 组 Lysholm 评分和 VAS 比较，差异无统计学意义（$P>0.05$）；术后 1、3 个月 3 组 Lysholm 评分和 VAS 比较（$P<0.05$），进而 3 组间两两比较，差异均有统计学意义（$P<0.05$）。

曾文壁等研究采用肌筋膜触发点理论的刃针治疗早中期膝关节骨关节炎的临床疗效。将 62 例早中期膝关节骨关节炎患者随机分成治疗组和对照组，治疗组患者采用刃针在股四头肌、股二头肌、股内收肌、腘肌、腓肠肌等有明显压痛点或条索、结节点进行切割，对照组患者予洛索洛芬口服，比较两组患者治疗前后的疗效。结果，治疗组 VAS 评分低于对照组（$P<0.05$），Lysholm 评分高于对照组，临床疗效分级优于对照组（$P<0.05$）。

（撰稿：张霆　审阅：王拥军）

［附］ 参考文献

C

柴爽，黄佳纯，王吉利，等.补肾健脾活血方对大鼠绝经后骨质疏松症的防治作用[J].中成药，2019，41(9):2213

曹连波，孙玉忠，栗国强，等.改良夹板治疗C型桡骨远端骨折的临床研究[J].中医药导报，2019，25(13):71

陈国球.续骨活血汤治疗肾虚血瘀型老年性桡骨远端骨折[J].中医学报，2019，34(3):656

程浩文，刘凡杰，王从安，等.自拟益气通经饮联合针灸治疗胸腰椎骨折伴脊髓损伤疗效及对神经功能分级、诱发电位的影响[J].现代中西医结合杂志，2019，28(4):393

池伟东，庄娟娜，吴俊哲.基于中医传承辅助系统的脊髓损伤中药处方规律研究[J].西部中医药，2019，32(4):61

褚文婷.冲和膏对胫骨远端、平台骨折患者血流动力学及功能恢复的影响[J].内蒙古中医药，2019，38(1):76

D

邓磊，张睿，黄朋，等.胫骨骨折髓内钉固定患者围术期血清NTX、ALP、IGF-1的变化对术后骨不连的预测价值[J].创伤外科杂志，2019，21(9):654

刁志君，姜宏，刘锦涛，等.益气活血方介导促炎因子促进破裂型腰椎间盘突出后重吸收的机制研究[J].中国中医骨伤科杂志，2019，27(5):1

G

耿春梅，陈奇刚，张瑾，等.筋针结合运动训练治疗原发骨质疏松腰背痛临床观察[J].中国民族民间医药，2019，28(12):108

龚志贤，吴泳蓉，凌上清，等.体外冲击波循经取穴治疗慢性跖筋膜炎随机对照研究[J].中国中医骨伤科杂志，2019，27(2):21

J

姜林忠.中医手法复位加小夹板固定联合四黄散外敷治疗老年桡骨远端骨折临床观察[J].中医临床研究，2019，11(11):97

蒋永钢，陶熙.何氏骨科中医手法整复治疗桡骨远端粉碎性骨折[J].深圳中西医结合杂志，2019，29(5):35

L

赖圆根.补脾益肾法配合针灸推拿治疗脾肾阳虚型骨质疏松症41例临床观察[J].云南中医中药杂志，2019，40(6):71

李泰贤，张彦琼，薛志鹏，等.激素性股骨头坏死不同中医证型相关基因表达谱的鉴定及其候选标志分子的发现与验证[J].中华中医药杂志，2019，34(10):4536

李秀林，侯卫征，范新春.活血接骨汤联合微创植骨治疗胫骨中下段骨折不愈合临床观察[J].光明中医，2019，34(10):1581

李永志，董博，欧国峰，等.手法复位小夹板固定联合三味骨伤胶囊治疗桡骨远端骨折的临床疗效观察[J].河北中医，2019，41(2):186

刘伟明，冯宗权，邹勇根，等.养血固肾汤治疗髋部骨折术后肾虚型骨质疏松的疗效[J].深圳中西医结合杂志，2019，29(3):47

鲁德彪.骨伤复原汤配合锁定加压钢板治疗胫骨下段骨折的临床疗效分析[J].基层医学论坛，2019，23(19):2774

罗健兴，王晶，舒冰，等.原发性骨质疏松症人群脉图参数特征分析[J].上海中医药大学学报，2019，33(3):48

M

缪秀良，林惠娇，彭健.中药外敷联合膝关节镜清理术治疗湿热内蕴型痛风性膝关节炎临床观察[J].中国中医药现代远程教育，2019，17(17):95

P

彭瑶，胡敬梅，胡立，等.骨肽注射液联合丹参酮注射液对胫骨骨折术后血清sICAM-1、VEGF、TGF-β1、ALP水平及骨折愈合的影响[J].国际检验医学杂志，2019，40(8):939

潘廷明，董忠，杨连梓，等.手法复位石膏外固定联合中药熏洗和切开复位钢板内固定治疗骨质疏松性桡骨远端骨折疗效比较[J].中国中西医结合杂志，2019，39(1):63

Q

覃伟，李仕杰.针刺疗法结合中药熏蒸及康复训练促进胫骨中下段骨折术后康复效果研究[J].中华中医药学刊，2019，37(5)：1186

S

孙庆，钟成梁，张玮，等.腰痛宁胶囊治疗腰椎骨性关节炎寒湿瘀阻证240例多中心随机对照临床研究[J].中医杂志，2019，60(3)：224

T

谭惠中，周德生.脊髓亚急性联合变性的中医辨治体会[J].亚太传统医药，2019，15(5)：102

W

万俊明，张建方，黄恺，等.地黄饮子与阿仑膦酸钠治疗原发性骨质疏松症的病例对照研究[J].中国骨伤，2019，32(6)：535

汪今朝，张俐.活血通督汤抑制脊髓损伤后炎症反应的实验研究[J].中国中医骨伤科杂志，2019，27(7)：1

汪小飞，李晶晶.淫羊藿总黄酮对老年骨质疏松大鼠Notch和Smads通路蛋白表达的影响[J].中国中医骨伤科杂志，2019，27(2)：1

王德，刘月坤，曹泽宾，等.补肾活血方联合骨搬移术治疗胫骨中下段骨折延迟愈合及不愈合疗效及对ALP、BGP水平的影响[J].现代中西医结合杂志，2019，28(13)：1457

王琪，张艳芝，王岩，等.宫廷正骨特色疗法治疗桡骨远端骨折临床研究[J].中国中医药信息杂志，2019，26(4)：34

王东强，江继中，张会涛，等.BOA系带系统小夹板固定治疗新鲜闭合性桡骨远端伸直型骨折[J].中医正骨，2019，31(9)：61

王建华.手法复位夹板外固定配合荣筋活络汤治疗桡骨远端骨折疗效观察[J].实用中医药杂志，2019，35(8)：918

王伟群，吴俊哲，曹振文，等.中西医康复疗法结合揿针留针候气对胸腰椎骨折合并脊髓损伤术后功能恢复作用的临床研究[J].广州中医药大学学报，2019，36(3)：360

王文志，李景伟，张健，等.斯氏针撬拨结合有限切开手术治疗跟骨骨折[J].中国中西医结合外科杂志，2019，25(1)：78

王兴龙，陈辉，马东印，等.发散式冲击波促进胫骨骨折术后愈合效果的观察[J].感染、炎症、修复，2019，20(1)：36

魏新春，周云，吴建贤，等.多通道FES联合MOTOmed训练对不完全性脊髓损伤患者下肢运动功能的影响[J].中医药临床杂志，2019，31(8)：1540

吴维勇，徐卫国，王佳乐.手法复位后小夹板固定治疗桡骨远端骨折48例总结[J].湖南中医杂志，2019，35(2)：61

X

谢汉洋.手法整复超腕夹板外固定治疗老年伸直型桡骨远端粉碎性骨折46例[J].福建中医药，2019，50(2)：83

邢振龙，戚子荣，丘青中.膝三脏汤不同工艺提取物对KOA模型大鼠血清炎症因子及软骨端粒酶活性的影响[J].广州中医药大学学报，2019，36(7)：1054

许和贵，唐东昕，刘洋，等.活血接骨胶囊对家兔骨折愈合中bFGF、TGF-β和BMP-2表达的影响[J].中国矫形外科杂志，2019，27(20)：1900

许宇浪.手法复位夹板外固定配合舒筋外洗方治疗Colles骨折疗效观察[J].广西中医药，2019，42(1)：25

Y

姚腾飞.加味止痛四物汤治疗膝关节骨性关节炎的疗效及对血清CRP、IL-1、MMP-9水平的影响[J].云南中医中药杂志，2019，40(1)：48

余翔，任辉，尚奇，等.龟板诱导干细胞归巢预防绝经后骨质疏松症的机制探讨[J].中华中医药杂志，2019，34(5)：2071

杨蕾，张正菊，相瑞阳，等.虎杖对胶原诱导性关节炎大鼠滑膜PPARγ/NF-κB信号途径的影响[J].中国中西医结合杂志，2019，39(5)：591

杨贺杰，张亮，邵荣学，等.球囊扩张复位外固定支架固定与切开复位锁定加压钢板内固定治疗骨质疏松性桡骨远端C型骨折的对比研究[J].中医正骨，2019，31(9)：14

杨文亮，方月龙，王和鸣.王和鸣教授治疗筋伤经验[J].福建中医药，2019，50(3)：51

叶伟，吴莲华.桃红四物汤合五苓散加减治疗桡骨远端骨折的临床观察[J].按摩与康复医学，2019，10(5)：36

叶友友，林焱斌.四维牵引联合身痛逐瘀汤治疗气滞血瘀型颈椎骨折脱位合并脊髓损伤效果观察[J].现代中西医结合杂志，2019，28(28)：3114

尤君怡，龚正丰，梁国强.吴门芪藤汤对佐剂性关节炎大鼠膝骨关节滑膜、软骨组织细胞凋亡的影响[J].河北中医，2019，41(2)：262

于长岁，朱立国，张晓峰，等.朱立国旋提手法治疗力学失衡神经根型颈椎病经验[J].浙江中医杂志，2019，54(9)：635

Z

曾文璧，罗岚，李文纯，等.基于肌筋膜触发点理论的刃针治疗早中期膝关节骨关节炎的临床研究[J].中医药导报，2019，25(11)：117

张波，张开伟，马文娟，等.补肾活血汤干预骨质疏松症并骨关节炎模型兔软骨细胞 NF-KBp65 蛋白的表达[J].中国组织工程研究，2019，23(27)：4375

张栋，王庆甫，张晓哲，等.β-catenin 与 NF-κB 信号通路在膝骨关节炎滑膜炎症中的表达特点及意义[J].中国骨伤，2019，32(8)：721

张洁文，黄俊群，林锐珊.补肾活血方治疗肾虚血瘀型老年骨质疏松性桡骨远端骨折的临床研究[J].中药材，2019，42(6)：1430

张信成，张旭桥，仇湘中，等.强骨颗粒对骨质疏松大鼠胫骨组织中 OPG、RANKL 表达的影响[J].湖南中医杂志，2019，35(7)：145

赵鹏菊，张俊.通督活血汤配合后路椎板减压螺钉置入治疗胸腰椎段骨折合并脊髓损伤疗效观察[J].海峡药学，2019，31(6)：197

赵炎平，燕好军，孙宏伟，等.续筋接骨汤联合骨折断端间注射富血小板血浆治疗胫骨骨折术后不愈合 48 例[J].河南中医，2019，39(1)：78

郑传睿，王蔡未，周莉，等.血小板裂解液联合脂肪干细胞干预大鼠膝骨关节炎的实验研究[J].中国中医骨伤科杂志，2019，27(8)：9

郑洁，赵莉平，胡亚莉，等.青藤碱对兔膝骨关节炎模型组织形态学及关节液炎性细胞和聚集蛋白聚糖酶含量的影响[J].中国中医药信息杂志，2019，26(6)：51

卓川.手法复位结合桃红四物汤加减治疗 colles 骨折疗效观察[J].实用中医药杂志，2019，35(8)：946

（九）五官科

【视网膜静脉阻塞的治疗与研究】

陆秉文等从八纲辨证、脏腑辨证、卫气营血辨证3个方面论述青蒿类药物通过“扶正祛邪法”治疗视网膜静脉阻塞(RVO)继发黄斑水肿(ME)的理论依据，认为RVO继发ME的主要病机是正虚邪留，正虚以阴虚为主，邪为水湿，而青蒿类药物具有滋阴补虚、清热祛湿的作用，使湿热之邪从三焦分消，以“扶正祛邪”治疗RVO继发ME的发生及反复发作。孟凡超等介绍张风梅从气火痰瘀论治RVO经验。张氏认为其病机为“气火痰瘀闭阻肝窍”，应以“先止血，次活血，终明目”为治疗原则，同时辅以微寒清热行气之品，寓清热行气于止血、活血之中。并提出宜培五脏之不足的治疗总纲，以此统领辨证治疗：气滞血瘀者，治瘀重在调畅气机，用木香、槟榔、佛手、柴胡、郁金等及太子参、党参、黄芪等肝脾同调；瘀热互结者，治火当分急缓，急则多用导赤散合龙胆泻肝汤加减，发病3～5 d后，方用桃仁承气汤及生蒲黄汤加减，缓则用天麻钩藤饮加减；痰凝血瘀者，兼顾温阳、调气、清热，方用黄连温胆汤合桃红四物汤加减。

苏晶等将51例(51眼)RVO-ME瘀血阻络兼水湿内停证患者随机分为两组，对照组予低剂量(2 mg)曲安奈德(TA)玻璃体腔内注射治疗，联合治疗组在此基础上加服和营利水方(生地黄、当归、金银花、蒲公英、猪苓、泽泻等)，疗程均为3个月。结果，联合治疗组总有效率82.1%(23/28)，对照组56.5%(13/23)，组间比较$P<0.05$。与对照组比较，联合治疗组治疗后3、6个月的最佳矫正视力(BCVA)均提高，黄斑中心区视网膜厚度(CRT)均降低，6个月内玻璃体平均注射次数减少(均$P<0.05$)。苏汉权等将60例RVO患者随机分为两组，均采取抗动脉粥样硬化及降血压等药物，对个别部分缺血性患者完成眼底激光治疗。试验组在此基础上联合复方血栓通胶囊(丹参、黄芪、田七等)治疗。连续治疗30 d，随访1个月。结果，试验组总有效率96.7%(29/30)，对照组63.3%(19/30)，组间比较$P<0.01$。与对照组比较，试验组随访1个月的视力水平明显升高(均$P<0.05$)。随访期间试验组无并发症发生，对照组发生7例并发症。

吕小利等观察加味桃红四物汤(黄芪、当归、生地黄、桃仁、红花、川芎等)对大鼠RVO眼底病变的影响。通过孟加拉玫瑰红联合激光光动力造模，将25只SD大鼠随机分为模型组，加味桃红四物汤高、中、低剂量(32、16、8 g/ml)组，各给药组均灌胃3周。结果，模型组眼底的出血、渗出及渗出性视网膜脱离等在3～7 d内最明显，随后逐渐减轻；加味桃红四物汤中、低剂量组与模型组无显著性差异。与模型组比较，加味桃红四物汤高剂量组眼底的出血、渗出和渗出性视网膜脱离等在3 d左右最明显，随后逐渐减轻；尤其是渗出性视网膜脱离持续时间明显缩短。马骏旭等用光化学动力法建立RVO动物模型，将40只家兔随机分为空白组、模型组、复方血栓通组、蛴螬提取物组，灌胃3周。结果，与模型组比较，给药组视网膜各层结构病理变化均减轻，以蛴螬组最轻。MMP-2表达减弱(均$P<0.05$)。研究提示，蛴螬提取物可促进实验性RVO模型出血的吸收，改善视网膜缺血缺氧的状态，抑制实验性RVO模型中MMP-2的表达，从而抑制实验性RNV的形成。谢瞻等先静脉注射光敏物质孟加拉红增敏，然后对视网膜静脉进行激光封闭造模。将48只新西兰兔随机分为正常组，模型组，灯盏花素高、中、低

剂量(8、4、2 mg/kg)组，血栓通组，各给药组分别静脉注射 14 d。结果，与正常组比较，模型组 7 只兔 10 只眼视网膜静脉完全阻塞($P<0.05$)；与模型组比较，灯盏花素高、低剂量组的视网膜静脉阻塞动物数及眼数均明显下降；各给药组 ERG 的 b 波及 a 波潜伏期均缩短(均 $P<0.05$)。研究提示，灯盏花素对兔 RVO 有一定的再通作用，可以改善视网膜的水肿，并一定程度上改善视网膜的功能。

(撰稿：谢立科　审阅：熊大经)

【糖尿病性视网膜病变的研究】

朴仁善等从"肝"与目的关系出发，以消渴目病的病机规律为切入点，从"肝"论治糖尿病视网膜病变，认为消渴目病以肾虚为本，"母病及子"，相火为标，宜从"整体观念"出发，固肾治本、疏理肝脏、壮水清火。郭承伟等提出糖尿病性黄斑水肿病位在络，络阻血瘀水停以及脾肾虚衰等是其病机特点，治疗上应从络入手，采用通络祛瘀、活血利水、温运脾肾等治法，还须重视虫类药(水蛭、地龙、虻虫、蛴螬、穿山甲、蜈蚣等)与辛味药(细辛、白芷、羌活、独活、麻黄、荆芥、防风等)的使用，并应避免过度使用活血祛瘀而致破血伤络。

陈向东等采用链脲佐菌素(STZ)一次性腹腔注射诱发大鼠糖尿病视网膜病变模型，并将造模成功的 80 只 SPF 大鼠随机分为激光造模组(60 只)、D 组(20 只)；激光造模组应用 532 氩激光对大鼠行全视网膜激光光凝治疗，并随机分为 A、B、C 组。A、B、C 组分别予丹黄明目汤(生地黄、丹参、麦冬、茯苓、牡丹皮、车前子等)、羟苯磺酸钙混悬液、蒸馏水灌胃，D 组大鼠只予蒸馏水灌胃，均连续 1 个月。结果，与 C 组比较，A、B 组血管内皮生长因子(VEGF)表达水平均降低，A 组更甚(均 $P<0.05$)。提示丹黄明目汤可抑制糖尿病视网膜病变激光术后大鼠 VEGF 的表达。姚青等采用链脲佐菌素建立糖尿病大鼠模型，将 50 只 SD 大鼠随机分为模型组，活血解毒方(黄连、三七、鬼箭羽、天花粉)高、中、低剂量(15.4、7.7、3.9 g/kg)组，羟苯磺酸钙胶囊组，另设 10 只作为正常组，分别灌胃 20 周。结果，与正常组比较，模型组凋亡细胞增加，大鼠视网膜组织 NF-κB 与 Caspase-3 蛋白及 mRNA 的表达明显升高(均 $P<0.05$)；与模型组比较，活血解毒方各剂量组及羟苯磺酸钙胶囊组视网膜细胞凋亡的程度、视网膜 NF-κB 与 Caspase-3 蛋白及 mRNA 的表达量均降低(均 $P<0.05$)。

同时，体外培养大鼠视网膜神经节细胞株(RGC-5)并随机分为空白组，高糖组，含药血清高、中、低剂量组。除空白组外，其余各组均模拟高糖环境诱导，其中含药血清各剂量组再加入活血解毒方含药血清。结果，与空白组比较，高糖组细胞活性降低，细胞凋亡比例增加(均 $P<0.05$)。与高糖组比较，含药血清高、中剂量组细胞活性增高(均 $P<0.05$)，含药血清各剂量组细胞凋亡比例减少($P<0.05$，$P<0.01$)。研究提示，活血解毒方可能通过改善糖尿病大鼠视网膜中细胞凋亡的相关细胞因子 NF-κB 与 Caspase-3 的表达，同时可调节视网膜神经节细胞活力，改善高糖条件下 RGC 细胞的凋亡程度。吴正正等以链脲佐素腹腔注射诱导糖尿病大鼠模型，将 120 只 SD 大鼠随机分为正常组、模型组、密蒙花复方(生黄芪、女贞子、益母草、黄连、肉桂、密蒙花)组。连续灌胃 90 d 后，与正常组比较，模型组视网膜电图振荡电位(Ops)波幅及 b 波波幅降低，视神经功能下降；视网膜神经节细胞肿胀，排列紊乱，数目减少，BDNF 和 CNTF mRNA 及蛋白表达下降(均 $P<0.01$)。与模型组比较，密蒙花复方组 Ops、b 波波幅升高，视网膜神经节细胞凋亡数目减少，视网膜 BDNF 和 CNTF mRNA 及蛋白表达升高($P<0.05$，$P<0.01$)。提示密蒙花复方可能通过调节 BDNF 和 CNTF 表达水平，进而减轻糖尿病视网膜病变的神经功能损伤。

(撰稿：谢立科　审阅：熊大经)

【干眼症的治疗与研究】

欧晨等总结彭清华辨治干眼症经验。彭氏将干眼症辨为四证，其中肺阴不足型予养阴清肺汤加减治疗，肝经郁热型予丹栀逍遥散加减治疗，气阴两虚型予生脉散合杞菊地黄丸加减治疗；邪热留恋型予桑白皮汤加减治疗。同时并重视阳虚发病，从阳论治。李点从“肝主泣”辨治干眼症：肝郁气滞证治宜疏肝解郁，方用逍遥散加减；郁火上冲证治宜解郁降火，拟丹栀逍遥散；肝经湿热证当清利湿热，选用龙胆泻肝汤加减治之；肝血不足证治疗应予养肝补血，以四物汤治之；肝肾亏虚证治以滋补肝肾、养阴润目，方选杞菊地黄丸或杞参膏等。强调内外兼治，综合治疗，拟定养阴润目汤（生地黄、当归、枸杞、黄精、沙参、白芍药等）内服兼精草明目液（黄精、鱼腥草组成）外用。孙文秀等认为湿热内蕴型干眼的病机特点为湿热与气机不畅合而为患，两者相互促进，贯穿疾病始终。选用温胆汤加减治疗：久病虚实夹杂，脾胃渐虚者配白术、山药益气健脾；肝郁甚者酌情配伍柴胡、绿梅花等疏肝理气；湿盛者配伍生薏苡仁、杏仁；热重者配黄芩、鬼针草、野菊花以清之。

许婷等将82例（164眼）干眼症阴虚夹湿证患者随机分为两组，对照组予玻璃酸钠滴眼液，观察组在此基础上加服三仁汤合二妙散加减方（薏苡仁、麦冬、豆蔻、滑石、厚朴、淡竹叶等）。经治1个月，观察组总有效率95.1%（78/82），对照组为74.4%（61/82），$P<0.05$。嵇晔等将114例干眼症患者随机分为两组，对照组予玻璃酸钠滴眼液，观察组在此基础上联合石斛夜光丸治疗。经治1个月，观察组总有效率98.3%（56/57），对照组87.7%（50/57），$P<0.05$。两组泪液分泌增多、泪膜破裂时间延长、角膜荧光素染色评分降低；结膜充血评分、睑板腺评分及OSDI量表评分均降低，以观察组更甚（均$P<0.05$）。柳园园等将80例泪液分泌不足型干眼症患者随机分为两组，对照组予玻璃酸钠滴眼液、维生素A、溴己新治疗，观察组则予桑白皮汤（桑白皮、麦门冬、桔梗、玄参、黄芩、旋覆花等），先熏后服。经治3个月，观察组总有效率92.5%（37/40），对照组75.0%（30/40），$P<0.05$。李军等将84例干眼症患者随机分为两组，对照组予氟米龙滴眼液，观察组在此基础上联合芪明颗粒（水蛭、蒲黄、决明子、茺蔚子、枸杞、生地黄）治疗。经治2个月，观察组总有效率92.9%（39/42），对照组69.0%（29/42），$P<0.05$；与对照组比较，观察组OSDI、结膜充血及睑板腺评分均明显降低（均$P<0.05$）。

蒋鹏飞等通过切除双侧睾丸及附睾造模，探讨密蒙花颗粒（密蒙花、枸杞、菊花）对去势诱导的干眼症兔泪腺细胞IL-12及IL-6的影响。将30只雄兔随机分为正常组、模型组、密蒙花颗粒组、生理盐水组、睾酮组。除正常组外，其余组均通过切除双侧睾丸及附睾造模。正常组及模型组不给药，密蒙花颗粒组及生理盐水组灌胃，睾酮组肌肉注射给药30 d。结果，正常组泪腺组织排列整齐，结构清晰，未见炎症细胞浸润和凋亡细胞；模型组及生理盐水组泪腺组织排列不整齐，组织变性，有大量炎症细胞浸润和细胞凋亡；与正常组比较，模型组泪腺组织IL-6、IL-12平均光密度值升高（均$P<0.05$）；与模型组比较，给药组上述指标均降低（均$P<0.05$）。研究提示，密蒙花颗粒可通过抑制泪腺组织中IL-6、IL-12的表达减轻泪腺组织的炎症，达到治疗干眼症的目的。王超群等将50只SD大鼠随机分为正常组、假手术组、养阴润目丸（药物组成同养阴润目汤，即生地黄、当归、枸杞、黄精、沙参、白芍药等）组、杞菊地黄丸组，除正常组、假手术组外，以切除睾丸及附睾建立干眼模型，并予相应药物连续灌胃30 d。结果，与正常组及假手术组比较，模型组结膜上皮细胞核内可见大量棕黄色沉着，Caspase-3、Caspase-6均呈大量阳性表达（均$P<0.05$）；与模型组比较，养阴润目丸组结膜上皮细胞中Caspase-3、Caspase-6阳性表达明显降低（均$P<0.05$），与杞菊地黄丸组比较无显著差异（$P>0.05$）。提示养阴润目丸对干眼的作用机制可能是与降低Caspase-3、Caspase-6的表达活性从而阻断相关细胞凋亡级联反应有关。

（撰稿：谢立科　审阅：熊大经）

【年龄相关性黄斑变性的治疗及临床研究】

陈茜等系统评价中药和维生素治疗干性年龄相

关性黄斑变性(AMD)的有效性。检索美国国立医学图书馆医学数据库 Pubmed、The Cochrane Library、中国知网、万方数据库、维普数据库，收集建库至 2018 年 9 月 30 日中药和维生素治疗干性 AMD 的随机对照试验并进行质量评价。采用 RevMan5.3 软件比较中药和维生素治疗前与治疗后患者视力、Amsler 表、视觉诱发电位的变化进行 Meta 分析。最终纳入 10 个研究，共 549 例干性或早期 AMD 患者。结果，试验中应用的中药大多数为补益肝肾类中药，主要有枸杞子、女贞子、菟丝子、熟地黄、五味子、白芍药、泽泻、丹参、当归、夏枯草、生甘草等。与单纯西医治疗比较，中药治疗能显著提高视力，改善观看 Amsler 表视直如曲等情况，VEP 振幅提高(均 $P<0.01$)。研究提示，早期 AMD 采用补益肝肾、健脾益气法治疗，可显著改善视力及全身症状，提高生活质量。

王玉等将 181 例 AMD(包括脾虚湿困型证、痰湿互结证、肝肾亏虚证)患者随机分为两组，均予光动力疗法治疗，观察组加服益气复明汤(黄芪、党参、茯苓、葛根、茺蔚子、赤芍药等)。疗程均为 2 个月。结果，观察组总有效率 95.3%(82/86)，对照组 85.3%(81/95)，$P<0.05$。与对照组比较，观察组外周血中 Treg 比例升高，Th17 比例降低；血清中 IL-1、IL-6、TNF-α 水平降低；血清中氧化应激指标活性氧(ROS)、MDA 水平降低，过氧化氢酶(CAT)、谷胱甘肽过氧化酶(GSH-Px)水平升高(均 $P<0.05$)。陆勤康等将痰瘀互结型湿性 AMD 患者 64 例(64 眼)随机分为两组，对照组予维生素 E 片、甲钴胺胶囊等基础治疗，如有渗漏则予玻璃体腔内注射康柏西普，中西药联合组在此基础上服用加味温胆汤(陈皮、法半夏、茯苓、炒白术、茺蔚子、生蒲黄等)，连续治疗 3 个月。结果，中西药联合组总有效率 90.3%(28/31)，对照组 75.8%(25/33)，$P<0.05$。与对照组比较，中西药联合组最佳矫正视力提高，黄斑中心凹下脉络膜厚度降低(均 $P<0.05$)；两组血管渗漏情况方面无显著差异($P>0.05$)。杨玉青等将 84 例(102 眼)湿性 AMD 气阴两虚、痰瘀阻络证患者随机分为两组，对照组予七叶洋地黄双苷滴眼液、和血明目片治疗，治疗组予益气养阴散结通络汤(黄芪、白术、茯苓、熟地黄、山茱萸、桑寄生等)。均以 1 个月为 1 个疗程，连续治疗 3～6 个疗程。结果，治疗组总有效率 83.6%(56/67)，对照组 48.6%(17/35)，$P<0.01$；与对照组比较，治疗组后 30°视野增大，黄斑区视网膜厚度降低(均 $P<0.05$)。王珍将 110 例 AMD 随机分为两组，对照组口服维生素 E、硫酸锌，观察组服用健脾化瘀汤(炙黄芪、葛根、茯苓、熟地黄、枸杞子、丹参等)。28 d 为 1 个疗程，均治疗 3 个疗程。结果，观察组总有效率 92.7%(51/55)，对照组 76.4%(42/55)，组间比较 $P<0.05$。王春燕等将 88 例干性 AMD 患者随机分为两组，对照组采用口服维生素 C 片、静脉滴注血栓通、施图伦滴眼液治疗，观察组在此基础上予新订驻景颗粒(炒菟丝子、车前子、楮实子、三七粉、葛根)，均治疗 3 个月。结果，观察组总有效率 90.9%(40/44)，对照组 77.3%(34/44)，$P<0.05$；与对照组比较，观察组早、中、晚期进展病例均减少(均 $P<0.05$)。

Dan L 等将 75 例(75 眼)渗出性 AMD 患者随机分为两组，对照组仅予雷珠单抗治疗，药物组加服黄斑变性 1 号方(黄芪、当归、三七、生蒲黄、陈皮、浙贝母等)。均治疗 3～6 个月，评估并比较最佳矫正视力，中心黄斑中心厚度(CMT)，病变高度，眼底出血面积，眼底荧光素泄漏面积及安全性指标。结果，治疗后第 3 个月，两组的 ETDRS 字母得分均有较大改善($P<0.05$)，两组 CMT 和病变高度均显著降低($P<0.01$，$P<0.05$)；与对照组比较，药物组第 6 月时的出血面积及荧光素泄漏面积缩小($P<0.01$，$P<0.05$)。

(撰稿：谢立科　审阅：熊大经)

【结膜炎的治疗与研究】

彭审等将 78 例春季结膜炎(均为双眼发病)患者随机分为两组，对照组予盐酸氮卓斯汀滴眼液外滴治疗，治疗组予生四物汤合玉屏风散加味内服外洗治疗，疗程均为3周。结果，治疗组总有效率93.9%(92/98)，对照组62.1%(36/58)，组间比较$P<0.05$。随访1年，治疗组复发率17.4%(16/92)，对照组66.7%(24/36)，组间比较$P<0.05$。

杨森等将140例(280眼)过敏性结膜炎风热壅目证患者随机分为两组，均予盐酸奥洛他定滴眼液治疗。对照组联合生理盐水雾化治疗，观察组则联合疏风明目方(防风、荆芥、白鲜皮、地肤子、苦参、蝉蜕等)超声雾化治疗。连续治疗14 d，观察组总有效率90.7%(127/140)，对照组74.3%(104/140)，$P<0.05$。两组泪液HA、ECP、IgE水平均降低，且观察组更甚(均$P<0.05$)。

王珊珊等将80例急性细菌性结膜炎患者随机分为观察组与对照组，分别给予复方熊胆滴眼液(熊胆粉、天然冰片)与左氧氟沙星滴眼液进行治疗，均连续滴眼3 d。同时通过中药系统药理学分析平台(TCMSP)与NCBI数据库检索复方熊胆滴眼液的化学成分及其作用靶点，进行相关分析。结果，观察组总有效率97.5%(39/40)，对照组85.0%(34/40)，组间比较$P<0.05$。从熊胆粉、冰片中共筛选得到42个化合物，预测得到192个化合物靶点及85个疾病靶点，化合物靶点直接作用于STAT3、ICAM1、SYK等疾病靶点，参与调控PI3K-Akt、Influenza A等信号通路。研究提示，复方熊胆滴眼液可缓解急性细菌性结膜炎患者的症状，可能与作用于STAT3、ICAM1等靶点以及调控PI3K-Akt等经典炎症通路有关。张晓城等将126例急性细菌性结膜炎患儿随机分为两组，对照组眼睑内滴入妥布霉素滴眼液，治疗组在此基础上眼睑内滴入鱼腥草滴眼液。均治疗7 d。结果，治疗组总有效率95.2%(60/63)，对照组84.1%(53/63)，$P<0.05$。两组眼部症状评分及总分均显著降低，血浆CRP、IL-6均显著降低，皆以治疗组更甚(均$P<0.05$)。

李静等将90例流行性结膜炎患者随机分为两组，对照组采取复方硫酸新霉素滴眼液治疗，观察组在此基础上采取复方熊胆滴眼液治疗。结果，观察组总有效率97.8%(44/45)，对照组86.7%(39/45)；观察组VAS评分(0.23±0.84)分、对照组(1.91±0.25)分，组间比较$P<0.05$。与对照组比较，观察组的异物感、睑结膜充血、眼睑红肿以及耳前淋巴结肿大评分均降低(均$P<0.05$)。

包银兰等采用卵清蛋白(OVA)诱导小鼠过敏性结膜炎模型，将60只SPF级Balb/c小鼠随机分为模型组，逍遥散加味方(当归、柴胡、茯苓、薄荷、炮姜、防风等)高、中、低剂量(2.4、1.2、0.6 mg/ml)组，色甘酸钠滴眼液组，另取正常小鼠作为空白对照，各给药组分别干预2周。结果，与空白组比较，模型组的体征评分均值升高($P<0.01$)；与模型组比较，各给药组血清IL-4、IL-4/IFN-γ均降低，IFN-γ升高(均$P<0.01$)。提示逍遥散加味方能缓解过敏性结膜炎小鼠的眼部体征，并可能调节Th1/Th2平衡的影响。

(撰稿：谢立科　审阅：熊大经)

【耳聋的治疗及实验研究】

王庆亮等将78例突发性耳聋血瘀耳窍证患者随机分为两组，对照组予银杏叶提取物、糖皮质激素静脉点滴，实验组在此基础上加服五苓散，均治疗10 d。结果，实验组总有效率89.7%(35/39)，对照组71.8%(28/39)，$P<0.05$。于洋等将60例急性低频感音神经性聋湿热证患者随机分为两组，均予银杏叶提取物注射液静脉滴注，观察组加服清热利湿复聪汤(黄芩、栀子、厚朴、当归、陈皮、泽泻等)，均治疗14 d。结果(除观察组脱落2例、对照组脱落1例外)，观察组总有效率82.1%(23/28)，对照组65.5%(19/29)，$P<0.05$；与对照组比较，观察组耳闷胀感、心烦倦息、肢体沉重、口干口苦等伴随症状明显减轻(均$P<0.05$)。金伟国等将120例突发性耳聋患者(均单耳患病)随机分为两组，均予综合治疗(低分子右旋糖酐、三磷酸腺苷、辅酶A及前列地尔静脉滴注等)，治疗组加用黄元御《四圣心源》之参茯五味芍药汤(茯苓、制半夏、甘草、党参、橘皮、五味子等)，

并根据土枢四象之原则随右左耳不同加味(右耳聋者加厚朴、生姜,左耳聋者加桂枝、砂仁)。均治疗14 d后,进行纯音听阈测试及畸变产物耳声发射(DPOAE)检查。结果,治疗组总有效率81.7%(49/60),对照组65.0%(39/60),组间比较 $P<0.05$。耳声发射与传统的纯音听力测试相比,能更好地反映耳蜗毛细胞在相关频率上的功能状态,与对照组比较,治疗组耳声发射通过率明显提高($P<0.01$)。陈伟等将92例(105耳)青中年突发性耳聋患者随机分为两组,均予地塞米松冲击治疗、前列地尔注射液静脉推注、甲钴胺静脉注射,以及鼠神经生长因子肌肉注射,研究组在此基础上再服用加味通窍活血汤(丹参、白芷、蝉蜕、赤芍药、川芎、石菖蒲等),均治疗14 d。结果,研究组总有效率92.5%(49/53),对照组78.8%(41/52);两组纯音测听(PTA)阈值均下降,以研究组更甚($P<0.05$)。

张珂等以腹腔注射硫酸庆大霉素造模,将50只豚鼠随机分为空白组,模型组,补肾活血通窍汤(黄芪、丹参、熟地黄、骨碎补、淫羊藿、当归等)高、中、低剂量(2.4、0.5、0.1 mg/ml)组,各组均灌胃10 d。结果,与空白组比较,模型组豚鼠听性脑干反应(ABR)阈值,耳蜗组织LC3、Beclinl蛋白表达量,以及螺旋神经节细胞、毛细胞及血管纹中Caspase-3蛋白表达量均升高(均 $P<0.05$);与模型组比较,补肾活血通窍汤高、中剂量组上述指标均下降(均 $P<0.05$)。研究提示,补肾活血通窍汤对于因庆大霉素造成的感音神经性耳聋具有一定的保护作用,且与药物呈现浓度依赖性,可通过抑制自噬及凋亡的发生来减轻耳蜗细胞损伤,减少听力损失。

(撰稿:鲍健欣　审阅:熊大经)

【耳鸣的治疗】

李蒙蒙等介绍干祖望从心论治耳鸣的经验,干氏认为耳病与心关系密切,现今生活节奏加快与社会压力导致该病属心火亢盛者亦为多见。若耳鸣的音量大,音调高,拒绝外来噪音,心烦、舌尖红或有芒刺、脉偏数者,以清心息鸣为治疗大法,多以导赤散为基本方,加用白茅根、连翘、灯心草等清心之药。丁毅等介绍郭裕治疗肝火上扰型耳鸣经验。郭氏认为,肝火上扰者常常肝气郁结,思虑劳损,久之则心烦气躁,睡眠不安,常以甘麦大枣汤化裁治疗,辅以煅牡蛎、灵磁石、白芍药、怀牛膝、石菖蒲、麦冬等育阴潜阳、重镇安神。常学辉等介绍李鲤临证经验。李氏认为发其病脏腑与肝、肾、脾有关,病理因素与痰浊有关,病性则虚实夹杂。治法包括补肾填精(肾气丸或麦味地黄丸化裁)、健脾化痰(保和丸化裁)、疏肝泻火(龙胆泻肝丸),并在此基础上酌情配伍开窍、通窍之品,如石菖蒲、葛根、路路通、远志等。王明科等介绍刘敬霞辨证通窍治疗耳鸣经验。刘氏认为,脑为清窍,为神明之所在,脑脉瘀涩不通则使之清窍阻塞,导致耳窍不通,从而引起耳鸣、耳聋的发生。辨证应当分单侧及双侧,其中单侧主要与肺及呼吸道相关,双侧主要与脉管填塞相关,治疗上注重中医辨证与西医辨病相结合,将耳鸣分为4类:外邪侵袭者,治宜荆防败毒散合当归四逆汤以祛风散寒、活络通窍;脑脉填塞者,治宜通窍活血汤逐瘀通窍;痰蒙清窍者,治宜半夏白术天麻汤化痰通窍;清阳不升者,治宜补中益气汤补气升阳通窍。并注重患者平素的饮食与情志调节。

王宏等将146例神经性耳鸣患者随机分为两组,均采用常规治疗(改善微循环、扩血管、营养神经等),对照组加用高压氧治疗,观察组在此基础上再予益肾养血通络法(熟地黄、当归、山茱萸、桔梗、五味子、地龙等组成),10 d为1个疗程,均连续治疗3个疗程。结果,观察组总有效率91.8%(67/73),对照组72.6%(53/73),$P<0.05$;随访12个月,观察组复发率低于对照组;两组耳鸣分级量化评分均降低,以观察组更甚(均 $P<0.05$)。

(撰稿:鲍健欣　审稿:熊大经)

【分泌性中耳炎的治疗】

蔡传羽等将60例证属“风邪外袭,痞塞耳窍”分泌性中耳炎患者随机分为两组，均接受常规西药治疗(通过鼓膜穿刺抽出耳内积液，中耳腔内注射地塞米松磷酸钠注射液，静脉滴注盐酸头孢替安注射液)，观察组在此基础上配合从风方(荆芥、防风、生地黄、当归、石膏、知母等)，疗程均为2周。结果，观察组总有效率93.3%(28/30)，对照组70.0%(21/30)，$P<0.05$。

杨鲁生等将72例急性分泌性中耳炎患者随机分为两组，对照组给予常规西药联合微波治疗，观察组在此基础上加服宣肺通窍汤(柴胡、桔梗、辛夷花、葶苈子、桑白皮、车前草等)治疗，连续治疗1周。结果，观察组总有效率97.2%(35/36)，对照组77.8%(28/36)，$P<0.05$；与对照组比较，治疗组耳塞及耳鸣等症状消失时间、中耳黏膜水肿消退时间、听力恢复时间均显著缩短($P<0.05$)。黄姿等将70耳分泌性中耳炎患儿随机分为两组，对照组予欧龙马滴剂口服，治疗组服用加味理中汤(党参、白术、干姜、炙甘草、桂枝、砂仁等)，疗程均为28 d。结果，治疗组总有效率97.1%(34/35)，对照组80.0%(28/35)，组间比较$P<0.05$。郝丽丽等将120耳患儿随机分为两组，均予常规治疗(口服利巴韦林片、氯雷他定片，呋麻滴鼻液滴耳)，治疗组加服化瘀通窍聪耳汤(半夏、陈皮、黄芪、赤芍药、当归、香附等)并随证加减。经治4周，治疗组总有效率91.7%(55/60)，对照组83.3%(50/60)，$P<0.05$；两组中耳积液细菌学相关指标PAF、内毒素水平均显著降低，且观察组下降幅度更大($P<0.05$)。杨雅添等将104例(145耳)慢性患者随机分为两组，对照组口服罗红霉素胶囊、醋酸泼尼松片、呋麻滴鼻液滴耳，治疗组在此基础上加服复聪通窍汤(陈皮、党参、白术、制半夏、茯苓、川芎等)，疗程均为4周。结果，治疗组总有效率75.0%(39/52)，对照组55.8%(29/52)，$P<0.05$；与对照组比较，观察组各证候积分和纯音听阈均明显降低($P<0.05$)；观察组鼓室导抗图A型比率显著高于对照组($P<0.05$)。

(撰稿：鲍健欣　审阅：熊大经)

【变应性鼻炎的治疗及临床研究】

李月等基于“鼻玄府”的中医基础理论，从风邪致病的角度探析风药在变应性鼻炎发病中的作用。开通玄府是该病基本治则，风药的运用应贯穿于治疗始终，并辅以固表、祛湿、化瘀：①开玄固表，配以黄芪、防风、白术等。②开玄祛湿，配以防风、苍术、羌活等。③开玄化瘀，配以丹参、川芎、当归等。林家冉等介绍黄飞剑的论治经验，黄氏基于“脏腑风湿”理论，提出该病多为呼吸系统的风湿病，核心病机是由风邪引入的寒湿及寒湿久蓄致瘀。故以祛邪外出、宣通鼻窍为首要治法：寒盛鼻塞者用鹅不食草、辛夷、藁本，兼有湿者用羌活、白芷、白芥子；风盛鼻痒者用荆芥、防风；络脉瘀阻者用海风藤、络石藤；郁而化热者用白微、黄柏、白头翁。并常运用独活寄生汤、阳和汤及自拟气血双调汤(党参、黄芪、当归、丹参)、化气汤(香附、佛手、大腹皮、焦槟榔)、健脾渗湿汤(生白术、炒白术、苍术、山药)、开心汤(柏子仁、酸枣仁、瓜蒌、薤白、䗪虫、地龙等)治疗。潘梦晨等认为肾脏与该病关系密切。肾藏精，主水，主纳气，为气之根，五脏阴阳之本，肾气充足、肾阳充盛，则鼻窍通利、嗅觉聪敏、呼吸顺畅；肾失温煦，纳气无权以及水液代谢功能障碍，则鼻失温养、清道壅塞、喷嚏频频、清涕量多，其关键在于肾阳亏虚。此外，足少阴肾经与鼻有间接的经络联系，用药当重视“补肾固本，益气通窍”之法。可选用仙茅、淫羊藿、桂枝、白术、生黄芪、石榴皮、五味子、甘草等具有辛、甘、温、酸等性能的中药为主进行治疗。刘华等探讨李宜瑞治疗儿童变应性鼻炎的组方用药规律。选取其110张治疗处方，基于“中医传承辅助系统”软件(V2.5)，采用关联规则apriori算法、复杂系统熵聚类等数据挖掘方法，分析处方中的用药频次、四气、五味、归经、高频药物用量及组方规律。结果，高频药物的前6位为辛夷、甘草、五指毛桃、太子参、慧友仁、白芷，高频药对的前3位为甘草-辛夷、辛夷-五指毛桃、甘草-五指毛桃，并挖掘出10个核心组合和5张新处方。研究提示，李氏在治疗中注重结合小儿脏腑娇嫩的生理特点及岭南炎热潮湿的地域特点，其用药清灵、甘平柔润，力求呵护小儿稚阴稚阳，中病即止，以避免药物损害。

聂玲娟等将 58 例肺经伏热证患者随机分为两组，治疗组服用鼻鼽清肺脱敏汤（黄芩、野菊花、紫草、茜草、豨莶草、墨旱莲等），对照组口服枸地氯雷他定片，疗程均为 30 d。结果，两组总有效率分别为 86.7%(26/30)、75.0%(21/28)，组间比较 $P<0.05$。陈文明等将 120 例肺气虚寒证患者随机分为两组，治疗组服用温肺止流丹（人参、荆芥、细辛、诃子、炙甘草、桔梗等），疗程均为 2 周。结果（除脱落 4 例外），两组总有效率分别为 91.5%(54/59)、82.5%(47/57)，$P<0.05$；与对照组比较，治疗组血清炎症因子 TNF-α、IFN-γ、IL-33 水平均明显降低（均 $P<0.05$）。

（撰稿：鲍健欣　审阅：熊大经）

【鼻窦炎的治疗及临床研究】

肖伊等阐述《内经》中清阳之气与五官七窍关系的相关内容，五官七窍位于头面，其特点为清虚之窍，具清空之性。“清阳出上窍”，官窍的生理功能，有赖于五脏之精气，即清阳之气的上注，温煦濡养。鼻居面中，为清气道。鼻渊的病位在窦窍，症状特点为“浊涕下不止”。认为其病机为脾胃、肺、肝胆等脏腑功能失调，清阳不升，窦窍失养，浊阴之邪乘虚而入，充塞窦窍。治疗当以调理脏腑功能，疏通三焦之道，升清降浊为法。蔡玮等认为治疗鼻渊首当以通为贵，鼻窦深处骨窍，形如空瓮，当以中空为贵，应使鼻窦引流通畅，勿使酿脓患满，并从“玄府学说”及明代医家方约之的治崩三法“塞流、澄源、复旧”中获得启示，认为该病可运用“开流、澄源、复旧”辨证治疗。病初外邪入侵，鼻窍受邪为之闭塞，窦窍不通，内郁化热，但脓涕尚未盈满，即当予开宣肺气，通利鼻窍之品速通鼻窍开玄府，在成脓前使邪有出路；已成脓则需清澄其病源，明辨虚实、表里、寒热，以及所犯脏腑的不同施以相应的药物；病后邪去正伤，素体正气欠充者，应及时复其旧性，善理病后之体，使正气充沛，五脏相和，鼻窍恢复通畅。任润媛等介绍熊大经运用“和法”的治疗经验，熊氏提出“鼻五度辨证”理论，将鼻内部结构与五脏六腑相关联：下鼻甲、下鼻道内应肺，为“气度”；中鼻甲、中鼻道、窦口鼻道复合体内应肝胆，为“枢度”；上鼻甲、上鼻道、鼻顶、鼻骨内应肾，为“髓度”；鼻中隔内应心，为“血度”；鼻尖、鼻翼、鼻前庭内应脾，为“肉度”。充分将局部与整体辨证相结合，强调辨证应该重视鼻黏膜颜色、形态，鼻甲大小、肿胀充血程度，鼻腔分泌物色、质、量等局部表现。认为该病首责之“枢度”功能失常，与肝胆关系最为密切，进而提出以“疏利肝胆，和解少阳”之“和法”，拟吉雷开窍汤（柴胡、黄芩、栀子、茯苓、黄芪、白芷等组成）加减治疗。

朱慧贤等将 440 例急性鼻窦炎风邪犯肺证患者随机分为两组，治疗组口服鼻渊丸（苍耳子、辛夷、金银花、野菊花、茜草），对照组口服香菊片，疗程均为 10 d。结果，PPS 分析，两组总有效率分别为 92.0%(289/314)、84.1%(90/107)；FAS 分析，总有效率分别为 90.6%(289/319)、83.3%(90/108)，组间比较 $P<0.05$。弓玲玲将 100 例慢性鼻窦炎患者随机分为两组，对照组口服莫西沙星及头孢地尼，实验组在此基础上加服清窦汤（苍耳子、辛夷、桔梗、金银花、川芎、黄芩等），并随证加减，均持续用药 2 周。结果，实验组总有效率 94.0%(47/50)，对照组为 80.0%(40/50)，$P<0.05$。随访 6 个月，两组复发病例分别为 2 例、8 例，组间比较 $P<0.05$。郭艳梅等将 102 例慢性鼻窦炎患者随机分为两组，均口服克拉霉素分散片，治疗组加服通窍鼻炎丸（黄芩、栀子、辛夷、白芷、苍耳子、薄荷等），均连续治疗 30 d。结果，治疗组鼻腔 CT 正常率 74.5%(38/51)，对照组 43.1%(22/51)，$P<0.05$。与对照组比较，观察组鼻塞、嗅觉减退、流涕、头痛及面部胀痛积分降低；IL-1β、hs-CRP、TNF-α、IL-8 水平，以及血清 ECP、TIgE、鼻腔 ECP 水平均降低（均 $P<0.05$）。

（撰稿：鲍健欣　审阅：熊大经）

【慢性咽炎的治疗及临床研究】

赵烨等认为慢性咽炎的辨治应以少阴少阳为枢，以五脏之火立论，辨清所在脏腑及相兼之脏。五脏之火，以心肝最炽，其次是肺脾，久则及肾。手少阴心经挟咽循行，可以桔梗汤为基础方加味；少阳枢机不利，情志不畅，郁而化火，可以小柴胡汤和黄芩汤为基础方加减；肺火喉痹，常以虚火为主，方用贝母瓜蒌散合养阴清肺汤加减；若偏于实火者，则以泻白散加减；木火刑金之咽喉不利，可以化肝煎为基础合清肺利咽之品；若脾有伏火者，方用泻黄散合竹叶石膏汤加减；若久病脾胃气阳两虚，可予小建中汤、补中益气汤等；久病及肾，或素体肺肾阴虚，方用左归丸合知柏地黄丸加；若疾病日久，阴损及阳，则在半夏散(汤)的基础上加温肾药物；若阴阳两虚，则可酌情加入滋阴补肾之品。

王朝阳等将 88 例慢性咽炎虚火上冲证患者随机分为两组，对照组予地塞米松、庆大霉素入氯化钠注射液中雾化吸入，治疗组在此基础上加服以潜阳封髓丹为基础的汤剂(龟甲、黑附片、砂仁、黄柏、炙甘草)，并随症加减治疗。均连续治疗 1 个月。结果，治疗组总有效率 95.5%(42/44)，对照组 77.3%(34/44)，组间比较 $P<0.05$。刘爱伍将 260 例慢性咽炎阴虚肺燥症患者随机分为两组，对照组口服冬凌草片，治疗组服用自拟滋阴润燥利咽汤(麦冬、生地黄、玄参、金银花、知母、浙贝母等)，并随症加减。均治疗 14 d 后，治疗组总有效率 94.6%(123/130)，对照组 79.2%(103/130)，组间比较 $P<0.05$。涂小红等将 180 例慢性咽炎患者随机分为 3 组，A 组给予(玄参、丹参、麦冬、赤芍药、黄连等)口服；B 组在利咽合剂口服的基础上结合原液雾化；C 组在利咽合剂口服的基础上结合针灸(主穴：廉泉、天突、血海、照海、太溪，备用穴：足三里、合谷、三阴交)治疗。疗程均为 1 个月。结果(除脱落 8 例外)，3 组总有效率分别为 66.7%(38/57)、94.8%(55/58)、70.2%(40/57)，组间比较 $P<0.05$。提示利咽合剂在内服的基础上配合雾化治疗效果更佳。

(撰稿：鲍健欣　审阅：熊大经)

【口腔扁平苔藓的治疗及临床研究】

罗思岳等针对现代患者群体多湿、多虚、多郁(瘀)的体质特点，以李东垣“升清阳、散阴火”理论为指导治疗糜烂性口腔扁平苔藓。将升阳散火汤作为基础方，加用活血通络、解毒除湿、软坚散结药物进行分期治疗：初期加用蒲公英、马齿苋、金银花等；中期加用加制乳香、制没药、穿山甲、丹参等；后期加用山药、黄芪、扁豆、柴胡、香附、陈皮等。杨一闻等介绍嵇冰从阴火论治口腔扁平苔藓经验。嵇氏认为阴火循经上炎，熏灼口腔肌膜，导致了该病的发生，基本病机为土卑失敛、阴火上浮。故治疗中重视顾护脾胃，以甘温之药(黄芪、人参、党参、太子参、白术、甘草等)补脾益胃，升举阳气，使阴火自降而复其位，厚土则火敛。并常辅以升麻、柴胡、羌活、防风、葛根等加强升阳之功。武曦蔼等介绍李平诊治经验。李氏认为其病机可归结为：一为虚，脾气虚；二为实，气机升降失常；三为寒，脾胃阳气不足；四为热，湿热内蕴。核心病机为脾胃受损、湿热上蒸。常以甘草泻心汤化裁治疗糜烂型口腔扁平苔藓，改原方炙甘草为生甘草，并重用至 30 g，以增强泻火解毒作用。

黄小瑾等将 125 例湿热蕴脾证患者随机分为两组，均予中药草本凝胶(含苦参、黄柏、蛇床子提取液)，治疗组加服自拟苔藓颗粒(百合、知母、茵陈、露蜂房、细辛、土茯苓等)，2 周为 1 个疗程，均连续治疗 6 个疗程。结果，治疗组总有效率 94.7%(71/75)，对照组 78.0%(39/50)，组间比较 $P<0.05$。王玫等将 83 例气滞血瘀证患者随机分为两组，对照组予常规西药治疗，包括口服左旋咪唑、维生素 C、维生素 B_2，黏膜下注射曲安缩松注射液，研究组在此基础上加服化湿行瘀清热汤(丹参、薏苡仁、茯苓、百合、党参、天冬等)，均连续治疗 6 周。结果，研究组总有效率 92.9%(39/42)，对照组 63.4%(26/41)，$P<0.05$。随访 1 年，研究组复发率 7.7%

(3/39)，对照组 30.8%(8/26)，$P<0.05$。戴巧群等将 60 例患者随机分为两组，均进行窄谱中波紫外线全身皮损照射治疗，3 次/周，治疗组加服通窍活血汤，疗程均为 15 d。结果，治疗组总有效率 93.3(28/30)，对照组 66.7%(20/30)，$P<0.05$。达来将 120 例患者随机分为两组，对照组口服雷公藤多甙片，治疗组服用清热祛瘀汤(白花蛇舌草、生地黄、红花、知母、天花粉、黄芩等)，若有糜烂者皆辅以冰硼散外敷，连续治疗 3 个月。结果，治疗组总有效率 96.7%(58/60)，对照组 71.7%(43/60)，$P<0.05$。王明杰等将 70 例糜烂型口腔扁平苔藓患者随机分为两组，对照组采用泼尼松龙及盐酸利多卡因混悬液于患处黏膜基底层局部封闭治疗，治疗组服用中药配方颗粒剂(生石膏、栀子、竹叶、藿香、生甘草、防风等)，同时在病损处外涂于病损处给予重组牛碱性成纤维细胞生长因子凝胶。均连续治疗 4 周。结果，治疗组总有效率 97.1%(34/35)，对照组 80.0%(28/35)，$P<0.05$；两组体征评分、疼痛评分均降低，治疗组更甚(均 $P<0.05$)。

(撰稿：鲍健欣　审阅：熊大经)

【复发性口腔溃疡的治疗及临床研究】

蔺晓源等介绍王行宽基于“虚、郁、热”的病机特点治疗复发性口腔溃疡的临证思路。王氏认为“虚”为其反复发作之病机，宜在清心泻脾的基础上加用益气养阴之品，如西洋参、太子参、南沙参、北沙参、天门冬、麦门冬、石斛等。并且须顾及肝、肾两脏，兼施以疏肝利胆、滋阴补肾之法，方用丹栀逍遥散、柴芩温胆汤合六味地黄丸加减治疗。张利介绍陈天然临证经验。陈氏多从脾胃中焦入手，清利中焦湿热，拟定藿蔻平胃散(藿香、白豆蔻、厚朴、茯苓、陈皮、甘草)加减治疗。郑帮霞等介绍雷根平临证经验及用药特点。雷氏认为该病基本病机为肾虚脾寒，阴盛格阳，属真寒假热之证，应以温补脾肾，破阴回阳为法。多选用辛温之热药(附子、干姜、高良姜等)。治疗虚寒者的附子基础用量为 30 g，可增至 100 g；干姜的常用量 15～30 g；高良姜常用量 15～30 g，佐肉桂 5 g。若脾肾阳虚，加补骨脂、枸杞子、菟丝子、淫羊藿，常用量 20～30 g；若气虚不固，加黄芪，常用量 45～60 g，最高量至 90～120 g；若脾虚湿盛者，加苍术，常用量 30～45 g。杨兆硕等以数据挖掘分析总结季伟苹用药规律。将 1 262 例患者的诊疗数据标准化，建立对应数据库。运用 SPSS19.0、Clementine12.0 统计学软件，进行频数分析、因子分析、关联分析。结果，季氏治疗复发性口腔溃疡的核心处方为：生地黄、玄参、黄芪、麦冬、甘草、白花蛇舌草、陈皮、泽泻、白术。其用药原则为“益气健脾，养阴生津，清热除湿”，并注重“调畅肝脾气机，保护脾胃功能”。

侯泽将 150 例痰湿证患者随机分为两组，对照组予常规治疗(口服维生素 B_2 片，辅以早晚采用淡盐水漱口)，治疗组服用半夏厚朴汤并随证加减，疗程皆为 7 d，随访观察 6 个月。结果，治疗组总有效率 93.3%(70/75)，对照组 78.7%(59/75)，$P<0.05$；与对照组比较，治疗组平均溃疡期及疼痛程度 VAS 评分均降低(均 $P<0.05$)。游坤将 68 例阴虚火旺证患者随机分为两组，对照组给予常规西药治疗(口服华素片、维生素 B 片、维生素 C 片)，观察组服用滋阴清热汤(山药、山茱萸、麦冬、熟地黄、赤芍药、牡丹皮等)，疗程均为 1 周。结果，治疗组总有效率 94.1%(32/34)，对照组 73.5%(25/34)，$P<0.05$；治疗组复发率均低于对照组($P<0.05$)。麦熙等将 80 例患者随机分为两组，对照组口服硫酸锌片、复合维生素 B_2 片、盐酸左旋咪唑片，治疗组服用温潜法组方(炮附片、干姜、龟甲、鳖甲、黄柏、党参等)。经治 30 d，治疗组总有效率 68.2%(30/44)，对照组 41.7%(15/36)，$P<0.05$。随访 6 个月无复发者治疗组 8 例，对照组 4 例($P<0.05$)。

(撰稿：鲍健欣　审阅：熊大经)

【慢性牙周炎的治疗与研究】

郑涛等阐释“玄府气液宣通学说-玄府郁闭-牙

周炎”三者之间的轴联关系。认为玄府郁闭,气化失常,是牙周炎发病的内在原因。玄府是气血津液等物质在体内运行的通道,玄府畅通才可保证气血津液对人体组织的滋养。牙齿与龈肉既需肾精之固济,亦需脾胃化生气血的濡养;脾、胃、肾等脏腑正常功能的运转,必须依赖于人体阳气的气化,气机的和畅顺达,又是气化的先决条件,而气机的畅顺又与玄府气液宣通密切相关。故牙周炎与肾、脾胃、玄府关系至密,多见胃火上炎、肾阴亏虚与气血不足三证,均涉及玄府气液失宣,即玄府郁闭。可以开宣玄府(开郁泻火、开郁补虚等)法进行治疗。

巫遂燕等将 100 例患者随机分为两组,对照组常规使用刮治术、结治术、根面平整术等,并于每次进食后含漱替硝唑漱口水,治疗组在此基础上加服固齿二黄汤(熟地黄、黄柏、山药、骨碎补、牡丹皮、泽泻等),疗程均为 3 个月。结果,治疗组总有效率 92.0%(46/50),对照组 78.0%(39/50),组间比较 $P<0.05$。李莉等将 74 例慢性牙周炎患者随机分为两组,对照组予以龈上洁治、龈下刮治,牙周袋予过氧化氢及氯化钠溶液依次冲洗,干燥后放置盐酸米诺环素软膏治疗,治疗组在此基础上加服中药制剂(黄芩、金银花、苦参、黄柏、熟地黄、山药等),均连续用药 4 周。结果,治疗组总有效率 97.3%(36/37),对照组 81.1%(30/37),$P<0.05$;与对照组比较,治疗组龈沟液炎性细胞因子(IL-6 及 hs-CRP)水平均降低(均 $P<0.05$)。王彦敏等将 124 例患者随机分为两组,对照组口服甲硝唑芬布芬胶囊,治疗组在此基础上口服牙痛宁滴丸(山豆根、白芷、青木香、樟脑、黄柏、天然冰片等),疗程均为 2 周。结果,治疗组总有效率 96.8%(60/62),对照组 82.3%(51/62),组间比较 $P<0.05$。两组血清 IL-Iβ、TNF-α、IL-17 及 MMP-8 水平均下降;唾液中氧化应激因子 MDA 水平降低,SOD 水平增高,均以治疗组更甚(均 $P<0.05$)。

牛志英等观察中药自拟方(青皮、荆芥、防风、黄芩、桔梗、连翘等)联用西药对实验性牙周炎大鼠的治疗作用。将 40 只 SD 大鼠分为正常组、模型组、西药组(替硝唑片、罗红霉素片)、中西药组(西药+中药自拟方水煎液),除正常组外,以大鼠双侧上颌部第二磨牙结扎法建立大鼠实验性牙周炎模型。各给药组均连续灌胃 7 d。结果,与正常组比较,模型组牙龈组织红肿明显,触之易出血,形成牙周袋;与模型组比较,给药组的牙龈出血指数均降低($P<0.01$,$P<0.05$);中西药组菌斑指数降低($P<0.01$);与西药组比较,中西药组探诊深度明显降低($P<0.01$)。研究提示,中西药联用可改善牙周炎大鼠的临床症状,抑制炎症产生,促进牙周骨组织的再生修复。

(撰稿:鲍健欣　审阅:熊大经)

[附]　参考文献

B

包银兰,王立军,刘静.逍遥散加味方对卵清蛋白诱导的小鼠过敏性结膜炎辅助性 T 细胞 1/辅助性 T 细胞 2 平衡的影响[J].北京中医药,2019,38(6):555

C

蔡玮,付文洋,丁盼,等."开流、澄源、复旧"治疗鼻渊探讨[J].辽宁中医药大学学报,2019,21(2):168

蔡传羽,刘钢,吴飞虎.中西医结合治疗风邪外袭型分泌性中耳炎的临床观察[J].中国中西医结合耳鼻咽喉科杂志,2019,27(2):93

常学辉,姬文摇.李鲤教授治疗耳鸣临床经验[J].中国中医药现代远程教育,2019,17(3):34

陈茜,邱丹,胡天明,等.中药治疗干性年龄相关性黄斑变性 Meta 分析[J].时珍国医国药,2019,30(9):2273

陈伟,胡中南,童钊君,等.通窍活血汤对青中年突发性耳聋患者的疗效及血液流变学变化分析[J].中医药信息,2019,36(1):45

陈文明,李静波,王慧敏,等.温肺止流丹治疗肺气虚寒

型变应性鼻炎及机制[J].中国实验方剂学杂志,2019,25(22):5543

陈向东,李怡琛,聂辅娇,等.丹黄明目汤对糖尿病视网膜病变激光术后大鼠 VEGF 表达的影响[J].中医药导报,2019,25(18):13

D

Dan L, Tingting D, Wei Y, et al. Effects of Huang-banBianxing One decoction combined with ranibi-zumab on treating exudative age-related macular degeneration [J]. Journal of Traditional Chinese Medicine, 2019, 39(6):892

达来.清热祛瘀汤对口腔扁平苔藓临床疗效的分析[J].全科口腔医学电子杂志,2019,6(27):42

戴巧群,史芳萍,吴寅,等.通窍活血汤联合窄谱中波紫外线治疗口腔扁平苔癣的临床疗效分析[J].中华中医药学刊,2019,37(2):337

丁毅,郭裕.郭裕教授治疗肝火上扰型耳鸣验案举隅[J].中国中西医结合耳鼻咽喉科杂志,2019,27(4):319

G

弓玲玲.清窦汤治疗鼻窦炎的临床观察探讨[J].首都食品与医药,2019,(19):192

郭承伟,吕璐,宁云红,等.从络论治糖尿病性黄斑水肿的探讨[J].中国中医眼科杂志,2019,29(2):143

郭艳梅,李永伟,孙麦青,等.通窍鼻炎丸治疗慢性鼻窦炎疗效及 ECP、TIgE、hs-CRP 等因子影响研究[J].中华中医药学刊,2019,37(2):406

H

郝丽丽,刘军艳.化瘀通窍聪耳汤对分泌性中耳炎患儿中耳积液细菌学和免疫因子的影响[J].四川中医,2019,37(4):157

侯泽.半夏厚朴汤加减治疗痰湿型反复性口腔溃疡疗效观察[J].云南中医中药杂志,2019,40(4):52

黄姿,容锦凤,吴志平.理中汤加味治疗儿童分泌性中耳炎临床研究[J].实用中医药杂志,2019,35(7):765

黄小瑾,张招娣,李佳霖,等.中医药内外兼治对 125 例湿热蕴脾型口腔扁平苔藓患者临床疗效观察[J].中华中医药杂志,2019,34(2):841

J

嵇晔,金辉,方娜.石斛夜光丸联合玻璃酸钠滴眼液治疗干眼症临床及安全性评估[J].中华中医药学刊,2019,37(8):1970

蒋鹏飞,彭俊,彭清华.密蒙花颗粒对去势诱导的干眼症兔泪腺细胞 IL-12 及 IL-6 的影响[J].北京中医药大学学报,2019,42(6):477

金伟国,滕磊,王楠,等.参茯五味芍药汤对突发性耳聋治疗前后信噪比的影响[J].中国中医药现代远程教育,2019,17(2):51

L

李点.从"肝主泣"辨治干眼临床体会[J].辽宁中医药大学学报,2019,21(10):18

李静,张媛,张楠,等.复方熊胆滴眼液对流行性结膜炎患者的中医证候改善及预后分析[J].湖南师范大学学报(医学版),2019,16(3):76

李军,王健,王琴.芪明颗粒联合氟米龙滴眼液治疗儿童中度干眼症的疗效及安全性分析[J].辽宁中医杂志,2019,46(12):2609

李莉,何振峰,华明,等.口服复合中药制剂对慢性牙周炎的临床疗效观察[J].中国现代药物应用,2019,13(10):152

李月,林旭.基于鼻玄府理论从风论治变应性鼻炎[J].广西中医药,2019,42(5):51

李蒙蒙,史慧娇,曹铁民,等.干祖望从心论治耳鸣经验拾零[J].浙江中医杂志,2019,54(1):16

林家冉,林铁群,杨映映,等.黄飞剑基于"脏腑风湿"论治变应性鼻炎经验[J].北京中医药,2019,38(1):40

蔺晓源,王瑾茜,胡国恒.王行宽教授基于"虚、郁、热"治疗复发性口腔溃疡的临证思路[J].湖南中医药大学学报,2019,39(6):721

刘华,沙柳伊,陈晓刚,等.基于数据挖掘的岭南名家李宜瑞治疗儿童变应性鼻炎用药规律探析[J].中国中医基础医学杂志,2019,25(8):1074

刘爱伍.滋阴润燥利咽汤治疗慢性咽炎 130 例疗效观察[J].中医耳鼻喉科学研究,2019,18(4):58

柳园园,解家国,宋江廷.桑白皮汤治疗泪液分泌不足型干眼症临床分析[J].实用中医药杂志,2019,35(11):1297

陆秉文，李晓宇，谢立科.青蒿类药物“扶正祛邪法”治疗视网膜静脉阻塞继发黄斑水肿的中医理论探讨[J].中国中医眼科杂志，2019，29(3)：239

陆勤康，张军涛，赖晓明，等.中西医结合治疗湿性老年性黄斑变性临床研究[J].中华中医药学刊，2019，37(2)：382

吕小利，邹红，黎蕾，等.加味桃红四物汤灌胃治疗视网膜静脉阻塞大鼠的实验研究[J].上海中医药杂志，2019，53(8)：81

罗思岳，胡博，杨碧莲，等.略论“升阳散火法”在糜烂性口腔扁平苔藓治疗中的应用[J].环球中医药，2019，12(11)：1719

M

马骏旭，蒋鹏飞，彭俊，等.蛴螬提取物对兔视网膜静脉阻塞模型 MMP-2 的影响[J].现代中医药，2019，39(4)：130

麦熙，黄莉文，何霞，等.温潜法组方治疗复发性口腔溃疡的临床观察[J].中医药导报，2019，25(15)：75

孟凡超，杨二双，张风梅.张风梅从气火痰瘀论治视网膜静脉阻塞经验总结[J].中国中医眼科杂志，2019，29(6)：472

N

聂玲娟，王东方，章灵群，等.鼻鼽清肺脱敏汤治疗肺经伏热型变应性鼻炎 30 例[J].浙江中医杂志，2019，54(1)：40

牛志英，彭云.中西药联用对实验性牙周炎大鼠的治疗作用[J].中医研究，2019，32(6)：52

O

欧晨，杨毅敬，周亚莎，等.彭清华辨治干眼经验[J].中华中医药杂志，2019，34(11)：5207

P

潘梦晨，王东方.从肾论治变应性鼻炎[J].中医学报，2019，34(2)：266

彭审，刘万里，黄建良，等.生四物汤合玉屏风散加味治疗春季结膜炎 49 例疗效观察[J].湖南中医杂志，2019，35(5)：61

朴仁善，接传红，王建伟，等.从“肝”论治糖尿病视网膜病变理论探析[J].时珍国医国药，2019，30(4)：938

R

任润媛，汤臣建，熊大经，等.熊大经运用“和法”治疗鼻渊经验撷要[J].时珍国医国药，2019，30(4)：977

S

苏晶，刘新泉，张殷建.和营利水方联合低剂量曲安奈德玻璃体腔注射治疗视网膜静脉阻塞性黄斑水肿的临床研究[J].中国中医眼科杂志，2019，29(5)：370

苏汉权，张远航，江志华，等.复方血栓通胶囊治疗视网膜静脉阻塞的疗效[J].中国处方药，2019，17(1)：71

孙文秀，何慧琴.温胆汤加减治疗湿热内蕴型干眼经验[J].环球中医药，2019，12(6)：923

T

涂小红，卿丽华，戴林桐，等.利咽合剂治疗慢性咽炎的疗效观察[J].中国中西医结合耳鼻咽喉科杂志，2019，27(3)：219

W

王宏，张媛霞.中医益肾养血通络法联合高压氧治疗神经性耳鸣疗效观察[J].现代中西医结合杂志，2019，28(21)：2351

王玫，张钧芳，马宏涛.化湿行瘀清热汤结合西医常规疗法治疗口腔扁平苔藓[J].国际中医中药杂志，2019，41(5)：462

王玉，马晓婕，王素娜，等.益气复明汤联合光动力疗法治疗老年性黄斑变性的疗效及对免疫炎性反应及氧化应激反应的影响[J].世界中医药，2019，14(10)：2698

王珍.健脾化瘀汤加减治疗老年性黄斑变性疗效分析[J].实用中医药杂志，2019，35(5)：513

王超群，李点，刘慧萍，等.养阴润目丸对干眼模型大鼠结膜上皮细胞中 Caspase-3、Caspase-6 表达的影响[J].湖南中医药大学学报，2019，39(7)：848

王朝阳，曾奕敏，曾芳.潜阳封髓丹加减治疗慢性咽炎虚火上冲证患者的临床效果[J].医疗装备，2019，32(15)：75

王春燕，李慧丽，李小丹，等.新订驻景颗粒治疗干性年龄相关性黄斑变性[J].中医学报，2019，34(5)：1085

王明杰，姜艳，崔言军，等.中西医结合治疗糜烂型口腔扁平苔藓临床观察[J].中国中医药现代远程教育，2019，17(17)：100

王明科，虎喜成，刘敬霞.刘敬霞辨证通窍治疗耳鸣[J].长春中医药大学学报，2019，35(3)：451

王庆亮，徐锦，戈言平，等.五苓散在突发性耳聋中的疗效观察[J].中国现代医生，2019，57(19)：84

王珊珊，黄楚龙，黎芳，等.复方熊胆滴眼液治疗急性细菌性结膜炎作用及其机制的网络药理学分析[J].广东药科大学学报，2019，35(6)：1

王彦敏，高毅，李敏，等.牙痛宁滴丸联合甲硝唑芬布芬治疗牙周炎的临床研究[J].现代药物与临床，2019，34(4)：1137

巫遂燕，卜剑波，吴梦婷，等.固齿二黄汤治疗慢性牙周炎的疗效观察[J].中国中医药科技，2019，26(2)：232

吴正正，王谦，葛东宇，等.心肾同治法对糖尿病大鼠视网膜神经营养因子的作用[J].北京中医药大学学报，2019，42(6)：496

武曦蔼，李平.李平运用甘草泻心汤治疗糜烂型口腔扁平苔藓经验[J].北京中医药，2019，38(5)：436

X

肖伊，赵吉平，刘真，等.《黄帝内经》清阳理论与鼻渊病机相关性的探讨[J].中华中医药杂志，2019，34(3)：986

谢瞻，梅明，唐勇，等.注射用灯盏花素对兔实验性视网膜静脉阻塞的作用[J].临床眼科杂志，2019，27(1)：78

许婷，杨丽颖，郭铁柱.三仁汤与二妙散加减联合西药治疗阴虚夹湿型干眼症的疗效观察[J].河北医学，2019，25(8)：1405

Y

杨森，唐建明，忽俊，等.疏风明目方超声雾化对过敏性结膜炎患者泪膜稳定性及泪液相关指标的影响[J].国际眼科杂志，2019，19(6)：1068

杨鲁生，徐文伟.宣肺通窍汤结合微波治疗急性分泌性中耳炎的效果分析[J].中医临床研究，2019，11(16)：111

杨雅添，郭会义，夏军.复聪通窍汤治疗慢性分泌性中耳炎疗效及对鼓室导抗图、血清及分泌物相关因子的影响[J].四川中医，2019，37(1)：183

杨一闻，嵇冰.嵇冰从阴火论治口腔扁平苔藓经验介绍[J].新中医，2019，51(1)：283

杨玉青，王慧敏，杨秀荣，等.益气养阴散结通络法治疗湿性年龄相关性黄斑变性临床研究[J].四川中医，2019，37(10)：185

杨兆硕，季伟苹，陈沛沛，等.基于数据挖掘的季伟苹教授治疗复发性口腔溃疡的用药规律分析[J].中医药导报，2019，25(3)：60

姚青，韩静，芦晓红，等.活血解毒方对糖尿病视网膜病变细胞凋亡及相关细胞因子的影响[J].中国中西医结合杂志，2019，39(3)：310

游坤.滋阴清热汤治疗阴虚火旺型复发性口腔溃疡的疗效探究[J].实用中西医结合临床，2019，19(9)：56

于洋，郭成，韩梅.清热利湿复聪汤联合金纳多治疗急性低频聋湿热型[J].吉林中医药，2019，39(7)：915

Z

张珂，刘帅军，李红娟.补肾活血通窍汤对庆大霉素耳中毒豚鼠听性脑干反应阈值的影响及机制研究[J].世界中医药，2019，14(5)：1173

张利.陈天然教授治疗复发性口腔溃疡经验[J].内蒙古中医药，2019，38(8)：73

张晓城，周奇志，任毅，等.鱼腥草滴眼液联合妥布霉素滴眼液治疗儿童急性细菌性结膜炎的临床研究[J].现代药物与临床，2019，34(6)：1740

赵烨，杨志华，闫海峰，等.从五脏之火论治慢性咽炎[J].河南中医，2019，39(10)：1467

郑涛，艾黄萍，左渝陵.基于玄府气液宣通学说探讨开宣玄府在牙周炎治疗中的运用[J].新中医，2019，51(1)：241

郑帮霞，雷根平.雷根平运用温阳补虚法治疗复发性口腔溃疡[J].现代中医药，2019，39(5)：13

朱慧贤，谯凤英，胡思源，等.鼻渊丸治疗急性鼻窦炎风邪犯肺证的多中心临床研究[J].中草药，2019，50(5)：1198

（十）针　灸

【概述】

2019年，公开发表有关针灸方面的学术论文5 500余篇，内容涉及经络、腧穴、刺灸法、针灸实验、临床研究等方面。

1. 经络研究

本年度经络研究以经脉循行、经络物质基础及经络实质为主。冉维佳等认为经络为非对称性动态双向循环系统，非对称动态交替的运行通路既包括脏腑之气又含有经脉之气，不断升降运动，呈现非对称动态平衡。王月铭等从循经感传机制研究（肥大细胞论、电生理系统论、筋膜结缔组织论、容积传输理论等）、激发方法（刺法和灸法）、临床研究（针刺镇痛以及针刺麻醉等）方面对循经感传研究进行了总结。章文春等提出筋膜间隙气道理论阐释经络实质。Kovich等提出，经络是由受器官功能影响的远端组织束组成。

2. 腧穴研究

腧穴敏化、定位取穴和考证研究、穴位临床应用及作用机制研究依旧是本年度腧穴研究的重点内容。

朱兵等认为穴位从“沉寂”（生理状态）到“唤醒”（病理状态）的过程即为穴位敏化，主要表现为穴位位置、大小及其理化环境的动态变化，也是机体自稳态调控的触发点。叶国平等认为穴位敏化是“体表脏腑相关”的外在体现，“体表脏腑相关”决定腧穴“开/合”的不同状态及其动态可变性，是机体实现自我稳态调节的基础和触发点，同时也是提高针灸临床疗效的重要因素。王丹等认为阿是穴属于穴位敏化现象当中的一种形式，敏化腧穴的定位方法是阿是穴的传承与发展。

赵京生等认为应从学术史视角寻找腧穴共性规律，将全身腧穴分横纵两个维度，横向以“类穴”、身形分部囊括，纵向则统以经脉、上下点位对应，或通过主治范畴和性质的倾向区分，凸显古代腧穴理论的逻辑，构建概念理论的体系。郭海媚等通过对标本根结、气街四海历史源流考证，认为标本根结理论强调了末端穴位的重要性、扩展了按经取穴的范畴，是远近配穴法、特定穴运用规律的理论基础；气街四海理论奠定了按部取穴的理论依据，揭示了脏腑与胸、腹部之间内外、前后相应的规律，为俞募配穴提供了理论依据。胡追成等提出有关厥阴俞最早的描述见于《素问·长刺节论》，唐《千金要方》中四见而四名，并载有定位、主治，宋《太平圣惠方》将之归入膀胱经成为背俞穴，明《针灸聚英》首次明确其为心包络背俞穴。

刘耶露等认为迎随补泻法、呼吸补泻法、放血法、艾灸法、开阖法、开周法等补泻手法可用于井穴，提插、捻转、烧山火、透天凉等手法不适用于井穴。王亚军等认为列缺穴治疗头项疾患可一穴通两经，表里同治。陈少宗等认为神经节段性联系在腧穴-靶器官相关特异性中具有重要作用。腧穴-内脏相关的中枢机制是节段性脊髓中枢参与完成的反射，外周机制是由脊神经节完成的长轴突反射和短轴突反射。

黄志军等发现艾灸右内关穴可以影响同经左右劳宫穴的太赫兹辐射量，认为艾灸循经感传效应在物质上包含太赫兹波。张舟南等认为腧穴具有太赫兹辐射；艾灸太赫兹辐射强度与检测距离相关；艾灸辐射出的太赫兹波辐射光谱曲线(波形)与灸法相关;隔姜灸和人体腧穴会产生太赫兹波共振。

3. 刺法与灸法

刺法灸法的临床应用和影响因素、刺灸手法、作用机制依旧是研究热点。

辛思源等发现内关透外关刺法用穴精良,能疏通手厥阴心包经与手少阳三焦经经气,可用于治疗神志性疾病、脾胃疾病、心胸疾病、伤科病和皮肤病;外关透内关可治疗胁肋痛、耳鸣、落枕、肩周炎、外伤痛症、心脏疾患等。翟春涛等根据文献归纳出附子饼灸治疗高频次的疾病有膝骨性关节炎、类风湿性关节炎、腹泻、溃疡性结肠炎、痛经、过敏性鼻炎等;使用高频次的穴位有关元、肾俞、足三里、神阙、命门、气海等。和蕊等认为,灸感的影响因素与艾灸不同作用因素、机体不同状态、环境因素等有关。宋婷婷等认为针刺取效的关键在于"气至",其起点是"气至针下",终点是"气至病所",表明针下得气的性质及强度与获得疗效密切相关,经气的运行速度是影响最终疗效的重要环节。侯晓菲等总结出提插补泻手法的核心操作技术为提插补法下插阶段用力加速向下,上提阶段针体缓慢匀速复位至提插运动起始点;提插泻法上提阶段用力加速向上,下插阶段针体缓慢匀速复位至提插运动起始点。金传阳等认为,当前温和灸研究中的"灸量"一词实质上具有灸时、单灸量和总灸量 3 个内涵,研究过程中需要对不同参数进行限定,才可获得更准确的灸法"量效关系"。

曹树琦等认为取穴精准、必要灸透、灸后化脓要透是化脓灸的 3 个关键要素。黄剑浩等介绍了冯军所创立的"通痹开结调气针法"的基本理论内容,强调疾病尤其是痹证以辨结开结治疗方法为核心,以调气为根本。汤小荣等研究指出管氏过梁针法适用于癔症性瘫痪、精神分裂症、狂证、癫证、外伤性截瘫等病,其刺法具有"深、透、动、应"特点,而选穴不同于十二经穴,采用深刺法的腧穴均位于腕踝关节及其以下,用透刺方法的腧穴多位于肌肉相对丰厚、有阴阳二条经脉相互对称的部位,强调腧穴横向、纵深的联系与人体气血、阴阳的调整作用。赵洛鹏等将火针疗效总结为"破"和"立",即通过"破"旧的病理状态,引发一系列动态调整,最终创"立"新的生理稳态,从而恢复健康。对于能施行火针的患者,厘定"破"和"立"的权重,选择不同粗细的火针施行不同温度、轻重、深浅、徐疾、频次的操作,达到调气、温补、破瘀、消融、散结等"破"的作用和温补、敛疮、修复等"立"的功效,从而调整机体失衡的状态,以实现人体的阴阳平衡。

黄河等发现艾灸时手部经穴所需的物理学剂量低于足部及躯干部穴位。施昌飘等发现针刺、灸法联合运用时,在启动因子、启动效应、信息通路及中枢信息整合方面存在相互干扰甚至拮抗的作用,故"针而不灸,灸而不针";而温针灸是针上加灸的一种独立疗法,它的作用特点和机制不完全同于针灸并用或针灸合用。王华等认为雷火灸是利用药物粉末燃烧时产生的热力、红外线辐射力、药化因子以及物理因子,通过脉络和腧穴的循经感传共同达到温通经脉、调节人体功能的作用。

4. 临床治疗

本年度发表针灸临床治疗文献 5 100 余篇,与 2018 年文献相比,神经系统、精神性疾病研究文献大幅增加,消化、外科、妇科、泌尿生殖、五官科、急症等方面文献略有增加,其他疾病谱文献量有所下降(见表 1)。

针灸治疗疾病谱分布与往年相比略有不同,涉及疾病分布比例与往年相比略有改变。依次为,神经系统疾病文献占比 22.31%(1 236 篇),较去年增加 308 篇,涉及病种有中风、面瘫、头痛、眩晕、神经痛等;骨伤科疾病文献占比 14.55%(806 篇),涉及病种有腰椎间盘突出、颈椎病、关节炎、肩周炎;消化系统疾病文献占比 10.54%(584 篇),涉及病种有胃炎、肠炎、便秘、肝炎;外科疾病文献占比 6.10%(338 篇),涉及病种有带状疱疹、荨麻疹、痤疮、术后、损伤;妇科疾病文献占比 4.77%(264 篇),涉及病种有痛经、卵巢病、产后;五官科疾病相关报道明显增多,

表 1　比较 2019 年和 2018 年鸬鹚研究数量、所占年百分比

	文献(篇)		所占百分比		总　结
	2019	2018	2019	2018	2019 年增加
神经系统疾病	1 236	928	22.31%	16.89%	↑ +308
骨伤科疾病	806	906	14.55%	16.49%	
消化系统疾病	584	544	10.54%	9.90%	↑ +40
外科疾病	338	317	6.10%	5.77%	↑ +21
妇科疾病	264	239	4.77%	4.35%	↑ +25
五官科疾病	260	183	4.69%	3.33%	↑ +77
泌尿生殖系统疾病	228	191	4.08%	3.48%	↑ +37
精神神志性疾病	216	114	3.89%	2.07%	↑ +102
循环系统疾病	176	195	3.12%	3.55%	
内分泌系统疾病	159	191	2.87%	3.48%	
呼吸系统疾病	137	161	2.47%	2.93%	
针灸儿科	151	146	2.73%	2.66%	
针灸治疗肿瘤	116	124	2.09%	2.26%	
针灸治疗急症	110	87	1.99%	1.58%	↑ +23
针灸临床经验	29	23	0.52%	0.42%	
血液系统疾病	17	19	0.31%	0.35%	
针灸传染病	20	17	0.36%	0.31%	
针灸戒除酒毒	7	3	0.13%	0.05%	

文献占比 4.69%(260 篇)，较去年增加 77 篇，涉及病种有咽喉病、耳鸣、过敏性鼻炎；泌尿生殖系统疾病文献占比 4.08%(228 篇)，较去年增加 37 篇，涉及病种有前列腺疾病、尿潴留、尿失禁；精神神志疾病文献占比 3.89%(216 篇)，较去年增加 102 篇，涉及病种有失眠、抑郁等；循环系统疾病文献占比 3.12%(176 篇)，其中高血压相关文献 60 余篇；内分泌系统疾病文献占比 2.87%(159 篇)，其中糖尿病相关文献最多 80 余篇，其次肥胖相关文献近 40 篇；呼吸系统疾病文献占比 2.47%(137 篇)，涉及病种有哮喘、咳嗽等；针灸儿科文献占比 2.73%(151 篇)，涉及病种有脑瘫、哮喘等；肿瘤文献占比 2.09%(116 篇)；针灸治疗急症较去年有小幅增加，文献占比 1.99%(110 篇)；针灸临床经验 29 篇，针灸治疗血液系统疾病 17 篇，针刺治疗传染病 20 篇，针刺戒酒戒毒 7 篇。

5. 实验研究

针灸的实验研究文献共 451 篇，涉及神经、运动、免疫、消化、心血管、呼吸等系统。

陈双懂等发现，miR-34a 和 p53 可能参与电针抗神经病理性疼痛效应。胡奇妙等研究表明电针可有效抑制复杂区域疼痛综合征Ⅰ型(CRPS Ⅰ)大鼠模型痛觉敏化，促使 MPWT、TPWL 升高。李赵龙等以“肾脑相济”为理论指导，通过电针降低阿尔茨海默病小鼠脑内海马 CA1 区神经元内线粒体自噬的发生，促进神经元再生与修复。林瑶等发现，艾灸通过影响 SAMP8 小鼠海马区突触可塑性相关蛋白表达，具有抗衰老作用。骆雍阳等发现，电针能改善 SAMP8 小鼠学习记忆能力，可能与电针抑制海马神经元 NMDA 受体 NR2A、NR2B 的表达有关。张安宁等发现巨刺“足三里”和“阿是穴”可促进损伤骨骼肌的修复，与正向调控急性骨骼肌钝挫伤大鼠腓肠肌肌细胞生成素和快肌型骨骼肌肌球蛋白重链的表达相关。薛亚楠等提出电针“足三里”穴可从转录水平抑制脾气虚大鼠肌肉组织 MUL1 过表达、稳定 ULK1 调节作用、参与线粒体自噬的调控作用。

裴莹等发现刺络拔罐法对内毒素诱导发热家兔

有明显解热作用，可明显抑制发热家兔血清 IL-1β、GM-CSF、IL-6、TNF-α 水平，调节机体免疫功能。Dong 等认为针刺可通过增强 Th1 和 Treg 活性、调节 CD_4^+ T 细胞亚型平衡缓解气道过敏性炎症。蓝怡等研究提出艾灸影响免疫功能，其取穴规律为多取背部膀胱经、督脉腧穴以振奋阳气，选取任脉腧穴以调节气血，选取多气多血的阳明经脉腧穴以激发胃气。唐丽娜等制备针灸传感针用于监测细胞内 NO。王龙等认为针刺足三里改善脓毒症患者预后，与调控机体炎症反应、减轻炎症因子释放相关。

李知行等研究发现电针可明显改善对胰岛素抵抗（IR）大鼠的脂质代谢紊乱，其作用机制可能与电针调节肝组织腺苷酸活化蛋白激酶/p38 丝裂原活化蛋白激酶/过氧化物酶体增殖物活化受体-γ 通路相关，下调脂肪酸合成相关酶活性，减少甘油三酯、胆固醇肝组织内合成，改善肝组织 IR。石菲菲等认为电针可通过下调内质网应激（ERS）双链 RNA 依赖的蛋白激酶样激酶（PERK）、活化转录因子 6（ATF6）、跨膜蛋白激酶 1（IRE1）mRNA 表达，进而抑制 CHOP 活性、缓解链脲佐菌素造模糖尿病大鼠胰腺组织 ERS。邓婷月等研究发现，电针"足三里"穴可以调节脾气虚大鼠小肠黏膜上皮组织内的 SGLT1 和 GLUT2 基因及蛋白的异常表达，参与小肠对葡萄糖的吸收作用进而改善脾气虚证。

王瑞等发现针刺可阻断心衰大鼠核因子 NF-κB 通路、激活 TNF-α、IL-6 等细胞因子。张金铃等研究显示，针刺可能通过调节 ERK 通路发挥增强机体保护细胞缺血损伤的能力。赵丹丹等发现，电针干预大鼠"足三里""环跳"穴，可能通过调控成肌分化抗原、肌细胞生成素、肌球蛋白重链-Ⅰ mRNA 的表达，影响肌卫星细胞的成肌分化水平及肌纤维类型的转换，延缓腓肠肌失神经肌萎缩的发展。

葛云鹏等认为电针"足三里""尺泽"均能通过改善孕期及哺乳期尼古丁暴露新生鼠肺功能及肺形态，预防子代鼠肺发育不良，且电针"足三里"穴效果优于电针"尺泽"穴。苏杭等提出电针围产期尼古丁暴露孕鼠"足三里"较"阳陵泉"更能明显改善新生大鼠肺功能与肺组织形态。庄秀秀等研究发现强电流经皮穴位电刺激"足三里""三阴交"可通过升高患者术后血浆中氧自由基超氧化物歧化酶活性、降低丙二醛含量而减轻机体氧化应激反应，改善肺功能。

陈玉佩等认为电针"委中"可减轻骨骼肌纤维化程度，促进多裂肌损伤后早期的再生修复。成玉等研究发现艾灸血清可有效促进体外培养人黑素细胞增殖、黑素含量和酪氨酸酶活性，且可持续至艾灸结束后 3 个月，尤其 1 个月内最为明显。李亚欢等研究表明，电针可能是通过调节下丘脑-垂体-肾上腺轴上的关键因子 ACTH、CORT 和 CRH 改善大鼠抑郁样行为，且与阻断剂 SP600125 的协同抗抑郁作用优于氟西汀。祁玉麟等提出，针刺双侧睛明、新明 1、肝俞及足三里对视网膜感光细胞具有保护作用。

6. 针刺镇痛与针刺麻醉

针刺镇痛与针刺麻醉的相关文献在本年度共发表约 66 篇，主要涉及临床应用和作用机制研究两个方面。

De Almeida 等研究发现针刺治疗牙痛疗效优于双吡酮，可作为牙痛治疗的替代方法。牛彩丽等提出"天突"贴敷红外线贴对气管插管全麻术后患者的咽痛及咽喉伴随症状具有较好的缓解作用。

有关"针刺镇痛的临床与实验研究"详见专条。

7. 文献与针家精要

针家精要的文献主要涉及名老中医经验、文献的收集整理、中医经典著作以及针灸相关文物的研究。

李青青等介绍浙派金氏缠针有手法轻巧、运用简便疗效显著的特点，流派传承人金文华奠定了缠针"三法合一，气至则效"理论基础，重视诊治过程中"必一其神，令志在针"的思想，提出"松筋解结"是治疗关键，丰富了经筋病的治疗方法。梁林燕等阐述"贺氏针灸三通法"中包含的"微通、温通、强通""三通"的治疗原则，以通经络、调气血、转逆为顺、扶正祛邪为法，是理论与实践高度结合的针灸临床疗法。

莫曦雅等基于窦汉卿针灸著作《针经指南》，认为窦汉卿针法特点：明经辨证为基，三因制宜；脏腑气血为本，注重调神；倡用毫针，取穴严谨，强调得气；总结针刺手法，增加补泻要素，发展寒热刺法。

高瑞骏等认为，历代针灸治疗泄泻均重视局部选穴，配合远端选穴；重视辨病选穴，配合辨证选穴；重视本经配穴；强调特定穴是组方的重要组成部分。认为不同时期用穴特点各有侧重。陈冰倩等指出李东垣刺络泻血法"本于内难"；结合其补土之论指导针刺泻血之法，强调脾胃为要，指导临床；针刺泻血于实证、痛证、虚证皆治。高峻等介绍汪机擅长针砭、艾灸治疗疮疡，在病症的辨识诊察上提出"切脉观色，医之大要"，强调循经取穴，倡导"治病无定穴"，当法随症施，反对机械运用"某穴主某病"之说，认为针砭有泻无补，灸法无病不灸，并对子午流注等提出自己的看法，其观点主要见于《针灸问对》《外科理例》。

卢超等指出，《针灸大成》医案认为肿瘤为有形之邪，其病理因素常为痰作祟，宜早诊治，若拖延则易发危候。针灸治疗时要以治瘤为治本，兼顾固本，治疗时应分清病情缓急、注重针刺时机、讲究补泻手法、强调运用艾灸法等。姚鑫等认为《灵枢·终始》补泻部位在各经脉口处，即"本输"所在，而非传统认为的经脉。针刺取穴方法之"二泻一补"表示泻阳经本输2次，补阴经本输1次；"二补一泻"表示补阳经本输2次，泻阴经本输1次，应为早期本输特征，即"一穴本输"，而非当时盛行的五输穴，各经脉"本输"具体部位见于《灵枢·卫气》。赵舒蒙等发现《黄帝内经》针刺处方选穴多以远部选穴为主，且多为单穴处方。在多穴上以五输穴相配较多，以左右配穴法和本经配穴法为主。单穴临床应用于治疗急性局部症状，多穴临床用于治疗慢性全身性疾病。

曾睿林等对云南中医药大学所藏法国针灸金针的来历和相关材质信息进行研究，指出此金针除有本身珠宝价值外，还有重要的医疗、教育、历史和文物价值，具有独特的中法文化交流意义。

（撰稿：闫智颖 杨永清　审阅：黄龙祥）

【针灸治疗哮喘的临床与实验研究】

有关针灸治疗哮喘中文文献50篇，外文文献9篇。其中临床研究41篇，共观察病例近4 000例(包括对照组病例)。临床治疗方法研究有针灸综合治疗(26篇，占64%)、穴位贴敷(10篇，占24%)和三伏灸、热敏灸、刮痧等其他疗法(5篇，占12%)。实验研究9篇(中文5篇，外文4篇)，涉及针灸对肺组织炎症、肺通气功能、气道重塑以及免疫功能等的影响研究。综述性9篇，涉及Meta分析、作用机制研究和选穴配穴特点、规律等。

1. 临床研究

张炜等将慢性持续期肺肾两虚证患者分为两组各60例。两组均给予沙美特罗替卡松粉吸入。对照组予生理盐水注射液穴位注射和安慰剂敷贴方穴位贴敷(天突、大杼、肺俞)；治疗组则用喘可治注射液穴位注射，并予自拟敷贴方(白芥子、延胡索、生黄芪、甘遂等)穴位贴敷。敷贴后用微波照射15 min，2 h后取下，2次/周。经治12次，两组哮喘急性发作次数、中医证候积分及典型症状评分、炎症介质血清总IgE、血清嗜酸性粒细胞阳离子蛋白(ECP)、均较治疗前降低($P<0.05$)，且治疗组较对照组低($P<0.05$)；ACT评分、FEV1、FVC、PEF均较治疗前升高($P<0.05$)，且治疗组较对照组高($P<0.05$)。刘亚祥等将180例患者随机分为治疗组和对照组各90例，两组均予常规治疗。对照组给予沙美特罗替卡松粉吸入；治疗组给予病位病性辨证+三伏灸贴治疗。治疗1个三伏周期。结果，两组治疗后在中医症状评分、生存质量评分均降低($P<0.05$)；治疗后治疗组在喘息、咳嗽、哮鸣音、胸膈满闷、活动受限、哮喘症状及对自我健康的关心方面均低于对照组($P<0.05$)，在心理功能状况、对刺激原的反应方面两组比较无差异($P>0.05$)；治疗后治疗组在FEV1、FEV1/FVC、PEF均高于对照组($P<0.05$)；在IL-4、TNF-α、IgE低于对照组($P<0.05$)，

在 INF-γ 表达方面比较无统计学意义($P>0.05$)；两组临床疗效比较差异有统计学意义($P<0.05$)。李筱棠等将患者分为两组，对照组 105 例给予两侧足三里注射黄芪注射液，观察组 110 例在对照组的基础上联合穴位贴敷(选穴：双侧肾俞、脾俞、肺俞、膏肓、大椎；用药：白芥子、延胡索、白芷、细辛、甘遂、附子)治疗，两组均 3 次/周。连续治疗 1 个月，观察组总有效率 93.6%(103/110)，对照组 75.2%(79/105)，$P<0.05$；两组中医证候评分及炎症因子水平较治疗前均明显降低，且观察组优于对照组($P<0.05$)；观察组 CD_4^+、CD_8^+、CD_4^+/CD_8^+、IgA、IgG 较治疗前均明显升高($P<0.05$)；对照组仅 IgA、IgG 较治疗前升高($P<0.05$)，组间比较 $P<0.05$；治疗后两组患者炎症因子水平较治疗前均明显降低，观察组优于对照组($P<0.05$)。

杜宏武等将咳嗽变异性哮喘患儿分为两组各 56 例。对照组予以孟鲁司特钠片治疗，观察组在此基础上加用冬病夏治穴位敷贴疗法(肺俞、定喘、天突、膻中、脾俞、肾俞)和口服补脾益肾方(鹿角胶、熟地黄、山药、山茱萸、白术、茯苓等)。结果，两组在治疗后发作次数、肺功能检查、TLR 和 TGF-O 均有明显差异($P<0.05$)。赵淑萍将患儿分为两组各 65 例。对照组给予孟鲁司特钠治疗，观察组给予穴位敷贴(选穴：肺俞、膻中、定喘、足三里；用药：白芥子、甘遂、细辛、延胡索)联合口服宣肺平嗽汤(柴胡、紫苏叶、蝉蜕、牛蒡子、防风、麻黄等)治疗。结果，观察组总有效率 93.9%(61/65)，对照组 81.5%(53/65)，$P<0.05$；与治疗前比较，两组血清 IL-6 及 TNF-α 水平均降低，TGF-β_1 水平均升高($P<0.05$)；观察组 IL-6 及 TNF-α 水平低于对照组，TGF-β_1 水平高于对照组($P<0.05$)，CD_4^+ 及 CD_4^+/CD_8^+ 升高，CD_8^+ 降低($P<0.05$)。治疗后，观察组 CD_4^+ 及 CD_4^+/CD_8^+ 高于对照组，CD_8^+ 水平低于对照组($P<0.05$)。观察组不良反应发生率明显低于对照组($P<0.05$)。龚琳霞将患儿分为两组各 84 例，对照组予对症治疗或未采用任何治疗，观察组于夏季三伏天采用冬病夏治穴位贴敷(药物：细辛、白芥子、法半夏、延胡索、肉桂、甘草，选穴：大椎、定喘、肺俞、膈俞、肾俞、天突等)疗法治疗，随访 12 个月，对比两组治疗前后免疫功能(IgA、IgG、IgE)、细胞因子(IFN-γ、IL-4)、神经递质 P 物质(SP)、血管活性肠肽(VIP)水平。结果，观察组预防总有效率显著高于对照组($P<0.05$)；观察组治疗后血清 IgA、IgG、IFN-γ、VIP 水平均显著高于治疗前及同期对照组(均 $P<0.05$)；IgE、IL-4、SP 水平均显著低于治疗前及同期对照组(均 $P<0.05$)。

2. 实验研究

金禹彤等将 50 只 Wistar 雄性大鼠分为 A 组(正常对照组)、B 组(哮喘模型组)、C 组(地塞米松组)、D 组(穴位贴敷 2 h 组)和 E 组(穴位贴敷 4 h 组)，10 只/组。第 56 d 所有造模结束后，大鼠正常饲养 14 d，待其进入缓解期。第 15 d 起分组治疗。A、B 组正常饲养；C 组腹腔注射地塞米松，1 次/2 d，每次 0.5 mg/kg；D、E 组大鼠背部剃毛，并在其双侧"肺俞""脾俞""肾俞"穴贴敷膏药(白芥子、延胡索、细辛、甘遂、冰片)，胶布固定，D 组 2 h 后取下膏药，E 组 4 h 后取下膏药，1 次/d，共 7 次。结果，与 A 组相比，B 组引喘潜伏期显著缩短、发作持续时间显著延长($P<0.05$)，病理显示肺组织炎症明显 IgE、IL-4 显著升高，IFN-γ 显著降低($P<0.05$)；与 A 组相比，C、D、E 组治疗后引喘潜伏期明显延长、哮喘发作持续时间明显缩短($P<0.05$)；肺病理组织观察显示穴位贴敷后支气管及肺实质炎性改变显著改善，血清中 IgE 和 IL-4 水平显著降低，IFN-γ 水平显著升高($P<0.05$)。

董明等将 BALB/c 小鼠随机分为正常对照组、哮喘模型组、针刺组和假针刺组各 14 只。用 OVA 建立实验性哮喘模型。选取双侧"风门""大椎""肺俞"三个穴位行针刺治疗，共 4 周，假针刺选择"环跳"穴。结果，与模型组比较，针刺能减轻气道高反应性，抑制炎症细胞浸润和黏液高分泌($P<0.05$，$P<0.01$)；针刺还能增加 T-BET 和 $Foxp_3^+$ 的表达，增加肺组织中 CD_4^+、(IFN-γ)和 $CD_4^+Foxp_3^+$ 的细胞

数，增加血清中 Treg 型细胞因子 IL-10 的水平($P<0.05$ 或 $P<0.01$)；针刺能降低血清中 RAR 相关孤儿受体 γt 水平、降低 CD_4^+ IL-17A$^+$ 细胞数及 IL-5、IL-13、IL-17A 水平($P<0.05$，$P<0.01$)；针刺和假针刺均能抑制 p38 和 p44/42 的磷酸化($P<0.01$)。

项世健等探讨"冬病夏治(TWDS)"穴位贴敷(AST)的抗炎作用机制。将 28 只雄性 Hartley 豚鼠随机分为正常对照组(生理盐水雾化致敏)、OVA 致敏模型组、地塞米松磷酸钠治疗组和 AST 加雷公藤多甙治疗组("大椎""肺俞""肾俞"穴位贴敷 TWDS 贴片)各 7 只。结果显示，AST 配伍 TWDS 方剂对 OVA 诱导的豚鼠过敏性哮喘有明显的保护作用。表明该药不仅能减轻气道炎症和气道胶原沉积，还能降低血清 IL-4、IL-5、IL-13 和 IgE 水平。代谢组学显示：磷脂、鞘脂、嘌呤、氨基酸和肾上腺素的代谢均恢复到正常对照水平；肺组织中 ORMDL3 基因表达显示：使用雷公藤多甙的 AST 可以改变鞘脂代谢；免疫印迹试验分析显示：抗炎机制是通过降低 p6 的磷酸化来实现的。

周东东等研究了大鼠哮喘模型中 MT-2 通过蛋白磷酸化与针灸改善哮喘的肺功能的关系，发现针灸可以显著改善肺阻力，在治疗过程中肺组织中 MT-2mRNA 和蛋白质的水平会升高。MT-2 显著松弛气道平滑肌细胞，并诱导一系列蛋白质磷酸化。这些磷酸化变化，包括 Akt1 和 CaMK2β，可能在针灸治疗哮喘中起重要作用。

(撰稿：姜珊　王宇　审阅：王瑞辉)

【针灸治疗动脉粥样硬化的实验研究】

张淑慧等将雄性家兔随机选取空白组 7 只予普通饲料，造模组予高脂饲料 19 只，4 周后行颈动脉球囊破坏术，术后继续予高脂饲料 4 周。造模成功后将造模组 18 只家兔随机分为模型组、电针组和西药组。模型组不予治疗；电针组取内关、关元、足三里电针治疗，20 min，1 次/d，6 d 为 1 个疗程，疗程间隔休息 1 d，共治 4 个疗程；西药组予阿托伐他汀钙片混悬液灌胃给药。结果，模型组较空白组胆固醇(CHO)、三酰甘油(TG)、低密度脂蛋白(LDL)含量升高，高密度脂蛋白(HDL)含量降低，CYP7A1 蛋白及 CYP7A1 mRNA 表达量降低($P<0.01$)；电针组和西药组较模型组 CHO、TG 及 LDL 降低，HDL 升高，CYP7A1 蛋白及 CYP7A1mRNA 表达量均升高($P<0.01$)；电针组与西药组各指标无明显差异($P>0.05$)。

章晓颖等将雄性新西兰兔随机分为空白对照组 7 只、造模组 19 只和电针预处理组 6 只。经高脂饲料喂养 8 周确认造模成功，造模组随机模型分为对照组、阳性药物组和电针治疗组各 6 只。电针预处理组适应性喂养 1 周后，电针双侧内关、足三里、关元、内关、足三里 20 min，采用疏密波(4 Hz/20 Hz，1 mA)，1 次/d，针刺 6 d，休息 1 d，针刺 3 周后造模 8 周，选取相同穴位治疗 4 个疗程。电针治疗组于造模成功后第 1 d 开始选取与电针预处理相同干预方式治疗 4 个疗程。阳性药物组予阿托伐他汀悬浊液灌胃。结果，模型组的腹腔巨噬细胞受体 CD_{36} 及 SR-A1 的基因和蛋白的表达较空白对照组均升高($P<0.05$)；电针治疗组、阳性药物组的腹腔巨噬细胞受体 CD_{36} 及 SR-A1 的基因和蛋白的表达较模型对照组均降低($P<0.05$)；电针治疗组与阳性药物组无明显差异，电针预处理组较之降低($P<0.05$)。

沈菁等将兔随机分为正常组、模型组、直接灸组、阿托伐他汀钙组与隔药饼灸组各 15 只，除正常组普通喂养外，其余组皆采用高胆固醇饲养法喂养 12 周造模。隔药饼灸组与直接灸组选取穴位：巨阙、天枢、丰隆、心俞、肝俞、脾俞。隔日交替施灸 30 min，1 次/d，连续 4 周；阿托伐他汀钙组每日将阿托伐他汀钙片拌入饲料喂食。结果，较正常组，模型组 TC、TG、LDL-C 明显升高($P<0.01$)，HDL-C 明显降低($P<0.01$)；较模型组，直接灸组、阿托伐他汀钙组、隔药饼灸组 TC、TG、LDL-C 均明显降低($P<0.01$)，HDL-C 升高($P<0.01$，$P<0.05$)。较正常组，模型组主动脉壁结构受损明显；较模型组，阿托伐他汀钙组、隔药饼灸组内皮结构有显著好

转，直接灸组的主动脉内皮病理变化有减轻，3 组血清中基质细胞衍生因子 1(SDF-1)水平有不同程度升高($P<0.05$，$P<0.01$)，隔药饼灸组血清中 SDF-1 水平高于直接灸组($P<0.05$)。

廖宗力等将新西兰纯种兔随机分为正常组、模型组、无促透剂组、氮酮组和冰片组各 8 只，造模成功后除正常组和模型组外，其余各组采用隔药饼灸干预，选取两组穴位：天枢、巨阙、丰隆、心俞、肝俞、脾俞，两组交替施灸，1 次/d，连续 4 周。结果，模型组较正常组血清白细胞介素 6(IL-6)显著升高，白细胞介素 10(IL-10)显著降低($P<0.01$)；较模型组，无促透剂组、氮酮组及冰片组 IL-6 水平显著降低($P<0.01$)、IL-10 水平升高($P<0.05$)；就 IL-6 水平，冰片组较氮酮组显著降低，氮酮组优于无促透剂组($P<0.01$)，IL-10 差异无统计学意义($P>0.05$)。正常组主动脉组织无异常，模型组可见明显病变，无促透剂组可见好转，氮酮组和冰片组无显著异常。

Yingxue Cui 等选取 20 只载脂蛋白 E 基因敲除(APOE-/-)小鼠随机分为 AS 组和 AS 加灸(AS+M)组、10 只 C57BL/6J 小鼠为对照组。AS+M 组灸关元 20 min，6 次/周，共 12 周；AS 组和对照组仅固定不予治疗。结果，艾灸治疗小鼠在主动脉根和胸主动脉中斑块面积百分比明显降低；在胸主动脉中人肝 X 受体 α 和三磷酸腺苷结合盒转运体(ABC)A1 的表达更高；在 AS+M 和 AS 组小鼠间，胸主动脉中平均脂质面积百分比及 ABCG1 表达方面均无显著差异。

哈略等采用高脂饮食喂养的 APOE-/-小鼠作为模型，随机分为艾灸组、艾烟组、空白对照组、模型对照组各 16 只。艾灸组灸膻中 20 min，1 次/d，6 次/周，共 14 周；艾烟组暴露在 10～15 mg/m^3 的艾烟浓度中；模型对照组不予干预。结果，艾灸组与艾烟组较模型对照组小鼠主动脉内基质金属蛋白酶 2(MMP-2)、MMP-9 显著降低($P<0.05$)，基质金属蛋白酶抑制剂 1(TIMP-1)显著升高($P<0.01$)；模型对照组较空白对照组胸主动脉可见显著动脉粥样硬化改变，艾灸组及艾烟组均较模型对照组病变明显减轻。哈氏等还发现艾灸及艾烟可明显降低动脉粥样硬化小鼠血清 IL-1、IL-6 水平，提高 IL-10 的水平。

（撰稿：王祥云　赵玲　审阅：王瑞辉）

【针灸治疗抑郁症的临床与实验研究】

1. 临床研究

马燕辉等将患者随机分为 3 组各 30 例，A 组采用针刺配合揿针治疗，取百会、神庭、印堂穴，行平补平泻法，得气后留针 40 min，1 次/d，针刺结束后取相同穴位，将无菌揿针贴埋于穴位并按压黏附稳妥。按压 2～3 h/次，3 min/次。揿针更换 1 次/2 d，以 6 d 为 1 个疗程，疗程间休息 1 d。B 组单纯采用 A 组揿针治疗，C 组采用 A 组针刺法配合假揿针治疗。经治 2 个疗程，3 组治疗后汉密尔顿抑郁量表 24 项(HDRS)评分和 Barthel 指数(BI)评分与同组治疗前比较 $P<0.01$；A 组和 B 组治疗后 HDRS 评分和 BI 评分与 C 组比较 $P<0.05$；A 组总有效率 90.0%(27/30)，B 组 86.7%(26/30)，C 组 73.3%(22/30)；A 组和 B 组总有效率与 C 组比较 $P<0.01$，$P<0.05$。

郭颖等将患者分为两组各 22 例，药物组口服盐酸氟西汀，头穴组在此基础上针刺“于氏头穴分区”中的额区并每针持续捻转 1 min，留针 6 h/d。经 3 周治疗后，头穴组有效率 90.9%(20/22)，药物组 81.8%(18/22)。

曹丹娜观察男性老年患者 15 例，选取右侧太冲穴直刺，平补平泻，行针 2 min 后拔针。于针刺操作前 8 min 和操作后 8 min 磁共振成像。结果与针刺前比较，针刺后磁共振成像局部一致性(ReHo)值明显降低的脑区为左侧颞中下回、右侧枕下回、右侧颞中回、左侧眶部额下回、左侧枕中回、左侧角回、双侧额中上回、左侧楔叶、顶上小叶；针刺后 ReHo 值明显升高的脑区为左侧颞下回、左侧岛叶、双侧海马及海马旁回。

韩断等将患者分为电针组与单纯针刺组各 25 例，取百会、四神聪、太阳、印堂、合谷穴，电针组在百会、印堂、双侧太阳4穴接电针仪，频率为1 Hz连续波，3次/周。经治6周，两组汉密尔顿抑郁量表(HAMD)总分及各因子评分均较本组治疗前降低($P<0.05$)；两组治疗后抑郁自评量表(SDS)评分均较本组治疗前降低($P<0.05$)；两组SDS评分治疗前后差值比较$P>0.05$；治疗后及随访时两组间HAMD评分比较$P>0.05$。

马娟娟等将肾虚肝郁型IVF-ET反复移植失败拟再行冻融胚胎移植(FET)患者分为两组各35例。所有纳入患者均按照激素替代方案进行FET内膜准备；治疗组在此基础上于月经第2 d起行针刺治疗，1次/2 d，直至移植日，且移植后30 min行针刺1次。移植前取天枢、关元、气海、归来、子宫、足三里等穴，腹部腧穴施捻转补法，使针感传至外阴，余穴采用平补平泻法，即进针得气后均匀提插、捻转。针刺1次/2 d，直至移植日。移植后取天枢、关元、气海、归来、足三里、地机等穴。30 min针刺诸穴，平补平泻，仅针刺1次。结果，治疗组焦虑自评量表(SAS)评分降低($P<0.05$)，且低于对照组($P<0.05$)；治疗前后两组SDS评分比较$P>0.05$。

郑莉明等予催眠状态下的意念导入性心理治疗结合中药喜乐宁冲剂(柴胡、白芍、枳实、党参、茯苓、炒酸枣仁等)，针刺治疗轻中度抑郁症患者，取穴印堂、内关、神门、足三里、三阴交、太冲等。经治12周，能显著改善患者抑郁焦虑程度；12周中医心理TIP技术＋中药＋针刺的综合疗法，总有效率为72.7%。

陶颖等将对甲基苯丙胺(MA)依赖的男性患者随机分为3组各30例。对照组不予任何干预治疗(自然脱毒)；针刺Ⅰ组取双侧内关、神门、足三里、三阴交，T5、L2华佗夹脊穴；针刺Ⅱ组针刺鬼穴，按序针刺水沟、大陵、申脉、承浆、间使、上星、曲池。经治4周，3组HAMD总评分显著降低，且针刺“鬼穴”能有效地改善MA依赖者的认知障碍、阻滞、睡眠障碍从而在戒断症状亚急性期能够更有效地缓解MA依赖者的抑郁情绪。

谷婷等将114例卒中后轻中度抑郁症患者随机分为鬼穴＋开天门组、孙氏鬼穴组、开天门组各38例(孙氏鬼穴组与开天门组各脱落1例，为37例)。在常规治疗方案基础上，孙氏鬼穴组采用针刺孙思邈十三鬼穴治疗；开天门组采用开天门头部穴位推拿疗法治疗；鬼穴＋开天门组予以上诉针刺鬼穴及开天门联合治疗。1次/d，6次/周，治疗4周，比较3组临床疗效。结果，总有效率鬼穴＋开天门组89.5%(34/38)、孙氏鬼穴组64.9%(24/37)、开天门组62.2%(23/37)，鬼穴＋开天门组与其他两组间差异有统计学意义($P<0.05$)，开天门组与孙氏鬼穴组疗效无统计学意义($P>0.05$)；治疗后鬼穴＋开天门组HAMD总评分、SDS总评分均低于孙氏鬼穴组、开天门组($P<0.05$)；鬼穴＋开天门组SS-QOL总分高于孙氏鬼穴组、开天门组($P<0.05$)；孙氏鬼穴组与开天门组治疗前后各项评分无统计学意义($P>0.05$)。

唐南淋等观察电针联合逍遥散对围绝经期轻中度抑郁症的疗效，取穴百会、神门、内关、足三里、三阴交等穴，电针频率参数为80～100次/min，治疗30 min/次。连续治疗1个月，总有效率95.0%，同时下调了患者血清中ACTH、CORT表达水平。

孙远征等将带状疱疹后遗神经痛伴焦虑抑郁患者分为两组各30例。对照组采用局部围刺配合电针夹脊穴，治疗组在对照组基础上配以神庭、本神、头维穴治疗，留针30 min，1次/d。经治28 d，两组HAMD和HAMA评分与治疗前比较均$P<0.05$，治疗组与对照组比较$P<0.05$。

孙一涵等将卒中后抑郁患者分为两组各33例，均予病侧上下肢针刺康复治疗，选曲池、合谷、外关、肩髃、手三里、太冲等穴，对照组予盐酸舍曲林片，治疗组加庄氏调神针法，即选三阴交(双侧)、印堂、神门(双侧)、四神针、智三针。所有穴位得气后，留针25 min，采用平补平泻手法。其中四神针：使四针针尖朝外沿皮下平刺0.5～0.8寸，捻转法得气后留针；智三针：沿头皮皮下向上平刺0.5～0.8寸，捻转法得气后留针；印堂：提捏局部皮肤，将针沿皮下进针0.3～0.5寸，捻转法得气后留针；神门：直刺0.5寸捻转法得气后留针；三阴交：直刺 1～1.5 寸，提插捻转有向上放电样感觉后留针，进针、得气完成后，将四神针前后两针作为一组、左右两针作为一组、神庭与印堂作为一组，接电针仪加电，选取疏密波形。1 次/d，留针 25 min。经治 1 个月，两组 HAMD 评分、中医证候抑郁量表评分、日常生活活动能力量表评分治疗前后对比 $P<0.05$，3 组量表数据进行组间对比 $P<0.05$。

2. 实验研究

孙阳等将 32 只雄性 SD 大鼠随机分为 4 组，应用慢性束缚结合孤养方法建立慢性心理应激抑郁大鼠模型。针刺组予应激前针刺百会、印堂和双侧三阴交，20 min/次，持续 28 d；氟西汀组，每天以 1.8 mg/kg 灌胃盐酸氟西汀混悬液。实验结果显示，针刺干预能显著降低抑郁模型大鼠海马组织凋亡途径的关键因子细胞色素 C、半胱氨酸天冬氨酸蛋白酶-3 和凋亡诱导因子（AIF）的蛋白表达水平，其机制可能于下调线粒体活性氧的含量有关。

梁星辰等从炎性细胞因子角度探究电针对慢性不可预知性温和应激模型大鼠的干预机制，电针组于每日造模前电针 SD 大鼠百会、印堂穴，频率为 2 Hz，治疗 30 min，1 次/d。持续 28 d 后用抗体蛋白芯片技术检测显示大鼠海马白细胞介素 1β（IL-1β）、白细胞介素 10（IL-10）及促肾上腺皮质激素（ACTH）蛋白表达与氟西汀干预组调控作用一致，提示电针提高免疫功能可能是抗抑郁作用的机制之一。

李少源等研究显示，21 d 不可预知性温和刺激可诱导大鼠出现抑郁样行为，耳甲电针取双侧耳穴神门、心，30 min/次，强度 2 mA，频率 20 Hz，可通过改善模型大鼠糖水消耗而产生明显的抗抑郁效应，经耳甲电针干预后可显著上调海马区 Raf/ERK/RSK/CREB 信号通路蛋白的表达。

孙培养等采用大脑中动脉闭塞和慢性不可预见性温和应激法复合制备卒中后抑郁模型，探讨“通督调神”针法改善脑卒中后抑郁的可能作用机制，选取百会、水沟、神庭、大椎，连续针刺治疗 4 周，能改善模型大鼠行为，修复大鼠海马神经元的损伤。可能与其上调海马组织中单胺类神经递质 NE、5-HT 和 DA 含量有关。

章显宝等研究结果表明，针刺百会、风府、神门、太冲，1 次/d，连续治疗 3 周，能改善卒中后抑郁大鼠症状，可提高抑郁大鼠海马、皮质和杏仁核脑源性神经营养因子、胶质纤维酸性蛋白的表达，增强星形胶质细胞 ATP 的释放进而改善神经元损伤，促进神经元再生。

王珑等基于 Wnt/β-catenin 信号转导通路探究电针抗抑郁中枢效应机制，发现电针可通过调控海马内 Wnt/β-catenin 信号转导通路中关键蛋白的表达，减轻抑郁症状。赵俊等发现，脑区 miRNA-16 的变化可能与抑郁症的发生相关，而电针能通过抑制脑区 SERT 的表达，发挥抗抑郁作用。赵氏等还发现，电针治疗能够改善模型大鼠抑郁症状，抑制血清炎症因子的表达，提高单胺类物质含量，可能是电针发挥抗抑郁作用的机制之一。

（撰稿：潘文　赵玲　审阅：王瑞辉）

【针灸治疗血管性痴呆的临床与实验研究】

1. 临床研究

王振垚将卒中后血管性痴呆的患者分为两组各 40 例，均予针刺治疗，取四神聪、百会、印堂、神庭、足三里、风池等穴。观察组加颈夹脊穴针刺，取双侧 C2-6 颈夹脊穴。两组均平补平泻，1 次/d，以 2 周为 1 个疗程，连续针刺 4 个疗程。结果，观察组临床疗效优于对照组（$P<0.05$）；两组治疗后证候总积分及脑源性神经生长因子（BDNF）、血管内皮生长因子（VEGF）、MMP-9 水平均较治疗前降低，简易精神状态量表（MMSE）、美国国立卫生研究院卒中量表（NIHSS）、日常生活活动能力量表（ADL）均较治疗前提升，NIHSS 评分较治疗前降低，且观察组治疗前后变化幅度较对照组高，差异均有统计学意义（$P<0.05$）。

江一静等将非痴呆型血管性认知功能障碍患者分为两组各 30 例，均接受内科常规治疗、肢体运动功能康复训练及认知训练，观察组在此基础上加电针百会穴及神庭穴，1 次/d，45 min/次，5 次/周。治疗 8 周，两组欧洲五维健康量表（EQ-5D-5L）评分均有所升高，与治疗前比较 $P<0.05$；两组 MMSE 评分以及 Barthel 指数（MBI）评分均较治疗前有所提升，其中观察组改善的幅度较对照组明显（$P<0.05$）；两组蒙特利尔认知评估量表北京版（MoCA）总评分有明显提升，视空间与执行能力、注意力、命名能力、语言能力、抽象、延迟记忆力及定向力的各项评估中亦发现有明显提升，其中观察组改善的幅度较对照组明显（$P<0.05$）；两组 p300 潜伏期均有所缩短，波幅均有所增加，与治疗前比较 $P<0.05$，其中观察组改善的趋势较对照组明显（$P<0.05$）。

郑运松等采用嗅三针疗法治疗血管性痴呆患者 16 例。取双侧迎香穴、印堂穴，所有纳入者进行首次功能磁共振扫描，连续针灸治疗 8 周后发现，血管性痴呆患者 ReHo 增高的脑区有左侧背外侧前额叶/眶额叶、左侧腹内侧前额叶、左侧 Broca 区、左侧辅助运动区、右侧辅助运动区、右侧海马、左侧海马/海马旁回、左侧扣带回/丘脑、左侧颞极颞上回。ReHo 减低的脑区包括右侧颞中回/梭状回、右侧角回/缘上回。

王渊等将患者分为 3 组各 64 例，镭射针刺治疗组选迎香（双侧）、印堂穴，采用镭射光刺激，30 min/次。普通体针对照组选曲池（双）、绝骨（双）、风池（双）、太溪（双）、足三里（双）、百会等穴，30 min/次。药物对照组予尼莫地平。3 组均 1 次/d，4 周为 1 个疗程，连续观察 3 个疗程，疗程间歇 3 d。结果，镭射针刺治疗组总有效率 71.9%（46/64）、普通体针对照组 70.3%（45/64），药物对照组 56.3%（36/64），镭射针刺治疗组与药物对照组两组比较 $P<0.05$；3 组治疗前后比较，治疗后 HDS 评分上升，FAQ 评分降低，血清抗凋亡因子（Livin）水平上升，具有显著性差异（$P<0.05$）；3 组间治疗后比较，镭射针刺治疗组的长谷川痴呆修改量表（HDS）、社会活动能力调查表（FAQ）评分以及血清 Livin 水平的改善较药物组更为显著（$P<0.05$），与普通体针对照组相当（$P>0.05$）。

张相鹏等将患者分为两组各 36 例，治疗组采用耳针联合中药地黄饮子加减，对照组予奥拉西坦。结果，两组血管性痴呆患者临床疗效、脑电地形图比较，治疗组优于对照组；治疗 8 周，治疗组 NIHSS 评分与对照组比较 $P<0.01$；治疗第 6、8、12 周，治疗组 NIHSS 评分高于对照组（$P<0.05$）。

2. 实验研究

乔晓迪等将雄性 SD 大鼠分为 4 组，10 只为正常组，其余复制 VD 大鼠模型并分为模型组、耳针组、西药组各 10 只。正常组与模型组仅常规饲养。耳针组取耳穴心、肾、皮质下，将揿针固定留置于所选大鼠耳穴上 12 h，1 次/d，两耳交替治疗，30 d 为 1 个疗程，治疗 2 个疗程，疗程之间休息 1 d。西药组予尼莫地平，疗程同耳针组。结果，模型复制后第 4 d，与正常组比较，模型组大鼠学习记忆成绩、神经行为学评分及海马 CA1 区锥体存活细胞数差异均有统计学意义（$P<0.05$）；耳针治疗 30、60 d 后，与模型组比较，耳针组及西药组大鼠学习记忆成绩、神经行为学评分差异均有统计学意义（$P<0.05$），耳针组与西药组比较 $P>0.05$；治疗 60 d 后，耳针组、西药组大鼠海马 CA1 区锥体细胞存活数与模型组比较 $P<0.05$；耳针组与西药组相比 $P>0.05$。

桂利等将大鼠分为 4 组各 12 只。造模 7 d 后，艾灸组大鼠取神庭、百会、大椎悬灸 20 min，1 次/d。西药组予鼠神经生长因子，1 次/d。两组均 7 d 为 1 个疗程，治疗 3 个疗程。VD 模型组置于特定艾灸装备，假手术组不做任何处理。两组时间与艾灸组平行仅时间与疗程同艾灸组一致。结果，与假手术组比较，模型组大鼠水迷宫实验第 5 d 潜伏期延长，穿越平台次数减少，平台所在象限的时间所占比降低；与模型组比较，艾灸组和西药组大鼠逃避潜伏期缩短，穿越平台次数增多，平台所在象限的时间所占比增加，结果均有显著差异（$P<0.05$）。

杨晓波等将 SD 大鼠分为正常组、模型组、药物组、温通针法组、平补平泻组和捻转针法组各 10 只。造模后，药物组给予尼莫地平，2 次/d。温通针法组、平补平泻组和捻转针法组于大椎、百会、水沟穴分别施以温通针法、平补平泻法和捻转针法针刺，留针 30 min/次，1 次/d。14 d 后，与正常组比较，模型组大鼠逃避潜伏期明显延长，穿越原平台象限的次数明显减少($P<0.05$)；海马 nAChRα4、α7、β_2 蛋白表达水平明显降低($P<0.05$)，nAChRα4、α7 mRNA 表达水平明显降低($P<0.05$)，nAChRβ_2 mRNA 表达水平未见明显改变($P>0.05$)。与模型组比较，温通针法组、平补平泻组和捻转针法组大鼠逃避潜伏期均明显缩短($P<0.05$)，穿越原平台象限的次数均明显增加($P<0.05$)，且温通针法组优于平补平泻组、捻转针法组($P<0.05$)；温通针法组、平补平泻组、捻转针法组大鼠海马 nAChRα4、α7、β_2 蛋白表达水平及 nAChRα4、α7 mRNA 的表达水平明显升高($P<0.05$)，且温通针法组优于平补平泻组、捻转针法组($P<0.05$)；各组大鼠 nAChRβ_2 mRNA 的表达水平未见明显改变($P>0.05$)。

朱世杰等将大鼠模型分为假手术组 15 只作为对照，VD 模型组、电针组、尼莫地平组各 15 只造模。电针组与尼莫地平组分别予智三针电针和尼莫地平。治疗 3 周休息 1 周。结果，与假手术组比较，VD 模型组大鼠水迷宫学习记忆成绩显著降低($P<0.05$)，海马 CA1 区坏死凋亡的神经细胞明显增加($P<0.05$)，血清 IFN-γ，C1q 等炎症因子含量增加($P<0.05$)，海马 CA1 区突触表面 EphB2/ephrinB3 表达降低($P<0.05$)；经智三针电针疗法后，与模型组比较，VD 大鼠水迷宫学习记忆成绩显著提高($P<0.05$)，海马 CA1 区坏死凋亡的锥体细胞明显减少($P<0.05$)，血清 IFN-γ，C1q 含量降低($P<0.05$)，海马 CA1 区突触表面 EphB2/ephrinB3 表达增加($P<0.05$)；与尼莫地平组比较 $P>0.05$。

李华等发现，电针智三针可能通过下调血清 S-100β、NSE 含量，延缓海马 CA1 区神经元损伤，改善 Va D 大鼠的学习记忆。

(撰稿：符美虹　刘堂义　审阅：王瑞辉)

【针灸治疗类风湿关节炎的临床与实验研究】

1. 临床研究

陆虞苏等将 70 例类风湿关节炎(RA)患者随机分为观察组(35 例)与对照组(35 例，脱落 4 例)。两组均取大椎、身柱、至阳、筋缩、肝俞、肾俞、秩边、委中、太溪、天宗等穴，观察组于天宗、秩边穴采用输刺，并在肿胀部位采用刺络放血疗法，余穴采用平补平泻手法；对照组均采用平补平泻手法，1 次/2 d，3 次/周。经治 12 周，两组关节压痛个数、肿胀个数、关节疼痛视觉模拟(VAS)评分及美国健康评估问卷(HAQ)评分均较治疗前改善(均 $P<0.01$)，且观察组均优于对照组(均 $P<0.05$)；两组血沉(ESR)、C 反应蛋白(CRP)均较治疗前降低(均 $P<0.01$)，但组间比较 $P>0.05$；观察组美国风湿病学会(ACR)标准 ACR20、ACR50 达标率分别 94.3%(33/35)和 31.4%(11/35)，优于对照组的 67.7%(21/31)和 6.5%(2/31)($P<0.01$，$P<0.05$)。

朱艳等将患者分为两组各 23 例。对照组予双氯芬酸钠、甲氨蝶呤、叶酸，1 次/周，10 d 为 1 个疗程，治疗 3 个疗程；同时服用布洛芬缓释片，0.3 g/次，2 次/d。治疗组在药物组治疗的基础上加用艾灸治疗，选取肿痛关节，1 次/d，15～20 min/次，治疗 6 次休息 1 d，30 d 为 1 个疗程。结果，治疗组类风湿因子(RF)、超敏 C 反应蛋白(hs-CRP)、ESR、疾病活动性评分(DAS)-28、中性粒细胞/淋巴细胞比率(NLR)水平显著低于对照组($P<0.05$)；治疗组临床疗效 87.0%(20/23)，对照组 69.6%(16/23)。

周旻庆等将患者分为两组各 20 例，对照组口服甲氨蝶呤或来氟米特片，治疗组在此基础上加用艾灸，其中麦粒灸双侧足三里，隔盐灸双侧肾俞，隔姜灸局部阿是穴，灸 3 壮/次，2 次/周，4 周为 1 个疗程。3 个疗程后，治疗组滑膜厚度、关节积液及血流信号的改善优于对照组($P<0.05$)，治疗组 VAS 评分、DAS28 评分、压痛指数、肿胀指数、证候积分和

实验室指标的改善优于对照组($P<0.05$)。

熊燕等将患者分为两组各 20 例。对照组口服甲氨蝶呤或来氟米特,1 次/d。艾灸组在此基础上配合艾灸足三里、肾俞、阿是穴,2 次/周,两组均以 4 周为 1 个疗程,治疗 3 个疗程。结果,两组治疗后临床症状及实验室指标皆有改善($P<0.01$),但艾灸组对压痛指数及实验室指标的改善更显著($P<0.01$);两组治疗后血清中 VEGF、IL-1β 的含量均有下降($P<0.01$),但艾灸组患者血清中 VEGF、IL-1β 含量下降更为显著($P<0.01$, $P<0.05$)。

唐希文等将寒湿痹阻型患者分为两组 88 例。对照组予来氟米特、塞来昔布;观察组在此基础上行温和灸,即用炮附子与黄酒、饴糖调制成圆形药饼,中间留孔,借助自制艾灸器于附子饼 1 cm 上方悬灸,选取阴陵泉、足三里、关元、气海、三阴交、曲池等穴,灸 30 min,以穴位皮肤泛红而不灼伤为度,5 d/周。治疗 3 个月,观察组总有效率 89.8%(79/88),对照组为 78.4%(69/88), $P<0.05$;治疗前两组 ESR、CRP、RF、IgA、IgG、IgM、C3、C4 水平比较 $P>0.05$;治疗后以上指标两组比较 $P<0.05$,组间比较 $P<0.05$;治疗前两组休息痛、晨僵持续时间、关节肿胀指数、HAQ 指数、DAS28 评分比较 $P>0.05$,治疗后较治疗前组内比较 $P<0.05$,组间比较 $P<0.05$;两组腹痛腹泻、恶心呕吐、畏寒乏力、过敏性皮疹、脱发、口腔溃疡发生率比较 $P<0.05$。

田新玮等将 82 例寒湿痹阻型 RA 患者随机分为对照组和观察组各 41 例。对照组给予单纯穴位贴敷治疗(制川乌、制草乌、威灵仙、没药、伸筋草、透骨草各 20 g,防风、乳香、姜黄、红花、花椒、桂枝各 10 g,研成粉末,经高温灭菌),取双侧足三里、大椎、至阳、命门穴,温度 38~42 ℃,贴敷 2~3 h 后取下。1 次/d, 7 d 为 1 个疗程,治疗 4 个疗程;观察组在对照组治疗基础上取阴陵泉、三阴交、足三里、曲池、关元、肾俞和血海,并配合关节病变部位局部取穴,行温针灸治疗,1 次/d, 10 次为 1 个疗程,治疗 3 个疗程。结果,两组治疗后 ESR、RF、CRP、IgA、IgG 和 IgM 水平显著下降($P<0.05$),关节肿痛数显著减少($P<0.05$),晨僵时间显著缩短($P<0.05$),VAS 评分显著降低($P<0.05$)。与对照组比较,观察组治疗后 ESR、RF、CRP、IgA、IgG 和 IgM 水平显著下降($P<0.05$),关节肿痛数显著减少($P<0.05$),晨僵时间显著缩短($P<0.05$),VAS 评分显著降低($P<0.05$);观察组总有效率 90.2%、对照组 75.6%,$P<0.05$。表明温针灸配合穴位敷贴可以显著降低 RA 患者 CRP 和免疫球蛋白水平,改善其炎症和免疫反应,提高治疗有效率。

王福育等将活动性患者分为两组各 64 例。两组均予双氯芬酸钠及自拟中药汤剂(白芍、当归、丹参、玄胡、乳香、没药等),1 次/d。治疗组在此基础上取大椎、至阳、命门、合谷、曲池、足三里等穴行温针灸治疗,1 次/周。经治 4 周,治疗组总有效率 93.8%(60/64),对照组 84.4%(54/64), $P<0.05$;治疗期间不良反应发生率比较 $P>0.05$;治疗前后关节疼痛数及血清 CRP、IL-1、IL-6 及 TNF-α 组内比较 $P<0.05$;治疗组关节疼痛数及血清 CRP、IL-1、IL-6 及 TNF-α 与对照组比较 $P<0.05$。

2. 实验研究

高秀花等将日本大耳白兔分为空白组、模型组、治疗组各 10 只,于造模后 1 周将治疗组家兔固定在兔架上,暴露施灸部位,将艾粒粘贴于双侧足三里、肾俞穴,连续施灸 5 壮/穴,1 次/d, 6 d 为 1 个疗程,疗程期间休息 1 d。3 个疗程后,发现艾灸对 RA 具有明显的抗炎效应,艾灸可显著调节 RA 家兔滑膜液 IL-10、IL-17 的含量,可调节滑膜组织中 Foxp3、RORγt 基因的表达。

任继刚等将 SD 大鼠分为 3 组各 15 只。采用弗氏完全佐剂法对模型组和艾灸组造模,空白组同法注射 0.9%氯化钠注射液 0.1 ml 作为对照。在造模后第 7 d,艾灸组采用麦粒灸肾俞、足三里穴各 5 壮,1 次/d, 6 d 为 1 个疗程,治疗 3 个疗程;空白组及模型组不施灸。结果,模型组血清中 IFN-γ 含量高于空白组($P<0.05$),艾灸组低于模型组($P<0.05$),艾灸组与空白组比较 $P>0.05$。模型组血清中 IL-10

含量低于空白组（$P<0.05$），艾灸组高于模型组（$P<0.05$），艾灸组与空白组比较 $P>0.05$。模型组滑膜组织 mPD-L1 表达高于空白组（$P<0.05$），艾灸组滑膜组织 mPD-L1 表达低于模型组（$P<0.05$），艾灸组与空白组比较 $P>0.05$。

陈斌等将 SD 大鼠分为正常对照组 10 只，正常艾灸组、RA 模型组、RA 艾灸组各 12 只。RA 艾灸组与 RA 模型组造模。正常艾灸组与 RA 艾灸组给予艾灸双侧肾俞、足三里，正常对照组与 RA 模型组不进行艾灸治疗。6 d 为 1 个疗程，疗程间休息 1 d。3 个疗程后发现，艾灸能够有效治疗Ⅱ型胶原诱导关节炎大鼠关节炎症和调节肠道菌群紊乱状态。

（撰稿：王静　审阅：王瑞辉）

【针灸治疗膝骨关节炎的临床与实验研究】

1. 临床研究

刘莹等将患者分成两组各 35 例。对照组采取毫针针刺法，治疗组采取扬刺针法。两组均选患侧阿是穴、鹤顶、血海、梁丘、犊鼻、内膝眼等。3 次/周，1 次/2 d，2 周为 1 个疗程。经治 2 个疗程，与治疗前相比较，两组相关临床症状均有改善（$P<0.01$）；扬刺组目视模拟标尺法 VAS 评分比毫针组低（$P<0.05$），且治疗 4 周后与随访 1 个月后，扬刺组西安大略和麦克马斯特大学骨关节炎指数（WOMAC）总积分低于毫针组（均 $P<0.05$）。经治 1 个疗程，扬刺组综合疗效有效率为 82.9%（29/35），明显高于毫针组的 54.3%（19/35）；治疗 4 周后及随访 1 个月时，扬刺组愈显率均高于毫针组（$P<0.05$，$P<0.01$）。

钟秋生等将肾虚寒凝型患者分为两组各 44 例。试验组采用Ⅱ型隔物灸联合补肾祛寒方（熟地黄、络石藤、鸡血藤、骨碎补、补骨脂、杜仲等组成）治疗，对照组予洛索洛芬钠和双醋瑞因。经治 12 周，两组 VAS 疼痛评分均较治疗前下降（$P<0.05$）；试验组 VAS 疼痛评分比对照组下降更明显（$P<0.05$）；两组 WOMAC 骨关节炎指数关节疼痛、关节僵硬、生理功能积分及总分均较治疗前降低（$P<0.05$）；试验组关节疼痛积分低于对照组（$P<0.05$）；两组关节僵硬、生理功能积分及总分比较 $P>0.05$；试验组总有效率与对照组比较 $P>0.05$。

刘小敏等将患者分为两组各 30 例。对照组采用玻璃酸钠关节腔内注射治疗，治疗组取阿是穴（压痛点）、犊鼻、内膝眼、鹤顶、阳陵泉、梁丘穴，每次选 2～3 个穴位。用梅花针叩至皮肤发红，以局部出现轻微渗血为度，随后加拔火罐，留罐 10～15 min，3 次/周。超声波频率治疗模式和康复模式交替进行治疗，先进入治疗模式，之后为康复模式，时间均为 15 min。输出波形为脉冲正弦波；超声波治疗深度 10～50 mm；输出声功率 5 W 以下，1 次/周。经治 4 周，治疗组和对照组对膝关节疼痛及关节活动均有改善，组间比较 $P<0.05$。

侯春福等将患者分为两组各 50 例。燔针射频术组在经筋理论指导下，在关节周围经筋病灶点（阿是穴）行燔针射频治疗，治疗 4 个点/次，1 次/周，共治疗 2 次。药物组予塞来昔布，连续服用 4 周。结果，两组 VAS 评分均低于治疗前（均 $P<0.05$），燔针射频术组评分均低于药物组（均 $P<0.05$）。两组 WOMAC 疼痛、僵硬、活动功能评分及总分均低于治疗前（均 $P<0.05$），燔针射频术组均低于药物组（均 $P<0.05$）。治疗后，燔针射频术组总有效率 80.0%（40/50），药物组 56.0%（28/50），$P<0.05$。治疗后 4 周随访，燔针射频术组总有效率 76.0%（38/50），药物组 40.0%（20/50），$P<0.05$。

刘辉梅等将患者分为两组各 30 例，臭氧组（A 组）采用臭氧膝关节注射，电针联合臭氧组（B 组）采用电针针刺膝关节周围穴位并联合臭氧注射，连续治疗 6 周后观察疗效。结果，治疗后膝关节液中 NO 的含量 B 组为 39.81 ± 23.56、A 组为 51.38 ± 22.73，组间比较 $P<0.05$；B 组总有效率为 90.0%（27/30），A 组为 68.7%（22/30），组间比较 $P<0.05$。

夏杨等将患者分为 3 组各 25 例。电热针组和针刺组患者分别给予电热针（温度设为 44 ℃，留针

25 min)和普通针刺治疗，取患侧内膝眼、犊鼻、梁丘、血海、足三里和阿是穴，1次/周。药物组予塞来昔布和氨基葡萄糖。经治4周，3组治疗后VAS和WOMAC评分明显下降($P<0.05$)，电热针组和针刺组SF-MPQ评分明显下降($P<0.05$)；3组治疗后第6周VAS、WOMAC和SF-MPQ评分均明显下降($P<0.05$)，但电热针组VAS、WOMAC和SF-MPQ评分的下降值和有效率明显高于针刺组和药物组($P<0.05$)。

展嘉文等将患者随机分为两组各25例，均进行功能锻炼，治疗组加用经皮穴位电刺激，选委中、血海穴。刺激频率为1～20 Hz，电流0～20 mA，脉冲宽度10～200 μs。30 min/次，2次/d，3次/周。结果，治疗2周，治疗组有效率64.0%(16/25)，治疗4周有效率100.0%(25/25)；在VAS评分及Lysholm评分上，治疗2、4周、随访与治疗前比较，均$P<0.001$；治疗4周、随访与治疗2周相比$P<0.05$；治疗4周及随访VAS评分，与治疗2、4周及随访各视点Lysholm评分，治疗组与对照组比较均$P<0.05$。

周悦等研究运动针法针刺“膝膑”和“膝灵”穴配合隔药灸脐法治疗患者28例。膝膑于颊车穴附近，下颌角处先找准条索状物和压痛点。“膝灵”在尺泽穴附近寻找压痛点或条索状物。刺入后留针15 min，期间配合爬楼梯等活动膝关节。起针后，将药末(人参、桑寄生、川续断、炒杜仲、骨碎补、千年健等)填充肚脐上，将艾炷置于药末上连续施灸8～10壮，约2 h。1次/周，4次为1个疗程。经治1个疗程，总有效率82.1%(23/28)；经治2个疗程，总有效率92.9%(26/28)，与治疗前比较，均$P<0.01$。

朱峰峰等将早期患者分为两组各30例。试验组采用小针刀疗法治疗，1次/周，治疗2周；对照组采用中频电疗仪治疗，1次/d，1周治疗6 d，治疗2周。结果，两组治疗2周、1个月、2个月、3个月后疼痛VAS评分、WOMAC功能评分均较治疗前明显降低(均$P<0.05$)，且试验组各时间点评分均明显低于对照组(均$P<0.05$)；但试验组治疗3个月后及对照组治疗2、3个月后疼痛VAS评分及两组治疗2、3个月后WOMAC功能评分均较治疗2周后明显升高(均$P<0.05$)。试验组治疗2周、1个月、2个月、3个月后总有效率比较均$P>0.05$，但均明显高于同期对照组均$P<0.05$；对照组治疗2个月、3个月后总有效率均较治疗2周、1个月后明显降低(均$P<0.05$)。两组治疗过程中均未出现明显不适。

2. 实验研究

张媛媛等将2月龄SPF级雄性SD大鼠分为5组各10只，假手术组、模型组、实验1组、实验2组、实验3组造模。假手术组和模型组不作任何干预，实验1组取双侧“内膝眼”“犊鼻”电针干预15 min，实验2组取双侧“内膝眼”“犊鼻”电针干预30 min，实验3组取双侧非经非穴电针干预15 min。电针干预1次/d，5次/周。12周后，与假手术组比较，模型组大鼠软骨形态结构紊乱，细胞数量明显减少，基质失染，潮线不完整；Mankin's评分显著升高($P<0.01$)；滑膜组织中IL-1β含量显著升高($P<0.01$)；Wnt-4、β-catenin、MMP-13蛋白的相对表达水平均显著升高(均$P<0.01$)。与模型组比较，实验1组、实验2组大鼠软骨形态结构较整齐，细胞数量增多，基质染色加深，潮线较完整；Mankin's评分显著降低($P<0.01$)；滑膜组织中IL-1β含量显著降低($P<0.01$)；Wnt-4、β-catenin、MMP-13蛋白的相对表达水平均显著降低(均$P<0.01$)。与模型组比较，实验3组均未见改善。与实验1组比较，实验3组大鼠软骨形态结构紊乱，细胞数量明显减少，基质失染，潮线不完整；Mankin's评分显著升高($P<0.01$)；滑膜组织中IL-1β含量显著升高($P<0.01$)；Wnt-4、β-catenin、MMP-13蛋白的相对表达水平均显著升高(均$P<0.01$)。实验2组与实验1组大鼠软骨形态结构相似，Mankin's评分、滑膜组织中IL-1β含量及Wnt-4、β-catenin、MMP-13蛋白的相对表达水平比较，均$P>0.05$。

王丽娟等将新西兰雄兔分为正常组、模型组、电针组、针刀组各6只。模型组以改良Videman左后肢伸直位固定制动固定 6 周建立兔 KOA 模型。电针组电针左侧梁丘、血海、内膝眼、外膝眼穴，3 次/周，治疗 3 周。针刀组以针刀松解左侧股四头肌肌腱，1 次/周，治疗 3 周。结果显示，针刀干预可使行为学及形态学发生明显改变，可显著改善股四头肌肌腱拉伸力学特性，并发挥其生物力学效应从而达到治疗 KOA 的目的。

（撰稿：张怡颖　许吉　审阅：王瑞辉）

【针灸治疗腰椎间盘突出症】

曹磊等将患者分为两组各 47 例，予牵引，均药物治疗、物理因子治疗、推拿、运动治疗。观察组加用针刀治疗，即在股骨大粗隆和坐骨结节连接中点进针，刀口线和纵轴线一致，针刀经皮肤、皮下组织、筋膜、肌肉，达到坐骨神经周围，提插刀法切割 3 刀，松解坐骨神经粘连、瘢痕、挛缩。完成操作后拔出针刀，用无菌纱布压迫针孔，不出血则用敷贴覆盖，1 次/周，治疗 2 周。结果：①两组治疗前左侧肌力表面肌电指标平均功率频率（MPF）、积分肌电（IEMG），右侧 MPF、IEMG 比较 $P>0.05$；两组治疗后左侧 MPF、IEMG，右侧 MPF、IEMG 水平较治疗前均显著升高（$P<0.05$），治疗后观察组左侧 MPF、IEMG，右侧 MPF、IEMG 均高于对照组（$P<0.05$）。②两组治疗前 30°、90°的腰背伸肌指标峰力矩（PT）、力矩加速能（TAE）、最大单次作功量（TW）、平均功率（AP）、屈肌/伸肌峰力矩比值（F/E）比较 $P>0.05$；两组治疗后 30°和 90°的 PT、TAE、TW、AP 水平较治疗前均显著下降、F/E 较治疗前均显著升高（$P<0.05$），治疗后观察组 30°和 90°的 PT、TAE、TW、AP 水平均低于对照组，30°和 90°的 F/E 均高于对照组（$P<0.05$）。③两组治疗前 VAS 评分、日本骨科协会评分（JOA 评分）、日常生活活动能力量表（Barthel 指数）、腰椎前屈后伸关节活动度比较 $P>0.05$，两组治疗后 VAS 评分较治疗前均显著下降、JOA 评分、Barthel 指数、腰椎前屈后伸关节活动度较治疗前均显著升高（$P<0.05$），治疗后观察组 JOA 评分、Barthel 指数、腰椎前屈后伸关节活动度高于对照组，VAS 评分则低于对照组（$P<0.05$）。④治疗后观察组治愈率、总有效率明显高于对照组（$P<0.05$）。

毛珍等将患者分为两组各 50 例。治疗组予温针灸联合中医定向透药治疗；其中温针灸法治疗均双侧取肾俞、大肠俞、血海、腰阳关、环跳、委中穴。进针后，患者感觉下肢有针感时停止进针，点燃艾条置于针柄直至针刺结束。留针 30 min 之后，将自制活血止痛膏（乳香、红花、骨碎补、牛膝、杜仲、延胡索等）用超声脉冲电导治疗仪定向透药，15 min/次。对照组予常规针刺，取穴同治疗组。均 5 次/周。经治 2 周，两组疼痛 VAS 评分均降低（$P<0.05$），且治疗组低于对照组；两组治疗后 JOA 下腰痛评分系统评分均升高（$P<0.05$），且治疗组均高于对照组（$P<0.05$）；两组治疗后血清 IL-6、NO 水平均降低（$P<0.05$），且治疗组均低于对照组（$P<0.05$）；治疗组总有效率 90%（45/50），对照组 70%（35/50），$P<0.05$。

许金海等将患者分为两组各 48 例，均口服筋痹方（炙黄芪、党参、当归、白芍、川芎、生地黄等）。在此基础上，治疗组联合耳穴压豆，取腰骶椎穴、神门穴、坐骨神经穴，在穴位上固定的王不留行籽，每天早上 7 时、中午 12 时、下午 6 时各进行耳穴压豆按揉 1 次，5 min/次。对照组予假耳穴压，即定位于治疗组穴位相平行耳轮上，其余同治疗组。经治 2 周：①两组 VAS 评分均呈降低趋势，治疗组下降更为明显。组间治疗 60 min、治疗 7 d 比较，差异均有统计学意义，治疗组 VAS 评分较对照组更低（$P<0.05$）。②两组压痛阈评分总体呈先上升后下降的趋势，治疗组更为明显，在治疗 60 min 时达到最高值，而对照组在治疗 7 d 时达到最高值。组间治疗 60 min 比较，差异有统计学意义，治疗组压痛阈评分较对照组更高（$P<0.05$）。③两组耐痛阈评分总体呈先上升后下降的趋势，治疗组更为明显，两组均在治疗 7 d 时达到最高值。组间治疗 60 min、治疗 7 d 比较，差异有统计学意义，治疗组耐痛阈评分较对照组更高

($P<0.05$)。④组间治疗 7 d、治疗 14 d 比较，Oswestry 功能障碍指数问卷表评分(ODI)差异有统计学意义，治疗组明显低于对照组($P<0.05$)。

张建涛等将患者分为两组各 37 例，对照组采用浮针疗法治疗，取 2～4 支一次性浮针针具，将腰部疼痛按压点旁边 6～10 cm 的位置作为进针点，无腰部疼痛者选大腿后侧的膀胱部位作为进针点向腰部进针。针体与皮肤呈 15°～30°横向进入腰部，以达到而不超过肌肉层最为合适；用右手握紧针座，以进针点为支点对局部进行扫散，当患者疼痛程度不再减轻或者完全消失后停止动作，一般需要进行 2～3 min。将针芯取出，用胶布将软套管贴紧，留针 1～2 d。3 d/次，10 d 为 1 个疗程。研究组此基础上进行脊柱定点旋转复位法治疗，患者坐于专业复位治疗椅，对棘突位置采用冯式触诊法进行明确，并且使用拇指定位该部位；让患者一只手放在胸前，另一只手扶住自己的后头部；助手站在患者正前方用自己双腿将与患者躯体旋转方向相反侧的大腿进行固定，同时用双手分别扶住患者躯体远端的腋下和近端的肩部，准备对其进行旋转。引导患者，让其躯干前倾，之后进行旋转，为了使定位拇指能够准确感觉到棘突的中心位置，旋转过程中要尽量让患者前倾的角度保持不变。当旋转力达到极限后，依靠旋转的惯性逐渐对患者施加适当力度。逐渐将患者的躯体向回旋转，使其恢复正常角度，最后按照肌纤维韧带的走向对患者棘突的周围进行简单的理顺。3 d/次，5 d 为 1 个疗程。经治 4 个疗程，研究组视觉疼痛模拟量表评分明显低于对照组($P<0.05$)；研究组腰椎功能明显优于对照组($P<0.05$)；研究组和对照组有效率分别为 91.9%(34/37)、70.3%(26/37)，$P<0.05$。

唐玉萍等将腰椎间盘突出型根性坐骨神经痛患者分为两组各 48 例，观察组采用滞针疗法，取 L3-S2 夹脊、环跳、风市、阳陵泉穴。进针得气后，向单一方向捻转针柄 2 周或 2 周以上(捻转的周数要根据患者获得的针感强度、以及医者自觉针的滞紧为度)，造成“针下沉紧，拔而不出，刺而不进”的滞针状态，至患者自觉针刺部位酸胀麻痛感瞬间增强，将针先提插 10 s，后弹针 60 s，然后留针 30 min。治疗结束后，起针时轻轻将针柄回旋，松动针身出针。1 次/d，30 min/次。对照组给予甲钴胺片口服。经治 10 d，观察组临床总有效率 87.5%(42/48)，对照组 54.2%(26/48)，$P<0.05$；两组血清 IL-6、TNF-α 和 5-HT 均显著低于治疗前($P<0.05$)，观察组低于对照组($P<0.05$)。

陈晓彦等介绍了岭南针药相须流派传人李滋平治疗腰椎间盘突出症的经验。李氏认为，在辨证上，应当多体系综合辨证产生更为全面的认识；治疗上，常运用盘龙针法结合飞针通络调神，穴位注射透穴注药，汤药祛邪固本兼施，平衡罐配合运动疗法调筋防复。针药相须思想，能将不同疗法的优势有机地结合起来，使其效果相互得到增强或补充，在临床上取得良好的疗效。

(撰稿：张雪芹 邓宏勇　审阅：王瑞辉)

【针灸治疗白癜风的临床与实验研究】

1. 临床研究

孙璐璐等观察 134 例患者，总皮肤片数 402 片，治疗组、对照组各 201 片。对照组给予激光照射，308 nm 准分子激光治疗根据最小红斑量测定值确定治疗的初始计量(儿童减半)，下次治疗剂量根据红斑持续时间调整：无红斑出现，能量提高 100 mJ/cm^2，红斑时间持续小于 1 d，能量提高 50 mJ/cm^2，红斑时间持续 1～2 d，维持原剂量，持续 2～3 d，降低 50 mJ/cm^2，大于 3 d，或有灼痛、水泡形成等反应，上述反应消失后将能量降低 100 mJ/cm^2。治疗组需在激光治疗前先用毫火针治疗，即针灸针(0.35 mm×25 mm)烧针至火红或灰白色后迅速垂直点刺皮肤，1～2 次/s，进针 1～2 mm，间隔 3～5 mm，从皮损外缘向中心点刺，直至点刺范围占皮损面积的 80%，点刺部位治疗后 24 h 内保持干燥，无搔抓。均 1 次/2 周。经治 10 次，治疗组有效率 82.6%(166/201)，对照组 68.2%(137/201)，$P<0.01$；治疗组总复色

率 83.6%(33.5%～100%)高于对照组 32.5%(5%～72.8%);治疗组治疗大约 2～4 次后皮损复色,对照组治疗大约 2～6 次后皮损复色($P<0.01$)。病程小于 2 年皮损有效率为 87.7%,高于病程≥2 年的有效率 76.8%($P<0.01$);观察组面颈、躯干、四肢、手足部的有效率分别为 90.3%、81.6%、81.5%、58.6%,高于对照组的 82.8%、69.4%、51.9%、31.0%($P<0.01$,$P<0.05$)。观察组各部位的复色率均大于对照组,见效更快($P<0.01$,$P<0.05$)。

2. 实验研究

成玉等将 8 只背部黄褐色毛豚鼠,刮毛器脱去背部 4 个相离区域黄褐色毛发,随机分组为对照组、艾灸组、窄谱中波紫外线(NB-UVB)照射组、艾灸联合 NB-UVB 照射组。对照组不接受治疗;艾灸组在脱毛区皮肤上 3 cm 处悬灸,采用温和灸补法,1 次/d;NB-UVB 照射组采用 NB-UVB 照射,2 次/周,剂量为 0.52 J/cm²;艾灸联合 NB-UVB 照射组采用艾灸方法同艾灸组,1 次/d,并联合 NB-UVB 照射,照射方法同 NB-UVB 组,2 次/周。经治 4 周,与对照组相比,艾灸和 NB-UVB 可增加豚鼠表皮干细胞因子、内皮素-1、小眼畸形相关转录因子蛋白的表达,但艾灸效果更为明显,艾灸联合 NB-UVB 增强相关蛋白的表达能力显著高于单独治疗组。

成氏等还将棕黄色豚鼠分为 5 组各 10 只,分别为空白对照组、T-1 艾灸治疗组、T-2 艾灸治疗结束后一个月组、T-3 艾灸治疗后 2 个月组和 T-4 艾灸治疗后 3 个月组。豚鼠背部脱毛 2 cm×2 cm。选用经外奇穴"灸癜风"和"阿是穴"采用温和灸补法穴位上 3 cm 处悬灸,1 次/d,10 min/次,以动物发出嘶叫声、不能耐受为度,治疗 1 个月。空白对照组只固定。结果,各组豚鼠皮肤颜色变化半定量分析,差异有统计学意义($P<0.05$);T-1、T-2,T-3、T-4 组之间比较均 $P>0.05$;T-1、T-2 组豚鼠皮肤色素沉着较 T-3、T-4 组高($P<0.05$)。各治疗组皮肤结构和组织完整性与空白对照组相比,基底层色素沉着明显增加,T-1、T-2 组更为明显。各组皮肤黑素合成半定量分析,差异有统计学意义($P<0.05$)。各治疗组间比较 $P>0.05$。

(撰稿:安广青　审阅:王瑞辉)

【火针治疗带状疱疹的临床与实验研究】

1. 临床研究

杨洋等将肝经郁热证急性期患者分为两组各 60 例。对照组予泛昔洛韦、甲钴胺、维生素 B_1、普瑞巴林及阿昔洛韦软膏;研究组加用清胆利肝汤(夏枯草、青黛、蒲公英、龙胆草、栀子、赤芍等)结合火针治疗。先治疗发疹的始端,也就是"蛇头"部位,再"蛇腰"和"蛇尾"进行治疗。用火针在酒精灯外焰中烧至白亮,快速点刺疱疹部位,疾入疾出,以针尖刺破疱疹,深度达到疱疹底部为宜,前 3 d 内 1 次/d,之后 1 次/2 d。经治 14 d,研究组总有效率高于对照组($P<0.05$),后遗神经痛发生率低于对照组($P<0.05$)。

李茜等将急性患者分为 3 组各 30 例。观察 1 组选取阿是穴(病变皮损处)、夹脊穴(病变相应神经节段及上下各 1 节段的夹脊穴)、支沟、后溪、至阴、窍阴等穴位,采用岭南火针治疗。患者侧卧位,局部阿是穴消毒后,以酒精灯外焰烧热中粗火针针体至针尖红白,快速刺入阿是穴约 0.1～0.2 cm,早发的疱疹处先刺,可选 3～5 处,疱疹针刺 2 次/个,术毕将疱液挤出并擦干,然后按压片刻。其余穴位先涂上跌打万花油,烧针后快速刺入相应穴位约 0.1～0.2 cm,每次烧针后快速点刺 3～5 下,点刺 2 次/穴,术毕按压针孔。1 次/d。对照组采用盐酸伐昔洛韦、甲钴胺、巴喷丁。经治 10 d,观察 1 组、2 组及对照组显效率分别为 86.7%(26/30)、63.3%(19/30)、43.3%(13/30),观察 1 组与对照组疗效的比较 $P<0.01$;观察 1 组疗效与观察 2 组疗效比较 $P>0.05$。

桂星花等将患者分为 3 组,火针联合电针组 12 例予火针局部联合电针疱疹处所对应脊神经的夹脊穴治疗;电针组 12 例予单纯电针治疗,选穴同前;西药组 21 例(其中脱落 5 例)予更昔洛韦纳、鼠神经生长因子。3组治疗均1次/d。经治10 d,火针联合电针组总有效12例、电针组10例、西药组11例;3组疼痛缓解时间及疼痛持续时间组间比较 $P<0.05$,火针联合电针组、电针组较西药组时间短,且火针联合电针组时间更短。在改善带状疱疹患者症状、体征方面,3组组内比较 $P<0.01$;组间比较,火针联合电针组对病症改善优于电针组、西药组($P<0.05$);电针组与西药组对病症改善无明显差异($P>0.05$)。治疗前后组间及组内比较血清IL-4水平 $P>0.05$;组内血清TNF-α进行比较及火针联合电针组、西药组比较,均 $P<0.05$,电针组比较无差异($P>0.05$);3组治疗前后TNF-α组间比较 $P>0.05$。

2. 实验研究

李晶晶等将雄性SD大鼠分为正4组各8只,正常对照组不造模,不治疗;其余3组造模后用针灸疗法,选穴同为"阳陵泉"(右)、"昆仑"(右)。其中模型对照组,进针深度约4.00 mm,留针30 min后出针;电针治疗组,予以电针;岭南火针治疗组则予以岭南火针。结果,造模后,各组大鼠外周组织内腺苷、AMP、ADP质量浓度降低;治疗后30~60 min,电针组局部腺苷、AMP质量浓度接近基线水平,与模型组相比均 $P<0.01$;治疗后90 min,电针组大鼠局部腺苷、AMP和ADP质量浓度逐渐下降至模型组水平($P>0.05$)。岭南火针组镇痛效果起效时间在60 min,治疗后120 min,外周组织中腺苷、AMP、ADP仍处于基线状态,与正常对照组对比 $P>0.05$,岭南火针治疗组与电针治疗组相比 $P<0.01$。

(撰稿:纪军 石洁洁 审阅:王瑞辉)

【针刺镇痛的临床与实验研究】

1. 临床研究

冯吉杰等将胸腔镜术后患者分为低强度、中强度、高强度TEAS组和电针组各17例。术后48 h内分别应用低(5 mA)、中(12 mA)、高(26 mA)强度的TEAS或电针辅助镇痛。取穴:双侧太冲、阳陵泉、外关、尺泽穴。2次/d,直至术后48 h为止。结果,术后48、72 h,中强度TEAS组和电针组的疼痛程度均优于高强度TEAS组($P<0.01$);术后72 h内,中强度TEAS组和电针组追加镇痛药物的例数明显少于高强度TEAS组($P<0.05$);术后48 h,中强度TEAS组和电针组的血浆β-内啡肽、脑啡肽水平均较治疗前升高($P<0.05$, $P<0.01$),低强度TEAS组的血浆脑啡肽水平较治疗前亦升高($P<0.05$);中强度TEAS组和电针组的血浆β-内啡肽水平高于低强度TEAS组和高强度TEAS组($P<0.05$, $P<0.01$)。

蒋秋燕等将初产妇分为4组各80例。空白对照组在产程中所出现的子宫收缩时只进行常规呼吸指导及疼痛剧烈时的局部按摩;辨证取穴电针组选八髎穴、足三里、三阴交、血海穴,临证配穴加减,自第一产程启动开始至胎儿娩出期间,电针1次/2 h,30 min/次;灵龟八法开穴电针组电针方法同上,在辨证取穴基础上根据灵龟八法按时辰开穴;药物镇痛组在第一产程潜伏期使用杜冷丁100 mg肌肉注射。结果,4组产妇镇痛有效率的比较,与空白对照组比较,灵龟八法开穴电针组、辨证取穴电针组及药物镇痛组有效率均显著增高($P<0.01$),与空白对照组比较,灵龟八法开穴电针组、辨证取穴电针组及药物镇痛组MKP-1、p38、PLA2、EP2基因、蛋白及磷酸化水平在胎盘组织中表达呈不同程度降低($P<0.01$)。蒋氏等还将产妇分为4组各60例。对照组只接受常规对子宫收缩时的呼吸指导和疼痛剧烈时的局部按摩;药物组第一产程潜伏期肌肉注射盐酸哌替啶100 mg;电针组主穴取三阴交,根据五行人体质辨证配穴,同名穴位左、右各针刺1组,得气后连接针灸治疗仪,施平补平泻法,自第一产程启动开始至胎儿娩出期间,电针1次/2 h, 30 min/次;五行音乐加电针组电针方法同上,加五行音乐,根据产妇五行人体质,应用五行相生、同性相求的原理,对应播放中国五行能量养生音乐,自第一产程启动开始至胎儿娩出期间,播放音乐1次/2 h, 30 min/次,音量以被试者感受舒适为度。结果,五行音乐加电针

组在镇痛效果、总产程时间、产后 2 h 内子宫出血量及对新生儿的影响等方面优于其他 3 组（$P<0.01$，$P<0.05$）；ERK 信号分子 Raf、ERK 及 CREB 磷酸化蛋白与 mRNA 在各组产妇胎盘组织表达，与对照组比较，电针组、五行音乐加电针组及药物组 C-Raf、ERK、CREB 的表达量降低，DYN 的表达量显著提高（$P<0.01$），由高到低依次为对照组＞电针组＞五行音乐加电针组＞药物组。

白丹将甲状腺手术患者分为两组各 37 例，均予颈丛神经阻滞麻醉，观察组加用针刺麻醉，针刺双侧内关和合谷穴，内关穴直刺 10～15 mm，合谷穴直刺 10～15 mm，得气后连接电针仪，诱导 20 min，维持到术毕。结果，与 T0 时刻比较，T2、T3 时刻两组收缩压（SBP）、舒张压（DBP）、心率（HR）水平均升高（$P<0.05$），血氧饱和度无变化（$P>0.05$）；与同时刻对照组比较，T2 时刻观察组 SBP、DBP、HR 水平均较低（$P<0.05$）；与对照组比较，观察组镇痛优良率较高（$P<0.05$），术后即刻 VAS 评分无差异（$P>0.05$），术后 6、12、24 h 的 VAS 评分较低（$P<0.01$），呼吸恢复时间较短（$P<0.01$），并发症发生率较低（$P<0.05$）。

张秀萍等将针刺联合麻醉在肺切除手术中应用的患者分为两组各 29 例，均应用硬膜外麻醉方法。实验组在对照组此基础上，针刺内关、双侧合谷、后溪、支沟。单手进针，行平补平泻，得气后连接穴位刺激仪器。结果，两组接受肺切除手术患者手术后平均住院时间、平均住院费用比较 $P>0.05$，实验组接受肺切除手术患者的术后 1、2、3 d 等不同时间点的不良反应发生率显著低于对照组（$P<0.05$）；两组接受肺切除手术患者的利多卡因平均用量比较 $P>0.05$，实验组接受肺切除手术患者的右美托咪定平均用量显著少于对照组（$P<0.05$）。

潘路平等认为围手术期应用经皮穴位电刺激可以提高肩关节镜手术患者术后镇痛效果，延长术后首次使用补救镇痛时间，降低术后镇痛药物剂量以及术后不良反应。与术前比，术后使用经皮穴位电刺激镇痛效果更佳。

陈达等发现电针对全膝关节置换术后患者有辅助镇痛作用，促进 β-内啡肽合成、抑制前列腺素 E_2 合成是其可能作用机制。

2. 实验研究

项璇儿等将大鼠分为空白组、模型组、2 Hz 电针组、100 Hz 电针组和 2/100 Hz 电针组各 12 只。空白组不做任何处理。CFA 模型组予以与观察组相同时间的束缚固定。所有电针组于造模后 24 h 完成患侧 PWT 和 PWL 检测后，即刻介入电针治疗，取大鼠双侧足三里和昆仑穴，治疗频率分别为 2、100、2/100 Hz，共 45 min，1 次/d，连续治疗 7 d。结果，100 Hz 电针对 CFA 大鼠的 PWT 提升最为显著（$P<0.05$），100、2/100 Hz 电针均能有效提高 CFA 大鼠的 PWL（$P<0.05$，$P<0.05$）；CFA 模型大鼠 L4-6 DRG p-TRPV1 蛋白表达均有上调，其中 L4 水平上调差异无统计学意义（$P>0.05$），L5、L6 水平上升较为显著（$P<0.05$），100 Hz 电针能有效抑制 CFA 大鼠 L5 DRG p-TRPV1 蛋白的过表达（$P<0.05$），对 L4、L6 DRG p-TRPV1 蛋白的过表达虽有下调趋势，但差异无统计学意义（$P>0.05$）。

余文英等将成年雄性 SD 大鼠分为空白组、模型组、电针后即刻组、电针后 0.5 h 组、电针后 1 h 组、电针后 2 h 组、电针后 4 h 组、电针后 12 h 组及电针后 24 h 组各 6 只。电针组和模型组造模。空白组和模型组大鼠不予任何干预措施，仅固定 20 min。电针组于造模后第 7 d 进行电针，取双侧 L3～L5“夹脊”穴，电针 1 次，留针 20 min。结果与空白组比较，造模后大鼠热痛阈明显下降（$P<0.01$），模型组的 CREB 蛋白表达明显升高（$P<0.01$）；与模型组比较，电针后 0.5 h 组、电针后 1 h 组、电针后 2 h 组及电针后 4 h 组热痛阈明显提高（$P<0.01$，$P<0.05$），电针后即刻组、电针后 0.5 h 组、电针后 2 h 组 CREB 表达明显降低（$P<0.01$，$P<0.05$）。

胡嘉同等对 SD 大鼠分别进行电生理实验和形态学实验。电生理实验中先选出 6 只大鼠用于结直肠扩张（CRD）刺激诱导腹直肌肌电发生阈值观察，其余大鼠随机分为足三里组、天枢组和曲池组各8只，麻醉状态下给予CRD刺激造成大鼠内脏伤害性疼痛，采用1 mA和3 mA电流强度电针刺激大鼠足三里、天枢、曲池穴，持续140 s。形态学实验大鼠分为正常组、模型组、1 mA足三里组、1 mA天枢组、1 mA曲池组、3 mA足三里组、3 mA天枢组、3 mA曲池组各3只，持续30 min。结果，60 mmHg的CRD可诱发大鼠内脏痛，表现为腹直肌肌电的曲线下面积、频率和振幅明显增加，与CRD前相比$P<0.01$，故将其选为CRD刺激值。1 mA电针天枢穴可以显著改善伤害性刺激引起的腹直肌肌电的发放（$P<0.05$），c-fos阳性神经元在延髓孤束核表达的数量和密度均明显减少（$P<0.05$）。而1 mA电针足三里和曲池穴，对CRD引起的腹直肌肌电发放没有显著改善。3 mA电针足三里和天枢穴，均可以明显抑制CRD引起的腹直肌肌电的发放（$P<0.01$），并减少CRD造成c-fos在孤束核的表达增加（$P<0.05$）。

蒋秋燕等将分娩大鼠分为4组各30例。空白对照组自然分娩，未行任何处理。电针夹脊穴组产程启动至产下最后1个鼠仔期间，针刺大鼠，取穴双侧L2、L4夹脊穴，针刺得气后电针20 min，电针1次/2 d，左右各1组，同侧的L2、L4为1组。电针三阴交加合谷组：针刺合谷、三阴交，接电针，左右各1组，同侧的合谷、三阴交为1组。瑞芬太尼组：孕鼠产程启动后，尾静脉，持续泵注射盐酸瑞芬太尼5 $\mu g \cdot kg^{-1} \cdot min^{-1}$，直至产下最后1个仔鼠为止。结果，治疗前4组大鼠痛阈值组间比较差异无统计学意义，治疗后组间比较差异有统计学意义；Raf、CREB、ERK蛋白与基因在大脑灰质表达组间比较差异无统计学意义，与脊髓膨大段组间比较差异有统计学意义，DYN基因与蛋白在子宫表达组间比较差异有统计学意义。

屈飞等分析腺苷A_3受体在大鼠L4-S1脊髓神经节段、脑干、丘脑、大脑皮层及足三里、腹股沟中点处、腹膜浅筋膜的表达分布；鼠尾光照测痛仪观察针刺大鼠足三里对热辐射痛的镇痛作用，腹腔注射IB-MECA及Reversine对针刺镇痛的影响。提示腺苷A_3受体在中枢神经系统痛觉传导通路及浅筋膜均有丰富表达，参与针刺镇痛生理过程。

沈科展等观察优效电针干预对炎性痛和坐骨神经分支选择性损伤大鼠的镇痛作用及脊髓背角P2X3蛋白表达的影响。结果，100 Hz电针可有效干预慢性炎性痛大鼠机械缩足阈，2 Hz电针可有效干预神经病理痛大鼠机械缩足阈；其镇痛作用可能与下调脊髓背角P2X3蛋白表达相关。

周杰等实验研究发现，不同参数组合电针均能减轻大鼠炎性疼痛，炎性痛早期不同参数组合电针镇痛疗效相当，而后期2/100 Hz或2/120 Hz频率电针疗效更好。

张亚楠等研究发现，电针上巨虚穴降低D-IBS内脏痛敏大鼠结肠组织中PAR4、TRPV1的表达，可能是电针缓解D-IBS内脏痛敏的潜在机制。

（撰稿：符美虹　刘堂义　审阅：黄龙祥）

【针灸流派学术思想研究】

贺兴辉介绍了贺氏针灸器械流派第8代传人贺成功创制的治疗性艾灸器械和辅助性艾灸器械。艾灸器械包括吹灸、通脉温阳、温针、艾炷、隔物、温管、化脓等各种灸法的治疗器，以及头颈、颈肩、脐腹、胸阳、肢体、足等人体各部的灸疗器，此外还创造“Z”字形芒针；辅助性艾灸器械包括固定安装在针灸治疗室内的艾烟净化器械、可移动的艾烟处理器械，以及制作艾炷、艾条点火、艾条碳化的器械，还有用于艾炷制作、姜片切割打孔、艾条点火的器械。

刘聪颖、刘晓俊、宁百乐等分别整理与探讨了历史上新安针灸医家的学术思想。其中元代王国瑞重视对穴位的选取及针刺手法的运用，在临床上针灸并用，补泻分明，因病施灸，讲究“穴法相应”，提出独特的配穴理论。明代汪机对热证、疮疡、灸法以及针刺理论进行发挥，提出“热证可灸”“疮疡用灸”“灸有补泻”“灸瘢阻气”“无病忌灸”“治病无定穴”等观点。徐春甫详对灸法理论阐发全面，提倡“针灸药”结合的思想。吴崑对“针理”及“五门针方”的理论阐述，提出“针药同理”“五门针方”等学说。清代吴谦提出“背部多灸，兼治多证”“重用奇穴，灸治急症”“灸病火足，气到则愈”等学术观点。郑梅涧首创“郑氏三针”说，对针灸治疗喉科的理论进行阐发。何梦瑶在临床上针药并用，不偏不倚，选穴精准，灸治热病，彰显了由博返约的实用特色。吴亦鼎在临床辨证及灸法理论方面均具特色，提出明证审穴，灸效可期；灸有宜忌，施灸要慎；灸分阴阳，亦分补泻；疮疡宜灸，热证可灸；灸针并重，相辅相成。这些新安医家的学术成就对于整个针灸理论和临床实践的发展均具有推进作用，其灸法的学术特色和成就亦令人瞩目。

欧阳天赋等对古代岭南医家灸法的发展源流进行系统梳理，介绍了东晋葛洪、鲍姑，宋元刘昉、崔知悌，明清叶广祚、陈复正等医家对灸法的贡献，总结了岭南灸法的发展条件，包括岭南独特的气候条件、特殊的中药资源、南人重视灸法的思想，故而使岭南灸法的学术特色得到发扬，灸疗的适用范围得以扩大，治疗效果得到提高。

席弘为宋代盱江流域的著名针灸医家，也是“席弘针灸学派”创始人，其门徒有陈会、刘瑾等人，该学派又称“盱江针灸学派”。颜志浪等阐述了席弘生平及相关著作，介绍了该学派由家传变为师传的经过，总结出其学术特色，包括灵活运用腧穴定位，强调“审穴”的重要性；注重辨证论治，讲究选穴、配穴；重视针刺补泻手法；综合运用各种针灸方法，针灸并重。谢强亦撰文介绍了该学派的针灸学术成就，其中席弘创用“平补平泻”针法，其捻转补泻治疗急重症和疑难病症的独特针法，对后世针灸学的发展影响深远；陈自明重视灸法，私淑葛洪，在所撰《外科精要》首篇论灸法，其后有10篇专论灸治，灸法独特而繁多，有艾炷直接灸，隔土灸、隔蒜灸、隔药蒜饼灸、隔豆豉饼灸、骑竹马灸等；现代魏稼主张无创痛针灸、热证可灸等学术观点，并开创了各家针灸学说和针灸流派新学科；陈日新则开创了热敏灸新疗法。

陈宇虹等认为，中华民国时期的“广西针派”发源于广西，肇始于清末，兴盛于民国时期，由广西著名针灸家左盛德创立，罗哲初传承发扬，于中华民国时期传播于安庆、南京、上海、宁波等地，其门徒有张治平、郑静侯、曹一鸣等。其学术特点为：重视子午流注，独创子午流注指算法；使用独具一格的广西针派针具；取穴少精、得气快捷、针感强烈，不予留针；取穴定位以《针灸甲乙经》为准；运用生成数兼以九六数和开阖补泻手法；采用雷火神针；对小儿疾病采用针刺和推拿结合的方法。该派代表性著作《针灸菁华》《内经针灸汇集》等。

郭静等从针法操作及临床应用等角度，较为系统地梳理了黄石屏、王乐亭、胡荫培、杜晓山等“金针流派”传承人物的临床特色。黄石屏通过练习少林功法，克服金针针体柔软，不易进针和操作的缺点，使指力功法与针刺手法、运气方法相结合，技术纯熟，形成了临床特色。胡荫培以“毫发金针”而闻名，通过练习太极拳，提高指力，克服针体细软且带韧劲的缺点；其取穴精少，重视手法；针刺时要求集中注意力，意守丹田，心发指力；入穴后要提插得气，针下沉紧，使患者感受犹如重石压下一般。王乐亭善以6寸金针治瘰疬；用轻柔手法治疗“神志病”，并认为手法越轻则疗效越佳；用金针治疗甲状腺结节、淋巴结核等亦获佳效。杜晓山用金针实施无痛进针法，手法精微细腻，提倡速刺缓捻进针法和杜氏热补法治疗常见病和疑难急重病症。

马重兵等对穴位埋线流派的产生、沿革、代表人物进行评述。其中陆健重视神经系统定位诊断理论和技术手段；制定了“速成定穴配方”，将原有几百个穴位，简化归纳为病根穴、根周穴、阿是穴、中间穴、经验穴等几个穴位；采用“U”型埋线针，使刺激量集中，刺激面积增大。杨才德采用高分子可降解生物医学材料，运用线体对折旋转埋线法、手卡指压式星状神经节埋线术、三点一线式蝶腭神经节埋线术、推寰循经式迷走神经埋线术，以及埋线与针刀相结合等方法，推动了该疗法的发展与推广。

（撰稿：张馥晴　刘立公　审阅：黄龙祥）

[附] 参考文献

B

白丹.针刺合谷、内关对甲状腺手术镇痛效果及术后疼痛影响研究[J].辽宁中医药大学学报,2019, 21(6):135

C

曹磊,康麟,查天柱.针刀治疗对腰椎间盘突出症腰背伸肌康复的影响研究[J].世界中医药,2019, 14(12):3333

曹丹娜,张帆,王丰,等.老年抑郁症患者针刺右侧太冲穴前后静息态功能磁共振的局部一致性变化[J].山东医药,2019, 59(29):9

曹树琦,沈宇平,蔡卫根.化脓灸述要及灸后治疗[J].中华中医药杂志,2019, 34(6):2641

陈斌,白羽,陈芮,等.艾灸对诱导性大鼠关节炎症及肠道菌群的影响[J].中国微生态学杂志,2019, 31(6):632

陈达,盛东,徐景利,等.电针对全膝关节置换术后患者的辅助镇痛效应及对血清β-内啡肽及前列腺素 E_2 水平的影响[J].中国针灸,2019, 39(3):247

陈冰倩,王茎,刘永尚.李东垣刺络泻血法探析[J].中医药学报,2019, 47(3):111

陈少宗.现代针灸学视域下的腧穴-靶器官相关规律解析[J].针刺研究,2019, 44(8):620

陈双懂,顾益枭,徐丹兵,等.电针对神经病理性疼痛小鼠皮层 miR-34a 的影响[J].针刺研究,2019, 44(9):632

陈晓彦,李滋平.针药相须治疗腰椎间盘突出症经验[J].中国针灸,2019, 39(9):977

陈宇虹,林怡,戴铭.中华民国时期广西针派研究概况[J].中医药导报.2019, 25(4):13

陈玉佩,刘通,许玥,等.电针"委中"穴对大鼠腰多裂肌损伤后细胞外基质中相关蛋白表达的影响[J].针刺研究,2019, 44(5):341

成玉,兰东,牛天慧,等.艾灸对豚鼠皮肤色素沉着的远期实验研究[J].临床和实验医学杂志,2019, 18(4):337

成玉,牛天慧,郭广进,等.艾灸血清对体外人黑素细胞增殖、黑素含量、酪氨酸酶活性的影响[J].上海针灸杂志,2019, 38(9):1048

成玉,牛天慧,苏婕,等.艾灸对豚鼠表皮 SCF、ET-1 及 MITF 表达的影响[J].中医学报,2019, 34(5):976

D

De Almeida TB, Zotelli VLR, Wada RS, et al. Comparative Analgesia Between Acupuncture and Dipyrone in Odontalgia[J]. J Acupunct Meridian Stud,2019, 12(6):182

Dong M, Wang WQ, Chen J, et al. Acupuncture Regulates the Balance of CD_4^+ T Cell Subtypes in Experimental Asthma Mice[J]. Chinese Journal of Integrative Medicine, 2019, 25(8):617

Dong M, Wang WQ, Chen J, et al. Acupuncture Regulates the Balance of CD_4^+ T Cell Subtypes in Experimental Asthma Mice[J]. Chin J Integr Med 2019, 25(8):617

邓婷月,曲怡,董佳梓,等.电针"足三里"穴对脾气虚大鼠小肠黏膜转运体 SGLT1 及 GLUT2 表达的影响[J].辽宁中医杂志,2019, 46(4):842

杜宏武.冬病夏治穴位敷帖疗法结合补脾益肾方治疗小儿咳嗽变异性哮喘临床研究[J].中医药临床杂志,2019, 31(8):1583

F

冯吉杰,王珂,张雪慧,等.不同强度经皮穴位电刺激对胸腔镜术后镇痛疗效的影响[J].上海中医药大学学报, 2019, 33(2):50

G

高峻,郭承,吴璐一,等.汪机对针灸学术的贡献[J].中华中医药杂志,2019, 34(8):3796

高瑞骏,卢岩,杨圣洁,等.历代针灸治疗泄泻用穴规律研究[J].中国中医急症,2019, 28(5):773

高秀花,刘旭光,晋松,等.艾灸对实验性 RA 家兔 Th17/Treg 平衡的影响[J].中国中医基础医学杂志,2019, 25(10):1404

葛云鹏,嵇波,赵国桢,等.电针对围产期尼古丁暴露新生鼠肺功能及肺形态的影响[J].针刺研究,2019, 44(2):85

龚琳霞.冬病夏治穴位贴敷疗法对非急性发作期支气管哮喘患儿神经-内分泌-免疫网络系统的影响[J].现代中

西医结合杂志,2019,28(14):1561

谷婷,王东,柯增辉,等.孙思邈十三鬼穴联合开天门治疗脑卒中后轻中度抑郁症临床研究[J].针灸临床杂志,2019,35(5):5

桂利,李悦,樊吟秋,等.化瘀通络灸对血管性痴呆大鼠学习记忆能力影响研究[J].辽宁中医药大学学报,2019,21(2):111

桂星花,马朝阳,高英,等.火针联合电针法治疗带状疱疹的临床观察及对其血清 IL-4、TNF-α 的影响[J].辽宁中医杂志,2019,46(11):2399

郭静,袁芳,李彬,等.近现代金针流派特色及传承[J].中华中医药杂志,2019,34(11):5018

郭颖,孙颖哲,赵永厚,等.头穴丛刺治疗抑郁症[J].长春中医药大学学报,2019,35(2):289

郭海媚,陈波,陈泽林,等.浅析标本根结、气街四海理论在针灸临床取穴与配伍中的应用[J].陕西中医,2019,40(8):1112

H

哈略,崔莹雪,林瑶,等.艾灸及艾烟对 $APOE^{-/-}$ 小鼠动脉粥样硬化斑块稳定性的影响[J].中华中医药杂志,2019,34(7):3197

哈略,崔莹雪,林瑶,等.艾灸及艾烟对 $APOE^{-/-}$ 小鼠血清 IL-1、IL-6、IL-10 的影响[J].时珍国医国药,2019,30(9):2284

韩断,张红林,王晓玲,等.电针与单纯针刺治疗首发轻中度抑郁症临床疗效对比分析[J].中医杂志,2019,60(15):1304

和蕊,赵百孝.浅析灸感的影响因素[J].世界中医药,2019,14(8):2217

贺兴辉,龙红慧,唐巍,等.贺氏针灸器械流派的学术源流及特点[J].中国民间疗法,2019,27(2):11

侯春福,韦嵩,李慧,等.经筋理论指导下燔针射频术治疗膝骨关节炎疗效观察[J].中国针灸,2019,39(1):37

侯晓菲,王欣君,张建斌,等.提插补泻手法要素源流梳理及核心技术[J].中国针灸,2019,39(7):729

胡嘉同,王晓宇,何伟,等.电针对结直肠扩张刺激模型大鼠内脏伤害性痛反应的影响[J].中医杂志,2019,60(10):869

胡奇妙,刘伯宇,台燕,等.电针对复杂区域疼痛综合征Ⅰ型大鼠模型痛觉敏化及脊髓胶质细胞活化的影响[J].中华中医药杂志,2019,34(5):2112

胡追成,叶明柱,杨文彩.厥阴俞考源及功用析疑[J].山东中医药大学学报,2019,43(5):498

黄河,欧阳里知,胡明岸,等.基于生物传热学的艾灸疗法物理学剂量研究[J].世界中医药,2019,14(3):521

黄剑浩,冯军,魏林林,等.通痹开结调气针法基本理论探微[J].针灸临床杂志,2019,35(3):67

黄志军,邱烈泽,章文春.艾灸右内关穴对双侧劳宫穴太赫兹波辐射光谱的影响[J].江西中医药大学学报,2019,31(5):55

J

江一静,范文曦,林凌,等.电针百会穴、神庭穴对血管性认知功能障碍的临床研究[J].世界中医药,2019,14(2):473

蒋秋燕,蒋桂秀,王梦莹,等.基于 MAPK/p38 信号通路探讨灵龟八法开穴电针对产妇分娩的镇痛效应及其作用机制[J].中华中医药杂志,2019,34(1):91

蒋秋燕,王梦莹,唐乾利,等.五行音乐配合电针对分娩疼痛的镇痛效应及作用机制[J].中华中医药杂志,2019,34(9):4417

蒋秋燕,王梦莹,王美丽,等.基于 MAPK/ERK 信号通路探讨电针分娩镇痛机制[J].中国中医基础医学杂志,2019,25(2):212

金传阳,孙征,刘力源,等.温和灸"灸量"的参数与内涵[J].针刺研究,2019,44(7):520

金禹彤,吴凌韬,陈姗,等.不同时间穴位贴敷对过敏性哮喘大鼠免疫指标的影响[J].上海针灸杂志,2019,38(3):331

K

Kovich F. A New Definition of an Acupuncture Meridian[J]. J Acupunct Meridian Stud, 2019, 12(1):37

L

蓝怡,王健.艾灸对免疫功能影响的用穴规律探讨[J].中医学报,2019,34(1):214

李华,李树泉,朱世杰,等.电针智三针对血管性痴呆大鼠血清 S-100β、NSE 表达的影响[J].世界最新医学信息文

摘,2019,19(35):205

李茜,邓诗清,龚舒,等.岭南火针治疗带状疱疹的疗效及对免疫功能的影响[J].深圳中西医结合杂志,2019,29(12):48

李晶晶,周鹏,曾婧纯,等.实时、同体监测岭南火针对带状疱疹后遗神经痛模型大鼠外周神经递质的影响及其时效性[J].暨南大学学报(自然科学与医学版),2019,40(1):37

李青青,王施慧,莫晓枫.浙派金氏针灸缠针手法经验荟萃[J].浙江中医药大学学报,2019,43(2):166

李少源,荣培晶,高国建,等.耳甲电针对抑郁模型大鼠海马 Raf/ERK/RSK/CREB 信号通路的影响[J].针刺研究,2019,44(8):554

李筱棠,贾鹏.穴位贴敷联合穴位注射对哮喘患者免疫功能及炎性因子水平的影响[J].吉林中医药,2019,39(3):393

李亚欢,梁星辰,姜会梨,等.SP600125 阻断 JNK 信号通路下电针对慢性不可预知性温和应激大鼠 HPA 轴的影响[J].针灸临床杂志,2019,35(9):62

李赵龙,王旭,任路.基于"肾脑相济"理论的电针疗法对 SAMP8 小鼠海马内线粒体自噬相关蛋白 LC3-Ⅱ及 Bnip3 表达的影响[J].辽宁中医杂志,2019,46(2):407

李知行,张海华,蓝丹纯,等.电针对高脂诱导胰岛素抵抗大鼠肝脏腺苷酸活化蛋白激酶信号转导通路相关蛋白表达的影响[J].针刺研究,2019,44(1):8

梁林燕,张正,杨益."贺氏针灸三通法"学术特色探微[J].四川中医,2019,37(5):6

梁星辰,张丹妹,姜会梨,等.电针对慢性应激抑郁大鼠海马 IL-1β、IL-10 及 ACTH 蛋白表达的影响[J].中华中医药杂志,2019,34(3):934

廖宗力,孙璐,朱重政,等.不同促透剂运用于隔药饼灸对高脂血症合并动脉粥样硬化兔主动脉形态及血清 IL-6、IL-10 的影响[J].湖南中医药大学学报,2019,39(11):1368

林瑶,左滢竹,哈略,等.艾灸对快速老化小鼠海马区突触可塑性相关蛋白表达的影响[J].世界中医药,2019,14(5):1149

刘莹,欧阳八四.扬刺法治疗膝骨关节炎 35 例疗效观察[J].云南中医中药杂志,2019,40(5):65

刘聪颖,王茎,曾永蕾,等.试析新安医家灸法学术特点[J].中国针灸,2019,39(2):203

刘辉梅,庾俊雄,林澄,等.电针联合臭氧治疗膝骨关节炎的疗效分析及对 NO 的影响[J].中西医结合心血管病电子杂志,2019,7(25):195

刘小敏,李静,蔡国伟.梅花针配合超声治疗膝骨关节炎疗效观察[J].上海针灸杂志,2019,38(6):670

刘晓俊,杨骏,袁爱红.新安医家针灸学术思想浅谈[J].中国针灸,2019,39(9):1009

刘亚祥,刘巨旗,毛娅.病位病性辨证结合三伏灸贴治疗支气管哮喘的临床研究[J].天津中医药,2019,36(1):53

刘耶露,林先刚,余金谊.试论井穴补泻[J].中医学报,2019,34(2):242

卢超,杜纯,张庆乾.试析《针灸大成》医案论治肿瘤的学术特色[J].中国针灸,2019,39(7):781

陆虞荪,宗蕾,侯文光,等.输络结合刺法为主治疗类风湿关节炎疗效观察[J].中国针灸,2019,39(1):49

骆雍阳,蒋艺燕,杨文丹,等.电针对 SAMP8 小鼠学习记忆与海马神经元 NMDA 受体表达的影响[J].中国中医药信息杂志,2019,26(3):51

M

马娟娟,张勤华.针刺改善肾虚肝郁型 IVF-ET 反复移植失败患者子宫内膜容受性、焦虑抑郁状态及妊娠结局的临床研究[J].上海中医药大学学报,2019,33(5):32

马燕辉,毕海洋,马琳,等.针刺配合揿针治疗卒中后轻中度抑郁的疗效观察[J].上海针灸杂志,2019,38(2):174

马重兵,杨才德.穴位埋线疗法流派评述[J].中医临床研究,2019,11(32):21

毛珍,刘永红,张红星.温针灸联合中医定向透药治疗腰椎间盘突出症临床疗效及对患者白细胞介素 6、一氧化氮水平的影响[J].河北中医,2019,41(6):915

莫曦雅.基于《针经指南》探析窦汉卿针法特点[J].环球中医药,2019,12(4):558

N

宁百乐,符文彬,王彦彦.以《医碥》为据探讨何梦瑶的针灸学术思想[J].中华中医药杂志,2019,34(3):931

牛彩丽,卢咏梅,曾秀云,等.天突穴贴敷红外线贴对缓解气管插管全麻术后咽痛症状的临床观察[J].广州中医药大学学报,2019,36(9):1377

O

欧阳天赋，高日阳.古代文献中岭南灸法及其发展源流[J].中医文献杂志，2019，37(1)：14

P

潘路平，杨瑜，邵瑾，等.围术期经皮穴位电刺激对肩关节镜手术患者术后镇痛效果的影响[J].中国针灸，2019，39(1)：19

裴莹，陈泽林，金颖，等.刺络拔罐法对内毒素致热家兔血清细胞因子水平的影响[J].中华中医药学刊，2019，37(6)：1385

Q

祁玉麟，陈念芝，李杰，等.针刺对感光细胞凋亡模型鼠视网膜小胶质细胞活性的影响[J].辽宁中医杂志，2019，46(6)：1321

乔晓迪，张媛媛，张庆萍，等.耳针对血管性痴呆大鼠认知功能及海马神经细胞的影响[J].安徽中医药大学学报，2019，38(2)：40

屈飞，邱沙英，崔艳茹，等.腺苷 A3 受体在中枢神经系统痛觉传导通路及浅筋膜的表达分布[J].中华中医药学刊，2019，37(4)：803

R

冉维佳.经络的非对称性研究及猜想[J].中医学报，2019，34(5)：909

任继刚，雷枭，王大雪，等.艾灸对实验性类风湿关节炎大鼠外周血炎症因子及滑膜组织膜型程序性细胞死亡配体1 表达的影响[J].河北中医，2019，41(4)：577

S

沈菁，刘涛，刘霞，等.隔药饼灸对动脉粥样硬化兔血管内皮修复与基质细胞衍生因子 1 的影响[J].中国针灸，2019，39(2)：173

沈科展，何淑峥，孙鑫，等.优效电针干预不同病理痛的脊髓 P2X3 机制研究[J].世界中医药，2019，14(6)：1368

沈林林，蔡健，孙云廷，等.热敏灸抑制膝骨关节炎急性痛慢性化的疗效观察[J].上海针灸杂志，2019，38(5)：556

施昌飘，焦俊玥，俞倩丽，等.浅议“针而不灸，灸而不针”和“温针灸”[J].中华中医药杂志，2019，34(1)：259

石菲菲，查必祥，袁爱红，等.电针对 STZ-DM 大鼠胰腺组织 CHOP、PERK、ATF6、IREmRNA 表达和蛋白含量的影响[J].中医药临床杂志，2019，31(1)：111

宋婷婷，王军.从“气至而有效”谈提高针刺疗效的关键因素[J].中国针灸，2019，39(2)：197

苏杭，嵇波，赵国桢，等.电针“足三里”或“阳陵泉”对围产期尼古丁暴露新生鼠肺功能和组织形态的影响[J].中国针灸，2019，39(6)：632

孙阳，图娅，郭郁，等.针刺对慢性束缚应激抑郁模型大鼠海马凋亡相关因子的影响[J].针刺研究，2019，44(6)：412

孙璐璐，刘华绪，王真真，等.毫火针辅助 308 nm 准分子激光治疗不同部位白癜风疗效观察[J].中国针灸，2019，39(9)：936

孙璐璐，刘华绪，王真真，等.毫火针联合 308 nm 激光治疗白癜风的自身对照临床研究[J].时珍国医国药，2019，30(11)：2667

孙培养，蔡荣林，李佩芳，等.“通督调神”针刺对脑卒中后抑郁大鼠海马神经元保护作用及单胺类神经递质的影响[J].中国针灸，2019，39(7)：741

孙一涵，周建华，庄礼兴.庄氏调神针法治疗卒中后抑郁疗效观察[J].辽宁中医药大学学报，2019，21(3)：71

孙远征，徐先鹏，郭颖.头穴针刺治疗带状疱疹后遗神经痛伴焦虑抑郁[J].长春中医药大学学报，2019，35(6)：1114

T

汤小荣，黄培冬，王琳，等.管氏过梁针法及其腿部取穴规律探析[J].中国针灸，2019，39(2)：185

唐丽娜，李玉桃，梁凤霞，等.针灸传感针的研制及在中药活性成分调控细胞一氧化氮释放检测中的应用研究[J].中华中医药杂志，2019，34(8)：3435

唐南淋，史佳，黄东勉.电针联合逍遥散对围绝经期轻中度抑郁症患者疗效及血清 ACTH、CORT 的影响[J].广西大学学报(自然科学版)，2019，44(2)：587

唐希文，杨莉，侯昱.温和艾灸治疗寒湿痹阻型类风湿关节炎的疗效及对免疫学的影响[J].世界中医药，2019，14(2)：481

唐玉萍，王雄将，石罗玉，等.滞针疗法治疗腰椎间盘突

出型根性坐骨神经痛的疗效观察[J].辽宁中医杂志，2019，46(9)：1934

陶颖，曾亮，梁艳，等.针刺“鬼穴”对甲基苯丙胺依赖者抑郁症状的临床疗效观察[J].中华中医药杂志，2019，34(1)：413

田新玮，游碧荣，陈昶，等.温针灸配合穴位贴敷治疗类风湿关节炎疗效观察[J].上海针灸杂志，2019，38(11)：1274

W

王丹，刘晓佳，晏明熙，等.浅谈阿是穴与穴位敏化的关系[J].针灸临床杂志，2019，35(2)：1

王华，陈林伟，袁成业，等.雷火灸的研究现状及展望[J].中华中医药杂志，2019，34(9)：4204

王龙，张军，李旭成，等.针刺足三里对脓毒症患者炎症因子及预后的影响[J].中国中医急症，2019，28(9)：1619

王珑，贾朋丽，田旭升，等.基于 Wnt/β-catenin 信号转导通路的电针抗抑郁中枢效应机制研究[J].现代生物医学进展，2019，19(6)：1011

王瑞，任玉兰，陈芷涵.基于核因子 NF-κB 通路初探针灸治疗心肌重构的机制[J].辽宁中医杂志，2019，46(9)：1955

王渊，刘智斌，刘龙，等.镭射针刺治疗血管性痴呆的临床疗效及对血清抗凋亡因子的影响[J].四川中医，2019，37(2)：187

王丽娟，史晓伟，张伟，等.针刀干预对膝骨关节炎兔股四头肌肌腱拉伸力学的影响[J].中国骨伤，2019，32(5)：462

王亚军，张来举，宋凯.基于红外热像技术验证“头项寻列缺”理论[J].中国针灸，2019，39(2)：169

王月铭，马铁明.浅论循经感传[J].针灸临床杂志，2019，35(5)：70

王振垚.针刺颈夹脊穴对卒中后血管性痴呆患者血清 BDNF、VEGF、MMP-9 水平的影响[J].上海针灸杂志，2019，38(8)：842

乌云额尔敦，郭长青，王彤，等.针刀干预对中期膝骨关节炎兔模型伸肌-屈肌萎缩状态及肌肉拉伸弹性模量的影响[J].湖南中医药大学学报，2019，39(10)：1248

X

夏杨，李熳，尹晶，等.电热针治疗膝骨关节炎的临床疗效和安全性评价[J].上海针灸杂志，2019，38(10)：1177

项璇儿，邵芳冰，许颖龄，等.慢性炎性痛电针镇痛频率优选及其 DRG TRPV1 活化机制研究[J].世界中医药，2019，14(6)：1349

谢强，章德林，黄冰林.盱江医派志略[J].江西中医药，2019，50(8)：8，37

谢强，章德林，黄冰林.盱江医派志略[J].江西中医药，2019，50(9)：5

辛思源，杨志新，郭建恩.“相对穴”内关-外关透针刺法的临床应用[J].中华中医药杂志，2019，34(3)：1038

熊燕，白玉，李媛，等.艾灸对类风湿性关节炎患者血清中 VEGF、IL-1β 影响的研究[J].中华中医药学刊，2019，37(1)：142

许金海，查建林，王国栋，等.耳穴压豆对腰椎间盘突出症患者疼痛短期疗效影响的临床研究[J].上海中医药杂志，2019，53(11)：61

薛亚楠，董佳梓，曲怡，等.电针“足三里”穴对脾气虚大鼠肌肉组织内线粒体自噬相关因子 MUL1 及 ULK1 表达的影响[J].辽宁中医杂志，2019，46(4)：856

Y

颜志浪，刘根林，赵蕾，等.江西盱江席弘学派针灸学术思想总结研究[J].江西中医药，2019，50(3)：5

杨洋，张虎.清胆利肝汤结合火针治疗带状疱疹的临床疗效及对 T 细胞亚群和炎症因子的影响[J].四川中医，2019，37(7)：154

杨晓波，王金海，安惠琴，等.温通针法对血管性痴呆大鼠海马烟碱型乙酰胆碱受体表达的影响[J].针刺研究，2019，44(10)：709

姚鑫，刘振国，黄作阵.《灵枢·终始》针刺补泻取穴考[J].北京中医药大学学报，2019，42(9)：730

叶国平，黄艳峰，朱定钰，等.基于“体表脏腑相关”的穴位敏化现象探讨腧穴的不同状态及其临床意义[J].中华中医药杂志，2019，34(5)：2298

余文英，李瑜芝，黄明愉，等.电针夹脊穴对坐骨神经慢性压迫性损伤模型大鼠针刺镇痛的后效应研究[J].福建中医药，2019，50(1)：60

Z

曾睿林，吴凯.法国副领事苏烈与针灸金针[J].中国针

灸,2019,39(6):651

翟春涛,贾颖.基于现代文献隔附子饼灸临床应用分析[J].世界中西医结合杂志,2019,14(8):1041

展嘉文,王尚全,朱立国,等.经皮穴位电刺激治疗膝骨关节炎的临床研究[J].中国中医骨伤科杂志,2019,27(8):28

张炜,张一乐.穴位注射及穴位贴敷冬病冬治联合西医治疗肺肾两虚型慢性持续期支气管哮喘临床观察[J].北京中医药,2019,38(7):687

张安宁,熊明峰,黄思琴,等.巨刺"足三里"和"阿是穴"对急性骨骼肌钝挫伤大鼠的修复作用[J].针刺研究,2019,44(5):335

张建涛,孙正艳,陈朝明,等.脊柱定点旋转复位法配合浮针疗法治疗腰椎间盘突出症[J].中医学报,2019,34(8):1774

张金铃,李亮,荣培晶,等.基于ERK表达探讨针刺干预大型实验动物猪心肌缺血效应的初步观察[J].世界科学技术(中医药现代化),2019,21(5):988

张淑慧,成泽东.电针对动脉粥样硬化家兔肝脏中CYP7A1表达的影响[J].中国针灸,2019,39(1):59

张相鹏,武密山,袁超,等.应用耳针联合地黄饮子治疗血管性痴呆的临床观察[J].时珍国医国药,2019,30(11):2670

张秀萍,金灿萍,范美玲.针刺联合麻醉在肺切除手术中的应用探讨[J].中国中医药现代远程教育,2019,17(4):117

张亚楠,王媛,赵海军,等.电针上巨虚对D-IBS内脏痛敏大鼠PAR4、TRPV1的调节作用[J].四川中医,2019,37(6):36

张舟南,李姝池,邱烈泽,等.人体腧穴与隔姜灸、温和灸、雀啄灸的太赫兹光谱特征[J].中华中医药杂志,2019,34(10):4828

张媛媛,李西海,吴明霞.电针调节Wnt/β-catenin信号通路抑制大鼠膝骨关节炎软骨退变的研究[J].中国针灸,2019,39(10):1081

章文春,吴选辉,刘争强.基于气论的经络实质探析[J].中华中医药杂志,2019,34(12):5533

章显宝,何玲,王震,等.针刺对卒中后抑郁大鼠行为学及海马、皮质、杏仁核中BDNF、GFAP表达水平的影响[J].北京中医药大学学报,2019,42(11):954

章晓颖,王芮,王雅静,等.电针预处理对动脉粥样硬化兔腹腔巨噬细胞CD36及SR-A1表达的影响[J].中华中医药学刊,2019,37(6):1372

赵俊,田会玲,李昱颉,等.电针对抑郁模型大鼠不同脑区miRNA-16及5-羟色胺转运体的影响[J].针灸临床杂志,2019,35(11):69

赵俊,田会玲,宋洪涛,等.电针对慢性不可预见性温和应激抑郁模型大鼠血清炎症因子及单胺类物质的影响[J].针灸临床杂志,2019,35(12):62

赵丹丹,唐成林,黄思琴,等.电针干预对失神经肌萎缩大鼠肌卫星细胞分化及肌纤维类型转化的影响[J].针刺研究,2019,44(1):37

赵京生.腧穴主治共性规律的表达[J].中医杂志,2019,60(24):2075

赵洛鹏,刘璐,王一战,等.火针疗法的"破"和"立"作用及临床应用初探[J].中医杂志,2019,60(14):1255

赵淑萍.穴位敷贴联合宣肺平嗽汤治疗小儿咳嗽变异性哮喘风邪犯肺证的效果及对患者炎症因子、免疫功能的影响[J].陕西中医,2019,40(7):954

赵舒蒙,郭义,郭永明.《黄帝内经》针刺处方及其腧穴配伍规律研究[J].中国针灸,2019,39(4):439

郑莉明,麦嘉泳,杨冬榕,等.中医心理TIP技术及中药针刺干预轻中度抑郁症患者的疗效观察[J].时珍国医国药,2019,30(11):2683

郑运松,宋晓群,王咪,等.基于静息态功能磁共振技术探索嗅三针疗法治疗血管性痴呆患者的脑功能改变[J].陕西中医药大学学报,2019,42(4):70

支娜,伍先明,吴宝贤,等.探讨原络配穴法的临床研究进展[J].辽宁中医杂志,2019,46(6):1324

钟秋生,邵洁琦,谭向东,等.隔物灸联合补肾祛寒方治疗膝骨关节炎44例临床研究[J].新中医,2019,51(1):194

周杰,陈贞羽,龚杰,等.不同参数组合电针对炎性痛模型大鼠镇痛效应及中枢内啡肽的影响[J].中华中医药杂志,2019,34(3):939

周悦,孙世洁,王凤笑,等.针刺"膝膑"和"膝灵"穴配合隔药灸脐法治疗膝骨关节炎28例[J].中国针灸,2019,39(7):739

周旻庆,武平,李媛,等.艾灸对类风湿关节炎患者的抗炎镇痛作用观察[J].辽宁中医杂志,2019,46(4):832

朱兵.穴位敏化现象及其生物学意义[J].中国针灸,2019,39(2):115

朱艳，俞红五，潘喻珍，等.艾灸对类风湿关节炎患者临床疗效及对外周血 NLR、PLR 和 RDW 的影响[J].辽宁中医杂志，2019，46(2)：385

朱峰峰，董博，袁普卫，等.小针刀疗法治疗早期膝骨关节炎的临床研究[J].现代中西医结合杂志，2019，28(31)：3421

朱世杰，李树泉，唐中生，等.智三针电针改善血管性痴呆大鼠认知功能及机制[J].中国老年学杂志，2019，39(23)：5775

庄秀秀，羊丽丽，王露，等.不同强度经皮穴位电刺激对使用止血带后下肢手术患者肺功能及氧自由基的影响[J].针刺研究，2019，44(8)：594

左海燕，杨晓希，周美启，等.从俞募穴探讨体表-内脏相关内涵[J].山东中医药大学学报，2019，43(1)：9

(十一)推　拿

【概述】

2019年,公开发表的推拿相关论文约1 000篇,另有中医推拿学术年会发表论文300余篇。论文以临床研究与经验总结居多,部分涉及推拿大数据研究。

1. 基础实验研究

严晓慧等研究发现,"益气通督手法"治疗脾虚泻的作用机理可能是通过提高血液淀粉酶、琥珀酸脱氢酶的活性促进小肠的消化吸收功能而实现的;"益气通督手法"全组合不可分割,证实了手法组合的科学性和严谨性。

李黎等以一指禅穴位推拿抗眩晕效应为视角,采用眩晕改善指数为指标,在运用单因素试验的基础上采用正交试验设计方法,分析穴位推拿手法力量、时间、频率与眩晕改善程度之间的量效关系,筛选和构建穴位推拿动力学参数的最佳组合模式。

2. 治疗骨伤科疾病

刘少鸿等将椎动脉型颈椎病(CSA)患者分为两组各48例,均予常规推拿治疗,观察组在此基础上进行辨证推拿治疗(风寒阻络者循经拿风池、肩井穴;气滞血瘀者使用大鱼际揉前额,推拿血海、阴陵泉、率谷、太冲等穴;气血不足者推拿关元、足三里、三阴交、中脘等穴;肝阳上亢者按揉肝俞、肾俞、太冲、三阴交、阴陵穴、涌泉等穴)。经治2周,辨证推拿治疗CSA效果显著,可改善血液流变学,降低血清神经元特异性烯醇化酶(NSE)、血浆神经肽Y(NPY)水平。

叶正飞等将颈椎病伴焦虑患者分为两组各56例,均予常规药物配合心理治疗,观察组在此基础上给予振腹推拿治疗。结果,振腹推拿能显著减轻颈椎病伴焦虑患者临床症状及中医症候,改善患者椎-基底动脉血流速度,减轻患者焦虑、抑郁症状,效果显著。

吴哲等研究内功推拿结合倒走对非特异性腰痛(NLBP)患者疼痛及功能障碍的影响,发现常规推拿、内功推拿、内功推拿结合倒走3种治疗方法均可以改善NLBP患者的疼痛、功能障碍以及生活质量,但内功推拿结合倒走的改善效果明显优于常规推拿和内功推拿。

曹华分析麦肯基手法结合理疗治疗非特异性下腰痛患者治疗效果,认为麦肯基手法结合理疗治疗非特异性下腰痛疗效显著。张新等观察肾俞穴位按摩配合路径式功能锻炼对术后患者腰椎功能康复的影响,发现肾俞穴位按摩配合路径式功能锻炼,疗效肯定。通过运动增强肌肉耐力、稳定腰椎,在减轻下腰椎疼痛的同时,明显增强腰椎功能。姜仁建等发现,中医理筋手法加中药外敷能较快缓解急性踝关节扭伤患者的疼痛症状,能升高患者静脉血的SOD水平,降低其MDA水平。郭家川等发现,腰部推拿按摩辅助肌肉锻炼能缓解患者的腰痛症状,MRI可以客观评价腰椎及肌肉形态的变化。

3. 治疗内、妇科疾病

余瑞涛等发现,按脊松枢法结合蜂针治疗强直性脊柱炎有良好的临床疗效。李萍发现,健脾益肺方(黄芪、党参、白术、杜仲、菟丝子、麦冬等)配合按摩治疗可有效改善肌萎缩侧索硬化症患者的临床症状、神经功能和肌电图参数,促进疾病恢复。柯智淳等总结了王金贵教授以“左升右降”的气血运行方式角度指导津沽脏腑推拿从整体治疗慢性疲劳综合征的相关性。

马莹等认为，腰骶松筋法可通过对腰骶部压痛点的刺激而起到疏通经络气血的作用，是一种治疗原发性痛经的安全有效方法。任志容等将初产妇分为两组，对照组 86 例给予常规分娩护理，联合组 87 例在此基础上给予中医穴位按摩联合导乐分娩。2 周的跟踪随访发现，中医穴位按摩联合导乐分娩可明显改善初产妇分娩中的负性情绪，减轻乳房胀痛程度，有利于产程进展及减少产后出血量，提高自然分娩率。

4. 治疗小儿疾病

王坤等认为，督脉捏脊疗法联合常规康复训练治疗肌张力低下型脑瘫患儿，其疗效优于单纯康复训练。丁丽凤等认为，推拿联合行为干预治疗儿童原发性夜间遗尿症临床疗效良好，复发率低。李梅等发现，在茵陈蒿汤内服基础上，对新生儿高胆红素血症患者使用茵陈蒿汤外洗联合推拿按摩手法，能够改善治疗效果，加快胆红素下降。王京良等研究发现推拿能有效提高 RRTI 患者 T 淋巴细胞亚群和免疫球蛋白水平。卢慧娜等探讨推拿联合局部注射糖皮质激素治疗小儿先天性斜颈的效果及对彩超结果的影响，发现此法可提升小儿先天性斜颈的疗效，有助于缩短肿块厚度及其胸锁乳突肌的挛缩长度。

5. 足部按摩

汪婷等发现穴位按摩、足部反射疗法联合中药治疗老年前列腺增生，可调节机体阴阳及脏腑功能，加快缓解临床症状，增强疗效。

6. 治疗其他疾病

官树雄等认为，复位手法联合西药可应用于耳石症患者眩晕的临床治疗，提高临床疗效，降低复发率。童伯瑛等发现，通督开窍推拿法能改善过敏性鼻炎鼻塞症状、提高血清 IgE 水平。陈雯等发现，在功能锻炼的基础上，中药(当归、红花、赤芍、桃仁、木瓜、茯苓等)熏洗联合穴位按摩疗法，治疗乳腺癌术后上肢水肿，可显著改善患者心理状态及患肢水肿情况，提高患者生活质量。靳玉红等研究发现穴位按摩配合穴位贴敷能改善慢性阻塞性肺疾病血 Th_{17}/Treg 平衡，提高免疫功能，抑制炎症反应。

7. 大数据方面研究

万冰艳等基于数据挖掘技术，运用中国知网(CNKI)、万方、维普数据库，总结推拿手法治疗原发性痛经的规律特点，发现作用于操作部位(非穴位)的手法以摩腹法、擦法、按揉法为主，所选操作部位主要是腹部、腰骶部、足太阳膀胱经；作用于穴位的手法以按揉法、点按法、擦法为主；关元、八髎、气海是最常用腧穴；腧穴所属经脉主要集中在足太阳膀胱经、任脉、足太阴脾经；特定穴类别选用主要是交会穴、募穴、背俞穴。

张嫱等借助中医传承辅助平台(V2.5)软件，对 CNKI、万方、中文科技期刊全文数据库中有关推拿治疗小儿腹泻文献进行检索，并分析小儿推拿治疗腹泻的常用穴位与穴位分布特点。结果发现，脾经、大肠、七节骨、腹、龟尾、脐、脊 7 个为核心穴位；选穴以上肢部位为多；多用于实证治疗，以伤食泻、脾虚泻、湿热泻为主。

8. 教学方面

朱俊等探讨 BOPPPS 教学模型在推拿学课程的有效构建，明确教学目标，激励学生参与深度学习，提高实践能力，使学生能更好地掌握推拿法的理论和实践操作，进一步优化推拿学的教学设计。

(撰稿：许军　审阅：严隽陶)

【推拿基础实验研究】

孔亚敏等把雄性 SD 大鼠 64 只行右下肢坐骨神经横向切断并即时外膜修复术后随机分为手法治疗组、模型对照组。手法治疗组在造模 21 d 后进行干预。使用推拿手法模拟仪模拟推拿手法捏法联合跑轮进行治疗，跑轮 5 min/d，捏法参数设定：压力 6 kPa，1 周期/d，手法干预 2 次/周期，2 min/次，120 回/min，中间间隔 1 min，即 2 min 手法干预＋1 min 间隔＋2 min 手法干预，全程共 5 min，连续 16 周。模型对照组不做处理。结果，手法治疗组和模型对照组的肌湿重、卫星细胞数目及肌卫星细胞和碱性成纤维细胞生长因子（bFGF）阳性表达面积均有所增加；肌湿重、卫星细胞仅在 12 周时有显著差异，其他时间点差异均不明显（$P>0.05$）；8 周时，推拿手法组 bFGF 阳性表达面积略有所下降，但与模型对照组相比 $P>0.05$；12、16 周时，bFGF 阳性表达面积均迅速升高，且与模型对照组相比 $P<0.05$。

韦小霞等将 Wistar 大鼠随机分为正常组、模型组和推拿组各 20 只，后两组给予连续 21 d 束缚筒束缚，推拿组另给予背部循经推拿，即对脱毛部位沿脊柱正中及两旁自头向尾方向依次行：拇指平推法→食、中指按揉法→食、中指点压法→拇指平推法，共 4 个步骤，3 min/步，共 12 min，1 次/d。推拿手法技术参数：平推与按揉垂直力度分别为 2～3 N 与 3.5～4.5 N，频率均为 90～110 次/min；点压垂直力度：5～7 N；频率：50～70 次/min。21 d 后，模型组大鼠出现明显的疲劳状态，正常组外观无明显变化，推拿组大鼠一般情况介于模型组与正常组之间；正常组海马 CA3 区有大量排列规则整齐的锥体细胞，模型组锥体细胞数量减少，推拿组海马 CA3 区锥体细胞变化介于正常组与模型组之间；正常组海马 CA3 区可见 TUNEL 阳性细胞，但数量较少，模型组及推拿组 TUNEL 阳性细胞散布于整个海马组织。

冯伟采用 2 型糖尿病大鼠模型，予摩腹法干预 4 周，观察治疗前后 FBG、P2BG、IL-1β 水平及凋亡因子 Bcl-2、Caspase-3 的表达情况。结果发现，摩腹法治疗 T2DM 的可能机制为通过下调炎症因子 IL-1β 的表达，抑制内源性细胞凋亡，上调抑制凋亡基因 Bcl-2 的表达，促进胰岛细胞损伤修复。

高建辉等将 Wistar 大鼠分为正常对照组、模型对照组和摩腹手法组各 10 只，造模后正常对照组和模型对照组大鼠不作干预，摩腹手法组大鼠给予摩腹治疗，1 次/d。14 d 后，与正常对照组相比，模型对照组大鼠脑内 5-羟色胺（5-HT）、多巴胺（DA）、去甲肾上腺素（NE）、γ-氨基丁酸（GABA）和食欲素 A（Orexin-A）的水平均发生显著变化（$P<0.05$）；与模型对照组相比，摩腹手法组大鼠脑内 5-HT 水平显著回升，DA、NE 和 Orexin-A 水平均明显回落（$P<0.05$），而 GABA 水平无统计学差异（$P>0.05$）。

李应志等将家兔随机分为空白组、损伤对照组、冰敷＋推拿组、热敷＋推拿组、推拿组各 6 只。除空白组外，其他各组家兔均造成右侧腓肠肌钝挫伤模型。冰敷＋推拿组：伤后即刻冰敷，共 5 min，连敷 3 d；第 3 d 冰敷后按揉家兔“委中”穴 1 min，损伤处按揉 10 min；第 4 d 仅进行推拿干预，1 次/d，至第 13 d。热敷＋推拿组：伤后即刻热敷（50 ℃），持续敷 100 s，重复 3 次，共 5 min，连敷 3 d；第 3 d 热敷后按揉家兔“委中”穴，损伤处按揉 10 min；第 4 d 仅进行推拿干预，1 次/的，至第 13 d。推拿组：伤后 72 h，损伤处按揉 10 min，1 次/d，至第 13 d。损伤对照组、空白组不做任何治疗。结果，冰敷家兔第 1 d 下肢肿胀度较热敷＋推拿组、损伤对照组增加（$P<0.05$），第 2、3 d 下肢肿胀度与其他 2 组比较 $P>0.05$；热敷家兔第 1 d 下肢肿胀度无变化，第 2、3 d 肿胀度稍增加，但与其他 2 组比较 $P>0.05$；第 14 d，热敷＋推拿组体质量与腓肠肌湿质量比，腓肠肌胰岛素样生长因子 1（IGF-1）和成肌调节因子（MyoD）mRNA 表达水平均较其他 2 组升高。

袁宇红等将无特定病原体（SPF）级 SD 大鼠分为空白组 15 只，造模组 30 只（24 只造模成功），再次随机分为缺血组及干预组各 12 只。空白组及造模组无任何干预，干预组在造模后 24 h 开始“百会”“足三里”按摩。其中造模组造急性脑缺血再灌注损伤模型。干预第 14 d，空白组与缺血组、干预组比较，避开潜伏期差异有统计学意义（$P<0.05$）；干预组与缺血组比较 $P<0.05$；空白组和干预组穿越平台次数比缺血组多（$P<0.05$）。干预 14 d 后，TTC

检测显示缺血组脑区出现明显的缺血梗死病灶，而干预组梗死体积较缺血组减少，差异有统计学意义($P<0.05$)。透射电镜显示缺血组海马组织神经元结构破坏明显，导致脑组织细胞出现一系列变性坏死，而干预组缺血侧大脑海马神经元结构坏死及溶解明显减轻。Western blotting 法显示经过干预后 Notch1、NICD 蛋白有明显提高，与缺血组比较 $P<0.05$。

林志刚等观察推拿按揉法对 CCI 模型大鼠的镇痛作用，探讨推拿对神经病理痛大鼠的镇痛机制。将 SD 雄性大鼠随机分成空白组、假手术组、CCI 模型组及 CCI 模型＋推拿组。通过坐骨神经结扎制备神经病理痛模型，于造模后第 4 d 开始推拿按揉法干预，连续 14 d，观察造模前、造模后第 1、3、7、10、14、17 d 大鼠机械痛阈(PWT)的改变；用 HE 染色的方法观察各组大鼠腓肠肌肌细胞横截面积；并观察血清、背根神经节及脊髓背角的 P 物质(SP)的变化。结果，与空白组、假手术组相比，CCI 模型组大鼠 PWT 阈值逐渐降低($P<0.01$, $P<0.001$)；与 CCI 模型组相比，CCI 模型＋推拿组 PWT 阈值显著增加($P<0.05$)；与空白组、假手术组相比，CCI 模型组大鼠腓肠肌肌细胞横截面积显著降低($P<0.01$)，CCI 模型＋推拿组腓肠肌肌细胞横截面积较模型组有增加($P<0.05$)。4 组大鼠血清 SP 含量无差异($P>0.05$)。与空白组、假手术组相比，CCI 模型组大鼠背根神经节 SP 含量明显增加($P<0.05$)；CCI 模型＋推拿组背根神经节 SP 含量较 CCI 模型组有降低($P<0.05$)。与空白组、假手术组相比，CCI 模型组及 CCI 模型＋推拿组脊髓背角 SP 含量明显增加($P<0.05$)，但两者相比无差异($P>0.05$)。

韩磊观察腰椎关节手法对背根神经节(DRG)损伤大鼠根性疼痛的影响，探讨脊柱手法的抗炎效果及生物学机制。将 90 只雄性 SD 大鼠随机分为空白组、假手术组、致炎＋致压(复合模型)组、L_{5-6} 关节手法组、Etoricoxib 组 5 组。各组取 6 只大鼠于术前 1 d 及术后第 3、5、9、15、21 d 行一般行为学观察和热辐射刺激缩爪反应潜伏期(PWL)的测定；另 6 只大鼠分别于术后第 9、21 d 检测术侧 L_5 DRG 中一氧化氮代谢产物亚硝酸盐含量。结果，所有大鼠均未出现运动功能明显障碍。在 PWL 测试上，L_{5-6} 关节手法组与 Etoricoxib 组均比模型组明显增长($P<0.05$)，两组无明显差异($P>0.05$)。在 L_5 DRG 亚硝酸盐含量上，L_{5-6} 关节手法组与 Etoricoxib 组均比模型组明显降低($P<0.01$)，两组无明显差异($P>0.05$)。

李华南等将 SD 雌性大鼠分为正常组、模型组、腹推组各 10 只，采用慢性应激方式建立慢性疲劳综合征(CFS)模型。腹推组给予按“关元”、摩“中脘”20 min，1 次/d，连续 14 d。正常组与模型组不施加干预措施，模型组抓取固定。观察大鼠体质量，通过旷场实验评价大鼠的行为学，利用 Fura-3/AM 荧光探针法测定海马内 Ca^{2+} 浓度，Western blotting 法测定大鼠海马区 MAPK、ERK 蛋白表达。结果，干预前，与正常组比较，模型组、腹推组大鼠体质量、旷场实验水平运动和垂直运动得分较低，海马区 Ca^{2+} 浓度、丝裂原活化蛋白激酶(MAPK)、细胞外信号调节激酶(ERK)蛋白表达较高(均 $P<0.01$)；腹推组和模型组各指标间比较差异均无统计学意义(均 $P>0.05$)。干预后，腹推组体质量、旷场实验水平运动和垂直运动得分改善，海马区 Ca^{2+} 浓度、MAPK、ERK 蛋白表达减低，与治疗前比较 $P<0.01$，$P<0.05$。在体质量、旷场实验水平运动和垂直运动得分、海马区 Ca^{2+} 浓度方面，腹推组与模型组比较均 $P<0.01$；与正常组各指标间比较均 $P<0.05$。李氏等还发现，腹部推拿干预 CFS 的机制与上调海马组织 BDNF 和 CREB mRNA 表达有关。

陈水金等研究 CCI 大鼠背根神经节和脊髓背角 N-甲基-D-天冬氨酸(NMDA)受体 2B 亚单位(NR2B)的表达和推拿手法干预对其的影响，将雄性 SD 大鼠分成空白组、假手术组、CCI 模型组、CCI 模型＋推拿组各 8 只。空白组不做任何处理；假手术组只分离坐骨神经但不进行结扎；CCI 模型组及 CCI 模型＋推拿组均参照 Bennett G J 的方法稍作改进制备神经病理痛模型；CCI 模型＋推拿组于造模后第 4～17 d 实施 1 次/d、10 min/次的推拿干预。结果，与空白组、假手术组相比，CCI 模型组、CCI+推拿组的背根神经节 NR2B 蛋白(NMDAR2B)的表达量均上调($P<0.01$)；CCI 模型组、CCI+推拿组的背根神经节 NMDAR2B 的表达量的差异无统计学意义($P>0.05$)；CCI 模型组的脊髓背角组织 NMDAR2B 的表达量上调($P<0.01$)；与 CCI 模型组比较，CCI+推拿组的脊髓背角 NMDAR2B 的表达量被逆转($P<0.05$)。

(撰稿：许军　审阅：严隽陶)

【推拿治疗肌筋膜炎】

姚东文等将背部肌筋膜炎患者分为两组各 30 例，治疗组行冲击波仪手柄推拿治疗，作用点为阿是穴、激痛点、背腧穴、夹脊穴，冲击频率为 10～15 Hz，每次冲击 3 000～5 000 次。对照组中医推拿治疗，作用点为阿是穴、激痛点、背俞穴。两组均隔 3 d 治疗 1 次，治疗 3 次。结果，治疗 1 周后、1 月后，治疗组总有效率分别 96.7%(29/30)、90.0%(27/30)，优于对照组 86.7%(27/30)、80.0%(24/30)(均 $P<0.05$)；两组视觉模拟评分(VAS)及 Qswestry 功能障碍指数(ODI)评分较治疗前均明显改善，治疗组改善更明显(P 均<0.05)。

丁懿等将 60 例腰肌筋膜炎患者随机分为治疗组和对照组，治疗组先悬吊身体，再通过弱链接测试找到“弱链接”(患者的病理肌肉即“激痛点”所在肌肉)；然后沿着“弱链接”所在经络进行推拿弹拨，结合进行悬吊运动疗法。30 min/次，1 次/d。对照组仅接受肌内效贴贴扎治疗，1 次/d，保持 24 h/次。两组均 5 次为 1 个疗程，中间休息 2 d。经治 4 个疗程，两组 McGill 简化量表评分均较治疗前明显降低，且治疗组降低幅度较对照组更明显($P<0.05$)；两组痛侧多裂肌、竖脊肌平均功率频率(MPF)较治疗前明显降低，且治疗组 MPF 值降低幅度较对照组更明显($P<0.05$)；治疗组好转率高于对照组($P<0.05$)；康复回访发现，治疗组复发率低于对照组($P<0.05$)。

黄森等将腰背肌筋膜炎患者分为两组各 40 例，治疗组采用棍点理筋手法治疗，先找到压痛点，用治疗棍用擀法大面积放松腰背部肌肉、筋膜，再以搓揉法及切法松解表层肌肉粘连，然后在压痛点或结节处施以点按法。对照组采用常规推拿手法治疗，先用掌推法沿脊柱两侧足太阳膀胱，再用掌根揉法、滚法沿腰椎两侧足太阳膀胱经施术；双手拇指点揉两侧三焦俞、肾俞、气海俞、大肠俞、关元俞、膀胱俞等穴位，配合弹拨紧张的肌索，最后沿腰部两侧膀胱经用掌擦法，横擦腰骶部。两组均 1 次/2 d，20 min/次，治疗 3 次为 1 个疗程。经治 2 个疗程，治疗组总有效率 85.0%(34/40)，对照组 67.5%(27/40)，$P<0.05$；VAS 评分和 ODI 评分均较治疗前明显降低($P<0.05$)，组间比较 $P<0.05$。

张颖颖等将腰背肌筋膜炎患者分为两组各 40 例，治疗组采用推拿配合线偏振光疼痛治疗仪。先用指揉法于腰背操作 10 min，然后取压痛点、条索状改变处，与肌纤维排列横向弹拨 10 次，然后用肘尖对肾俞、腰阳关、压痛点进行点按，各穴位反复进行 5 次按压(10 s/次)，再用掌揉法放松 10 min，最后用拍法对腰背部肌肉操作。同时用线偏振光疼痛治疗仪辅助治疗：选患者压痛点、条索状改变，将线偏振光疼痛治疗仪 B 镜头置于患者 2～3 处明显痛点照射，间隔模式，ON∶OFF 为 1∶4，输出功率 70%～80%，做 2～3 min 后，患者感到热时，加长 OFF 1 s，10 min/次，两法均 1 次/d，10 d 为 1 个疗程，间歇 2 d 后进行下一疗程。对照组单用与观察组同一推拿手法，1 次/d，10 d 为 1 个疗程。结果，总有效率观察组 95.0%(38/40)，对照组 80.0%(32/40)，组间比较 $P<0.05$。

李盛琳等将腰背肌筋膜炎患者分为两组各 29 例，对照组予以单独推拿治疗，先采用滚法放松局部肌肉，用拇指指腹或掌根先于患者背部的膀胱经及督脉作自上而下、由浅入深反复 3～5 次的推按，包括背阔肌、冈下肌、菱形肌、冈上肌、竖脊肌等肌肉，再于痛性结节、压痛点、条索状改变处，以拇指指腹进行左右弹拨，由浅入深、由慢到快，反复 5～10 次，再点揉肾俞、夹脊、脾俞、委中等穴位，反复3～5次，15～30 s/穴。并捏、提起背部侧方中上部肌束，持续10～15 s，重复3～5遍；最后行小关节错位复位手法和脊柱两侧行擦法结束。1次/d，时间15 min，连续治疗7 d。观察组在此基础上进行易罐法治疗，取俯卧位、侧卧位、坐位，将易罐压于腰背并吸附住，以院内制剂田七跌打风湿霜为润滑剂，轻捏易罐沿着皮肤纹理或肌肉走向或通过活动关节进行拉动。以腰背部皮肤发红为宜，5～10 min后取下。结果，观察组临床有效率显著高于对照组($P<0.05$)；观察组ODI评分与VAS评分均显著下降，且较对照组明显要低($P<0.05$)。

梁家王将腰背肌筋膜炎患者分为两组各27例，对照组予推拿手法配合拔罐治疗，手法放松腰背部肌肉后，用一拇指螺纹面着力于压痛点、痛性结节、条索状改变处，另一手拇指叠压其上进行弹拨，做与肌纤维排列垂直的横向拨动5～10 min，然后用拇指点按肾俞、腰阳关、委中、昆仑、阿是穴且反复进行3次按压，5～10 s/次。再采用掌揉法进行放松，反复5遍；最后用推法对腰背部进行推动，1次/d。又取腰背部足太阳膀胱经1、2线，督脉以及阿是穴，以闪火拔罐的方法作用于这些部位，留罐10～15 min，1次/2 d。观察组予推拿手法配合滑罐治疗，其推拿手法与对照组相同。滑罐治疗取足太阳膀胱经1、2线、腰背部督脉以及阿是穴等，滑罐10～20遍，患者皮肤呈现为紫黑色或者红点为度。1次/2 d，5次为1个疗程。两组均以10 d为1个疗程，间休5 d。经治2个疗程，观察组总有效率96.3%(26/27)，对照组77.8%(21/27)，$P<0.01$。

（撰稿：许军　审阅：严隽陶）

【推拿治疗腰椎间盘突出症】

王程等将患者分为两组各30例，对照组采用传统舒筋手法，即先舒筋再整理。治疗组采用“三步六法”推拿手法，即在此基础上增加正骨六法。随访6个月。结果，总有效率治疗组96.7%(24/30)，对照组80.0%(29/30)，$P<0.05$；两组患者治疗后、随访6个月时日本骨科学会(JOA)下腰痛评分均较治疗前明显升高（均$P<0.05$），VAS评分、改良Oswestry评分均较治疗前明显降低(均$P<0.05$)，且治疗组JOA积分、VAS评分、改良Oswestry评分改善情况均明显优于对照组(均$P<0.05$)；治疗组复发率明显低于对照组($P<0.05$)。

吕立江将患者分为两组，观察组34例采用杠杆定位手法，对照组34例采用斜扳法组，两组治疗1次/2 d，3次/周，6次为1个疗程。经治2个疗程，治疗组总有效率优于对照组($P<0.01$)；两组评分较治疗前均改善，观察组改善优于对照组($P<0.05$)；与治疗前比较，治疗后两组患者骨盆参数均转佳($P<0.01$)。治疗后两组间比较，观察组骨盆参数变化优于对照组($P<0.05$)。

薛爱荣等将患者分为两组各80例。对照组给予传统推拿治疗，即定位病患部位缓解肌肉痉挛后，定位阿是穴、腰夹脊、大肠俞、环跳、委中及秩边穴，用拇指点压或肘尖点压的方式，刺激相关穴位产生酸胀感，缓解患者局部疼痛。点压1次/d，连续治疗6 d，间隔1 d，7 d为1个疗程。观察组在此基础上运用理筋调脊通络法，即以轻揉、轻按手法慢速在腰背部按压，掌揉、指揉病痛部位，推滚法按摩竖脊肌，提拿腰部诸肌，当患者有明显疼痛感觉是降低力度，以50次/min的频率按揉10 min。同对照组穴位点按，并对各部位实施捏拿和拍打。患者端坐，双脚自然下垂，医师立于患者身后，将患者一侧手放于颈后，对侧手抱胸至另一侧腋窝，医师以一手拇指顶住伤椎的棘突，并以另一手放于患者一侧肩峰，助手夹住患者双腿并协助固定一侧下肢屈曲在上。使患者上身前屈60～90度，向一侧弯曲时应注意动作缓慢；至最大限度后突然加力侧扳，听见弹响提示手法成功。1次/2 d，3次/周，3次为1个疗程。经治4个疗程，治疗组有效率95.0%(76/80)，对照组为80.0%(64/80)；理筋调脊通络法治疗腰椎间盘突出症患者的临床疗效显著，能显著改善患者SF-MPQ、Owestry、JOA评分及中医症状评分和血清炎症因子等指标($P<0.05$)。

张国辉将患者分为两组各 30 例。对照组予推拿手法治疗,取肾俞、大肠俞、夹脊、环跳、委中等穴,采用按法、按揉法、弹拨法等推拿手法进行组合治疗,1 次/2 d, 20 min/次,共治 10 次。治疗组在此基础上采用瑞士球加以核心稳定训练,具体方法为双桥运动、单桥运动、双膝屈曲状态下的双桥运动、反桥运动、髋膝关节屈曲状态下的反桥运动、单腿伸直状态下的反桥运动。1 次/2 d, 45 min/次,共治 10 次。经治 20 d,两组 VAS 评分、ODI 值均较治疗前减少($P<0.05$),并且治疗组少于对照组($P<0.05$);两组腹部屈肌群、腰背部伸肌群的 PT 值均升高($P<0.05$);组间比较 $P>0.05$。

刘晓瑜等将患者随机分为两组各 30 例。治疗组采用踩跷推拿技术配合人工牵引方法治疗。在人工牵引状态下进行踩跷,依次采用点踩法、搓踩法、摇踩法。对照组参照《推拿治疗学》(2004 年人卫版)中有关腰椎间盘突出症治疗方法。两组均 1 次/d, 25 min/次,10 次为 1 个疗程。经治 1 个疗程,总有效率治疗组 93.3%(28/30),对照组为 76.7%(23/30),组间比较 $P<0.05$;两组 JOA 评分及 VAS 评分治疗前后组内比较以及治疗后组间比较 $P<0.05$, $P<0.01$。

石向东等患者分为 3 组。针刺组 36 例给予导气针法治疗,选肾俞、大肠俞、十七椎、腰阳关为主穴,辨经配穴。留针 20 min, 1 次/5 min。推拿组 39 例取秩边、环跳、承扶、殷门、委中、承山等穴及相关部位。采用朱氏一指禅推法、㨰法、推摩法、捏脊。针刺推拿组 37 例结合导气针法和朱氏一指禅法治疗。经治 20 次,各组治疗前后比较 $P<0.05$, VAS 评分降低,JOA 评分增高;针刺推拿治疗组相比针刺组、推拿组疗效评价有显著性差异($P<0.05$),VAS 评分降低更多($P<0.05$)、JOA 评分增高更多($P<0.05$)。

刘再高等将慢性患者两组各 34 例。观察组按《推拿学》(2009 年中国中医药出版社严隽陶主编)常规脊柱推拿法结合 slump-拉伸运动治疗,1 次/d。对照组以牵引疗法治疗,1 次/d, 30 min/次。两组均 5 次为 1 疗程,间休 2 d。经治 4 个疗程,观察组 VAS 评分较治疗前明显下降($P<0.01$),且观察组显著低于对照组($P<0.05$);治疗后观察组 JOA 评分和 SLR 角度评分均较治疗前明显提高($P<0.01$),且观察组显著高于对照组($P<0.05$)。

曾雨飞将患者分为两组各 30 例,对照组采用常规推拿、针刺等方式治疗,即从上至下使用掌根揉按椎旁两侧,结合弹拨法、滚法重点揉按腰骶部,以腰腿部按摩松解为主,并对双侧肾俞、环跳、腰阳关、命门、委中、殷门等穴按压,1 次/d, 20 min/次。再行针刺,平补平泻,留针 30 min, 1 次/d。观察组在此基础上加龙氏整脊手法治疗。结果,观察组总有效率 93.3%(28/30),对照组 73.3%(22/30), $P<0.05$;治疗前两组 VAS 评分对比无显著差异($P>0.05$),观察组治疗后 1、3 个月时的 VAS 评分均较对照组低($P<0.05$)。

陈福建等将患者分为两组各 50 例。对照组给予口服布洛芬片合腰椎牵引治疗,观察组在对照组的基础上增加南少林整脊手法治疗,先用定点斜扳法再用握踝伸腰法。结果,观察组总有效率显著高于对照组($P<0.05$),两组 JOA 评分和 VAS 评分均比治疗前有明显改善,且观察组明显优于对照组($P<0.05$);观察组各项生活质量评分均显著高于对照组($P<0.05$)。

金伟等将患者分为两组各 43 例,对照组给予手法推拿治疗,观察组在此基础上联合悬吊运动疗法治疗。经治 4 周,观察组总有效率 93.0%(37/40),对照组 74.4%(21/32)($P<0.05$);两组治疗后 VAS 评分、ODI 评分、腰背屈伸比均显著降低(均 $P<0.05$),腰背伸肌群表面肌电积分肌电、平均功率频率、腰背伸状态下峰力矩、平均功率、腰背肌疲劳试验及腹肌耐力试验结果均显著升高(均 $P<0.05$),且观察组治疗后以上指标改善情况均明显优于对照组(均 $P<0.05$)。

庞可昌等将患者分为两组,对照组 55 例给予电针治疗,即选环跳、承山、委中以及患椎附近 2 个夹脊穴，进针得气后接脉冲针灸治疗仪，使用连续波，频率为 3 Hz，30 min/次，1 次/d，10 d 为 1 个疗程，1 个疗程后休息 2 d 再进行下一个疗程。观察组 56 例在此基础上加用手法整脊，先腰椎顶点旋转复位，再俯卧旋腰，按腰提扳，最后握踝伸腰。手法 1 次/2 d，10 d 为 1 个疗程。经治 2 个疗程，观察组总有效率、JOA 评分、腰椎生理曲度均优于对照组($P<0.05$)，VAS 评分低于对照组($P<0.05$)。

李冠彦等将腰椎间盘突出症合并脊柱侧弯患者分为两组。观察组 49 例用推拿结合四维牵引治疗，即缓解肌痉挛后用大拇指点或肘尖点、揉肾俞、大肠俞、命门、环跳、委中及阿是穴，时间 5 min；按揉夹脊穴，时间 5 min，最后纠正脊柱侧弯。1 次/d，2 周为 1 个疗程。再采用韦以宗教授借鉴危亦林脊柱悬吊复位法和《医宗金鉴》“攀索叠砖法”创新的牵引双下肢并半悬吊使腰背过伸的牵引法即四维牵引法。对照组 47 例单用推拿治疗。结果，总有效率观察组 89.8%(44/49)，对照组 78.7%(10/47)，$P<0.05$；治疗前后 Cobb 角差值、治疗后 VAS 评分比较 $P<0.05$。

（撰稿：许军　审阅：严隽陶）

［附］　参考文献

C

曹华.麦肯基手法结合理疗治疗非特异性下腰痛患者 50 例[J].按摩与康复医学，2019，10(15)：1

陈雯，杨秀英，王伟文.中药熏洗联合穴位按摩治疗乳腺癌术后上肢水肿临床研究[J].新中医，2019，51(9)：256

陈福建，李永军，苏丽君.南少林整脊手法治疗腰椎间盘突出症的疗效观察[J].深圳中西医结合杂志，2019，29(12)：43

陈水金，江煜，陈乐春，等.推拿手法对神经病理痛大鼠背根神经节和脊髓背角 NMDAR2B 表达的影响[J].光明中医，2019，34(16)：2472

D

丁懿，郭琛琛，王宁，等.悬吊推拿运动技术联合肌内效贴治疗腰肌筋膜炎的临床观察[J].康复学报，2019，29(2)：27

丁丽凤，马骏，金莹莹.推拿联合行为干预治疗儿童原发性夜间遗尿症临床观察[J].上海中医药大学学报，2019，33(1)：46

F

冯伟.摩腹法对 2 型糖尿病大鼠胰腺 IL-1β、Caspase-3 及 Bcl-2 表达的影响[J].按摩与康复医学，2019，10(13)：47

G

高建辉，马艳，余云飞，等.摩腹手法对睡眠剥夺大鼠脑内神经递质及 Orexin-A 的影响[J].天津中医药，2019，36(3)：279

官树雄，冯锡坚，朱水英.复位手法联合西药对耳石症患者眩晕的疗效分析[J].深圳中西医结合杂志，2019，29(9)：163

郭家川，刘英.腰部推拿按摩联合肌肉锻炼治疗腰痛患者的 MRI 研究[J].按摩与康复医学，2019，10(3)：12

H

韩磊，李艺，赵平.腰椎关节手法对背根神经节伤害性疼痛大鼠疼痛行为学及一氧化氮含量的影响[J].北京中医药，2019，38(4)：340

黄森，周兴茂，吴俊哲，等.棍点理筋疗法治疗腰背肌筋膜炎的临床疗效观察[J].广州中医药大学学报，2019，36(12)：1958

J

姜仁建，蒲萍，曹洪辉，等.中医理筋手法加中药外敷对急性踝关节扭伤患者静脉血 SOD 及 MDA 水平的影响[J].中国中医急症，2019，28(8)：1408

金伟，徐蓉，贾东奇.手法推拿联合悬吊运动疗法对腰椎间盘突出症患者腰背伸肌群功能及肌肉抗疲劳的影响

[J].现代中西医结合杂志,2019,28(25):2772

靳玉红,张利利,朱国芳,等.穴位按摩配合穴位贴敷对ERCP诊断阻塞性黄疸患者外周血Th17/Treg平衡的调节作用研究[J].陕西中医,2019,40(7):944

K

柯智淳,李华南,刘斯文,等.王金贵教授从脏腑"左升右降"角度探讨津沽脏腑推拿治疗慢性疲劳综合征的相关性[J].天津中医药,2019,36(5):440

孔亚敏,严隽陶.推拿联合跑轮训练对大鼠骨骼肌失神经后碱性成纤维细胞生长因子表达的实验探究[J].按摩与康复医学,2019,10(11):52

L

李黎,范志勇,吴山,等.一指禅推拿抗眩晕效应的动力学参数优化设计思路[J].中医药临床杂志,2019,31(7):1226

李梅,郑耀建,文洁珍,等.新生儿推拿按摩联合茵陈蒿汤加减外洗对新生儿高胆红素血症的临床治疗效果观察[J].中医临床研究,2019,11(3):21

李萍.健脾益肺方配合按摩对肌萎缩侧索硬化症患者神经功能及肌电图的影响[J].四川中医,2019,37(8):147

李冠彦,张盛强.推拿结合四维牵引治疗腰椎间盘突出症合并脊柱侧弯疗效观察[J].实用中医药杂志,2019,35(2):218

李华南,韩一豪,刘洋,等.腹部推拿对慢性疲劳综合征模型大鼠海马区 Ca^{2+} 浓度及MAPK、ERK蛋白表达的影响[J].辽宁中医杂志,2019,46(9):1817

李华南,韩一豪,刘洋,等.腹部推拿对慢性疲劳综合征模型大鼠行为学及海马区BDNF、CREB mRNA表达的影响[J].中国中医基础医学杂志,2019,25(6):750

李盛琳,李伟赣,向前锟,等.推拿结合易罐治疗腰背肌筋膜炎临床观察[J].现代诊断与治疗,2018,27(14):2213

李应志,张吉,邵长丽,等.冰敷与热敷分别联合推拿对家兔急性骨骼肌损伤修复作用的比较[J].广州中医药大学学报,2019,36(8):1188

梁家王.推拿手法配合滑罐治疗腰背肌筋膜炎27例疗效观察[J].内蒙古中医药2017,45(3):122

林志刚,陈水金,陈乐春,等.推拿按揉法对神经病理痛大鼠的镇痛作用及对血清、背根神经节及脊髓背角P物质的影响[J].中华中医药学刊,2019,37(4):877

刘少鸿,袁小霞.辨证推拿治疗椎动脉型颈椎病效果及对血清NSE、血浆NPY水平的影响[J].四川中医,2019,37(2):193

刘晓瑜,严森,谢慰,等.踩跷推拿技术治疗腰椎间盘突出症30例临床观察[J].湖南中医杂志,2019,35(2):74

刘再高,金红姝,秦艳霞,等脊柱推拿结合slump-拉伸运动治疗慢性腰椎间盘突出症的临床观察[J].中华中医药学刊,2019,37(5):1182

卢慧娜,何素蓉,曹霞,等.推拿联合局部注射糖皮质激素治疗小儿先天性斜颈的效果及对彩超结果的影响[J].湖南中医药大学学报,2019,39(3):385

吕立江,谢云兴,陈涯峰,等.杠杆定位手法治疗腰椎间盘突出症疗效与骨盆参数影响的研究[J].浙江中医药大学学报,2019,43(7):640

M

马莹,任翼,黄怡然,等.腰骶松筋法对原发性痛经患者月经期次髎穴压痛反应及腰骶部压痛点的影响[J].现代中西医结合杂志,2019,28(5):461

P

庞可昌.手法整脊配合电针对腰椎间盘突出症患者腰椎生理曲度变化的影响[J].亚太传统医药,2019,15(3):165

R

任志容,彭晓梅.中医穴位按摩联合导乐分娩对初产妇负性情绪、乳房胀痛及分娩结局的影响[J].湖南中医药大学学报,2019,39(5):658

S

佘瑞涛,李万瑶,刘国科,等.按脊松枢法结合蜂针治疗强直性脊柱炎的疗效观察[J].广州中医药大学学报,2019,36(7):1012

石向东,朱鼎成,卢新刚,等.导气针法结合朱氏一指禅推拿治疗腰椎间盘突出症疗效观察[J].按摩与康复医学,2019,10(14):20

T

童伯瑛,游世晶,杨眉峰,等.通督开窍推拿法治疗肺脾

气虚型过敏性鼻炎的临床观察[J].福建中医药,2019,50(1):5

W

万冰艳,金龙,罗建.基于数据挖掘技术的推拿手法治疗原发性痛经的规律分析[J].按摩与康复医学,2019,10(20):38

汪婷,熊丙建,薛昶,等.穴位按摩、足部反射疗法联合中药对老年前列腺增生患者的干预作用研究[J].湖南中医药大学学报,2019,39(3):381

王程,刘洁,马鑫文,等."三步六法"推拿干预腰椎间盘突出症的远期效应观察[J].现代中西医结合杂志,2019,28(4):365

王坤,程煜龙.督脉捏脊疗法联合常规康复训练对肌张力低下型脑性瘫痪患儿的临床观察[J].中国民间疗法,2019,27(1):15

王京良,王程,熊波,等.推拿并捏脊治疗对小儿反复呼吸道感染患者T淋巴细胞亚群和血清免疫球蛋白水平变化的影响[J].四川中医,2019,37(1):186

韦小霞,雷龙鸣,邱石源,等.背部循经推拿手法对束缚应激所致亚健康模型大鼠海马神经元的影响[J].辽宁中医杂志,2019,46(3):639

吴哲,王勇,沈峥嵘,等.内功推拿结合倒走治疗非特异性腰痛的临床研究[J].中医药导报,2019,25(7):83

X

薛爱荣,宋薛艺,徐鹏,等.理筋调脊通络法对腰椎间盘突出症患者SF-MPQ、Owestry、JOA评分及中医症状评分的研究[J].时珍国医国药,2019,30(9):2169

Y

严晓慧,王君,黄纬.益气通督手法对脾虚泻模型幼鼠消化吸收功能的影响[J].中医学报,2019,34(5):994

姚东文,张文兵,蔡群峰.中医推拿理论指导下冲击波治疗背部肌筋膜炎30例[J]福建中医药,2019,50(4):64

叶正飞,郭荣爱.振腹推拿治疗颈椎病伴焦虑的效果及对椎-基底动脉血流动力学、焦虑抑郁状态的影响[J].四川中医,2019,37(10):207

袁宇红,卢跃卿,韩洋.穴位按摩对急性脑缺血再灌注损伤模型鼠认知及Notch通路的影响干预组[J].世界中医药,2019,14(5):1153

Z

曾雨飞.龙氏整脊推拿治疗腰椎间盘突出30例疗效观察[J].内蒙古中医药,2019,38(1):54

张嫱,彭玉,冷丽,等.基于数据挖掘小儿推拿治疗小儿腹泻用穴规律分析[J].贵阳中医学院学报,2019,41(2):88

张新,李春根,王翠梅,等.肾俞穴位按摩配合路径式功能锻炼对术后腰椎功能康复的影响[J].北京中医药,2019,38(8):802

张国辉,牟鑫,郭清娟,等.核心稳定训练联合手法治疗腰椎间盘突出症30例[J].上海中医药杂志,2019,53(7):48

张颖颖,陈丽姣,徐静,等.推拿配合线偏振光疼痛治疗仪治疗腰背肌筋膜炎的临床观察[J].中国保健营养,2019,29(27):365

朱俊,彭德忠,郑倩华,等.基于BOPPPS教学模型构建　法推拿实训的教学设计[J].按摩与康复医学,2019,10(10):90

（十二）气　功

【概述】

2019年，在中国知网以“气功”为主题词，检索出403篇。其中，气功功法有八段锦、易筋经和五禽戏，八段锦的研究文献最多（54篇）；在气功研究方面，基础研究最多（109篇）；在基金项目方面，有国家社科基金（11篇）、国家自然基金（10篇）、教育部人文社会科学研究（4篇）。

2019年，举办了世界医学气功学会（北京）和中国医学气功学会（北戴河）2个气功学术年会，从学术交流的内容和气功研究的质量较以往有很大程度提高。由福建中医药大学牵头，北京中医药大学、成都中医药大学、黑龙江中医药大学等组成团队的“太极拳对2型糖尿病及脑卒中功能康复效果的临床研究”（2019YFC1710300），获批国家重点研发计划，是气功研究的重大标志性事件。

1. 理论研究

王国华等基于《内经》理论，评述“六字诀”的开阖补泻规律，提出六字诀既可补身体之虚，也可泻身体之实，具有双向调节作用，使用“嘘、呵、呼、呬、吹、嘻”，引动相应的肝心脾肺肾三焦脏腑和经络气机，起到畅通经络、调息疗病、保健养生的作用。即吸气不发音为补，呼气吐音为泻。六字诀的“开阖补泻”规律与中医的开阖补泻理论相吻合，可根据自身体质的偏虚偏实，有目的地习练能起到事半功倍的疗效。赵吉超等认为，刘完素的《素问病机气宜保命集》比较详细地论述了气功理论与锻炼方法，与形气神三位一体的生命观吻合，重视形气神相互关联，炼气方法多样，认为“性命在乎人”。刘峰等以气一元论为理论基础，结合中医气功特点提出人体气机运行的升、降、出、入、虚、实、散、聚等8种方式，描述所对应的正常与异常表现，及气功临床的8种治疗操作方式（降、升、合、开、补、泄、固、通）的具体三调操作。

2. 文献研究

王莹等对《诸病源候论》所载的齿痛养生方及其导引法进行整理分析，并结合现代研究，整理出3套功法，分别为提肩摆颈法、屏息叩齿法、意念导引法，并对《养性延命录》中详细记载诸多养生方法进行了梳理，选取该书下卷中的导引按摩篇，结合中医学理论，对其所载的导引法按照身体部位进行有顺序的整理分类。郭佳美对《诸病源候论·病热候》治疗热病的功法进行整理，对所载功法功理、操作等进行详尽解析，并编撰一套针对热病患者，特别是阴虚体质人群的气功功法。张鑫政对《〈卫生真诀〉所载运气口诀及仙传四十九方》中八仙类医疗气功操作进行了整理、解析，结合气功调身、调心、调息的要领既规范操作动作，阐明疗效解释叙述，加以浅析其功法作用机理并与文中方剂相类证，明确两种功法的主治范围，便于古代传统医疗气功技术的推广和应用。

杨剑等为检验瑜伽、太极拳和气功三项身心锻炼作为补充性和替代性疗法干预抑郁症的有效性，应用国内外文献检索平台，对瑜伽、太极和气功干预抑郁症的29项随机对照试验（RCTs），采用Revman 5.3软件进行Meta分析，发现单独身心锻炼干预抑郁症有效（SMD＝－0.73，95％CI－1.00～－0.47，$P<0.01$），但存在异质性和发表偏倚，而身心锻炼联合药物干预抑郁症有效（SMD＝－0.54，95％CI－0.71～－0.36，$P<0.01$），不存在异质性和发表偏

倚，说明身心锻炼可作为药物治疗抑郁症的补充性疗法，但单独身心锻炼对于抑郁症的干预效应不稳定，还需更多长周期、高质量的研究以检验其干预抑郁症的实际有效性。

3. 应用研究

(1) 慢性疾病康复　石燕、谌洪勋、胡月霞、卢佳利、程彩萍等、张海云等分别研究参与八段锦对肺癌、慢阻肺、肺结核患者的治疗作用，采用对照组和观察组进行临床观察。结果，八段锦参与的观察组效果均优于对照组。李晶晶、宋昌梅、杨慧馨、刘金明等分别对呼吸系统疾病、心脑血管疾病、骨质疏松的康复治疗进行研究，采用对照组和观察组进行临床观察。结果显示，易筋经、五禽戏和易筋经等参与的观察组效果均高于对照组。表明健身气功对呼吸系统疾病、心脑血管疾病、骨质疏松等慢性疾病的康复方面有促进作用。

(2) 心理疾病干预　蒋琪、倪晓梅等、顾芳臣等分别从健身五禽戏对慢性阻塞性肺疾病(COPD)稳定期患者焦虑、抑郁情绪及生活质量的影响，腹式深呼吸训练对胃食管反流病患者消化道症状群和心理症状群的影响，运用健身气功八段锦对女戒毒人员进行常规的康复操干预等方面来探讨气功及腹式深呼吸训练对心理疾病的影响。采用实验组、对照组、观察组进行临床观察。结果显示，实验组疗效均优于对照组。表明五禽戏、腹式深呼吸训练和八段锦，对改善患者的负性情绪和生活质量，胃食管反流病患者的消化道症状和心理症状，及女子戒毒所人员的心身健康等方面具有临床疗效。

郑云峰探讨健身气功锻炼对农村留守女中学生焦虑、抑郁和自尊心的影响。实验系统抽样重庆市35所农村初级中学学生作为调查研究对象，将每个学校各年级抽取的2个班级女生(共1 286名)分为两组，一组为实验组，一组为对照组。采用八段锦、五禽戏、易筋经和六字诀4种功法组合训练，运动中辅以音乐。实验时间为2016年3～6月，练习30～40 min/次，2次/周。结果，实验组比对照组显示出更低的焦虑水平(t 值为-7.892，$P<0.01$)、更低的抑郁水平(t 值为-8.814，$P<0.01$)、更高的自尊心(t 值为9.649，$P<0.001$)。通过健身气功锻炼，实验组在焦虑、抑郁和自尊心方面具有统计学意义，研究可以改善和促进留守女中学生的身心健康。

(3) 养生保健塑形　王艳艳等研究易筋经锻炼对老年人自测健康水平的影响。采用自测健康评定量表(SRHMS)，对140名老年人为期12周的易筋经锻炼前后自测健康水平变化情况的评价。结果，参与易筋经锻炼的老年人的生理健康、心理健康、社会健康及健康总分状况，明显优于没有参与易筋经锻炼的老年人。

张忠兴等将健身气功结合灵龟八法针灸法对大学生肥胖患者进行干预治疗，将46名大学生随机分成观察组(健身气功结合灵龟八法针刺)和对照组(健身气功)各23名。经过24周健身气功和灵龟八法针刺干预后，2组受试者体重、腰围、WHR、F值均有显著下降，但健身气功结合灵龟八法针刺法的效果更优。

洪斌等研究中医传统气功辟谷法对正常人的体质量及体质量指数的干预效果。具体方法是习练中医传统气功，同时辟谷7 d，每日记录体质量和体质量指数的变化。结果20名中的19名实验者，体质量和体质量指数都有不同程度的下降。其中，最大下降体质量和体质量指数为5.25 kg和2.05，平均每天下降体质量和体质量指数为1.05 kg和0.41。表明中医传统气功辟谷技术对体质量和体质量指数的控制有着积极的意义，而且这种干预并非暂时的，可能会形成长远的持续效应。

4. 机制研究

陈悦等为分析和探究站桩功诱发自主平衡调节效应的生物力学特征，选择60名基线一致的在校大学生为受试者随机分成两组。干预组进行三圆式站桩功训练，对照组不接受任何训练，仅与干预组平行空白对照。结果显示，睁眼双脚常态站立位，干预组TTW值较干预前显著增高($P<0.05$)，EA值较干

预前显著降低($P<0.05$);对照组 TTW 值和 EA 值较干预前差异无统计学意义($P>0.05$);闭眼双脚常态站立位,干预组 TTW 值较干预前显著增高($P<0.001$),EA 值较干预前显著降低($P<0.001$);对照组 TTW 值和 EA 值较干预前差异无统计学意义($P>0.05$),但对照组 EA 值有增大的趋势。表明三圆式站桩功的前后、左右对称性的特点,能够加强个人调身意识,培养自主调节平衡的能力,改善背部及下肢肌肉力量,发挥调节脊柱平衡的效应。

郭郁等基于 α、β 频带脑电功率分析八段锦的"调心"效应及其人格特征,根据艾森克人格问卷简式量表中国版(EPQ-RSC)中的 N 量表将参与实验的大学生分成不同人格组,接受八段锦训练,比较两组 α、β 频带平均功率在总体和空间(导联)的差异。结果,中间型人格组显著高于训练前($P\leqslant0.01$),情绪稳定型人格组与训练前比较无统计学差异($P>0.05$)。表明八段锦训练能够诱发"调心"作用,可改善不同神经质人格大学生的不良心理状态。张琳等分析意境作业对不同脑区的安神作用,将 88 名大学生随机分为两组,对实验组进行意境作业培训,对照组不做任何干预。结果,两组 α 频带绝对功率在额区、左颞区、左中央区、顶区、左枕区,比较差异有统计学意义($P<0.05$),表明意境作业训练在左脑和右额区的 α 频带绝对功率显著加强,以提高大脑安静水平,具有安神作用。

闫健等应用心率变异性(HRV)时域和频域指标探寻站桩功对焦虑状态的调节效应,选择焦虑自评量表≥50 分的受试者为研究对象。结果,站桩功训练后,实验组窦性心搏间标准差(SDNN)、相邻正常窦性心搏间期差值的均方根(RMSSD)和相差 50 ms 以上相邻窦性心搏间期数占窦性心搏间期总数的百分比(PNN50)均较前升高,标化低频功率(LFn)降低,标化高频功率(HFn)升高,均有统计学意义($P<0.05$),对照组各项指标无统计学意义($P>0.05$)。表明三圆式站桩功能够诱发 HRV 指标变化,能提高副交感神经活性、降低交感神经活性,有益于自主神经的平衡。

邹雪芳等运用红外成像技术研究意注经络法对经络经气的调控能力,将 40 名在校大学生分成对照组和实验组各 20 人,应用远红外成像技术进行检测,分别观察意注经络法前后及未进行任何气功锻炼前后两手手少阴心经经脉的红外热图变化。结果,意注经络法后,左右两手手少阴心经五俞穴温度升高,与意注经络前比较差异有统计学意义($P<0.01$),表明意注经络法可以调控经络经气。

5. 小结

本年度的气功研究在理论、文献、应用及机制研究等方面有全面进展,尤其是在临床应用方面更加突出,主要表现在心肺功能、心理疾病及脑血管疾病等康复治疗方面的应用,有从替代补充的角色向临床干预主要手段转化的倾向,期待气功疗法在医学领域进一步发挥作用。

(撰稿:魏玉龙　审阅:黄健)

【八段锦临床研究】

八段锦的研究主要体现在预防和治疗疾病中,对糖尿病、高血脂、高血压、抑郁症、老年人智力减退、脑卒中、颈椎病、腰椎间盘突出等慢性疾病有明显疗效。

李文颢等在社区筛选出糖尿病前期合并轻度高血压患者 90 随机分为八段锦组、抗阻运动组和空白对照组,时间 4～6 个月。结果,两运动组各时点血糖指标水平均较干预前降低($P<0.01$);两运动组血糖指标呈下降趋势,空白对照组血糖指标维持原有水平;两运动组干预后各时点血糖指标均低于对照组($P<0.05$)。干预后,各时点八段锦组收缩压(SBP)、舒张压(DBP)及抗阻运动组 SBP 均较干预前降低($P<0.01$);干预 4、6 个月时,抗阻运动组 DBP 均较干预前降低($P<0.01$);两运动组血压指标呈下降趋势,空白对照组 DBP 呈上升趋势,SBP 维持原有水平。干预后,八段锦组各时点 SBP、DBP 及抗阻运动组 SBP 均低于同期对照组($P<0.05$);

干预 4、6 个月时，抗阻运动组 DBP 低于同期对照组($P<0.05$)，八段锦组 SBP 低于抗阻运动组($P<0.05$)。表明八段锦和抗阻运动均能安全有效地控制 IGR 合并轻度高血压患者的血糖和血压，八段锦对血压的控制效果优于抗阻运动。

徐志立等筛选 24 例老年志愿者，分为不习练八段锦的对照组和习练八段锦的干预组。通过 6 个月观察，结果与对照组相比，干预组定向力、记忆力、注意力、计算力、延迟回忆、语言能力分值明显提高，MMSE(简易精神状态量表)总分显著增加($P<0.05$)；干预组联想学习能力、理解记忆能力、背数能力及 MoCA(蒙特利尔认知评估量表)总分均明显提高($P<0.05$)；干预组习练前后比较，MMSE 和 MoCA 总分也有显著提高($P<0.05$)；习练 6 个月后，与对照组相比较，干预组 NSE(神经元特异性烯醇化酶)水平显著降低。表明八段锦健身运动有显著的抗老年人智力衰退，提高老年人生活质量的作用。

柯小剑等采用颈椎健康状况问卷调查，在 910 名大学生中选取 37 名早期颈肩综合征女生并随机分为干预组和对照组，干预组行八段锦练习，对照组无任何干预措施。经 10 周八段锦练习，干预组焦虑自评量表(SAS)、抑郁自评量表(SDS)评分均显著改善($P<0.05$)，视觉模拟评分法(VAS)评分与颈椎功能障碍指数均显著下降($P<0.01$)。表明八段锦练习可明显改善早期颈肩综合征大学生的心理健康状况，提高生活质量。

盘雪娇等将 98 例肝肾亏虚型腰椎间盘突出症患者采用随机分为观察组与对照组各 49 例。对照组接受针刺治疗，观察组在针刺治疗及健康教育基础上联合八段锦养生功法锻炼。结果，两组干预前后比较，疼痛视觉模拟量表(VAS)评分、JOA 下腰痛评分评价疼痛程度评分均改善，两组比较差异有统计学意义($P<0.05$)。表明八段锦养生功法在改善腰椎间盘突出症患者的疼痛及提高肢体活动度具有促进作用。

(撰稿：赵丹　审阅：魏玉龙)

【气功在慢性疾病中的应用】

1. 呼吸系统疾病康复

本年度，直接研究气功对呼吸系统疾病康复作用的报道不多，但不少研究者对呼吸锻炼促进呼吸系统疾病康复的探索，与气功不无相关，因为呼吸调整(调息)是气功锻炼三大要素中的重要组成部分。

石燕等分别探讨呼吸锻炼在肺癌(术前、术中、术后)、慢阻肺恢复期、肺结核患者的康复作用。结果，观察组的效果均优于对照组。表明呼吸锻炼专项护理能改善肺功能指标，可介入肺癌患者的整个治疗过程(包含术前至术后)，以及对慢阻肺患者、肺结核患者，均有明显疗效。

卢佳利等分别从探究腹式呼吸和有氧训练联合抗阻运动在老年 COPD 稳定期肺功能康复的效果、慢阻肺立位呼吸操对 COPD 心肺功能康复的效果。结果，观察组的效果均优于对照组，呼吸锻炼可改善患者的肺功能，减轻呼吸困难症状。

赵焰等探讨呼吸操对 COPD 患者的影响。检索、纳入国内外呼吸操对 COPD 患者影响的随机对照试验(RCTs) 13 项，将患者 613 例分为呼吸操训练组 308 例和对照组 305 例。结果显示，呼吸操训练能改善 COPD 患者第 1 s 用力呼气容积($P=0.01$)、用力肺活量($P<0.001$)、圣乔治呼吸问卷评分($P<0.001$)、6 min 步行距离($P=0.04$)、第 1 s 用力呼气容积与用力肺活量之值($P=0.03$)。表明呼吸操训练对 COPD 患者 FEV1、FVC、SGRQ、6MWD、FEV1/FVC 等指标有良好的效应。

2. 心脑血管疾病及骨质疏松康复

宋昌梅等总结中医多种传统气功对高血压患者血压的影响，纳入 15 篇 RCT，共 1 379 例高血压患者。结果，与对照组相比，传统气功组能够明显降低高血压患者的收缩压和舒张压；太极拳、八段锦和易筋经均能够降低高血压患者的收缩压和舒张压；传统气功在每周累计干预 3～7.5 h，均能降低患者的收缩压和舒张压。

邱定荣等共纳入 9 个 RCT 研究（治疗组 357 例，对照组 352 例）。结果显示，治疗组 SDS 评分改善优于对照组（$P<0.05$），治疗组干预 1、3、6 个月均优于对照组（$P<0.05$）；治疗组汉密尔顿抑郁量表（HAMD）评分改善总体优于对照组（$P<0.05$），干预 40、42、84 d 均优于对照组（$P<0.05$）。表明对伴发抑郁症状患者，结合八段锦训练，不论干预周期长短均可有效改善患者症状，促进患者康复。

杨慧馨等探讨太极拳等传统运动对脑卒中患者偏瘫下肢的干预效果，将 105 例患者分为对照组、气功组和太极组（各 35 例）。3 组均行常规康复，太极组行改良的二十四式太极拳，气功组行健身气功八段锦。结果显示，太极组 FMA-LE 评分高于对照组（$P<0.05$）；踝背屈时，太极组和气功组胫骨前肌 iEMG 高于对照组（$P<0.05$）；太极组胫骨前肌 CR 低于对照组和气功组（$P<0.05$）。表明太极拳等气功锻炼可增强主动肌肌力，有助于患者偏瘫下肢主动肌与拮抗肌之间的协同。

刘金明等观察呼吸训练对脑卒中患者步行功能的临床疗效，将患者 48 例随机分为观察组（常规康复治疗）和对照组（辅以呼吸功能训练）。经 8 周治疗，观察组各项评分明显优于对照组（$P<0.01$，$P<0.05$）。表明康复训练能提高患者下肢运动功能、平衡能力、步态、心肺功能等，从而改善脑卒中恢复期患者的步行能力。

李晶晶探讨定期的易筋经、五禽戏和八段锦健身气功练习对老年女性腰椎和股骨近端骨密度（BMD）的影响。24 周健身气功练习后，易筋经组和八段锦组腰椎 L2-4 的 BMD 分别增加 12.0% 和 11.0%（$P<0.05$），五禽戏组无显著变化（$P>0.05$）。表明易筋经和八段锦练习能够提高老年女性腰椎 L2-4 的 BMD，且优于五禽戏练习，但 3 种练习对股骨近端 BMD 影响均不明显。

（撰稿：代玄烨　审阅：魏玉龙）

［附］ 参考文献

C

陈悦，魏泽仁，郭郁，等.应用生物力学信息分析站桩功训练诱发自主平衡效应的特征[J].北京中医药大学学报，2019，42(2)：120

陈昌乐，刘峰，邢锐.导引定义探析[J].中华中医药杂志，2019，34(10)：4920

程彩萍，宋丽霞，李少芳，等.术前呼吸锻炼专项护理对肺癌患者术后肺功能指标的临床影响[J].中医临床研究，2019，11(1)：117

G

顾芳臣，王美峰，林征，等.腹式深呼吸训练在胃食管反流病患者中的应用研究[J].中华护理杂志，2019，54(4)：501

郭郁，魏泽仁，胡庆川，等.运用 α 和 β 频带脑电功率分析八段锦对不同神经质人格大学生"调心"效应差异[J].世界科学技术(中医药现代化)，2019，21(12)：2852

郭佳美.《诸病源候论・病热候》所载导引法评析及整理[C].中国医学气功学会第六届会员代表大会暨学术年会论文集，2019：155

H

洪斌，廖建湘，郭建红.中医传统气功辟谷技术对体质量指数的干预研究[J].中国医药指南，2019，17(26)：203

胡月霞.呼吸锻炼专项护理在肺癌患者手术前及手术中的效果研究[J].护士进修杂志，2019，34(5)：407

J

蒋琪.健身气功八段锦对女戒毒人员干预效果研究综

述[J].中华武术(研究),2019,8(2):85

K

柯小剑,崔永胜,张军.健身气功健身气功·八段锦对颈肩综合征大学生心理特征的影响[J].按摩与康复医学,2019,10(2):9

L

李晶晶.三种健身气功练习对老年女性骨密度的影响[J].中国骨质疏松杂志,2019,25(3):339

李文颢,吴知凡,荆纯祥,等.八段锦对糖尿病前期伴轻度高血压患者血糖和血压的影响[J].新中医,2019,51(7):291

刘金明,章志超,马艳.呼吸训练对脑卒中患者步行功能的临床疗效观察[J].中国康复,2019,34(1):3

卢佳利.立位呼吸操在心肺康复中的应用[J].世界最新医学信息文摘,2019,19(19):19

N

倪晓梅,张新安,葛丽娜.健身气功五禽戏对 COPD 稳定期患者焦虑、抑郁情绪及生活质量的影响[J].中国医学创新,2019,16(1):166

P

盘雪娇,卢春玲,杨永江,等.八段锦在肝肾亏虚型腰椎间盘突出症中的应用及疗效观察[J].云南中医中药杂志,2019,40(5):97

邱定荣,林小丽,赵经营,等.八段锦改善抑郁症状 Meta 分析[J].新中医,2019,51(6):51

S

谌洪勋.运动并呼吸训练在慢阻肺康复治疗中的作用[J].心理月刊,2019,14(7):6

石燕.八段锦健身气功锻炼对肺结核患者肺功能及并发症的预防研究[J].中国预防医学杂志,2019,20(9):799

宋昌梅,张晋,杲春阳.基于 Meta 分析探讨中医传统气功对高血压患者血压影响[C].中国中西医结合学会第八届虚证与老年医学专业委员会学会论文集,2019:361

W

王莹,郭佳美,胡庆川,等.基于《诸病源候论》论述齿痛导引法[J].中医药导报,2019,25(17):57

王莹.《养性延命录》所载导引法梳理与评析[C].中国医学气功学会第六届会员代表大会暨学术年会论文集,2019:163

王国华,魏连海.从《内经》理论分析健身气功"六字诀"的开阖补泻[J].中医药导报,2019,25(6):18

王艳艳,李海燕.健身气功易筋经对老年人自测健康水平的影响[J].中国老年学杂志,2019,39(5):1111

X

徐志立,张莹,张旭,等.八段锦对老年人智力衰老的改善作用研究[J].亚太传统医学,2019,15(2):111

Y

闫健,翟向阳,魏泽仁,等.三圆式站桩干预焦虑状态大学生诱发心率变异性效应的分析[J].北京中医药大学学报,2019,42(7):555

杨剑,梁艳,邱卓英,等.身心锻炼干预抑郁症有效性的 Meta 分析[J].中国康复理论与实践,2019,25(11):1260

杨慧馨,刘晓蕾.太极拳和八段锦对脑卒中患者偏瘫下肢运动功能和表面肌电的效果[J].中国康复理论与实践,2019,25(1):101

Z

张琳,闫健,陈悦,等.基于 α 频带绝对功率分析意境作业对不同脑区安神作用[J].世界中西医结合杂志,2019,14(6):860

张海云,何英姿,张萍,等.腹式呼吸、有氧训练联合抗阻运动在老年稳定期 COPD 患者肺功能康复中的应用[J].川北医学院学报,2019,34(2):266

张鑫政.《卫生真诀》所载运气口诀的介绍及解析[C].中国医学气功学会第六届会员代表大会暨学术年会论文集,2019:170

张鑫政.《卫生真诀》操作整理及作用浅析[C].中国医学气功学会第六届会员代表大会暨学术年会论文集,2019:174

张忠兴,费晓艳,蔡俊.健身气功结合灵龟八法针刺对肥胖大学生血脂和炎症因子干预对照研究[J].山西大同大学学报(自然科学版),2019,35(4):62

赵焰,胡海华,张莉.呼吸操在慢性阻塞性肺疾病患者

中应用效果的 Meta 分析[J].解放军护理杂志,2019,36(1):32

赵吉超,邓萍,章文春.基于形气神三位一体生命观的刘完素气功思想探析[J].中华中医药杂志,2019,34(7):3175

郑云峰.健身气功改善农村留守女中学生焦虑、抑郁和自尊的调查研究[J].西南师范大学学报(自然科学版),2019,44(10):75

邹雪芳,曾雅婷,章文春.意注经络法对手少阴心经红外热图变化的研究[C].中国医学气功学会第六届会员代表大会暨学术年会,2019:243

（十三）护　理

【概述】

随着健康观念变化和医学模式转变，中医护理越来越显示出其独特的优势。中医护理充分发挥了在疾病治疗、康复促进、慢病管理、养生保健、健康养老等方面的作用。中医护理专科和学科得到了发展，中医护理技术在临床得到了广泛应用。

1. 理论研究

张雅丽总结了中医护理及辨证施护的内涵及应用。中医护理是以中医基本理论为指导，运用整体观对疾病进行辨证施护，结合预防、保健、康复、医疗等措施，运用传统护理技术，对患者及其他人群施以护理的一门独立的应用性学科。中医护理包括辨证施药、辨证施情、辨证施膳、辨证施教、辨证施养以及辨证施术等，针刺、灸法、拔罐法、涂药法、熏蒸法、耳穴埋豆、灌肠法、推拿法及敷贴法等中医护理技术在改善患者疾病和健康方面发挥了极大的作用。中医药护理对保护和促进人类健康具有不可替代的作用，且在国际社会具有独特的优势和强大的生命力。

焦文波等探讨了《黄帝内经》中医护理学方法，认为《黄帝内经》蕴含丰富的中医护理方法。从生活护理、饮食护理、情志护理等方面对所蕴含的护理学方法进行了挖掘整理和归纳，提出调节阴阳、顺应四时、劳逸适度、和于术数的生活护理方法；饮食有节、定时定量、冷热适宜、谨和五味、药食同补的饮食调护；以情胜情、恬淡虚无、真气从之，精神内守，病安从来的情志调护。表明《黄帝内经》对中医护理学理论和实践有着重要的指导意义和研究价值。

代培方等总结了子午流注理论在中医护理技术中的应用进展。中医历代医家均强调“天人相应、天人合一”的整体观念，这与西方医学生命与时间关系的节律性研究相一致。近年来有诸多研究将子午流注理论应用到各种疾病的中医护理技术中，取得了较好的临床疗效。在穴位敷贴、中药保留灌肠、耳穴贴压、艾灸、拔火罐、刮痧以及中药沐足等中医护理技术中均有应用研究。但样本量小，缺乏与其他技术联合应用及远期效果追踪等不足。期待对子午流注理论的核心内涵和机理研究，用循证科学方法，使子午流注理论在临床及护理应用中变得更加完善。

2. 辨证施护

张晓华等将 360 例活动期类风湿关节炎（RA）患者随机均分为两组，对照组实行个性化护理，包括入院指导、体格检查、健康教育、心理干预、康复指导、用药操作及出院指导；中医组在对照组基础上进行中医辨证干预，休息与功能锻炼强化、中药辅助（治疗效果欠佳的患者用山海棠、全蝎、川断、猪脊骨、鲫鱼、薏苡仁等煎服）、中医理疗（局部热敷、短波/超短波理疗仪或直流电药物离子导入法、磁疗等）、外敷（将患者分为偏寒型和偏热型两种证型采用不同的药物热敷）、药酒涂抹与按摩（含青风藤、黑骨藤、乳香等药方的消痛酊药酒）。结果，中医组关节压痛指数、关节肿胀指数、晨僵时间、视觉模拟评分（VAS）、RF、ESR 和 CRF 水平组间比较均显著性低于对照组，平均握力显著性高于对照组，均 $P<0.05$；焦虑自评量表（SAS）和抑郁自评量表（SDS）与回避方式评分的组间比较均显著性低于对照组，面对方式评分显著性高于对照组，均 $P<0.05$；干预后 6 个月 RA 健康评估问卷总分组间比较显著性低于对照组，$P<0.05$。

宋霞将112例慢性盆腔炎患者根据病历单双号随机均分为两组，均给予常规护理干预，包括健康教育、心理干预、灌肠护理及饮食指导，观察组加用中医辨证施护，将患者分为湿热瘀结、气滞血瘀、寒湿凝滞3型给予不同的心理、饮食和灌肠护理。3个月后，观察组SAS、SDS评分明显低于对照组，且湿热瘀结证、气滞血瘀证总疗效均明显高于对照组，均 $P<0.05$。

程华泉将160例产褥感染患者随机均分为两组，对照组给予常规护理，观察组予辨证论治为基础的中医护理，将患者分为感染邪毒证、外感证、血瘀证、血虚证4型，给予针对性的健康宣教、饮食调护以及生活护理等，并及时评价患者的康复情况。结果，观察组支原体属总阳性率、细菌总阳性率均低于对照组，患者住院时间及并发症发生情况均低于对照组，患者满意度高于对照组，均 $P<0.05$。

陈林萍等将96例胆石症手术患者随机均分为两组，对照组给予常规饮食护理，观察组采用体质辨证饮食护理，根据《中医体质分类与判定》与症状，分为肝胆湿热、肝郁气滞、气血亏虚、脓毒壅滞4型制定不同的饮食计划。结果，观察组中医证候积分低于对照组，血红蛋白、血清白蛋白、血清前白蛋白及外周血淋巴细胞总数低于对照组，观察组核心症状、躯体症状、心理症状、社会条目及特异疾病、总分均明显高于对照组，均 $P<0.05$；6个月及1年观察组复发率明显低于对照组($P<0.05$)。

3. 护理技术

近年来，中医护理技术从临床实施到理论研究均有较大的发展。王颖等总结近年来中医护理技术应用现状，发现其临床应用的项目呈现递增趋势，受益对象范围也明显扩大，提高了非药物诊疗的治疗率。主要实施项目包括耳穴贴压、穴位贴敷、穴位按摩、艾灸、拔罐、中药熏蒸、中药超声导入等，且大量临床实践和科研数据表明，针对某一症状或病种，联合应用多项技术效果优于单独使用某项技术。且中医护理技术操作流程逐步标准化，科研方法注重安全性与重点环节的科学性，以及传统器具的改良与创新研究。但存在中医护理技术实施范围定位、护理人员中医理论素养待提升等问题，另外，“互联网＋中医护理”还处于探索阶段，中医护理的发展将更加注重安全性、有效性、科学性。

李程等检索2008年1月1日—2017年12月31日中国知网发表的艾灸护理相关文献，经Reffworks格式转换后，运用科学计量学工具CiteSpace对相关文献的作者、研究机构、关键词进行了可视化分析。结果共纳入746篇相关文献，筛选出艾灸护理的十大优势病种(尿潴留、压疮、便秘、胃脘痛、腰椎间盘突出、混合痔、尿失禁、脑卒中、慢性盆腔炎、腹胀)。通过分析，艾灸在护理技术领域的研究还有待深入，应加强艾灸与其他中医技术操作的联合，深化艾灸护理研究的横向与纵向发展，更好地挖掘和保护灸法特色的同时促进与护理的有效融合。

吴少霞等将61例良性前列腺增生伴有夜尿频多患者按照入院先后次序分为对照组30例和观察组31例。两组入院后均进行疾病知识、生活方式、药物治疗等健康教育。观察组加雷火灸治疗，取神阙、气海、关元、中级、横骨穴，采用平补平泻的手法，每穴15 min/d，10 d为1个疗程。3个疗程后，观察组夜尿次数少于治疗前和对照组，观察组前列腺症状评分量表评分低于治疗前和对照组，均 $P<0.001$，且治疗过程中无不良反应的发生，说明雷火灸治疗良性前列腺增生夜尿症状效果显著并且安全。

王立红等对56例腹型肥胖患者采用通调带脉法针刺治疗，取带脉、天枢、大横、水道、中脘穴，采用捻转平补平泻，并在双侧带脉接电针负极，双侧天枢接正极，连接脉冲针灸治疗仪，强度以患者耐受为度，留针20 min，3次/周。并予患者生活方式指导，包括饮食、运动、生活方式监督管理等。治疗8周，总有效率87.5%(49/56)，且体质量、腹围、身体质量指数均有改善，肥胖相关生活方式评分显著提高，均 $P<0.01$。

4. 康复护理

郭宇红等将106例尪痹(类风湿关节炎)患者按照护理方式不同均分为两组。对照组实施常规护理,包括密切监测患者病情,给予心理指导,早晚温水浸泡关节、用药、日常生活活动及饮食护理。观察组在对照组护理基础上实施子午流注理念指导的运动康复护理:在辰时(07:00～09:00)及申时(15:00～17:00)进行肢体功能锻炼,根据患者的具体活动能力选择慢走、打太极、气功等运动,指导肢体关节主动性或被动性肌肉伸缩训练,协助患者伸腰、抬腿外踢、弹跳等利于肢体协调运动锻炼。结果,观察组患者关节压痛指数、关节肿痛指数、血沉、类风湿关节炎病情活动度评价表评分及晨僵时间均低于对照组,11点疼痛数学等级量表评分低于对照组,15米步行时间短于对照组;观察组患者生理功能、活动力、社会功能、精神面貌与总体健康评分高于对照组;护理满意度96.2%(51/53),明显高于对照组81.1%(43/53),均 $P<0.05$。

苟荣等将96例脑中风偏瘫患者随机均分为两组,对照组给予提供良好环境、饮食、协助康复训练等常规护理,观察组进行经筋理论指导的早期康复护理,包括经筋查灶、经筋消灶(经筋推拿、被动运动、主动运动、活动能力训练)。结果,两组简式Fugl-Meyer评定量表评分明显升高,偏瘫肢体神经功能评分明显下降,生活质量评分明显升高,且观察组改善均优于对照组(均 $P<0.05$);观察组并发症发生情况明显少于对照组($P<0.05$)。表明经筋理论指导的早期康复护理,有利于脑中风偏瘫患者恢复运动功能、神经功能,提高生活质量并减少并发症发生。

丁慧鑫等总结了健身气功马王堆导引术的应用现状。马王堆导引术是国家体育总局健身气功管理中心以湖南长沙马王堆汉墓出土的《导引图》为依据创编的。临床以干预性研究为主,研究对象以中老年人群为主,研究表明马王堆导引术能平衡阴阳、调和气血、疏通经络、扶正祛邪和强筋健骨,对治未病、治已病具有一定的疗效:对冠心病、高脂血症、高血压、2型糖尿病、骨科疾病均有改善作用,适宜中老年人群锻炼。但目前缺乏临床适用性好的马王堆导引术运动方案,研究过程设计上也有待进一步创新提高,以更好地指导临床康复实践。

(撰稿:董春玲　审阅:张雅丽)

【妇科疾病护理】

舒瑶等总结有关痛经的中医源流、辨证分型、病因病机,及近年来寒凝血瘀型原发性痛经的中医护理技术应用现状。不同医家对痛经的辨证分型不尽相同,但均认为临床上以寒凝血瘀型最多见。应用较多且效果较好的中医护理技术包括艾灸(包括督灸、雷火灸、热敏灸、隔姜灸、隔盐灸等)、穴位贴敷、推拿、砭石疗法、中药热罨包等。另外,蜡疗、埋线法、中药足浴等中医护理技术也有一定的探索。研究表明,中医护理技术辅助治疗寒凝血瘀型原发性痛经的安全性高、操作性强、成本低廉,临床效果明显。

胡珊等将86例宫颈癌根治术后患者随机均分为两组,对照组予基础护理、健康教育、用药指导、饮食指导、活动指导等常规术后护理方法;观察组给予中医多途径特色护理方案,包括提供良好病房环境,定期举办关于术后注意事项、用药、护理、并发症、预后等内容的健康宣教,并根据术后“多虚、多瘀”的病机特点辨证施食、情志护理,采用中医护理技术,包括足浴(海桐皮、桂枝、桃仁、伸筋草、艾草等组成)、穴位按摩(百会、神门、太冲、阴陵泉、气海穴)、针灸(关元、太溪、合谷、足三里)。结果,观察组术后首次排便时间、肛门排气时间、肠鸣音恢复时间等均较对照组明显缩短,术后膀胱功能恢复情况明显优于对照组,尿潴留、再置管的发生率较对照组明显降低,自解小便率较对照组升高,拔管后残余尿量明显减少,均 $P<0.05$。表明中医多途径特色护理方案可明显改善宫颈癌患者术后胃肠功能紊乱状态,促进术后膀胱功能的恢复。

涂梅妹将96例产后宫缩痛患者随机均分为两组，两组均予耳穴留籽，取子宫、皮下质、神门、内分泌、交感穴；研究组再联合艾灸法，取双子宫穴、三阴交、血海、气海穴，15 min/次，2次/d。经治3 d，两组宫缩痛缓解(STAI、NRS)评分、疼痛相关生化指标(血清PGE2、SP)检测结果、产妇产后睡眠质量评分均较治疗前明显降低，且研究组降幅大于对照组，均$P<0.05$。

全柳青等将105例产后缺乳产妇随机分为观察组、对照组1、对照组2，均给予常规护理，包括常规健康教育，指导产妇正确的喂奶和含接姿势，刺激乳房泌乳，情志护理。对照组1给予辨证穴位按摩：气血虚弱型取少泽、足三里、膻中、乳根4穴；肝郁气滞型取少泽、乳根、膻中、内关、太冲等穴。对照组2给予辨证食疗护理：活鲫鱼或猪前蹄配不同中药辨证食疗。观察组给予辨证食疗护理配合辨证穴位按摩。经治1周，观察组总有效率高于两对照组，泌乳量、乳汁黏稠度、乳房充盈度、乳汁淤积程度评分均显著优于两对照组，均$P<0.05$。表明辨证食疗配合辨证穴位按摩可促进产后缺乳产妇泌乳，改善缺乳症状，对提高乳房充盈度和乳汁黏稠度、降低乳汁淤积程度有良好效果。

（撰稿：董春玲　审阅：张雅丽）

【疼痛护理】

纪海燕将136例中风后肩痛患者随机分为两组，两组均采用常规护理，包括监测生命体征、补偿患者自理缺陷及治疗性自护，以及褥疮护理、预防血栓形成、预防坠积性肺炎、抗感染等并发症护理。观察组另予中药烫熨联合康复护理，采用当归、威灵仙、海桐、花椒、防风等药物烫熨肩关节，20～30 min/次，同时进行心理干预、宣传教育和功能锻炼。结果，观察组运动功能总有效率85.3%(58/68)和疼痛改善情况显著高于对照组($P<0.05$)，患者及家属满意程度两组未见明显差异($P>0.05$)。

刘军艳等将100例肛瘘切除术后患者采用随机数字表法均分为两组，对照组给予常规西医护理，观察组给予中西医结合护理。中医护理包括脐周腹部按摩，口服中药汤剂(郁李仁、火麻仁、瓜蒌仁、杏仁、柏子仁等组成)，情志护理，饮食调护以及中医特色健康教育；西医护理包括肛周疼痛、创面换药护理，以及鼓励患者正常排便等。结果，观察组创面愈合时间、红肿消退时间、脓性分泌物消失时间、便血时间及住院时间均短于对照组，术后6、12、24、48、72 h的VAS评分均显著低于对照组；观察组预防便秘有效率92.0%(46/50)显著高于对照组76.0%(38/50)，$P<0.05$；观察组并发症总发生率8.0%(4/50)显著低于对照组24.0(12/50)，$P<0.05$。表明中西医结合护理不仅能够促进肛瘘术后伤口愈合，还可预防便秘，缓解疼痛，减少并发症的发生率。

刘俊杰等将106例行手术治疗且术后存在肿胀、疼痛的四肢骨折患者，按照干预方法分为两组各53例，均予常规护理措施，包括认知干预、疼痛护理、体位护理以及康复锻炼。研究组在此基础上予中药热敷，取红花、木瓜、血竭、透骨草、制乳香等药物研磨成粉酒浸加热后制成热敷包敷于患处，避开切口，20 min/次，3～4次/d。经治7 d，研究组术后12、24、48、72 h，VAS评分均较对照组低，$P<0.05$；研究组肿胀程度优于对照组，肿胀0级率77.4%(41/53)高于对照组49.1%(26/53)，$P<0.05$。

钟薇将98例原发性痛经患者按照就诊顺序随机均分为两组，均采用常规治疗护理，包括心理、饮食护理及经期护理；治疗组另配合艾灸治疗，取神阙、中极、关元、气海穴行温和灸，经期较固定者在经前7 d开始至月经结束，对月经周期紊乱者则以小腹、乳房胀痛及其他经前症状为开始艾灸治疗的时间标志。每个经期为1疗程。连续3个疗程，治疗组总有效率95.9%(47/49)显著高于对照组83.7%(41/49)，VAS评分(1.92±0.74)明显低于对照组(3.35±0.63)，均$P<0.05$。表明艾灸能明显改善原发性痛经患者的疼痛状况。

（撰稿：董春玲　审阅：张雅丽）

【消化道疾病护理】

杨术兰等将78名重症胰腺炎患者随机均分为两组，常规组给予心电监护、禁食水、补液、持续胃肠减压、抗感染等常规护理；中医组通过辨证采取中医综合护理，采用中药大承气汤与清胰汤煎水100～200 ml，加芒硝通过肛管滴注灌肠，使用柴胡疏肝散、大柴胡汤等加减中药方剂鼻饲，选取具有止痛作用及调节胰、肝、胆、脾、胃、食道、贲门及内分泌系统、交感神经功能等的穴位耳穴贴压，采用解毒通腑膏外敷疼痛较为剧烈的部位，荷叶外敷腹腔渗液处。结果，中医组治疗总有效率100.0%(39/39)高于常规组79.5%(31/39)，腹痛缓解时间、腹膜炎体征消失时间、胃肠功能恢复时间、实验室指标恢复正常时间、患者住院时间均较常规组短，均 $P<0.05$。

李英艳等将160例老年肠梗阻患者随机均分为两组，对照组给予常规治疗方法，包括禁食水，维持水、电解质和酸碱平衡，密切观察症状的变化，胃肠减压及防止感染，给予心理护理、健康宣教。观察组在对照组的基础上采用中西医结合康复护理治疗方案，包括口服复方大承气汤中药，穴位贴敷(用炒蒺藜、干姜、肉桂、盐补骨脂、制吴茱萸黄酒调制，外敷于天枢、神阙、气海、中脘穴)，温灸治疗(取合谷、天枢、气海、足三里、上巨虚穴)，腹部按摩(根据子午流注选大肠经及胃经最旺时腹部按摩)。结果，观察组总有效率92.0%(74/80)高于对照组63.0%(50/80)，护理满意率90.0%(72/80)高于对照组56.0%(45/80)，均 $P<0.05$。表明采用中西医结合护理治疗可以有效缓解临床症状，提高满意度。

王生英将1 500例肛肠疾病患者(肛瘘、肛裂、肛周脓肿、混合痔等)分为对照组745例和观察组755例，对照组采用常规护理，包括检测生命体征、伤口护理、饮食及情志护理等。观察组在对照组的基础上进行早期中医护理干预，术后排尿困难患者采用赤小豆穴位贴敷治疗，取气海、关元、中极、水道穴，并采用炙吴茱萸热罨袋热敷；伤口疼痛患者选用交感、直肠、神门、皮质下进行耳穴埋籽，若疼痛加重采用中药熏洗(马齿苋、五倍子、黄柏、侧柏叶等组成)10 min并采用生肌散中药换药帮助伤口愈合。结果，观察组并发症发生率13.5%(102/755)显著低于对照组32.4%(241/745)，SAS评分和SDS评分均低于对照组，社会关系、心理、环境、生理、精神宗教信仰、独立性等生活质量测定量表评分均低于对照组，均 $P<0.05$。

(撰稿：董春玲　审阅：张雅丽)

【心血管疾病护理】

李壮苗等将86例脑卒中恢复期痉挛性偏瘫患者使用随机数字表法分为两组，予防治脑水肿、改善脑循环、维持水、电解质及酸碱的平衡等常规治疗、护理和康复训练；实验组在此基础上予四子散(紫苏子、白芥子、莱菔子、吴茱萸)加粗盐循经(足太阳膀胱经与督脉)热熨，30 min/次，5次/周。4周后，实验组上下肢痉挛程度、综合痉挛量表(CSS)得分、肢体运动功能评分较干预前均显著改善($P<0.01$)，上下肢痉挛程度改善有效率高于对照组($P<0.05$)；CSS总分及各维度得分的时间效应、CSS总分与腱反射得分的时间效应与处理效应的交互作用、上下肢肢体运动功能评分的时间效应、处理效应与时间效应的交互作用均有统计学意义，均 $P<0.01$。

彭庆婕等将64例脑卒中引起便秘患者按随机数字表法随机分为两组，对照组患者采用常规护理干预的方法，包括生活护理、饮食护理、康复锻炼等；观察组加神阙穴贴敷(大黄、芒硝、枳实)协同合谷穴按摩。结果，第1 d排便人数对照组12.50%(4/32)，观察组34.37%(11/32)，且观察组第1次排便时间明显早于对照组，均 $P<0.05$。

程俊等将200例颅脑外伤康复期患者随机分为两组，两组患者均给予传统常规护理，包括入院检测、协助治疗、用药操作、健康教育、家属指导、病情观察、体格评估、康复协助、体位护理与卫生护理。观察组加施中医情志护理，包括情志相胜法、情志陶治法、移情、安神以及穴位按摩(百会、十宣、人中、三阴交等)。结果,观察组各维度心理状态评分均明显低于对照组,定向力、记忆力与计算力、阅读、表达评分、20 min 四肢联动步数、距离、BBS 评分与四肢上下简明运动功能评分均明显高于对照组,均 $P<0.05$。表明中医情志护理可显著改善颅脑外伤康复期患者的心理状态。

都静等将 95 例脑卒中后吞咽困难患者根据干预方法的不同分为两组,对照组 47 例给予常规康复训练,观察组 48 例在此基础上予中医特色整体护理,包括中药护理以及针刺护理(风池、廉泉、内大迎、天柱、合谷穴)。治疗 1 个月,观察组总有效率 93.8%(45/48)高于对照组 76.6%(36/47),两组症状评分、饮水试验功能评分、反复唾液吞咽试验次数、吞咽 X 线电视透视检查评分、改良 Barthel 指数及 FIM 评定量表评分均有改善,且观察组优于对照组,均 $P<0.05$;观察组护理满意率 93,8%(45/48)高于对照组 78.7%(37/47),并发症发生率 8.3%(4/48)低于对照组 27.7%(13/47),均 $P<0.05$。表明中医特色整体护理结合康复训练可有效改善患者吞咽困难症状、减少并发症。

蒙雅群等将 94 例原发性高血压患者采用随机数字表法均分为两组,两组患者均给予常规护理,包括血压监测、饮食护理、康复运动等;观察组另予中医情志护理、辨证施护、气功疗法和个体化的健康宣传教育。结果,观察组降压总有效率 91.5%(43/47)明显高于对照组 70.2%(33/47),舒张压、收缩压及 SAS 评分和 SDS 评分较对照组明显降低,生活质量各维度评分均较对照组明显升高,服药依从性、家庭功能各维度得分及总分改善明显优于对照组,均 $P<0.05$。

(撰稿:董春玲　审阅:张雅丽)

[附]　参考文献

C

陈林萍,雍梅.体质辨证饮食护理对胆石症手术患者中医证候与复发率的影响[J].中医药导报,2019,25(7):114

程俊,陈玉.中医情志护理对颅脑外伤康复期患者心理状态的影响分析[J].四川中医,2019,37(9):195

程华泉.辨证论治为基础的中医护理在产褥感染患者中的应用效果[J].现代实用医学,2019,31(9):1254

D

代培方,穆欣,任蓁.子午流注理论在中医护理技术中的应用进展[J].北京中医药,2019,38(10):992

丁慧鑫,于春光,张春花,等.健身气功马王堆导引术在康复护理的应用及展望[J].护理学报,2019,26(1):19

都静,李佳.中医特色整体护理结合康复训练对脑卒中后吞咽困难患者的影响[J].西部中医药,2019,32(2):132

G

苟荣,王凤玲,符文雄.早期康复护理对脑中风偏瘫患者 FMA 评分、神经功能及生活质量的影响[J].中医药导报,2019,25(9):130

郭宇红,于龙,齐晓.子午流注理念指导的运动康复护理对尪痹患者关节活动度及行走能力的影响[J].中医药导报,2019,25(4):130

H

胡珊,赵井苓,张静,等.中医多途径特色护理方案对宫颈癌根治术后患者胃肠及膀胱功能恢复的影响[J].中国医药导报,2019,16(11):146

J

纪海燕.中药烫熨联合康复护理对中风后肩痛的影响[J].西部中医药,2019,32(6):136

焦文波,盖风春,秦廷正,等.《黄帝内经》中的中医护理学方法探微[J].长春中医药大学学报,2019,35(4):795

L

李程,何静,白羽,等.我国近 10 年艾灸护理的

CiteSpace 知识图谱可视化分析[J].护理研究，2019，33(8)：1309

李英艳，卢丽，杨士民，等.中西医结合康复护理治疗老年肠梗阻的临床观察[J].中国中西医结合外科杂志，2019，25(2)：190

李壮苗，陈岚榕，李荣清，等.四子散加粗盐循经热熨对脑卒中痉挛性偏瘫患者的影响[J].中华护理杂志，2019，54(5)：690

刘军艳，张胜茹.中西医结合护理在肛瘘术后疼痛程度及便秘预防中的应用效果[J].湖南中医药大学学报，2019，39(9)：1157

刘俊杰，田贺晓，王功磊.中药热敷在四肢骨折术后肿胀、疼痛护理中的效果观察[J].中国疗养医学，2019，28(2)：143

M

蒙雅群，付珍，张静.中医情志护理对高血压患者治疗依从性以及家庭功能的影响[J].四川中医，2019，37(4)：128

P

彭庆婕，翁俊梅，杨言府.神阙穴贴敷协同合谷穴按摩在预防老年脑卒中患者便秘中的应用[J].中华全科医学，2019，17(3)：511

Q

全柳青，黄少雅.辨证食疗护理配合辨证穴位按摩在产后缺乳产妇中的应用价值[J].齐鲁护理杂志，2016，25(2)：69

S

舒瑶，范德兰.中医护理技术在寒凝血瘀型原发性痛经中的应用进展[J].系统医学，2019，4(2)：184

宋霞.中医辨证施护对输液式中药保留灌肠治疗慢性盆腔炎患者心理状态及临床疗效的影响[J].护士进修杂志，2019，34(9)：834

T

涂梅姝.穴位按摩护理配合艾灸对产后宫缩痛的缓解效果分析[J].哈尔滨医药，2019，39(1)：77

W

王颖，石福霞，陈丽丽，等.中医护理技术应用现状及展望[J].北京中医药，2019，38(10)：959

王立红，梁翠梅，王海英，等.通调带脉法针刺治疗腹型肥胖患者的护理[J].护理学杂志，2019，34(9)：45

王生英.早期中医护理干预对肛肠手术患者术后并发症防预效果观察[J].四川中医，2019，37(5)：211

吴少霞，于文琦，刘娟，等.雷火灸治疗中老年良性前列腺增生夜尿症状的效果观察及护理[J].现代临床护理，2019，18(1)：42

Y

杨术兰，孔梅，王丹.重症胰腺炎患者的中医护理干预[J].时珍国医国药，2019，30(7)：1673

Z

张晓华，李仁东.中医辨证干预联合个性化护理对活动期类风湿关节炎(RA)患者生存质量的影响[J].四川中医，2019，37(9)：207

张雅丽.中医理论及辨证施护概述[J].上海护理，2019，19(4)：71

钟薇.护理干预配合艾灸治疗原发性痛经的临床研究[J].四川中医，2019，37(2)：203

三、中　药

（一）中药资源

【概述】

2019年，中药材产地相关研究成为中药资源研究的重点，而功能基因、生理生态方面的研究相对较少。中药材质量一直受到社会的广泛关注，中药材生产道地化是提高药材质量的重要保障。

1. 中药材产地和生境与指标性成分相关性研究

夏成凯等分析了山东、山西、湖北、河南等4省牡丹皮中丹皮酚、没食子酸等13个化学成分含量。发现山东、河南产牡丹皮中各种成分含量较低，其中没食子酸含量由西北到东南呈递减趋势，丹皮酚含量由东南到西北呈递减趋势。段慧芳等测定了4省25个金银花样本中新绿原酸、绿原酸、隐绿原酸、咖啡酸等10个成分。发现陕西产金银花咖啡酸含量较高，环烯醚萜类成分含量较低；江苏产金银花则有机酸类成分较高；河南、河北产金银花环烯醚萜类成分含量较高，而咖啡酸含量较低；山东则处于中间，各项成分分布相对较为均匀。陈琳等对四川遂宁、浙江杭州、安徽亳州、河南禹州、河北安国10批白芷样本的花椒毒酚等9种成分含量进行测定。发现河南禹白芷和河北祁白芷的总体含量明显高于川白芷、杭白芷和亳白芷，四川和安徽亳州是供应白芷药材的主要产地，可能扩大化种植和不当的前加工处理影响了药材质量。李超等通过红外指纹图谱结合计量学方法，对8省18产区的苍术样品划分为四川-甘肃表征群、内蒙喀喇沁旗表征群、江苏-湖北英山-安徽表征群、河南-陕西-湖北郧西、房县、竹溪表征群，为苍术的产地溯源和质量控制提供了新的思路。刘洁等采用聚类分析，表明南柴胡、北柴胡化学成分有一定差异，甘肃与山西柴胡较为一致，内蒙古与东北柴胡接近。彭灿等对10批不同产地甘草的水提液和醇提液聚类分析，发现内蒙古甘草与新疆、甘肃甘草的差异较大。刘赛等对宁夏、青海、甘肃3个主产区14个种植区域的宁夏枸杞叶的化学成分进行分析，发现青海香日德镇种植区的多糖含量较高，格尔木市大格勒乡总黄酮含量较高，青海德令哈市柯鲁柯镇种植区总酚含量较高；而多糖5月含量较高，总黄酮和总酚6月较高。李静等对宁夏、甘肃、青海、新疆和内蒙古等地13个种植县（区）的宁夏枸杞进行研究，发现内蒙古产宁夏枸杞的维生素和柚皮苷含量较高，而新疆产的多糖含量相对较高，宁夏产的蛋白质含量相对较高。陈欢等以异柚皮苷、柚皮苷、橙皮苷等12种成分为指标，分析不同产地枳壳化学成分差异，发现江西樟树、宜春，湖南沅江、怀化和浙江金华、兰溪产地的枳壳样品可以区分开来，而江西新干和浙江金华、兰溪产地的枳壳样品有重叠。宋瑞琦等测定了17个产地猪苓药材的多糖含量、单糖组分及单糖含量，发现陕西、四川猪苓总多糖含量相对较高、样品主要聚为3类，甘肃、四川、陕西不同产地聚为2类，来自黑龙江五常的样品单独聚为一类。周赛男等比较全国7大产区74份酸枣仁药材中2种黄酮和2种皂苷的含量。结果表明，山西临汾、河北涉县、河北迁安、甘肃庆阳、陕西眉县等地产酸枣仁的斯皮诺素含量较高，山东、河北内丘和陕西渭南产的酸枣仁皂苷A含量较高。综合比较2类成分，山东各地含量普遍都高且变化较小。尹永飞等分析整合华东覆盆子相关数据，认为降水和气温是影响华东覆盆子分布的主要生态因子，为华东覆盆子的道地药材生产布局及生态种植研究提供依据。徐男等以三棱药材的9种成分含量和HPLC指纹图谱为参考对象，将7省12批不同产地样品聚为4类，其中河南新乡、江苏镇江、河北沧州产药材质量较佳。王琪等对10个产地30批栀子进行质量分析，结果表明，同一产地、不同批次间质量较稳定，不同产地之间存在差异，其中安徽六安、江西湖口和湖南永安等地产栀子质量较优。谢雪艳等对不同产地艾纳香进行研究，发现不同产地艾纳香挥发油主要成分相对含量不同，其药理作用差异也较大。朱培芳等对云南6个产地滇丹参植株地上部分水溶性成分进行分析，其中嵩明产水溶性成分和迷迭香酸含量最高，新平产丹酚酸B含量也相对较高。吴梦丽等以梧州和龙州苦玄参种子为种源，对比分析相同种质分别种植于龙州、梧州和南宁3个产地，其苦玄参药材中苦玄参苷含量的差异。结果发现，同一产地的2份种质之间没有显著差异，龙州和南宁生产的苦玄参苷含量无明显差异，并显著高于梧州。刘亚令等研究显示，不同产地药材黄芪中总黄酮及异黄酮含量差异明显，膜荚黄芪与蒙古黄芪均可作为药材黄芪的基原物种，应选择有效成分含量符合国家要求的地区进行黄芪的区域化种植。

2. 中药资源生理生态学研究

闫雅如等采用含6%PEG6000培养液培养管花肉苁蓉悬浮细胞，显著促进细胞苯乙醇苷类化合物的生成，培养15 d后松果菊苷和毛蕊花糖苷的生物量分别为对照组的1.29倍和1.19倍。姜洋等采用CO处理，促进了白桦悬浮细胞三萜合成关键酶FPPS、LUS、CAS1、CAS2和β-AS基因表达，10 μmol/L CO处理2 d时齐墩果酸为对照的4.2倍，处理4 d时白桦酯醇含量为对照的1.5倍；30 μmol/L处理1 d时三萜积累量为同期对照的1.3倍。综合3种成分，发现CO处理不同程度地增加了三萜、白桦酯醇和齐墩果酸含量。王健健等研究显示，30%～35%的光照有助于提高钩藤钩中钩藤碱与异钩藤碱及茎中钩藤碱含量，70%～75%光照有助于提高钩藤幼苗株高、基径及生物量(根、茎、叶、钩)。卫昊等研究显示，随海拔的升高，黄芩中各种黄酮类成分含量均呈现上升趋势，而光照(阴坡、阳坡)对黄酮类成分无显著影响。白贞芳等研究显示，当归抽薹后根中多糖、叶中阿魏酸含量显著降低，与其早期抽薹相关性显著。张甜等研究显示，影响黄芩苷、汉黄芩苷、黄芩素、汉黄芩素4种黄酮类药效成分的主要生态因子为土壤含水量、气温、空气湿度、光照。张坚等采用NO供体硝普钠喷施桔梗，在0.1 mmol/L以下，随浓度的增加，各种抗氧化酶活性和总皂苷成分也随之增加。安钰等对不同干旱胁迫程度的甘草施用外源钙后，显著提高了SOD、POD、CAT等抗氧化酶的活性，降低了MDA含量，增强甘草对干旱的适应能力。李铂等探究发光二极管(LED)不同光质对陕产重楼生理特性和成分积累的影响，发现红光、蓝光比例为2∶1时，对陕产重楼叶片中叶绿素含量、蛋白质含量和根茎中总多糖的积累具有显著促进作用，重楼总皂苷的积累则以蓝光处理的效果为好。

3. 中药材栽培技术研究

许兰杰等研究红花的播种期，发现推迟播期严重影响红花植株的生长发育、产量，有效成分羟基黄色素A含量也随着播期的推迟而下降。陈大霞等对玄参最佳栽培调控措施进行研究，每窝栽2～3个子芽为宜，密度以11.12万株/hm^2为佳，垄作栽培较平畦栽培增产14%，履膜对玄参的产量影响不大，生产中应以不培土或浅培土为宜，全打顶能显著增产。吴庆华等研究显示，地膜覆盖可促进栽培莪术早出苗，增大株型，增加根茎与块根产量10%左右。唐丽等研究发现，高光照(21 600 Lx)有利于铁皮石斛生物量的积累，而低光照(2 400 Lx)则会增加叶绿素和多糖含量，低湿度(昼/夜湿度 70%/55%)则有利于生物碱和黄酮的积累；高温(昼/夜温度 28 ℃/13 ℃)有利于株高的生长。王方方等研究了氮磷钾元素对枸杞子产量和质量的影响，发现粒重影响大小次序为磷＞钾＞氮，对枸杞多糖含量的影响依次为钾＞磷＞氮，对β-胡萝卜素含量的影响依次为磷＞氮＞钾。李会娟等发现，通风透光、立架、人工补植、药材可持续采收及科学产地加工是建立完善华中五味子野生抚育关键技术。

4. 中药材种质相关问题的研究

蒋福升等比较了相同种植条件下 60 个不同来源白及中的贝母兰宁、山药素Ⅲ和 3′-*O*-甲基山药素Ⅲ的含量，发现西部地区高于东部地区，且华白及 *Bletilla sinensis* 中的贝母兰宁、山药素Ⅲ含量稍高于白及。陈芙蓉等分析 psb A-trnH＋mat K＋trn L 组合序列 SNPs 分布，构建 NJ 系统进化树。结果显示，野菊、野菊(菊花脑)和药用菊的种内种间遗传距离重合；来自西北地域的野菊样品的 psb A-trnH 和 trn L 序列信息变化与地域和环境之间有明显的相关。樊丛照等将 19 个采集地 120 份供试样品的昆仑雪菊聚为两大类，其中引种高海拔山区的双色金鸡菊有聚在一起的趋势，ISSR-PCR 扩增结果显示，双色金鸡菊在物种水平上有较高的遗传多样性。沈亮等调查发现，各农艺性状与皂苷含量不相关，4～6 年生农田人参单位产量与茎粗显著正相关，选择主茎较粗的人参有利于提高农田人参产量。刘苏伟对 6 个品种的山药抗氧化性能进行比较，发现对自由基的清除效果与多糖含量相关，铁棍山药对 O_2^- 和·OH 清除率最高，牛腿米山药最低；麻山药对 DPPH·清除率最高，牛腿米山药最低。

5. 药用植物功能基因研究

黄晓等利用 nPCR 获得鞘蕊苏完整的赤霉素氧化酶基因，该基因全长 1 234 bp，编码 355 个氨基酸，与丹参亲缘关系比较近。郭思远等克隆了东北雷公藤 1-脱氧-D-木酮糖-5-磷酸还原异构化酶(DXR)和 3-羟基-3-甲基戊二酰辅酶 A 还原酶(HMGR)基因各 1 条，两者分别长 1 410、1 770 bp，分别编码 469、589 个氨基酸，前者在叶绿体表达亲水性蛋白，含有 2 个结合功能域和 2 个活性位点，后者在内质网表达疏水性蛋白，含有 4 个结合功能域。赵钰等克隆了柴胡皂苷合成 HMGR、β-香树素合成酶(β-AS)、细胞色素 p450 酶 p450-7 和 p450-12 基因，其表达与柴胡皂苷积累规律一致。曾茜垚等分析青风藤内青藤碱合成途径，得到 355 201 个转录本，其中包括 275 491 个 unigene，其中高含量根与低含量根的差异基因 2 356 个，高含量茎和低含量茎的差异基因 37 143 个，这些差异基因可能编码天冬氨酸型肽链内切酶和天冬氨酸肽酶，它们与青藤碱的积累呈正相关。朱畇昊等利用 Illumina HiSeq 2 000 高通量测序技术，对夏枯草果穗、茎和叶等部位进行转录组测序，共获得 77 863 条 unigene，获得 41 367 个注释基因，其中 1 406 条与次生代谢产物合成有关，60 个参与夏枯草三萜类骨架合成，24 个参与酚酸类合成，259 个参与次生代谢后修饰，118 个参与其他次生代谢产物合成。武立伟等研究显示，杭菊在淹水胁迫下通过调节 3′-单加氧酶 CmC3′H 的 2 个基因以及莽草酸羟基肉桂酰基转移酶 CmHCT 的 2 个基因适应环境，在花芽分化期的淹水胁迫可以显著增加杭菊活性成分的积累。

(撰稿：王喜军　孟祥才　审阅：陈建伟)

【中药转录组研究】

转录组测序作为发展成熟的生物信息技术手段，不但可进行新基因的深度发掘、低丰度转录本的发现，而且可解决转录图谱绘制、可变剪接调控、代谢途径确定、基因家族鉴定及进化分析等各方面的问题，为阐述生物学过程中的分子机理，中药有效成分的代谢通路，及发掘新型活性药物成分奠定基础，在指导中药的育种、保证产量、生物合成等方面有着重要的指导意义。

1. 大黄

黑小斌等对药用大黄幼苗进行转录组测序及系统的生物信息学分析，筛选蒽醌类生物合成通路基因。转录组测序共得到 62 240 114 条高质量读长(reads)，组装成 82 229 个 unigene，平均长度 1 082 nt。Blast 分析显示，64 361 条 unigene 在 NR、NT、Swiss-port、PFAM、KOG 数据库得到注释信息；GO 分类的生物过程、细胞组分和分子功能进一步分为 57 分支；KEGG 分析发现，1 253 条 unigene 参与 17 个次生代谢标准通路。195 条基因编码蒽醌类生物合成相关的 MVA、MEP、莽草酸和聚酮途径关键酶，166 条 CYP450 基因、66 条糖基转移酶基因可能参与次生代谢物的修饰。MISA 分析发现，转录组包含 16 378 个简单重复序列 SSRs。研究可为后期药用大黄功能基因鉴定、次生代谢途径解析及其调控机制研究奠定基础。

2. 丹参

Zhang Y 等报道了丹参中 1 个新的 AP2/ERF 转录因子 SmERF128 能够正向调控丹参中二萜丹参酮的合成。SmERF128 超表达时能够促进柯巴基焦磷酸合酶(SmCPS1)、贝壳杉烯合酶(SmKSL1)和 CYP450 单加氧酶 76AH1(SmCYP76AH1)的表达，而在 SmERF128 表达被抑制的毛状根中这 3 个基因的表达也下降。同时，在使用 HPLC 和 LC-MS 连用仪器检测丹参酮含量时发现，在 SmERF128 超表达的毛状根中丹参酮含量升高，而在 SmERF128 被抑制表达的毛状根中丹参酮的含量降低。进一步发现 SmERF128 通过结合 SmCPS1 启动子中的 GCC 原件、SmKSL1 启动子中的 CBF2 原件以及 SmCYP76AH1 启动子中的 RAA 原件激活它们的表达。研究不仅揭示了 AP2/ERF 转录因子 SmERF128 如何调控二萜生物合成的分子基础，而且为通过基因工程提高丹参酮的生产量提供信息。

Huang Q 等从丹参中分离出 1 种新的对茉莉酸反应的基因，编码 AP2/ERF 转录因子，并对其功能进行了研究。SmERF1L1 对茉莉酸甲酯、酵母提取、水杨酸和乙烯处理有响应。亚细胞定位发现 SmERF1L1 定位于细胞核中。在丹参毛状根中超表达 SmERF1L1 基因，SmERF1L1 通过全面上调丹参酮生物合成途径基因，特别是 SmDXR 的表达，显著增加转基因丹参毛状根中丹参酮含量。酵母单杂交和电泳迁移率变化分析实验表明，SmERF1L1 与 SmDXR 启动子的 GCC 基序结合，而双荧光素酶分析表明，SmERF1L1 对 SmDXR 的表达具有正向调节作用。研究表明，SmERF1L1 可能是代谢工程中合成丹参中生物活性成分潜在的靶标。

3. 甘草

Chen K 等利用乌拉尔甘草的转录组信息，鉴定了 43 个氧糖类糖基转移酶，其中有 17 个基因在大肠杆菌中进行体外表达，并催化 8 个甘草中的本底底物。结果显示，共有 11 个 *O*-GTs 化合物被鉴定，分为异黄酮-7-*O*-GTs、黄酮醇-3-*O*-GTs，以及催化一些黄酮、查尔斯酮和三萜化合物。它们有效催化合成一系列甘草中的关键化合物，例如甘草苷、异甘草苷、刺芒柄花苷及葡萄糖醛酸甘草次酸等。研究通过甘草中氧糖苷形成机制的研究，为解释甘草中次生代谢产物的多样性，以及生物合成提供了参考。

4. 金线莲

邹福贤等对不同种植时期的金线莲进行转录组测序，获得 51 370 条基因。通过比较不同生长时间的金线莲转录组，分析其差异基因主要集中在黄酮类生物合成相关基因，运用 Q-PCR 对 6 个黄酮类生物合成相关基因表达量进行验证；并结合 HPLC 对相应的金线莲样品中 6 种主要黄酮类成分(芦丁、异槲皮苷、水仙苷、槲皮素、山柰酚、异鼠李素)进行含量测定。结果表明，6 种成分含量随着金线莲黄酮类合成基因的表达量的升高而增加，并结合转录组数据，绘制出金线莲中黄酮类成分的生物合成途径。研究为金线莲黄酮合成关键基因及黄酮类成分生物合成提供重要的遗传信息，同时为其药用价值开发提供依据。

5. 秦艽

倪梁红等分别构建了藏药植物长梗秦艽和粗壮秦艽的根、茎、叶、花转录组数据库，分别得到长梗秦艽 79 455 条、粗壮秦艽 78 466 条 unigene，平均长度分别为 834 bp 和 862 bp。GO 功能分类可将 unigene 分为 3 大类 65 分支；KOG 功能可将 unigene 分为 25 类；KEGG 代谢通路分析分别发现长梗秦艽和粗壮秦艽中 315、340 条 unigene 参与到 20 个次生代谢标准通路中。并分别发现 80、57 条 unigene 参与编码环烯醚萜苷类合成途径中的 24 个关键酶，且在不同部位中的表达存在差异；还发现多个 SSR 和 SNP、InDel 位点。本研究可为秦艽组药用植物的植物遗传图谱构建、分子标记开发、功能基因掌握等提供基础研究资料。

6. 三七

Li J 等利用转录组测序，结合分析化学和分子生物学研究一年生和三年生三七总皂苷合成的特点。结果表明，三七皂苷 R1、Rb1、Rg1 在三年生三七根中的含量较高，是一年生根中含量的 8 倍多；与此对应，皂苷的合成酶基因鲨烯氧化酶、达玛烯二醇合成酶以及 p450 单加氧酶的表达水平在三年生三七中均有显著性提高。转录组数据还表明，三年生三七的初级产物合成和代谢能力降低了，而次级产物合成和代谢能力提高了。研究还克隆了三七中的达玛烯二醇及原人参二醇可能的合酶基因，通过基因转化的方法，验证了它们的功能，并获得了高产达玛烯二醇和原人参二醇的栽培烟草。初步揭示了三年生三七中的皂苷含量较高的分子机理，为下一步高产三七皂苷的生物工程合成奠定了基础。

Wei G 等对三七和西洋参皂苷合成途径进行解析，发现了大量调控皂苷合成的 CYP 和 UGT 基因。西洋参和三七的根组织中皂苷的分布存在不同；340、122 个参与皂苷合成的转录本分别与西洋参、三七根组织皂苷含量呈正相关；其中 GDPS1、CYP51、CYP64、UGT11 与西洋参中 Rg1、Re、Rc、Rb2、Rd 含量显著相关；UGT255 与 R1 含量显著相关，CYP74、CYP89、CYP100、CYP103、CYP109、UGT190 与三七 Rd 含量显著相关。研究确定了调控西洋参和三七根组织中皂苷分布的 CYPs 和 UGTs 关键转录本，为人参属植物的遗传改良和目标选育提供了依据。

7. 夏枯草

朱畇昊等对夏枯草果穗、茎和叶等部位进行转录组测序，共获得 77 863 条 unigene，平均长度为 716.72 nt。在 KEGG 数据库中，有 1 406 条 unigene 被注释到次生代谢产物合成。参与夏枯草三萜类骨架合成的 unigene 共有 60 个，参与酚酸类合成的 unigene 共有 24 个，参与次生代谢后修饰的 unigene 共有 259 个，参与其他次生代谢合成的 unigene 共有 118 个。研究为探索夏枯草次生代谢产物的生物合成机制提供了重要的资源，也为利用代谢工程增加夏枯草中重要次生代谢产物含量提供了基础信息。

朱畇昊等亦对夏枯草中可能调控三萜和酚酸类产物生物合成的 MYB 转录因子进行挖掘。从夏枯草转录组数据库中筛选鉴定出参与 27 个 MYB 转录因子基因，c32045.graph_c0 可能通过对肉桂酸 4-羟化酶基因表达的抑制作用，阻碍迷迭香酸的生物合成，从而作为转录抑制子对酚酸类产物生物合成起负调控作用。c26895.graph_c0 可能通过调节三萜类和迷迭香酸类产物合成过程中的代谢中间产物的流向，从而阻碍三萜类和酚酸类的生物合成。研究为进一步研究夏枯草 MYB 转录因子在次生代谢产物中的调控功能奠定了基础。

8. 银杏

Zou K 等通过银杏叶转录组测序，全面了解海拔和树龄对苯丙素生物合成途径的影响。研究显示，DFRs、LARs 和 ANRs 随银杏幼叶海拔的升高而显著上调。高亲本离子强度的黄酮衍生物的相对浓度可能意味着海拔升高促进了黄酮的生物合成。

随着树龄的增加，黄酮类化合物生物合成过程中的复杂基因变异逐渐增多。但黄酮类衍生物分析预测，树龄的增加更有可能对黄酮类化合物的生产造成不利影响。另外，与羟基肉桂酸酯、木质素和木酚素合成相关的多个基因随着海拔的升高而呈现波动性。显著上调的CADs和下调的PRDs可能导致木质素单体p-香豆醇的积累，并可能抑制进一步木质化。DFRs对这些胁迫表现出更大的变异性，可能是黄酮生物合成的主要调控点。海拔升高引起的光照增强可能是黄酮积累的主要原因。黄酮类化合物的生物合成比羟基肉桂酸、木质素和木脂素的生物合成受干扰的程度更大，提示了黄酮类化合物的生物合成可能比其他苯丙素类化合物的生物合成更敏感。研究为银杏苯丙素类化合物的生物合成研究提供了新思路。

Ye J 等对银杏8个组织中的类黄酮含量与基因表达进行了关联分析。共预测得到12 954个可变多聚腺苷酸化事件、12 290个可变剪切事件、929个融合转录本、2 286个新转录本和1 270个lncRNA。进一步鉴定出7个可变剪切基因、6个融合基因和5个lncRNA参与类黄酮的生物合成。加权基因共表达网络分析（WGCNA）显示，一些关键基因在类黄酮合成过程中，通过识别转录因子和结构基因发挥作用。通过分析基因表达水平与黄酮类化合物含量的相关性，确定了7个关键基因。研究对银杏各组织类黄酮代谢过程分析提供了参考。

9. 猪苓

边小禹等对3个不同时期的猪苓菌核进行了转录组学分析，共得到85 235条unigene。筛选有关跨膜运输、防御、极性生长、形态发育、黑色素合成、细胞壁合成、药效成分麦角甾醇和猪苓多糖合成功能的差异表达基因，根据差异表达基因通路富集注释结果，进一步推测猪苓菌核的发育是由于非生物胁迫（温差和缺氧）和生物胁迫（共生菌蜜环菌和伴生菌的入侵）诱导所致，造成菌核的氧化应激状态，加速合成膜转运蛋白和麦角甾醇，从而实现物质的跨膜运输和转换，并通过WD40蛋白实现自身的防御机制。小GTPase和CYP450响应环境信号，进而调控细胞的极性生长和形态发生，期间表皮黑色素沉积，细胞壁加厚，猪苓多糖合成，最终使得猪苓菌核的发育成熟。研究为解析猪苓发育历程和相关代谢过程的分子机制奠定了坚实的基础。

（撰稿：倪梁红　审阅：陈建伟）

【中药材种子种苗质量标准化研究】

中药材种子种苗质量标准是中药材规范化生产的基础，也是中医药标准化的重要内容。对中药材种子种苗质量进行分级并制定分级标准，是中药材种子种苗标准化的关键环节。迄今为止，我国药用植物种苗只有人参等少数几个品种有国家标准，绝大多数中药材种苗还没有制定相应的质量标准，存在种源混乱、种质混杂、种苗质量差等问题，严重影响了中药材规范化栽培生产。

下面选取的13种不同类别中药材种子种苗质量分级标准研究具有一定的代表性，对推进中药材种子种苗质量标准化研究具有参考价值。

1. 中药材种子质量分级标准化的研究

种子质量分级标准研究方法，通常参照《农作物种子检验规程》（GB/T3543-1995）测定其净度、千粒重、水分、生活力、发芽率、发芽势等指标，应用SPSS 25.0软件进行相关性分析、主成分分析（PCA），系统聚类分析或K均值聚类分析，通过综合分析并结合实际生产情况，对所收集的种子进行质量等级划分。

（1）根及根茎类药材的种子　①丹参种子：常晖等收集山东省丹参主要分布区采收成熟的丹参种子19份，进行质量分级标准研究。所测得实验数据进行K-聚类分析，制定了山东省丹参种子质量分级三级标准，一级、二级、三级（不合格）种子标准分别为：发芽率（%）≥48、48～22和＜22；发芽势（%）≥39、39～15和＜15；生活力（%）≥44、44～31和＜

31；千粒重(g)≥1.6、1.6～1.5 和<1.5；净度(%)≥85、85～73 和<73；含水量(%)≤11、≤11 和<11。②北沙参种子：贾俊英等通过对赤峰和河北两个产地的北沙参种子进行净度、饱满度、含水量、千粒重、发芽率及生活力等各项指标研究探索，初步制定出北沙参种子的质量分级标准。不同处理的北沙参种子质量均分成三个等级：沙藏前的一级、二级和三级种子的净度(%)分别≥95、90、85；饱满度(%)分别≥70、60、50；含水量(%)分别为 8～12、8～12 和≥12 或≤8；千粒重(g)分别≥23、18、15；发芽率(%)分别≥12、10、8；生活力(%)分别≥35、25、15。沙藏后的一级、二级和三级种子的发芽率(%)分别≥65、60、55；生活力(%)分别≥70、65、60，其余指标均与沙藏前的北沙参种子分级标准一致。③黄芩种子：王文涛等调研全国黄芩主要产区生产种植情况时，以农户家中实地收集到的山东、山西、甘肃、陕西 4 省 10 份不同产地的自种自采的黄芩种子为材料，通过测定黄芩种子的净度、含水量、千粒重、发芽率、生活力、发芽势等指标来评价不同来源黄芩种子的质量差异，以发芽率和生活力为主要指标，以千粒重、净度为参考指标，利用 SPSS 25.0 软件进行数据分析，将黄芩种子质量等级划分如下：Ⅰ等(优)：发芽率≥75%、生活力≥75%、千粒重≥1.55 g、净度≥88%；Ⅱ等(良)：发芽率 50～75%、生活力 40～75%、千粒重≥1.4～1.55 g、净度≥69～88%；Ⅲ等(不合格)：发芽率≤50%、生活力≤40%、千粒重≤1.4 g、净度≤69%。上述等级划分为后续黄芩种子质量评价及质量标准的制订提供参考。葛人杰等在河北安国、安徽亳州、成都荷花池和甘肃陇西药材市场收集 20 个不同产地、不同年份的黄芩种子，对其品质进行净度、千粒重、形态大小、含水量、饱满度、生活力和发芽率 7 项指标检测，并将各项数据进行 PCA、K 均值聚类分析，以此作为分级参考依据，建立了黄芩种子Ⅰ、Ⅱ、Ⅲ级各级指标范围，与王文涛报道略有不同，其Ⅰ等：发芽率≥40.0%、种子活力≥40.0%、净度≥95.0%、千粒重≥1.70 g；Ⅱ等：发芽率 40.0%～30.0%、种子活力 40.0%～30.0%、净度 95.0%～90.0%、千粒重 1.70～1.50 g；Ⅲ等(不合格)：发芽率<30.0%、种子活力<30.0%、净度<90%、千粒重<1.50 g。④肉苁蓉种子：由于肉苁蓉种子具有休眠性及寄生植物的生物学特性，在生产中萌发率和接种率均较低。另外，种源缺乏、种子质量良莠不齐的现状，也严重影响了肉苁蓉的产业化发展。杨敏等采集寄生于藜科小乔木梭梭根部的肉苁蓉的成熟种子 27 份，对其净度、生活力、含水量、千粒重等指标进行了测定，通过数据相关性及聚类分析，初步制定了肉苁蓉种子质量分级三级标准：一级种子活力不低于 50.0%，净度不低于 95.0%，水分含量不低于 6.8%，千粒重不低于 90 mg；二级种子活力在 30.0%～50.0%之间，净度在 85.0%～95.0%之间，水分含量在 6.3%～6.8%，千粒重在 70～90 mg 之间；三级种子活力不高于 30.0%，净度不高于 85.0%，水分含量不高于 6.3%，千粒重不高于 70 mg。值得注意的是，肉苁蓉人工种植的种子主要来源于野生，种源紧缺且质量不稳定，价格最高时甚至达到 120 元/g，成为制约肉苁蓉产业发展的“瓶颈”问题。近年来，随着各项高产技术的应用及种子繁育基地的建立，需求紧张的现状有所缓解。⑤穿山龙种子：由于穿龙薯蓣种子质量等级的划分标准不清晰，很难对市售种子的质量进行有效的控制和评价，造成种子质量良莠不齐，严重影响药材的规范化生产成效。范婷婷等收集黑龙江、吉林等 20 个省 27 批次样品，参照《农作物种子检验规程》检测，采用系统聚类的方法，制定了穿龙薯蓣种子质量分级二级标准。一级品：净度≥90%，百粒重 0.8～1.4 g，发芽率≥63%，生活力≥82%；含水量≥9.0%；二级品：净度<90%，百粒重 160.00～210.00、发芽率<63%，生活力<82%、含水量<9.0%。实现市售种子的规范化，从源头控制穿龙薯蓣药材的质量。

(2) 花类药材的种子　红花种子：红花主要以种子进行有性繁殖，种子质量的优劣对红花的产量起着关键性作用。常晖等参照《农作物种子检验规程》，以新疆不同产地收集的 42 份红花种子，500 g/份为实验材料，测定红花种子的净度、千粒重、含水量、生活力、发芽情况等各项指标，采用K聚类分析的方法对各项指标综合进行分类，制定了新疆红花种子质量分级三级标准。一级种子发芽率＞84%，发芽势＞81%，生活力＞94%，千粒重＞41 g，净度＞99%，含水量≤8%；二级种子发芽率为39～84%，发芽势为35～81%，生活力为91～94%，千粒重为40～41 g，净度为97%～99%，含水量≤8%；达不到二级种子标准的为三级（不合格）种子。研究显示，发芽率、发芽势是决定红花种子质量的首要指标，收集的红花种子各项种子质量指标数据差异较大，如红花种子的发芽率最高为98.50%，最低仅为10.50%。三级标准大致反映了当前新疆红花种子质量的实际情况，有利于新疆红花种子的质量控制。此外，刘钰萍等亦对我国新疆、河北、安徽、云南、内蒙等9个红花主要产地市场售卖的9份红花种子进行了净度、千粒重、含水量、生活力及发芽率5个指标的检验，利用SPSS 20.0软件进行K聚类分析，将9批种子的质量分为三级，认为发芽率反映种子的出苗情况，含水量关系到种子成熟度，影响种子后期的保存及萌发，是红花种子质量的主要判断。上述种子标准研究为进一步规范红花种子质量提供参考。

（3）果实类药材的种子　连翘种子：连翘栽培生产上主要以种子、种苗繁殖，目前尚没有统一的质量标准。李书敏等收集了河南、山西、陕西、江苏、河北等连翘主产区28份连翘种子，进行扦样、发芽率、胚率、净度、含水量、千粒重、生活力等检验，采用SPSS 24.0进行相关性和K均值聚类分析，依据净度、千粒重、含水量、胚率、发芽率5个指标将连翘种子分为三级。其中一、二、三级的净度（%）分别≥92、81、79；千粒重（g）分别≥3.9、3.2、3.1；含水量（%）分别≤9.1、9.3、9.3；胚率（%）分别为≥90、83、72；发芽率（%）分别为≥85、74、54。结果表明，目前市场连翘种子多是从采收青翘后留下的果实中获得，种子多瘦弱，发芽率低，生产出连翘种苗质量不高。建议选择产量高、果实大、有效成分含量高的连翘建立留种基地，保证连翘种子内在和外在质量，最终能生产出优质连翘药材。

2. 中药材种苗质量分级标准化的研究

中药材种苗质量分级标准研究包括：先对移栽前的种苗进行单株株高、叶长、根长、叶片数、单株鲜重等指标的聚类分析；再对种苗移栽后生物量增加、化学成分变化等试验进行监测评定。

（1）根及根茎类药材的种苗　①掌叶大黄种苗：掌叶大黄育苗一年，移栽后生长周期长，在2年或2年以上，因而选择优质种苗十分关键。董瑞珍等对甘肃省不同栽培产地、不同生态区域的80份掌叶大黄种苗单株鲜重、根长、根粗、侧根数、种苗病斑程度等质量指标检测，并以各项数据的K均值聚类分析结果为划分种苗质量等级的参考依据。以单株鲜重、根长、根粗为主要分级指标，将掌叶大黄种苗分为4个等级：特大种苗单株重＞30.0 g，根粗＞2.3 cm，根长＞30.0 cm，侧根多，芽完整，无病斑、伤口；一级种苗单株重≥25.0 g，根粗≥2.1 cm，根长≥25.0 cm，无基部直径＞3 mm的侧根，芽完整，无病斑、伤口；二级种苗单株重≥20.0 g，根粗≥1.8 cm，根长≥20.0 cm，无基部直径＞4 mm的侧根，芽完整，无病斑、伤口；三级种苗单株重≥15.0 g，根粗≥1.5 cm，根长≥15.0 cm，有少数侧根，芽基本完整，无病斑、伤口。研究表明，80份掌叶大黄种苗样品中，一、二级种苗占68.8%，不同等级掌叶大黄种苗经大田移栽成药后鲜产量：一级＞特大苗＞二级＞三级种苗，植株抽薹率：特大苗＞一级＞二级＞三级种苗。在规范化生产中不建议采用特大种苗，应以一、二级种苗为宜。②刺五加种苗：刺五加种苗质量是决定人工栽培刺五加药材质量和产量的关键，目前尚未对刺五加种苗制定统一的国家标准。付士朋等采集黑龙江主产区宝清、林口、七台河、东方红、依兰等8个产地的刺五加种子进行层积处理，得到360株刺五加一年生实生苗，观察并测量其株高，径粗、叶面积，根长，叶绿素含量等主要农艺性状，分别采用K聚类分级法，主成分评价因子K聚类分析法，标准差法进行分级，以不同级别种苗成活率为指标来评价 3 种分级方法。结果表明，直接 K 聚类分析方法进行刺五加种苗的质量分级为最优方法，将刺五加种苗分为三级，其中Ⅰ级种苗株高≥13 cm，茎粗≥0.37 cm，根长≥8 cm，叶面积≥28 cm^2，叶绿素含量≤31(SPAD 值，下同)，主要所属产地为宝清、七台河地区；Ⅱ级种苗株高 8～13 cm，茎粗 0.30～0.37 cm，根长 6～8 cm，叶面积 13～28 cm^2，叶绿素含量 31～32，主要所属产地为阿城、东方红、饶河地区；Ⅲ级种苗株高 5～8 cm，茎粗 0.26～0.30 cm，根长 5～6 cm，叶面积 5～13 cm^2，叶绿素含量 32～38，主要所属产地为亚布力、依兰、林口。研究不仅确定了宝清县和七台河为黑龙江省内育苗选种的优质产区，而且为刺五加种苗种植及人工栽培提供质量评价依据。③天冬种苗：目前对天冬的研究主要集中于组培快繁、大田种植。各地生产的种苗参差不齐，极大地影响了天冬种苗的数量和质量。杨平飞等从贵州务川绿源中药材种植开发有限公司、云南省丽江市永胜有江种养专业合作天冬育苗基地(2 个试验点)各随机选取 100 株天冬种苗，共计 300 株，种苗由天冬种子繁育 9 个月而得。分别测量了种苗的株高、分枝数、基径、根数、块根数、块根长宽、芽数和单株重等性状，通过相关性分析、PCA 与 K 均值聚类分析，确定天冬种苗分级的主要指标为根数、块根数和单株重，制定了天冬种苗质量分级标准：一级种苗：根数≥16 根，块根数≥11 个，单株重≥64.00 g，成活率为 90%；二级种苗：根数 11～16 根，块根数 9～11 个，单株重 41.00～64.00 g，成活率为 85%；三级种苗：根数 6～11 根，块根数 5～9 个，单株重 8.00～41.00 g，成活率 75%。④高良姜种苗：张佩雯等对高良姜道地产区广东省徐闻县，随机选择 8 个高良姜种植样地，每样地随机抽取 10 株种苗。通过对高良姜种苗性状特征与发芽率的相关性分析，研究高良姜种苗分级性状指标，采用 K 均值聚类方法划分高良姜种苗等级。高良姜种苗应质地充实，无萎蔫，表皮有光泽，无损伤、霉烂和病斑点；芽饱满、无破损；无检疫性病虫害。Ⅰ级种苗芽个数为 4～7 个，根茎长度为 11.4～16.0 cm；Ⅱ级种苗芽个数为 8～9 个，根茎长度为 16.1～19.4 cm；Ⅲ级种苗芽个数为 10～14 个，根茎长度为 19.5～24.1 cm。分级标准简便易用，可为高良姜种苗繁育及标准化生产提供参考依据。

(2) 果实类药材的种苗　连翘种苗：李梦焕等采集河南省三门峡、洛阳，山西省长治、运城，陕西省商洛等连翘主产区的连翘一年生种苗，测定其地径、苗高、主根长、大于 3 cm 一级侧根数、根幅、芽体数等指标，通过 SPSS 24.0 软件进行 K 类中心聚类分析，将连翘种苗分为四个等级：Ⅰ级种苗地径≥0.81 cm，主根长≥19.6 cm，苗高≥61.5 cm，根幅≥19.4 cm；Ⅱ级种苗地径 0.76～0.81 cm，主根长 16.8～19.6 cm，苗高 48.6～61.5 cm，根幅 12.7～19.4 cm；Ⅲ级种苗地径 0.58～0.76 cm，主根长 16.4～16.8 cm，苗高 43.2～48.6 cm，根幅 11.5～12.7 cm；低于Ⅲ级为不合格种苗。供试所有连翘种苗中，Ⅰ级种苗占 12.3%，Ⅱ级种苗占 23.8%，Ⅲ级种苗占 34.2%。建议市场采用Ⅰ、Ⅱ、Ⅲ级种苗。

(3) 动物类药材的种苗　广地龙蚓种：黄庆等从广西陆川县广地龙养殖场采集 50 条成熟广地龙作为研究材料，通过测定广地龙的体重、生殖环带直径、体长和活力值 4 个质量指标，并观察是否存在生殖环带。将广地龙置于体积分数为 50%的乙醇溶液中，待其不再挣扎后，测定生殖环带至尾部的长度为体长，记录挣扎时间为活力值。运用 SPSS 21.0 统计分析软件进行分析，确定广地龙蚓种质量的分级指标。结合生产实践，广地龙蚓种划分为三个等级：一级蚓种体重≥28.0 g，生殖环带直径≥11.0 mm，体长≥25.0 cm，活力值≥80.0 s；二级蚓种体重≥24.0 g，生殖环带直径≥10.0 mm，体长≥23.0 cm，活力值≥60.0 s；三级蚓种体重≥20.0 g，生殖环带直径≥9.0 mm，体长≥20.0 cm，活力值≥40.0 s；并可观察到明显的生殖环带。低于三级为不合格蚓种。

(撰稿：陈建伟　柳玲玲　审阅：寇俊萍)

［附］ 参考文献

A

安钰，刘华，李明，等.外源钙对干旱胁迫下甘草生理特性的影响[J].中国现代中药，2019，21(10)：1397

B

白贞芳，李萌，王杰，等.当归成药期次生代谢产物含量变化与早期抽薹相关性研究[J].中国现代中药，2019，21(11)：1532

边小禹，裴天林，梁宗锁，等.猪苓菌核不同发育时期转录组学差异表达研究[J].中国中药杂志，2019，44(17)：3718

C

Chen K，H ZM，Song W，et al. Diversity of *O*-Glycosyltransferases contributes to the biosynthesis of flavonoid and triterpenoid glycosides in *Glycyrrhiza uralensis* [J]. ACS synthetic biology，2019，8：1858

常晖，曾艾林，贾志伟，等.山东省丹参种子质量分级标准研究[J].种子，2019，38(2)：135

常晖，曾艾林，贾志伟，等.新疆红花种子质量分级标准研究[J].中药材，2019，42(3)：501

陈欢，高萌，罗小泉，等.不同产地枳壳药材中12种有效成分的主成分分析和判别分析[J].中草药，2019，50(14)：3433

陈琳，唐志书，宋忠兴，等.不同产地白芷药材9个呋喃香豆素成分的含量测定及其质量评价[J].中国中药杂志，2019，44(14)：3002

陈大霞，张雪，伍晓丽，等.不同栽培调控措施对西南中山地区玄参产量的影响[J].中国现代中药，2019，21(4)：482

陈芙蓉，汪涛，郭巧生，等.基于DNA条形码psbA-trnH，matK，trnL对不同地理居群野菊和药用菊的鉴定研究[J].中国中药杂志，2019，44(4)：660

D

董瑞珍，陈垣，郭凤霞，等.掌叶大黄种苗质量分级标准[J].中国实验方剂学杂志，2019，25(24)：104

段慧芳，吴啟南，朱亚莹，等.UPLC同时测定不同产地金银花中10种成分[J].中草药，2019，50(23)：5858

F

樊丛照，郎乾坤，朱军，等.昆仑雪菊表型性状及分子标记的遗传多样性研究[J].中国现代中药，2019，21(10)：1367

范婷婷，尹海波，张建逵，等.穿龙薯蓣种子质量分级标准研究[J].种子，2019，38(1)：124

付士朋，沈宏伟，王谦博，等.刺五加种苗质量分级标准及其方法的优选[J].中国实验方剂学杂志，2019，25(17)：160

G

葛人杰，李璐含，李柳柳，等.黄芩种子质量的分级标准[J].安徽农业大学学报，2019，46(3)：504

郭思远，闫琦，李佳.东北雷公藤DXR HMGR基因克隆及生物信息学分析[J].中国现代中药，2019，21(11)：1482

H

Huang Q，Sun M，Yuan T，et al. The AP2/ERF transcription factor SmERF1L1 regulates the biosynthesis of tanshinones and phenolic acids in *Salvia miltiorrhiza* [J]. Food Chemistry，2019，274：368

黑小斌，李欢，李依民，等.药用大黄幼苗转录组高通量测序及蒽醌类生物合成基因筛选[J].中国药学杂志，2019，54(7)：526

黄庆，李志武，马志国，等.广地龙蚓种质量分级标准研究[J].中药材，2019，42(2)：264

黄晓，张恬，马朝芝，等.鞘蕊苏赤霉素氧化酶基因的克隆及表达研究[J].中国现代中药，2019，21(10)：1362

J

贾俊英，杨敏，徐建平，等.北沙参种子质量分级标准初探[J].农学学报，2019，9(8)：41

姜洋，孙菲菲，詹亚光，等.一氧化碳对白桦悬浮细胞生长和三萜累积的影响[J].中草药，2019，50(15):3681

蒋福升，沈徐婷，姚玥，等.不同来源白及中3个主要化学成分的含量比较[J].中国中药杂志，2019，44(13):2762

L

Li J，Ma L，Zhang S，et al. Transcriptome analysis of 1-and 3-year-old Panax notoginseng roots and functional characterization of saponin biosynthetic genes DS and CYP716A47-like[J]. Planta，2019，249(4):1229

李铂，唐志书，王楠，等.不同LED光质对陕产重楼生理特性和成分积累的影响[J].中国现代中药，2019，21(10):1386

李超，黄显章，张超云，等.不同产地苍术红外指纹图谱研究[J].中药材，2019，42(1):51

李静，余意，郭兰萍，等.枸杞子品质区划研究[J].中国中药杂志，2019，44(6):1156

李会娟，魏雪苹，齐耀东，等.华中五味子野生抚育中的关键技术[J].中国现代中药，2019，21(5):625

李梦焕，袁王俊，王书辉，等.连翘种苗质量标准研究[J].河南农业科学，2019，48(3):55

李书敏，李钦，袁王俊.连翘种子质量检验方法和分级标准研究[J].中药材，2019，42(9):1995

刘洁，周梦鸽，张文生，等.不同产地柴胡非皂苷类成分HPLC指纹图谱研究[J].中药材，2019，42(6):1323

刘赛，杨孟可，李叶林，等.不同产地枸杞叶片多糖、总黄酮和总酚含量差异比较分析[J].中国中药杂志，2019，44(9):1774

刘苏伟，张骆琪，高素霞，等.不同品种山药多糖含量及体外抗氧化活性研究[J].中华中医药杂志，2019，34(12):5938

刘亚令，耿雅萍，黄小苏，等.基于HPLC法测定不同产地黄芪总黄酮和异黄酮的含量[J].山西农业大学学报(自然科学版)，2019，39(5):54

刘钰萍，林赐，周会，等.红花种子质量分级标准研究[J].种子，2019，38(1):129

N

倪梁红，赵志礼，吴靳荣，等.藏药解吉基原植物转录组及其环烯醚萜苷类生物合成相关基因的探究[J].药学学报，2019，54(5):198

P

彭灿，谢晓婷，彭代银，等.不同产地甘草水提液和醇提液指纹图谱研究[J].中草药，2019，50(15):3569

S

沈亮，徐江，胡灏禹，等.农田栽培人参主要农艺性状及皂苷含量相关分析[J].中国中药杂志，2019，44(23):5124

宋瑞琦，南铁贵，袁媛，等.不同产地猪苓多糖含量及猪苓多糖中的单糖组成研究[J].中国中药杂志，2019，44(17):3608

T

唐丽，王朝勇，龙华，等.环境因子对铁皮石斛生长发育及药效成分含量的影响[J].中药材，2019，42(2):251

W

Wei G，Yang F，Wei F，et al. Metabolomes and transcriptomes revealed the saponin distribution in root tissues of *Panax quinquefolius* and *Panax notoginseng*[J]. Journal of Ginseng Research，2019，DOI：10.1016/j.jgr.2019.05.009

王琪，李晓琦，黄萌萌，等.基于指纹图谱及多成分含量的化学模式识别法评价不同产地栀子药材的质量[J].中草药，2019，50(11):2690

王方方，杨小玉，毛怡宁，等.氮磷钾配施对青海地区枸杞子产量和药用成分的影响[J].中国现代中药，2019，21(2):199

王健健，姬拉拉，邓小红，等.光照强度对钩藤生长及有效成分含量的影响[J].中国中药杂志，2019，44(23):5118

王文涛，曹瑶，陈瑞，等.不同产地黄芩种子质量差异及等级划分研究[J].种子，2019，38(9):138

卫昊，郭玲玲，李柳柳，等.不同海拔和光照对黄芩中7种黄酮类有效成分含量的影响[J].中草药，2019，50(6):1472

吴梦丽，杨帆，何志鹏，等.不同产地苦玄参药材中苦玄参苷含量比较[J].时珍国医国药，2019，30(8):1979

吴庆华，黄宝优.地膜覆盖在莪术栽培中的应用效果研究[J].现代中药研究与实践，2019，33(3):6

武立伟，汪涛，郭巧生，等.药用菊花中绿原酸合成途径

关键酶基因的克隆及表达分析[J].中草药，2019，50(12)：2959

X

夏成凯，詹云武，胡云飞，等.HPLC 法同时测定不同产地牡丹皮中 13 种化学成分的含量[J].中草药，2019，50(4)：970

谢雪艳，李天珍，王万林，等.不同产源艾纳香油化学成分及其抗炎活性研究[J].中药新药与临床药理，2019，30(9)：1069

徐男，孙蓉，李元媛，等.基于 HPLC 指纹图谱、多成分定量结合化学计量学方法评价不同产地三棱药材的质量[J].中草药，2019，50(7)：1682

许兰杰，余永亮，杨红旗，等.播期播量对中药材红花产量和品质的影响[J].现代中药研究与实践，2019，33(3)：1

Y

Ye J，Cheng S，Zhou X，et al. A global survey of full-length transcriptome of *Ginkgo biloba* reveals transcript variants involved in flavonoid biosynthesis [J]. Industrial Crops and Products，2019，139：111547

闫雅如，杨洪芸，齐博文，等.干旱胁迫对管花肉苁蓉组织培养体系中苯乙醇苷类成分含量的影响[J].中草药，2019，50(10)：2452

杨敏，徐建平，王聪聪，等.肉苁蓉种子质量标准初探[J].种子，2019，38(8)：127

杨平飞，赵明书，谢秀梅，等.天门冬种苗质量标准研究[J].贵州农业科学，2019，47(3)：133

尹永飞，景志贤，张珂，等.华东覆盆子生态适宜性区划研究[J].中国现代中药，2019，21(10)：1342

Z

Zhang Y，Ji A，Xu Z，et al. The AP2/ERF transcription factor SmERF128 positively regulates diterpenoid biosynthesis in *Salvia miltiorrhiza*[J]. Plant Molecular Biology，2019，100(1)：83

Zou K，Liu X，Zhang D，et al. Flavonoid biosynthesis is likely more susceptible to elevation and tree age than other branch pathways involved in phenylpropanoid biosynthesis in Ginkgo leaves[J]. Frontiers in Plant Science，2019，10：983

曾茜垚，乔克威，李雨嫣，等.基于转录组测序的青风藤内青藤碱合成途径分析[J].中草药，2019，50(22)：5537

张坚，李先宽，李兴林，等.外源 NO 对桔梗幼苗生长和总皂苷积累的影响[J].中国现代中药，2019，21(10)：1402

张甜，程林，杨林林，等.生态因子及关键酶基因表达对秋季黄芩采收期主要药效成分合成的影响[J].中草药，2019，50(4)：936

张佩雯，张春荣，唐晓敏，等.高良姜种苗分级标准的研究[J].种子，2019，38(4)：145

赵钰，杨林林，韩梅，等.北柴胡不同部位柴胡皂苷含量与其关键酶基因表达量的相关性研究[J].中草药，2019，50(10)：2433

周赛男，陈安家，郭宝林，等.不同产区酸枣仁中斯皮诺素、6′-阿魏酰斯皮诺素、酸枣仁皂苷 A、酸枣仁皂苷 B 的含量测定[J].中草药，2019，50(11)：2712

朱培芳，孙海林，唐修文，等.云南 6 个产地滇丹参植株地上部分 3 种水溶性活性成分含量 HPLC-PDA 测定[J].时珍国医国药，2019，30(9)：2263

朱畇昊，张梦佳，李璐，等.夏枯草的转录组测序与次生代谢产物生物合成相关基因的挖掘[J].中草药，2019，50(5)：1220

朱畇昊，张梦佳，李璐，等.夏枯草三萜和酚酸类合成相关的 MYB 转录因子的挖掘及分析[J].中草药，2019，50(9)：2165

邹福贤，许文，黄泽豪，等.金线莲转录组测序及其黄酮类合成相关基因分析[J].中国药科大学学报，2019，50(1)：66

（二）中药质量评价

【概述】

2019年，中药质量评价与控制在研究思路与方法上取得了一些新的进展。主要表现在以下几个方面：基于反向功效差异性特点的中药质量标志物(Q-marker)研究，基于DNA技术动物类药材的基原鉴定，基于指纹图谱-一测多评药材质量评价模式研究，基于谱效-灰色关联分析模式药材药用部位Q-marker评价研究，基于“成分-功效”二分类模型的药材质量分级，基于药材性状-活性成分-化学计量法药材质量分级，基于多成分代谢筛选药材的质量控制成分，基于生长年限药材的质量研究。

1. 基于反向功效差异性特点的中药Q-marker研究

中药反向功效系指一种中药具有两种特性相反的药效作用，如三七既能活血散瘀，又有止血作用。侯小涛等基于三七皂苷R1、人参皂苷Rg1及Rb1的含量作为质量控制标准，未考虑其反向功效的物质基础差异和特点现状，首次引入中药反向功效差异性特点Q-marker的概念，通过三七化学物质组系统研究、传统功效的药理作用及机制研究、反向功效与药效物质基础关联分析和Q-marker可测性等综合分析。结果表明，三七化学物质组的差异和特点表现在C_{17}侧链变化的四环三萜皂苷含量约占总三七皂苷的一半，尤以人参皂苷Rg1和Rb1含量最高，并含特殊氨基酸三七素、黄酮、甾醇、炔醇类、糖类、挥发油等；三七传统活血散瘀功效成分主要为三七总皂苷，其具有明显的抗血栓、抑制血小板聚集等活性，止血功效主要为三七素，通过促进组织胺使血管收缩从而发挥止血作用；与三七反向功效关联的人参皂苷类成分是其活血作用的主要药效物质基础，三七素、槲皮苷等是其止血作用的主要药效物质基础，它们均具有可测性，是三七Q-marker的主要选择。所以构建的三七反向功效Q-marker的研究路径和技术方案，对反向功效中药的Q-marker的研究具有借鉴作用。

2. 基于DNA技术动物类药材的基原鉴定

赵玉洋等根据麝香及其混伪品的COI序列差异，从中设计出短扩增片段的通用引物对，可从原麝、林麝、马麝与混伪品麝鼠、牛、羊、鸡中扩出178 bp的微型DNA条形码条带，该微型DNA条形码片段与GenBank数据中的COI序列有98%～100%一致性，能准确区分麝香及其混伪品。石林春等通过本草考证与现代研究资料整理，结合基于线粒体全基因组的分子系统发育关系分析，以及哈蟆油传统产区与原动物地理分布叠加比较，证实中国林蛙、东北林蛙和黑龙江林蛙均为有效种。认为中国林蛙仅限于华北和华东分布，拉丁名应为“*Rana chensinensis* David, 1875”,《中国药典》(2015年版)采用“*Rana temporaria chensinensis* David”为中国林蛙拉丁名不妥，哈蟆油的基原应为原中国林蛙的东北居群，即东北林蛙 *Rana dybowskii* Günther, 1876。基于此，设计了新的PCR引物，建立了包含哈蟆油及其混伪品(109只雌性个体)的DNA条形码物种鉴定数据库，并基于市售药材验证所建立的哈蟆油DNA条形码物种鉴定方法，发现市场中存在青蛙油、牛蛙油等混伪品。该法解决了蛤蟆油COI序列的非特异性扩增难题，可准确鉴定哈蟆油及其混伪品。董瑶等利用mtDNA独特的进化优势，通过PCR扩增cytB,

并测序确定林蛙品种，建立了林蛙种属以及林蛙油基原的鉴定方法。李婵等基于COI序列，从38份样品(5种穿山甲属动物及6种穿山甲常见混伪品原动物的鳞甲、肌肉组织或蹄甲)中提取DNA，扩增COI序列并双向测序，对序列进行K2P遗传距离分析、Barcoding gap检验、单倍型分析，从NCBI上下载37条序列(包括6种穿山甲属动物和6种混伪品)，构建15个物种(包括穿山甲属中华、马来、印度、南非、菲律宾等8种穿山甲，及猪、山羊、绵羊、水牛、黄牛、牦牛、黄羊)75份样品的中华穿山甲及其混伪品的NJ树及条形码间隙自动检索法(ABGD)递归划分，对收集的35份穿山甲生甲片商品进行鉴定。结果发现，正品穿山甲 *Manis pentadactyla* 甚少，主流商品为马来穿山甲 *Manis javanica* 和印度穿山甲 *Manis crassicaudata*。基于COI序列的DNA条形码方法能够有效鉴别穿山甲及其混伪品。苏燕燕等基于12S rRNA序列对蛤蚧及其6种常见混伪品(无蹼壁虎、疣尾蜥虎、喜山岩蜥、石龙子、东方蝾螈、红瘰疣螈)进行高分辨率熔解曲线(HRM)鉴定研究并测序验证。采用HRM方法进行灵敏度和掺伪检测分析，完善了中药蛤蚧的分子快速鉴定体系，对10份市场蛤蚧粉检测，发现6份质量可疑。张红印等基于COI条形码，构建了海龙及其混伪品(包括刁海龙、拟海龙、尖海龙、宝珈海龙、粗吻海龙等7个物种129条序列)的NJ树，建立了海龙类中药的统一鉴定方法。

陈梦等应用DNA条形码技术，通过建立三斑海马的COI、16S rRNA和ATP6的条形码序列数据库，快速准确鉴定三斑海马和其他正伪品海马。结果表明，三斑海马线粒体COI、16S rRNA、ATP6序列长度分别649、572、603～605 bp，种内的变异率较小，COI、16S rRNA、ATP6序列的平均种内K2P遗传距离0.002、0.001和0.006，均远小于三斑海马的种间K2P距离；NJ树结果显示，三斑海马与其他海马(线纹海马、大海马、小海马、刺海马、太平洋海马等)均可明显区分，具有良好的单系性。COI、16S rRNA、ATP6序列作为条形码均可鉴定三斑海马及其他混伪品海马药材。格小光等通过随机采集安国、亳州等7大主流药材市场的230批地龙商品药材样品，进行DNA提取和COI片段PCR扩增与核酸测序，基于COI的BLAST比对和NJ树结果表明，我国商品地龙主要来源于34个物种，22%的基原物种为参环毛蚓，22%为通俗环毛蚓，稀见栉盲环毛蚓和威廉环毛蚓(<1%)，55%的市售地龙均非《中国药典》(2015年版)规定基原，而以保宁腔蚓为主；各市场主流商品地龙品种具有很大区别，具有显著的地域性特征；本草考证表明，历代本草中地龙基原并非一种，而是以具有“白颈”特征的环毛类蚯蚓入药。提示应建立合理、有效的地龙基原与质量控制方法。陈思秀等应用DNA纯化柱替代十二烷基硫酸钠-蛋白酶K(SDS-PK)方法中酚、氯仿等毒性较大的有机溶剂提取阿胶中驴源性基因组DNA，并对SDS-PK法进行一系列优化，获得高质量阿胶基因组DNA，纯度均在1.70～1.80之间，可达到(187.8±0.56)ng/μl。应用特异性引物进行PCR扩增、克隆、测序，与GenBank已登记的驴物种(MG931481.1)相似性为100%。应用Equus asinus-78 bp引物对皮类样品进行特异性实验，琼脂糖凝胶电泳结果显示，只有驴皮样品能扩增出特异性条带，其他伪品皮类(马皮、鹿皮、牛皮、羊皮)均未出现条带。该PCR方法可快速鉴定阿胶中驴源性成分，预期可广泛用于阿胶及相关制品的质量监控。

3. 基于指纹图谱-一测多评药材质量评价模式研究

徐容等建立12批关防风样品的HPLC指纹图谱共有模式，标定20个共有峰，指认出升麻素苷、升麻素、5-*O*-甲基维斯阿米醇苷、亥茅酚苷、香柑内酯等7个化学成分。建立了以5-*O*-甲基维斯阿米醇苷为内参物计算5-*O*-甲基维斯阿米醇苷与升麻素、升麻素苷、亥茅酚苷的一测多评法(QAMS)。李颖硕等建立30批白花前胡样品HPLC指纹图谱共有模式，确认22个共有峰，指认出白花前胡A素、白花前胡B素、白花前胡E素3个化学成分，建立了以白花前胡 A 素为内参物计算白花前胡 A 素、白花前胡 B 素与白花前胡 E 素的 QAMS。李艳荣等建立 14 批灯盏花样品的 HPLC 指纹图谱共有模式，标定 22 个共有峰，指认出绿原酸、咖啡酸、洋蓟素、灯盏花乙素、异绿原酸 B 等 8 个化学成分，建立了以绿原酸为内参物计算绿原酸与咖啡酸等成分的 QAMS。孙伟杰等建立 15 批梅花鹿茸样品核酸类成分的 HPLC 指纹图谱共有模式，标定 12 个共有峰，指认出次黄嘌呤、尿嘧啶、腺嘌呤、尿苷、肌苷、鸟苷 6 个化学成分，建立了以次黄嘌呤为内参物计算次黄嘌呤与尿嘧啶等成分的 QAMS。

4. 基于谱效-灰色关联分析模式药材药用部位 Q-marker 评价研究

王鹤辰等采用 HPLC 法建立小蓟不同药用部位的指纹图谱，应用微流控芯片平台获得小蓟不同药用部位诱导人肺癌细胞 A549 凋亡坏死率，应用灰色关联度软件计算出不同药用部位指纹图谱中各个峰面积与其凋亡坏死率的关联度，选择关联度较大的成分进行快速鉴定与分析。结果表明，小蓟药材的不同药用部位的体外药效具有一定的差异性，其中诱导人肺癌细胞凋亡坏死率为花＞叶＞茎≈根，小蓟花诱导肺癌细胞凋亡坏死率可达 88.13%；小蓟中橙皮苷、咖啡酸、蒙花苷与抗肿瘤药效关联度排名前三，可确定为小蓟的 Q-marker。王鹤辰等亦应用 HPLC 法建立小蓟不同药用部位的指纹图谱，还采用 MTT 法测定不同部位提取物对炎症细胞 RAW264.7 增殖的抑制作用，Elisa 法测定不同部位提取物对小鼠凝血酶原指标（止血）的影响，应用灰色关联软件计算不同药用部位色谱峰与其对 RAW264.7 细胞的抑制率与小鼠凝血酶原指标的关联系数（贡献程度）。结果表明，小蓟根、茎、叶、花中的成分种类与含量均有不同。以小蓟花的体外抗炎效果最好，小蓟根次之，小蓟叶与茎对炎症细胞的抑制作用不大；凝血酶原指标关联系数，以小蓟花对指标影响最大，叶次之，茎与根对指标变化影响不大；小蓟中绿原酸、橙皮苷、咖啡酸、蒙花苷对抑制炎症细胞增殖（抗炎）与升高凝血酶原指标（止血）的关联系数高于其他成分，表明这 4 种成分对抗炎与止血的贡献程度较大。张紫嫣等建立红蓼根、茎、叶、花的 HPLC 指纹图谱，采用 MTT 法测定了红蓼根、茎、叶、花抑制肝癌细胞增殖作用，应用灰色关联软件计算各药用部位红蓼 HPLC 指纹图谱 25 个特征峰的峰面积与各药用部位红蓼体外抗肝癌细胞的抑制率关联系数（贡献程度）。结果表明，红蓼各药用部位均能够抑制肝癌细胞生长，槲皮素和山柰酚为红蓼抗肝癌的药效物质基础。

5. 基于“成分-功效”研究思路的二分类模型中药材质量分级

江大海等基于质量控制成分和生物活性对桂枝药材质量等级的影响，建立 20 批桂枝样品的 UPLC 指纹图谱，并对其进行抗氧化活性测定。采用主成分分析筛选出了 4 个质量控制成分香豆素、桂皮醇、肉桂酸、桂皮醛。根据二元 Logistic 回归分析，初步将 20 批桂枝药材分为优、良、中、差 4 级，为桂枝的质量评价标准制定提供了新的思路。

6. 基于药材性状-活性成分-化学计量法药材质量等级评价

崔丹丹等以不同产地的穿心莲药材为研究对象，将传统的外观质量性状和内在活性成分等指标相结合，采用数量分类学的方法对穿心莲性状评价指标进行编码，以 HPLC 法测定药材的 4 个二萜内酯类成分的含量，将编码后的性状指标和 4 个内酯的总量及醇溶性浸出物含量做相关性分析，初步筛选出 13 个评价指标（分枝数、茎上部直径、茎基部直径、株高、叶含量等），应用主成分聚类分析法对这 13 个指标进行分析，划分为 3 个等级；以偏最小二乘判别分析（PLS-DA）对所划分的等级进行判别分析；最后，通过偏最小二乘回归分析（PLS）建立穿心莲药材等级的预测模型，药材等级用 Y 表示，若 Y 在 0.7～1.3，则预测为一等品，Y 在 1.7～2.3，为二等品；Y 在 2.7～3.3 为合格品。等级评价模型为穿心莲及其他中药材质量等级评价及其等级标准的制定提供新思路。

7. 基于多成分代谢筛选药材的质量控制成分

韩星等采用UPLC-MS/MS法分析菊花药材水提物及血浆样品成分，从菊花水提物中共鉴定27个化合物，其中原型入血成分12个。采用中药系统药理学分析平台（TCMSP）和Swiss Target Prediction数据库检索筛选原型入血成分的核心靶点，并利用David数据库对核心靶点的相关通路进行富集，根据拓扑参数筛选出大波斯菊苷、芹菜素-7-*O*-葡萄糖醛酸苷、木犀草素、田蓟苷、芹菜素等7个质量控制成分，经Cytoscape 3.7.1软件分析其可通过作用于代谢通路、癌症相关通路、信号转导相关通路、脂肪细胞脂解调控作用通路等治疗癌症、心脑血管疾病、神经疾病等。

8. 基于生长年限药材的质量研究

王思淼等采用UPLC-Q-TOF/MS联用技术，对1、2、3年生防风样本进行分析，鉴定或推断出不同生长年限防风中含量差异较大的13种香豆素类成分，其中补骨脂素等5个成分的含量逐年增加，而8-羟基补骨脂素等7个化合物含量以2年生最高，3年生略有下降，仅2-[(8-methoxy-4-methyl-6-oxo-6*H*-benzo[c]chromen-3-yl)oxy]propanoic acid的含量以一年生最高。按香豆素类成分为指标，建议防风2年或3年采收。严安定等通过对安徽铜陵凤凰山道地药材凤丹根次生木质部的生长轮显微鉴定，获取不同生长年限的凤丹皮。采用HPLC法测定凤丹皮中丹皮酚类（丹皮酚、丹皮酚新苷、丹皮酚原苷）和芍药苷类（芍药苷、氧化芍药苷和苯甲酰芍药苷）成分的含量。结果表明，丹皮酚类（除丹皮酚新苷）及芍药苷类成分质量分数呈逐年下降的趋势；丹皮酚类成分相对含量随生长年限逐步增加，至第4年趋于稳定；五年生凤丹皮中丹皮酚类成分含量是芍药苷类成分的2.09倍。表明丹皮酚新苷是多年生凤丹皮中丹皮酚类成分的主要存在形式；丹皮酚新苷的质量分数、丹皮酚类与芍药苷类成分的相对质量分数可作为多年生凤丹皮品质的评价指标。张洪坤等通过采集安徽亳州地区不同生长年限的牡丹皮药材，测定其浸出物、没食子酸、儿茶素、氧化芍药苷、芍药苷、苯甲酸、丹皮酚和苯甲酰芍药苷的含量，经灰色关联度法综合评价排名依次为6年>5年>7年>2年>1年>3年>4年，适宜采收年限为移栽后的5～6年，以6年采收最佳。

（撰稿：陈建伟　审阅：寇俊萍）

【中药品种考证研究】

1. 从本草文献角度进行考证

胡蓉等研究发现，枳实（壳）的来源在宋代、明代存在枸橘与酸橙并存的情况，枳实（壳）的道地产地始于唐代，成于清代，民国时期又加以发展。唐时以金州和商州为道地，宋、元、明时期以商州为道地，清代以江西为道地产区，民国时期江枳实、江枳壳逐渐萎缩，而川枳实、川枳壳开始成为主流，现代枳壳（实）品质以江西新干、樟树和重庆江津和綦江为最优。宋叶等研究表明，橘皮因陈久者良而称为陈皮，因产广东者胜故名广陈皮，因产广东新会者优而称新会陈皮，新会陈皮乃为广陈皮之上品。陈皮与新会陈皮的来源、功效均不同，古之所载橘皮为今之所用陈皮，而柑皮即今之所用新会陈皮。橘皮取其陈久者良之意，广陈皮理气燥湿之功甚，新会陈皮除有理气燥湿之功外，还有疏肝利胆、解结化痈之功。此外新会陈皮还可作为一种香料佐食物而用之，亦做茶饮。杨晓东等发现，原桑（上）寄生实指今之槲寄生，现桑寄生实为同科不同种的另一种（类）半寄生植物广寄生。虽然《中国药典》（2015年版）记载的功效两者毫无二致，但是仍然应该加以区别使用，槲寄生长于补（补肝肾、强筋骨、安胎），桑寄生长于通（祛风湿、通经络）。两种寄生的长期混用容易出现中药处方疗效不稳定。王祥红等研究表明，古代降真香、降香、降真均指降真香，而紫藤香为降真香之佳者，紫藤香的植物基原应为豆科黄檀属一种或多种藤本植物。《中国药典》(2015 年版)及现代本草专著都以降香作为正名,而把降真香、紫藤香等作为别名处理。古代降真香最好的应为藤本黄檀属植物结香,但国内市场上的降香多为进口,且基本都是心材一类的木质,因此《中国药典》(2015 年版)只收载降香檀的心材作为降香的药用基原。但藤本黄檀属植物所结的紫藤香的药用价值要高于木本的降香,建议大力开发这类药物的医药价值。

李会娟等研究发现,古代本草典籍中北五味子的产地为今东北地区及山东、河北与山西北部地区,南五味子的产地为今重庆、湖北、陕西、山西、浙江、甘肃、河南等地,基本与 2 种五味子药材的现代产区相符。北五味子基原为五味子 *Schisandra chinensis*,南五味子主流基原为华中五味子 *Schisandra sphenanthera*,金山五味子 *Schisandra glaucesens* 可能也作少量药用。南五味子药材与五味子药材在南北朝时期就均已作药用,宋时期已有区分,明时期明确区分为"南产者""北产者",清代多循此说,将二者分开使用,直至《中国药典》(2010 年版)将二者分别收载;南、北五味子在临床功效中各有侧重,南五味子用于治疗风寒咳嗽,北五味子用于治疗虚劳损伤;五味子的历代加工包括除去枝梗、干燥(晒干、阴干),炮制方法包括炒制(微焙)、蜜炙(用蜜浸蒸)、酒炙(酒拌蒸用)及醋炙(以醋糊丸),其中蜜炙使用最多。汤小荣等通过古今文献考察分析,认为现今野生白术几乎绝种,在浙皖一带有大量的白术栽植,而茅山所产的术即为苍术,南京附近及安徽滁县所产的苍术被认为是道地苍术;白术性味甘润温和,以甘味健脾、振奋脾气而除内湿,功以补中为主;苍术性味苦烈,能燥湿除水健脾,功兼内外以燥湿为主。欧阳学认等认为,苇根与芦根在古今、南北存在差异,来源、药效不同,苇根来源于禾本科植物茭笋 *Zizania caduciflora*,并不等同于来源于禾本科植物芦苇 *Phragmites communis* 的芦根。两者功效亦同中有异,古人受限于根与根茎的认识,直至明清才开始区分使用苇根和芦根,而现代由于南北差异的认识,多数省份仍将苇根和芦根视为异名同药。因此临床使用中要加以区分,概念不应模糊,使用上更不能混淆甚或等同。

2. 配合现代方法进行考证

胡律江等报道,金银花主产地主要位于北方地区,如山东、河南等地,而山银花主产区位于重庆、江西等南方各省;外形上,山银花的花蕾较金银花稍长,显微上,金银花外表面有腺毛,而山银花外表面无腺毛;化学成分上,金银花含挥发油、环烯醚萜、黄酮类成分数量比山银花高很多;药理上,金银花的解热抗炎效果好于山银花,金银花中的皂苷则不发生过敏反应,而山银花中存在着致敏反应的皂苷成分。在所有金银花和山银花的中药制剂中,严格规定了注射剂只能用金银花,而不能用山银花替代。郝鹏飞等研究表明,南阳菊花最早可追溯至东汉末年,汉朝时期就被广泛栽培,但自明末清初时期逐渐迈向消亡,后世众多药用菊花均受南阳菊花之影响。并通过 HPLC 一测多评法,对 14 批菊花中的 8 种化学成分进行含量测定。结果显示,南阳菊花品质较好,可作药用;并建立 14 批菊花的 HPLC 指纹图谱,证实南阳菊花与多种菊花在化学层面上存在亲缘关系。赵维良等对衢枳壳形态、栽培历史和抗寒基因特性进行调查研究,对 PCR 扩增、化学成分和基因片段测序等方面进行文献考证。发现衢枳壳基原植物的形态、PCR 扩增结果和 ITS1 测序结果均与柚和酸橙非常相似或相同,而化学成分和抗寒基因特性与酸橙十分相近。结果表明,柚和酸橙为常山柚橙的亲本;衢枳壳的基原植物系柚和酸橙的自然杂交栽培变种,不具备独立种的地位;其拉丁学名应为 *Citrus aurantium* 'Changshan-huyou',而学名 *Citrus changshan-huyou* Y. B. Chang 和 *Citrus changshanensis* K.S.Chen et C.X.Fu 可作异名,中文名宜为常山柚橙。康四和等报道,现代文献、标准记载的鼠妇虫药材基原品种主要为卷甲虫科动物普通卷甲虫 *Armadillidium vulgare* 和鼠妇科动物粗糙鼠妇 *Porcelio scaber*,10 批次药材样品中均含有多个种类来源,其中光滑鼠妇 *Porcellio leavis*、普通卷甲虫占比最高，粗糙鼠妇占比较少，还有一些其他种类。鼠妇虫药材样品种类与基原品种存在差异。

（撰稿：陈仁寿　审阅：陈建伟）

【中药材基原鉴定与品质评价】

中药体现的功效是多个化学成分综合作用的结果，在中药质量控制和评价中只采用单一或几个指标性成分不足以体现其整体特性。中药指纹图谱技术是一种综合的、可量化的定性定量手段，可用于控制和评价中药材的质量。基于色谱/光谱指纹图谱结合化学计量法，进行不同种源、不同产地、不同批次药材真伪鉴别与质量优劣评价，以及药材近缘种成分差异分析取得进展，对推进和提升中药材质量评价研究具有参考价值。

1. 根及根茎类

（1）黄连　姚晓艳等采用HPLC色谱指纹图谱相似度分析，结合SPSS软件进行聚类分析（CA）和主成分分析（PCA）评价，建立12批黄连药材HPLC指纹图谱，标定16个共有峰，各批次之间的相似度均大于0.982，显示有较好的一致性。12批黄连可聚类为3大类，以共有峰对黄连进行PCA综合评分排名，得分越高表明药材的质量越好。所以CA与PCA的结果相互验证，可全面有效地评价黄连的质量。

（2）白芍药　赵秋龙等对收集的四川、河北、河南、山西和安徽5个白芍药主要产地的26批样品进行分析，并利用UPLC-Q-TOF/MS对峰进行指认。采用中药色谱指纹图谱相似度评价系统软件，结合偏最小二乘判别分析（PLS-DA）对共有峰相对峰面积进行分析。色谱指纹图谱有12个共有峰，指认其中10个成分，所有样品与对照图谱的相似度均大于0.900，经PLS-DA分析，按产地26批白芍药样品被聚集为5组，通过变量权重重要性排序（VIP）值图发现了峰2、峰6（没食子酸乙酯）、峰10（没食子酰芍药苷）、峰12（苯甲酰芍药苷）为5个产地白芍药样品之间的主要差异成分。结果表明，不同产地白芍药虽然所含成分种类基本一致，但从整体上分析，其中的4个成分在含量上存在一定的差异。

（3）川牛膝　施崇精等采用HPLC-DAD多波长切换法，测定30批4个不同产地及年份来源的川牛膝，选取了18个色谱峰作为指纹图谱共有峰。将30批次川牛膝与对照图谱R进行相似度分析。结果表明，S15～S30的相似度均大于0.84，而金口河产川牛膝（S1～S14）相似度却低于0.56。导致S1～S14号样品相似度低的原因，可能与产地初加工方式或种源近年来的改变有关。S1～S14、S15～S30样品和其分别建立的对照指纹图谱R1、R2之间均具有很高的相似度，表明R1、R2可用以区分金口河产川牛膝和其他产地川牛膝。以PCA得出的6个主成分对不同产地川牛膝进行综合评分排名，发现与杯苋甾酮含量排名存有差异，仅以杯苋甾酮含量高低难以代表川牛膝的整体质量。

（4）三七　李运等采集云南昆明寻甸县甸沙乡麦地新村产三七主根、剪口和须根60个样品（每组20个样品）原始傅里叶红外（FTIR）光谱图，显示三七不同部位的原始IR光谱相似，共有峰主要集中在2 000～400 cm^{-1}波段，采用纵坐标归一化及二阶导数红外光谱结合支持向量机（SVM）建立判别模型，对三七主根、剪口和须根粉末进行鉴别，预测集数据的判别正确率为100%，20个预测样本均被正确鉴别。采用UPLC测定其三七皂苷R1、人参皂苷Rg1、人参皂苷Rb1和人参皂苷Rd含量，以正交信号校正偏最小二乘回归（OSC-PLSR）建立三七中4种皂苷含量预测模型，显示预测值与UPLC检测值接近，剪口样品中4种皂苷及总皂苷含量均最高，为主根的1.8倍，须根的4.6倍。按照《国家药典》（2015年版）对三七的质量控制标准计算，60个样品中，剪口与主根质量合格率为100%，须根质量合格率仅为20%。

（5）防风　为了证实防风抽薹后根部有效成分的含量会明显降低品质下降，张丹等应用HPLC对9个产地10批防风药材皮部和木部4个色原酮类成分(升麻素苷、5-*O*-甲基维斯阿米醇苷、升麻素、亥矛酚苷)的含量进行分析，并建立其化学指纹图谱，标定其中的12个共有峰，相似度分析结果发现，各批次样品之间的相似度在0.115～0.995，说明防风药材的皮部和木部具有差异性。在此基础上，以4个色原酮类成分的含量及是否符合《中国药典》(2015年版)标准作为原变量进行系统CA、PCA和正交偏最小二乘判别(O-PLS-DA)分析。结果表明，4个成分在防风皮部的含量远高于木部，所检测的4个成分能够较好的区分防风皮部和木部，防风抽薹后根部木化，品质下降。针对防风药材真伪鉴别，张丹等应用HPLC对27批防风药材及其小防风、云防风、口防风和水防风伪品中4个色原酮类成分(升麻素苷、5-*O*-甲基维斯阿米醇苷、升麻素、亥矛酚苷)的含量进行分析，并建立其化学指纹图谱，标定其中的9个共有峰。相似度分析结果发现，各批次样品之间的相似度在0.087～0.997之间，说明防风及其伪品之间的差异性较大；以4个色原酮类成分作为原变量进行系统CA和PCA，可有效鉴别正品防风和伪品防风。

(6) 丹参　为探讨丹参及其近缘种化学成分异同，胡建勇等利用FTIR结合PCA，CA和PLS-DA方法，对57份丹参及其近缘种(云南鼠尾草、戟叶鼠尾草、三叶鼠尾草和甘西鼠尾草)共计5个品种的成分差异进行了研究，同时采用HPLC比较丹参及近缘种的水溶性成分差异。结果表明，丹参与其近缘种之间所含化学成分有相似之处，但亦存在明显的不同。从化学亲缘关系来看，丹参与其他同属品种较远，三叶鼠尾草、戟叶鼠尾草、甘西鼠尾草三者成分更为接近；IR结合化学计量学方法PCA，CA和PLS-DA分析显示，丹参与其他品种可明显分开。该研究建立的红外光谱结合化学计量学模型，可用于丹参及其近缘种的快速鉴别，丹参独特的化学成分群，为丹参及其混伪品的鉴别提供了参考。

(7) 黄精　杜泽飞等采用水提醇沉法，提取3种法定基原黄精药材中的多糖，采用HPLC建立3种黄精的色谱指纹图谱，并利用相似度分析，CA和PCA对指纹图谱进行分析，研究3种基原黄精物种多糖的差异。结果表明，3种基原黄精的多糖均含有D-半乳糖醛酸，D-盐酸氨基葡萄糖，D-半乳糖，D-葡萄糖，D-木糖，但PMP-HPLC指纹图谱存在差异；PCA和CA分析表明，黄精与多花黄精的多糖色谱指纹较为接近，而滇黄精与二者差异明显。

(8) 三棱　徐男等选取了12个色谱峰作为指纹图谱共有峰，采用中药色谱指纹图谱相似度评价系统(2004 A版)，对7省12批不同产地的三棱药材的HPLC指纹图谱进行了相似度评价，结果均大于0.800，说明各产地的药材有较好的一致性；通过对照品比对指认并测定了12批样品中5-羟甲基糠醛、香草酸、阿魏酸、对羟基苯甲醛、对羟基苯甲酸等9种化学成分含量，使用SPSS 20.0软件进行CA和PCA显示，12批样品聚为4类，用4个主成分综合评价显示，河南新乡、江苏镇江、河北沧州、湖南岳阳、浙江金华、河南郑州的三棱药材在所有样品中的综合得分位于前6名，12批饮片主成分综合得分与含量测定结果存在相关性。

(9) 姜黄　万洪善等应用IR检测来自广东、广西、山东、安徽及四川的30份姜黄样品，采用共有峰率和变异峰率双指标模型分析、系统CA、PCA等化学计量法鉴别不同产地的姜黄药材。结果表明，广西的姜黄综合得分最高，为1.12，山东和安徽的姜黄共有峰率最高，达到100%。红外指纹图谱与化学计量学结合可以对姜黄药材进行简单快速准确鉴别。

2. 皮类

厚朴　荆文光等采用UPLC，对20批厚朴药材(厚朴和凹叶厚朴各10批)进行分析，建立指纹图谱共有模式，并标定13个共有峰，样品相似度均在0.90之上。通过对照品比对指认和测定了紫丁香酚苷、木兰箭毒碱、木兰花碱、木兰苷B、木兰苷A等8个色谱峰及成分的含量，通过CA和PCA分析，表明在相同的色谱条件下，不同基原厚朴药材种内化学指纹图谱均一，种间指纹图谱存在差异，依据以8

个成分含量建立的 Fisher's 判别分析模型所得的判别分数可区分不同基原的厚朴样品。

3. 花类

(1) 金花葵　张迪文等采用多波长 HPLC、相似度评价、CA 及 PCA 对河南、江苏、四川、安徽等 14 个产地 16 批金花葵进行了质量评价。利用中药色谱指纹图谱相似度评价系统(2004A 版)及 SPSS 19.0 软件建立了金花葵 HPLC 指纹图谱,确认了 25 个共有峰,16 批金花葵样品相似度在 0.879～0.983;对指认的 9 个共有峰(原儿茶酸、咖啡酸、芦丁、金丝桃苷、异槲皮苷等)活性成分进行了含量测定,表明不同产地金花葵中酚酸类含量均较低,黄酮类含量均较高;CA 将金花葵聚为 2 类,河南产地聚为 1 类,其余产地聚为 1 类,与 PCA 结果一致。表明不同产地金花葵在相似中存在差异性;主成分综合得分排名靠前的为河南唐河县产金花葵。

(2) 忍冬花类　禹亚杰等采用 FTIR,对忍冬科 14 个不同产地不同品种药用忍冬进行鉴别分析,并对其 IR 图进行相似度计算和化学模式识别。结果表明,不同品种药用忍冬的红外光谱及二阶导数光谱图具有一定差异;相似度结果显示,相同品种的药用忍冬其化学成分相似,且与产地无关,同类别的药用忍冬主要化学成分相似;CA 表明不同种的药用忍冬之间主要成分差异较大。该法可较好地鉴别和区分不同品种药用忍冬。

4. 果实类

陈皮　胡继藤等采用 HPLC 及中药色谱指纹图谱相似度评价系统,获得了来自广东新会三江、广东新会会城、广西桂林、浙江黄岩、重庆涪陵 5 个不同产地,从属于 3 种不同植物种源(茶枝柑、蜜柑、大红袍)的 25 批陈皮药材的 6 个共有成分峰面积数据,并对其进行 CA、PCA 及人工神经网络分析。结果表明,CA 及 PCA 能够准确区分新会陈皮样品与其他陈皮样品,不同种源陈皮样品亦可各自区分;在对新会陈皮与非新会陈皮的识别训练与预测中,人工神经网络的识别准确率均达到 100%,在对不同品种陈皮样本的识别训练中准确率达到 100%,识别预测准确率为 90%。

5. 全草类

(1) 青叶胆　黎氏文梅等应用 FTIR,采集青叶胆及近缘种共 39 份样品的 IR 信息,对光谱数据进行自动基线校正、自动平滑、纵坐标归一化、二阶求导等预处理,结合化学计量学分析光谱数据。结果表明,青叶胆及其近缘种间红外光谱指纹区吸收峰的峰数、峰强、峰形差异较大。对预处理后的 IR 数据进行 PCA 及 PLS-DA 分析发现,6 种獐牙菜的 PCA 分析优于 PLS-DA 分析,系统 CA 表明,青叶胆与圈纹獐牙菜、显脉獐牙菜亲缘关系较近。本法能够快速鉴别不同种类獐牙菜属植物,明确青叶胆及其近缘种之间的亲缘关系。

(2) 小槐花　梁爽等采用 HPLC 法,通过中药色谱指纹图谱相似度评价结合 CA 和 PCA 对 10 批次小槐花样品进行研究。结果表明,小槐花 HPLC 指纹图谱有 13 个共有峰,以山柰酚作为参照峰,样品相似度均在 0.9 以上,CA 将小槐花样品大致分为 4 类,与 PCA 结果基本一致。

(3) 三妹木　傅静等采用 HPLC 和中药色谱指纹图谱相似度评价系统(2012 版)软件,以广西南宁、桂林、梧州等 5 不同产地的 10 批三妹木为样品,建立 HPLC 指纹图谱,共确定 12 个共有峰,并指认其中 3 个共有峰(分别为峰 8 夏佛塔苷、峰 10 牡荆素及峰 11 异牡荆素);10 批样品的相似度均大于 0.9。CA 可将 10 批药材聚为二大类;PCA 发现,2 个主成分因子的累计方差贡献率为 86.108%。

(4) 毛大丁草　游景瑞等以贵州、广西、云南、四川、西藏不同产地 29 批毛大丁草为样品,建立毛大丁草的 HPLC 指纹图谱,确定 14 个共有峰,并指认其中 6 个成分(绿原酸、异绿原酸 A、异绿原酸 B、异绿原酸 C、木犀草苷、熊果苷)。29 批毛大丁草的相似度为 0.945～0.996。CA 将 29 批样品分为 3 类,PCA 显示前 3 个主成分的累计方差贡献率为

89.408%，CA 和 PCA 结果与相似度评价结果一致。

(5) 灯盏花　肖琳婧等采用 HPLC 法对 19 批灯盏花药材和 3 批近缘种(展苞飞蓬、多舌飞蓬、一年蓬)进行检测，建立 22 批样品 HPLC 指纹图谱的共有模式，确定 11 个共有峰，根据对照品指认 5 个共有峰，19 批灯盏花药材的相似度为 0.873～0.978，3 批近缘种中一年蓬和多舌飞蓬的相似度较高；CA 和 PCA 均可将 19 批灯盏花药材分为 3 类。对 21 批样品进行主成分质量综合评价，显示以澄江梁王山野生的灯盏花药材质量最优，多舌飞蓬质量尚可，多舌飞蓬有代替灯盏花药材的可能性。

6. 树脂

苏合香　黄晓婧等采用 HPLC 波长切换法，同时测定 20 批次(含 1 批次苏合香对照药材、15 批次苏合香和 4 批次香树脂市场和企业留样药材)苏合香中 7 种成分(苯甲酸、肉桂酸、苯甲酸苄酯、肉桂酸苄酯、肉桂酸肉桂酯、脱氢松香酸、松香酸)的含量，通过化学计量学分析不同来源苏合香的质量差异。以苏合香对照药材(S1)的色谱图为参照谱图，结果显示，S2～S10 药材的相似度除 S5(0.351)，S6(0.751)差异较大外，其他批次在 0.949 以上，质量差异较小；而 S11～S20 与对照药材相比整体质量差异较大，相似度分别为 0.060，0.055，0.054，0.285，0.092，0.002，0.044，0.044，0.044，0.040。该研究以 S1～S10 的色谱图为基础建立的苏合香的 HPLC 色谱特征图谱，为苏合香的整体质量控制与评价提供了有益的参考。

(撰稿：陈建伟　汪茂林　审阅：寇俊萍)

【中药材质量标志物预测分析研究】

中药材质量标志物(Q-marker)是中药整体质量控制的新概念，反映了中药质量本质的科学内涵。基于成分特征、肠道菌群转化、功效特异性、多基原活性物质、"生物活性-Q-marker"关联、"体外-体内"多维化学物质组关联网络及多源信息融合的中药 Q-marker 预测分析研究，为科学确定中药材的 Q-marker，建立质量控制及质量溯源体系、可行的中药材质量分析和评价方法提供了新思路与新方法，具有参考价值。

1. 基于成分特征的中药 Q-marker 预测分析

桑叶　曲永胜等采用基于成分特征提取的桑叶经霜 Q-marker 研究，通过提取桑叶的经霜特征成分，以变化较大的成分作为标志成分，较为稳定的成分作为内参成分，基于成分特征建立简便快捷的桑叶经霜鉴别方法，免除了绝对定量的繁琐工作。桑叶经霜 Q-marker 虽非桑叶特有的成分，但由于其成分特征的特有性，使其可作为经霜 Q-marker 进行桑叶的经霜鉴别，进而保证桑叶饮片质量。建立了桑叶经霜前后的指纹图谱，共标记了 33 个共有峰，通过 OPLS-DA 分析，峰 1、23、14 确定为标志成分，峰 12 确定为内参成分，通过 MS^n 和对照品分别鉴定为枸橼酸衍生物、桑皮苷 F、色氨酸及新绿原酸。桑叶经霜前后枸橼酸衍生物，桑皮苷 F，色氨酸与新绿原酸峰面积的比值分别为 0.15±0.054，1.0±0.48；0.14±0.073，0.98±0.48；0.13±0.088，0.89±0.49。结果显示，建立的桑叶指纹图谱中，枸橼酸衍生物，桑皮苷 F，色氨酸与新绿原酸的峰面积比值作为桑叶经霜的成分特征具有专属性，可作为桑叶经霜 Q-marker 对桑叶是否经霜进行鉴别。本研究扩展了中药 Q-marker 专属性的内涵，可为桑叶的质量评价及成药性提供实验数据，并为类似研究提供参考。

2. 基于肠道菌群转化的中药 Q-marker 预测

酸枣仁　崔小芳等按照 Q-marker 的发现和确定应遵循有效、传递与溯源及可测等要求，从肠道菌群代谢转化的角度，研究了酸枣仁水提取物转化前后原型及代谢产物。将酸枣仁水提取物与正常人肠道菌群在厌氧条件下分别共孵育 0.083、1、4、12、24 h。采用 UPLC-HRMS 分析技术，对孵育液中的化合物进行鉴定并分析代谢途径，继而以化合物峰面积百分比为指标，绘制不同时间点孵育液中黄酮、皂苷和生物碱类成分的变化规律。结果，酸枣仁水提取物中共表征了 31 种原型成分，转化后的提取物中鉴定了 4 个代谢产物。苄基异喹啉类生物碱转化 24 h 内无明显降解；黄酮类成分的代谢反应类型丰富且反应程度剧烈，在 24 h 内降解完全；酸枣仁皂苷 A 和 B 主要发生水解反应。表明乌药碱、酸李碱、山柰酚-3-*O*-芸香糖苷、斯皮诺素、维采宁、酸枣仁皂苷 A 和 B 可作为酸枣仁潜在 Q-marker。研究将肠道菌群体外转化作为逆向佐证体内研究结果的一种方式，为中药 Q-marker 的预测提供一种新思路和新途径。

3. 基于功效特异性的中药 Q-marker 预测分析

当归　《中国药典》(2015 年版)虽然对当归药材的浸出物、挥发油、阿魏酸等的含量进行了限定，但还不能充分反映当归药材的质量属性。闫孟琳等采用 UPLC/Q-TOF 结合 Ca^{2+} 双荧光报告系统对当归药材的 Ca^{2+} 拮抗成分进行谱效筛选，并通过细胞和离体实验评价确立 Q-marker。对 64 批药材中的 Q-marker 进行含量分析，并获取其近红外(NIR)光谱，建立其 NIR 拟合算法。将当归提取物的整体 Ca^{2+} 拮抗活性与 Q-marker 的含量相关联构建量效拟合函数。研究发现，藁本内酯(X_1)和欧当归内酯 A(X_2)具有明显的 Ca^{2+} 拮抗作用，且其含量波动与当归提取物的整体活性(Y)的变化相吻合，表明其为当归 Ca^{2+} 拮抗作用的 Q-marker。经非线性回归分析，其量效关系符合下列函数方程：$Y=31.257\,9X_1+381.352\,0X_2-248.979\,0X_1X_2+18.482\,2$。所优化的 NIR 检测方法，其预测值与真实值展示了良好的相关性。研究表明了当归血管舒张作用的 Q-marker，以及其与当归药材整体活性之间的非线性关系，实现了当归药材血管扩张功效的 NIR 快速评价。

4. 基于多基原活性物质的中药 Q-marker 预测分析

美多罗米　为藏族民间常用药材，收载于《晶珠本草》《藏药志》，具有清热解毒、治疗瘟疫、眼痛、头痛等功效。传统上紫菀属、飞蓬属多种植物不加区分地作为该药材的基原使用。近年来研究发现，飞蓬属和紫菀属植物主要含有黄酮、咖啡酸类、植物甾醇、挥发油、氨基酸及微量元素等多种化学型，既是紫菀属和飞蓬属植物中各个种的共性和普遍现象，也是这两属植物生物多样性的独特表现形式。美多罗米除含有黄酮类(灯盏乙素等)成分外，还含有较高量的咖啡酸类成分，具有细胞保护、抗氧化、抗炎、免疫调节、抗菌、抗肿瘤等多种药理作用。马小兵等基于 Q-marker 的理念，首先基于亲缘关系与生源途径、药理作用与化学成分的关系，对菊科紫菀属植物重冠紫菀、飞蓬属植物多舌飞蓬和短葶飞蓬潜在 Q-marker 进行初步预测，确定咖啡酸类成分(绿原酸、咖啡酸、3，4-二咖啡酰奎宁酸、3，5-二咖啡酰奎宁酸、4，5-二咖啡酰奎宁酸)为美多罗米的主要活性物质基础之一，可作为 Q-marker 的主要选择；其次采用 UPLC，同时测定了 3 种基原植物的全草及其花、茎、叶药用部位中的主要活性成分，建立了美多罗米中 5 种咖啡酸类成分的含量测定方法，且总含量在全草中均大于 10%，提示这 5 个咖啡酸类成分可以作为美多罗米的 Q-marker。建立的美多罗米多基原植物中咖啡酸类成分的 UPLC 测定方法可用于美多罗米药材的质量控制。

5. 基于“生物活性-Q-marker”关联的中药材等级评价

红花　闫亚峰等采用 UPLC 测定 19 批红花 Q-marker 羟基红花黄色素 A 的含量，以凝血酶时间(TT)反映红花的抗凝血活性，以清除羟自由基及 DPPH 自由基的能力反映红花体外抗氧化活性，运用 Logistic 回归分析法将含量指标和生物活性指标进行关联分析，最终建立用于红花饮片等级评价的 Logistic 回归模型。结果表明，建立的 Logistic 模型具有良好的稳定性及等级预测能力(训练集及测试集样本的 *P* 值均大于 0.999)，19 批红花可分为优、良、中、差 4 个等级。建立的 Logistic 模型可用来评价红花饮片的质量优劣。

6. 基于"体外-体内"多维化学物质组关联网络的 Q-marker 发现

茯苓　孙宇飞等利用体外大鼠肠道菌代谢和大鼠肝微粒体代谢模型，研究发现茯苓三萜类成分在肠道菌作用下基本不发生代谢反应，而是直接通过小肠上皮细胞吸收进入体内；而在肝微粒体作用下主要发生氧化反应，据此推测茯苓三萜类成分在体内可能产生的代谢产物。将定量的茯苓提取物灌胃给予 SD 大鼠，给药 0、0.083、0.25、0.5、0.75、1、2、4、6、8、12、24、48 h 后眼眶静脉丛取血。血浆样品离心，−20 ℃保存。解冻后的血浆加入薯蓣皂苷对照品(内标)，涡旋混匀，正丁醇萃取，氮气吹干，复溶于甲醇，离心，所得药动学测定样品采用 UHPLC-MS/MS 进行定量分析，并绘制体内药效成分的药动学曲线，以此为依据确定去氢土莫酸、土莫酸、茯苓新酸 B、3-表-(3′-羟基-3′-甲基戊二氧基)-去氢土莫酸、松苓新酸等 7 种成分为茯苓药效 Q-marker。通过检测购自安徽亳州、河北安国药材市场 10 批茯苓药材中含量较高的成分和 Q-marker 的质量分数，并分别以质量分数较高成分、质量分数较高和药效 Q-marker 为变量进行聚类分析。结果表明，仅仅以质量分数较高的成分进行茯苓质量控制的方法在一定程度上存在片面性。为了全面精准地控制茯苓质量，需要充分考虑茯苓体内外成分变化和体内动力学过程，选取真正与药效相关的药效 Q-marker 用于其质量控制。通过"体外-体内"关联网络结合体内药动学过程研究，明确了与药效相关的茯苓 Q-marker，对进一步开展茯苓质量与药效的一致性评价研究具有参考价值。

7. 基于多源信息融合的中药 Q-marker 预测分析

陈瑾等通过对蒲黄的资源分布、化学成分、药理活性进行分析总结，进而分析蒲黄中黄酮类、多糖类、挥发油等主要成分与药效的关系，并在此基础上，基于 Q-marker 核心概念分析其生源途径、传统作用、药理作用与化学成分之间的关系，对蒲黄的 Q-marker 进行预测分析，提出蒲黄中的异鼠李素及其苷类、槲皮素等黄酮醇类成分、多糖类、挥发油、鞣质与其有效性密切相关，可能是其主要的药效物质基础。闫艳等在梳理历代本草和总结现代研究的基础上，从传统功效、化学成分及药理作用等方面，比较分析酸枣仁和理枣仁的异同，理枣仁中达玛烷型皂苷、脂肪酸、氨基酸及核苷种类及含量，黄酮类成分种类，异喹啉类生物碱含量均少于酸枣仁；酸枣仁是中医治疗失眠的首选药物，而理枣仁未见临床应用报道，市场上多用于伪充酸枣仁。因而基于中药 Q-marker 的核心概念与研究方法，从生物合成途径、传统药效、传统药性和体内过程等方面对酸枣仁 Q-marker 进行预测，初步筛选酸枣仁皂苷 A、酸枣仁皂苷 B、白桦脂酸、斯皮诺素、6‴-阿魏酰斯皮诺素等 7 种成分可考虑作为酸枣仁的 Q-marker。张慧娟等从本草考证、化学成分和药理作用等几个方面对泽泻的研究现状进行分析，在此基础上明确泽泻不同基原的差异，并根据 Q-marker 的概念，从生源途径出发，结合药效、新药用途及炮制等的研究，预测泽泻药材中三萜类成分 24-乙酰泽泻醇 A、23-乙酰泽泻醇 B、泽泻醇 B 等活性成分均可考虑作为泽泻药材的 Q-marker。和焕香等在对瓜蒌化学成分及主要的药理作用进行总结的基础上，根据 Q-marker 定义，从化学成分的生源途径、成分特异性及其与中药有效性、成分可测性的相关性等几方面对瓜蒌 Q-marker 进行预测分析，建议将三萜类化合物和黄酮类化合物木犀草素-3′-*O*-*β*-葡萄糖苷、槲皮素-3-*O*-[*α*-L-鼠李糖-(1→2)-*β*-D-葡萄糖基]-5-*O*-*β*-D-葡萄糖苷、4′, 6-dihydroxy-4-methoxyisoaurone 作为瓜蒌 Q-marker 筛选的参考。王玉等从大黄化学成分的有效性、特有性、专属性、吸收与分布及大黄功效、药性理论、贮藏、配伍及新药理作用等方面，预测蒽醌类成分作为筛选大黄 Q-marker 的重要参考依据。管鑫等对重楼属植物的化学成分、药理活性进行系统整理，基于化学成分特有性、化学成分与药效相关性、传统药性、化学成分可测性以及通过“物种-皂苷-功效”关联寻找物种间的特征谱或特征化学标志物，对重楼属植物的Q-marker进行预测分析，基于甾体皂苷类化合物parisyunnanoside Ⅰ、pariposide A～D、parisyunnanoside G～H、abutiloside L、nuatigenin-3-*O*-Rha(1→2)-Glc等化合物与镇痛、止血、抗肿瘤等活性相关，可作为重楼类中药质量评价和控制的标志物。姚兆敏等从白术化学成分、药理活性、入血成分、性味相关证据，结合倍半萜类成分生源途径，详细阐明了白术可能的物质基础，并结合药效学和UPLC-Q-TOF-MS/MS对入血成分分析，最终确定白术可能的Q-marker有倍半萜类化合物，包括白术内酯Ⅰ、Ⅱ、Ⅲ、Ⅳ、Ⅴ等。刘睿等对郁金及其近缘药材莪术、姜黄、片姜黄的基原、性味归经、功效主治、化学成分和药理作用进行梳理，结合化学成分的特有性和有效性进行总结分析，提出以“基原-炮制-药用部位”为基点的成分特有性、以“药效-药性-新临床用途”为基点的有效性的Q-marker研究思路和方法，对郁金类药材的Q-marker进行预测，可考虑将挥发油类和姜黄素类作为郁金类药材Q-marker的选择。肖治均等根据雷公藤化学成分和药理作用、传统功效、性味、成分可测性、入血化学成分及配伍变化，对雷公藤Q-marker预测和筛选进行了初步分析，认为雷公藤甲素、雷公藤红素、雷公藤内酯酮、雷公藤内酯甲、雷公藤内酯乙等的表现最为突出，这些化合物可作为雷公藤药材的潜在Q-marker。林婧等从枇杷叶的传统药性、传统药效、植物亲缘学及化学成分生源途径、不同产地和采收时期、不同炮制方法、药物体内代谢过程、可测性化学成分等方面出发，对其Q-marker进行预测分析。发现枇杷叶的Q-marker可能存在于三萜酸类、黄酮类、氰苷类等化学成分中，可将熊果酸、齐墩果酸、橙花叔醇苷、枇杷苷Ⅰ、苦杏仁苷等主要药效成分作为枇杷叶Q-marker筛选的候选化合物。周衡朴等基于菊花化学成分、临床药效、药动学、传统药性、传统药效、不同储藏条件以及不同加工方法的影响等，对菊花Q-marker进行预测分析，认为木犀草素-7-*β*-D-葡萄糖苷和芹菜素-7-*β*-D-葡萄糖苷、挥发油类、绿原酸等苯丙素类化合物可作为菊花Q-marker的指标；3，5-*O*-二咖啡酰基奎宁酸、绿原酸、木犀草苷可作为考查菊花贮藏情况的Q-marker；木犀草素-7-*O*-*β*-葡萄糖苷和合金欢素可作为考察不同加工的条件下菊花的Q-marker。史永平等在对栀子化学成分及药理作用综述的基础上，结合Q-marker概念，基于化学成分、临床新用途相关性、可测成分、传统药性功效、入血成分和贮藏时间影响等预测环烯醚萜类(栀子苷等)、二萜类化合物(西红花苷、西红花酸)等可作为栀子Q-marker的重要参考。

(撰稿：陈建伟　李祥　审阅：寇俊萍)

[附]　参考文献

C

陈瑾，郝二伟，冯旭，等.蒲黄化学成分、药理作用及质量标志物(Q-marker)的预测分析[J].中草药，2019，50(19)：4729

陈梦，朱玲燕，黄真，等.三斑海马及其混伪品的DNA条形码分子鉴定研究[J].中草药，2019，50(22)：5554

陈思秀，张馨方，刘玫妍，等.阿胶中动物源性DNA提取方法的改进及驴源性成分鉴定.中国药学杂志，2019，54(22)：1840

崔丹丹，曾令杰，黄嘉玲，等.基于主成分聚类和PLS回归分析的穿心莲质量等级评价研究[J].中草药，2019，50(13)：3200

崔小芳，杜晨晖，裴香萍，等.基于肠道菌群转化的酸枣仁质量标志物预测分析[J].中草药，2019，50(19)：4634

D

董瑶，钱元梅，宋曼，等.利用线粒体DNA上的cytB鉴

定林蛙及林蛙油[J].吉林化工学院学报,2019,36(1):52

杜泽飞,陶爱恩,夏从龙,等.基于PMP-HPLC和化学计量学的黄精基原物种多糖差异分析[J].中国实验方剂学杂志,2019,25(15):25

F

傅静,张莹,李宇辉,等.基于聚类分析和主成分分析的壮瑶药三妹木HPLC指纹图谱研究[J].中国药房,2019,30(17):2355

G

格小光,蒋超,田娜,等.基于DNA测序技术的市售地龙类药材基原调查与考证研究[J].中国现代中药,2019,21(9):1206

管鑫,李若诗,段宝忠,等.重楼属植物化学成分、药理作用研究进展及质量标志物预测分析[J].中草药,2019,50(19):4838

H

韩星,李雪岩,杨海洋,等.菊花水提物的质量控制成分筛选及其网络药理学作用研究[J].中国药房,2019,30(23):3258

郝鹏飞,张思源,杜智慧,等.道地药材"邓菊"之本草考证及南阳菊花的品质评价[J].中国实验方剂学杂志,2019,25(12):187

和焕香,郭庆梅.瓜蒌化学成分和药理作用研究进展及质量标志物预测分析[J].中草药,2019,50(19):4808

侯小涛,郝二伟,杜正彩,等.基于反向功效差异性特点的中药质量标志物研究思路——以三七为例[J].药学学报,2019,54(2):211

胡蓉,李忠贵,肖草茂,等.枳实、枳壳药材基原及道地产地的变迁[J].中药材,2019,42(3):686

胡继藤,刘基华,陈富钦,等.基于HPLC图谱和化学计量学方法对不同产地与种源陈皮的鉴别研究[J].今日药学,2019,29(6):383

胡建勇,缪明锦,闻焜,等.基于红外光谱结合化学计量学及HPLC色谱的紫丹参及其近缘种成分差异[J].中国实验方剂学杂志,2019,25(15):8

胡律江,罗江南,郭慧玲,等.金银花和山银花差异性比较[J].江西中医药大学学报,2019,31(5):120

黄晓婧,李婷婷,肖春霞,等.基于HPLC波长切换法测定7种成分和化学计量学的苏合香质量评价研究[J].中国中药杂志,2019,44(14):3070

J

江大海,刘妍如,王梅,等.基于二分类Logistic回归分析的桂枝等级预测研究[J].中草药,2019,50(19):4697

荆文光,张权,邓哲,等.指纹图谱、多成分定量与化学计量学相结合的厚朴药材质量评价[J].中国中药杂志,2019,44(5):975

K

康四和,乐稷,江珍玉,等.中药鼠妇虫品种考证及药材种类鉴定[J].中药材,2019,42(8):1761

L

黎氏文梅,陶爱恩,赵飞亚,等.基于红外光谱结合化学计量学的青叶胆及其近缘种亲缘关系研究[J].中草药,2019,50(12):2983

李婵,谢雪那,蔡炫,等.穿山甲属动物的DNA条形码及在穿山甲商品鉴定中的应用[J].中国现代中药,2019,21(9):1221

李运,张霁,金航,等.FTIR结合化学计量学对三七地下部位鉴别及皂苷含量预测[J].光谱学与光谱分析,2019,39(1):103

李会娟,车朋,魏雪苹,等.药材南五味子与五味子的本草考证[J].中国中药杂志,2019,44(18):4053

李艳荣,姚建伶,潘海峰.灯盏花指纹图谱研究及一测多评法分析[J].中药材,2019,42(1):110

李颖硕,张晓栋,杨楠楠,等.指纹图谱结合一测多评模式在前胡质量评价中的应用[J].时珍国医国药,2019,30(7):1557

梁爽,甘洋萦,卢森华,等.基于HPLC结合化学计量学的壮瑶药小槐花指纹图谱研究[J].南京中医药大学学报,2019,35(2):210

林婧,梁洁,陈晓思,等.枇杷叶质量控制现状及质量标志物预测分析[J].中国药房,2019,30(22):3160

刘睿,高丹丹,崔涛,等.郁金及其近缘药材的研究进展及质量标志物(Q-marker)的预测分析[J].中草药,2019,50(2):273

M

马小兵，吕露阳，王甜甜，等.多基原藏药材“美多罗米”中质量标志物的初步预测及分析[J].中草药，2019，50(2)：310

O

欧阳学认，吴粤湘，许华.苇根并不等同于芦根——从古今、南北差异论苇根和芦根之别[J].中医药导报，2019，25(10)：56

Q

曲永胜，王亮，郭威.基于成分特征的桑叶经霜质量标志物探索[J].中国实验方剂学杂志，2019，25(23)：145

S

施崇精，李雨珂，刘小妹，等.HPLC-DAD多波长切换指纹图谱结合化学计量学评价不同产地川牛膝的药材质量[J].中华中医药杂志，2019，34(6)：2431

石林春，刘金欣，唐先明，等.哈蟆油基原考证及DNA条形码物种鉴定研究[J].中国科学(生命科学)，2019，49(8)：1032

史永平，孔浩天，李昊楠，等.栀子的化学成分、药理作用研究进展及质量标志物预测分析[J].中草药，2019，50(2)：281

宋叶，张斌，梅全喜，等.陈皮、广陈皮、新会陈皮的考证[J].中药材，2019，42(2)：453

苏燕燕，丁丹丹，马婷玉，等.蛤蚧及其混伪品基于12S rRNA序列的Bar-HRM鉴定研究[J].中国现代中药，2019，21(9)：1197

孙伟杰，赵大庆，赵悦名，等.指纹图谱结合一测多评模式在鹿茸质量评价中的应用[J].中国医院药学杂志，2019，39(7)：698

孙宇飞，甄晓宇，刘天舒，等.基于“体外-体内”多维化学物质组关联网络的茯苓质量标志物发现及质量评价研究[J].中草药，2019，50(19)：4562

T

汤小荣，王琳，李艺彤，等.白术与苍术类别与效用探讨[J].新中医，2019，51(2)：33

W

万洪善，袁芹，贺壮志.红外指纹图谱结合化学计量学在不同产地姜黄药材鉴别中的应用[J].天津化工，2019，33(3)：4

王玉，杨雪，夏鹏飞，等.大黄化学成分、药理作用研究进展及质量标志物的预测分析[J].中草药，2019，50(19)：4821

王鹤辰，包永睿，王帅，等.基于微流控芯片技术的中药小蓟诱导肺癌A549细胞凋亡用药部位精准分析[J].药物分析杂志，2019，39(3)：393

王鹤辰，包永睿，王帅，等.中药小蓟不同药用部位体外抗炎、促凝血的作用研究[J].世界科学技术：中医药现代化，2019，21(3)：413

王思森，霍金海，孙国东，等.基于UPLC-Q-TOF/MS技术的不同生长年限防风中香豆素成分分析[J].中国中医药科技，2019，26(3)：362

王祥红，王立志.降香与降真香本草考证[J].亚太传统医药，2019，15(1)：73

X

肖琳婧，刘莹莹，赵禹，等.HPLC指纹图谱结合化学计量学的不同产地灯盏花药材和近缘种样品的质量评价[J].中草药，2019，50(14)：3438

肖治均，刘传鑫，杨欣欣，等.雷公藤研究进展及其质量标志物的预测分析[J].中草药，2019，50(19)：4752

徐男，孙蓉，李元媛，等.基于HPLC指纹图谱、多成分定量结合化学计量学方法评价不同产地三棱药材的质量[J].中草药，2019，50(7)：1682

徐容.关防风HPLC特征指纹图谱研究及4个色原酮类成分一测多评法分析研究[J].药物分析杂志，2019，39(3)：458

Y

闫艳，申晨曦，张福生，等.酸枣仁与理枣仁的研究进展及质量标志物预测分析[J].中草药，2019，50(19)：4769

闫孟琳，丁国钰，丛龙飞，等.基于质量标志物的当归血管舒张功效的近红外快速评价[J].中草药，2019，50(19)：4538

闫亚峰，宋忠兴，刘妍如，等.基于“生物活性-质量标志

物”关联的红花等级评价研究[J].中草药，2019，50(19)：4683

严安定，宋帅，孙银华，等.凤丹皮中丹皮酚类和芍药苷类成分含量的经时变化特征分析[J].中药材，2019，42(3)：541

杨晓东，刘兴文，李福兵，等.从本草考证论桑寄生和槲寄生[J].中药与临床，2019，10(1)：39

姚晓艳，刘文，金阳，等.基于HPLC指纹图谱技术与化学计量法评价不同批次黄连的质量[J].贵州科学，2019，37(2)：6

姚兆敏，陈卫东，仰忠华，等.白术研究进展及其质量标志物(Q-marker)的预测分析[J].中草药，2019，50(19)：4796

游景瑞，熊丹丹，刘春花，等.HPLC结合化学计量学法的毛大丁草指纹图谱研究[J].中药材，2019，42(1)：126

禹亚杰，张慧，王晓芳，等.FTIR结合化学计量分析鉴别不同品种药用忍冬[J].亚太传统医药，2019，15(5)：45

Z

张丹，木盼盼，郭梅，等.基于防风皮部和木部色原酮含量差异探讨抽薹防风的药用价值[J].中国中药杂志，2019，44(18)：3948

张丹，木盼盼，郭梅，等.基于高效液相指纹图谱和化学计量法的防风药材及其伪品的鉴别[J].天然产物研究与开发，2019，31(3)：373

张迪文，马开，田萍，等.基于多波长HPLC指纹图谱结合化学计量分析的金花葵质量评价研究[J].中草药，2019，50(14)：3426

张红印，金平，刘冬，等.基于DNA条形码分子技术的海龙及其混伪品鉴定研究[J].中国现代中药，2019，21(9)：1181

张洪坤，路丽，黄玉瑶，等.牡丹皮不同采收期质量综合评价研究[J].世界科学技术(中医药现代化)，2019，21(2)：240

张慧娟，龚苏晓，许浚，等.泽泻药材的研究进展及其质量标志物的预测分析[J].中草药，2019，50(19)：4741

张紫嫣，包永睿，王帅，等.灰色关联度法研究红蓼抗肿瘤的药用部位研究[J].世界科学技术(中医药现代化)，2019，21(3)：419

赵秋龙，卞晓坤，钱大玮，等.基于UPLC指纹图谱及化学计量学的不同产地白芍差异比较研究[J].中国中药杂志，2019，44(15)：3316

赵维良，黄琴伟，张文婷，等.中药材衢枳壳的基原植物研究[J].中国现代应用药学，2019，36(13)：1652

赵玉洋，周骏辉，袁媛，等.麝香的微型DNA条形码鉴别方法研究[J].中国现代中药，2019，21(9)：1186

周衡朴，任敏霞，管家齐，等.菊花化学成分、药理作用的研究进展及质量标志物预测分析[J].中草药，2019，50(19)：4785

（三）中药化学

【概述】

中药化学成分研究对阐明中药的药效物质基础、开发新药、扩大药源具有重要意义。2019 年，有关中药化学的研究主要发表在 SCI 期刊，集中在 *Organic Letters*、*Journal of Natural Products*、*Phytochemistry*、*Phytochemistry Letters*、*Planta Medica*、*Natural Product Research*、*Tetrahedron*、*Tetrahedron Letters*、*Fitoterapia*、*Journal of Asian Natural Products Research*、*Helvetica Chimica Acta*、*Chemistry of Natural Compounds*、*Chinese Chemistry Letters*、*Phytomedicine*、*Chemical and Pharmaceutical Bulletin*，以及中国中药杂志、中草药等杂志，共发现 2 050 多个新化合物(包括 61 个新骨架)，其结构类型主要为萜类、生物碱类、黄酮类、苯丙素类、醌类、酚类和甾体类等。

1. 萜类化合物

萜类化合物是一类广泛分布于生物界的天然活性物质，具有良好的生物活性，特别是在抗菌和抗肿瘤作用方面。萜类化合物有 950 个(约占 46%)，其中有 31 个新骨架。Zhou HF 等从肉桂 *Cinnamomum cassia* 未成熟干果中发现 2 个新的二萜 cassiabudanols A 和 B，它们具有特别的 5/6/6/5 四环 11, 14-cyclo-8, 14：12, 13-di-seco-异瑞诺烷二萜碳骨架和独特的 3-氧嘧啶-[$6.6.1.0^{2,6}.0^{10,14}$]十五烷桥接系统。cassiabudanols A 和 B 具有显著的免疫刺激活性，cassiabudanol B 作用方式涉及上调 CD_4^+ 和 CD_8^+ T 细胞和下调 T 细胞。Chi J 等从全缘金粟兰 *Chloranthus holostegius* 中发现 2 个具有新型螺碳环二聚体骨架的林丹烷型倍半萜二聚体 chlotrichenes A 和 B，其中 chlotrichene A 具有独特的 3/5/6/6/6/6/5/3 熔融八环骨架。Liu Y 等从姜黄 *Curcuma longa* 中发现 2 个分别具有双环[3.2.1]辛烷和双环[3.3.1]非烷基骨架的倍半萜化合物 curcumanes A 和 B，两者均通过电压依赖性钙通道和受体调控钙通道阻断细胞外 Ca^{2+} 内流，对大鼠主动脉具有显著的血管舒张活性，而且 curcumane B 还可通过延长活化部分凝血活酶时间抑制凝血。Liu KX 等从胡杨 *Populus euphratica* 的渗出物中分离出具有新骨架的大环二萜类化合物 populusone，populusone(10 μM)能促进脐带来源间充质干细胞增殖和分化为角质形成细胞样细胞。

Yan XL 等从甘肃大戟 *Euphorbia kansuensis* 的根中分离得到 1 个高度修饰的二萜 euphorkanlide A，并且对大多数癌细胞株在微摩尔水平上有抑制作用，对 HCT-15/5-FU、A375 和 RKO 细胞株的 IC_{50} 值小于 5 μM。Xia F 等从康定鼠尾草 *Salvia prattii* 中发现 3 个新的松香烷型二萜类化合物 salpratlactones A-C，其中 salpratlactones A 和 B 具有一种独特的 6/5 熔融碳环，通过外环双键连接到一个 γ 内酯环上，并且 salpratlactones A 和 B 能有效激活 T 型钙通道。Liu X 等从乌药 *Lindera aggregata* 中分离得到 6 个新的寡聚倍半萜类化合物 aggreganoids A-F，其中 aggreganoid A 和 B 是 2 个未见的甲基或亚甲基桥联半萜三聚体，具有独特的 C_{46} 骨架。Yan YM 等从灵芝 *Ganoderma lucidum* 中发现 1 对对映体杂萜(±)-lucidumoney，具有融合的 6/5/6/5 多环系统的新骨架，并且(－)-lucidumoney 能通过直接与 Tyr385 的氨基酸残基结合，选择性地抑制 COX-2。Cai YS 等从土木香 *Inula he-*

lenium 中发现 4 个新的桉烷内酯-呋喃倍半萜烯加成物 spiroalanfurantones A-D，它们具有 1 个新的五环 6/6/5/5/5 骨架，并且 spiroalanfurantone A 和 B 对脂多糖诱导的 RAW264.7 巨噬细胞中 NO 生成有明显的抑制作用，IC_{50} 值分别为 17.3 和 9.5 μM。

Yang H 等从麻风树 *Jatropha curcas* 的根中分离出 1 个新的二萜类化合物 jattphacine，具有独特的 4，5-鼠李糖烷骨架，jattphacine 具有明显的抗炎活性，并能抑制 LPS 诱导的 RAW 264.7 巨噬细胞产生 NO（IC_{50} 为 0.53 μM）。Lei C 等从金钱松 *Pseudolarix amabilis* 中分离出 1 个新的三萜 pseudolarin A，拥有 1 个未见的 5/5/7/6/6/5 环系统，并且在体外对酪氨酸磷酸酶 1B（PTP1B）有抑制作用。Zhao CX 等从粗榧 *Cephalotaxus sinensis* 中发现了 1 个新的二萜苷 cephasinenoside A，抑制人急性髓系白血病 HL-60 细胞增殖，GI_{50} 值为 7.17±1.03 μM。Hou JQ 等从番石榴 *Psidium guajava* 中发现了 10 个萜类 psiguadiols A-J，其中 psiguadiols A-C 具有未见的 C-8-螺环-融合 6/6/9/4 四环系统，并且 psiguadiol A 对 PTP1B 具有抑制作用，IC_{50} 值为 4.7 μM。Yin X 等从茄 *Solanum melongena* 中发现 12 个具有少见的螺[4.5]癸烷骨架的倍半萜 melongenaterpenes A-L。Su JC 等从泽漆 *Euphorbia helioscopia* 中发现了具有 5/10 稠环体系的大戟型二萜 heliojatrone C，能够抑制脂多糖诱导的 RAW264.7 细胞中 NO 的产生，IC_{50} 为 7.4±0.6 μM。Wang SY 等从白角麒麟 *Euphorbia resinifera* 中发现 1 个具有螺环[5，6]的重排三萜类化合物 euphorol K，对 MCF-7 有细胞毒性作用。Liu Y 等从洋金花 *Datura metel* 中发现了 3 个具新骨架的化合物 daturaterpenoids A-C，对 HepG2 具有不同程度的抗增殖活性。

2. 黄酮类化合物

黄酮类化合物有 120 种（约占 6%），其中有 2 个新骨架。Zhu XX 等从大叶风吹楠 *Horsfieldia kingii* 中分离出 2 个具有独特的芳香缩环骨架的黄酮类化合物 horisfieldones A 和 B，它们含有未见的 3-甲酸甲酯环戊烯酮碎片和 1 个少见的全碳四元立体中心。Wang XH 等从同齿樟味藜 *Camphorosma lessingii* 中发现 4 个新的异黄酮，其中 7，2′-dihydroxy-6，8-dimethoxyisoflavone、2′-hydroxy-6，7，8-trimethoxyisoflavone 和 2′，6-dihydroxy-7，8-dimethoxy-isoflavone 对机体阴离子转运体 OAT1 和 OAT3 介导的 6-羧基荧光素摄取有显著抑制作用。Jiang MY 等从镰扁豆 *Dolichos trilobus* 的根中分离得到 4 个新的香豆素类化合物 dolichosins A-D，其中 dolichosin A 对 α-葡萄糖苷酶有明显的抑制作用。Xu LJ 等从黑桑（*Morus nigra*）中分离出 1 个异戊二烯化黄酮醇外消旋物 nigranol C，具有 7/6/6 环体系结构。

Zhu GH 等从补骨脂 *Psoralea corylifolia* 中分离出 4 个新的黄酮类化合物，其中 3 个化合物显示出对 DGAT1 潜在的抑制活性。Wang CY 等也从补骨脂 *Psoralea corylifolia* 中发现 2 个新黄酮，均对 DGAT1 有明显的抑制作用，IC_{50} 值在 64.9±1.4～77.5±1.2 μM 之间。

Li Y 等从相思子 *Abrus precatorius* 中发现 2 个具有独特的丙基化类黄酮骨架的类黄酮。Wang LN 等从鬼箭锦鸡儿 *Caragana jubata* 中发现 2 个新查尔酮异黄酮二聚体 caraganins A 和 B 和 1 个新查尔酮二聚体 caraganin D，caraganins B 和 caraganin D 能抑制 LPS 诱导的 RAW264.7 巨噬细胞中 NO 的产生（IC_{50} 分别为 4.1 和 5.2 μM），caraganin A 和 caraganin D 能抑制 LPS 诱导的 RAW264.7 巨噬细胞中炎症因子 TNF-α 的分泌，IC_{50} 分别为 11.4 和 14.7 μM。

3. 生物碱类化合物

生物碱类是中药中重要的有效成分，具有显著的生物活性。生物碱类化合物有 300 多种（约占 15%），其中有 17 个新骨架，主要分布在毛茛科、夹竹桃科、茄科和豆科等植物。Zhan R 等从糖胶树 *Alstonia scholaris* 中发现 1 个具有笼状 9-氮杂环

[4.3.1.0^{3,8}]癸烷基序的新型碳骨架的生物碱 alstonlarsine A,对 DRAK2(DAP 激酶相关凋亡诱导蛋白激酶-2)有抑制活性,IC_{50}值为 11.65±0.63 μM。Wu J 等从药用狗牙花 *Tabernaemontana bovina* 的茎中分离得到 4 个拥有独特的 6/6/5/6/5 环系的黄色生物碱 taberbovines A-D,在 LPS 诱导的 RAW264.7 巨噬细胞中表现出良好的 NO 抑制活性。Zhou KS 等从黄花棘豆 X*ytropis Ochrocephala* 中发现 3 个新的生物碱 ochrocephalamines B-D, ochrocephalamine B 具有 1 个独特的与内酰胺环融合桥接四环骨架,ochrocephalamine C-D 表现出较强的抗 HBV 活性。

Yu Y 等从药用狗牙花 *Tabernaemontana bovina* 中发现 3 个新的单萜吲哚生物碱 tabernabovines A-C, 其中 tabernabovine A 对诱导的 RAW264.7 巨噬细胞中 NO 的产生具有抑制活性,IC_{50}值为 44.1 μM,阳性对照 L-单甲基精氨酸 IC_{50}值为 48.6 μM。Wu YZ 等从乌头 *Aconitum carmichaelii* 侧根的水提物分离得到 2 个具有新骨架的两性离子磺化 C_{20}-二萜类生物碱 aconicatisulfonines A 和 B,对乙酸诱导的小鼠扭体具有显著的镇痛作用。Gao XH 等从山橙 *Melodinus suaveolens* 中发现 3 个具有新骨架的单萜喹啉生物碱二聚体 suadimins A-C, suadimin A 对结核分枝杆菌 H_{37}RV 菌株的 MIC_{90}为 6.76 μM,在体外显示出显著的抗菌活性。

Zhang Y 等从思茅山橙 *Melodinus cochinchinensis* 中发现 2 个具有新骨架的生物碱 melocochines A 和 B,具有单萜吲哚生物碱类中罕见的 1*H*-苯并[b]氮杂环系。Xiang LM 等从龙葵 *Solanum nigrum* 果实中发现了 1 个具有五元环的非螺索烷型甾体生物碱,对 NO 的生成有明显的抑制作用,其 IC_{50}值为 23.4±2.0 μM。Zhao CC 等从马齿苋 *Portulaca oleracea* 中发现 2 个吲哚生物碱,其中(*E*)-1-(5, 6-dihydroxy-1*H*-indol-1-yl)-3-(4-hydroxyphenyl) prop-2-en-1-one 具有较高的抗胆碱酯酶活性,IC_{50} 为 55.12±0.2 μM。Wang CY 等从地梗鼠尾草 *Salvia scapiformis* 中发现 3 个具有 Δ^8-7, 12-内酰胺基团的吉马烷型倍半萜类生物碱 glechomanamides A-C, glechomanamide B 可以抑制血管内皮生长因子(VEGF)诱导的血管形成,具有抗血管生成活性。Chen CY 等从娃儿藤 *Tylophora atrofolliculata* 中发现了 1 个菲并吲哚里西定型生物碱苷 6-*O*-*β*-D-glucopyranosyl-tylophorinidine,对缺氧诱导因子-1(HIF-1)的激活有较强的抑制作用(IC_{50} 为 69±13 nM)。

4. 苯丙素类化合物

苯丙素类化合物有 143 个(约占 7%),主要来自芸香科、豆科、茄科、菊科等植物。陈明龙等从剑叶耳草 *Hedyotis caudatifolia* 中分离得到 1 个新的咖啡酸苷 hedycaffeoylglucoside A,对人早幼粒白血病 HL-60 细胞、人乳腺癌 Bcap37 细胞、人肝癌 SMMC7721 细胞和小鼠白血病 p388 细胞有明显的抑制作用,IC_{50}值在 16.27～33.27 μM 之间,其中对 Bcap37 和 HL-60 细胞的抑制作用较强。Zheng H 等从雷公藤 *Tripterygium Hypoglaucum* 的嫩枝中分离到 3 个新的木脂素 9′-*O*-benzoyl-lariciresinol、9′-*O*-benzoyl-51′-methoxylariciresino、9′-*O*-cinnamoyl-lariciresino。Zhu SS 等从定心藤 *Mappianthus tomentosus* 中发现 1 个新的苯丙素 mappilignan A,对脂多糖诱导的 BV-2 小胶质细胞产生 NO 有抑制作用,IC_{50}值为 38.87±2.27 μM。He XR 等从卷柏 *Selaginella tamariscina* 中发现 3 个新的二氢苯并呋喃型去甲新木脂素 tamariscinols U-W,其中 tamariscinol U 对酪氨酸酶的抑制作用最强(IC_{50}值为 5.75 μM),其活性为阳性对照曲吉酸的 3 倍。Yang BY 等从茄 *Solanum melongena* 中发现了 3 个新的木脂素 melongenamides E-G, 对 LPS 诱导的 RAW264.7 巨噬细胞的 NO 生成具有中度抑制作用,其 IC_{50}值范围为 10.6±2.3～33.7±2.7 μM。Li XY 等从前胡 *Peucedanum praeruptorum* 中发现了 1 个新的苯丙素 neopeucedalactone,在体外对人白血病 HL-60、THP-1 和人前列腺癌 PC-3 细胞有中

度的生长抑制作用，IC_{50}值分别为 9.97、27.80 和 48.68 μM。

5. 醌类化合物

醌类化合物有 31 个(约占 1%)。Jing Y 等从剑叶耳草 *Hedyotis caudatifolia* 中发现 2 个新的蒽醌类化合物 hedyanthraquinones A 和 B，对肿瘤细胞系(HL-60，Bcap37，SMMC7721)显示出中等的细胞毒活性，IC_{50}值为 13.71～26.29 μM。Yin ZK 等从丹参 *Salvia miltiorrhiza* 中发现 1 个新的醌类化合物 salviamine G，对 HSV-1 和甲型流感(H3N2)表现出中等抑制活性，IC_{50}值分别为 11.11 和 8.62 μM。Li Y 等从蜡烛果 *Aegiceras corniculatum* 中发现 3 个新的醌类化合物，其中 5-*O*-butyl-embelin 对 HL-60、HepG2、BGC-823 和 A2780 细胞系具有不同程度的选择性细胞毒性(IC_{50} 值分别为 8.77、38.6、9.70、14.48 μM)。

6. 甾体类化合物

甾体类化合物有 70 余种(约占 3%)，其中有 2 个新骨架。Ren YH 等从华南杜仲藤 *Urceola quintaretii* 中发现 2 个具有非常独特的螺旋[4.4]壬烷-3，6，8-三烯体系的 C_{19}类固醇 urceoloids A 和 B。Yuan FY 等从长萼鹿角藤 *Chonemorpha megacalyx* 中发现 2 个具 6/5/6/5/5-融合甾体环系统的 chonemorphol A 和 chonemorphoside A。Qiao F 等从管花鹿药 *Smilacina henryi* 中发现 4 个新的甾体成分 (25*S*)-5α-spirost-9(11)-ene-3β，17α，21-triol、(24*S*，25*S*)-5α-spirost-9(11)-ene-3β，17α，24-triol、(25*S*)-5α-spirost-9(11)-ene-3β，17α-dihydroxy-12-one 和 5α-cholest-9(11)-ene-3β，26-dihydroxy-16，22-dione，均对 HepG2 细胞显示出不同的抑制作用，IC_{50}值为 16.3～56.3 μM。

7. 其他类化合物

除以上 6 类化合物外，还有其他新化合物 456 个(约占 22%)，其中有 8 个新骨架，主要为酚类和芳香族类化合物。Liaw CC 等从菲岛福木 *Garcinia subelliptica* 中发现 1 对多环聚戊烯基化酰基间苯三酚对映体 garcinielliptones HG 和 HH，拥有独特的 5/6/5/6 熔融环系。Wang YL 等也从菲岛福木 *Garcinia subelliptica* 中分离出 2 个多环聚戊烯基化酰基间苯三酚型新化合物 garsubelone A 和 B，garsubelone A 具有 10 个手性中心的 6/6/6/6/6/6/6 七环体系，garsubelone B 对 Hela、A549 和 HepG2 具有中等细胞毒性，IC_{50}值分别为 6.0、11.6 和 7.3 μM。Hu YL 等从黄海棠 *Hypericum ascyron* 中发现 2 个具有独特 6/6/5/6 环系统的多环聚戊烯基化酰基间苯三酚类化合物 norascyronones A 和 B，它们对 SK-BR-3 细胞系具有细胞毒性，IC_{50} 分别为 4.3 和 7.8 μM。Cheng MJ 等从香桃木 *Myrtus communis* 中发现 1 对对映体三酮-间苯二酚杂化物(+)/(−)-myrtuspirone A，具有从未见过的 3-异丙基-3*H*-螺旋[苯并呋喃-2，1′-环己烷]骨架，并且对革兰氏阳性菌包括多重耐药菌株具有抗菌活性。

Song JG 等从水翁蒲桃 *Cleistocalyx operculatus* 的芽中发现 2 个新的间苯三酚-萜类加成物 cleistocaltone A 和 B，其中 cleistocaltone A 具有特别的桥头烯醇的密集功能化的三环[11.3.1.$0^{3,8}$]十七烷桥环系统，并且 cleistocaltone A 和 B 对呼吸道合胞病毒具有显著的体外抗病毒活性。Wu JW 等从垂枝红千层 *Callistemon Viminalis* 中发现 1 个融合了 α，β-三酮和间苯三酚的呋喃环系统的新骨架 allistemonol A，对耐甲氧西林的病原微生物具有强大的杀菌活性。

(撰稿：杜婷婷　陈倩倩　刘金玲　俞桂新　审阅：陈建伟)

【2019 年中草药中发现的新化合物和新骨架】

2019 年，中国学者在中草药中发现的新化合物有 2 000 多种、发现的新骨架有 60 多个。内容详见网络版。

（撰稿：杜婷婷　陈倩倩　刘金玲　俞桂新　审阅：陈建伟）

【古代经典名方中药及复方制剂物质基准研究】

1. 中药

（1）秦艽药材与饮片　吴明泽等围绕经典名方中的秦艽药材和饮片物质基准指标性成分进行研究，建立了15批秦艽药材与饮片标准汤剂（物质基准）HPLC指纹图谱进行分析。结果，以龙胆苦苷为参照峰，确定并指认5个色谱峰，分别为马钱苷酸、獐牙菜苦苷、6′-*O*-*β*-D-葡萄糖基龙胆苦苷、龙胆苦苷和獐牙菜苷；龙胆苦苷、马钱苷酸从药材到饮片的平均转移率为80.56%、80.98%，未出现离散数据；与各自对照图谱相似度良好。表明采用物质群整体控制的指纹图谱与含量测定指标相结合的模式，建立的药材、饮片物质基准的质量控制及传递性研究，可为经典名方以及中药配方颗粒研究提供参考。

（2）麻黄饮片　安俐瑶等围绕经典名方常用的麻黄物质基准指标性成分进行研究。分别建立15批“去节”麻黄和麻黄节的HPLC特征图谱，采用CA和PCA对其化学成分进行分析。结果，15批“去节”麻黄中含有6个共有化学成分的色谱峰，麻黄节中含有10个共有化学成分的色谱峰；采用CA法将“去节”麻黄和麻黄节炮制品分为2类；采用PCA法，筛选出在“去节”麻黄中累计贡献率达到85.634%的3个主成分，在麻黄节中筛选出累计贡献率达到83.976%的4个主成分。提示“去节”麻黄与麻黄节的化学成分有明显差异，麻黄“去节”有炮制的必要。为含有麻黄类经典名方物质基准的研究提供理论依据。

（3）茵陈蒿饮片　李雅静等围绕经典名方中茵陈蒿的物质基准指标性成分进行研究。以水为溶剂，按照标准汤剂（物质基准）的标准化工艺制备了14批茵陈蒿饮片的标准汤剂，采用UPLC-DAD测定指标成分绿原酸的含量。结果，测得14批次茵陈蒿样品制成的标准汤剂中绿原酸含量为0.18～0.28 mg/ml，转移率为40.00%～58.07%，平均转移率为50.99%，标准偏差为12.32%。指纹图谱共有峰11个，确认2个，分别是绿原酸和蒙花苷。

（4）枳实药材　董丽萍等围绕经典名方温胆汤（出自《备急千金要方》）中的枳实炮制物质（柚皮苷、新橙皮苷）基准指标性成分，建立模拟古法的枳实炮制工艺及质量控制方法，运用HPLC等现代分析技术测定柚皮苷、新橙皮苷含量，分析探讨不同炮制参数对枳实质量的影响。结果表明，枳实炮制工艺参数为药材量1.4倍水，拌润55 min，120 ℃炒制7 min；水炙后，枳实中柚皮苷含量提高10%、新橙皮苷含量提高5%。表明柚皮苷、新橙皮苷可用于枳实药材定量分析和质量控制，且《备急千金要方》中温胆汤组方药材枳实模拟古法的炮制方法初步推断为水炙，为经典名方温胆汤新药研发提供参考依据。

2. 中药复方制剂

（1）百合地黄汤　周菲等围绕经典名方百合地黄汤（出自东汉张仲景《金匮要略·百合狐惑阴阳毒病脉证治》）的物质基准指标成分进行研究。按古籍方法制备15批百合地黄汤（百合和地黄组成）的物质基准，选择有效成分梓醇和毛蕊花糖苷作为指标成分，分别建立其饮片、煎煮液、浓缩液和物质基准的HPLC指纹图谱，进行共有色谱峰归属、指认和相似度评价。结果，15批物质基准中梓醇和毛蕊花糖苷的转移率分别为81.40%～92.88%和28.90%～41.41%，均未出现离散数据；煎煮、浓缩和冻干过程有效成分转移率较稳定。标定物质基准指纹图谱共有化学成分的色谱峰16个，其中6个归属于百合、9个归属于地黄，指认了其中3个化学成分，分别为毛蕊花糖苷、异毛蕊花糖苷和地黄苷；饮片、煎煮液、浓缩液和物质基准指纹图谱相似度均大于0.9；煎煮液、浓缩液、物质基准3者对照图谱的相似度均大于0.99。表明指纹图谱检测方法合理可行，同时适用于饮片、中间体和物质基准。为百合地黄汤的进一步研发提供了参考。

(2) 保阴煎　马文凤等采用 HPLC-Q/TOF-MS 法，解析经典名方保阴煎（出自明代张介宾《景岳全书》）的物质基准化学物质，保阴煎由白芍药、生地黄、熟地黄、山药、川续断、黄芩、黄柏、生甘草组成。通过对照品确认、高分辨质谱数据分析及文献比对，共鉴别出 52 个化学成分（17 个黄酮类、6 个酚酸类、12 个环烯醚萜类、8 个生物碱类、1 个苯乙醇苷类、4 个单萜类、2 个三萜类及 2 个其他类成分）。本方法可系统、准确、快速地鉴定保阴煎中的多种化学成分，为后续保阴煎物质基准的质量属性研究提供依据。

(3) 华盖散　但宇超等围绕经典名方华盖散（源于《圣济总录》卷五十）的物质基准指标成分进行研究，华盖散由橘皮（陈皮）、麻黄、紫苏子、杏仁、桑白皮、茯苓和甘草组成。选择君药橘皮的主要有效成分橙皮苷作为指标成分。研究发现，橙皮苷的检测限为 0.004 372 μg/ml，定量限为 0.017 34 μg/ml。为华盖散物质基准研究提供理论依据。

(4) 厚朴温中汤　罗菊元等以厚朴温中汤（始载于金代李东垣《内外伤辨惑论》）为例，探讨煮散类经典名方物质基准成分的变化，厚朴温中汤由姜厚朴、陈皮、炙甘草、草豆蔻、茯苓、木香和干姜组成，选择甘草中甘草苷和甘草酸为水溶性成分代表，草豆蔻中山姜素和乔松素，姜厚朴中和厚朴酚与厚朴酚为脂溶性成分代表。考察煮散的粒度、加水量、煎煮时间等关键工艺及样品检测前处理方法。结果，以不同粒度（2～5 mm）饮片粉末和不同时间（30、60 min）煎煮后，指标成分浓度整体无显著性差异，但饮片粉末粒度为 2 mm 及煎煮 30 min 时所得出膏率均相对较高；煎煮时随着加水量的增加，指标成分浓度和出膏率均呈不同程度的上升趋势；另外发现，厚朴温中汤物质基准样品检测前，采用一定比例的甲醇-水溶液作为复溶溶剂，可兼顾方中水溶性成分和脂溶性成分的谱图信息，有助于更全面的展示处方物质基准化学成分信息的全貌。

Luo JY 等结合 HPLC 指纹图谱，LTQ-ESI-Orbitrap-MS 和网络药理学技术围绕厚朴温中汤物质基准指标成分进行研究。建立 15 批厚朴温中汤的 HPLC 指纹图谱，采用中药色谱指纹图谱相似度评价系统，其指纹图谱相似度均大于 0.92，选择了 45 个化学成分作为厚朴温中汤的共同特征成分，洗脱时间为 7.065～101.903 min，包括从小极性到大极性的各种化合物。首次通过 HPLC-LTQ-ESI-Orbitrap-MS 技术标定 73 种成分，分为 9 种生物碱、18 种苯丙素类、39 种黄酮类、15 种三萜及 7 种其他类成分，其中 30 种成分被鉴定。通过对照品比对，确定其中 12 个成分，分别为甘草苷，橙皮苷，山柰酚，甘草酸，6-姜醇，生松素，小豆蔻素，和厚朴酚，木香氢内酯，木香氢内酯，厚朴酚，麦角甾醇。根据网络药理构建了 cCCs-cT，GP/FD/CG-cT 和 GP/FD/CG-cT 网络，结合文献，筛选出四个药效成分：厚朴酚、和厚朴酚、橙皮苷和甘草酸，可能是厚朴温中汤中关键的活性成分。选择上述 4 个有效成分作为指标成分，建立 HPLC 含量测定方法。15 批厚朴温中汤中的橙皮苷、甘草酸、厚朴酚及和厚朴酚的含量分别为 210.611 2～309.156 2 g/ml、108.141 2～336.249 6 g/ml、6.074 5～84.815 1 g/ml 和 24.306 6～24.306 6 g/ml。

(5) 桂枝芍药知母汤　覃艺等围绕经典名方桂枝芍药知母汤（出自《金匮要略·中风历节病脉证治篇》）物质基准的指标成分进行研究，桂枝芍药知母汤由桂枝、芍药、知母、甘草、防风、白术、生姜、麻黄等组成。测定 10 批桂枝芍药知母汤物质基准样品，利用中药色谱指纹图谱相似度评价系统建立经典名方桂枝芍药知母汤物质基准的 HPLC 指纹图谱，标定了 26 个化学成分共有色谱峰，相似度在 0.929～0.998。采用对照品比对法指认了其中 8 个色谱峰：没食子酸、芒果苷、芍药苷、甘草苷、升麻素苷、5-*O*-甲基维斯阿米醇苷、肉桂酸和甘草酸铵。采用 1，1-二苯基-2-三硝基苯肼（DPPH）法研究其清除自由基的活性，并通过 Pearson 双变量相关分析研究谱效关系，发现其中芍药苷、芒果苷、肉桂酸的含量变化与自由基清除活性呈负相关。

(6) 苓桂术甘汤　陈蒙等围绕经典名方苓桂术

甘汤(出自东汉张仲景《金匮要略》)物质基准指标成分进行研究,苓桂术甘汤由茯苓、桂枝、白术及甘草组成。采用 HPLC 建立了苓桂术甘汤的指纹图谱,选择复方水煎液中具有较好水溶性且响应值较大的有效成分甘草苷、桂皮醛及甘草酸铵作为定量指标。建立 10 批苓桂术甘汤指纹图谱,采用中药色谱指纹图谱相似度评价系统,其指纹图谱相似度均大于 0.9,标定了 24 个共有化学成分的色谱峰,各峰分离度较好。采取"多指标成分含量测定+指纹图谱"的模式,能较为全面地反映复方基准物质中所含化学成分的种类与数量及其内在质量。

(7) 三痹汤　但宇超等围绕经典名方三痹汤(三痹汤来源于《妇人大全良方》卷三)物质基准指标成分进行研究,三痹汤由黄芪、续断、人参、茯苓、甘草、当归等组成。选择其中的有效成分龙胆苦苷作为物质基准的指标成分,采用 HPLC-DAD,发现龙胆苦苷的检测限为 0.005 483 μg/ml,定量限为 0.018 45 μg/ml。

(8) 芍药甘草汤　柴瑞平等围绕经典名方芍药甘草汤(源自东汉张仲景《伤寒论·辨太阳病脉证并治》)物质基准指标成分进行研究,芍药甘草汤由白芍药与甘草组成。选取甘草酸为参照峰,分析 15 批次芍药甘草汤水煎液的 UPLC 指纹图谱,标定了 72 个共有峰,指认了 7 个共有峰,分别为对羟基苯甲酸、芍药苷、甘草苷、芹糖基异甘草苷、异甘草苷、甘草酸和异甘草素。

唐晓章等依据古代医籍记载的方法,制备芍药甘草汤物质基准。选择主要药效成分芍药苷、甘草苷及甘草酸作为指标成分,采用 HPLC 对 15 批药材、饮片、物质基准进行指纹图谱检测和指标成分含量测定,在物质基准指纹图谱中,以甘草苷为参照峰,确定了共有峰 16 个,其中 6 个色谱峰归属于白芍,11 个色谱峰归属于甘草,指认了 7 个主要色谱峰,分别为芍药内酯苷、芍药苷、甘草苷、异甘草苷、甘草素、苯甲酰芍药苷和甘草酸。15 批药材、饮片及芍药甘草汤物质基准指纹图谱与各自对照指纹图谱的相似度均良好(≥0.90),指标成分芍药苷、甘草苷和甘草酸从饮片到物质基准的平均转移率分别为 79.68%、63.70%、51.20%,且均未出现离散数据。

(9) 四物汤　黄兴国等围绕经典名方四物汤(载于《太平惠民和剂局方》)化学成分进行加减方研究。四物汤由当归、川芎、白芍药及熟地黄组成。结合四物汤加减方(当归、川芎、白芍药、熟地黄、益母草、大枣组成)的中医方解理论及临床药理活性研究,选择有效成分阿魏酸及芍药苷作为工艺制备的关键质量属性(CQAs)。采用失效模式及效应分析(FMEA)筛选潜在关键工艺参数(pCPPs),通过 Box-Behnken 设计建立数学模型,考察关键工艺参数与关键质量属性(有效成分)之间的交互作用,建立四物汤加减方的最优提取工艺。

(10) 养精种玉汤　朱俊平等围绕养精种玉汤(出自《傅青主女科·种子篇》)物质基准的指标成分进行研究。养精种玉汤由熟地黄、当归、山茱萸、白芍药组成。结合 HPLC 指纹图谱全成分分析方法,选择药材指标成分(莫诺苷、马钱苷、芍药苷、阿魏酸及毛蕊花糖苷)进行分析,构建每个单一成分"点"到多成分的"线"和指纹图谱全成分的"面"。指纹图谱进行全成分分析了 20 个特征峰且相似度均≥0.999,采用一测多评校正方法以及外标法、回归方程法测得的 5 个指标成分含量之间无显著性差异。

(11) 半夏白术天麻汤　徐男等围绕半夏白术天麻汤(出自清代程国彭《医学心悟》)物质基准的指标成分进行研究,半夏白术天麻汤由半夏、天麻、茯苓、橘红、白术、甘草组成。采用中药色谱指纹图谱相似度评价系统,对指纹图谱数据进行处理,选取了 12 个色谱峰作为指纹图谱共有峰,18 批样品的相似度计算结果均大于 0.900,说明各批次有较好的一致性;通过聚类分析可将 18 批样品聚为 3 类,由 PCA 结果筛选出 5 个标志性色谱峰,其中 2 个色谱峰鉴定为天麻素和柚皮苷,将这 5 个标志性色谱峰再进行 CA,与之前结果基本一致,18 批样品主成分综合得分与天麻素和柚皮苷的含量测定结果存在相关性。

(撰稿:谭红胜　审阅:陈建伟)

［附］ 参考文献

A

安俐瑶，姜英子，徐雅娟，等.HPLC特征图谱法比较去节麻黄与麻黄节的差异[J].药学研究，2019，38(10)：567

B

Bai B, Peng SY, Liu Q, et al. A new nonglycosidic iridoid from aerial parts of *Gelsemium elegans*[J]. Chemistry of Natural Compounds, 2019, 55(2):275

Bai B, Ye SX, Yang DP, et al. Chloraserrtone A, a sesquiterpenoid dimer from *Chloranthus serratus*[J]. Journal of Natural Products, 2019, 82(2):407

Bao F, Bai HY, Yang ZG, et al. Phenolic compounds from cultivated *Glycyrrhiza uralensis* and their PD-1/PD-L1 inhibitory activities[J]. Natural Product Research, 2019, 33:1

C

Cai YS, Wang C, Tian CK, et al. Octahydro-protoberberine and protoemetine-type alkaloids from the stems of *Alangium salviifolium* and their cytotoxicity[J]. Journal of Natural Products, 2019, 82(9):2645

Cai YS, WuZ, Wang JR, et al. Spiroalanfurantones A-D, four eudesmanolide-furan sesquiterpene adducts with a pentacyclic 6/6/5/5/5 skeleton from *Inula helenium*[J]. Organic Letters, 2019, 21(23):9478

Cao DH, Sun P, Liao SG, et al. Chemical constituents from the twigs and leaves of *Trichilia sinensis* and their biological activities[J]. Phytochemistry Letters, 2019, 29:142

Cao MR, Yuan HW, Daniyal MH, et al. Two new alkaloids isolated from traditional Chinese medicine binglang the fruit of *Areca catechu*[J]. Fitoterapia, 2019, 138:104276

Cao QH, Dai WF, Li BC, et al. Sesquiterpenoids from the stems and leaves of *Gochnatia decora*[J]. Phytochemistry Letters, 2019, 30:6

Cao YG, Li HW, Cao B, et al. Two new phenylpropanoids and a new dihydrostilbenoid from the flower buds of *Magnolia biondii* pamp and their acetylcholinesterase inhibitory activities[J]. Natural Product Research, 2019, 33:736

Chai MY. A new bioactive coumestan from the seeds of *Psoralea corylifolia*[J]. Journal of Asian Natural Products Research, 2019, 22(3):295

Chan ZY, Govindaraju K, Krishnan P, et al. Diphenethylpiperidine alkaloids with tracheal smooth muscle relaxation activity from *Hippobroma longiflora* (L.) G.Don[J]. Phytochemistry Letters, 2019, 30:93

Chang CI, Cheng MJ, Wang SY, et al. Two new dimeric abietane-type diterpenoids from the bark of *Cryptomeria japonica* and their enzyme inhibitory activity[J]. Phytochemistry Letters, 2019, 33:84

Chang X, Wang ZY, Chen X, et al. Two new sesquiterpene pyridine alkaloids from root barks of *Celastrus angulatus*[J]. Journal of Asian Natural Products Research, 2019, 21(11):1043

Chao CL, Huang HC, Ding HY, et al. A new macrocyclic diterpenoid from *Anisomeles indica*[J]. Natural Product Research, 2019, 25:1

Chen CY, Zhu GY, Xie TG, et al. A phenanthroindolizidine glycoside with HIF-1 inhibitory activity from *Tylophora atrofolliculata*[J]. Phytochemistry Letters, 2019, 31:39

Chen FY, Luo YM, Li CJ, et al. Dihydroagarofuran sesquiterpenoids esterified with organic acids from the leaves of *Tripterygium wilfordii*[J]. Fitoterapia, 2019, 137:104185

Chen J, Yang X, Li B, et al. A new sesquiterpenoid from *Chrysanthemum indicum*[J]. Chemistry of Natural Compounds, 2019, 55(6):1076

Chen JJ, Wu RF, Hsiao JeW, et al. A new triterpenoid and bioactive constituents of *Eriobotrya deflexa* f. *buisanensis*[J]. Chemistry of Natural Compounds,

2019, 55(1):65

Chen L, Li J, Huang S, et al. Two new pairs of epimeric pyrrolizidine alkaloids from *Liparis nervosa*[J]. Chemistry of Natural Compounds, 2019, 55(2):305

Chen L, Yang Q, Hu K, et al. Isoforrethins A-D, four ent-abietane diterpenoids from *Isodon forrestii* var. *forrestii*[J]. Fitoterapia, 2019, 134:158

Chen M, Liu X, Shan Y, et al. A new quinolone alkaloid from the fruits of *Tetradium ruticarpum*[J]. Natural Product Research, 2019, 33:1699

Chen Q, Mao QQ, Bao M, et al. Spongian diterpenes including one with a rearranged skeleton from the marine sponge *Spongia officinalis* [J]. Journal of Natural Products, 2019, 82(6):1714

Chen QW, Gong T, Zhang PC, et al. Seven new 1-oxygenated cholestane glycosides from *Ornithogalum saundersiae*[J]. Journal of Asian Natural Products Research, 2019, 22(3):201

Chen QW, Xu Z, Ting G, et al. Structure and bioactivity of cholestane glycosides from the bulbs of *Ornithogalum saundersiae* Baker[J]. Phytochemistry, 2019, 164:206

Chen SR, Wang SW, Chang FR, et al. Anti-lymphangiogenic alkaloids from the zoanthid *Zoanthus vietnamensis* collected in Taiwan [J]. Journal of Natural Products, 2019, 82(10):2790

Chen W, Zhang H, Wang JF, et al. A new triterpenoid from the bulbs of *Lilium speciosum* var. *gloriosoides*[J]. Chemistry of Natural Compounds, 2019, 55(2):289

Chen X, Xu PS, Zou ZX, et al. Sinensiols B-G, six novel neolignans from *Selaginella sinensis*[J]. Fitoterapia, 2019, 134:256

Chen YY, Ma CY, Wang ML, et al. Five new ent-kaurane diterpenes from *Annona squamosa* L. pericarps[J]. Natural Product Research, 2019, 33:456

Cheng L, Liu GY, Pan YC, et al. Chemical constituents of the aerial parts of *Daucus carota*[J]. Chemistry of Natural Compounds, 2019, 55(4):665

Cheng MJ, Wu MD, Lee TH, et al. A new pyrrole compound from *Monascus ruber*[J]. Chemistry of Natural Compounds, 2019, 55(6):1098

Cheng MJ, Yang XY, Cao JQ, et al. Isolation, structure elucidation, and total synthesis of myrtuspirone A from *Myrtus communis* [J]. Organic Letters, 2019, 21(6):1583

Cheng XL, Li HX, Wu P, et al. Two new bisabolane-type sesquiterpenoids from the cooking liquid of *Curcuma longa* rhizomes[J]. Phytochemistry Letters, 2019, 29:169

Cheng ZY, Lou LL, Yang PY, et al. Seven new neuroprotective sesquincolignans isolated from the seeds of *Crataegus pinnatifida*[J]. Fitoterapia, 2019, 133:225

Chi J, XuWJ, Wei SS, et al. Chlotrichenes A and B, two lindenane sesquiterpene dimers with highly fused carbon skeletons from *Chloranthus holostegius*[J]. Organic Letters, 2019, 21(3):789

Chu C, Li T, Hans Albert P, et al. Antidiabetic constituents of *Dendrobium officinale* as determined by high-resolution profiling of radical scavenging and α-glucosidase and α-amylase inhibition combined with HPLC-PDA-HRMS-SPE-NMR analysis [J]. Phytochemistry Letters, 2019, 31:47

Chu DH, Yaseen A, Wang L, et al. Two new cucurbitane glycosides from the fruits of *Siraitia grosvenori* [J]. Chemical and Pharmaceutical Bulletin, 2019, 67(7):721

Chun L, Huang QH, Zhao T, et al. New triterpenoids and PTP1B inhibitory constituents of *Pseudolarix amabilis* [J]. Fitoterapia, 2019, 139:104414

Chun XZ, Li BQ, Shao ZX, et al. Cephasinenoside A, a new cephalotane diterpenoid glucoside from *Cephalotaxus sinensis*[J]. Tetrahedron Letters, 2019, 60(43):151154

Cui JJ, Ji KL, Liu HC, et al. Cytotoxic tigliane diterpenoids from *Croton damayeshu* [J]. Journal of Natural Products, 2019, 82(6):1550

柴瑞平,路娟,俞月,等.经典名方芍药甘草汤 UPLC 指纹图谱的建立[J].中国新药杂志,2019, 28(4):473

陈蒙,林龙飞,刘宇灵,等.经典名方苓桂术甘汤 HPLC 指纹图谱的建立及 3 种成分含量测定[J].中草药,2019, 50(17):4152

陈惠琴,张荣荣,梅文莉,等.海南栽培肾茶中 1 个新的桉烷型倍半萜[J].中国中药杂志,2019, 44(1):95

D

Dai Y, Liu SN, Xu J, et al. Triterpenoids from *Euphorbia pulcherrima* with inhibitory effects on osteoclastogenesis[J]. Fitoterapia, 2019, 134:355

Dang T, Zheng GJ, Zhang QH, et al. Sesquiterpenoids with diverse carbon skeletons from the roots of *Cichorium glandulosum* and their anti-inflammatory activities[J]. Fitoterapia, 2019, 136:104170

Deng ZT, Geng CA, Yang TH, et al. Chepraecoxins A-G, ent-kaurane diterpenoids with α-glucosidase inhibitory activities from *Chelonopsis praecox*[J]. Fitoterapia, 2019, 132:60

Ding CF, Xu JQ, Hao FY, et al. Thalicfoetine, a novel isoquinoline alkaloid with antibacterial activity from *Thalictrum foetidum*[J]. Tetrahedron Letters, 2019, 60(41):151135

Ding KW, Guo SR, Rong WW, et al. A new oleanane type pentacyclic triterpenoid saponin from the husks of *Xanthoceras sorbifolium* bunge and its neuroprotection on PC12 cells injury induced by $A\beta_{25-35}$[J]. Natural Product Research, 2019, 33:1123

Ding LF, Liu JX, Xie ZQ, et al. Magnograndins J-M, elemane sesquiterpenoids from the leaves of *Magnolia grandiflora* and their inhibitory effects on nitric oxide production[J]. Phytochemistry Letters, 2019, 31:121

Dong DD, Li H, Jiang K, et al. Diverse lignans with anti-inflammatory activity from *Urceola rosea*[J]. Fitoterapia, 2019, 134:96

Dong FW, Yang L, Zi CT, et al. Four new monoterpenoids from the whole plants of *Valeriana stenoptera*[J]. Journal of Asian Natural Products Research, 2019, 21(9):842

Dong JR, Peng XR, Lu SY, et al. Hepatoprotective steroids from roots of *Cynanchum otophyllum*[J]. Fitoterapia, 2019, 136:104171

Du YQ, Yan ZY, Chen JJ, et al. The identification of phenylpropanoids isolated from the root bark of *Ailanthus altissima* (Mill.) Swingle[J]. Natural Product Research, 2019, 33:489

Duan XY, Ai LQ, Qian CZ, et al. The polymer iridoid glucosides isolated from *Dipsacus asper*[J]. Phytochemistry Letters, 2019, 33:17

但宇超,曾琪,马安献,等.经典名方华盖散中橙皮苷含量测定方法[J].生物化工,2019, 5(4):18

但宇超,曾琪,马安献,等.经典名方三痹汤中龙胆苦苷含量测定方法研究[J].生物化工,2019, 5(5):24

董丽萍,赵家莹,詹梁,等.经典名方温胆汤中枳实模拟古法的炮制工艺与质量控制研究[J].上海中医药杂志,2019, 53(10):90

F

Fan BY, He Y, Lu Y, et al. Glycosidic acids with unusual aglycone units from *Convolvulus arvensis*[J]. Journal of Natural Products, 2019, 82(6):1593

Fan BY, Lu Y, Yang M, et al. Evolvulins Ⅰ and Ⅱ, resin glycosides with a trihydroxy aglycone unit from *Evolvulus alsinoides*[J]. Organic Letters, 2019, 21(16):6548

Fan CL, Zhang YB, Chen Y, et al. Alopecuroides A-E, matrine-type alkaloid dimers from the aerial parts of *Sophora alopecuroides*[J]. Journal of Natural Products, 2019, 82(12):3227

Fan M, Li D, Peng LY, et al. Neo-clerodane diterpenoids from aerial parts of *Salvia hispanica* L. and their cardioprotective effects[J]. Phytochemistry, 2019, 166:112965

Fan SH, Li Y, Zhou JC, et al. Secondary metabolites from the Chinese liverwort *Diplophyllum apiculatum*[J]. Phytochemistry Letters, 2019, 31:92

Fan SH, Zhu RX, Zhou JC, et al. Prenyl bibenzyls isolated from Chinese liverwort *Radula amoena* and their cytotoxic activities[J]. Phytochemistry Letters, 2019, 31:53

Fan SR, Guo JJ, Wang YT, et al. Two new bioactive lignans from leaves and twigs of *Cleistanthus concinnus* Croizat[J]. Natural Product Research, 2019, 33:563

Fan XR, Yang LH, Liu ZH, et al. Diterpenoid alkaloids from the whole plant of *Aconitum tanguticum* (Maxim.) Stapf[J]. Phytochemistry, 2019, 160:71

Fang CW, Chen LC, Huang HC, et al. A new isochromeno[4, 3-b]chromen-7(5 *H*)-one derivative and bioactive constituents of *Filipendula kiraishiensis*[J].

Chemistry of Natural Compounds, 2019, 55(5):821

Fang L, He TT, Zhu KK, et al. Cytotoxic aspidosperma-type alkaloids from *Melodinus axillaris*[J]. Journal of Asian Natural Products Research, 2019, 21(3):284

Fang ZJ, Zhang T, Chen SX, et al. Cycloartane triterpenoids from *Actaea vaginata* with anti-inflammatory effects in LPS-stimulated RAW264.7 macrophages[J]. Phytochemistry, 2019, 160:1

Fang ZY, Ren YD, Du SY, et al. Melosuavine I, an apoptosis inducing bisindole alkaloid from *Melodinus suave olens*[J]. Fitoterapia, 2019, 133:175

Feng JM, Zhang M, Jia XN, et al. Bistachybotrysins F-J, five new phenylspirodrimane dimers with a central cyclopentanone linkage from *Stachybotrys chartarum*[J]. Fitoterapia, 2019, 136:104158

Fu YF, Wang W, Gong Q, et al. Neuroprotective dihydro-β-agarofuran-type sesquiterpenes from the seeds of *Euonymus maackii*[J]. Journal of Natural Products, 2019, 82(11):3096

G

Gao Q, Xiang HY, Chen W, et al. Two new isobenzofuranone derivatives from *Phyllanthus emblica* and their bioactivity[J]. Chemistry of Natural Compounds, 2019, 55(5):847

Gao XH, Fan YY, Liu QF, et al. Suadimins A-C, unprecedented dimeric quinoline alkaloids with antimycobacterial activity from *Melodinus suaveolens* [J]. Organic Letters, 2019, 21(17):7065

Ge ZP, Liu HC, Wang GC, et al. 17-nor-cephalotane-type diterpenoids from *Cephalotaxus fortunei*[J]. Journal of Natural Products, 2019, 82(6):1565

Gou LL, Hu K, Yang Q, et al. Structurally diverse diterpenoids from *Isodon ternifolius* collected from three regions[J]. Tetrahedron, 2019, 75(19):2797

Gu C, Yin AP, Yuan HY, et al. New anti-HBV norbisabolane sesquiterpenes from *Phyllantus acidus*[J]. Fitoterapia, 2019, 137:104151

Gu CZ, Xia XM, Lv J, et al. Diterpenoids with herbicidal and antifungal activities from hulls of rice(*Oryza sativa*)[J]. Fitoterapia, 2019, 136:104183

Gu WY, Chen J, Tang YY, et al. A new polyphenolic glycoside from *Scutellaria barbata* [J]. Chemistry of Natural Compounds, 2019, 55(3):469

Guo Q, Si Xl, Shi YT, et al. Glucoconjugated monoterpene indole alkaloids from *Uncaria rhynchophylla* [J]. Journal of Natural Products, 2019, 82(12):3288

Guo R, Liu Y, Pan J, et al. A new sesquiterpenoid with cytotoxic and anti-inflammatory activity from the leaves of *Datura metel* L[J]. Natural Product Research, 2019, 33:378

Guo R, Lv TM, Shang XY, et al. Phenylpropanoid derivatives from the fruit of *Crataegus pinnatifida* Bunge and their distinctive effects on human hepatoma cells[J]. Fitoterapia, 2019, 137:104287

Guo SS, Pang X, Wang Y, et al. Chemical constituents isolated from stems of *Schisandra chinensis* and their antifeedant activity against tribolium castaneum [J]. Natural Product Research, 2019, 33:369

Guo XY, Wang MM, Wu JF, et al. Chemical constituents of the trunks and roots of *Thuja sutchuenensis*[J]. Fitoterapia, 2019, 134:264

Guo Y, Na Z, Xu YD, et al. Hyperforatins L-U: prenylated acylphloroglucinols with a terminal double bond from *Hypericum perforatum* L(St John's Wort)[J]. Phytochemistry, 2019, 164:41

H

Han L, Wang JN, Sun CX, et al. Anti-angiogenic activities of glycoalkaloids isolated from *Solanum lyratum* in tumor-derived vascular endothelial cells[J]. Phytochemistry Letters, 2019, 29:212

Hanh TTH, Cham PT, My NTT, et al. Sesquiterpenoids from *Saussurea costus*[J]. Natural Product Research, 2019, 33:335

Hasan A, Liu GY, Hu R, et al. Jatrophane diterpenoids from *Euphorbia glomerulans*[J]. Journal of Natural Products, 2019, 82(4):687

He XR, Xu LY, Jin C, et al. Tamariscinols U-W, new dihydrobenzofuran-type norneolignans with tyrosinase inhibitory activity from *Selaginella tamariscina*[J]. Phytochemistry Letters，2019，34:79

Hong W，Zhang Y，Yang J，et al. Alkaloids from the branches and leaves of *Elaeocarpus angustifolius* [J]. Journal of Natural Products，2019，82(12):3221

Hou JQ，Fan CL，Pei X，et al. Psiguadiols A-J，rearranged meroterpenoids as potent PTP1B inhibitors from *Psidium guajava*[J]. Journal of Natural Products，2019，82(12):3267

Hu J，Mao X，Zhang LF，et al. Indole alkaloids from the aerial parts of *Kopsia fruticosa* [J]. Chemistry of Natural Compounds，2019，55(3):502

Hu JW，Wu J，Li XH，et al. A new cerebroside from the roots of *Gynura procumbens*[J]. Chemistry of Natural Compounds，2019，55(6):1053

Hu QF，Wang XL，Zeng WL，et al. Two new xanthones from *Comastoma pulmonarium* and their anti-tobacco mosaic virus activity[J]. Chemistry of Natural Compounds，2019，55(6):1039

Hu YL，Hu K，Kong LM，et al. Norascyronones A and B，2，3，4-nor-polycyclic polyprenylated acylphloroglucinols from *Hypericum ascyron* [J]. Organic Letters，2019，21(4):1007

Hu ZX，Tang HY，Guo J，et al. Alkaloids from the roots of *Stemona tuberosa* and their anti-tobacco mosaic virus activities[J]. Tetrahedron，2019，75(12):1711

Hu ZX，Tang HY，Yan XH，et al. Five new alkaloids from *Aconitum apetalum*(Ranunculaceae)[J]. Phytochemistry Letters，2019，29:6

Huang HC，Chen LC，Chang TH，et al. A new lignanamide derivative and bioactive constituents of *Lycium chinense*[J]. Chemistry of Natural Compounds，2019，55(6):1002

Huang JW，Li CJ，Cao JZ，et al. New dammarane-type saponins from the leaves of *Panax notoginseng*[J]. Chinese Chemical Letters，2019，30:447

Huang SZ，Kong FD，Chen G，et al. A phytochemical investigation of *Stemona parviflora* roots reveals several compounds with nematocidal activity[J]. Phytochemistry，2019，159:208

Huang YS，Lu Y，Chen CH，et al. Potent anti-HIV ingenane diterpenoids from *Euphorbia ebracteolata* [J]. Journal of Natural Products，2019，82(6):1587

Huang YY，Qiu X，Xie YG，et al. New acetylenic compounds and lignans from *Dolomiaea berardioidea* (Franch.) Shih[J]. Phytochemistry Letters，2019，31:125

Huo YF，Wang HL，Wei EH，et al. Two new compounds from the roots of *Scrophularia ningpoensis* and their anti-inflammatory activities[J]. Journal of Asian Natural Products Research，2019，21(11):1083

胡耿，黄绮韵，张甜，等.甘草黄酮类化学成分研究[J].中草药，2019，50(21):518

胡疆，吕涛，蔡建，等.滇南乌头中C-(19)二萜生物碱化学成分研究[J].中国中药杂志，2019，44(4):717

黄兴国，张静，杜文慧，等.QbD理念的经典名方研究：四物汤加减方的提取工艺优化研究[J].中国中药杂志，2019，44(20):4329

J

Ji JY，Wang QW，Wang ML，et al. Chemical constituents from the stems of *Securidaca inappendiculata* Hassk [J]. Fitoterapia，2019，137:104271

Ji JY，Wang QW，Wang ML，et al. New lignan glycosides from the stems of *Securidaca inappendiculata* Hassk [J]. Phytochemistry Letters，2019，31:58

Ji YB，Xia XY，Xu XD，et al. Three new triterpenoids with their bioactives from the roots of *Rosa cymosa* [J]. Natural Product Research，2019，33:2897

Jiang CS，Ru T，Yao LG，et al. Four new cembranoids from the Chinese soft coral *Sinularia* sp. and their anti-Aβ aggregation activities[J]. Fitoterapia，2019，136:104176

Jiang JS，Li FS，Feng ZM，et al. New phenolic glycosides from *Polygonum cuspidatum*[J]. Journal of Asian Natural Products Research，2019，22(1):17

Jiang MY，Luo M，Tian K，et al. α-glucosidase inhibitory and anti-inflammatory coumestans from the roots of *Dolichos trilobus*[J]. Planta Medica，2019，85(2):112

Jiang NN，Du SZ，Ye YS，et al. Hyphenone A，the first 3，3-diisoprenylated bicyclic polyprenylated acylphloroglucinols as Cav 3.1 T-type calcium channel inhibitor from *Hypericum henryi*[J]. Tetrahedron Letters, 2019, 60(45):151220

Jiang S, Chen CF, Ma XP, et al. Antibacterial stilbenes from the tubers of *Bletilla striata*[J]. Fitoterapia, 2019, 138:104350

Jiang S, Wan K, Lou HY, et al. Antibacterial bibenzyl derivatives from the tubers of *Bletilla striata*[J]. Phytochemistry, 2019, 162:216

Jiang ZP, Zou BH, Li XJ, et al. Ent-kauranes from the Chinese *Excoecaria agallocha* L and NF-κB inhibitory activity[J]. Fitoterapia, 2019, 133:159

Jiao SG, Su GZ, Zhou XC, et al. Alashinols I and J, two novel phenols from stem barks of *Syringa pinnatifolia*[J]. Phytochemistry Letters, 2019, 33:61

Jin L, Zhou W, Li R, et al. A new polyacetylene and other constituents with anti-inflammatory activity from *Artemisia halodendron*[J]. Natural Product Research, 2019, 33:3167

Jin M, Pan P, Zhou W, et al. A new secoiridoid from the stem bark of *Syringa reticulata*[J]. Chemistry of Natural Compounds, 2019, 55(5):851

Jin YX, Ma XL, Wei HY, et al. Two new diarylheptanoids from the green husks of *Juglans regia* L. and their cytotoxic activities[J]. Phytochemistry Letters, 2019, 32:101

Jing CX, Guo JJ, Yang BJ, et al. Stelleraguaianone B and C, two new sesquiterpenoids from *Stellera chamaejasme* L[J]. Fitoterapia, 2019, 134:443

Jing Y, Zhang HJ, Wang KW, et al. Two novel anthraquinones with cytotoxicity from *Hedyotis caudatifolia*[J]. Phytochemistry Letters, 2019, 29:134

JingWL, Duan ML, Yao XS, et al. Prenylated benzenepropanoic acid analogues from the *Citrus grandis* (L.) Osbeck and their anti-neuroinflammatory activity[J]. Fitoterapia, 2019, 139:104410

Juan H, Zhang FL, Zheng HL, et al. Monoterpenoid indole alkaloids from the bark of *Melodinus henryi*[J]. Fitoterapia, 2019, 138:104354

K

Ke JH, Zhang LS, Chen SX, et al. Benzofurans from *Eupatorium chinense* enhance insulin-stimulated glucose uptake in C2C12 myotubes and suppress inflammatory response in RAW264.7 macrophages[J]. Fitoterapia, 2019, 134:346

L

Lai BZ, Jie LL. Sesquiterpenoids from *Artemisia argyi* and their COXs inhibitory activities[J]. Fitoterapia, 2019, 139:104372

Lam SH, Chen JM, Tsai SF, et al. Chemical investigation on the root bark of *Bombax malabarica*[J]. Fitoterapia, 2019, 139:104376

Lam SH, Jian SD, Hwang TL, et al. A new dimeric protoberberine alkaloid and other compounds from the tubers of *Tinospora dentata*[J]. Natural Product Research, 2019, 33:2970

Lee CL, Lo PT, Jhan YL, et al. New ent-kauran diterpene and antioxidant components from the seed of *Ipomoea nil*[J]. Natural Product Research, 2019, 33:3134

Lee CL, Wang CM, Hu HC, et al. Indole alkaloids indigodoles A-C from aerial parts of *Strobilanthes cusia* in the traditional Chinese medicine qing dai have anti-IL-17 properties[J]. Phytochemistry, 2019, 162:39

Lei ZQ, Zou GM, Gao Y, et al. A new triterpenoid and a new flavonoid glycoside isolated from *Bupleurum marginatum* and their anti-inflammatory activity[J]. Natural Product Research, 2019, 33:2704

Li C, Wei Q, Zou ZH, et al. A lignan and a lignan derivative from the fruit of *Forsythia suspensa*[J]. Phytochemistry Letters, 2019, 32:115

Li CX, Song XY, Zhao WY, et al. Characterization of enantiomeric lignanamides from *Solanum nigrum* L. and their neuroprotective effects against MPP+-induced SH-SY5Y cells injury[J]. Phytochemistry, 2019, 161:163

Li G, Wang JM, Jin M, et al. A new pentacyclic triterpenoid from the leaves of *Rhododendron dauricum* L. with inhibition of NO production in LPS-induced RAW

264.7 cells[J]. Natural Product Research, 2019, 33:2435

Li HB, Shi Y, Pang QQ, et al. Monoterpene glycosides with anti-inflammatory activity from *Paeoniae radix*[J]. Fitoterapia, 2019, 138:104290

Li HX, Xiao CJ, Wang M, et al. Four new phenylethanoid glycosides from *Ternstroemia gymnanthera* and their analgesic activities[J]. Phytochemistry Letters, 2019, 34:25

Li HY, Peng X, Jin XJ, et al. Labdane-type diterpenoids from *Leonurus japonicus* and their plant-growth regulatory activity[J]. Journal of Natural Products, 2019, 82(9):2568

Li J, Wang WX, Chen HP, et al. (±)-Xylaridines A and B, highly conjugated alkaloids from the fungus *Xylaria longipes*[J]. Organic Letters, 2019, 21(5):1511

Li J, Wang WX, Li ZH, et al. Xylaridines C and D, unusual thiopyranodipyridine alkaloids from the fungus *Xylaria longipes*[J]. Organic Letters, 2019, 21(15):6145

Li JC, Zhang ZJ, Yang T, et al. Six new ent-abietane-type diterpenoids from the stem bark of *Euphorbia neriifolia*[J]. Phytochemistry Letters, 2019, 34:13

Li JH, Du KC, Liu D, et al. New nor-oleanane triterpenoids from the fruits of *Stauntonia brachyanthera* with potential anti-inflammation activity[J]. Natural Product Research, 2019, 34(7):915

Li JH, Liu JS, Ding L, et al. Quinolizidine alkaloids from *Sophora tonkinensis* and their anti-inflammatory activities[J]. Fitoterapia, 2019, 139:104391

Li JY, Ni G, Liu YF, et al. Iridal-type triterpenoids with a cyclopentane unit from the rhizomes of *Belamcanda chinensis*[J]. Journal of Natural Products, 2019, 82(7):1759

Li KM, Dong X, Ma YN, et al. Antifungal coumarins and lignans from *Artemisia annua*[J]. Fitoterapia, 2019, 134:323

Li L, Xie MP, Sun H, et al. Bioactive phenolic acid-substituted glycoses and glycosides from rhizomes of *Cibotium barometz*[J]. Journal of Asian Natural Products Research, 2019, 21(10):947

Li MC, Fan YH, Zhong T, et al. The protective effects of verniciligan A, a new flavonolignan isolated from *Toxicodendron verniciflum* on SH-SY5Y cells against oxidative stress-induced injury[J]. Fitoterapia, 2019, 134:81

Li P, Zeng WL, Li J, et al. Two new isoflavones from *Phlomis betonicoides* and their antioxidant activity[J]. Chemistry of Natural Compounds, 2019, 55(5):809

Li Q, Chen CM, He Y, et al. Emeriones A-C: three highly methylated polyketides with bicyclo[4.2.0]octene and 3, 6-dioxabicyclo[3.1.0]hexane functionalities from *Emericella nidulans*[J]. Organic Letters, 2019, 21(13):5091

Li QW, Zhang R, Zhou ZQ, et al. Phenylpropanoid glycosides from the fruit of *Lycium barbarum* L. and their bioactivity[J]. Phytochemistry, 2019, 164:60

Li SS, Cheng Z, Zhang YY, et al. Sesquiterpenoids from the herbs of *Solanum lyratum* and their cytotoxicity on human hepatoma cells[J]. Fitoterapia, 2019, 139:104411

Li T, Wang SS, Fan PH, et al. New coumarins and monoterpene galloylglycoside from the stem bark of *Sapium baccatum*[J]. Fitoterapia, 2019, 134:435

Li W, Liao G, Wang H, et al. Five new epoxy-5, 6, 8-tetrahydro-2-(2-phenylethyl) chromones from Chinese agarwood by artificial holing[J]. Fitoterapia, 2019, 134:182

Li W, Tang YQ, Chen SX, et al. Euphorhelipanes A and B, triglyceride-lowering euphorbia diterpenoids with a bicyclo[4.3.0] nonane core from *Euphorbia helioscopia*[J]. Journal of Natural Products, 2019, 82(2):412

Li WY, Pu ZJ, Yi WF, et al. Unusual prenylated stilbene derivatives with PTP1B inhibitory activity from *Artocarpus styracifolius*[J]. Planta Medica, 2019, 85(16):1263

Li X, Niu LT, Meng WT, et al. Matteuinterins A-C, three new glycosides from the rhizomes of *Matteuccia intermedia*[J]. Journal of Asian Natural Products Research, 2019, 22(3):225

Li X, Qiao YL, Wang X, et al. Dihydrophenanthrenes from *Juncus effusus* as inhibitors of OAT1 and OAT3[J]. Journal of Natural Products, 2019, 82(4):832

Li X, Zhu LJ, Chen JP, et al. C-methylated flavanones from the rhizomes of *Matteuccia intermedia* and their α-glucosidase inhibitory activity[J]. Fitoterapia, 2019, 136:104147

Li XJ, Kim KW, Kim DC, et al. Three novel monoterpenoid glycosides from fruits of *Eleutherococcus henryi* [J]. Natural Product Research, 2019, 33:2322

Li XY, Zu YY, Ning W, et al. A new xanthyletin-type coumarin from the roots of *Peucedanum praeruptorum*[J]. Journal of Asian Natural Products Research, 2019, 22(3):287

Li Y, Dong C, Xu MJ, et al. New alkylated benzoquinones from mangrove plant *Aegiceras corniculatum* with anticancer activity[J]. Journal of Asian Natural Products Research, 2019, 22(2):121

Li Y, Qin XB, Liu HX, et al. Two pairs of enantiomeric propylated flavonoids and a new lignan from the aerial parts of *Abrus precatorius*[J]. Fitoterapia, 2019, 133:125

Li Y, Wei YL, Xu JJ, et al. Two new lignan derivatives from *Jatropha curcas*[J]. Chemistry of Natural Compounds, 2019, 55(4):614

Li Y, Wu JW, Tan HB, et al. Three new pterocarpans from the aerial parts of *Abrus Precatorius* [J]. Natural Product Research, 2019, 33:2308

Li YH, Li HR, Yang CT, et al. Three new diterpenoids from *Aralia dumetorum*[J]. Journal of Asian Natural Products Research, 2019, 21(4):308

Li YR, Xu WJ, Wei SS, et al. Hyperbeanols F-Q, diverse monoterpenoid polyprenylated acylphloroglucinols from the flowers of *Hypericum beanii*[J]. Phytochemistry, 2019, 159:56

Li ZH, Bai X, Du JX, et al. Zingiberols A-C, three rare diterpenols and their cytotoxicities from *Zingiber mioga*[J]. Phytochemistry Letters, 2019, 33:109

Liang HX, Sun JJ, Shen ZB, et al. A novel alkaloid glycoside isolated from *Atalantia buxifolia* [J]. Natural Product Research, 2019, 33:2897

Liang JH, Luan ZL, Tian XG, et al. Uncarialins A-I, monoterpenoid indole alkaloids from *Uncaria rhynchophylla* as natural agonists of the 5-HT1A receptor[J]. Journal of Natural Products, 2019, 82(12):3302

Liang JJ, Zhou J, Song J, et al. Anthraquinone and naphthoquinone derivatives from the pericarps of *Juglans sigillata*[J]. Chemistry of Natural Compounds, 2019, 55(3):435

Liang MJ, Deng L, Zeng WL, et al. Two new flavones from the seeds of *Arctium lappa* and their bioactivity[J]. Chemistry of Natural Compounds, 2019, 55(6):1028

Liang X, Luo DM, Yan JL, et al. Discovery of amantamide, a selective CXCR7 agonist from*Marine Cyanobacteria*[J]. Organic Letters, 2019, 21(6):1622

Liang Y, An LJ, Shi ZY, et al. Bioactive diterpenoids from thc stems of *Euphorbia antiquorum* [J]. Journal of Natural Products, 2019, 82(6):1634

Liao ZD, Chen FF, Xu FQ, et al. One new benzophenone and one new 1, 3-diphenylpropane from the fibrous roots of *Anemarrhena asphodeloides* Bge and their cytotoxicity[J]. Natural Product Research, 2019, 33:2583

Liaw CC, Chang JL, Wang BW, et al. Discovering a racemate polycyclic prenylated acylphloroglucinol with unprecedented skeleton by an ESI-LCMS analytical approach [J]. Organic Letters, 2019, 21(4):857

Lin Y, Liang JG, Peng XG, et al. Phenolic constituents from the fresh pericarps of *Juglans sigillata* [J]. Natural Product Research, 2019, 33:2545

Lin Y, Peng XG, Ruan HL, et al. Diarylheptanoids from the fresh pericarps of *Juglans hopeiensis*[J]. Fitoterapia, 2019, 136:104165

Liu B, Chen YG, Tian XJ, et al. Diarylpropanes from *Horsfieldia kingii* [J]. Natural Product Research, 2019, 33:95

Liu C, Cheng RR, Yang L, et al. Inhibition of CYP450 enzymes by quassinoids from *Picrasma quassioides* leaves[J]. Phytochemistry Letters, 2019, 30:138

Liu D, Yin Q, Zhang QH, et al. New NO production inhibitors from *Hyssopus cuspidatus* in LPS-induced RAW264.7 cells[J]. Phytochemistry Letters, 2019, 34:91

Liu H, Chen MH, Lang YJ, et al. Sesquiterpenes from the fruits of *Illicium simonsii* maxim[J]. Natural Product Research, 2019, 34(7):904

Liu JB, Pankaj P, Wang XJ, et al. Hepatoprotective tetrahydrobenzocyclooct-abenzofuranone lignans from *Kadsura longipedunculata* [J]. Journal of Natural Products,

2019, 82(10):2842

Liu JL, Yu M, Liao HB, et al. Sesquiterpenes and diterpenes from *Euphorbia thymifolia* [J]. Fitoterapia, 2019, 139:104408

Liu KX, Zhu YX, Yan YM, et al. Discovery of populusone, a skeletal stimulator of umbilical cord mesenchymal stem cells from *Populus euphratica* exudates[J]. Organic Letters, 2019, 21(6):1837

Liu Q, Wang YL, Xue JJ, et al. Two new polyacylated germacrane sesquiterpenes from *Salvia chinensis*[J]. Phytochemistry Letters, 2019, 30:130

Liu WX, Dong M, Zhang RQ, et al. New benzylated alkamide from the roots of *Lepidium meyenii* [J]. Chemistry of Natural Compounds, 2019, 55(4):696

Liu X, Li J, Li J, et al. A new flavonoid glycoside from *Ligularia fischeri* [J]. Chemistry of Natural Compounds, 2019, 55(4):638

Liu X, Su XL, Xu S, et al. Wuchuyuamide V, a new amide alkaloid from the fruits of *Tetradium trichotomum* [J]. Journal of Asian Natural Products Research, 2019, 22(1):91

Liu X, Yang J, Fu J, et al. Aggreganoids A-F, carbon-bridged sesquiterpenoid dimers and trimers from *Lindera aggregata* [J]. Organic Letters, 2019, 21(14):5753

Liu XZ, Tian WJ, Wang GH, et al. Stigmastane-type steroids with unique conjugated Δ7, 9(11) diene and highly oxygenated side chains from the twigs of *Vernonia amygdalina*[J]. Phytochemistry, 2019, 158:67

Liu Y, Guan W, Lu ZK, et al. New sesquiterpenoids from the stems of *Datura metel* L[J]. Fitoterapia, 2019, 134:417

Liu Y, Guo JT, Wang ZB, et al. Aromatic monoterpenoid glycosides from rattan stems of *Schisandra chinensis* and their neuroprotective activities[J]. Fitoterapia, 2019, 134:108

Liu Y, Hou YX, Si YY, et al. Isolation, characterization, and xanthine oxidase inhibitory activities of flavonoids from the leaves of *Perilla frutescens*[J]. Natural Product Research, 2019, 33:822

Liu Y, Li J, Li D, et al. Anti-cholinesterase activities of constituents isolated from *Lycopodiastrum casuarinoides* [J]. Fitoterapia, 2019, 139:104366

Liu Y, Liu F, Qiao MM, et al. Curcumanes A and B, two bicyclic sesquiterpenoids with significant vasorelaxant activity from *Curcuma longa*[J]. Organic Letters, 2019, 21(4):1197

Liu YY, Yang YN, Feng ZM, et al. Eight new triterpenoid saponins with antioxidant activity from the roots of *Glycyrrhiza uralensis* fisch[J]. Fitoterapia, 2019:

Liu YY, Zhao H, Xie J, et al. New phthalide derivatives from the *Biscogniauxia* sp. and their activities[J]. Fitoterapia, 2019, 137:104184

Liu ZH, Mi ZR, Wang PP, et al. Two new alkaloids from the tubers of *Corydalis ambigua* subsp. *amurensis* and their anti-proliferative activity[J]. Natural Product Research, 2019, 33:300

Long LP, Wang LS, Qi SZ, et al. New sesquiterpenoid glycoside from the rhizomes of *Atractylodes lancea* [J]. Natural Product Research, 2019, 34(8):1138

Lu Q, Zhang WY, Pan DB, et al. Phenolic acids and their glycosides from the rhizomes of *Cimicifuga dahurica* [J]. Fitoterapia, 2019, 134:485

Lu SY, Peng XR, Dong JR, et al. Aromatic constituents from *Ganoderma lucidum* and their neuroprotective and anti-inflammatory activities [J]. Fitoterapia, 2019, 134:58

Lu Y, Han ZZ, Zhang CG, et al. Four new sesquiterpenoids with anti-inflammatory activity from the stems of *Jasminum officinale*[J]. Fitoterapia, 2019, 135:22

Luo JY, Chen GS, Liu DH, *et al*. Study on the material basis of Houpo Wenzhong Decoction by HPLC fingerprint, UHPLC-ESI-LTQ-Orbitrap-MS, and network pharmacology[J]. Molecules, 2019, 24(14):2561

Luo P, Cheng YF, Yin ZY et al. Monomeric and dimeric cytotoxic guaianolide-type sesquiterpenoids from the aerial parts of *Chrysanthemum indicum*[J]. Journal of Natural Products, 2019, 82(2):349

Luo Q, Cao WW, Wu ZH, et al. Zizhines G-O, AchE inhibitory meroterpenoids from *Ganoderma sinensis*[J]. Fitoterapia，2019，134:411

Luo Q，Yang ZL，Cheng YX. Dayaolingzhiols A-E，AchE inhibitory meroterpenoids from *Ganoderma lucidum* [J]. Tetrahedron，2019，75(20):2910

Luo ZH，Chen Y，Sun XY，et al. A new diterpenoid alkaloid from *Aconitum hemsleyanum*[J]. Natural Product Research，2019，33:2490

Lv CQ，Zhao Y，Zhao B，et al. New 23，27-dihydroxy-oleanane-type triterpenoid saponins from *Anemone raddeana* Regel [J]. Natural Product Research，2019，33:2655

李雅静，孙博，朱广伟，等.基于传统煎药工艺的茵陈蒿饮片标准汤剂制备及质量标准研究[J].中华中医药学刊，2019，37(6):1412

廖凌敏，孙琰奇，高茜，等.豆茶决明中1个具有细胞毒活性的黄酮类新化合物[J].中国中药杂志，2019，44(19):4203

卢青，李海波，姚新生，等.兴安升麻根茎的化学成分研究[J].中草药，2019，50(14):3261

罗菊元，陈功森，刘冬涵，等.以厚朴温中汤为例探讨煮散类经典名方物质基准制备工艺研究[J].中国中药杂志，2019，44(18):3994

M

Ma C，Meng CW，Zhou QM，et al. New sesquiterpenoids from the stems of *Dendrobium nobile* and their neuroprotective activities[J]. Fitoterapia，2019，138:104351

Ma JY，Zhao DR，Yang T，et al. Prenylflavanones isolated from *Sophora flavescens*[J]. Phytochemistry Letters，2019，29:138

Ma QG，Wei RR，Sang ZP. Neuroprotective aurones from *Sophora japonica* [J]. Chemistry of Natural Compounds，2019，55(2):265

Ma XP，Lou HY，Zhang WF，et al. Triterpenoids from *Phytolacca acinosa*[J]. Chemistry of Natural Compounds，2019，55(2):292

Ma YX，Wang H，Wang R，et al. Cytotoxic lignans from the stems of *Herpetospermum pedunculosum* [J]. Phytochemistry，2019，164:102

Mei YD，Pan DB，Jiang YN，et al. Target discovery of chlorogenic acid derivatives from the flower buds of *Lonicera macranthoides* and their MAO B inhibitory mechanism[J]. Fitoterapia，2019，134:297

Meng L，Shen MR，Li HY，et al. A novel chromene-type compound from the aerial part of *Sheareria nana*[J]. Chemistry of Natural Compounds，2019，55(6):1022

Mi CN，Mei WL，Wang H，et al. Four new guaiane sesquiterpenoids from agarwood of *Aquilaria filaria* [J]. Fitoterapia，2019，135:79

Miao Y，Wang H，Wang P，et al. Two new alkaloids from *Cephalotaxus hainanensis* Li[J]. Phytochemistry Letters，2019，34:1

Mo QH，Zhou XL，Huang SX，et al. A new triterpenoid from the leaves of *Rhodomyrtus tomentosa* (Ait.) Hassk[J]. Natural Product Research，2019，33:3103

Mu LH，Wang YN，Liu L，et al. New iridoids from the whole plant of *Patrinia heterophylla*[J]. Chemistry of Natural Compounds，2019，55(1):29

马文凤，刘丽，何枢衡，等.基于HPLC-Q/TOF-MS的经典名方保阴煎化学物质组快速辨识研究[J].中草药，2019，50(17):4181

马子玉，卢青秀，年贺凤，等.多花山竹子果实化学成分研究[J].中草药，2019，50(1):17

莫楚铭，陈先枚，郭丽冰，等.多枝雾水葛化学成分研究[J].中草药，2019，50(6):1294

N

Ni G，Li JY，Yu DQ，et al. Two unprecedented nor-iridal esters from *Iris wattii* Baker and their bioactivities [J]. Phytochemistry Letters，2019，31:43

Ni G，Li JY，Yu DQ. Two new iridal-type triterpenoids from *Iris forrestii* [J]. Journal of Asian Natural Products Research，2019，21(9):881

Niu CS，Li Y，Liu YB，et al. Diverse epoxy grayanane diterpenoids with analgesic activity from the roots of *Pieris formosa*[J]. Fitoterapia，2019，133:29

O

Ouyang XL，Feng Q，Huang RZ，et al. NF-κB inhibitory and cytotoxic activities of hexacyclic triterpene acid constituents from *Glechoma longituba*[J]. Phytomedicine, 2019, 63:153037

Ouyang XL, Mao WH, Wang CG, et al. Five 11 α, 12 α-epoxy pentacyclic triterpenoid saponins with antithrombus activities from *Glechoma longituba*[J]. Fitoterapia, 2019, 138:104345

P

Pan ZH, Cheng L, Ning DS, et al. Difengpienols A and B, two new sesqui-neolignans with anti-inflammatory activity from the bark of *Illicium difengpi*[J]. Phytochemistry Letters, 2019, 30:210

Peng B, Zhang RF, Du BZ, et al. Alashanoids K-M, bioactive eremophilane sesquiterpenoids from *Syringa pinnatifolia*[J]. Journal of Asian Natural Products Research, 2019, 21(12):1161

Peng WW, Zhao SM, Ji CJ, et al. Cyclopalitins A and B, nortriterpenoids from aerial parts of *Cyclocarya paliurus*[J]. Phytochemistry Letters, 2019, 31:114

Peng WW, Zheng LX, Huo GH. A new furancoumarin from *Clausena lansium*[J]. Chemistry of Natural Compounds, 2019, 55(3):440

Pham TA, Hu XL, Huang XJ, et al. Phloroglucinols with immunosuppressive activities from the fruits of *Eucalyptus globulus*[J]. Journal of Natural Products, 2019, 82(4):859

Pu DB, Li XN, Lin J, et al. Triterpenoids from *Ganoderma gibbosum*: a class of sensitizers of FLC-resistant candida albicans to fluconazole [J]. Journal of Natural Products, 2019, 82(8):2067

Q

Qi SZ, Yang YR, Xian XY, et al. A new sesquiterpenoid glycoside from *Saussurea involucrata* [J]. Natural Product Research, 2019, 34(7):943

Qi Z, Wang ZZ, Zhou BS, et al. A new ocotillol-type ginsenoside from stems and leaves of *Panax quinquefolium* L. and its anti-oxidative effect on hydrogen peroxide exposed A549 cells[J]. Natural Product Research, 2019, 33:3203

Qiao F, Yang J, Lin J, et al. Four new steroidal components from *Smilacina henryi* and their cytotoxic activities [J]. Phytochemistry Letters, 2019, 29:173

Qiao ML, Yong W, Jin HY, et al. Tyrosinase inhibitors from the leaves of *Eucalyptus globulus* [J]. Fitoterapia, 2019, 139:104418

Qiao YN, Sun Y, Shen T, et al. Diterpenoids from the Chinese liverwort *Frullania hamatiloba* and their Nrf2 inducing activities[J]. Phytochemistry, 2019, 158:77

Qin BH, Yuan QY, Liu XQ, et al. A New phenolic compound with anti-inflammation activity from *Caulophyllum robustum*[J]. Chemistry of Natural Compounds, 2019, 55(3):465

Qin ZB, Ding LF, Wang X, et al. Lignans from the seeds of *Arctium lappa* L.(burdock) and their inhibitory effects on nitric oxide production[J]. Phytochemistry Letters, 2019, 34:43

Qiu D, Zhou M, Lin T, et al. Cytotoxic components from *Hypericum elodeoides* targeting RXRα and inducing HeLa Cell apoptosis through Caspase-8 activation and PARP cleavage[J]. Journal of Natural Products, 2019, 82(5):1072

Quan LQ, Liu H, Li RT, et al. Three new 3, 8-epoxy iridoids from the roots and rhizomes of *Valeriana jatamansi*[J]. Phytochemistry Letters, 2019, 34:35

覃艺,曾海蓉,王琳,等.经方桂枝芍药知母汤物质基准的 HPLC 指纹图谱及清除 DPPH 谱效关系的研究[J].中国中药杂志,2019, 44(14):3042

R

Ren FC, Li GY, Nama NS, et al. 13, 27-cycloursane, ursane and oleanane triterpenoids from the leaves of *Lucuma nervosa*[J]. Fitoterapia, 2019, 136:104178

Ren Q, Zhao WY, Shi SC, et al. Guaiane-type sesquiterpenoids from the roots of *Daphne genkwa* and evaluation of their neuroprotective effects[J]. Journal of Natural Products, 2019, 82(6):1510

Ren W, Wang YT, He QH, et al. Chemical composition of *Erycibe schmidtii* and antiproliferative activity of scopoletin on immature dendritic cells[J]. Natural Product

Research, 2019, 33:3037

Ren YH, Liu QF, Chen L, et al. Urceoloids A and B, two C_{19} steroids with a rearranged spirocyclic carbon skeleton from *Urceola quintaretii* [J]. Organic Letters, 2019, 21(6):1904

Ren YJ, Cao YG, Zeng MN, et al. Two new nor-sesquiterpenoids with estrogenic activity from the stems and leaves of *Dioscorea oppositifolia* L[J]. Natural Product Research, 2019, 33:3337

Ren YJ, Zeng MN, Cao YG, et al. A new diphenylethane and a new dibenz[b, f]oxepin with estrogenic activity from the stems and leaves of *Dioscorea oppositifolia* L[J]. Phytochemistry Letters, 2019, 33:26

Ruan QF, Zhou XH, Jiang SQ, et al. Caesalminaxins O-T, cassane diterpenoids from the seeds of *Caesalpinia minax* and their anti-inflammation[J]. Fitoterapia, 2019, 134:50

S

Shen CC, Wei WC, Lin LC. Diterpenoids and bisnorditerpenoids from *Blumea aromatica*[J]. Journal of Natural Products, 2019, 82(11):3181

Shen J, Chen J, Li JP, et al. A new flavonoid glycoside from *Schizonepeta annua* [J]. Chemistry of Natural Compounds, 2019, 55(3):458

Shen J, Shao JH, Chen J, et al. Two new phenolic glycosides from *Viburnum melanocarpum*[J]. Chemistry of Natural Compounds, 2019, 55(1):24

Shi BB, Chen J, Bao MF, et al. Alkaloids isolated from *Tabernaemontana bufalina* display xanthine oxidase inhibitory activity[J]. Phytochemistry, 2019, 166:112060

Shi QQ, Wang WH, Lu J, et al. New cytotoxic cycloartane triterpenes from the aerial parts of *Actaea heracleifolia* (syn. *Cimicifuga heracleifolia*)[J]. Planta Medica, 2019, 85(2):154

Shi WZ, Ruan JY, Guo YQ, et al. Bioactive constituent study of *Pugionium cornutum* L. Gaertn on intestinal motility[J]. Fitoterapia, 2019, 38:104291

Shi ZN, Wang YD, Gong Y, et al. New triterpenoid saponins with cytotoxic activities from *Ligularia przewalskii*[J]. Phytochemistry Letters, 2019, 30:215

Shu PH, Sun MY, Xu HC, et al. A new alcoholic compound isolated from the leaves of *Ginkgo biloba* [J]. Chemistry of Natural Compounds, 2019, 55(6):1059

Si CL, Chen SL, Li ZJ, et al. A new flavonol glycoside from the fruits of *Cercidiphyllum japonicum* [J]. Chemistry of Natural Compounds, 2019, 55(2):252

Song B, Huang WL, Li YZ, et al. Three new steroidal saponins from the roots and rhizomes of *Rohdea chinensis* (Baker) N. Tanaka (synonym *Tupistra chinensis* Baker) [J]. Natural Product Research, 2019, 33:414

Song JG, Su JC, Song QY, et al. Cleistocaltones A and B, antiviral phloroglucinol-terpenoid adducts from *Cleistocalyx operculatus* [J]. Organic Letters, 2019, 21(23):9579

Song P, Chen H, Huang Y, et al. Phenolic acids from the seeds of *Sophora alopecuroides* [J]. Chemistry of Natural Compounds, 2019, 55(5):835

Song WW, Wang XQ. Three new 3, 4-seco-cycloartane triterpenes from leaves and twigs of *Gardenia sootepensis*[J]. Chemistry of Natural Compounds, 2019, 55(5):861

Song XQ, Bao J, Sun J, et al. Butenolides, triterpenoids and phenylethanoid glycosides from *Plantago depressa*[J]. Phytochemistry Letters, 2019, 30:21

Su JC, Cheng W, Song JG, et al. Macrocyclic diterpenoids from *Euphorbia helioscopia* and their potential anti-inflammatory activity [J]. Journal of Natural Products, 2019, 82(10):2818

Su XD, Jang HJ, Wang CY, et al. Anti-inflammatory potential of saponins from *Aster tataricus* via NF-κB/MAPK sctivation[J]. Journal of Natural Products, 2019, 82(5):1139

Su XM, Zhang J, Li FH, et al. Anti-inflammatory glycosides isolated from the aerial parts of *Morinda parvifolia*[J]. Phytochemistry Letters, 2019, 33:55

Sun CZ, Wu Y, Jiang B, et al. Chemical components from *Metapanax delavayi* leaves and their anti-BHP activities in vitro[J]. Phytochemistry, 2019, 160:56

Sun H, Zhang YF, Huo HX, et al. Benzophenone glycosides from the pericarps of *Aquilaria yunnanensis*[J]. Natural Product Research, 2019, 33:3378

Sun L, Hu HP, Chen XX, et al. Two new acetoisovanillone glycosides from the water-soluble fraction of *Paeonia ostii* [J]. Natural Product Research, 2019, 33:3445

Sun MX, Cui Y, Li Y, et al. Indole alkaloids from *Gelsemium elegans*[J]. Phytochemistry, 2019, 162:232

Sun N, Zheng GJ, He MJ, et al. Grayanane diterpenoids from the leaves of *Rhododendron auriculatum* and their analgesic activities[J]. Journal of Natural Products, 2019, 82(7):1849

Sun P, Cai FY, Lauro G, et al. Immunomodulatory biscembranoids and assignment of their relative and absolute configurations: data set modulation in the density functional theory/nuclear magnetic resonance approach[J]. Journal of Natural Products, 2019, 82(5):1264

Sun QW, Pan GJ, Xu WF, et al. Isolation and structure elucidation of a new flavonol glycoside from *Sabia Parviflora*[J]. Natural Product Research, 2019, 33:3350

Sun WY, Jin Y, Zhang Lu, et al. Two new aminoethylstilbene isoquinoline alkaloids with glucose consumption increasing activity from the root barks of *Litsea glutinosa* [J]. Phytochemistry Letters, 2019, 34:96

Sun YJ, Chen HJ, Xue GM, et al. Two new flavonoid glucosides from the fruits of *Sinopodophyllum hexandrum* [J]. Natural Product Research, 2019, 33:226

Sun ZY, Zuo SQ, Yang X, et al. Aspidsaponins E-H, four new steroidal saponins from the rhizomes of *Aspidistra elatior* Blume and their anti-inflammatory activity[J]. Phytochemistry Letters, 2019, 34:68

尚志梅,夏丹,成蕾,等.细叶石斛化学成分研究[J].中草药,2019, 50(16):3760

T

Tan YN, Zeng J, Zhang SN, et al. Pyridone alkaloids from the leaves of *Ricinus communis* and their inhibitory effect against protein tyrosine phosphatase 1B [J]. Chemistry of Natural Compounds, 2019, 55(2):395

Teng HD, Ren YS, Ma ZY, et al. Homoadamantane polycyclic polyprenylated acylphloroglucinols from the fruits of *Garcinia multiflora* [J]. Fitoterapia, 2019, 137:104245

Tian YN, Feng L, Li BL, et al. Rosanortriterpene C, a 3, 24-dinor-2, 4-seco-ursane triterpene from the fruits of *Rosa laevigata* var. *leiocapus*[J]. Chemical and Pharmaceutical Bulletin, 2019, 67(11):1255

Tu WC, Qi YY, Ding LF, et al. Diterpenoids and sesquiterpenoids from the stem bark of *Metasequoia glyptostroboides*[J]. Phytochemistry, 2019, 161:86

Tu YB, Xiao T, Gong GY, et al. A new isoflavone with anti-inflammatory effect from the seeds of *Millettia pachycarpa* [J]. Natural Product Research, 2019, 34(7):981

唐晓章,林美斯,周菲,等.经典名方芍药甘草汤的物质基准量值传递分析[J].中国实验方剂学杂志,2019, 25(14):62

W

Wang AD, Fan YH, OuYang Q, et al. Antiproliferative ent-kaurane diterpenoids isolated from the roots of *Zea mays* L[J]. Fitoterapia, 2019, 134:44

Wang AD, Xie CJ, Zhang YQ, et al. α-tetralonyl glucosides from the green walnut husks of *Juglans mandshurica* and their antiproliferative effects[J]. Planta Medica, 2019, 85(4):335

Wang AD, Xie XY, Zeng WM, et al. New α-ditetralonyl glucoside from the green walnut husk of *Juglans mandshurica*[J]. Natural Product Research, 2019, 34:909

Wang C, Shao SY, Han SW, et al. Atropisomeric bi(9, 10-dihydro) phenanthrene and phenanthrene/bibenzyl dimers with cytotoxic activity from the pseudobulbs of *Pleione bulbocodioides*[J]. Fitoterapia, 201, 138:104313

Wang CC, Li Y, Xu R, et al. Phragmalin-type limonoids with structural diversity at D-ring from the fruit shells of *Chukrasia tabularis* [J]. Fitoterapia, 2019, 134:188

Wang CY, Ai GF, Zhang YF. Two new isoflavones from the seeds of *Psoralea corylifolia* with diacylglycerol acyltransferase inhibitory activity[J]. Journal of Asian Natural Products Research, 2019, 22(4):346

Wang CY, Kim DH, Zhu YK, et al. Glechomanamides A-C, germacrane sesquiterpenoids with an unusual Δ^8-7, 12-Lactam moiety from *Salvia scapiformis* and their anti-angiogenic activity[J]. Journal of Natural Products, 2019, 82(11):3056

Wang DW, Xiao CJ, Qiu L, et al. Two new 8-isopentenyl isoflavane derivatives from *Astragalus dolichochaete* diels[J]. Natural Product Research, 2019, 33:2904

Wang F, Jia QW, Yuan ZH, et al. An anti-inflammatory C-stiryl iridoid from *Camptosorus sibiricus* Rupr[J]. Fitoterapia, 2019, 134:378

Wang GK, Zhang N, Yao JN, et al. Kalshinoids A-F, anti-inflammatory sesquiterpenes from *Kalimeris shimadae* [J]. Journal of Natural Products, 2019, 82(12):3372

Wang J, Li CH, Mahdi MF, et al. Dammarane-type saponins from *Gynostemma pentaphyllum* and their potential anti-AD activity [J]. Phytochemistry Letters, 2019, 31:147

Wang JT, Ma ZH, Wang GK, et al. Four meroterpenoids from *Alternaria alternata* isolated from paeonia lactiflora[J]. Phytochemistry Letters, 2019, 31:1

Wang L, Jin G, Tian L, et al. New eremophilane-type sesquiterpenes and maleimide-bearing compounds from *Carpesium abrotanoides* L[J]. Fitoterapia, 2019, 138:104294

Wang L, Wang DJ, Guo W, et al. Four new caffeoylgluconic acid positional isomers from the fruits of *Evodia rutaecarpa* [J]. Journal of Asian Natural Products Research, 2019, 21(11):1104

Wang LN, Yang XD, Zhang Y, et al. Anti-inflammatory chalcone-isoflavone dimers and chalcone dimers from *Caragana jubata*[J]. Journal of Natural Products, 2019, 82(10):2761

Wang MY, Wu LL, Zhang H, et al. The antioxidant compounds from *Urtica fissa* flowers[J]. Chemistry of Natural Compounds, 2019, 55(5):839

Wang MY, Zhan ZB, Xiong Y, et al. Cytotoxic and anti-inflammatory constituents from *Momordica cochinchinensis* seeds[J]. Fitoterapia, 2019, 139:104360

Wang N, Yang L, Guo XY, et al. Novel cucurbitane-type triterpene saponins from *Hemsleya amabilis* [J]. Journal of Asian Natural Products Research, 2019, 22(1):30

Wang PX, Xie CF, An LJ, et al. Bioactive diterpenoids from the stems of *Euphorbia royleana* [J]. Journal of Natural Products, 2019, 82(2):183

Wang Q, Hu ZQ, Luo XC, et al. Clavukoellians A-F, highly rearranged nardosinane sesquiterpenoids with antiangiogenic activity from *Clavularia koellikeri*[J]. Journal of Natural Products, 2019, 82(5):1331

Wang QG, Hao JS, Gong JH, et al. Isolation and structure elucidation of two new compounds from artemisia *Ordosica Krasch* [J]. Natural Product Research, 2019, 33:584

Wang QH, Bao WQ, Pa BLGTL, et al. A new compound from *Cymbaria dahurica*[J]. Chemistry of Natural Compounds, 2019, 55(4):651

Wang QH, Gong JH, Hao JS, et al. Structure elucidation of a new lignan glycoside from *Artemisia ordosica*[J]. Chemistry of Natural Compounds, 2019, 55(6):1007

Wang QH, He X, Hao JS, et al. A new coumarin glycoside from *Physochlaina physaloides* [J]. Chemistry of Natural Compounds, 2019, 55(5):806

Wang RS, Jin M, Jin CS, et al. Three new ursane-type triterpenoids from the roots of *Sanguisorba officinalis* L. and their cytotoxic activity[J]. Phytochemistry Letters, 2019, 32:96

Wang RS, Sun JF, Jin M, et al. A new triterpenoid and other constituents with cytotoxic activity from the roots of *Sanguisorba officinalis* L[J]. Natural Product Research, 2019, 34:935

Wang ST, Qian WQ, He P, et al. Two new glycoalkaloids from *Stephania succifera* [J]. Phytochemistry Letters, 2019, 34:99

Wang SY, Feng KY, Han LF, et al. Glycosidic compounds from *Cassia obtusifolia* seeds and their inhibitory effects on OATs, OCTs and OATPs[J]. Phytochemistry Letters, 2019, 32:105

Wang SY, Guo YP, Yao DH, et al. 4-Alkyl-5, 7-dihydroxycoumarins from the flowering buds of *Mesua ferrea* [J]. Fitoterapia, 2019, 138:104192

Wang SY, Huang C, Sun RK, et al. New tirucallane triterpenoids from the dried latex of *Euphorbia resinifera* [J]. Phytochemistry Letters, 2019, 29:220

Wang SY, Li GY, Zhang K, et al. New ingol-type diterpenes from the latex of *Euphorbia resinifera* [J]. Journal of Asian natural products research, 2019, 21(11):1

Wang WG, Wang J, Xu Y, et al. Two new chromone derivatives from *Cassia leschenaultiana* and their anti-tobacco mosaic virus activity [J]. Chemistry of Natural Compounds, 2019, 55(6):1018

Wang WL, Zhu DR, Chen C, et al. Taicrypnacids A and B, a pair of C_{37} heterodimeric diterpenoid stereoisomers from *Taiwania cryptomerioides* [J]. Journal of Natural Products, 2019, 82(8):2087

Wang WX, Zhang X, Dabu XLT, et al. Analysis of chemical constituents from *Polygonatum cyrtonema* after "nine-steam-nine-bask" processing[J]. Phytochemistry Letters, 2019, 29:35

Wang X, Peng XR, Lu J, et al. Ent-kaurane diterpenoids from the cherries of *Coffea arabica*[J]. Fitoterapia, 2019, 132:7

Wang XB, Sun ZH, Fan LX, et al. Two novel diterpenes from the stems and leaves of *Tropical seagrass* Enhalus acoroides in the south China sea[J]. Natural Product Research, 2019, 33:351

Wang XF, Liu FF, Zhu ZD, et al. Flueggenoids A-E, new dinorditerpenoids from *Flueggea virosa*[J]. Fitoterapia, 2019, 133:96

Wang XH, Wang DJ, Wang X, et al. Isoflavones from *Camphorosma lessingii* inhibit the organic anion transporters OAT1 and OAT3[J]. Planta Medica, 2019, 85(3):225

Wang XJ, Zhang Q, Peng YR, et al. Two azafluoranthene alkaloids and a phytoecdysone from the stems of *Cyclea barbata* [J]. Journal of Asian Natural Products Research, 2019, 21(3):217

Wang XL, Li P, Xiang HY, et al. Two new naphthaldehyde derivatives from *Comastoma pulmonarium* [J]. Chemistry of Natural Compounds, 2019, 55(4):648

Wang XT, Liang HZ, Zeng KW, et al. Panitins A-G: coumarin derivatives from *Murraya paniculata* from Guangxi province, China show variable NO inhibitory activity [J]. Phytochemistry, 2019, 162:224

Wang XY, Li CJ, Ma J, et al. Cytotoxic 9, 19-cycloartane triterpenoids from the roots of *Actaea dahurica*[J]. Fitoterapia, 2019, 137:104262

Wang XY, Li CJ, Ma J, et al. Cytotoxic 9, 19-cycloartane type triterpenoid glycosides from the roots of *Actaea dahurica*[J]. Phytochemistr, 2019, 160:48

Wang Y, Chen WH, Song XP, et al. Aristololactam alkaloids from the roots of *Dasymaschalon rostratum* [J]. Natural Product Research, 2019, 33:612

Wang Y, Chen WH, Song XP, et al. Aristololactam alkaloids from the roots of *Dasymaschalon rostratum* [J]. Natural Product Research, 2019, 33:893

Wang Y, Shao MH, Yuan SW, et al. A new monoterpene glycoside from *Pedicularis verticillata* and anticomplementary activity of its compounds[J]. Natural Product Research, 2019, 33:347

Wang YA, Guo X, Jia XH, et al. Undescribed c-geranylflavonoids isolated from the fruit peel of *Paulownia catalpifolia* T. Gong ex D.Y. Hong with their protection on human umbilical vein endothelial cells injury induced by hydrogen peroxide[J]. Phytochemistry, 2019, 158:126

Wang YC, Wang H, Mei WL, et al. Limonoids and triterpenoids from the stems of *Chukrasia tabularis* A.Juss [J]. Phytochemistry Letters, 2019, 33:119

Wang YH, Cao XL, Qin BY, et al. Four new tirucallane-type triterpenoids from *Sapindus mukorossi* Gaertn. flowers induced neurite outgrowth in PC12 cells related to insulin-like growth factor 1 receptor/phosphoinositide 3-kinase/extracellular regulated protein kinase signaling pathway[J]. Phytochemistry Letters, 2019, 34:5

Wang YL, Ye YS, Fu WW, et al. Garsubelone A, the first dimeric polycyclic polyprenylated acylphloroglucinols with complicated heptacyclic architecture from *Garcinia subelliptica*[J]. Organic Letters, 2019, 21(5):1534

Wang YN, Liu F, Li Y, et al. New glycosides from the twigs and leaves of *Rhododendron latoucheae* [J]. Journal of Asian Natural Products Research, 2019, 21(4):299

Wang YX, Duan ZK, Chang Y, et al. Triterpenes from *Archidendron clypearia* (Jack) I.C.N. with anti-β-amyloid aggregation activity[J]. Natural Product Research, 2019, 34:823

Wang YX, Xie X, Liu L, et al. Four new flavonol glycosides from the leaves of *Ginkgo biloba* [J]. Natural Product Research, 2019, 33:309

Wang ZS, Chen W, Jiang HY, et al. Semi-synthesis and structural elucidation of brevicanines A-D, four new C_{19}-diterpenoid alkaloids with rotameric phenomenon from *Aconitum brevicalcaratum*[J]. Fitoterapia, 2019, 134:404

Wang ZW, Guo CR, Lin YL, et al. Chemical constituents of *Kopsia officinalis* and their antagonizing high glucose-evoked podocyte injury activity[J]. Fitoterapia, 2019, 137:104258

Wei Q, Yang JB, Li L, et al. Novel phthalide dimers from the aerial parts of *Ligusticum sinense* Oliv cv. Chaxiong[J]. Fitoterapia, 2019, 137:104174

Wei RR, Ma QG, Zhong GY, et al. Anti-ache benzylbenzofuran derivatives from *Silene conoidea*[J]. Chemistry of Natural Compounds, 2019, 55(4):654

Wei WJ, Song QY, Ying JC, et al. Highly oxygenated triterpenoids and rare tetraterpenoids from *Abies chensiensis* and their antibacterial activity[J]. Journal of Natural Products, 2019, 82(10):2859

Wen R, Lv HN, Jiang Y, et al. Anti-inflammatory pterocarpanoids from the roots of *Pongamia pinnata* [J]. Journal of Asian Natural Products Research, 2019, 21(9):859

Wu BL, Wu ZW, Yang F, et al. Flavonoids from the seeds of *Oroxylum indicum* and their anti-inflammatory and cytotoxic activities [J]. Phytochemistry Letters, 2019, 32:66

Wu HB, Liu TT, Deng WJ, et al. A new eremophilane sesquiterpene with nematocidal activity from *Ligularia veitchiana*[J]. Chemistry of Natural Compounds, 2019, 55(4):671

Wu J, Yu Y, Wang Y, et al. Four yellow monoterpenoid quinoline alkaloids from the stem of *Tabernaemontana bovina*[J]. Organic Letters, 2019, 21(12):4554

Wu JW, Li BL, Tang CP, et al. Callistemonols A and B, potent antimicrobial acylphloroglucinol derivatives with unusual carbon skeletons from *Callistemon viminalis*[J]. Journal of Natural Products, 2019, 82(7):1917

Wu Y, Liu L, Chen HF, et al. Fuscasins A-D, cycloheptapeptides from the marine sponge *Phakellia fusca*[J]. Journal of Natural Products, 2019, 82(4):970

Wu YZ, Shao SA, Guo QL, et al. Aconicatisulfonines A and B, analgesic zwitterionic C_{20}-diterpenoid alkaloids with a rearranged atisane skeleton from *Aconitum carmichaelii*[J]. Organic Letters, 2019, 21(17):6850

Wu Z, Xia JH, Guo ZY, et al. Biological activities of the extracts and compounds from the bark of *Pterocarya hupehensis* skan[J]. Natural Product Research, 2019, 33:328

Wu ZG, Wei W, Xu HY, et al. Constituents from the leaves of *Tetraena mongolica* and their protective activity in HEK 293t cells damaged by $CdCl_2$[J]. Journal of Natural Products, 2019, 82(10):2707

Wu ZN, Zhang YB, Li W, et al. New ent-kaurane diterpenes with chiral epoxyangelate moieties from *Wedelia prostrata*[J]. Chinese Chemical Letters, 2019, 30:451

王洁雪,李秉轲,杨敏,等.东北铁线莲中皂苷类化学成分研究[J].中草药,2019, 50(16):3753

王靖雯,徐伟,肖朝江,等.灰毛康定黄芪地下部分化学成分研究[J].中草药,2019, 50(7):1527

吴明泽,刘国飞,王笑,等.秦艽药材与饮片标准汤剂的质量传递性研究[J].山东科学,2019, 32(4):16

吴蓉蓉,田书瓔,陈勇,等.青花椒生物碱类化学成分及生物活性研究[J].中草药,2019, 50(6):1305

X

Xi YF, Lou LL, Xu ZZ, et al. Alkaloid enantiomers from *Isatis tinctoria* with neuroprotective effects against H_2O_2-induced SH-SY5Y cell injury[J]. Planta Medica, 2019, 85(17):1374

Xia F, Li WY, Yang XW, et al. Salpratlactones A and B: a pair of cis-trans tautomeric abietanes as Cav3.1 T-type calcium channel agonists from *Salvia prattii*[J]. Organic Letters, 2019, 21(14):5670

Xiang HY, Xing HH, Li J, et al. Two new isoflavones from the flowers of *Rosa damascena* and their biological activities[J]. Chemistry of Natural Compounds, 2019, 55(3):449

Xiang LM, Wang YH, Yi XM, et al. Steroidal alkaloid glycosides and phenolics from the immature fruits of *Solanum nigrum*[J]. Fitoterapia, 2019, 137:104268

Xiang ZN, Yi WQ, Wang YL, et al. Buxaustroines A-N, a series of 17(13→18) abeo-cycloartenol triterpenoidal alkaloids from *Buxus austro-yunnanensis* and their cardio-protective activities[J]. Journal of Natural Products, 2019, 82(11):3111

Xiao Y, Li B, Liu J. A new constituent against rheumatoid arthritis from the flower buds of *Lonicera japonica*[J]. Phytochemistry Letters, 2019, 29:160

Xie Y, Xu PS, Xu KP, et al. Two new biflavanoids from *Selaginella trichoclada* Alsto[J]. Natural Product Research, 2019, 33:568

Xie YG, Zhao XC, Hassan SS, et al. One new sesquiterpene and one new iridoid derivative from *Valeriana amurensis*[J]. Phytochemistry Letters, 2019, 32:6

Xu DL, Pan YC, Li L, et al. Chemical constituents of *Bletilla striata*[J]. Journal of Asian Natural Products Research, 2019, 21(12):1184

Xu HT, Zhang CG, He YQ, et al. Phenylethanoid glycosides from the *Schnabelia nepetifolia* (Benth.) P. D. Cantino promote the proliferation of osteoblasts[J]. Phytochemistry, 2019, 164:111

Xu LJ, Huang T, Huang CY, et al. Chiral separation, absolute configuration, and bioactivity of two pairs of flavonoid enantiomers from *Morus nigra*[J]. Phytochemistry, 2019, 163:33

Xu W, Xiao CJ, Sun JZ, et al. A new totarane diterpenoid from the rhizomes of *Isodon lophanthoides*[J]. Chemistry of Natural Compounds, 2019, 55(4):685

Xu WJ, Tang PF, Lu WJ, et al. Hyperberins A and B, type B polycyclic polyprenylated acylphloroglucinols with bicyclo[5.3.1]hendecane core from *Hypericum beanii*[J]. Organic Letters, 2019, 21(21):8558

Xu X, Tan T, Zhang J, et al. Isolation of chemical constituents with anti-inflammatory activity from *Reineckia carnea* herbs[J]. Journal of Asian Natural Products Research, 2019, 22(4):303

Xu XZ, Zhang P, Yang GL, et al. A novel clerodane-type diterpenoid glycoside from *Sheareria nana*[J]. Chemistry of Natural Compounds, 2019, 55(5):865

Xue GM, Xue JF, Zhao CG, et al. Sesquiterpenoids from *Artemisia argyi* and their NO production inhibitory activity in RAW264.7 cells[J]. Natural Product Research, 2019, 33:477

Xue GM, Zhu DR, Zhu TY, et al. Lactone ring-opening seco-guaianolide involved heterodimers linked via an ester bond from *Artemisia argyi* with NO inhibitory activity[J]. Fitoterapia, 2019, 132:94

Xue LY, Zhang JS, Huang JL, et al. Euphonoids A-G, cytotoxic diterpenoids from *Euphorbia fischeriana*[J]. Phytochemistry, 2019, 166:112064

Xue WJ, Zhao B, Zhao JY, et al. Three new diterpenoid alkaloids from *Delphinium naviculare* var. *lasiocarpum* W. T. Wang[J]. Phytochemistry Letters, 2019, 33:12

徐男,孙蓉,朱晓明,等.基于多元统计方法和成分差异分析辨识半夏白术天麻汤的质量标志物(Q-marker)[J].中草药,2019, 50(19):4595

徐晓诗,滕海达,符元泽,等.金丝桃化学成分的研究[J].中草药,2019, 50(4):798

Y

Yan XL, Sang J, Chen SX, et al. Euphorkanlide A, a highly modified ingenane diterpenoid with a C_{24} appendage from *Euphorbia kansuensis*[J]. Organic Letters, 2019, 21(11):4128

Yan YM, Zhang HX, Liu H, et al. (+/−)-Lucidumone, a COX-2 inhibitory caged fungal meroterpenoid from *Ganoderma lucidum*[J]. Organic Letters, 2019, 21(21):8523

Yang BY, Yin X, Liu Y, et al. Bioassay-guided isolation of lignanamides with potential anti-inflammatory effect from the roots of *Solanum melongena* L[J]. Phytochemistry Letters, 2019, 30:160

Yang CS, Jiang HL, Li HY, et al. A unique acyclic sesquiterpene-flavanone adduct and a new cyclic diarylheptanoid from *Alpinia katsumadai*[J]. Phytochemistry Letters, 2019, 30:190

Yang H, Ma Y, Gao CJ, et al. Five novel diarylheptanoids from green walnut husks(*Juglans regia* L)[J]. Fitoterapia, 2019, 134:221

Yang L, Wang ZM, Wang Y, et al. Phenolic constituents with neuroprotective activities from *Hypericum wightianum*[J]. Phytochemistry, 2019, 165:112049

Yang LM, Yin H, Zhang MJ, et al. Three new phenolic glycosides from the roots of *Lysidice rhodostegia*[J]. Phytochemistry Letters, 2019, 33:125

Yang R, Fang L, Li J, et al. A new anti-inflammatory lignan from *Lonicerae Japonicae* flos[J]. Natural Product Research, 2019, 33:1374

Yang SC, Sun F, Ruan JY, et al. Anti-inflammatory constituents from *Cortex Dictamni*[J]. Fitoterapia, 2019, 134:465

Yang XR, Tanaka N, Tsuji D, et al. Limonoids from the aerial parts of *Munronia pinnata*[J]. Tetrahedron, 2019, 75(52):130779

Yang YL, Li W, Wang H, et al. New tricyclic prezizaane sesquiterpenoids from *agarwood*[J]. Fitoterapia, 2019, 138:104301

Yang Z, Di YT, Zhang Y, et al. Four new compounds from *Neoboletus magnificus*[J]. Natural Product Research, 2019, 33:340

Ye C, Jin M, Jin CS, et al. Two novel flavonoids from the leaves of *Rhododendron dauricum* L. with their inhibition of TNF-α production in LPS-induced RAW 264.7 cells[J]. Natural Product Research, 2019, 33:822

Ye GH, Xue JJ, Liang WL, et al. Three new bioactive diterpenoids from the roots of *Croton crassifolius*[J]. Natural Product Research, 2019, 33:773

Ye Y, Yang XW, Zhou Y, et al. Homo-adamantane type polycyclic polyprenylated acylphloroglucinols from *Hypericum hookerianum*[J]. Fitoterapia, 2019, 133:43

Yen PH, Doan VV, Lien GiTK, et al. New lupane-type and ursane-type triterpene saponins from the leaves of *Trevesia palmata*[J]. Natural Product Research, 2019, 33:457

Yin H, Dan WJ, Fan BY, et al. Anti-inflammatory and α-glucosidase inhibitory activities of labdane and norlabdane diterpenoids from the rhizomes of *Amomum villosum*[J]. Journal of Natural Products, 2019, 82(11):2963

Yin TP, Shu Y, Zhou H, et al. Nagarines A and B, two novel 8, 15-seco diterpenoid alkaloids from Aconitum nagarum[J]. Fitoterapia, 2019, 135:1

Yin X, Liu Y, Pan J, et al. Melongenaterpenes A-L, vetispirane-type sesquiterpenoids from the roots of *Solanum melongena*[J]. Journal of Natural Products, 2019, 82(12):3242

Yin ZK, Feng ZM, Jiang JS, et al. Two new tanshinone derivatives from the rhizomes of *Salvia miltiorrhiza* and their antiviral activities[J]. Journal of Asian natural products research, 2019, 22(1):24

Yu JH, Yu ZP, Wang YY, et al. Triterpenoids and triterpenoid saponins from *Dipsacus asper* and their cytotoxic and antibacterial activities[J]. Phytochemistry, 2019, 162:241

Yu JH, Zhai HJ, Yu ZP, et al. Methyl 2-naphthoates from a traditional Chinese herb *Morinda officinalis* var. *officinalis*[J]. Tetrahedron, 2019, 75(27):3793

Yu JQ, Sun XW, Mu Y, et al. Phenolic cyclobutantetraol esters from *Scindapsus officinalis*(Roxb.) Schott[J]. Fitoterapia, 2019, 137:104244

Yu L, Zhu LJ, Wang AH, et al. Anti-inflammatory glycosides from the roots of *Paeonia intermedia* C. A. Meyer[J]. Natural Product Research, 2019, 33:893

Yu SJ, Yu ZP, Wang YY, et al. Structural characterization and biological evaluation of chemical constituents from *Ilex cornuta*[J]. Journal of Asian natural products research, 2019, 22(4):316

Yu Y, Bao MF, Wang Y, et al. Tacamine-type alkaloids from *Tabernaemontana bovina* together with their configuration determination[J]. Tetrahedron, 2019, 75(40):130562

Yu Y, Bao MF, Wu J, et al. Tabernabovines A-C: three monoterpenoid indole alkaloids from the leaves of

Tabernaemontana bovina [J]. Organic Letters, 2019, 21 (15):5938

Yu ZP, Wang YY, Yu SJ, et al. Absolute structure assignment of an iridoid-monoterpenoid indole alkaloid hybrid from *Dipsacus asper*[J]. Fitoterapia, 2019, 135:99

Yu ZP, Yu JH, Zhang JS, et al. Inunicosides A-K, rare polyacylated ent-kaurane diterpenoid glycosides from the flowers of *Inula japonica*[J]. Tetrahedron, 2019, 75 (50):130732

Yu ZP, Zhang JS, Zhang QQ, et al. Bioactive sesquiterpenoids and sesquiterpenoid glucosides from the flowers of *Inula japonica*[J]. Fitoterapia, 2019, 138:104292

Yu ZX, Zheng CJ, Chen GY, et al. 3, 4-seco-norclerodane diterpenoids from the roots of *Polyalthia laui* [J]. Journal of Natural Products, 2019, 82(1):27

Yuan FY, Wang XL, Wang T, et al. Cytotoxic pregnane steroidal glycosides from *Chonemorpha megacalyx* [J]. Journal of Natural Products, 2019, 82(6):1542

Yue XJ, Zhou XL, Yang JS, et al. Bioactive triterpenoid saponins from the tubers of *Hemsleya amabilis* Diels [J]. Fitoterapia, 2019, 139:104404

杨小露,杨宇萍,葛跃伟,等.鱼腥草氯仿部位的化学成分研究[J].中国中药杂志,2019, 44(2):314

尤慧梅,张隽荣,赵志恒,等.云南巴豆中1个新的愈创木烷型倍半萜[J].中国中药杂志,2019, 44(21):4648

Z

Zeng Y, Sun YX, Meng XH, et al. A new methylene bisflavan-3-ol from the branches and leaves of *Potentilla fruticosa*[J]. Natural Product Research, 2019, 33:1599

Zhan R, Hu YT, Shao LD, et al. Horisfieldones A and B, two aromatic ring-contracted dimeric diarylpropanes with human DOPA decarboxylase inhibitory activity from *Horsfieldia kingii*[J]. Organic Letters, 2019, 21(10):3678

Zhang BB, Yu HT, Lu W, et al. Four new honokiol derivatives from the stem bark of *Magnolia officinalis* and their anticholinesterase activities [J]. Phytochemistry Letters, 2019, 29:195

Zhang BJ, Fu WW, Wu R, et al. Cytotoxic prenylated xanthones from the leaves of *Garcinia bracteata*[J]. Planta Medica, 2019, 85(6):444

Zhang BJ, Xiao WN, Chen J, et al. Erythrina alkaloids from leaves of *Erythrina arborescens* [J]. Tetrahedron, 2019, 75(38):130515

Zhang CL, Huang QL, Chen J, et al. Morphinandienone and aporphine alkaloids from *Corydalis decumbens*[J]. Phytochemistry Letters, 2019, 29:70

Zhang CL, Huang QL, Chen J, et al. Phthalideisoquinoline hemiacetal alkaloids from *Corydalis decumbens* that inhibit spontaneous calcium oscillations, including alkyl derivatives of (+)-egenine that are strikingly levorotatory[J]. Journal of Natural Products, 2019, 82(10):2713

Zhang CL, Wang Y, Zhao F, et al. Rearranged iridal-type triterpenoids from *Iris tectorum* [J]. Fitoterapia, 2019, 137:104193

Zhang CY, Gao Y, Zhu RX, et al. Prenylated bibenzyls from the Chinese liverwort *Radula constricta* and their mitochondria-derived paraptotic cytotoxic activities[J]. Journal of Natural Products, 2019, 82(7):1741

Zhang CY, Wu YL, Zhang P, et al. Anti-inflammatory lathyrane diterpenoids from *Euphorbia lathyris*[J]. Journal of Natural Products, 2019, 82(4):756

Zhang DD, Du K, Zhao YT, et al. Indole alkaloid glycosides from *Isatis tinctoria* roots[J]. Natural Product Research, 2019, 33:683

Zhang DD, Shi YH, Shi SS, et al. Isatisindigoticanine A, a novel indole alkaloid with an unpresented carbon skeleton from the roots of *Isatis tinctoria*[J]. Natural Product Research, 2019, 33:1251

Zhang H, Zhang Y, Wang MY, et al. The chemical constituents with cytotoxicity from *Urtica fissa* seed[J]. Journal of Asian Natural Products Research, 2019, 21 (11):1068

Zhang HB, Hu J, Li JX, et al. Cytotoxic lycodine alkaloids from the aerial parts of *Lycopodiastrum casuarinoides*[J]. Journal of Asian Natural Products Research, 2019, 22(3):217

Zhang HR, Li M, Wang MM, et al. Antioxidant flavan derivatives from the leaves of *Morus alba*[J]. Phytochemistry Letters, 2019, 29:84

Zhang J, Wang CX, Song XJ, et al. A new cinnamamide derivative and two new β-carboline alkaloids from the stems of *Picrasma quassioides* [J]. Fitoterapia, 2019, 139:104375

Zhang J, Wu HB, Ye E, et al. A new sesquiterpene with nematocidal activity from *Artemisia dubia*[J]. Chemistry of Natural Compounds, 2019, 55(6):1073

Zhang JJ, Dong Y, Qin FY, et al. Australeols A-F, neuroprotective meroterpenoids from Ganoderma australe [J]. Fitoterapia, 2019, 134:250

Zhang JJ, Dong Y, Qin FY, et al. Meroterpenoids and alkaloids from *Ganoderma australe* [J]. Natural Product Research, 2019, 33:1340

Zhang L, Xia JJ, Duan YQ, et al. Toonamicrocarpavarin, a new tirucallane-type triterpenoid from *Toona Ciliata* [J]. Natural Product Research, 2019, 33:2932

Zhang L, Xia JJ, Yang JY, et al. Toonamicronoids A-D, four new B-seco-limonoids from *Toona microcarpa*[J]. Phytochemistry Letters, 2019, 31:225

Zhang L, Yan YM, Wang SX, et al. Three new sesquiterpenoids with cytotoxic activity from *Artemisia argyi* [J]. Natural Product Research, 2019, 33:1870

Zhang MK, Yang X, Wei YZ, et al. Bioactive sesquiterpene lactones isolated from the whole plants of *Vernonia cinerea*[J]. Journal of Natural Products, 2019, 82(8):2124

Zhang PZ, Lin Y, Wang F, et al. Diterpenes from *Dysoxylum lukii* Merr[J]. Phytochemistry Letters, 2019, 29:53

Zhang QQ, Sun ZY, Feng XY, et al. Thymol derivatives from the roots of *Eupatorium* chinense and their cytotoxic activities[J]. Phytochemistry Letters, 2019, 29:165

Zhang R, Tang CP, Liu HC, et al. Tetramerized sesquiterpenoid ainsliatetramers A and B from *Ainsliaea fragrans* and their cytotoxic activities[J]. Organic Letters, 2019, 21(20):8211

Zhang X, Chen HL, Hong L, et al. Three new hopane-type triterpenoids from the aerial part of *Adiantum capillus-veneris* and their antimicrobial activities[J]. Fitoterapia, 2019, 133:146

Zhang X, Feng ZM, Yang YN, et al. Phenolic acid derivatives from *Ligusticum chuanxiong*[J]. Phytochemistry Letters, 2019, 33:114

Zhang XQ, Shi J, Feng SX, et al. Two new phenolic glycosides from the seeds of *Citrullus lanatus*[J]. Natural Product Research, 2019, 33:1563

Zhang XW, Fan SQ, Xia F, et al. Prenylated acylphloroglucinols from *Hypericum faberi*[J]. Journal of Natural Products, 2019, 82(5):1367

Zhang Y, Ding X, Shao S, et al. Melocochines A and B, two alkaloids from the fruits of *Melodinus cochinchinensis*[J]. Organic Letters, 2019, 21(22):9272

Zhang Y, Niu XN, Jia YC, et al. Cytotoxic triterpenoid saponins from the root of *Anemone tomentosa* (Maxim.) Pei [J]. Natural Product Research, 2019, 33:2300

Zhang YL, Pan QM, Liao HB, et al. Coumarinolignoids and lignanoids from the stems and leaves of *Sapium discolor*[J]. Fitoterapia, 2019, 133:17

Zhang ZX, Yan HM, Zhu YX, et al. New lignans, sesquiterpenes and other constituents from twigs and leaves of *Rhododendron micranthum* [J]. Fitoterapia, 2019, 135:15

Zhao CC, Zhang CG, He F, et al. Two new alkaloids from *Portulaca oleracea* L. and their bioactivities[J]. Fitoterapia, 2019, 136:104116

Zhao FQ, Zhang QQ, Yan Y, et al. Antioxidant constituents of *chrysanthemum* 'jinsidaju' cultivated in Kaifeng[J]. Fitoterapia, 2019, 134:39

Zhao HD, Lu Y, Yan M, et al. Rapid recognition and targeted isolation of anti-HIV daphnane diterpenes from *Daphne genkwa* guided by UPLC-MS [J]. Journal of Natural Products, 2019, 83(1):1

Zhao M, Yuan X, Pei YH, et al. Anti-inflammatory ellagitannins from *Cleidion brevipetiolatum* for the treatment of rheumatoid arthritis[J]. Journal of Natural Products, 2019, 82(9):2409

Zhao W, Chen HL, Hong L, et al. Five new polyphenolic derivatives with antimicrobial activities from the root barks of *Periploca sepium*[J]. Fitoterapia, 2019, 137:104254

Zhao W, Chen HL, Hong L, et al. Five new polyphenolic derivatives with antimicrobial activities from the root barks of *Periploca sepium*[J]. Fitoterapia, 2019, 137:104257

Zhao WW, Guo WW, Guo JF, et al. Three new flavonoids from *Penthorum chinense* Pursh and their docking studies[J]. Natural Product Research, 2019, 33:1842

Zhao WY, Chen JJ, Zou CX, et al. Effects of enantiomerically pure β-carboline alkaloids from *Picrasma quassioides* on human hepatoma cells[J]. Planta Medica, 2019, 85(8):648

Zhao WY, Song XY, Zhao L, et al. Quassinoids from *Picrasma quassioides* and their neuroprotective effects[J]. Journal of Natural Products, 2019, 82(4):714

Zhao XZ, Xu S, Wang QZ, et al. Two new dihydro-β-agarofuran sesquiterpenes from *Monimopetalum* chinense [J]. Phytochemistry Letters, 2019, 34:108

Zhao YF, Huang Z, Sun J, et al. Diterpenoids from the aerial parts of *Leonurus macranthus*[J]. Chinese Chemical Letters, 2019, 30:47

Zhao ZZ, Feng WS, Liang XB, et al. Ochracines A-E, chamigrane-related norsesquiterpene derivatives from the basidiomycete *Steccherinum ochraceum* HFG119[J]. Fitoterapia, 2019, 139:104362

Zhen B, Hu JW, Wang JJ, et al. Hyperascyrins L-N, rare methylated polycyclic polyprenylated acylphloroglucinol derivatives from *Hypericum ascyron*[J]. Journal of Asian natural products research, 2019, 21(5):409

Zheng DD, Sun F, Wang HM, et al. Isoprenoids obtained from *Cortex Dictamni* and their nitric oxide inhibitory activities[J]. Fitoterapia, 2019, 139:104358

Zheng GJ, Zhou JF, Huang L, et al. Antinociceptive grayanane diterpenoids from the leaves of *Pieris japonica* [J]. Journal of Natural Products, 2019, 82(12):3330

Zheng H, Wang L, Yang T, et al. New terpenoids and lignans from the twigs of *Tripterygium Hypoglaucum*[J]. Natural Product Research, 2019, 34:975

Zheng XK, Zheng XQ, Zhang C, et al. Cytotoxic polyacetylenes isolated from the roots and rhizomes of *Notopterygium incisum*[J]. Chinese Chemical Letters, 2019, 30:428

Zhou D, Chen G, Ma YP, et al. Isolation, structural elucidation, optical resolution, and antineuroinflammatory activity of phenanthrene and 9, 10-dihydrophenanthrene derivatives from *Bletilla striata*[J]. Journal of Natural Products, 2019, 82(8):2238

Zhou HF, Tuo TL, Zhou JF, et al. Cassiabudanols A and B, immunostimulative diterpenoids with a cassiabudane carbon skeleton featuring a 3-oxatetracyclo[6.6.1.$0^{2,6}$.$0^{10,14}$] pentadecane scaffold from *Cassia Buds* [J]. Organic Letters, 2019, 21(2):549

Zhou J, Fang ZY, Zhou P, et al. New monoterpenoid indole alkaloids from *Melodinus suaveolens*[J]. Phytochemistry Letters, 2019, 33:22

Zhou J, Shi GR, Liu YF, et al. Five new iridoids from the whole plants of *Rehmannia henryi*[J]. Journal of Asian Natural Products Research, 2019, 21(8):727

Zhou J, Shi GR, Liu YF, et al. Nine new compounds from the whole plants of *Rehmannia henryi*[J]. Journal of Asian Natural Products Research, 2019, 21(5):399

Zhou KS, Yi P, Yang T, et al. Ochrocephalamines B-D, three alkaloids from *Oxytropis ochrocephala* Bunge[J]. Organic Letters, 2019, 21(13):5051

Zhou L, Chen WC, He WQ, et al. A new coumarin from *Zanthoxylum nitidum*[J]. Chemistry of Natural Compounds, 2019, 55(6):1010

Zhou L, Han FY, Lu LW, et al. Isolation of enantiomeric furolactones and furofurans from *Rubus idaeus* L. with neuroprotective activities[J]. Phytochemistry, 2019, 164:122

Zhou L, He QJ, Lu LW, et al. Tripterfordins A-O, dihydro-β-agarofuran sesquiterpenoids from the leaves of *Tripterygium wilfordii*[J]. Journal of Natural Products, 2019, 82(10):2696

Zhou M, Dong M, Zeng XL, et al. Three new limonene-derived bis-monoterpenoids from the aerial parts of *Illigera cordata*[J]. Phytochemistry Letters, 2019, 30:38

Zhou M, Xing HH, Zhang RQ, et al. New fatty acids from the leaves of *Vernicia fordii*[J]. Chemistry of Natural Compounds, 2019, 55(4):602

Zhou XD, Xu XW, Xi YY, et al. Terpenoid and phenolic constituents from the roots of *Ilex pubescens*[J]. Fitoterapia, 2019, 138:104298

Zhou Y, Jin M, Jin CS, et al. Megastigmane derivatives from *Corispermum mongolicum* and their anti-inflammatory activities[J]. Phytochemistry Letters, 2019, 30:186

Zhou YY, Guo S, Wang Y, et al. α-tetralone glycosides from the green walnut husks of *Juglans mandshurica* Maxim. and their cytotoxic activities[J]. Natural Product Research, 2019, 33:225

Zhu GH, Luo YH, Xu XJ, et al. Anti-diabetic compounds from the seeds of *Psoralea corylifolia*[J]. Fitoterapia, 2019, 139:104373

Zhu GL, Wan LS, Peng XR, et al. Cytotoxic limonoids from the twigs and leaves of *Toona ciliata*[J]. Journal of Natural Products, 2019, 82(9):2419

Zhu HL, Hu YW, Qu W, et al. Littordial F, a novel phloroglucinol meroterpenoid from the leaves of *Psidium littorale*[J]. Tetrahedron Letters, 2019, 60(28):1868

Zhu NL, Tang CP, Xu CH, et al. Cytotoxic germacrane-type sesquiterpene lactones from the whole plant of *Carpesium lipskyi*[J]. Journal of Natural Products, 2019, 82(4):919

Zhu SM, Ren FX, Guo Z, et al. Rogersonins A and B, imidazolone N-Oxide-Incorporating indole alkaloids from a verg disruption mutant of *Clonostachys rogersoniana*[J]. Journal of Natural Products, 2019, 82(3):462

Zhu SS, Zhang GJ, Liao HB, et al. A new chlorinated diphenyl ether and a new sesquilignan from the stems of *Mappianthus tomentosus*[J]. Phytochemistry Letters, 2019, 30:49

Zhu W, Qiu J, Zeng YR, et al. Cytotoxic phenolic constituents from *Hypericum japonicum*[J]. Phytochemistry, 2019, 164:33

Zhu XL, Wang LL, Shi ZH, et al. Lycocasuarines I-Q, new lycopodium alkaloids isolated from *Lycopodiastrum casuarinoides*[J]. Fitoterapia, 2019, 134:474

Zhu XX, Fan YY, Xu L, et al. Alstonlarsines A-D, four rearranged indole alkaloids from *Alstonia scholaris*[J]. Organic Letters, 2019, 21(5):1471

Zhu YX, Zhang ZX, Zhang HP, et al. A new ascorbic acid derivative and two new terpenoids from the leaves and twigs of *Rhododendron decorum*[J]. Journal of Asian natural products research, 2019, 21(6):579

Zong XX, Yan XJ, Wu JL, et al. Potentially cardiotoxic diterpenoid alkaloids from the roots of *Aconitum carmichaelii*[J]. Journal of Natural Products, 2019, 82(4):980

张东东,李婧伊,石燕红,等.板蓝根中糖苷类化学成分研究[J].中草药,2019, 50(15):3575

张永丽,潘其明,张贵杰,等.山乌桕茎叶的化学成分研究[J].中国中药杂志,2019, 44(17):3738

郑昌杰,崔文燕,王润玲,等.黄花败酱草的化学成分研究[J].中草药,2019, 50(8):1890

周菲,林美斯,王琳,等.经典名方百合地黄汤物质基准制备及过程质量控制研究[J].中草药,2019, 50(16):3824

周庆光,杨丽,何军伟,等.玉簪花中1个新黄酮苷类化合物及其抗氧化活性研究[J].中国中药杂志,2019, 44(15):312

朱俊平,魏佳明,刘瑞连,等.养精种玉汤的“点-线-面”质量标准分析[J].中国实验方剂学杂志,2019, 25(21):12

（四）中药药剂

【概述】

2019年，围绕中医药事业发展的总体目标，2 000余篇文献报道了中药制剂领域的研究成果，内容涉及基础理论研究和应用技术研究，主要包括中药制药技术的研究优化和中药新制剂、新剂型的研究创制，既呈现了中药制剂学发展的现状，又反映了中药制剂学未来发展的基本趋势。中药标准汤剂、中药纳米混悬剂、中药滴丸剂的制备等研究热点，将列条予以介绍。

1. 中药制药技术的研究与应用

中药制药技术的研究与应用，较为集中关注的有中药提取技术、分离纯化技术、干燥技术、环糊精包合物制备、固体分散体制备、脂质体制备、磷脂复合物制备等方面。

（1）提取技术　①微波提取：黄鹏程等基于中心组合试验设计（CCD），采用遗传神经网络（GNN）和遗传算法（GA）优选黄芪皂苷类成分的微波提取工艺。结果，在GNN与GA获得的最佳提取工艺下，与响应面分析法相比，黄芪7个皂苷成分的提取效率提高。徐雪等基于指纹图谱结合化学计量法评价丹参微波提取与传统提取法的差异。结果，传统提取法与微波提取法分别标定16个共有峰和17个共有峰，且8个指标性成分的含量具有差异性，丹参微波提取法的含量高于传统提取法。王秀敏等采用正交设计优选微波辅助提取乌饭树叶中总黄酮的最佳工艺。结果，在优化后的工艺条件下，乌饭树叶中总黄酮的转移率达91.34%，纯度21.53%，具有提取效率高、时间短等特点。②超声提取：杜银香等在单因素试验基础上，应用响应面法优化华中枸骨叶总黄酮超声提取工艺，并评价其抑菌作用。结果，在最佳条件下提取物总黄酮含量为57.81 mg/g，提取液（总黄酮质量浓度50 mg/ml）对金黄色葡萄球菌、大肠埃希菌、铜绿假单胞菌、宋内志贺菌均有抑制作用，并呈浓度依赖性。段玺等应用响应面法优化倒卵叶五加多糖的超声波提取工艺。结果，超声波提取倒卵叶五加多糖的提取率约为传统提取工艺的4倍，多糖得率1.68%。刘蕾等研究泽兰多糖超声提取工艺。结果，在优化的提取工艺下，多糖的提取率达到2.31%。张丽芳等采用正交试验优化超声辅助有机溶剂回流提取水飞蓟籽中水飞蓟素的工艺。结果，优化条件下水飞蓟籽中总黄酮、水飞蓟素得率分别为3.60%、1.64%。张永等研究竹叶超声提取的工艺。结果，在优化条件下超声提取物中荭草苷、异荭草苷总含量为1.78 mg/g。③酶法提取：何兰香等研究酶法-超声提取黄精中总黄酮的最佳工艺并评价其体外抗氧化活性。结果，在最佳提取条件下总黄酮提取率1.60%；体外抗氧化试验表明黄精总黄酮对DPPH自由基、$ABTS^+$自由基有很强的清除能力，IC_{50}分别为27.55、11.47 μg/ml。潘映桥等优化酶辅助水蒸气蒸馏法的千层金精油提取工艺，并评价其体外活性。结果，在优化提取工艺下千层金精油的提取率为3.96%；千层金精油对大肠埃希氏菌的最低抑菌浓度（MIC）和最低灭菌浓度（MBC）分别为0.5和128 mg/ml，对金黄色葡萄球菌的MIC和MBC分别为4、128 mg/ml。杨红艳等采用果胶酶酶解后超声促提法提取黄连中的盐酸小檗碱，并应用星点设计-效应面法优化酶解工艺。结果，采用酶法辅助超声提取可充分提取黄连中的盐酸小檗碱，在优化条件下盐酸小檗碱提取率达到96.3%。④其他方法：王仁广等采用响应面法优化电磁裂解水提大黄蒽醌类成分的工艺。结果，电磁裂解提取法具有高效快速、绿色环保等优点；在最佳工艺下，大黄总蒽醌成分的收率可达 17.12 mg/g，明显高于超声法和煎煮法。王仁广等亦用上述方法优化黄芩苷电磁裂解提取的工艺，并与超声法、乙醇回流法和煎煮法进行比较。结果，在最佳工艺下，黄芩苷提取率达 12.21%。刘雅琳等优化五味子中木脂素类成分的闪式提取工艺。结果，在最佳工艺条件下，木脂素类成分总提取率可达 22.1%，高于回流提取法。宋力飞等采用正交试验优化铁皮石斛多糖的高效高压差低温连续式提取工艺。结果，在最佳提取工艺条件下，提取工艺稳定、简单、提取率高，铁皮石斛多糖提取率为 48.5%，中试结果为 45.0%。温建东等优化板蓝根减压辅助提取的工艺。结果，在优化条件下，板蓝根中靛玉红的提取含量为 0.72 mg/g，减压提取效率显著高于传统回流提取法。

(2) 分离纯化技术　①超滤：李存玉等探索纳滤技术分离大孔树脂洗脱液分离丹酚酸 B 的适用性。结果表明，NFG 纳滤膜的截留性能稳定，可以满足低浓度乙醇溶液中丹酚酸 B 的精制分离。周瑞等基于抗类风湿关节炎作用评价膜分离技术富集山茱萸抗炎组分的适用性。结果，山茱萸水提液、0.05 μm 无机陶瓷膜微滤液及中空 10K 纤维膜超滤液均可以显著抑制 IL-1β/TNF-α 诱导的滑膜细胞分泌细胞因子，显著缓解佐剂性关节炎(AA)大鼠足趾肿胀，减少 AA 大鼠血清中炎性细胞因子的产生，且膜超滤液抑制炎症因子的作用更显著。周博等应用超滤-络合萃取技术制备甘草酸。结果，在优化条件下，甘草酸单次反萃取率达到 98.8%，甘草酸总转移率可达 98.1%。②大孔树脂纯化：冯宇等筛选分离和纯化荔枝核总黄酮的大孔吸附树脂，并优选其纯化工艺。结果，确定纯化荔枝核总黄酮的大孔吸附树脂为 AB-8 型，按优选的工艺荔枝核总黄酮质量分数从 29.22%升至 67.37%，固形物从 1.25 g 减少至 0.40 g。岑叶盛等考察大孔吸附树脂对白簕叶总多酚的吸附性能和纯化效果，并优选其纯化工艺。结果，HPD100 为纯化白簕叶总多酚的最佳树脂，在优化条件下，白簕叶多酚样品质量分数由 11.7%上升至 49.7%。李园园等研究确定 HPD-300 型大孔吸附树脂可有效纯化紫菀总黄酮。该树脂对紫菀总黄酮的吸附动力学行为符合准二级动力学模型。在最佳条件下，纯化后总黄酮纯度由 2.62%提高到 40.01%。吴萍等研究优化六味地黄胶囊大孔吸附树脂纯化工艺。结果在最佳条件下，固形物得量和得率分别为 442.56 g 和 4.51%，莫诺苷、马钱苷、芍药苷含量和收率分别为 0.09 mg/ml 和 95.03%、0.052 mg/ml 和 92.66%、0.13 mg/ml 和 98.42%。冯慧等优选小檗皮总生物碱提取物的大孔树脂纯化工艺。结果，在最佳条件下，纯化后的小檗皮总生物碱的转移率>80%，纯度>65%。

(3) 干燥技术　王星星等基于质量源于设计理念，采用设计空间法，以集粉率、水分含量及芍药苷、绿原酸、虎杖苷、丹酚酸 B 含量为关键质量属性，优化参蒲盆炎颗粒(虎杖、赤芍、丹参、蒲公英等组成)喷雾干燥工艺。在工艺参数设计空间内操作能够保证参蒲盆炎颗粒喷雾干燥工艺品质稳定，有助于干燥品的质量均一性。柳兰等采用 Box-Behnken 设计-响应面法结合 G1-熵权法优化理气活血复方浸膏的喷雾干燥工艺。结果，在最佳干燥条件下，所得的干燥浸膏的平均阿魏酸质量分数为 0.30 mg/g、丹参酮 $Ⅱ_A$ 质量分数为 0.34 mg/g、丹酚酸 B 质量分数为 18.53 mg/g、葛根素质量分数为 7.51 mg/g，出粉率为 81.49%。乔勇等用冷冻干燥法制备斑蝥素半乳糖化脂质体冻干粉。结果，与冻干前比较，冻干后脂质体形态未发生明显变化；冻干前后脂质体的粒径分别为(211.6±0.05)(233.2±0.12)nm，包封率分别为(86.11±0.64)%、(84.20±0.15)%。刘涛等考察常压干燥、减压干燥及冷冻干燥 3 种干燥方式对桑枝提取物物理指纹图谱及其总黄酮含量的影响。结果，不同干燥方式所得桑枝提取物对照物理指纹谱相似度 77.8%～87.3%，对桑枝提取物稳定性及均一性影响较大，而对桑枝总黄酮含量影响较小。桑岚优选夏桑菊颗粒浸膏的干燥方式(真空干燥、喷雾干燥、微波干燥)。结果,3 种干燥方式对夏桑菊颗粒指标成分的影响为,真空干燥>微波干燥>喷雾干燥。黄翔等研究不同干燥方式对肉苁蓉提取物中 5 种指标性成分(松果菊苷、肉苁蓉苷 A、毛蕊花糖苷、异毛蕊花糖苷、2′-乙酰基毛蕊花糖苷)的影响。结果,冷冻干燥得到的肉苁蓉品质最好,80 ℃烘干次之,40 ℃烘干最低。从生产角度考虑,用 80 ℃烘干能达到成本和功效的平衡。

(4) 环糊精包合物的制备　田欢等优化饱和水溶液法包合薄荷脑和冰片 β-环糊精包合的工艺。结果,在最佳工艺下,收得率和包合率较高,包合物在空气、高温和高湿条件下的稳定性明显高于其物理混合物。韦小翠等研究制备都梁方(白芷、川芎)中挥发油 β-环糊精包合物(磁力搅拌法、高速分散法、超声法、研磨法)。结果,高速分散法制备的包合效果最好。在最佳条件下,挥发油包合物收率 71.8%,包合率 63.5%,含油率 8.35%。刘道群等采用星点设计-效应面法,优化冷冻干燥法包合芹菜籽挥发油-羟丙基-β-环糊精包合物的工艺。结果,在优化条件下,芹菜籽挥发油包合物的包合率为 78.95%,包合物中丁苯酞质量分数为 2.98 mg/g,表征显示芹菜籽挥发油被羟丙基-β-环糊精成功包合。杨云汉等制备长春胺与羟丙基-β-环糊精的包合物。结果,采用饱和溶液法制备的包合物,长春胺的水溶性和热稳定性得到显著提高,水溶性从原来的 0.04 mg/ml 提高到 16.5 mg/ml,热分解温度从 240.5 ℃提高到 306.1 ℃。李争艳等制备龙血竭与羟丙基-β-环糊精包合物。结果,采用优选工艺制备的龙血竭羟丙基-β-环糊精包合物的平均包合率为 86.85%,可以明显提高龙血竭的溶解度。

(5) 固体分散体的制备　谢慧超等采用熔融法制备丹皮酚固体分散体。结果,固体分散体中丹皮酚由晶型态转变为无定型态或分子态存在,具有较好的溶出行为,20 min 时各组溶出均超过 95%,溶出行为符合一级动力学方程。张铁山等制备斯皮诺素固体分散体、磷脂复合物固体分散体。结果,斯皮诺素在 2 种固体分散体中以无定型状态存在,溶解度、体外溶出速率明显提高。与原料药相比,固体分散体、磷脂复合物固体分散体相对生物利用度分别增加到 219.61%、265.39%。李杰等采用热熔挤出技术制备厚朴酚固体分散体。结果,厚朴酚与 3 种载体(共聚维酮 S-630、羟丙基纤维素和丙烯酸树脂 Eudragit EPO)制备的固体分散体均能显著提高厚朴酚的溶出度,且药物都是以无定形分散在载体中。体内生物利用度显示,共聚维酮 S-630 和羟丙基纤维素制得的固体分散体中厚朴酚的血药峰浓度分别约为单体的 5 倍和 2.3 倍,药物曲线下面积分别提高了 37.22%和 70.88%,而 EPO 体系则未见生物利用度的提升。马丽等采用热熔挤出技术制备微溶性药物小檗红碱的固体分散体,以提高其溶解度,延缓其体外释放行为。结果,所制备的小檗红碱固体分散体在 pH6.8 的磷酸盐缓冲液中溶解度为原料药的 2.59 倍。体外溶出度显示,小檗红碱固体分散体具有明显缓释作用。

(6) 磷脂复合物的制备　王瑜等利用响应曲面分析法,优化红花提取物磷脂复合物的制备工艺,并在最佳条件下进行制备。结果优选的制备工艺为红花提取物与大豆卵磷脂的比例为 0.5,反应系统中药物质量浓度 5 mg/ml,反应温度 55 ℃、反应时间 1.5 h。该回归模型能较好地预测磷脂复合物的符合率,偏差较小。红花提取物磷脂复合物能明显改善其透膜性能。尚曙玉等采用溶剂挥发法制备秦皮甲素磷脂复合物,并进行制备工艺、表征和口服吸收生物利用度研究。结果,按照优化后的处方工艺制得的秦皮甲素磷脂复合物,其复合率 99.8%,秦皮甲素以无定型状态存在于磷脂复合物;药动学结果显示,秦皮甲素磷脂复合物的 Cmax、$AUC_{0\sim t}$及 $AUC_{0\sim\infty}$与原料药相比都有显著提高,$AUC_{0\sim t}$相比提高 170.47%。严俊丽等制备氧化苦参碱磷脂复合物固体脂质纳米粒冻干粉。结果,在最佳处方条件下,制得的氧化苦参碱磷脂复合物固体脂质纳米粒冻干粉外观呈类球形,包封率(38.09±1.24)%,平均粒径 785.5 nm。体外释放结果表明,冻干粉体外释放较慢,具有一定的缓释效果,2 h 时累积释放率 72.63%,

12 h 累积释放率 98.42%，原料药在 2 h 的累积释放率 98.60%。付金芳等制备蒙花苷磷脂复合物。结果，采用优化后的制备工艺，复合率接近 100%，蒙花苷以无定型状态存在于磷脂复合物中，在水和正辛醇中的表观溶解度显著增大。药动学结果显示，蒙花苷磷脂复合物的 tmax、Cmax、$AUC_{0\sim t}$ 等参数与蒙花苷原料药相比具有显著性差异，口服吸收生物利用度提高 1.11 倍。李晶晶等制备参麦提取物中皂苷类物质磷脂复合物。结果，在优化条件下制备磷脂复合物的复合率 97.80%，形成复合物后皂苷类物质的理化性质明显，脂溶性明显提高。

2. 中药剂型的研究与新制剂的创制

中药剂型的研究与新制剂的创制，文献报道较为集中的有片剂、凝胶剂、脂质体、纳米粒、微乳、微球等方面。

（1）片剂的研究　沈惠芬等用单因素考察和正交试验，研究制备磷酸川芎嗪 pH 调控长时微孔渗透泵控释片。结果，按最佳处方制备 3 批样品，其体外累积释放度曲线拟合结果符合零级模型，16 h 累积释放度达 85%以上，并可达到 24 h 长效控释药。王利等通过制备包合物以提高马钱子碱溶解度及体外溶出度，再制备马钱子碱包合物微孔渗透泵控释片。结果，按最佳处方制备的马钱子碱包合物微孔渗透泵控释片，体外释药行为符合零级模型，在 12 h 内恒速释药，累积释放度 88.44%。陈艺等制备齐墩果酸双层渗透泵控释片，并进行家兔体内药动学研究。结果，齐墩果酸以双层渗透泵片给药可实现药物的零级释放；与普通片相比，齐墩果酸渗透泵片的最大血药浓度显著降低，血浆药物浓度相对平稳，达峰时间显著延长，生物利用度显著提高，相对生物利用度达(260.93±4.96)%。严巍等研究制备姜黄素固体分散体单层渗透泵控释片。结果，按最佳处方制备的单层渗透泵控释片，释药速率恒定，12 h 内累积释放度达 92.42%，符合零级模型。张琳等以羟丙基甲基纤维素酞酸酯为肠溶衣材料，制备三七总皂苷肠溶缓释片。结果，在最佳条件下制备的肠溶缓释片，药物累积释放度综合评分为 97.74。余巧等按优化处方制备的半夏泻心结肠靶向片，在 0.1 mol/L HCl(2 h)、磷酸盐缓冲液(pH6.8，4 h)中累积释放度小于 5%，而在磷酸盐缓冲液(pH7.8～8.0，1 h)中达到 85%以上，实现结肠定位释药的目的。李洋等按最佳处方与工艺制备的润喉清咽口崩片崩解迅速，60 s 内可完全崩解。刘晓微等基于甘草酸可在水溶液中形成胶束起增溶作用，研究制备葛根素分散片。结果，以人工胃液为溶出介质时，葛根素-甘草酸分散片在 15 min 内葛根素的溶出度可达到 85%以上；以磷酸盐缓冲液(pH6.8)为溶出介质时，与葛根素分散片比较，葛根素-甘草酸分散片中葛根素的体外溶出速率更快，30 min 内累积溶出度达 99.8%。借助甘草酸的增溶作用制备葛根素-甘草酸分散片可提高葛根素的体外溶出。汤秀梅等将灯盏花素口崩片采用市售包装(聚氯乙烯泡罩)，在影响因素试验(温度、湿度、放置时间)下，检测其性状、崩解时限、溶出度、含量变化。结果，根据灯盏花素口崩片的稳定性，有效期可暂定为 18 个月。

（2）凝胶剂的研究　黄德浩等研究苦茶妇科凝胶的制备工艺。结果，以泊洛沙姆 p188、p407 为凝胶基质，制备能在阴道环境中快速发生相变的温度敏感型原位凝胶。流变学数据表明苦茶妇科凝胶在体内滞留性好。李金玲等研究制备蛇床子酸缓冲温敏型凝胶。结果，以泊洛沙姆 p188、p407 为凝胶材料，采用冷溶法制备温敏凝胶。制得的蛇床子温敏凝胶的胶凝温度为(35.1±0.1)℃，pH 值为(4.21±0.03)，胶凝时间为(2.4±0.4)s，具有温敏、缓释及酸缓冲特性。江敏等以松果菊苷为模型药物，以泊洛沙姆 p188、p407 为凝胶基质，冷配法制备松果菊苷温敏凝胶。结果，制备的松果菊苷脂质体温敏凝胶具有缓释效果，体外释放结果符合 Higuchi 方程。陈智等以泊洛沙姆 p188、p407 用量和胶凝温度为考察指标，采用星点设计-效应面法筛选眼用银黄温敏凝胶处方，优化其制备工艺。结果，制备工艺简单，稳定性好，相变温度适宜。杜清等采用微透析技术，进行雷公藤白芍微乳凝胶的皮肤和血液药物动力学研究。结果，雷公藤白芍微乳凝胶经皮渗透有形成皮肤储库的作用，在提高药物透皮效率的同时使药物持续缓慢、控制释放，形成长效作用。杜茂波等通过川芎微乳原位凝胶与普通原位凝胶的平行比较，发现微乳在微乳原位凝胶复合体系中仍能保持其纳米载体的特性，提高相关药物成分的组织分布浓度。

(3) 脂质体的研究　周婷等采用薄膜分散法制备羟基喜树碱脂质体。结果，在最佳条件下制备的羟基喜树碱脂质体，药物包封率为(80.57±0.60)%，载药量为(2.28±0.09)%，4 ℃下放置 30 d，纳米粒外观、粒径及包封率无明显变化；体外释放试验结果显示，72 h 累积释药 86.87%。关延彬等采用薄膜分散法制备姜黄素脂质体。结果，在最佳制备工艺下制得脂质体的粒径 151.1 nm，包封率 93.98%，载药量 3.07%，在电镜下呈规则圆球形。洪璐峰等采用乙醇注入法制备丹参酮 $Ⅱ_A$ 和芍药苷复合脂质体。结果，按最优处方制备的复合脂质体中丹参酮 $Ⅱ_A$ 的包封率 86.7%，制备所得的丹参酮 $Ⅱ_A$ 和芍药苷复合脂质体为微橙色透明溶液，平均粒径为 29.49 nm，在扫描电镜下呈圆球形，长期稳定性实验表明其 3 个月内的稳定性较好。体外释放实验表明，12 h 释放(90.0±3.22)%，相比丹参酮 $Ⅱ_A$ 原料药有一定的缓释效果。李思敏等针对柠檬苦素成药性问题，采用薄膜分散法制备柠檬苦素脂质体。结果，按优化处方和工艺制备的载药脂质体平均粒径为(119.5±6.2)nm，包封率为 87.9%，载药量为 0.57%，体外释放显示，12 h 累积释放量为 58.59%。柠檬苦素脂质体可以增加药物的稳定性及溶解度，表现出一定的缓释特征，并且能明显抑制肿瘤细胞增殖，效果优于柠檬苦素。吕凤娇等采用正交试验优化逆相蒸发法制备维生素 E 和聚山梨酯 80 联合修饰的黄芩苷脂质体。结果，在优化条件下制备的黄芩苷脂质体平均粒径为 52.2 nm，包封率 70.22%，载药量 3.18%。透射电镜显示，脂质体的形态良好，大小均匀。聂小玲等采用星点设计-效应面法优化隐丹参酮长循环脂质体的制备工艺。结果，在优化条件下制备的隐丹参酮长循环脂质体，粒径均匀，平均粒径 117.8 nm，包封率 89.16%。高艳等采用薄膜-超声分散法按照优化条件制备的桂皮醛脂质体，包封率 82.71%，载药量 5.32%。

(4) 纳米粒的研究　吴品昌等为解决龙葵具有毒性、生物利用度低、靶向性差等问题，采用去溶剂化-交联法制备龙葵碱人血清白蛋白纳米粒，并优化其制备工艺。结果，在优化条件下，可制得高包封率、粒径 100 nm 左右的龙葵碱白蛋白纳米粒。张喜武等采用星点设计-效应面法优化丁香苦苷聚乳酸-羟基乙酸共聚物纳米粒的处方。结果最优处方为，羟基乙酸共聚物质量浓度为 9.63 mg/ml，丁香苦苷聚乳酸质量浓度为 12.88 mg/ml，纳米粒的包封率、载药量、平均粒径分别为(27.86±0.87)%、(7.02±0.15)%、(110.0±1.20)nm。侯文书等采用乳化-超声法制备具有缓释作用的姜黄素固体脂质纳米粒和长循环固体脂质纳米粒。结果，最优处方下制备的 2 种纳米粒的外观为球形及类球形，包封率分别为(89.15±0.66)%和(92.97±0.27)%，载药量分别为(1.72±0.08)%和(1.98±0.08)%，粒径分别为(144.5±4.1)nm 和(155.0±2.6)nm。体外释放实验显示，2 种制剂的药物释放分为突释期和缓释期，均在 12 h 内释放较快，姜黄素固体脂质纳米粒在 96 h 累积释放 86.63%，长循环固体脂质纳米粒在 96 h 累积释放 76.98%，后者表现出更好的缓释效果。宁双成等采用乳化超声分散法，将斑蝥素整合在新型纳米结构脂质载体中，从而降低斑蝥素的毒性并增强其靶向性。结果，在优化条件下制得的斑蝥素纳米结构脂质载体，外观为澄清透明伴有淡蓝色乳光，平均粒径为(85.99±0.49)nm，包封率为(98.57±0.05)%，载药量为(0.65±0.01)%。彭国文等采用薄膜超声法制备隐丹参酮固体脂质纳米粒，并考察大鼠灌胃给药后的生物利用度。结果，隐丹参酮固体脂质纳米粒平均粒径为(213.55±9.67)nm，包封率为(81.18±1.62)%，载药量为(5.25±0.67)%。隐丹参酮固体脂质纳米粒体外释药具有明显的缓释特征，释药模型符合 Weibull 模型；药动学研究显示，隐丹参酮原料药 $AUC_{0\sim t}$ 为(622.59±107.04)$\mu g \cdot L^{-1} \cdot h$，隐丹参酮固体脂质纳米粒 $AUC_{0\sim t}$ 为(1143.72±163.08)μg·L^{-1}·h,相对生物利用度提高至 1.84 倍。钱佳佳等为提高芍药苷的稳定性和口服生物利用度,采用相分离法制备实心和中空玉米醇溶蛋白-芍药苷纳米粒。结果,实心玉米醇溶蛋白-芍药苷纳米粒的包封率为 53.87%,载药量 26.94%,平均粒径 110 nm 左右;中空玉米醇溶蛋白-芍药苷纳米粒包封率为 55.65%,载药量为 44.52%,平均粒径 50 nm 左右。体外释放实验表明,2 种制剂均具有缓释作用,和实心纳米粒相比较,中空纳米粒载药量和体外缓释效果均有明显提高。杜倩等制备槲皮素和白藜芦醇共载磁性固体脂质纳米粒。结果,槲皮素和白藜芦醇共载磁性固体脂质纳米粒形态圆整,槲皮素和白藜芦醇的包封率分别为 99.10%、80.83%。与槲皮素和白藜芦醇原药、载药固体脂质纳米粒相比,磁性固体脂质纳米粒对小鼠肝癌 H_{22} 移植性肿瘤的肿瘤抑制率显著增高。

(5) 微球的研究　周苗苗等采用乳化-溶剂挥发法制备丹参酮Ⅱ$_A$-聚乳酸-羟基乙酸共聚物微球。结果,所得微球平均载药量约 10%,包封率约 90%,粒径约 40 μm。潘俊英等采用 W/O/W 乳化-溶剂蒸发法制备蒺藜皂苷微球。结果,制备的蒺藜皂苷微球平均粒径为(15.42±4.72)μm,包封率(58.45±4.81)%,载药量(24.56±3.32)%,蒺藜皂苷微球可在 pH 为 7.4 的溶液中均匀缓慢释放。赵雪等采用物理吸附方法,将脂溶性青蒿素通过多孔淀粉负载后形成青蒿素多孔淀粉微球,以改善青蒿素的水溶性。结果,在最佳制备条件下,多孔淀粉负载青蒿素形成微球,其载药量(20.37±0.61)%,包封率(81.86±3.06)%。负载过程中只发生物理变化,青蒿素多孔淀粉微球的溶解度显著提高,在水、人工胃液、人工肠液中分别是青蒿素原药的 3.77、1.64 和 1.72 倍。胡隽等以壳聚糖为载体,采用离子交联法制备壳聚糖-猪牙皂皂苷纳米微球。结果,按最优处方制备的壳聚糖-猪牙皂皂苷纳米微球的包封率(84.7±3.6)%、粒径(182.6±35.4)nm,纳米微球为类球形颗粒,大小分布较为均匀,微球在 0.5 h 内的释放量低于 40%,具有缓释效果。张纯刚等制备白藜芦醇-羟丙基-β-环糊精-壳聚糖缓释微球并进行表征。结果,所制备的微球粒径(2.23±0.35)μm,微球呈球形,表面出现收缩褶皱,白藜芦醇被包合于羟丙基-β-环糊精中,以分子状态或无定型状态存在,载药量 11.67%、包封率 96.27%。尹丽娜等采用挤出滚圆法制备石杉碱甲渗透泵控释微丸。结果,按最优处方所制备的微丸,24 h 内释药具有零级释放特征,释放动力以渗透压为主。石杉碱甲渗透泵控释微丸的 t_{max} 与 ρ_{max} 明显低于参比制剂,$t_{1/2}$ 约为参比制剂的 2 倍,相对生物利用度 95.8%。

(6) 微乳的研究　王建泽等制备白藜芦醇纳米乳并探讨其在大鼠体内的药动学行为。结果,所制备纳米乳的粒径 40 nm 左右。与白藜芦醇混悬剂相比,白藜芦醇纳米乳在大鼠体内的血药浓度时间曲线下面积(78.89 h·μg·ml^{-1})为混悬剂(54.42 h·μg·ml^{-1})的 1.45 倍,达峰浓度(3.29 μg/ml)是混悬剂(1.70 μg/ml)的 1.93 倍,可提高白藜芦醇口服给药的生物利用度。钟琳瑛等研究川芎嗪微乳递药系统的制备工艺,并考察粒径因素对制剂释药行为的影响。结果,制备的川芎嗪微乳外观澄清透明,川芎嗪载药量为 1.2 mg/ml 时,包封率为(87.43±0.20)%。通过改变油相(油酸乙酯、油酸、肉豆蔻酸异丙酯)制备不同粒径的微乳,当载药量为 1.2 mg/ml 时 3 者的粒径分别为(16.80±0.91)(129.50±1.21)(18.51±0.24)nm。释放显示,在 4 h 内三者释放率均能达到 90%以上,无显著性差异。廖艳梅等采用高速剪切-高压均质技术,制备以甘草酸为乳化剂的橙皮苷纳米乳液。结果,按最佳处方和工艺制备的橙皮苷纳米乳液,平均粒径为(262.7±3.1)nm、溶解度(460.3±2.1)μg/ml,透射电镜观察乳滴呈圆球状,大小均一,稳定性良好。郑转弟等研究制备 W/O 型黄芩苷纳米乳,为均一透明的液体,平均粒径(63.40±1.10)nm,载药量 9.5 mg/ml。在常温和低温条件下贮存 30 d,含量无明显变化。邹荣等按优选处方制备的熊果酸纳米乳为澄清或略带乳光的淡蓝色液体,平均粒径(53.09±10.47)nm,呈

Gauss分布，乳液滴外观圆整，大小均一，稳定性良好，包封率为86.5%，载药量0.42 mg/ml。熊果酸在纳米乳中的溶解度明显增加，可提高熊果酸的生物利用度。鲁文琴等制备蜘蛛香总缬草三酯固体自微乳，并对其进行体外评价。结果，按最佳处方制备的自微乳，载药量(21.72±0.24)mg/g，分散后乳剂粒径(46.2±0.75)nm，累积溶出度93.9%，光照会影响该制剂的稳定性，应避光保存。钟鑫勤等制备N-十八烷基乳糖酰胺修饰的肝靶向性姜黄素微乳，优化该微乳的处方和制备工艺。结果，制得的姜黄素肝靶向微乳载药量达95%，平均粒径为(93.23±3.43)nm，且载药微乳在不同浓度、不同放置时间、高速离心等条件下均保持良好的稳定性。

（撰稿：陶建生 孙晓燕　审阅：蔡宝昌）

【中药制剂吸湿性与防潮技术研究】

中药制剂是一个复杂体系，按照Elder假说，一个混合物体系中成分越复杂，其临界相对湿度越低，越容易吸湿。因此，吸湿常影响着中药制剂生产和质量稳定，防潮成为绝大多数中药制剂处方和工艺开发过程中需要解决的一个重大问题。目前常用的防潮技术有分离纯化、添加适宜的防潮辅料、优化干燥工艺或者选择合适的制粒方法、改变颗粒的表面形态、改变颗粒的粒径等。

1. 制剂原料的吸湿与防潮

适宜的粒度是保证药物粉体的流动性、成形性、生物利用度的重要因素。中药材全粉末入药一直是中药贵细药材的主要使用形式。李琼等研究发现，三七药材经过超微粉碎处理后粒子分布更均匀，溶出度得到改善，同时增加了制剂的吸湿风险，粉末也更加容易发生团聚。秦贞苗等通过对牡蛎壳不同粉碎粒径的粉末的粉体学性质和溶出度的研究，发现牡蛎壳经过超微粉碎后，粒径明显减小，分布趋于均匀，溶出度增加；但是，随着粒径的减小其吸湿性和黏附性增强，流动性降低。王洋洋等研究发现，铁皮石斛粉体吸湿性随着粒径细化而递增，其超微粉吸湿问题将影响产品质量；采用无添加成型方法将其加工成破壁饮片后，能显著提高药材防潮性能，有利于产品长期保存。黄慧敏等通过对甘草饮片和甘草细粉的吸湿性和热力学性质的研究发现，药材经粉碎后粒径变小，增加了表面积，吸附水分的活性位点较多导致其吸湿性增强。

干燥在去除中药浸膏中水分的同时也为水分重新吸附回到浸膏粉末留下了通道。肖晏婴等通过对比真空干燥和微波干燥工艺对壮骨胶囊提取物吸湿性的影响发现，微波干燥得到的浸膏粉吸湿性明显低于真空干燥浸膏粉。饶小勇等研究表明，通过添加麦芽糊精可以降低中药浸膏粉的吸湿性。陈丽华等通过粒子设计技术对发酵虫草菌粉进行修饰发现，经振动式超微粉碎机后发酵虫草菌粉粒子上有明显且大小均一的小粒子疏水性气相纳米二氧化硅附着，形成部分包裹的包覆结构，使得发酵虫草菌粉与外界的接触面降低，从而降低复合粒子粉的吸湿性。韦迎春等将乳糖与金银花浸膏粉通过研磨改性技术，可降低金银花浸膏粉的吸湿性。

2. 中药制剂的吸湿与防潮

在制剂处方中添加适宜辅料，在辅助中药制剂成型的同时降低其吸湿性是中药固体制剂防潮中最常用的方法。王科等以乳糖、麦芽糊精、可溶性淀粉作为辅料，通过干法制粒得到吸湿性低的参草宁心颗粒。彭伟等以乳糖和可溶性淀粉作为辅料可以显著降低制剂的吸湿性，并保证物料具有良好的成形性。赵甜甜等研究表明，滑石粉和糊精可以降低黄芩总黄酮纳米混悬剂冻干粉的吸湿性，增加其流动性。王永洁应用单因素结合Box-Behnken设计响应面法对红花颗粒制备工艺进行研究。结果表明，润湿剂的用量对颗粒的吸湿率有较大影响，随润湿剂的增加呈先增加后降低的趋势。满金辉等突破传统固相混合的方法，将三七提取物与辅料共同溶解于水相中，制成液体均一相，并通过冷冻干燥制备成中间体粉末，再进行制粒操作，从而使提取物与辅料实现分子层面的混合。结果表明，新工艺制备的颗粒吸湿平衡时间较传统工艺延长范围在13%～17%，平衡吸湿量降低范围在18%～30%。新工艺可以改善三七配方颗粒的吸湿性，能够有效延长颗粒的保存时间。王云等对比湿法制粒和喷雾干燥制粒得到的芪藤消浊颗粒的吸湿性。结果湿法制粒所得的颗粒的吸湿性明显小于喷雾干燥制粒得到的颗粒。

（撰稿：赵立杰　审阅：陶建生）

【中药标准汤剂的制备】

中药标准汤剂系指遵循中医药理论，按照临床汤剂煎煮方法对中药饮片规范化煎煮后固液分离，经适当浓缩或适宜方法干燥制得，作为衡量中药配方颗粒是否与临床汤剂基本一致的标准参照物。中药标准汤剂多为单味饮片标准汤剂，近年来，关于复方标准煎液的研究也逐渐增加。中药标准汤剂按标准、规范方法制备，所选样品代表性强，所得含量、转移率、出膏率、特征图谱等数据稳定可靠，是中药配方颗粒、中药经典名方、中成药及中药新药研发生产的关键，也为评价中药制剂的稳定性及临床用药提供参考。

中药饮片标准汤剂的制备遵循传统汤剂的煎煮原则，近年来对其制备工艺流程提出了更加规范和标准的要求。袁强华等采用正交试验探索化扁方标准汤剂的制备工艺。测定加水量在5、10、15倍条件下不同煎煮时间点的绿原酸类、黄酮类、木脂素类等有效成分的含量，获得最佳制备条件为加15倍量水，煎煮3次，煎煮时间分别为15、30、15 min。张玉玲等通过正交试验，HPLC测定甘草苷、甘草酸、桔梗皂苷D的含量。得到桔梗汤最佳提取工艺为回流提取3次，每次加水量为20倍，提取1 h/次。张国青等采用正交试验，以二冬汤标准汤剂为参比，以黄芩苷、甘草酸、总皂苷、总多糖、浸膏率、乙醇可溶物、正丁醇可溶物为指标，考察加水量、浸泡时间、煎煮时间对提取效果的影响，确定二冬汤颗粒最佳提取工艺为药材饮片加水煎煮2次，第一次加10倍量水，煎煮2 h，第二次加8倍量水，煎煮1 h。

在中药标准汤剂的质量控制中，常以出膏率、指标成分含量及转移率、指纹图谱相似度等参数作为质量评价的主要参考指标，高效液相色谱特征图谱分析、《中药色谱指纹图谱相似度评价系统》特征图谱分析等方法也得到了广泛运用。郭爽等采用HPLC法，以性状、pH值、指标性成分含量、指纹图谱相似度、成分转移率及干膏得率等作为质量评价参数，通过指纹图谱相似度评价、聚类分析及数学模型，研究建立黄连饮片标准汤剂质量评价方法。结果表明，15批次黄连标准汤剂指纹图谱相似度均大于0.99；聚类分析结果与含量测定结果一致，不同产地黄连饮片存在质量差异，建立的3个线性回归数学模型 R^2 均大于0.9。张国瑗等建立了HPLC指纹图谱分析方法，建立车前草饮片标准汤剂的质量标准。结果显示，12批车前草饮片标准汤剂中大车前苷转移率范围为9.0%～30.5%，出膏率范围为17.2%～25.3%，pH范围为4.8～5.7；特征图谱中大车前苷、毛蕊花糖苷相似度均大于0.7。刘德文等按标准工艺制备泽泻饮片标准汤剂，以23-乙酰泽泻醇B转移率、pH值、出膏率、指纹图谱相似度为评价指标，建立泽泻饮片标准汤剂的质量评价体系。最终确定质量标准为pH值4.11～5.60，出膏率10.25%～17.09%，23-乙酰泽泻醇B转移率10.49%～17.49%。张鹏等采用指纹图谱对麦冬类饮片标准汤剂进行对比研究，建立麦冬饮片汤剂标准体系。对比结果显示，不同等级川麦冬之间呈现规律性、潜在的与 SO_2 残留相关的质量标志物及pH差异。荆文光等采用HPLC法测定16批姜厚朴饮片标准汤剂的出膏率、指标成分含量、转移率及指纹图谱等数据，制定标准汤剂的质量评价方法。结果显示，16批姜厚朴饮片标准汤剂相似度均大于0.69，其中厚朴酚与和厚朴酚总和的转移率6.5%～12.0%，出膏率3.41%～7.14%，pH值4.63～5.43。许洪波等通过HPLC法测定哈巴苷和哈巴俄苷的含量、转移率、出膏率，结合指纹图谱建立评价玄参饮片标准汤剂质量的系统方法。结果表明，15批玄参饮片标准汤剂中哈巴苷和哈巴俄苷转移率分别为

(70.84±13.39)%、(48.56±6.40)%，出膏率约(57.47±5.89)%，指纹图谱9个共有峰与对照指纹图谱相似度均高于0.97。曹文正等采用HPLC指纹图谱法测定升麻素苷及5-*O*-甲基维斯阿米醇苷的含量，计算出膏率及转移率，建立防风标准汤剂的质量评价方法。结果显示，11批防风饮片标准汤剂的pH均为5.5，出膏率34.3%～46.3%，平均出膏率41.4%，标准偏差3.7%，升麻素苷的转移率66.8%～93.5%，平均转移率79.4%，标准偏差12.1%，5-*O*-甲基维斯阿米醇苷的转移率70.4%～98.2%，平均转移率83.4%，标准偏差为10.8%，指纹图谱中确定了9个主要共有峰，其相似度>0.9。李雅静等采用UPLC-DAD法测定次茵陈蒿标准汤剂中指标成分含量，计算出膏率和转移率，并采用指纹图谱确认共有峰。最终14批次茵陈蒿标准汤剂中绿原酸含量0.18～0.28 mg/ml，转移率40.00%～58.07%，平均转移率50.99%，标准偏差12.32%，出膏率10.87%～19.55%，平均出膏率14.74%，标准偏差2.58%，并确定绿原酸和蒙花苷的指纹图谱共有峰。高乐等采用UPLC测定槐花饮片标准汤剂的出膏率、指标成分含量和转移率，并对UPLC特征图谱进行相似度评价，建立槐花饮片标准汤剂的质量控制方法，结果表明，15批槐花饮片标准汤剂出膏率28.7%～39.7%，总黄酮含量158.07～210.55 mg/g，转移率49.46%～73.19%，芦丁含量105.26～127.35 mg/g，转移率41.30%～75.67%，15批槐花饮片标准汤剂UPLC特征图谱标定9个共有峰，并指认芦丁1个色谱峰，相似度均高于0.99。冯玉等采用HPLC法测定川芎标准汤剂中阿魏酸的含量、转移率与出膏率，建立UPLC特征图谱，评价其相似度。结果显示，15批川芎标准汤剂的出膏率范围5.4%～10.1%，阿魏酸含量范围2.39～4.44 mg/g，转移率范围9.28%～17.24%，特征图谱共标定10个共有峰，15批川芎饮片标准汤剂相似度均大于0.90。王晓亚等以莫诺苷、马钱苷和山茱萸新苷为定量指标，计算转移率及出膏率，建立UPLC特征图谱分析方法。结果显示，15批山萸肉饮片标准汤剂出膏率43.9%～48.2%，莫诺苷转移率55.8%～90.8%，马钱苷转移率52.8%～68.3%，山茱萸新苷转移率47.2%～61.6%，并标定13个特征图谱共有峰。

中药标准汤剂质量评价体系的建立作为临床用药质量标志物，对于规范以汤剂为基础的现代中药制剂研发，使之与经典名方的质量、疗效和安全性保持基本"一致性"具有重要意义和应用价值。当前单一中药饮片标准汤剂的研究已取得了较好的成果，初步形成了新的标准体系研究体系，但复方标准汤剂的研究尚待进一步深入。

（撰稿：华韵 王维洁 魏元锋　审阅：陶建生）

【中药纳米混悬剂的研究】

中药纳米混悬剂是将药物分散于含有适宜稳定剂的介质中，并通过剪切、均质、乳化等技术制成的一种稳定的纳米分散体系。中药纳米混悬剂具有粒径小、制备方法简单和载药量高等特点，为改善难溶性成分溶解溶出度，提高生物利用度提供新的思路。

目前，制备中药纳米混悬剂的方法主要有"top-down"和"bottom-up"两类。"top-down"技术主要包括介质研磨法和高压均质法。刘肖等采用微量介质研磨法，制备了波棱瓜子木脂素纳米混悬剂。结果最佳工艺参数为：波棱甲素、波棱素、波棱酮、波棱内酯A研磨速度分别为1 000、800、1 000、1 000 r/min，研磨介质用量分别为4.0、4.0、5.0、5.0 ml，研磨时间分别为2.0、1.0、6.0、6.0 h，平均粒径小于300 nm，多分散指数小于0.30(波棱甲素除外)，稳定系数大于0.80。体外溶出度实验显示，与波棱甲素物理混合物混悬液相比，波棱瓜子木脂素纳米混悬剂可明显提高波棱甲素、波棱酮的体外溶出度。赵涵等采用介质研磨法，通过正交试验对稳定剂质量分数、研磨珠用量、主药质量浓度、研磨速度进行考察、优化柚皮素混悬液制备工艺。结果优化后的工艺为：8% PVP K30、200 mg/ml柚皮素、0.5 mm研磨珠8 g，研磨速度200 r/min。王莉芳等采用高压均质法，通过单因素试验优化龙血竭酚类提取物纳米混悬剂制备方法。最佳工艺参数为：药物质量浓度为0.5 g/L，PVP K30和十二烷基硫酸钠的质量浓度分别0.5、0.25 g/L，探头超声时间为5 min，均质压力为900 bar，均质2次。所制备的龙血竭酚类提取物纳米混悬剂的平均粒径(168.80±0.36)nm，多分散指数(0.09±0.04)，稳定性指数0.85。

"bottom-up"技术主要包括沉淀法、乳化法和微乳法等。邹清等采用反溶剂沉淀法，以粒径和多分散系数的"归一值"为评价指标，优化厚朴酚纳米晶体混悬剂制备工艺。最佳制备工艺为：有机相与水相的体积比1∶5，辅-药比4∶1，厚朴酚浓度2 mg/ml。季宇彬等采用反溶剂沉淀法，通过单因素试验筛选番荔枝内酯纳米混悬剂最优处方及工艺。结果显示，以泊洛沙姆P188为载体，药载比为1∶1，将番荔枝内酯的乙醇溶液在25 ℃和250 W超声滴注到水相，减压旋转蒸发除去有机溶剂。汪小涵等采用沉淀法，通过单因素试验优化落新妇苷纳米混悬剂的处方及工艺。结果显示，以PVP K30为稳定剂，药物质量浓度为5.0 g/L，落新妇苷-PVP K30=10∶6，搅拌速度600 r/min，制备温度为0 ℃。制备的落新妇苷纳米混悬剂平均粒径为(149±3)nm，多分散度指数为(0.137±0.014)，稳定性指数为(0.940±0.012)。

由于制备方法的不同，中药纳米混悬剂在晶型、粒径等方面均会产生差异，从而产生不同的效果。汪小涵等比较了沉淀法和微型化介质研磨法制备的两种落新妇苷纳米混悬剂。结果显示，沉淀法制备所得纳米混悬剂为无定型，平均粒径为(212.48±0.32)nm，多分散系数(0.129±0.026)；微型化介质研磨法制备所得纳米混悬剂为结晶型，平均粒径(226.36±2.29)nm，分散系数(0.255±0.012)。

中药纳米混悬液的制备，当单一的制备方式不能满足需要时，往往采用多种方式联用。此外，中药纳米混悬剂属于热力学与动力学不稳定体系，在临床应用时常作为制剂中间体，进一步制成缓释片、冻干粉等药物剂型。吴浩天等联合采用沉淀法和高压均质法，以药物粒径为考察指标，单因素试验筛选莪术醇纳米混悬剂的最优处方，制备稳定的莪术醇纳米混悬剂冻干粉。最佳制备工艺为：低温(0～3 ℃)下搅拌分散，2×10^4 r/min下高速剪切4 min，莪术醇、聚乙烯吡咯烷酮、卵磷脂三者的质量比为2∶1∶1、均质压力为13.6×10^7 Pa，均质次数为15次、冻干保护剂为质量分数为10%的葡萄糖溶液，所制的莪术醇纳米混悬剂的平均粒径为110.4 nm，多分散系数为0.24。体外释放实验显示，莪术醇纳米混悬剂体外累积释放百分率远大于原料药本身，可明显提高原料药莪术醇的溶解度，改善其生物利用度。徐浩等采用反溶剂沉淀联合高压均质法，以聚乙二醇1 000维生素E琥珀酸酯为稳定剂，和药物(质量比1∶1)共溶于甲醇中，在20 ℃和250 W超声滴注到8～10倍体积的水中，减压旋转蒸发除去甲醇，2 000 bar高压均质10次，制备槲皮素纳米混悬剂。结果显示，槲皮素纳米混悬剂粒子大小均匀，呈球形，平均粒径143.9 nm，多分散系数0.23。董丹丹等采用高压均质法，称取220 mg田蓟苷、200 mg PVP K30和300 mg十二烷基磺酸钠置于烧杯中，并加入50 ml蒸馏水。将烧杯置于85 ℃的水浴中至体系熔融，超声20 min。在压力600 bar时循环均质6次，继续在压力1 000 bar时循环均质10次，迅速置于−8 ℃冰箱固化，即得田蓟苷纳米混悬剂。

（撰稿：朱恒清　王维洁　钱帅　审阅：陶建生）

【中药滴丸剂的研究】

中药滴丸剂系药材经合适的方法提取、纯化、浓缩并与适宜的基质加热熔融混匀后，滴入不相混溶的冷凝液中，收缩冷凝而制成的球形或类球形制剂。滴丸进入体内后，随着基质逐步溶解，药物以微细晶状体、无定型微粒或分子状态从基质中快速释出，故其生物利用度高，疗效好。在有效性、生产便利性及使用顺应性等方面，滴丸剂更符合现代药物制剂"三小""三效""五方便"的基本要求。药材的提取是滴丸制备的重要工序之一，应对药物提取率等关键参数、提取方式的工业可实现性等进行综合评估。宋国红等采用正交试验，得到益阴消渴方的最佳提取工艺为：乙醇用量是药材量的 6 倍，70%乙醇回流提取 3 次，第 1 次 1.5 h，第 2 次及第 3 次均为 1 h。采用固体分散体技术制备的益阴消渴滴丸释药速度明显加快，生物利用度大大提高。郑路静等采用正交试验，以红景天苷含量及干膏收率为指标，得到复方红景天的最佳提取工艺为：10 倍量乙醇，乙醇浓度为 60%，回流提取 2 次，1.5 h/次。在最佳条件下制得的复方红景天滴丸溶散时间均小于 30 min，有助于有效成分快速达到血药浓度峰值，发挥疗效。

成型是滴丸制备的关键工序，影响因素较多，基质的选择及比例、滴温、滴速、冷却剂的温度、滴距等常作为考察的重点。宋宗辉等通过单因素及正交试验，优化肉桂醛滴丸最佳制备工艺为：冷凝液为液体石蜡，冷凝温度为 5～10 ℃，药液温度为 80 ℃，基质配比为 PEG 6 000∶PEG 4 000＝1∶2，药物与基质配比为 1∶5，滴速为 40 滴/min，冷却距离 35 cm。齐娜等通过单因素试验，对基质配比、料温、滴距、冷凝液种类及温度进行考察，优选出仙茅苷滴丸的最佳制备工艺为：药物与基质比例为 1∶150，PEG 4 000∶PEG 6 000＝2∶1，料温 85 ℃，滴距 5 cm，冷却液为液体石蜡，冷却温度 10 ℃。张静等采用单因素试验，以滴丸成型状态为指标，优选哈蟆油滴丸的成型工艺为：哈蟆油粉碎为极细粉，赋形剂为 PEG 4 000，药物∶PEG 4 000＝1∶3，冷凝液为甲基硅油∶轻质液状石蜡(1∶1)、熔融温度为 70 ℃。胡立志等采用星点设计-效应面法，以外观质量、溶散时限及丸重差异变异系数的总评值 OD 作为综合评定指标，优化四磨汤滴丸的最佳制备工艺为：基质为泊洛沙姆 188，冷却剂为二甲基硅油∶液体石蜡(4∶1)，滴距 8.0 cm，基质与药物比 4∶1，药液温度 82.0 ℃，冷凝液温 4.5 ℃，滴制口径 2.5 mm，滴速为 20 滴/min。

在滴丸的质量控制方面，紫外-可见分光光度法、高效液相色谱法和气相色谱法等得到了广泛应用，此外，越来越多的研究采用指纹图谱进行质量控制。杜卓等采用紫外-可见分光光度法，测定丁香油滴丸中丁香酚的含量，建立丁香油滴丸质量评价方法。结果，丁香酚质量浓度线性范围为 15.15～45.45 μg/ml(r＝0.999 6)，精密度、稳定性、重复性试验 *RSD* 均小于 1%，加样回收率为 97.41%～100.59%(*RSD*＝1.35%，n＝6)。李莉娜等采用 HPLC 同时测定良附滴丸中 6 种成分含量，并建立 HPLC 指纹图谱。结果，15 批良附滴丸相似度均值大于 0.9，确定的 21 个共有峰相对保留时间和峰面积 *RSD* 均小于 0.3%，6 种成分(高良姜素、鼠李柠檬素、高良姜素-3-*O*-甲醚、香附烯酮、诺卡酮、α-香附酮)在一定浓度范围内有良好的线性，平均加样回收率良好。郭丽等采用 HPLC 同时测定芎附滴丸中 6 种主要成分(阿魏酸、洋川芎内酯Ⅰ、洋川芎内酯 A、Z-藁本内酯、香附烯酮和 α-香附酮)含量，建立芎附滴丸质量控制方法。结果，6 种主要成分平均加样回收率和相应的 *RSD* 分别为 102.11%(2.16%)、99.78%(2.25%)、101.52%(2.06%)、97.93%(2.64%)、100.93%(2.43%)、102.29%(2.72%)，具有良好的精密度与回收率。何银舟等采用 HPLC 测定丹酚酸 B、迷迭香酸含量，制定丹参总酚酸滴丸质量评价方法。结果，丹酚酸 B、迷迭香酸分别在 19.01～190.12 μg/ml、1.49～14.90 μg/ml 范围内线性关系良好，平均加样回收率分别为 97.92%、96.58%，*RSD* 分别为 2.45%、1.64%。侯一哲等采用 UPLC 测定血塞通滴丸中 5 种皂苷类成分的含量，并建立 UPLC 指纹图谱，建立产品质量系统评价方法。结果，14 批血塞通滴丸中 5 种皂苷含量较稳定，含量范围分别为 R1 24.69～30.03 mg/g、Rg1 102.60～122.44 mg/g、Re 12.93～15.45 mg/g、Rb1 99.74～112.12 mg/g 和 Rd 23.35～31.75 mg/g；指纹图谱共标定 15 个共有峰，并经对照品化学指认鉴定得 R1、Rg1、Re、Rb1、Rd 5 个色谱峰；14 批样品相似度均大于 0.998。胡端龙等采用 GC，测定藿胆滴丸中百秋李醇的含量，建立藿胆滴丸质量控制方法。结果显示，百秋李醇在 0.101～1.21 mg/ml 范围内呈现良好的线性关系，平均加样回收率为 98.65%，*RSD* 为 1.56%。

（撰稿：李路远 王维洁 魏元锋　审阅：陶建生）

[附] 参考文献

C

曹文正，苏文龙，李涵阳，等.防风饮片标准汤剂[J].中国实验方剂学杂志，2019，25(14)：192

岑叶盛，李小龙，陈淑娟，等.大孔吸附树脂纯化白簕叶总多酚的工艺优化[J].中草药，2019，50(13)：3071

陈艺，张潇，邹颖，等.齐墩果酸渗透泵片的制备及药动学研究[J].辽宁中医杂志，2019，46(8)：1695

陈智，叶思勇.星点设计-效应面优化眼用银黄温敏凝胶的制备工艺[J].国际中医中药杂志，2019，41(1)：67

陈丽华，史畑女，吴瑶，等.基于中药粒子设计技术改善发酵虫草菌粉吸湿性的研究[J].中国中药杂志，2019，44(8)：1558

D

董丹丹，郑岩，刘会珍，等.田蓟苷纳米混悬剂冻干粉缓释片制备工艺研究[J].中草药，2019，50(12)：2841

杜倩，汤洋，陈剑秋，等.槲皮素和白藜芦醇共载磁性固体脂质纳米粒的制备及其抑瘤作用评价[J].中国实验方剂学杂志，2019，25(10)：109

杜清，罗晶，管咏梅，等.基于微透析技术的雷公藤白芍微乳凝胶皮肤和血液药物动力学研究[J].中国中药杂志，2019，44(16)：3569

杜卓，余小姚，邝翠琼，等.丁香油滴丸的制备工艺优化[J].中国药房，2019，30(24)：3360

杜茂波，刘淑芝，梁丽娜，等.川芪眼用微乳原位凝胶与普通原位凝胶的制剂学表征及组织分布比较[J].中国实验方剂学杂志，2019，25(10)：151

杜银香，张建伟，胡泽华，等.华中枸骨叶总黄酮超声提取工艺的优化及其抑菌作用[J].中成药，2019，41(9)：2200

段玺，巨红叶，焦莹，等.基于响应面法优化的倒卵叶五加多糖的超声波提取工艺研究[J].河南中医，2019，39(1)：137

F

冯慧，赵娅，王小艳，等.小檗皮总生物碱提取物的大孔树脂纯化工艺与质量标准考察[J].中国实验方剂学杂志，2019，25(16)：97

冯宇，刘雪梅，罗伟生，等.大孔树脂纯化荔枝核总黄酮工艺研究[J].中草药，2019，50(9)：2087

冯玉，甄亚钦，田伟，等.川芎标准汤剂制备及质量标准研究[J].中国中医药信息杂志，2019，26(4)：68

付金芳，高青，胡瑞瑞，等.蒙花苷磷脂复合物的制备及其药动学评价[J].中国现代应用药学，2019，36(16)：2039

G

高乐，王晓亚，王相，等.槐花饮片标准汤剂研究[J].中国中医药信息杂志，2019，26(6)：86

高艳，郑梦成，杜守颖，等.桂皮醛脂质体制备工艺研究[J].天津中医药大学学报，2019，38(2)：180

关延彬，韩冰，田雨冬，等.姜黄素脂质体的制备及质量评价[J].中药材，2019，42(2)：385

郭丽，吴莎，王晶，等.芎附滴丸的制备工艺及主要成分的含量测定研究[J].中华中医药杂志，2019，34(12)：5920

郭爽，沈钱能，曹虹虹，等.基于传统煎药工艺的黄连饮片标准汤剂质量研究[J].中国中药杂志，2019，44(18)：3985

H

何兰香，丁科，谢明华，等.酶法-超声提取黄精总黄酮及其抗氧化活性研究[J].中国现代应用药学，2019，36(9)：1075

何银舟，胡正明，潘旻，等.丹参总酚酸滴丸的制备及质量评价[J].中成药，2019，41(10)：2319

洪璐峰，钱佳佳，张彩云，等.丹参酮Ⅱ$_A$和芍药苷复合脂质体的制备及其质量评价[J].贵阳中医学院学报，2019，41(3)：48

侯文书，张丹参，张力，等.PEG修饰姜黄素固体脂质纳米粒的制备、表征及溶出特征[J].中草药，2019，50(8)：1927

侯一哲，黎翩，肖红敏，等.血塞通滴丸皂苷类成分含量测定及批次一致性评价研究[J].中草药，2019，50(11)：2552

胡隽，陈成，尹超，等.壳聚糖-猪牙皂皂苷纳米微球的

制备及其工艺优化[J].湖北中医药大学学报，2019，21(3):37

胡端龙，奚静芳，张国明.藿胆滴丸中百秋李醇的测定方法及其局限性[J].中成药，2019，41(10):2477

胡立志，王青.星点设计-效应面法优化四磨汤滴丸的制备工艺[J].中医药导报，2018，24(24):98

黄翔，郭晔红，贾存勤，等.肉苁蓉提取工艺及干燥方式研究[J].中草药，2019，50(15):3622

黄德浩，王涛，邓红，等.苦茶妇科凝胶的工艺研究及流变学参数考察[J].中草药，2019，50(1):76

黄慧敏，张爱玲，龚明，等.甘草饮片及细粉吸湿特性和热力学性质的研究[J].中药材，2019，42(10):2358

黄鹏程，金伟锋，万海同，等.遗传神经网络与遗传算法优选黄芪皂苷微波提取工艺条件[J].中草药，2019，50(16):3815

J

季宇彬，高艺璇，徐浩，等.以泊洛沙姆188为稳定剂的番荔枝内酯纳米混悬剂的制备及其体内外研究[J].药学学报，2018，53(12):2113

江敏，邓小丽，傅彦妍，等.松果菊苷脂质体温敏凝胶的制备及体外释放度的考察[J].时珍国医国药，2019，30(5):1132

荆文光，邓哲，孙晓波，等.姜厚朴饮片标准汤剂研究[J].中草药，2019，50(1):83

L

李杰，杨军辉，蒋志涛，等.厚朴酚固体分散体的制备及生物利用度研究[J].中草药，2019，50(14):3337

李琼，赵磊，王权.不同粒度黄芪三七胶囊粉体学性质及质量的初步对比[J].现代中药研究与实践，2019，33(6):32

李洋，王秀丽.润喉清咽口崩片的处方筛选与含量测定[J].世界中医药，2019，14(1):67

李存玉，牛学玉，刘桓妗，等.多指标评价有机相中纳滤分离丹酚酸B的适用性[J].中草药，2019，50(6):1328

李金玲，王亚静，石惠姝，等.蛇床子酸缓冲温敏型凝胶的制备与体外评价[J].天津中医药大学学报，2019，38(3):296

李晶晶，张会梅，侯健，等.参麦提取物中皂苷类物质磷脂复合物制备及基本性质研究[J].辽宁中医药大学学报，2019，21(4):57

李莉娜，潘洁，陆苑，等.良附滴丸HPLC指纹图谱的建立以及同时测定6种指标成分的含量[J].中国新药杂志，2019，28(12):1511

李思敏，吴文瀚，高丽娜，等.柠檬苦素脂质体的制备和制剂学评价[J].中草药，2019，50(24):5957

李雅静，孙博，朱广伟，等.基于传统煎药工艺的茵陈蒿饮片标准汤剂制备及质量标准研究[J].中华中医药学刊，2019，37(6):1412

李园园，李洪娟，侯桂革，等.大孔吸附树脂纯化紫菀总黄酮工艺[J].中成药，2019，41(3):501

李争艳，陈凌云，罗静，等.龙血竭-羟丙基-β-环糊精包合物的制备及评价[J].安徽医药，2019，23(9):1745

廖艳梅，李小芳，刘罗娜，等.橙皮苷纳米乳液的制备及其稳定性研究[J].中草药，2019，50(10):2312

刘蕾，冯素香，刘富岗，等.泽兰多糖超声提取工艺的优化[J].辽宁中医杂志，2019，46(11):2378

刘涛，付春梅，唐玉，等.不同干燥方式对桑枝提取物物理指纹图谱及其总黄酮含量的影响[J].中国实验方剂学杂志，2019，25(3):34

刘肖，刘园，宋青，等.波棱瓜子木脂素纳米混悬剂的制备[J].中成药，2019，41(10):2285

刘道群，国大亮，赵宇，等.星点设计-效应面法优化芹菜籽挥发油羟丙基-β-环糊精的包合工艺[J].天津中医药，2019，36(10):1025

刘德文，邓哲，陈莎，等.泽泻饮片标准汤剂的制备及质量评价[J].中草药，2019，50(4):860

刘晓微，卓虹伊，徐霞，等.基于甘草酸增溶作用的葛根素分散片研究[J].中国中药杂志，2019，44(7):1350

刘雅琳，张浩杰，冯素香，等.五味子中木脂素类成分闪式提取工艺研究[J].中医学报，2019，34(9):1939

柳兰，李雅，郭志华，等.Box-Behnken响应面法结合G1-熵权法的理气活血复方浸膏喷雾干燥工艺研究[J].中草药，2019，50(11):2560

鲁文琴，刘开萍，程盛勇，等.蜘蛛香总缬草三酯固体自微乳的制备及体外评价[J].中药材，2019，42(4):853

吕凤娇，赖燕霞，张远航，等.逆相蒸发法制备黄芩苷脂质体工艺的研究[J].中国药学杂志，2019，54(3):219

M

马丽，李新悦，梁春霞，等.热熔挤出技术制备小檗红碱固体分散体及其体外评价[J].天津中医药大学学报，2019，38(5)：501

满金辉，王承潇，崔秀明，等.三七配方颗粒新型制备工艺研究及表征[J].中药材，2019，42(2)：375

N

聂小玲，王婴，李明，等.星点设计-效应面法优化隐丹参酮长循环脂质体的制备工艺[J].中药新药与临床药理，2019，30(9)：1123

宁双成，周莉莉，王敏，等.星点设计-效应面法优化斑蝥素纳米结构脂质载体处方工艺[J].中草药，2019，50(17)：4114

P

潘俊英，闫暾，宋森，等.蒺藜总皂苷 PLGA 缓释微球的制备及体外释药特性的研究[J].内蒙古中医药，2019，38(7)：127

潘映桥，黄义云，徐娉，等.响应面法优化酶辅助提取千层金精油的工艺及其体外活性评价[J].中药材，2019，42(3)：617

彭伟，涂禾，胡恒，等.D-最优混料设计优选活血散瘀泡腾片防潮辅料[J].现代中药研究与实践，2019，33(3)：54

彭国文，柳超，時晓静，等.隐丹参酮固体脂质纳米粒的制备及药动学研究[J].中药材，2019，42(3)：626

Q

齐娜，卢宪媛，廖迎，等.仙茅苷滴丸的制备工艺研究[J].海峡药学，2019，31(3)：5

钱佳佳，王蓓蕾，查丽琼，等.中空玉米醇溶蛋白-芍药苷纳米粒的制备及其体外释药研究[J].中国药学杂志，2019，54(4)：297

乔勇，唐颖楠，周莉莉，等.斑蝥素半乳糖化脂质体冷冻干燥工艺及性质研究[J].中国中医药信息杂志，2019，26(10)：70

秦贞苗，邓静英，张丹蕾，等.超微粉碎对牡蛎壳粉体学性质和溶出度的影响[J].中国药房，2019，30(16)：2216

R

饶小勇，刘慧，张尧，等.基于玻璃化转变温度分析辅料用量与进风温度对五味子喷干粉性质的影响[J].中华中医药杂志，2019，34(2)：801

S

桑岚.夏桑菊颗粒不同干燥方式对指标成分含量的影响[J].中医学报，2019，34(1)：99

尚曙玉，张铁山，郝海军，等.秦皮甲素磷脂复合物制备工艺、表征和口服吸收生物利用度研究[J].中药材，2019，42(7)：1617

沈惠芬，郑艾妮，余诺君，等.磷酸川芎嗪 pH 调控长时微孔渗透泵控释片的制备[J].药物评价研究，2019，42(7)：1342

宋国红，李卿，尹小玲.正交试验法优选益阴消渴滴丸提取工艺[J].中国药业，2019，28(3)：22

宋力飞，刘常青，马志鹏，等.正交试验法优化铁皮石斛多糖的高效高压差低温连续式提取工艺[J].广东药科大学学报，2019，35(1)：33

宋宗辉，朱彩玉，张艺雯，等.肉桂醛滴丸的制备和质量评价[J].药学服务与研究，2019，19(4)：250

T

汤秀梅，杨燕，丁江生，等.灯盏花素口崩片的稳定性[J].中成药，2019，41(2)：416

田欢，赵锋，李晔，等.三益丹中薄荷脑、冰片的β-环糊精包合工艺研究[J].现代中药研究与实践，2019，33(1)：53

W

汪小涵，王聪颖，刘肖，等.晶型对落新妇苷纳米混悬剂体内外行为的影响[J].中国药房，2019，30(4)：458

汪小涵，钟芮娜，申宝德，等.落新妇苷无定型纳米混悬剂的制备及其体外评价[J].中国中药杂志，2018，43(8)：1626

王科，叶花，王鹏飞，等.参草宁心颗粒干法制粒处方筛选及工艺参数优化[J].中国中医药信息杂志，2019，26(11)：74

王利，胡瑞瑞，郝海军.马钱子碱包合物微孔渗透泵控释片的制备[J].中成药，2019，41(4)：727

王云，王晶，高家荣，等.芪藤消浊颗粒喷雾干燥制粒与湿法制粒工艺对比研究[J].现代中药研究与实践，2019，33(6)：50

王瑜，史亚军，邹俊波，等.红花提取物磷脂复合物的制备及其透膜性研究[J].中草药，2019，50(17)：4084

王建泽，颜仁梁，王兴荣，等.白藜芦醇纳米乳的制备及大鼠体内的药动学研究[J].中草药，2019，50(10)：2319

王莉芳，陈孝男，李军，等.龙血竭酚类提取物纳米混悬剂的制备及体外溶出研究[J].中国中药杂志，2019，44(11)：2236

王仁广，贾艾玲，邱智东，等.响应面法优化黄芩中黄芩苷的电磁裂解提取工艺[J].中国实验方剂学杂志，2019，25(21)：106

王仁广，杨净尧，杨济齐，等.响应面法优化电磁裂解提取大黄蒽醌类成分[J].中南药学，2019，17(3)：384

王晓亚，高乐，范帅帅，等.山萸肉饮片标准汤剂研究[J].中国中医药信息杂志，2019，26(2)：74

王星星，张艳军，朱秀辉，等.基于质量源于设计理念优化参蒲盆炎颗粒喷雾干燥工艺[J].中草药，2019，50(6)：1334

王秀敏，赵永钦，陈烨，等.正交设计优选乌饭树叶中总黄酮的微波提取工艺研究[J].中国现代应用药学，2019，36(5)：575

王洋洋，崔可可，刘羽洁，等.铁皮石斛粉体、破壁饮片吸湿性的比较[J].中成药，2019，41(7)：1679

王永洁，陈柽，邓莉莉，等.基于质量源于设计理念的红花颗粒制备工艺及物理指纹图谱研究[J].中草药，2019，50(17)：4123

韦小翠，杨书婷，张焱，等.都梁方中挥发油β-环糊精包合物的制备[J].中成药，2019，41(4)：721

韦迎春，闫明，贾银芝，等.乳糖微粉改性技术改善金银花浸膏粉吸湿性的研究[J].世界科学技术（中医药现代化），2019，21(9)：1956

温建东，魏韶锋.基于2种模型方法的板蓝根减压辅助提取工艺优化研究[J].中药材，2019，42(4)：862

吴萍，高陆，田淋淋，等.六味地黄胶囊大孔吸附树脂纯化工艺的优化[J].中成药，2019，41(4)：735

吴浩天，赵京华，贾德超，等.莪术醇纳米混悬剂的制备和体外释药研究[J].沈阳药科大学学报，2017，34(8)：623

吴品昌，史锐，方德宇，等.龙葵碱人血清白蛋白纳米粒的制备与工艺研究[J].中华中医药学刊，2019，37(4)：952

X

肖晏婴，黄德红，岳国超，等.壮骨胶囊干燥工艺改进研究[J].陕西中医，2019，40(11)：1642

谢慧超，李凌军，王玉真，等.丹皮酚固体分散体制备表征及体外溶出特性研究[J].山东中医杂志，2019，38(1)：77

徐浩，高艺璇，王向涛.槲皮素纳米混悬剂的制备、表征及抗乳腺癌研究[J].中草药，2019，50(1)：42

徐雪，徐剑，张永萍，等.基于指纹图谱结合化学计量法评价丹参微波提取与传统提取法的差异性[J].中草药，2019，50(17)：4138

许洪波，高春晖，蔡兴航，等.玄参饮片标准汤剂制备及质量标准研究[J].中国中药杂志，2019，44(12)：2493

Y

严巍，胡春霞，张智强.姜黄素固体分散体单层渗透泵控释片的制备和处方优化[J].中成药，2019，41(8)：1768

严俊丽，李婉蓉，杨佳佳，等.氧化苦参碱磷脂复合物固体脂质纳米粒冻干粉的制备与质量评价[J].中国实验方剂学杂志，2019，25(7)：146

杨红艳，许建丽.星点设计-效应面法优化酶法提取黄连中盐酸小檗碱工艺[J].中国中医药信息杂志，2019，26(7)：89

杨云汉，赵雪秋，杜瑶，等.长春胺与羟丙基-β-环糊精包合物的制备、表征及理论研究[J].中草药，2019，50(2)：352

尹丽娜，张雅雯，陈晓晓，等.石杉碱甲渗透泵控释微丸的制备及其药动学研究[J].中国药学杂志，2019，54(9)：720

余巧，冯白茹，申茹，等.半夏泻心结肠靶向片的制备及其体外释放行为[J].中成药，2019，41(10)：2290

袁强华，呼梅，谈静.化扁方标准汤剂制备工艺[J].中成药，2019，41(7)：1672

Z

张静，孙敬蒙，张炜煜.基于固体分散体技术哈蟆油滴丸成型工艺的研究[J].人参研究，2019，31(6)：24

张琳，赵风平，王云红，等.三七总皂苷(PNS)肠溶缓释片制备工艺及体外释放研究[J].时珍国医国药，2019，30(4)：861

张鹏，邬兰，李西文，等.麦冬和山麦冬饮片标准汤剂比较研究[J].中国中药杂志，2019，44(21)：4612

张永，韩卫丽，郭静，等.竹叶超声提取工艺的优化[J].中成药，2019，41(9)：2197

张纯刚，于琛琛，周旖璇，等.白藜芦醇-羟丙基-β-环糊精-壳聚糖缓释微球的制备及表征[J].中国药房，2019，30(17)：2322

张国青，盛华刚，邵长森，等.基于标准汤剂参比的二冬汤颗粒提取工艺研究[J].山东中医药大学学报，2019，43(2)：188

张国瑗，邓哲，章军，等.车前草饮片标准汤剂的制备及质量控制方法研究[J].时珍国医国药，2019，30(6)：1362

张丽芳，林霞，冯星海，等.超声辅助有机溶剂回流提取水飞蓟籽中水飞蓟素工艺的优化[J].中成药，2019，41(1)：185

张铁山，尚曙玉，王聪颖，等.2种斯皮诺素固体分散体的制备及其体内药动学行为[J].中成药，2019，41(9)：2025

张喜武，李秋晗，刘美欣，等.星点设计-效应面法优化丁香苦苷聚乳酸-羟基乙酸纳米粒的制备工艺[J].中草药，2019，50(17)：4108

张玉玲，汪聪聪，葛鼎，等.基于标准汤剂的桔梗汤经典方制备工艺优化研究[J].辽宁中医药大学学报，2019，21(12)：52

赵涵，戎欣玉，刘爽，等.柚皮素纳米晶体的制备及药剂学性质研究[J].中草药，2018，49(13)：3026

赵雪，杨逢建，葛云龙，等.青蒿素多孔淀粉微球的制备、表征与水溶性评价[J].中草药，2019，50(7)：1596

赵甜甜，李小芳，马祖兵，等.黄芩总黄酮纳米混悬剂冻干粉的表征及辅料对其粉体学性质和吸湿性的影响[J].中成药，2019，41(7)：1485

郑路静，刘庆焕，陶遵威.复方红景天滴丸的制备工艺研究[J].天津中医药大学学报，2019，38(1)：84

郑转弟，周安，吴鸿飞.W/O型黄芩苷纳米乳的制备及质量评价[J].安徽中医药大学学报，2019，38(3)：89

钟琳瑛，田湾湾，刘彩凤，等.川芎嗪微乳的制备及不同粒径微乳体外释放对比研究[J].中草药，2019，50(21)：5231

钟鑫勤，邓丽娜，郭辉银，等.新型肝靶向微乳的制备及其性质研究[J].中南药学，2019，17(4)：507

周博，蒲红利，王继龙，等.基于超滤-络合萃取技术的甘草酸制备工艺研究[J].中草药，2019，50(6)：1323

周瑞，唐志书，武婧，等.基于抗类风湿关节炎作用评价膜分离技术富集山茱萸抗炎组分的适用性[J].中草药，2019，50(5)：1182

周婷，黎春燕，李运，等.正交设计法优化羟基喜树碱脂质体处方工艺[J].中药材，2019，42(9)：2128

周苗苗，张霞，李治芳，等.不同混合溶剂对丹参酮Ⅱ$_A$-PLGA微球的影响[J].中成药，2019，41(1)：7

邹清，谈唯，宁青，等.厚朴酚纳米晶体混悬剂的制备及质量评价[J].中国药房，2019，30(15)：2037

邹荣，要辉，胡隽，等.熊果酸纳米乳的制备及质量评价[J].中南药学，2019，17(6)：830

（五）中药炮制

【概述】

2019 年，中药炮制研究领域发表论文约 300 余篇，除炮制历史沿革、饮片鉴别、临床应用及综述外，实验研究论文约 200 篇，以炮制工艺的优化、炮制前后成分含量变化、饮片质量控制等研究为主，化学指标结合性状指标、药理指标的炮制工艺研究较多，古法炮制工艺的优化、成分变化与药效指标结合研究增加。

1. 炮制工艺研究

(1) 多指标结合优化炮制工艺　单国顺等以果糖、葡萄糖、蔗糖、密二糖、棉子糖、甘露三糖、水苏糖、毛蕊花糖苷及 5-羟甲基糠醛含量的综合评分为指标，优化酒炖法制熟地黄的炮制工艺为：生地黄以 0.4 倍黄酒回润后，常压蒸制 2 次，4 h/次，并于 60 ℃干燥。余意等采用相同的方法和指标，优化清蒸法制熟地黄的工艺为：生地黄以 0.4 倍水量回润，常压蒸制 2 次，4 h/次，并于 80 ℃烘干。温柔等以新绿原酸、绿原酸、隐绿原酸、咖啡酸、异嗪皮啶、落新妇苷、迷迭香酸含量为指标，优选草珊瑚的切制工艺为，茎抢水清洗 1 次，12 倍量水浸 1 h，闷润软化 3 h，取出后切制成 15 mm 的段，于 50 ℃烘 2 h；叶抢水清洗 1 次，置 50 ℃干燥 4 h；再将茎与叶 2∶1 混合。

(2) 成分含量与外观形状结合优化工艺　王玥等以游离蒽醌含量、总蒽醌含量、浸出物含量的总评归一值结合感官评分为指标，优化蜜酒同制大黄的工艺为：粉碎粒度过 100 目筛，蒸制 3.5 h，闷润温度 33 ℃，含水量 43%。许金凯等综合盐知母外观性状和芒果苷含量，研究发现，盐知母宜采用先拌盐水后炒药的方法，最佳盐水比为 1∶15～1∶30。

(3) 结合毒效指标优化工艺　刘舒凌等以浸出物和蛋白质含量、肾阳虚小鼠肾脏指数和睾丸指数为观察指标，综合加权评分法优选酒蛤蚧饮片的炮制工艺为：蛤蚧饮片加入 0.3 倍量黄酒，润透后，80 ℃烘制 2 h。龚飞鹏等以 LD_{50} 及其对二甲苯致耳郭肿胀的抑制率为指标，优选醋炙马钱子的工艺为：140 ℃炒制 5 min，食醋用量 25%。

(4) 古法炮制的现代优化研究　董丽萍等根据《备急千金要方》温胆汤组方中枳实的水炙，以柚皮苷、新橙皮苷含量为指标，优选炮制工艺为：以枳实量 1.4 倍水，拌润 55 min，120 ℃炒制 7 min。刘彩凤等研究明代《明医》记载酒洗红花，以羟基红花黄色素 A 和山奈素含量为指标，正交试验确定炮制方法为：加酒量 50%（100 g 药材加 50 g 黄酒），浸吸 30 min，烘干温度 40 ℃。尹辉等以蔓荆子黄素含量为指标，优选《雷公炮炙论》记载的酒炙蔓荆子的工艺为：酒浸 6 h，烘制温度 120 ℃，烘制 5 min。

2. 中药炮制前后化学成分研究

(1) 炮制前后成分含量变化　曹虹虹等采用 UPLC 测定栀子姜炙前后成分含量，结果按照优化的姜炙工艺炮制后绿原酸、西红花苷Ⅰ、西红花苷Ⅱ的含量降低，京尼平苷酸、京尼平龙胆双糖苷、栀子苷、芦丁含量增加。李源等采用 UPLC-MS 同时测定秦艽炮制前后龙胆苦苷、马钱苷酸、獐牙菜苦苷、獐牙菜苷等环烯醚萜苷类和木犀草素、异牡荆素、芹菜素、山柰酚等黄酮类成分的含量，结果秦艽经清炒、酒炙后环烯醚萜类含量均明显升高，黄酮类含量变化不大。袁芮等采用 HPLC-ELSD 测定不同炒制时间蒺藜中蒺藜呋甾皂苷 B 和蒺藜皂苷 K 的含量，结果发现其含量均呈先升高后降低趋势。甘小凤等采用响应面优化酶法提取黄精多糖，1-苯基-3-甲基-5-吡唑啉酮(PMP)柱前衍生和HPLC分析九蒸九晒的姜形黄精中的多糖，结果随着姜形黄精蒸、晒次数的增加，各单糖含量先增加后下降再增加后趋于稳定，甘露糖、半乳糖变化明显。袁金凤等采用GC-MS检测并鉴定生姜、厚朴炮制品的挥发性成分，发现厚朴炮制品挥发油含量依次为姜浸品>生品>姜炙品>姜煮品>清水煮品。厚朴姜制除了某些挥发性成分的相对含量发生变化外，还新增或消失了某些成分，如姜煮品与清水煮品相比，新增生姜中的3种成分；姜炙品、姜煮品与生厚朴相比，长叶蒎烯、丁香烯醇、Equilenin 3种成分均消失，而姜浸品中未消失。不同年限、不同部位的厚朴净制去粗皮后厚朴酚与和厚朴酚含量均升高。隋利强等利用SPME-GC-MS鉴定鸡内金、水蛭、穿山甲、玳瑁、鱼鳔胶、阿胶6种中药生品及炮制品中的挥发性成分，结果6种药物炮制前后挥发性成分含量差异明显，炮制过程中棕榈酸的含量均降低，同时部分生成α-葎草烯等新化合物。

(2) 外观性状与成分变化结合　刘逊等利用色彩色差计和HPLC研究发现，随着砂炒温度的升高，穿山甲色泽加深，浸出物含量增加。戴辉等采用分光测色仪和HPLC研究表明，经醋蒸后五味子由红色变为黑色，指纹图谱可以将生五味子与醋五味子较好地聚类；炮制前8种木脂素成分总含量0.98%～1.29%，炮制后1.05%～1.36%。柴冲冲等用色差仪测量黄芩饮片粉末颜色色度，HPLC测定5种黄酮类成分的含量，结果表明黄芩苷与汉黄芩苷含量与L^*、b^*、E^*呈现显著正相关，与a^*呈现显著负相关；黄芩素、汉黄芩素、千层纸素A含量与a^*呈现显著正相关，与L^*、b^*、E^*呈现显著负相关。

(3) 药理作用与成分变化结合　张祺嘉钰等采用HPLC分别测定广东、广西、云南及福建生、炒、蜜制桂枝中香豆素、肉桂醇、肉桂酸、桂皮醛的含量变化和抗氧化活性，发现广东和云南生品中肉桂醇含量均最高；福建生品中桂皮醛含量最高；福建炒桂枝中香豆素含量最高；云南蜜制品的抗氧化活性最大。林好等研究发现，九蒸九晒熟地黄的多糖含量最高(1.62%)，九蒸九烘熟地黄多糖含量最低(0.95%)，不同质量浓度熟地黄多糖溶液对卵巢颗粒细胞均有一定的促进作用。

3. 中药炮制前后药理作用研究

(1) 炮制对中药毒效的影响　于小红等建立变应性接触性皮炎小鼠模型，以雷公藤及甘草制雷公藤灌胃给药，比较肝脏生化指标(ALT、AST)、相关炎症因子(TNF-α、IL-2)的差异，以及肝脏、肾脏、脾脏、胸腺指数和耳肿胀度的差异，结果发现甘草炮制后雷公藤“治疗窗”增宽，达到“减毒存效”效果。吴昊等建立右旋葡聚糖硫酸钠诱导的溃疡性结肠炎小鼠模型，研究发现甘草炮制雷公藤低、高剂量给药后小鼠结肠炎症状减轻，炎症细胞浸润减少，炎症因子表达降低，且肝脏HE染色及ALT、AST水平与正常组相比无显著差异，具有抗炎及免疫调节作用，同时该剂量未呈现明显的肝毒性。罗佳等研究发现，红曲发酵后能调节脾虚食积证小鼠的胃肠功能，其机制可能与调节胃肠激素水平、改善胃肠组织形态、恢复肠道菌群结构有关。

(2) 炮制对成分吸收、代谢、分布的影响　于现阔等利用UPLC-MS/MS以槲皮素-3-*O*-β-D-葡萄糖-7-*O*-β-D-龙胆双糖苷(QGG)和芥子酸在大鼠血浆中的浓度为指标，研究葶苈子与炒葶苈子药代动力学。发现炒制有利于葶苈子中芥子酸的吸收，并减缓排泄时间，对QGG的吸收程度无明显影响。周国洪等经过多元统计分析发现，炮制前后的王不留行化学成分发生了较大变化。其中，46种初级代谢物发生显著变化，其中与差异代谢物相关性最强且受影响最大的代谢通路是苯丙氨酸代谢途径。

(3) 中药复方的药理研究　李卫先等以血虚小鼠为模型，研究发现各药均为酒炙品组方的四物汤能显著升高脾虚小鼠外周血红细胞数、白细胞数、血红蛋白及骨髓有核细胞的含量，延长脾虚小鼠的游泳时间、增加微循环血流量、增加微动脉和微静脉流速和扩张微动脉和微静脉血管管径，作用优于生品组方。

(4) 炮制对西药药理作用的影响　李冰韶等比较大黄不同炮制品与阿托伐他汀（ATS）联用对HepG2肝脂肪变性细胞的降脂作用，发现生、酒大黄醇提物和25 μmol/L ATS联用，不但能够达到50 μmol/L ATS单用时的降脂效果，还能更显著降低细胞内甘油三酯含量。

4. 中药饮片质量控制研究

张崇佩等建立了UPLC测定吴茱萸不同炮制品中新绿原酸、绿原酸、咖啡酸、隐绿原酸、芦丁、金丝桃苷、异鼠李素-3-*O*-芸香糖苷、去氢吴茱萸碱、吴茱萸碱、吴茱萸次碱、吴茱萸卡品碱和二氢吴茱萸卡品碱12种成分含量的方法。宋洪伟等建立了UPLC同时测定延胡索中四氢非洲防己碱、原阿片碱、四氢黄连碱、非洲防己碱、延胡索乙素、盐酸小檗碱、盐酸巴马汀、去氢紫堇碱8种生物碱含量的方法。任晓航等建立了不同来源的巴戟天生品与炮制品中水晶兰苷、去乙酰基车叶草苷酸、5-羟甲基糠醛、甲基异茜草素、甲基异茜草素-1-甲醚、葡萄糖、蔗糖、蔗果三糖、耐斯糖、蔗果五糖的含量测定方法，可用于巴戟天生品及炮制品的质量评价。

5. 模拟炮制研究

袁芮等采用UPLC-TOF/MS定性分析tribuluside A、蒺藜呋甾皂苷B和蒺藜皂苷K 3种蒺藜皂苷单体的模拟炮制产物，证实tribuluside A和蒺藜皂苷Ⅰ在炮制中发生脱羟基反应分别转化生成蒺藜呋甾皂苷B和蒺藜皂苷K，从而使两者含量升高；蒺藜呋甾皂苷B和蒺藜皂苷K的C-3和C-26位含有糖链，在炮制中发生脱糖反应生成单糖链皂苷和短糖链皂苷，从而使两者含量降低。刘逊等采用TLC、Nano LC-Q Exactive Orbitrap MS对穿山甲炮制前后的脂溶性成分及蛋白成分进行分析，同时对环二肽成分的形成进行了模拟炮制。结果显示，环二肽的形成主要与炮制过程中的受热温度有关，在低温条件下直链肽N端可环化生成L构型的环二肽，在高温环境下直链肽N端及C端均可快速环化生成环二肽。L-丝-L-酪环二肽可延长凝血时间并增加奶牛乳腺上皮细胞增殖率和乳蛋白合成相关基因表达。

6. 发酵品研究

龙凯等检测半夏曲炮制过程中细菌、酵母菌、霉菌的菌落数量并定量分析其中4种优势微生物数量的动态变化，为研究半夏曲炮制机制提供实验依据。结果，半夏曲炮制过程中细菌数量少且变化平缓，而酵母菌和霉菌数量至发酵后期时迅速增加。4株优势菌——枯草芽孢杆菌、宛氏拟青霉、丝衣霉菌、黑曲霉生长的最适温度分别为35 ℃、29 ℃、29～31 ℃、39 ℃，最适pH值分别为7.0、7.0、7.5、7.0。4种菌均具有产淀粉酶和蛋白酶的能力，宛氏拟青霉、丝衣霉菌具有产黄色素能力。表明4种优势微生物在半夏曲炮制中可能起重要作用。

（撰稿：谭鹏　李飞　审阅：蔡宝昌）

【19种中药炮制工艺的研究】

1. 木鳖子

木鳖子生品有毒，通常以去油制霜法炮制来降低毒性。宋燕等以丝石竹皂苷元3-*O*-β-D-葡萄糖醛酸甲酯、β-谷甾醇、齐墩果酸及脂肪油含量的指标归一值为综合评价指标，采用Box-Behnken设计-响应面法优化木鳖子霜的炮制工艺为：烘制1.7 h、烘制温度80 ℃、压制30 min。

2. 附子

将微生物技术与中药炮制相结合，通过微生物发酵炮制达到减毒增效的目的。李南臻等以附子中的有毒成分双酯型生物碱和有效成分单酯型生物碱的含量为指标，筛选出宛氏拟青霉作为附子发酵炮制的适宜微生物。最佳发酵炮制工艺为：炮制48 h，初始 pH8，温度 30 ℃。

3. 当归

酒炙法是当归常用炮制方法，通常采用黄酒，而孙晓静等研究的汉派酒当归则是用白酒进行炮制。以水溶性浸出物、醇溶性浸出物、挥发油、阿魏酸和藁本内酯含量为综合评价指标，采用正交试验优选汉派酒当归的最佳炮制工艺为：白酒醇含量 56%，白酒用量 20%，闷润 36 h。该工艺制备的酒当归与 4 种传统黄酒炮制品（净当归片，10%黄酒闷润 1 h 后 140 ℃炒制 15 min 和 250 ℃炒制 25 min，20%黄酒闷润至吸尽后 150 ℃炒 6 min，30%黄酒浸润至吸尽后自然干燥）进行比较，发现汉派酒当归炮制法的综合评分最高，且与其他 4 种方法的评分有显著差异。名老中医用药及古籍记载中亦可见醋炙当归的炮制方法。

4. 槐角

牛晓静等采用均匀设计试验结合总评归一法优选槐角“九蒸九制”最佳炮制工艺，以总黄酮、多糖、槐角苷、芦丁、染料木苷、5-羟甲基糠醛为指标。优选出的最佳工艺为：焖润 1.6 h，共蒸制 9 次，蒸制 1.7 h/次。

5. 黄精

李瑞等以黄精浸出物、多糖、总皂苷、五羟甲基糠醛含量作为黄精功效指标，色度值作为参考指标，研究蒸制次数对黄精功效成分的影响。结果，多糖和浸出物在生品中含量最高，并随着蒸制次数的增加呈下降趋势；总皂苷含量与色度值在一蒸一烘炮制品中最高。综合评分认为黄精的理想蒸制次数为一蒸一烘。

6. 栀子

栀子临床常见炮制品有栀子、炒栀子、焦栀子、栀子炭和姜栀子。刘燎原等以栀子苷含量为指标，建立栀子饮片及其炮制品的 UPLC 特征图谱，并测定栀子炮制品的色度值，采用正交试验优选炒栀子、焦栀子、栀子炭的最佳炮制工艺。结果 3 种炮制品的最佳工艺分别为：150 ℃炒制 8 min、180 ℃炒制 10 min 和 210 ℃炒制 15 min；并且栀子不同炮制品中的西红花苷-Ⅰ、西红花苷-Ⅱ的相对峰面积和色度值有显著性差异，可以作为炮制过程中的质量评价指标。吕辰子等运用热分析技术进行栀子有效成分热解特性分析，得出栀子炭最佳炮制温度为 290.3～387.0 ℃。同时以鞣质含量为指标，结合响应面法优化栀子炭的最佳工艺为 330 ℃炒制 5.91 min。按此工艺条件重复 3 次实验，结果 3 次得到鞣质平均质量分数为 3.12 mg/g，与预测值相接近。

7. 香薷

张依欣等采用正交试验优化生姜汁制香薷的炮制工艺。通过 SD 法提取香薷不同炮制品中的挥发性成分，并以 HS-GC-MS 联用技术进行分析，鉴定挥发油中的化学成分。根据检测结果结合《中国药典》（2015 年版）中香薷的指标性成分麝香草酚和香荆芥酚作为评价指标，优选出姜制香薷的最佳炮制工艺为：香薷饮片加等体积生姜汁闷润 6 h 后炒制 8 min。

8. 地龙

甘草炮制广地龙是广东岭南地区的一种特色炮制方法。罗文英等在单因素考察的基础上采用正交试验，以次黄嘌呤、肌苷和水溶性浸出物含量为指标，各指标进行加权评分，得出甘草炮制广地龙的最佳工艺为：甘草用量 15%，浸泡 20 min，干燥温度 50 ℃。

9. 红芪

白瑞斌等采用正交试验优选蜜炙红芪的现代炮制工艺。以总黄酮、总多糖、芒柄花素含量结合指纹图谱特征峰的整体变化趋势为评价指标，优选得到基于产地加工炮制一体化的蜜炙红芪饮片的现代加工工艺为：新鲜红芪药材抢水冲洗泥土后，切片（3～6 mm），加入 25%的炼蜜，拌匀，闷润至炼蜜被充分吸收后，置于电热鼓风烘箱中，90 ℃干燥 3 h，制得新型蜜炙红芪饮片。

10. 酸枣仁

刘晓等分别取 3 个产地各 10 个批次市售生、炒酸枣仁饮片与自制不同时间点的炒酸枣仁饮片，建立了生酸枣仁和炒制不同时间的酸枣仁水提液的指纹图谱，进行相似度比较，并采用主成分分析法进行模式识别，结合炒制前后化学成分的变化。结果确定，当炒制温度在 130～150 ℃的范围内时，酸枣仁的最佳炒制时间为 7 min。

11. 牡丹皮

韩宁宁等选择芍药苷，1、2、3、4、6-五没食子酰葡萄糖，苯甲酰芍药苷，丹皮酚，浸出物的含量及外观性状评分为评价指标，采用响应面-中心复合法优选牡丹皮炒制工艺。结果优选出的最佳工艺为 235 ℃炒制 5 min。

12. 高良姜

邓仙梅等以高良姜素和姜黄素含量为指标，在单因素试验的基础上，采用星点设计-响应面法优选高良姜的砂烫炮制工艺。优选出的工艺为：炮制温度 200 ℃，炮制 5.5 min，并对该工艺进行 3 次验证试验，实际值与预测值的相对误差为 0.68%。

13. 蒺藜

赵杨等以水浸出物、醇浸出物及总皂苷含量为综合指标，采用正交试验优选蒺藜的最佳盐炙工艺。考虑炮制品的外观性状和节约能源，最终优选盐蒺藜的最佳工艺为：盐水比 1∶4 的比例，120 ℃炒制 20 min。

14. 吴茱萸

黄连水炒吴茱萸是江西樟帮的一种特色炮制方法，将黄连水以喷淋法加入吴茱萸炒干，拌匀闷润。张崇佩等采用正交试验优选黄连水炒吴茱萸的最佳炮制工艺为：吴茱萸和黄连的比例为 10∶1，炒制温度为 150 ℃，炒制 8 min。

15. 桑白皮

白华等以桑根酮 C 含量为指标，考察 60 ℃烘干、晒干、阴干、霉变后 60 ℃烘干这 4 种干燥方法对亳桑皮（即安徽亳州所产桑白皮）质量的影响，结果 60 ℃烘干的亳桑皮中桑根酮 C 含量最高。然后以桑根酮 C 含量为指标，正交试验优选出亳桑皮蜜炙的最佳炮制工艺：药材与蜜的比例为 4∶1，闷润 20 min，在 120～150 ℃温度下，中火炒制 15 min。

16. 苍术

石坤等以苍术中苍术素、β-桉叶醇、5-羟甲基糠醛的含量以及外观性状为评价指标，采用正交试验优选出麸炒苍术的最佳炮制工艺。结果优选的最佳工艺为：每 1000 g 饮片麦麸用量 100 g，炒制温度 200 ℃，炒制 80 s。

17. 小茴香

李敏等建立了小茴香中非挥发性成分紫丁香苷、槲皮素-3-*O*-葡萄糖醛酸苷的含量测定方法，系统考察盐小茴香炮制过程中盐水比例、炒制温度、炒制时间对盐小茴香中紫丁香苷、槲皮素-3-*O*-葡萄糖醛酸苷含量的影响，考察盐炙小茴香的最佳炮制工艺。结果优选的最佳工艺为：盐水比例 1∶4，炒制温度 180～200 ℃，炒制 15～20 min。在该条件下制得的盐小茴香色泽加深，偶有焦斑，微鼓起，指标成分损失较少。

18. 骨碎补

崔振雅等根据单因素试验结果选择加热温度、加热时间、砂用量为考察因素，以骨碎补的形态、色泽、去毛情况和柚皮苷、新北美圣草苷的含量为评价指标，采用正交试验优选砂烫骨碎补的最佳炮制工艺为：用 40 倍量砂，190 ℃加热砂烫 4 min。

19. 丹参

曹凤娟等以丹参酚酸 B 和丹参酮 $Ⅱ_A$ 的含量为指标，通过单因素试验选取酒炖丹参为研究对象，在此基础上采用星点设计-效应面法优选酒制丹参的炮制工艺。结果最佳炮制工艺为：黄酒用量（黄酒∶药材）为 30∶100，酒炖 2 h，闷润 8 h，干燥温度 60 ℃。验证试验的结果显示实测值与预估值的相对偏差低于 3%。

（撰稿：李伟东　审阅：蔡宝昌）

【16 种中药炮制前后化学成分变化的研究】

1. 陈皮

姜琼等采用 GC-MS 对陈皮蒸制前后水蒸气蒸馏法提取的挥发油化学成分进行对比分析。结果显示，蒸制后挥发油含量下降，从生品含量 1.13%下降到 1.06%。炮制前后共有化学成分 4-松油醇、α-侧柏烯、α-松油烯、α-蒎烯、柠檬烯及 β-月桂烯等；炮制后麝香草酚、4-蒈烯、香茅醇、壬醛及橙花醇等化合物消失，新增化合物有古巴烯、桧烯、香茅醇、α-水芹烯、3-桧烯及 γ-松油烯；在共有化合物中，相对含量增加最显著的为柠檬烯，由炮制前 68.79%上升至炮制后的 76.92%，生品挥发油中含量第二的 α-松油烯在炮制后几乎完全损失，而炮制后 γ-松油烯含量仅低于柠檬烯。

2. 大黄

李燕芳等采用 HPLC 比较彝药蜜酒同制大黄炮制前后没食子酸、儿茶素、表儿茶素、虎杖苷、阿魏酸等 17 种成分的变化。大黄经过炮制后，除阿魏酸、大黄酚-8-*O*-葡萄糖苷、芦荟大黄素、大黄酚外，其余 13 种成分均有显著变化。大黄经彝药炮制法炮制后，大黄酸-8-*O*-β-D-葡萄糖苷、大黄素-1-*O*-葡萄糖苷及番泻苷 A、B 等结合蒽醌类及其衍生物类成分受热后分解，导致这些成分的含量显著降低，而没食子酸的含量则显著升高。

3. 党参

王清浩等利用视觉分析仪和 HPLC 指纹图谱研究了米炒党参炮制过程中重要成分变量关联性及其质量传递规律。结果发现，在米炒党参炮制过程中，样品粉末总色值（E^*ab）呈下降趋势，表观颜色由淡黄棕色至深黄色变化；10 个化学成分峰动态变化明显，其中包含 5-羟甲基糠醛；有 3 个色谱峰与总色值 E^*ab 变化呈极显著性负相关，1 个色谱峰呈显著性正相关，2 个呈一般正相关。

4. 地黄

单国顺等采用 HPLC 对不同炮制时间、炮制方式（回润后干燥、高压锅蒸制 4 h、常压蒸制 4～36 h）所制备的熟地黄中毛蕊花糖苷的含量进行测定。结果毛蕊花糖苷含量，生品含量 0.128%；常压蒸制含量明显降低（4、36 h 的含量分别为 0.029%、0.016%）；高压锅蒸制 4 h 含量 0.025%；回润后干燥含量明显降低（0.042%）。沈丽琴等研究地黄在常压一次蒸制和“九蒸九晒”工艺炮制过程中主要成分的变化规律。结果，九制后梓醇、地黄苷 A 和毛蕊花糖苷的含量分别较生品下降约 97%、72%和 92%，5-羟甲基糠醛含量 2.76 mg/g，葡萄糖较生品增加约 1.5 倍。常压一次蒸制 16 h 后，熟地黄中梓醇、地黄苷 A、毛蕊花糖苷的含量分别较生品下降约 74%、28%和 86%，5-羟甲基糠醛含量 0.27 mg/g。表明常压一次蒸制 16 h 熟地黄与“九蒸九晒”熟地黄在主要成分含量上有很大差异。张颖等采用微波消解样品，结合电感耦合等离子体发射光谱法对鲜地黄干燥品、生地黄和熟地黄饮片中主要常量无机元素含量进行测定。结果，在地黄不同炮制品中含量较高的元素为 K、Ca、Mg、Na；其中 K 含量最高（鲜地黄＞生地黄＞熟地黄），其次是 Ca、Mg、Na 的含量，而 Fe、Zn、Mn、Cu 含量较低，但在不同炮制品中含量变化较大。

5. 附子

刘雨诗等测定5种附子炮制品(生附片、黑顺片、熟附片、蒸附片、炒附片)中的生物碱类成分,比较有胆附片与无胆附片的成分差异。结果,江油生附片总生物碱含量高,而双酯型生物碱含量低;云南生附片总生物碱含量低,但双酯型生物碱含量高;从毒、效成分看,江油生附片的质量优于云南产生附片。去皮既可净制药材,也能提升饮片中总生物碱含量。有胆炮制黑顺片、熟附片均能显著降低毒性成分双酯型生物碱的含量,但同时有效成分单酯型生物碱及总生物碱流失严重;无胆蒸制或炒制附片能有效去除毒性成分并保留有效成分,"去毒存性"能力较好。附子各炮制品中总生物碱含量生附片>蒸附片>炒附片>熟附片>黑顺片,单酯型生物碱含量炒附片>蒸附片>生附片>黑顺片>熟附片,双酯型生物碱含量生附片>炒附片>蒸附片>黑顺片>熟附片。不同炮制方法能够不同程度地减少附子中毒性成分双酯型生物碱含量,保存有效成分单酯型生物碱含量。

6. 黄连

负亚波等考察采用辅料姜汁炮制前后黄连生物碱成分的变化,建立HPLC同时测定格兰地新、盐酸药根碱、非洲防己碱、表小檗碱、盐酸黄连碱、盐酸巴马汀、盐酸小檗碱7种成分含量的方法。结果经姜汁炮制后,黄连中格兰地新、盐酸药根碱和盐酸巴马汀含量显著提高($P<0.05$),7种生物碱总含量有所提高。表明黄连经辅料姜汁炮制后,部分生物碱成分含量发生变化。

7. 狼毒大戟

李慧等采用UV法对狼毒大戟不同炮制品中总内酯和总黄酮含量进行测定,采用氨基酸分析仪对不同炮制品中氨基酸含量进行测定。结果,狼毒大戟生品、酒制品、诃子汤制品、醋制品和奶制品中总内酯含量分别为0.062%、0.015%、0.015%、0.013%和0.010%,总黄酮含量分别为1.62%、1.71%、1.66%、1.82%和2.16%,氨基酸总量分别为3.86%、4.28%、3.91%、1.92%和6.00%。表明炮制不仅能有效降低有毒物质总内酯的含量,而且能提高活性成分总黄酮的含量,奶制狼毒大戟的炮制效果最佳。

8. 麦冬

周玉波等测定麦冬、去心麦冬及其炮制品中多糖和总黄酮的含量。多糖含量分别为麦冬生品10.88%、酒炙品6.92%、清炒制品10.48%、米炒制品6.81%,去心麦冬生品11.73%、酒炙品8.46%、清炒制品11.01%、米炒制品8.54%;总黄酮含量分别为麦冬生品0.83%、酒炙品0.76%、清炒制品1.03%、米炒制品0.95%,去心麦冬生品0.78%、酒炙品0.70%、清炒制品0.99%、米炒制品0.84%。结果表明,麦冬去心后多糖含量增加,麦冬生品及去心麦冬经炮制后,多糖的含量均有减少;麦冬总黄酮含量在去心后减少,麦冬生品及去心麦冬炮制后(除酒炙品)总黄酮的含量均增加。

9. 蕲蛇

何倾等采用HPLC对11批蕲蛇药材及其炮制品(蕲蛇、酒蕲蛇、蕲蛇肉)进行成分研究。结果,炮制后各蕲蛇饮片尿嘧啶、黄嘌呤含量均降低,而肌苷含量升高,3种炮制品总核苷含量也有所变化(蕲蛇和酒蕲蛇中含量降低,蕲蛇肉中含量升高)。提示高温和加水量可能是造成核苷类成分流失的影响因素。田连起等基于电子鼻技术对蕲蛇药材及其不同饮片规格的挥发性成分进行分析。结果表明,二甲基硫醚可能为蕲蛇特异气味的主要物质基础,而二硫化碳、己醛可能为蕲蛇腥臭等不良气味的物质基础。蕲蛇炮制后气味改善可能与二硫化碳、己醛等成分的含量降低及5种(3-甲基-1-丁醇、异戊酸乙酯、香茅醛、乙酸苯乙酯、L-香芹酮)偏香味物质的出现有关。进一步用HPLC测定发现蕲蛇不同部位及不同饮片规格均含有17种氨基酸，其中谷氨酸、赖氨酸、甘氨酸、天冬氨酸等含量均较高，胱氨酸含量均最少。蕲蛇肉氨基酸类活性物质含量最高，酒炙后具有不良气味氨基酸（赖氨酸、甲硫氨酸、苯丙氨酸、丝氨酸和苏氨酸）含量降低。

10. 驱虫斑鸠菊

张刚等采用 TLC-HPLC 比较驱虫斑鸠菊炮制（浸泡于葡萄醋 24 h，取出，干燥）前后紫铆素、绿原酸的含量变化。结果，炮制前后饮片中紫铆素含量分别为 0.026%、0.029%，绿原酸含量分别为 0.058%、0.037%。炮制后紫铆素略有增加，但绿原酸的含量明显减少。

11. 蛇床子

田茂军等采用超声波法提取蛇床子不同炮制品中总黄酮，以芦丁为对照品采用紫外分光光度法测定总黄酮的含量。结果，蛇床子生品、炒黄品、清蒸品、酒蒸品、地黄汁蒸品、辅料炮制品（生品用鲜百部汁和大青叶汁浸泡 72 h，取出 40 ℃恒温干燥 48 h，再用地黄汁闷润过夜，蒸 12 h，40 ℃恒温干燥）中总黄酮含量依次为 0.62%、0.74%、0.38%、0.57%、1.58%、0.88%。地黄汁蒸制蛇床子中的总黄酮含量最高，可能由于鲜地黄中含黄酮，辅料制品中总黄酮含量也明显增加，而蒸制品和酒制品中含量较生品低。

12. 升麻

祝婧等分析江西樟帮蜜麸炒法和建昌帮蜜糠炒法对升麻中挥发性成分组成及相对质量分数的影响。结果，从生品中鉴定 73 个成分，蜜麸升麻中鉴定 37 个成分，蜜糠升麻中鉴定 93 个成分，蜜升麻中鉴定 71 个成分，均以棕榈酸相对质量分数为最高，占总挥发性成分 30.38%～46.47%，除棕榈酸等脂肪酸类成分外，挥发油中还含有烷类、酯类、醇类、烯类、酮类等成分。升麻生品、炮制品中相对质量分数≥1.0%的共有成分 8 个，这些成分经蜜麸炒后相对质量分数大多呈现上升趋势，而经蜜糠炒后相对质量分数则呈现降低趋势。

13. 藤三七

方镕泽等以芦丁为标准品，采用 UV 法测定并比较清蒸、酒蒸以及生品藤三七中总黄酮含量。结果表明，生品藤三七总黄酮含量 3.99%，蒸制品含量 2.25%，酒蒸含量 2.55%。

14. 天南星

郁红礼等以《中国药典》（2015 年版）收载的炮制方法，分别处理天南星科 4 种有毒中药——半夏、掌叶半夏、天南星、白附子生品及 4 种凝集素蛋白。结果，掌叶半夏、半夏、天南星和白附子生品中各凝集素蛋白的质量分数为 7.3%、4.9%、2.7%、2.3%，清半夏、中半夏凝集素的质量分数为 0.027%，姜半夏、制天南星和制白附子中均检测不到活性凝集素蛋白，表明白矾浸泡或生姜加白矾共煮的方法炮制显著降低天南星科 4 种有毒中药中毒性成分凝集素蛋白的含量。以生姜汁浸泡、白矾水浸泡、单独加热煮制的方法分别炮制饮片及处理凝集素蛋白，分析辅料处理及加热过程对凝集素蛋白的影响。结果显示，单用辅料生姜汁浸泡对生品中凝集素蛋白的含量影响较小，而白矾水浸泡随着浸泡时间延长，生品中凝集素含量逐渐降低，加热煮制随着加热时间的延长，4 种生品中凝集素蛋白的含量均逐渐降低。并进一步研究发现，辅料生姜直接浸泡半夏凝集素，对其含量几乎无影响，而白矾水直接浸泡凝集素 5 d 后能够导致凝集素含量显著降低，加热煮制的方法炮制 4 种凝集素 2 h 后即可导致凝集素蛋白含量显著降低。故复制法以白矾浸泡及加热煮制的炮制方法，可促使有毒中药中毒性成分活性凝集素蛋白的含量降低，这是有毒中药毒性下降的关键。

15. 寒水石

马应风等采用热制（炒至发烫，加藏酒浸没，密闭，放凉后取出，烘干）、精制（炒至发烫，研成细粉，加犏牛奶浸没，密闭，放凉后取出，阴干）和猛制（炒至发烫，加达日娃浸没，放凉取出，阴干）等方法对藏药洁白丸处方中的寒水石进行炮制，并采用 HPLC 法测定没食子酸的含量。结果，寒水石不同炮制方法中洁白丸的没食子酸含量为 6.58 mg/g（热制）、6.60 mg/g（精制），猛制未检出。提示猛制的寒水石对没食子酸影响显著，可能不宜与诃子同方使用。

16. 苍耳子

孙远等将不同产地的苍耳子采用砂炒法炮制，将生、炒苍耳子分别与辛夷配伍，得到生、炒苍耳子-辛夷药对，采用 UPLC 同时测定其水煎液中的指标成分含量。与生苍耳子-辛夷药对相比，炒苍耳子-辛夷药对水煎液中新绿原酸、绿原酸、咖啡酸、1，3-二咖啡酰奎宁酸含量均下降，木兰脂素与辛夷脂素含量无明显差异。10 批生苍耳子-辛夷药对与炒苍耳子-辛夷药对的指纹图谱相似度分别为 0.940～0.996、0.913～0.996；聚类成分分析及主成分分析结果可明显区分生苍耳子-辛夷与炒苍耳子-辛夷样品。

（撰稿：张永太　审阅：蔡宝昌）

【12 种中药炮制前后药理作用变化的研究】

1. 巴戟天

魏晓峰等采用环磷酰胺制备免疫功能低下小鼠模型，探讨巴戟天生、制品对小鼠免疫功能的调节作用。结果，与模型组相比，给药组 IL-2、IL-6、IL-10、TNF-α、INF-γ 的水平、胸腺和脾脏指数、血液红细胞和白细胞数量、CD_4^+/CD_8^+ 均有不同程度的升高（$P<0.05$，$P<0.01$），且盐巴戟天组各指标恢复程度均优于巴戟肉组。表明盐制后改善免疫低下小鼠的免疫功能的作用增强。

2. 白蔹

张少桦等利用鲎试剂与内毒素产生凝集反应的原理，采用不同浓度的白蔹生品、炮制品水提醇沉提取物破坏凝集反应，初步评估其体外抗内毒素的作用。结果，白蔹生品与炒焦炮制品体外都有一定的抗内毒素作用，但焦白蔹的抗内毒素作用更强，当浓度为 1∶2 000（v/v）时，体外仍有抗内毒素作用。

3. 附子

童恒力等采用气管夹闭窒息法制作大鼠急性心力衰竭动物模型，研究姜制附子（干姜片/生姜片拌蒸附子、干姜煎汁/生姜煎汁/生姜榨汁拌蒸附子）对急性心力衰竭模型大鼠血流动力学指标的影响。结果，与空白组比较，各姜制附子组大鼠经过心脏骤停心肺复苏后，心率、左心室最大收缩压、左心室舒张末期压、左心室内压最大上升速率值、左心室内压最大下降速率值均有不同程度的增加，但均未强于生附子组血流动力学指标。附子经过姜制后对心衰大鼠的复苏具有治疗作用，且可在一定程度上确保用药安全。各种姜制附子分别通过提升心舒张功能、心收缩功能、心率或其联合作用等不同途径加强心脏功能。

4. 黄草乌

温玉莹等采用小鼠十二指肠注射给予黄草乌混悬液，研究黄草乌炮制前后对心脏的毒性作用及机制。与正常对照组比较，黄草乌心电图的 QRS 波异常，心率明显减慢；而制黄草乌（《云南省中药饮片炮制规范》1986 年版炙草乌“煮蒸炙”的方法）组心电图的 QRS 波较正常。黄草乌主要成分滇乌碱具有一定心脏毒性，且随着滇乌碱浓度的增大，心肌细胞的存活率逐渐降低；其不仅能显著抑制心肌细胞的活性，破坏心肌细胞生物膜的稳定性，还能诱导细胞发生凋亡。黄草乌对心脏有明显毒性，炮制后毒性减小。

5. 黄精

马慕秝等采用 3 因素（热性药灌胃、限食、负重游泳）连续造模 2 周建立气阴两虚大鼠模型，研究黄精不同炮制品（市售黄精、四制黄精、九制黄精）水提物对气阴两虚模型大鼠的影响。结果与模型组比较，黄精各炮制品均可改善气阴两虚模型大鼠的一般体征(抓力、尾根部直径、面温、热成像、痛阈值)、肝功能(降低 AST、ALT)和糖脂代谢(降低甘油三酯、升高葡萄糖),增加血清免疫球蛋白 A 与 M,调节环核苷酸系统,一定程度改善气阴两虚大鼠症状,四制黄精在增加气阴两虚模型大鼠的体质量、尾径和改善模型大鼠糖脂代谢方面效果较优。王淳等以《中国药典》(2015 年版)收载的 3 个品种黄精制备酒黄精,研究黄精炮制品的二氯甲烷部位组分的美拉德反应产物及抗氧化活性。结果,随着炮制时间延长,酒黄精二氯甲烷组分在 280 nm 吸光度值逐渐增加,pH 值降低;黄精炮制 16 h 后呈现相同的吸光度(280 nm)和酸度变化趋势,显示美拉德反应特征。1, 1-二苯基-2-三硝基苯肼(DPPH)自由基清除活性显示,随着炮制时间的延长,炮制品的抗氧化活性增强,至 16 h 达到最高,随后趋于稳定,表明蒸制后抗氧化活性增强;蒸制 16 h 酒黄精二氯甲烷组分 DPPH 清除率随生药量的增加而增加;炮制后,3 个品种黄精的二氯甲烷组分 DPPH 自由基清除率均明显增加($P<0.05$)。

6. 黄连

李听弦等研究姜黄连炮制前后对大鼠能量代谢的影响差异。结果与对照组比较,生黄连组已糖激酶(HK)、磷酸果糖激酶(PFK)、丙酮酸激酶(PK)及线粒体呼吸链复合体Ⅰ、Ⅱ、Ⅲ、Ⅳ活性均显著下降,柠檬酸合酶(CS)、异柠檬酸脱氢酶(ICD)、α-酮戊二酸脱氢酶(α-KGDH)水平均显著下降;姜黄连组 PFK、PK 及线粒体呼吸链复合体Ⅱ、Ⅲ、Ⅳ的活性均显著降低,HK 和线粒体呼吸链复合体Ⅰ有一定程度下降,但差异不显著,α-KGDH 水平显著降低,CS 和 ICD 水平有一定程度降低,但差异不显著。与生黄连组比较,姜黄连组 HK、PFK、PK 及线粒体呼吸链复合体Ⅰ、Ⅱ、Ⅲ活性均显著升高,CS、ICD、α-KGDH 水平均显著升高,线粒体呼吸链复合体Ⅳ没有显著变化。研究表明,黄连经姜制后寒凉之性减弱,可能是因为减弱了黄连对氧化磷酸化途径中线粒体呼吸链复合体Ⅱ和Ⅲ的抑制作用。

7. 僵蚕

李晶峰等应用 6-OHDA 诱导的 SH-SY5Y 细胞损伤模型,对僵蚕全成分(石油醚、乙酸乙酯、甲醇、水提取物)进行系统研究,活性筛选表明其水提取物活性最强。进而根据不同分子量(>10 kDa、3～10 kDa、1～3 kDa、<1 kDa)对僵蚕水提取物进行分析,结果 5 个组分中的活性最强的为<1 kDa 组分。基于肽键热振荡理论对僵蚕炮制前后的化学成分与毒性、活性变化规律进行研究。结果僵蚕麸炒后,总蛋白含量下降、总寡肽含量升高,显示经肽键热振荡作用肽键断裂,产生了更多的寡肽成分,且僵蚕>10 kDa 组分对 SH-SY5Y 细胞具有抑制增殖作用,但炒僵蚕>10 kDa 组分对 SH-SY5Y 无明显抑制增殖作用。表明炮制后毒性降低,同时活性略有下降,这可能是具有一定毒性的蛋白含量下降和活性寡肽含量升高的综合作用结果。综上所述,<1 kDa 组分为僵蚕体外抗帕金森的药效物质。

8. 人参

张凡等采用环磷酰胺制造免疫抑制小鼠模型,分别给予生晒参四君子汤、红参四君子汤、生晒参生脉饮、红参生脉饮,测定其血清 IL-1β、IL-2 和 IFN-γ 含量,作为细胞免疫指标,以及血清中 IL-4、IgG、补体成分 C3 和血清血溶素作为体液免疫指标,比较研究四君子汤和生脉饮中生晒参与红参互换前后对免疫抑制小鼠的免疫调节作用。通过对比体液与细胞免疫指标,发现生晒参四君子汤组优于红参四君子汤组,红参生脉饮组优于生晒参生脉饮组。故古方四君子汤(生晒参)及生脉饮(红参)所用人参的相应炮制品有科学性和合理性,不宜互换。

9. 三颗针

李香等研究三颗针不同炮制(醋制、酒制)、提取方法(煎煮、回流、超声、回流超声)对糖尿病小鼠降血糖、降血脂的影响。建立四氧嘧啶、链脲佐菌素、肾上腺素、高浓度葡萄糖致小鼠糖尿病模型,测定各模型组及正常小鼠给药前后血糖值，测定血清甘油三酯(TG)、总胆固醇(TC)、高密度脂蛋白(HDLC)、低密度脂蛋白(LDLC)值。结果，3 种制品的 4 种提取方法对正常小鼠空腹血糖无明显影响，但能显著降低四氧嘧啶致糖尿病小鼠血糖，各制品的回流超声组与生品水煎液组中剂量组比较存在显著差异($P<0.05$)；醋制品水煎液组、酒制品回流组高剂量组，醋制品回流组，各制品超声组、回流超声组对链脲佐菌素致糖尿病小鼠高血糖有显著降糖作用($P<0.05$，$P<0.01$)；醋制品、酒制品回流超声组高剂量组在给予高浓度葡萄糖后 0.5、1、2 h 均能显著降低小鼠血糖($P<0.05$，$P<0.01$)；酒制品、醋制品回流组，醋制品超声组，生品、酒制品、醋制品回流超声组高剂量组均能使盐酸肾上腺素致小鼠血糖显著降低($P<0.05$，$P<0.01$)；醋制品回流组，酒制品、醋制品回流超声组均能显著降低 TG、TC、LDLC，升高 HDLC 含量。表明三颗针酒制品、醋制品采用回流超声法降低血糖和血脂疗效较佳。

10. 山楂

聂春霞等采用^{1}H-NMR 测定大鼠血清代谢物，比较净山楂、炒山楂、焦山楂对高脂血症大鼠模型的干预作用。结果表明，山楂不同炮制品均能显著降低高脂血症模型大鼠血清总胆固醇、甘油三酯、低密度脂蛋白胆固醇水平，其中净山楂降低血脂作用最佳。给药后山楂各炮制组大鼠血清中内源性物质的代谢状态差异明显，与炒山楂、焦山楂组相比，净山楂组调节高脂血症模型大鼠血清中差异代谢物的数量和程度更接近对照组。其作用可能是通过调节氧化应激、能量代谢、氨基酸代谢及肠道菌群等发挥作用。聂春霞等比较山楂各炮制品对食积模型大鼠的治疗作用。结果，山楂各炮制品组对于食积因素引起的小鼠肠推进障碍及胃肠激素分泌紊乱均有改善作用，且以焦山楂组改善效果最为显著。焦山楂组对 *O*-乙酰糖蛋白、谷氨酰胺和甘油磷脂酰胆碱的回调趋势更接近空白组，其余代谢产物组成与净山楂组和炒山楂组基本一致。山楂炮制后消食导滞作用存在一定差异，焦山楂改善食积疗效最为显著，可能主要通过调节胃肠动力障碍及能量代谢等发挥作用。

11. 枳壳

张智敏等考察麸炒对枳壳挥发油中柠檬烯含量的影响，并测定了枳壳挥发油的抑菌活性与柠檬烯含量的关系。结果表明，生品与炮制品含柠檬烯均值分别为 0.15%、0.14%，即经麸炒炮制后，枳壳挥发油中柠檬烯含量呈下降趋势。枳壳挥发油对革兰氏阳性菌(金黄色葡萄球菌和表皮葡萄球菌)的抑菌效果要强于革兰氏阴性菌(大肠杆菌和沙门氏菌)，且挥发油中柠檬烯含量越高，其挥发油对金黄色葡萄球菌和大肠杆菌的抑制作用越强。祝婧等采用蛋白质免疫印迹与免疫组化法，比较生品枳壳、《中国药典》(2015 年版)法麸炒枳壳、江西建昌帮特色蜜麸枳壳对功能性消化不良大鼠下丘脑、胃窦部位胃泌素和生长抑素的蛋白表达水平和阳性细胞分布的影响。结果，蜜麸枳壳对于功能性消化不良大鼠下丘脑和胃窦胃泌素、生长抑素的调节作用最佳，且低剂量组调节作用优于高剂量组。

12. 独活寄生汤

李卫先等比较不同炮制品组方的独活寄生汤低、中、高剂量(0.85、1.7、3.4 g/kg)组对大鼠佐剂性关节炎的治疗作用。结果与模型组相比，第 1 组(生品饮片)中、高剂量组，第 2 组(杜仲盐炙，其他为生品)中、高剂量组，第 3 组(牛膝、川芎、当归、白芍药均酒炙，其他为生品)中、高剂量组，第 4 组(杜仲盐炙、牛膝、川芎、当归、白芍药均酒炙，其他均为生品)中剂量组均能抑制大鼠原发性及继发性足肿胀，增加胸腺指数，显著降低血清 TNF-α、IL-6 水平及关节液 PGE2 含量($P<0.05$)；第 4 组高剂量组与模型组比较($P<0.01$)，且强于其生品组和其他各组($P<0.05$)。独活寄生汤在临床上用于治疗佐剂性关节炎，组方时，杜仲用盐制品，牛膝、川芎、当归、白芍药用酒炙品，其机制可能与增强机体的免疫功能、抑制促炎因子的产生有关。

（撰稿：张永太　审阅：蔡宝昌）

［附］参考文献

B

白华，周光姣，白娟，等.毫桑皮炮制工艺的优化[J].化学分析计量，2019，28(2)：50

白瑞斌，杨平荣，王燕萍，等.蜜炙红芪饮片的现代炮制工艺研究[J].兰州大学学报(医学版)，2019，45(3)：21

C

曹瑞，邓翀，李柳柳.女贞子炮制前后多酚和多糖的含量变化[J].陕西中医药大学学报，2019，42(4)：39

曹凤媚，李越，许蕊蕊，等.星点设计-效应面优化法优选酒制丹参的炮制工艺[J].中医药导报，2019，25(16)：55

曹虹虹，严维花，郭爽，等.栀子姜炙工艺及姜炙前后化学成分变化研究[J].中国中药杂志，2019，44(24)：5413

柴冲冲，毛民，袁金凤，等.不同方法软化切制后的黄芩饮片颜色与 5 种黄酮类成分含量的相关性研究[J].中国中药杂志，2019，44(20)：4467

陈青峰，任佳秀，周姝含，等.淡豆豉炮制中影响 γ-氨基丁酸富集的主次因素初步分析[J].中草药，2019，50(11)：2583

崔振雅，胡静，窦志英，等.砂烫骨碎补炮制工艺的研究[J].中南药学，2019，17(10)：1658

D

戴辉，苏杭，蔡鹏飞，等.五味子醋蒸前后颜色及 8 种木脂素变化[J].中成药，2019，41(5)：1091

邓仙梅，黄斯敏，陈玉玲，等.星点设计-响应面法优选高良姜的砂烫炮制工艺[J].中国药房，2019，30(7)：931

董丽萍，赵家莹，詹梁，等.经典名方温胆汤中枳实模拟古法的炮制工艺与质量控制研究[J].上海中医药杂志，2019，53(10)：90

F

方镕泽，王杰，赵冉.不同炮制方法对藤三七珠芽总黄酮含量的影响[J].中医药信息，2019，36(6)：28

G

甘小凤，韦国良，李婷婷，等.基于 RSM 及 PMP-HPLC 特征图谱分析黄精炮制过程中多糖组分含量变化[J].中草药，2019，50(20)：4932

龚飞鹏，李宇旭，程金辉，等.基于急性毒性和抗炎作用的醋炙马钱子炮制工艺研究[J].江西中医药大学学报，2019，31(5)：61

H

韩宁宁，张振凌，林秀敏，等.响应面法-中心复合法试验优选炒牡丹皮炮制工艺[J].中华中医药学刊，2019，38(2)：65

何倾，吴孟华，张英，等.蕲蛇炮制前后核苷类成分的比较[J].中药材，2019，42(6)：1283

J

姜琼，张雄，李雪莲，等.陈皮炮制前后挥发性化学成分变化及炮制理论分析[J].四川中医，2019，37(3)：71

L

李慧，马晓星，姜明，等.不同炮制方法对狼毒大戟总内酯、总黄酮和氨基酸含量的影响[J].齐齐哈尔医学院学报，2019，40(17)：2186

李敏，窦志英，柴欣，等.炮制对小茴香中黄酮成分的影响[J].天津中医药，2019，36(6)：612

李瑞，廖念，周逸群，等.基于功效成分优选多蒸黄精炮制工艺[J].时珍国医国药，2019，30(2)：331

李香，汪巍，邓莹，等.三颗针不同炮制、提取方法对糖尿病小鼠血糖、血脂的影响研究[J].天然产物研究与开发，2019，31(8)：1307

李源，高元平，罗昊，等.UPLC-Q-Orbitrap HRMS 法同时测定秦艽炮制前后 8 种成分[J].中草药，2019，50(12)：2856

李冰韶，陈柽，刘鑫，等.大黄不同炮制品与阿托伐他汀联用对 HepG2 肝脂肪变性细胞的作用研究[J].中华中医药杂志，2019，34(11)：5374

李晶峰，王亚萍，边学峰，等.基于肽键热振荡理论对僵蚕炮制前后体外抗帕金森活性的研究[J].中国现代中药，2019，21(9)：1229

李南臻，王刚，何仲清，等.炮制附子微生物的筛选及其发酵炮制工艺研究[J].食品与发酵科技，2019，55(3)：9

李听弦，张志，傅敏，等.基于能量代谢的姜黄连炮制机制初探[J].中草药，2019，50(23)：5785

李卫先，刘园园，王议忆，等.药物酒炙对四物汤补血活血作用的影响研究[J].亚太传统医药，2019，15(6)：16

李卫先，王文翰，刘园园，等.不同炮制品组方的独活寄生汤对大鼠佐剂性关节炎的作用及炎症因子比较研究[J].中医药学报，2019，47(5)：26

李燕芳，吕露阳，李莹，等.彝药蜜酒同制大黄炮制前后17种成分含量比较[J].中草药，2019，50(9)：2074

林好，桂蜀华，于兵兵，等.不同炮制工艺熟地黄多糖单糖分析及其对卵巢颗粒细胞的影响[J].中成药，2019，41(12)：2958

刘晓，朱晓钗，谢莉，等.生、炒酸枣仁水提液指纹图谱对比研究[J].南京中医药大学学报，2019，35(5)：585

刘逊，刘睿，赵呈雷，等.穿山甲高温砂炒炮制增效机制研究[J].中草药，2019，50(7)：1603

刘逊，汪明志，吴芝园，等.不同炮制火候对砂炒穿山甲性状和环二肽类成分的影响[J].中药材，2019，42(4)：778

刘彩凤，梁军，钟琳瑛，等.正交实验法优选酒洗红花的炮制工艺[J].天津中医药大学学报，2019，38(6)：593

刘燎原，干丽，曾昭君，等.栀子炮制工艺优选及质量标准研究[J].中药材，2019，42(7)：1527

刘舒凌，黄馨慧，熊桂玉，等.正交法配合药效实验综合优选蛤蚧酒制工艺[J].亚太传统医药，2019，15(3)：73

刘雨诗，刘红梅，叶强，等.胆巴炮制对附子生物碱类成分的影响研究[J].中药新药与临床药理，2019，30(4)：472

龙凯，郭佳佳，苏明声，等.半夏曲炮制中4种优势微生物的生理生化特性及黄色素含量测定[J].中草药，2019，50(15)：3637

龙凯，王立元，郭佳佳，等.半夏曲炮制过程中微生物数量动态变化的初步分析[J].中国实验方剂学杂志，2019，25(24)：78

罗佳，孙强，马祖兵，等.红曲发酵炮制前后对脾虚食积证小鼠的胃肠调节作用[J].中国实验方剂学杂志，2019，25(22)：108

罗文英，吴志坚，朱启亮，等.岭南特色饮片甘草泡地龙的工艺优化研究[J].中药材，2019，42(6)：1288

吕辰子，张晓燕，苏晓娟，等.基于热分析技术及综合评价的栀子炭炮制工艺研究[J].中草药，2019，50(21)：5253

M

马慕秾，董英杰，雷珊珊，等.黄精不同炮制品对气阴两虚模型大鼠的药效研究[J].上海中医药杂志，2019，53(10)：83

马应凤，马志良，慕晓旭，等.寒水石不同炮制方法对藏药洁白丸中没食子酸含量的影响[J].西北药学杂志，2019，34(4)：436

N

聂春霞，郝艳艳，何盼，等.基于^{1}H-NMR代谢组学分析山楂不同炮制品对食积症的影响[J].中国实验方剂学杂志，2019，25(13)：111

聂春霞，何盼，郝艳艳，等.基于^{1}H-NMR代谢组学的山楂不同炮制品对高脂血症大鼠模型的影响研究[J].中草药，2019，50(10)：2362

牛晓静，鲁静，马彦江，等.基于多指标总评归一法优选槐角炮制工艺[J].中华中医药学刊，2019，37(11)：2617

R

任晓航，石梦鸽，刘博男，等.UPLC-QQQ-MS法测定巴戟天炮制前后10种成分的含量[J].中药材，2019，42(3)：588

S

单国顺，赵启苗，李睿，等.地黄炮制过程中毛蕊花糖苷含量动态研究[J].亚太传统医药，2019，15(3)：37

单国顺，赵启苗，项欣欣，等.酒炖法制熟地黄炮制工艺优化研究[J].时珍国医国药，2019，30(6)：1377

沈丽琴，杨晗，李胜华，等.地黄不同工艺炮制过程中主要活性成分的变化规律研究[J].亚太传统医药，2019，15(10)：75

石坤，涂济源，徐依依，等.多指标综合评分法优化麸炒苍术的炮制工艺[J].中国药师，2019，22(3)：394

宋燕，冉姗，孙方方，等.Box-Behnken设计-响应面法优化木鳖子霜炮制工艺[J].中草药，2019，50(2)：382

宋洪伟，毛睿，李丽红，等.延胡索炮制前后多组分质量控制方法的研究[J].天津中医药大学学报，2019，38(1)：63

隋利强，吴追乐，陈玉鹏.基于SPME-GC-MS分析探讨

炮制对6种动物药挥发性成分的影响[J].中药材,2019,42(5):1030

孙远,汪永忠,韩燕全,等.苍耳子炮制对苍耳子-辛夷药对6种指标成分含量和指纹图谱的影响[J].现代中药研究与实践,2019,33(2):43

孙晓静,张义生,田永强,等.汉派酒当归炮制方法优化及比较[J].时珍国医国药,2019,30(7):1622

T

田连起,乐智勇,曹晖,等.基于电子鼻技术的中药蕲蛇饮片炮制矫味物质基础研究[J].中医学报,2019,34(4):785

田连起,乐智勇,曹晖,等.中药蕲蛇不同部位及不同饮片规格中氨基酸分析[J].中医学报,2019,34(6):1265

田茂军,李煜,范志芳,等.蛇床子不同炮制品中的总黄酮含量测定[J].广州化学,2019,44(1):62

童恒力,钟凌云.不同姜制附子对急性心力衰竭大鼠血流动力学的影响[J].中华中医药杂志,2019,34(1):332

W

王勃,张晓燕,吕辰子,等.多指标-响应曲面法优选酒炖熟地黄最佳炮制工艺[J].中草药,2019,50(9):2065

王淳,宋志前,宁张弛,等.黄精炮制二氯甲烷组分Maillard反应产物及抗氧化活性研究[J].中草药,2019,50(3):604

王玥,吕露阳,李莹,等.Box-Behnken响应面法优化彝药蜜酒同制大黄工艺[J].中草药,2019,50(4):844

王清浩,王云,张雪,等.基于“表里关联”的米炒党参炮制过程质量传递规律研究[J].中草药,2019,50(12):2848

魏晓峰,王佳,任晓航,等.巴戟天生、制品对免疫抑制小鼠免疫功能的影响[J].中药材,2019,42(3):545

温柔,李潮,严丽萍,等.基于多指标评价优选草珊瑚炮制工艺[J].中草药,2019,50(12):2868

温玉莹,王丽苹,沈志滨,等.黄草乌及其炮制品对心脏毒性的作用和机制研究[J].中药材,2019,42(6):1277

吴昊,章从恩,于小红,等.甘草炮制雷公藤对DSS诱导溃疡性结肠炎小鼠的抗炎及免疫调节作用[J].中国中药杂志,2019,44(16):3435

X

许金凯,李卫飞,支美汝,等.以芒果苷含量考察盐炙知母的加盐方式和盐水比[J].中华中医药杂志,2019,34(7):3238

Y

尹辉,薛兆坤,刘艺.蔓荆子古法炮制的工艺研究[J].新疆中医药,2019,37(3):50

于现阔,罗寒燕,鲁亚奇,等.炮制对葶苈子的指标成分在大鼠体内药代动力学的影响研究[J].中国中药杂志,2019,44(22):4947

于小红,董捷鸣,吴昊,等.甘草炮制对雷公藤治疗窗的影响:以变应性接触性皮炎为例[J].中国中药杂志,2019,44(16):3454

余意,马方励,胡明华,等.多指标综合评分-正交试验法优选清蒸法制熟地黄炮制工艺[J].中国药师,2019,22(1):39

郁红礼,王卫,吴皓,等.炮制对天南星科4种有毒中药毒性成分凝集素蛋白的影响[J].中国中药杂志,2019,44(24):5398

员亚波,臧琛,郭凤倩,等.辅料姜汁对黄连生物碱成分的影响[J].中国中医药信息杂志,2019,26(5):69

袁芮,王丽丽,张龙霏,等.蒺藜炒制过程中蒺藜呋甾皂苷B和蒺藜皂苷K的变化规律及机制研究[J].中国中药杂志,2019,44(15):3297

袁金凤,乔艺涵,彭诗涛,等.厚朴及其不同炮制品中挥发性成分GC-MS分析[J].中成药,2019,41(6):1354

袁金凤,朱林峰,彭诗涛,等.从生长年限和入药部位探讨厚朴净制的意义[J].世界科学技术(中医药现代化),2019,21(3):559

Z

张凡,赵远,曹丽娟,等.四君子汤与生脉饮中用生晒参或红参对免疫抑制小鼠免疫调节的比较研究[J].辽宁中医杂志,2019,46(2):412

张刚,姚明達,葛朝龙,等.驱虫斑鸠菊炮制前后紫铆素、绿原酸的含量变化研究[J].新疆中医药,2019,37(5):32

张颖,张振凌,杨佳宁,等.地黄不同炮制品中无机元素的ICP-OES法测定[J].时珍国医国药,2019,30(6):1358

张崇佩,龚千锋,于欢,等.UPLC同时测定吴茱萸及其炮制品中12种成分含量[J].中药材,2019,42(8):1781

张崇佩,龚千锋,于欢,等.樟帮特色黄连水炒吴茱萸炮

制工艺研究[J].中草药,2019，50(13):3065

张少桦,孟飞,杨珊珊,等.白蔹生品与炮制品体外抗内毒素作用的比较研究[J].药学实践杂志,2019，37(3):266

张依欣,龚千锋,何雁,等.姜制香薷的炮制工艺优选及其挥发性成分的 HS-GC-MS 分析[J].中国实验方剂学杂志,2019，25(14):162

张智敏,聂莼,李亚梅,等.枳壳挥发油中柠檬烯含量与麸炒炮制及抑菌活性的关系[J].亚太传统医药,2019，15(6):30

张祺嘉钰,孙毅,冉娟,等.不同炮制方法对不同产地桂枝中有效成分含量及抗氧化作用的影响[J].中南药学,2019，17(7):1018

赵杨,曾禾鑫,成志强,等.盐蒺藜的制备及质量控制研究[J].时珍国医国药,2019，30(8):1884

周国洪,赵珍东,汪小根,等.基于超高效液相-轨道离子肼质谱技术的王不留行炮制前后代谢组学研究[J].海峡药学,2019，31(11):44

周玉波,曾怡,王赛男,等.比较麦冬・去心麦冬及炮制品中多糖和总黄酮的含量[J].安徽农业科学,2019，47(22):181

祝婧,袁恩,陈香玲,等.江西特色炮制工艺对升麻挥发性成分的影响[J].中国实验方剂学杂志,2019，25(21):95

祝婧,钟凌云,王凤娇,等.中药枳壳“宽中除胀”作用及炮制增效机制分析[J].中华中医药杂志,2019，34(5):1914

（六）中药药理

【概述】

2019年，国内外医药相关期刊上发表的中药药理研究论文6 000余篇。CNKI收录的中药药理研究论文5 000余篇，其中单味中药或方剂2 000余篇、中药有效成分3 000余篇；Web of Science收录的中药药理研究论文2 000余篇，其中单味中药或方剂700余篇、中药有效成分1 000余篇。

1. 对呼吸系统作用的研究

张少波等报道，姜黄素可有效降低肺纤维化小鼠羟脯氨酸、丙二醛（MDA）含量、血清中肿瘤坏死因子-α（TNF-α）、白细胞介素-6（IL-6）浓度，下调肺组织核因子-κB（NF-κB）蛋白表达水平，改善纤维化。Li L等报道，黛芩化痰丸可以降低慢性阻塞性肺疾病大鼠血浆中TNF-α、IL-8、IL-6的水平，减轻肺组织中的炎症反应。Wang ZY等报道，苦杏仁苷对慢性阻塞性肺疾病小鼠具有保护作用，其机制可能与增加钙粘素蛋白-E表达，减少波形蛋白、TGF-β_1、磷酸化smad2/3的表达相关。陈少忠等报道，红景天苷注射液可改善脓毒症休克肺损伤大鼠肺血管通透性，减轻肺水肿，其机制可能与抗氧化应激、抑制炎症反应有关。林星等报道，连翘酯苷A可显著改善肺组织中炎症细胞的浸润、气道上皮杯状细胞增生、气道黏液过量分泌及胶原沉积，从而改善哮喘小鼠的气道炎症。Hu LL等报道，淫羊藿苷能够明显改善哮喘小鼠的气道重塑和炎症反应，其机制可能与调节丝裂原活化蛋白激酶（MAPK）/细胞外调节蛋白激酶（Erk）途径相关。

孟丽红等报道，养阴益气合剂（生黄芪、党参、玄参、北沙参、黄精、陈皮等）可以改善模型大鼠的肺间质纤维化，可能与调节TGF-β/白细胞抑制因子（Smad）通路，减少细胞外基质沉积有关。李竹英等报道，平喘颗粒（淫羊藿、炙麻黄、黄芪、太子参、五味子、款冬花等组成）可以抑制蛋白激酶B（Akt）、哺乳动物雷帕霉素靶蛋白（mTOR）的磷酸化，通过调控磷脂酰肌醇-3激酶（PI3K）/Akt/mTOR信号通路抑制气道上皮细胞自噬的发生。Jiang CH等报道，热毒宁注射液对百枯草诱导的肺损伤具有保护作用，可能是通过抑制AMP依赖的蛋白激酶（AMPK）/MAPK/NF-κB通路实现的。

2. 对心血管系统作用的研究

员小利等报道，丹参酮Ⅱ$_A$注射可以降低心衰大鼠心肌还原型烟酰胺腺嘌呤二核苷酸磷酸氧化酶中Nox4的表达，抑制心肌氧化应激水平，升高心肌超氧化物歧化酶（SOD）活力，从而改善心肌纤维化。楚溪等报道，藏红花醛通过抑制T波升高、降低血清肌酸激酶（CK）、乳酸脱氢酶（LDH）的活性和MDA的含量，升高SOD活性，改善大鼠缺血性心肌损伤。王丽娟等报道，黄芪甲苷能降低病毒性心肌炎小鼠血清中LDH、天门冬氨酸氨基转移酶（AST）、CK、IL-17、IL-23的含量，改善心肌损伤，其机制可能与抑制内质网应激和炎症反应有关。Lu WJ等报道，芪参颗粒通过TGF-1/Smad3通路发挥抑制M1巨噬细胞激活的作用，同时芪参颗粒可以促进M1巨噬细胞向M2巨噬细胞的分化，促进血管生成，改善心肌重塑。雷艺等报道，冬凌草甲素能改善糖尿病心肌缺血再灌注损伤模型大鼠的心脏功能，减少心肌损伤和细胞凋亡，降低氧化应激和炎症分子表达，其机制可能与抑制 NF-κB 信号通路活化有关。宋艳玲等报道，山莨菪碱通过降低氧化应激、抑制凋亡相关蛋白表达及线粒体凋亡通路，缓解心肌缺血再灌注损伤，其机制可能与抑制体内氧化应激反应、阻止体内过氧化损伤相关。Chen K 等报道，丹酚 A 可以降低血压，改善心脏功能，并修复线粒体的结构和功能减轻心肌中的氧化应激反应，并恢复血管紧张素Ⅱ诱导的心肌细胞凋亡。Shang LL 等报道，车前子苷抑制异丙肾上腺素诱导的心肌肥大，具有心脏保护作用，可能是通过调节组蛋白去乙酰化酶-2 和 AKT/糖原合成酶激酶-3β 信号传导途径介导的。

Zhang Y 等报道，注射用益气复脉（冻干）通过抑制活性氧生成和钙离子-钙调素依赖性蛋白激酶Ⅱ信号通路，改善心衰小鼠的线粒体功能。Chen MQ 等报道，血府逐瘀口服液可以改善大鼠心肌细胞的凋亡，其机制可能与增加沉默信息调节因子 2 相关酶 1（SIRT1）的 mRNA 和蛋白表达，抑制 P_{53}、NF-κB、叉头框蛋白（FoxO1）、FoxO3 和 FoxO4 的 mRNA 和蛋白的表达有关。Luo ZR 等报道，桃红四物汤可以显著降低左室收缩期末容积，减少胶原沉积，促进血管生成，减少细胞凋亡，激活 PI3K/Akt 信号通路，从而对心功能产生有益的影响。

3. 对中枢神经系统作用的研究

江欣等报道，迷迭香酸乙酯可以提高帕金森病（PD）大鼠纹状体多巴胺（DA）的含量，提高脑组织中 SOD 及过氧化氢酶的活性，降低 MDA 的含量，抑制黑质区诱导型一氧化氮合酶的表达。李立等报道，淫羊藿苷可能通过孕激素膜受体介导 c-Jun 调控下游转录蛋白的表达，改善阿尔兹海默病（AD）小鼠认知能力。林玲等报道，西红花苷可以通过激活脑源性神经营养因子（BDNF）-酪氨酸激酶受体 B（TrkB）信号通路，增加前额叶皮层 BDNF 和 TrkB 的表达，以及增加学习记忆相关蛋白 PSD-95 的表达，改善 AD 大鼠的学习记忆能力。Wang L 等报道，细叶远志皂苷可以逆转 AD 小鼠的空间学习和记忆缺陷以及海马区神经元的凋亡，减轻人神经母细胞瘤细胞（SH-SY5Y）的凋亡、线粒体膜电位的丧失以及活性半胱氨酸天冬氨酸蛋白酶-3（caspase-3）和-9 的激活。王豫君等报道，灯盏乙素能够下调通路蛋白三磷酸肌醇（IP_3）、IP_3R 的表达，抑制 Aβ 介导的 Ca^{2+} 内流所致的细胞凋亡，可能通过对 IP_3R-Ca^{2+} 途径的调控来影响 AD 病程。Yang SL 等报道，黄芩素通过减少神经炎症、细胞凋亡和自噬而发挥神经保护作用，其机制可能与促进 PI3K/Akt/mTOR 信号通路的磷酸化有关。Wei W 等报道，在缺氧缺血性脑损伤中，松果菊苷可通过抑制脑部的氧化应激和细胞凋亡，减轻神经元损伤。潘峰等报道，大黄素可能通过抑制 ERK1/2 信号通路而抑制神经细胞凋亡，发挥对缺血性脑卒中大鼠的神经保护作用。夏星等报道，三七总皂苷能缓解氧化应激导致的 PC12 细胞活力下降，并显著提高细胞内抗氧化酶活力，减少 MDA 的生成。Zhao X 等报道，青蒿素可改善 H_2O_2 诱导的神经细胞死亡，恢复细胞核形态，改善细胞内活性氧（ROS）的异常变化，降低线粒体膜电位，减轻细胞凋亡，保护神经元细胞。

吴欣芳等报道，二至丸可以显著改善 PD 小鼠肢体运动协调能力和空间学习记忆能力，这可能与其下调凋亡相关因子 CHOP、caspase-12 的表达，抑制 DA 能神经元凋亡，减轻 DA 能神经元的损伤有关。Zeng J 等报道，六味地黄汤可以减轻 AD 小鼠海马中小胶质细胞和星形胶质细胞活化，调节脾脏和血液中异常的 T 淋巴细胞亚群，减少脑和血浆中细胞因子的异常分泌。Gong GW 等报道，当归补血汤可以降低神经细胞凋亡率，改善 Bcl2 与 Bax 的表达比例和 caspase-3/9、PARP 的表达，对神经元具有保护作用。Zhou XD 等报道，麝香保心丸可通过抑制下丘脑-垂体-肾上腺轴亢进，调节大脑单胺类神经递质代谢和神经营养蛋白，预防和减轻长期应激性快感缺乏症和焦虑症。

4. 对消化系统作用的研究

巩子汉等报道，白及多糖通过下调模型大鼠血清 IL-2、上调 IL-4 含量及下调胃组织 Caspase-8 表达，保护胃黏膜，达到治疗胃溃疡的作用。沈明等报道，鸡内金通过调节胃肠功能、胃泌素（GAS）和血清胃动素（MTL）含量、水通道蛋白4（AQP4）和内皮型一氧化氮合酶蛋白表达，改善功能性消化不良大鼠胃肠功能。Zhao Y等报道，铁皮石斛多糖可通过调节Wnt/β-catenin途径和改变内源性代谢产物，抑制大鼠胃癌前期病变。

黄家望等报道，附子理中汤可能通过调节水液代谢平衡，促进AQP1、抑制AQP3和AQP4的表达，改善大鼠胃组织溃疡和水肿程度。徐嘉淦等报道，越鞠丸可以升高功能性消化不良大鼠MTL水平，减少胃窦黏膜组织NO含量，进而增强大鼠胃肠动力。邵璐等报道，茯苓甘草汤能够改善大鼠功能性消化不良，可能与提高血清中MTL、GAS及5-羟色胺（5-HT）的含量有关。宋厚盼等报道，黄芪建中汤可以促进大鼠十二指肠溃疡愈合，其机制可能与干预Toll样受体2（TLR-2）介导的肠黏膜免疫屏障功能有关。曹峰等报道，茯苓甘草汤可能通过上调大鼠胃黏膜组织中AQP3、生长激素释放肽、紧密连接蛋白-1、Occludin蛋白的表达P物质、血管活性肠肽蛋白的表达，改善功能性消化不良大鼠水液潴留症状。

5. 改善肝损伤的研究

俞建顺等总结了胡柚皮黄酮通过干预NLRP3炎症小体信号通路防治模型小鼠非酒精性脂肪肝炎的进展。李敏等报道，姜黄素减轻高脂饮食诱发非酒精性脂肪性肝炎的肝细胞凋亡，其机制可能与抑制内质网应激有关。张国庆等报道，乌骨藤总皂苷对CCl_4诱导的大鼠肝纤维化有明显的抑制作用，可减轻模型大鼠肝脏病理损伤程度，降低模型大鼠的血清丙氨酸氨基转移酶（ALT）、AST、透明质酸、层黏连蛋白、四型胶原水平和肝组织α-平滑肌肌动蛋白的表达水平，其机制可能与调节肝TGF-β/smads、PI3K/Akt和MAPK信号转导通路有关。王声善等报道，白花丹醌可能是通过下调ROS水平，降低Smad2/3和p-Smad2/3的表达，从而发挥抗肝星状细胞活化的作用。丁秦超等报道，熊果酸通过激活自噬改善油酸诱导的肝细胞脂质沉积，AMPK可能是熊果酸激活自噬的潜在分子靶点。罗雪婷等报道，辣木多糖提取物可以改善NAFLD的脂质代谢紊乱，降低大鼠血脂水平，对抗氧自由基的攻击，改善炎症反应，从而保护肝脏。Wang JJ等报道，丹参酮Ⅱ$_A$通过抑制过度内质网应激诱导的细胞凋亡和肝脂肪变性，防治非酒精性脂肪性肝病（NAFLD）。Wang BY等报道，姜黄素通过改善线粒体功能、减轻内质网应激和炎症反应，从而减轻酒精性肝损伤。Luan HL等报道，灯盏乙素能够抑制固醇调节元件结合蛋白，通过mTOR依赖途径调节肝细胞脂质代谢，改善肝脏胰岛素抵抗。

刘晓敏等报道，茵芩汤（茵陈、虎杖、茯苓、大黄、白芍药、陈皮等）对α-萘异硫氰酸酯所致肝内胆汁淤积大鼠具有保护作用，其机制可能与抗氧化应激和影响胆汁酸转运体有关。徐拥建等报道，参苓白术散可能通过抑制肝组织mTOR信号转导与转录激活因子3蛋白磷酸化，减轻肝脏脂质蓄积及炎症反应，发挥防治NAFLD的作用。Deng YJ等报道，参苓白术散可以通过激活肝脏中的SIRT1，改善NAFLD大鼠的脂质代谢。Liu X等报道，厚朴酚可预防酒精性肝损伤，其作用机制为激活PI3K/Nrf2/PPAR信号通路，抑制NLRP3炎性小体。Zheng HY等报道，片仔癀主要通过抑制NF-κB通路和促进星状细胞凋亡改善肝纤维化和炎症。Tian XH等报道，甘草酸铵盐可能通过调节T-bet、GATA3、RORγt的表达调节4个免疫细胞（Th1、Th2、Th17、Treg）的平衡，减轻小鼠肝脏损伤，同时通过调节JAK1/STAT1/IRF1通路，抑制氧化应激，降低p-JNK的表达，调节凋亡相关蛋白的表达，减轻肝细胞的凋亡。Wu YL等报道，茵陈蒿汤可以改善梗阻性黄疸诱导的肝损伤和肝细胞凋亡，其机制可能与调节PERK/CHOP/GADD34通路的激活和Bcl-2/Bax比率有关。

6. 抗血栓作用的研究

Yao XL等报道，白藜芦醇是SIRT1的激动剂，在下腔静脉狭窄导致的深静脉血栓模型中能够提高SIRT1蛋白的含量，从而减少炎症反应和深静脉血栓。Chen TR等考察银杏叶主要成分对凝血酶的作用，结果显示银杏双黄酮、异银杏双黄酮、白果素和穗花杉双黄酮均有很好的抗血栓作用，其抑制作用与这4种双黄酮C-7或C-4″羟基与人凝血酶相关活性位点形成盐桥有关。Wang RY等报道，在心肌缺血的大鼠中，舒血宁注射液（银杏叶提取物类黄酮银杏内酯）可以通过减少TNF-α、IL-6、IL-1β等炎症因子，阻断血小板活化因子途径，抑制内皮细胞分泌血管调节因子和抗氧化应激反应从而抑制血栓的形成。Zhou JG等从南蛇藤果实中分离到的总黄酮NST-50具有明显的抗血栓活性，机制可能是通过上调组织型纤溶酶原激活剂，同时降低纤溶酶原激活物抑制物1，从而增加纤溶酶的合成。

谢义松等报道，血府逐瘀汤改善深静脉血栓模型动物症状，其机制也与上调组织型纤溶酶原激活剂和下调组织型纤溶酶原激活剂抑制物有关。Li Q等报道，龙生蛭胶囊（黄芪、赤芍药、当归、木香、川芎、桃仁等）的抗血栓作用与下调肝和肺中的TNF-α、肝和血液中的P-选择素有关，其机制可能为下调血小板受体的表达、抑制AKT蛋白的活性和内皮细胞的氧化应激作用。

7. 抗肿瘤作用的研究

赵亚楠等报道，从龙血竭中提取的黄酮类化合物HIS-4能够抑制肝癌细胞HepG2和SK-HEP-1的增殖并诱导凋亡，其机制可能与抑制mTOR通路同时上调MAPK信号通路有关。Zhu QY等报道，从石斛中提取的毛兰素通过介导JNK信号通路，诱导G2/M细胞周期的阻滞，从而抗膀胱癌细胞增殖，促进其凋亡。Guo ZB等报道，石斛提取物具有很好的抑制肝癌细胞SMMC-7721、BEL-7404和原代肝癌细胞的作用，促进癌细胞的凋亡和集落形成，其机制可能与阻断Wnt/β-catenin信号通路有关。Ni TY等报道，华蟾素在体内外均具有显著的抗增殖和促凋亡作用，可通过抑制Akt/mTOR通路而抑制胃癌的生长，并通过内源性途径诱导细胞凋亡。Fu ZH等报道，银杏提取物可以降低ERK1/2、NF-κB p65和MMP-2在肿瘤组织中的表达，抑制胃癌细胞的生长和转移。Wang FJ等报道，二氢杨梅素可通过JNK信号通路下调MMP-2的表达，抑制人胃癌MKN45细胞的迁移和侵袭，进而抗胃癌转移。

张顺荣等报道，胃复方（黄芪、党参、白术、茯苓、香附、郁金等）对胃癌BGC-823细胞的裸鼠荷瘤模型有一定的抑制作用，其机制可能是通过下调原癌基因（c-Myc）、人端粒逆转录酶（hTERT）蛋白表达，抑制细胞增殖并诱导癌细胞凋亡。Wan LF等报道，芪术汤（叶下珠、虎杖、白花蛇舌草、白芍药、赤芍药、土茯苓等）的水提物和乙醇提取物均能抑制NF-κB的信号转导，抑制肝癌细胞集落形成，同时通过上调肝癌细胞中caspase-3、下调Bcl-2的表达来诱导肝癌细胞的凋亡。任瑶等报道，西黄丸可以降低4T1荷瘤小鼠的肿瘤质量，并通过下调该肿瘤细胞微环境中的Treg细胞的数量来抑制肿瘤的生长，其机制与抑制PI3K/AKT信号通路有关。Chen DM等报道，祛邪胶囊（黄连、半夏、化橘红、茯苓、槟榔、厚朴等）能够抑制CT26结肠癌细胞的产生，上调Foxo1诱导肿瘤细胞凋亡，从而达到抗肿瘤的作用。Lv J等报道，葛根芩连汤与抗小鼠程序性死亡受体1联合使用能够显著增高外周血和肿瘤组织中分化簇CD_8^+ T细胞，并增加IL-2的水平，恢复T细胞的功能，破坏癌细胞的微卫星稳定性，从而有效地治疗结肠癌。张湘奇等考察6种中药注射液（消癌平注射液、艾迪注射液、华蟾素注射液、复方苦参注射液、斑蝥酸钠维生素B_6注射液、参芪扶正注射液）对卵巢癌细胞A2780、SK-OV-3的作用。结果发现各中药注射液对癌细胞均有抑制作用，其中消癌平注射液、艾迪注射液、华蟾素注射液、复方苦参注射液可下调转录激活因子3（ATF3）mRNA表达。Wu J等报道，健脾养正消癥方（由党参、白术、茯苓、生薏苡仁、当归、山药等）及其中补气健脾（党参、白术、茯苓、生薏苡仁、山药、炙甘草）和祛瘀（当归、木香、白芍药、陈皮、菝葜、石见穿）成分均能抑制胃癌细胞的上皮间质转化(EMT),抑制肿瘤细胞的转移,其中健脾养正消癥方和补气健脾、祛瘀成分均能通过降低 N-或钙粘素蛋白-E、基质金属蛋白酶-9(MMP-9)等抑制 MGC-803 胃癌细胞的表达,且健脾养正消癥方的抑瘤作用更加明显。Shang HX 等报道,八宝丹(羚羊角、牛黄、蛇胆、珍珠、麝香、三七等)具有抗肿瘤作用,其机制可能是通过 MAPK、NF-κB 信号传导途径诱导胃癌细胞凋亡。

8. 抗病毒作用的研究

王春阳等报道,鱼腥草水提液在体外具有与利巴韦林相当的抗 EV71 病毒复制的活性,并能直接灭活 EV71 病毒。黄楠等报道,白及提取物在小鼠体内具有显著的抗流感病毒作用,可能与促进 IL-2、INF-α、INF-β 生成,进而增强小鼠免疫功能有关。Chen LF 等报道,淡竹叶乙醇提取物在体内外均具有抗呼吸合胞病毒(RSV)活性作用,其机制可能是通过轻微提高 CD_4^+/CD_8^+ T 细胞的比值与抑制炎症因子如 IL-1β 等的表达来实现的。Liang YX 等报道,黄芪注射液可以调节 TLR3 介导的信号通路,调节免疫,以保护 Raw264.7 细胞免受流感病毒感染。Shen MX 等报道,唐古特大黄纳米粒干扰病毒复制的整个阶段,如灭活 HSV-1 病毒粒子、阻断病毒附着和进入细胞等,并能抑制 HSV-1 即刻早期基因 ICP4 和早期基因 ICP8 的基因和蛋白表达,从而多途径抑制 HSV-1 感染。Xu HQ 等报道,板蓝根总生物碱、木脂素和有机酸 3 个有效部位在体内外均有显著的协同抗 RSV 作用,总生物碱和木脂素通过视黄酸诱导基因 I 和黑色素瘤分化相关抗原 5 信号通路发挥多靶点协同作用。Yu YJ 等报道,广藿香醇能显著抑制甲型流感病毒株(IAV)的体外增殖,可能通过直接灭活病毒颗粒和干扰病毒吸附后的某些早期阶段以阻断 IAV 的感染,同时 PI3K/Akt、ERK/MAPK 信号通路可能参与其抗病毒作用。

张世鹰等报道,流感病毒感染对 TLR7/8 介导的 IFN-α/β 蛋白分泌水平有明显的上调作用,麻杏石甘汤能够下调 IFN-α/β 分泌水平和蛋白表达水平。Fu YJ 等报道,桂枝麻黄各半汤在正常环境下和新加香薷饮在湿热环境下对感染甲型流感病毒(FM1 株)的小鼠有较好的治疗作用,可能通过下调 TLR7 信号通路对患流感小鼠起到保护作用。Geng ZK 等报道,葛根汤抗 IAV 活性,调节免疫系统,如改善 Th1/Th2 免疫平衡以减轻肺部炎症。钟菊迎等报道,金柴抗病毒胶囊(柴胡、僵蚕、蝉蜕、金银花等)对甲型 H1N1 流感肺炎模型小鼠具有一定的保护作用,其机制可能与其上调 IFN-γmRNA 相对表达量有关。

9. 对证候动物模型作用的研究

曹端广等报道,加味阳和汤对肾阳虚型骨质疏松症大鼠有明显的治疗作用,其机制可能与调节血清微量元素水平,抑制骨的高转换率有关。张帆等报道,自拟更年汤(熟地黄、山药、山茱萸、仙茅、淫羊藿、巴戟天等)能改善肾阳虚型围绝经期模型大鼠卵巢组织中 PI3K/AKT/mTOR 蛋白表达,可能与调节胰岛素样生长因子-1 及其受体的表达量有关。刘蓉芳等报道,心康冲剂由(生黄芪、薏苡仁、茯苓、人参、陈皮、制附片等)可减少心肾阳虚型慢性心衰大鼠 CD_{31}、VEGF 表达,保护血管内皮。王爱华等报道,四神丸可能通过抑制 TLR4 mRNA 和蛋白的表达,促进其负性调控因子白介素-1 受体关联激酶-M 的表达,起到有效治疗脾肾阳虚型溃疡性结肠炎的作用。郑洁等报道,溃结宁膏穴位敷贴(炮附子、细辛、延胡索、赤芍药、丁香、白芥子等)可有效治疗大鼠脾肾阳虚型溃疡性结肠炎,其机制可能与其阻断 TLR4/MyD88/NF-κB 信号通路的转导,从而减轻肠道炎症反应有关。张红英等报道,连梅颗粒(黄连、乌梅、麦冬、生地黄、玄参、阿胶等)可降低肾阴虚型糖尿病大鼠血糖,可能与调节机体环核苷酸系统、促进肝糖原及肌糖原合成有关。郭洁梅等报道,六味地黄丸通过干预 β 微管蛋白 2C 等 22 个差异表达的蛋白质和回调热休克蛋白 70 等 10 个与骨结构、凋亡、能量代谢等相关的差异蛋白质表达,改善大鼠的肾阴虚状态。侯圣林等报道，滋补脾阴方(红参、莲肉、山药、茯苓、白芍药、白扁豆等)可以改善脾阴虚模型大鼠空肠组织黏蛋白的表达。陈耀辉等报道，二精丸(黄精、枸杞子)可能通过上调大鼠脑内雌激素β受体表达和雌激素水平，减少脑内Aβ淀粉样蛋白的沉积，抑制tau蛋白的过度磷酸化，从而改善肾阴虚型AD大鼠的学习记忆能力。杨璐等报道，通降合剂(枳实、竹茹、延胡索、郁金、法半夏、陈皮等)可明显改善肝气郁结模型大鼠胃肠动力和功能，而基于胃肠激素和中枢神经递质的脑肠轴调控是其发挥作用的潜在途径。牛雯颖等报道，补阳还五汤通过降低气虚血瘀模型大鼠全血黏度、血浆黏度，改善血小板活化黏附、聚集，抑制血小板释放亢进的状态，促进纤溶以及抑制内源性凝血途径等方面来改善气虚血瘀状态。张玉昆等报道，丹参饮可能主要通过改善血小板聚集、抑制凝血及血小板释放亢进的状态方面达到降低全血黏度，改善气虚血瘀模型大鼠的状态。黄婷婷等报道，益气活血方具有保护血管内皮的功能，通过调节血管内皮活性物质分泌、减少细胞黏附、抑制炎症等途径改善气虚血瘀证大鼠症状。张晶等报道，全真一气汤(熟地黄、白术、麦冬、淡附子、生晒参、牛膝等)可以改善肾气虚型哮喘大鼠的气道炎症，其机制可能与上调血清AQP5、肺组织AQP5 mRNA的表达水平有关。郭继龙等报道，肝郁脾虚型NAFLD不仅存在胰岛素抵抗(糖代谢紊乱)、脂质代谢紊乱、氨基酸类代谢，还伴有氧化应激损伤，而逍遥丸能够对NAFLD大鼠血清中差异代谢物的量起到回调作用。李叙颖等报道，软坚消瘿颗粒(柴胡、白芍药、茯苓、白术，当归、海藻等)可抑制肝郁脾虚型桥本甲状腺炎大鼠甲状腺细胞凋亡，其机制可能与抑制TLRs/MyD88/NF-κB信号通路有关。陈宝艳等报道，疏肝健脾方(党参、北柴胡、白芍药、白术、茯苓、当归等)治疗肝郁脾虚型产后缺乳的机制可能是促进催乳素与其受体结合，激活JAK2/STAT5A信号转导通路，并上调β-casein基因表达。刘苗等报道，痛泻要方对肝郁脾虚型溃疡性结肠炎大鼠血清TNF-α表达、结肠黏膜Chop、caspase-3基因和蛋白的表达有下调作用，这与调节炎症细胞因子、抑制内质网应激诱导的细胞凋亡有关。王吉菊等报道，养阴舒肝颗粒(柴胡、白芍药等)可以有效改善肝郁模型小鼠的状态，其机制可能与调节模型小鼠的神经递质，升高额叶皮质及海马内的DA、5-HT有关。

10. 中药药代动力学研究

Zhi HJ等报道，与传统汤剂相比，超细粉剂可提高丹参中隐丹参酮、丹参酮Ⅱ$_A$、二氢丹参酮Ⅰ和丹参酮Ⅰ的体内生物利用度和吸收。Rao T等报道，黄芪中芒柄花素在超细颗粒粉和超细粉中的峰浓度和浓度-时间曲线下面积均显著高于传统饮片。李梦颖等报道，丹参注射液与格列喹酮合用，可通过促进格列喹酮的小肠吸收，显著提高糖尿病大鼠格列喹酮的血药浓度和生物利用度。Xie HL等报道，石菖蒲能够促进西洋参中人参皂苷的吸收。

Cui YH等报道，活血止痛胶贴(由牡丹皮、丁香等)中的丁香酚消除快、半衰期短，而丹皮酚在去除药源后表现出较强的药物储藏功能。尚芳红等报道，加味佛手散胶囊与经细胞色素p450(CYP)中CYP2D2、CYP2E1酶代谢的药物同用，作用效果增强、作用时间延长；与经CYP1A2、CYP2C6酶代谢的药物同用，作用效果减弱、作用时间缩短。Zhou Q等报道，四逆汤中苯甲酰新乌头碱等成分在心肌梗死大鼠体内的峰浓度较低，半衰期较长，药-时曲线下面积较小，清除率、达峰时间和平均停留时间均较正常大鼠慢，表明单酯二萜生物碱在心肌梗死大鼠中消除较慢。Wen YQ等报道，与正常大鼠相比，益母草冲剂在原发性痛经大鼠体内存留时间较长、吸收较慢，具有较高的生物利用度和峰浓度。

11. 中药毒理学研究

Cui Y等通过代谢组学的方法考察马兜铃酸Ⅰ(AAI)的睾丸毒性，结果显示AAI可能通过抑制小鼠氨基酸、脂肪代谢，从而影响三羧酸循环，减少睾丸中的精子细胞和精子数量。Liu CX等报道，雷公藤中的活性三萜成分雷公藤红素有一定的心脏毒性，大鼠连续服用雷公藤红素7 d后出现了严重的氧化应激反应并伴随着心肌细胞凋亡的现象。通过代谢组学和网络毒理学的筛选发现，雷公藤红素诱导的心肌细胞的损伤与TNF/caspase信号通路有关。Wang Y等报道，Wistar大鼠连续口服补骨脂70%乙醇提取物28 d后，大鼠的体重增长缓慢并伴随腹泻。实验组中的大鼠有明显的肾损伤，表现为肾上腺皮质区的带状束状带区明显加宽，皮质醇水平升高等；此外，大鼠的前列腺和精囊也有不同程度的损伤。Quan YY等报道，芦荟大黄素能够引起斑马鱼的肝损伤和肝细胞的凋亡，其机制可能是芦荟大黄素对促炎通路NF-κB和凋亡信号通路p53中的相关蛋白有很高的亲和力所导致的。Zhu SS等报道，斑蝥素干扰丙酮酸生成、亚硫酸盐/硫酸盐生成、牛磺酸/次牛磺酸合成等途径，造成肝损伤。Yang JL等报道，决明子水提物蒽醌类成分(决明蒽醌、橙黄决明素、决明素)会影响甘油磷脂的代谢，且肝细胞的组织病理学发生异常，具有潜在的肝毒性。

(撰稿：王慧敏 张媛媛 寇俊萍 审阅：王树荣)

【中药防治哮喘的机制研究】

哮喘是常见的呼吸道疾病，由多种细胞和细胞组分参与的气道慢性炎症性疾病，以持续性慢性气道炎症、气道高反应性和气道重塑为特征。研究表明中药及有效性成分能够通过改善气道炎症、抑制气道重塑防治哮喘。

1. 通过改善气道炎症防治哮喘

Ting NC等研究表明，播娘蒿水提物可以降低Th2相关细胞因子的产生，抑制卵清蛋白所致的支气管哮喘小鼠气道高反应性、嗜酸性粒细胞浸润以及气道炎症。Yang XF等研究表明，黄芪甲苷Ⅳ抑制过敏性哮喘小鼠气道炎症以及气道高反应，其机制可能是抑制JAK2/STAT6信号通路。Bai F等研究表明，香草酸抑制哮喘模型大鼠气道炎症介质的释放以及免疫球蛋白水平，其机制可能与抑制氧化应激有关。Wang M等研究表明，钩藤碱通过TGF-β1/Smad和MAPK信号通路显著抑制哮喘小鼠IL-13、IL-4、IL-5的水平。Wang ZW等研究表明，当归中分离得到的丁基邻苯二甲酸酯显著改善肺部炎症以及黏液分泌，其机制可能与NF-κB信号通路有关。张毓娴等研究表明，黄芩汤抑制Th2细胞转化和T细胞增殖，降低促炎因子含量，使气道内炎症反应程度减轻，其作用可能与降低外周血淋巴细胞CaN活性有关。刘楠等研究表明，和厚朴酚对卵清蛋白所致哮喘小鼠的炎症反应具有较好的抑制作用，可能通过作用于TLR2、TLR4受体，抑制PI3K/Akt信号通路，从而减少多种促炎因子的生成。许成辰等研究表明，槲皮素对卵清蛋白诱导的支气管哮喘模型小鼠具有明显的保护作用，其机制可能是抑制NLRP3/ASC/Caspase-1炎症小体的信号通路，从而减少肺泡灌洗液中外周血TNF-α、IL-1β和IL-6水平。王基云等研究表明，沙枣花提取物可通过降低IL-4及IgE含量、升高IFN-γ含量，调节Th1/Th2免疫平衡而改善哮喘模型小鼠气道炎症。

刘此蕊等研究表明，大承气汤有效减少过敏性哮喘小鼠肺泡灌洗液中的炎性细胞渗出，抑制肺组织炎症，其机制可能与p38 MAPK和ERK1/2的表达有关。

2. 通过抑制气道重塑防治哮喘

Wang CY等研究表明，隐丹参酮改善哮喘模型小鼠气道重塑，其作用可能通过抑制TWEAK/Fn14和TGF-β1/Smads信号通路，从而改善哮喘小鼠气道杯状细胞增生及肺组织胶原沉积。颜玺等研究表明，苍耳子挥发油调节MMP-9和基质金属蛋白酶组织抑制剂(TIMP-1)水平，调节TGF-β1/Smad信号通路，抑制血小板衍生生长因子、内皮素-1和胰岛素生长因子-1表达，从而抑制上皮下纤维化、气道壁胞外基质合成、气道平滑肌细胞增殖、迁移等，起到减轻或抑制气道重塑作用。吴明亮等研究表明，红景天苷早期干预通过抑制 NF-κB/TGF-β 信号通路活化，减低哮喘小鼠慢性呼吸道炎症程度及气道重塑。史雅旭等研究表明，川芎嗪可明显减轻气管壁炎性细胞浸润以及气道壁、平滑肌层和基底膜层增厚，改善哮喘小鼠气道重塑，其机制可能与调节 TGF-β/Smad 信号通路有关。

张宏等研究表明，防风-乌梅配伍可以改善哮喘模型小鼠气道重塑，其机制可能与减轻支气管平滑肌肥厚、改善气道炎症、降低肺组织 MMP-9、TIMP-1 的表达及 MMP-9/TIMP-1 的比值有关。龙声志等研究表明，防风-乌梅配伍抑制气道重塑的作用可能与抑制气道平滑肌细胞由收缩型向合成型的转化，从而减少 VEGF、TGF-β、IL-6 等活性物质释放。

张文斌等研究表明，健脾益肺汤（黄芪、茯苓、炒白术、炒谷芽、人参、陈皮等组成）可以通过 NF-κB/STAT3 信号通路，减轻大鼠炎症反应，改善哮喘气道炎症以及气道重塑。方向明等研究表明，平喘宁（麻黄、半夏、陈皮、防风、细辛）各剂量组可以有效改善气道痉挛变窄现象，抑制气道上皮细胞脱落和气道平滑肌增厚，降低大鼠气管周围炎性细胞浸润，从而抑制气道重塑，减轻哮喘症状，可能与抑制 C-JUN 的蛋白含量和 C-JUN mRNA 的表达有关。

3. 其他

张慧等研究表明，雷公藤红素对肥胖型哮喘小鼠体内 Th17 细胞及 Th17 细胞因子的表达有抑制作用，改善肥胖哮喘气道炎症。马紫童等研究表明，淫羊藿、女贞子协同激素治疗哮喘的作用机制之一是上调哮喘大鼠肺组织细胞凋亡水平，调节 Caspase-9、Fas、NF-κB、Xiap mRNA 的表达。

（撰稿：李旺　王慧敏　张媛媛　寇俊萍　审阅：王树荣）

【中药对胃溃疡作用的研究】

中药主要从抑制攻击因子、增强胃黏膜防御因子和调节神经内分泌网络等方面对胃溃疡起防治作用。

1. 减弱胃溃疡攻击因子

Zhang C 等研究表明，白及主要化学成分白及多糖在乙醇诱导的急性胃溃疡大鼠模型中可通过下调 JNK、p38、MAPK 基因和蛋白表达，抑制促炎因子 IL-1β、TNF-α 及 IL-6 异常分泌，减轻炎性级联放大反应，发挥保护胃黏膜组织及其功能的作用。Xue ZY 等研究表明，黄芪多糖能显著降低醋酸诱导的胃溃疡模型大鼠胃组织中 TNF-α 和 IL-6 的含量，提高溃疡抑制率。马麟等研究表明，在无水乙醇应激诱导大鼠的急性实验性胃溃疡模型中，沉香提取液能增加大鼠血清中谷胱甘肽（GSH）、SOD 活性，明显降低 MDA 含量。表明沉香提取液能抑制脂质过氧化反应和消除氧自由基，保护胃黏膜和促进溃疡的愈合。李菡等研究表明，生大黄与熟大黄在水浸束缚法建立的小鼠急性胃溃疡模型中，能通过提高 SOD 活性和 NO 水平，降低 MDA 及 ET-1 含量，促进氧自由基清除，抑制胃酸分泌，加速溃疡愈合，从而保护受损的胃黏膜组织。

王香雨等研究发现，临床经验方柴贝胃炎康（柴胡、枳实、白芍药、黄连等）能减少急性水浸应激模型和乙酸诱导慢性溃疡模型小鼠的胃酸分泌。吴育等研究发现，胆胃宁颗粒剂（炒柴胡、炒黄芩、炒枳壳、川厚朴及法半夏等）能显著降低幽门结扎型胃溃疡模型大鼠的胃液胃蛋白酶活性，使大鼠胃内游离酸、总酸度减少，起到胃黏膜保护作用。张明昊等研究发现，翁芪糖浆（白头翁、黄芪浓煎后加蜂蜜制成）可以调节胃液 pH 值，降低胃蛋白酶活力，从而起到保护胃黏膜的作用。陈文等研究表明，保胃宁颗粒（黄芪、桂枝、姜半夏、枸杞子等）对 20%乙酸型、幽门结扎型和水浸应激型诱导的大鼠胃溃疡模型，均能抑制模型大鼠的胃酸分泌及胃蛋白酶活性，增加胃部 NO 含量、增加 SOD 活性及减少 MDA，增强机体清除氧自由基的能力。

2. 增强胃黏膜防御因子

高俊等研究表明,白及能够显著减少血清中的细胞因子 TNF-α 和 IL-6 水平,调节大鼠胃黏膜 COX-1、COX-2 表达水平,PGE2 生成增加、ET 生成减少,从而治疗阿司匹林诱导的胃溃疡。Zhang K 等研究表明,20(S)-人参皂苷 Rg3 可显著提高无水乙醇诱导和幽门结扎的胃溃疡模型小鼠血液中 EGF 水平,并能升高胃黏膜中表皮生长因子受体(EGFR)水平,从而治疗胃溃疡。邓海丹等研究表明,海南砂仁醇提物能显著升高醋酸致胃溃疡大鼠胃黏膜 TFF1 和氨基己糖的含量,促进 TFF1 与黏液糖蛋白相互作用,形成黏弹性的黏液凝胶层,从而增强胃肠道黏膜防御屏障的保护能力。

盛媛媛等研究表明,玄归滴丸(延胡索、当归、川芎等中药材经提取、精制而成)可显著升高 PGE2 含量,缩小乙醇性胃溃疡的溃疡灶,减轻胃黏膜损伤。杨芳等研究发现,除幽愈疡免煎颗粒(党参、黄芪、白术等)可增强乙酸诱导的胃溃疡大鼠胃组织中的 bFGF 蛋白及 bFGF mRNA 的表达,改善胃溃疡大鼠病理组织形态,提高溃疡抑制率,促进溃疡愈合。Zhao XY 等研究表明,金铃子散(金铃子、玄胡)能显著提高醋酸灌胃法诱导胃溃疡模型大鼠胃组织中 bFGF 的含量,保护胃黏膜。姚晓艳等研究发现,左金配方(黄连、吴茱萸)的浸膏能升高乙醇诱导胃溃疡模型大鼠血清及胃组织中 EGF 的含量,降低血清及胃组织液中 IL-8 的含量,从而对胃黏膜起到保护作用。陈畅等研究发现,复方芪藻汤(螺旋藻多糖、黄芪、白及、乌贼骨)在乙酸烧灼法制备大鼠胃溃疡模型中,能够下调 Foxo3a/Bim 的表达,抑制胃黏膜上皮细胞凋亡,从而修复胃黏膜,发挥其抗胃溃疡的作用。三叶因子家族(TFF),是一类较新的、对胃黏膜有保护作用的因子。

3. 调节神经内分泌网络

过度的尤其是慢性应激反应引起下丘脑-垂体-肾上腺轴(HPA)持续激活,造成糖皮质激素浓度长期处于高水平状态,使胃壁细胞数目增多,胃酸和胃蛋白酶分泌增多,导致胃黏膜糜烂、溃疡愈合延迟。徐寅等研究表明,肝胃百合汤(百合、柴胡、郁金、乌药等)能减少慢性应激胃溃疡模型小鼠糖皮质激素、促肾上腺皮质激素释放激素、促肾上腺皮质激素分泌,使糖皮质激素正常发挥对 HPA 的负反馈机制,以减轻并修复胃黏膜损伤,促进溃疡愈合。

(撰稿:陈卓 张媛媛 寇俊萍　审阅:王树荣)

【中药防治脑出血的研究】

中药及其有效成分可通过抗氧化应激、抗炎、抗细胞凋亡等多种方式改善脑出血(ICH)损伤。

1. 抗氧化应激

Duan ZX 等研究显示,藏红花素可减少 ICH 小鼠早期的髓磷脂的损失、神经元变性、铁沉积、ROS 产生和血红素加氧酶-1 的表达,进而减轻氧化应激引起的神经功能缺损,改善 ICH 后继发性脑损伤及神经功能预后。Liu XC 等研究发现,天麻素可通过调节 Kelch 样环氧氯丙烷相关蛋白 1-核因子 E2 相关因子 2(Keap1-Nrf2)信号通路,增加 SOD 和谷胱甘肽过氧化物酶(GSH-Px)活性,降低 ROS、8-羟基脱氧鸟苷、3-硝基酪氨酸和 MDA 的水平,减轻氧化应激引起的脑损伤,改善 ICH 大鼠血肿周围水肿。Wang JA 等研究发现,小白菊内酯可以通过抑制 TLR4/NF-κB 途径的激活,下调 ICH 大鼠体内 SOD、ROS、GSH、TNF-α、IL-6 和 IL-17 水平,抑制大脑出血同侧半球中 caspase-3 和促凋亡蛋白 Bax 的表达,增加存活神经元数量,从而减轻氧化应激和炎症反应,改善 ICH 引起的神经功能缺损和脑水肿。

魏光明等研究发现,黄竹清脑口服液(黄连、大黄、赤芍药、陈皮、枳实、竹茹等)可以增强大鼠 ICH 后脑组织中 SOD 和 Na^+-K^+-ATP 酶活性,进而减轻氧自由基损伤,保护神经元,抑制脑水肿,改善缺血半暗带神经细胞功能。

2. 抗炎症反应

Zhou FF 等研究发现，厚朴酚可以通过抑制小胶质细胞和星形胶质细胞的活化，减弱中性粒细胞的浸润，减少炎症细胞因子 IL-1β、TNF-α 和 MMP-9 的生成，增加紧密连接蛋白 ZO-1 的表达，减轻血脑屏障(BBB)破坏，改善 ICH 大鼠的脑水肿和神经缺陷。赵辉等研究发现，红景天苷能够通过上调大鼠 ICH 后血肿组织周围缺氧诱导因子-1α(HIF-1α)及其目的基因血管内皮生长因子表达，改善微血管与小静脉血管的通透性，促进微血管新生，并且能够降低脑组织中髓过氧化物酶水平，抑制炎症反应，改善 ICH 大鼠的脑水肿。Xi ZY 等研究发现，原儿茶酸可以抑制 P38/Erk/JNK-NF-κB 信号通路，下调脑出血小鼠 IL-1β、IL-6 和 TNF-α 水平，抑制 ROS 的产生和 caspase-3、Bax 的表达，升高 Bcl-2 的表达，从而发挥抗炎、抗氧化应激和抗凋亡作用，减轻 ICH 小鼠的脑水肿并改善神经功能。Lai X 等研究发现，马鞭草苷可以阻断 TLR4/NF-κB 通路，下调 IL-1β、IL-6 和 TNF-α 表达，抑制小胶质细胞过度活化及细胞凋亡，从而减轻神经元炎性毒性损伤，促进 ICH 小鼠神经元的恢复，改善脑水肿。Fei XW 等研究发现，异泽兰黄素通过调节 TLR4/MyD88 途径改善 ICH 引起的小胶质细胞激活以及炎症因子 IL-1β、TNF-α 的分泌，改善脑出血损伤。

3. 调节细胞凋亡及自噬

Liu XC 等研究表明，天麻素可显著上调脑出血大鼠 Bcl-2 表达，下调 Bax 和 caspase-9、caspase-3 的水平，减少凋亡的神经元数量，进而减轻继发性脑损伤。同时，天麻素在体外可增加血肿溶解物诱导的原代皮层神经元细胞活力，减少细胞凋亡。陆树萍研究发现，红景天苷可以抑制 Bax 表达，增加 Bcl-2 水平，同时增加自噬小体的数量，提高自噬相关蛋白 LC3-Ⅱ的表达，增加自噬活性，减少 ICH 大鼠的神经细胞坏死和凋亡，减少神经损伤。

梁群等研究发现，活血化瘀制剂中风 1 号汤(水蛭、生大黄、泽泻、三七粉、生地黄)可以激活脑出血大鼠脑组织中 PI3K/AKT 信号通路，改善脑出血大鼠脑组织缺血缺氧，增加 Bcl-2 表达，抑制 Bax 表达，进而调控脑出血大鼠细胞凋亡，减轻脑出血后的神经损伤，对急性期脑出血起到治疗作用。

4. 保护神经功能

王冠宇等研究发现，白藜芦醇可通过 PI3K/Akt 途径降低神经元细胞中 AMPKα 的磷酸化，抑制糖原合成酶激酶-3β 活性，增加轴突生长相关蛋白 43、神经丝蛋白 200、微管相关蛋白-2 和髓鞘碱性蛋白的表达，从而促进大鼠 ICH 后轴突再生，促进神经功能恢复。

范天祥等研究发现，由经方地黄饮子演化而来的补肾填精益髓法汤剂能显著降低 ICH 大鼠血清中神经元特异性烯醇化酶(NSE)浓度及脑组织胶质纤维酸性蛋白表达，改善神经功能。袁春云等研究发现，天麻钩藤饮(天麻、钩藤、石决明、山栀子、桑寄生、首乌藤等)可改善高血压性脑出血肝阳化风证大鼠的神经缺损症状，减少血清 NSE 的分泌，减轻大鼠脑组织损伤及脑水肿，保护神经功能，改善预后。

5. 其他

Yang Y 等研究发现，三七可增加外伤性脑损伤引起的脑出血大鼠脑中 HIF-1α 的表达，减少脑损伤周围神经细胞的凋亡，从而起到神经保护作用。王玲等研究发现，人工麝香能够改善蛛网膜下腔出血大鼠的运动和平衡能力，并且降低死亡率。

Li PF 等通过 tsRNA 测序研究发现，补阳还五汤能够调节 3 种 tsRNA(rno-tRFi-Ser-25a、rno-tRF5-Ala-16a、rno-tRF5-Glu-29a)，研究表明此 3 种 tsRNA 可能是通过调节 FoxO 信号通路、长期突触抑制以及肌动蛋白细胞骨架组织 TGF-β 的产生发挥 ICH 治疗作用。

(撰稿：潘雪薇　张媛媛　寇俊萍　审阅：王树荣)

【中药防治肺癌的作用研究】

1. 调控细胞凋亡

Tan BQ 等研究发现，鸦胆子素 D 可通过激活 JNK 诱导非小细胞肺癌（NSCLC）细胞系 H460 和 A549 凋亡。Song TH 等研究发现，石斛碱和顺铂联合应用可通过激活 JNK/p38 信号通路，上调 Bax、Bim 的表达，促进 A549 细胞凋亡，且可减轻顺铂引起的体重减轻和心脏毒性。Li Y 等研究发现，桔梗和顺铂联合应用可通过抑制 PI3K/Akt 信号通路，上调 cleaved caspase-9 表达，促进 A549 细胞凋亡。Wu XL 等研究发现，淫羊藿苷通过抑制 Akt 的激活，诱导肺癌细胞通过线粒体依赖性途径的凋亡。Wei CL 等研究发现，虫草素能够影响 NSCLC 发展的不同阶段，包括肿瘤生长、迁移和侵袭，且可通过相互作用激活 AMPK 诱导 NSCLC 细胞凋亡。Liu X 等研究发现，丹参醇 A 可触发肺癌细胞中 ROS 诱导的混合谱系激酶域样蛋白介导的程序性坏死。

杨春云等研究发现，参芪益肺糖浆（黄芪、党参、鸡内金、当归、白术、冬虫夏草等）可抑制 A549 细胞增殖，促进其凋亡，降低 S 期细胞百分率，上调细胞 cleaved caspase-3、cleaved caspase-9、p-JNK、p-p38、p-ERK 表达。李元滨等研究发现，益气除痰方（西洋参、生半夏、山慈姑等）与顺铂联用显著提高人肺腺癌耐顺铂 A549 细胞对顺铂敏感性，其机制可能与上调 Bax 表达，下调 Bcl-2 表达，促进耐药肺癌细胞凋亡有关。杨文笑等研究发现，养阴解毒方（黄芪、麦冬、女贞子、绞股蓝、重楼）可以明显抑制 A549 细胞增殖，使细胞阻滞在 G2/M 期，诱导细胞凋亡，其机制可能与改变 H3K27Me3 表观遗传修饰谱有关。Yang WX 等研究发现，养阴解毒方（黄芪、麦冬、重楼、女贞子、绞股蓝）增强早期生长应答因子 1（EGR1）的表达，促进 A549 细胞凋亡。

2. 调控细胞自噬

邵鑫等研究发现，苯甲酰乌头原碱可抑制 A549 细胞的增殖、促进其凋亡，其机制与促进 Beclin1、LC3 Ⅱ/Ⅰ、Bax、cleaved caspase-3 表达和抑制 p62、Bcl-2 等自噬/凋亡相关基因及蛋白的表达有关。Teng JF 等研究发现，重楼皂苷Ⅳ通过 ROS 触发的 mTOR 信号传导途径，诱导 NSCLC 细胞系 A549 和 H1299 的凋亡和自噬，从而发挥其抗增殖作用。Zhao M 等研究发现，人参总皂苷可以通过激活 ATF4-CHOP-AKT1-mTOR 信号通路，激活内质网应激，诱导 NSCLC 细胞自噬。

3. 调控细胞迁移

林秋玉等研究发现，苏铁叶总黄酮联合顺铂可抑制 Lewis 肺癌小鼠肿瘤生长，减少肺转移病灶数量，同时可保护小鼠免疫系统，促进抗肿瘤免疫力的提升。Hu C 等研究发现，麦冬皂苷 B 通过抑制 linc00668/miR-432-5p 抑制 A549 细胞的 EMT。Zhang J 等研究发现，大苞藤黄化合物 neobractatin 通过调节肌盲样蛋白 2 表达和 p-Akt/EMT 信号通路，抑制肺癌细胞的运动性和转移。Zhang LF 等研究发现，姜黄素通过抑制 EGFR 表达和 TLR4/MyD88 信号通路，下调细胞周期和 EMT 的调节因子，从而抑制 NSCLC 细胞的增殖和转移。

王兵等研究发现，消水方（葶苈子、半枝莲、车前子、生黄芪、刺五加、炒白术等）对 Lewis 肺癌小鼠转移瘤胸腔积液、转移瘤个数及转移瘤重量具有一定抑制作用，联合顺铂后作用更加显著。

4. 调控免疫功能

胥孜杭等研究发现，泽漆汤（泽漆、紫参、制半夏、白前、黄芩片、生姜等）可能通过上调小鼠体内自然杀伤细胞（NK）数量，增强其脱颗粒能力，从而抑制 NSCLC 小鼠体内肿瘤生长，延长其生存期。王子卿等研究发现，二陈汤加沙参、麦冬可提高 Lewis 肺癌小鼠免疫功能，同时抑制肿瘤血管生成，其抗肿瘤机制可能与抑制血管内皮生长因子受体 2（VEGFR-2）表达、降低 p-JNK 活性相关。刘晓芳等研究发现，逐水饮（黄芪、苦参、白花蛇舌草、人参、葶葶苈子、瓜蒌皮等)能够抑制 Lewis 肺癌小鼠恶性胸腔积液(MPE)生成,改善 Th17 细胞失衡,减轻 MPE 微环境免疫抑制状态。Wang LX 等研究发现,玉屏风汤剂通过促进 STAT1 磷酸化诱导 M1 巨噬细胞极化,激活 CD_4^+ T 淋巴细胞,增加肺癌细胞裂解。

5. 其他

此外,中药对于肺癌的防治作用还体现在修复 DNA 损伤,调节细胞周期以抑制细胞生长等方面。Liu TH 等研究发现,人参皂苷 Rg3 可以通过激活 VRK1/P53BP1 通路,修复 DNA 损伤,抑制肿瘤细胞的生长和活性。赵同伟等研究发现,扶正祛积汤(南沙参、北沙参、太子参、莪术、猫抓草、鱼腥草等)可以增强埃克替尼对肺癌细胞 A549 裸鼠移植瘤的抑制增殖作用,其协同抑瘤机制可能是降低 Cyclin D1、CDK4 的表达水平,上升 Rb 的表达水平,加重细胞周期 G0/G1 阻滞,减少进入分裂周期的细胞比例。

(撰稿:汪雨薇 张媛媛 寇俊萍 审阅:王树荣)

【中药改善白血病作用机制的研究】

1. 抑制白血病相关细胞增殖分化

唐艳隆等研究发现,人参皂苷 Rg1 与 $CD_{34}^+CD_{38}^-$ 白血病干细胞共培养后,$CD_{34}^+CD_{38}^-$ 白血病干细胞出现衰老形态学改变并且增殖抑制率增高,停滞于 G_0/G_1 期细胞比例增多,形成集落数量下降。表明人参皂苷 Rg1 能显著抑制 $CD_{34}^+CD_{38}^-$ 白血病干细胞增殖和自我更新能力。Huang QW 等研究发现,羌活醇可以诱导人急性髓样白血病(AML)HL-60 细胞凋亡和 G_0/G_1 阻滞,增加 c-Jun 和 Jun B 的蛋白表达,降低 c-MYC,降低线粒体膜电位,下调 Bcl-2 和 Mcl-1 的表达,增加 Bax、caspase-9、caspase-3 和 PARP 的表达。

申振铭等研究发现,复方中药制剂(抗白胶囊、清髓祛白汤和生髓造血散)对体外培养的髓系白血病细胞株具有抑制增值作用,其机制可能与诱导白血病细胞分化和凋亡作用相关。陈明贵等研究发现,加味青蒿鳖甲汤含药兔血清与人急性淋巴细胞白血病细胞(CEM)共同孵育 24 h 后,含药血清可抑制 CEM 细胞的增殖,并提高 CEM 细胞的凋亡率。徐昊森等研究发现,浙贝黄芩汤与盐酸多柔比星联用可以抑制白血病细胞 $CD_{33}^+CD_{117}^+$ 的表达,降低小鼠骨髓中 Wip1 mRNA 的表达水平。

2. 抑制白血病相关信号通路

费雲昊等研究发现,小檗碱可直接靶向慢性粒细胞白血病特征性蛋白 BCR-ABL,并且通过增强泛素化蛋白酶体途径降解 BCR-ABL 蛋白,发挥治疗白血病的作用。Yang J 等研究发现,防己胆碱可以抑制 MAPK/PI3K/AKT 途径以及下调 c-MYC 的表达,诱导 G_0/G_1 周期停滞和细胞凋亡,对白血病 HEL 细胞具有较好的生长抑制活性。王雪等研究发现,低剂量雷公藤内酯醇和索拉非尼的联合使用,能够提高 AML 细胞系 MV4-11 细胞增殖的抑制率,增加细胞凋亡,并显著抑制 FLT3、STAT5 信号通路相关 mRNA 和蛋白的表达。Hu P 等研究发现,一种类黄酮物质 GL-V9($C_{24}H_{27}NO_5$)能够诱导 AKT1 降解,阻断 PI3K/AKT1 信号传导,并显示出比 PI3K 抑制剂更持久和更强的诱导凋亡作用,其机制可能是影响 FOXO3A 与 BIM 启动子的结合。Ma WJ 等研究发现,大黄素和 AZT 合用,可以抑制 Wnt/β-catenin 信号通路和 EGR1 的表达,增加 K562 细胞的凋亡,与单独治疗或对照组相比,联合治疗组的细胞凋亡率更高。Cao ZX 等研究发现,异甘草素是一种选择性 FLT3 抑制剂,体外能够抑制 AML 细胞中 FLT3/Erk1/2/信号转导以及 STAT5 信号的激活,分子对接研究表明其可以在 FLT3 的激酶结构域内稳定地形成氢键,体内研究表明可以降低 Ki67 的表达并诱导细胞凋亡并显著抑制 MV4-11 侧腹肿瘤的生长,延长骨髓移植模型的存活时间,从而治疗具有 FLT3-ITD 或 FLT3-ITD/F691L 突变的白血病。

党辉等研究发现，解毒化瘀方（青黛、山慈姑、蚤休、虎杖、莪术等）通过阻断 PI3K/Akt 及 NF-κB 信号通路实现抑制细胞增殖效应，升高 PTEN 蛋白表达量，抑制 L1210 细胞增殖，从而缓解和治疗急性淋巴细胞白血病。杨珏等研究发现，人参-大黄联合用药可能通过靶向作用于 TP53、TNF、NFKB1 和 CASP3 等蛋白，调控 TNF 信号通路、Th17 细胞分化和 IL-17 信号通路等，发挥抗白血病作用。

（撰稿：刘元恺 张媛媛 寇俊萍 审阅：王树荣）

【中药调节线粒体自噬作用的研究】

中药可通过调节线粒体自噬发挥保护作用，包括心肌保护、神经保护、肝脏保护、抗肿瘤及调节代谢等。

1. 保护心肌

Xu ZM 等研究发现，人参皂苷 Rg1 可以提高模型大鼠 H9c2 心肌细胞的 ATP 水平和线粒体膜电位，通过调节 aldolase/AMPK/PINK1 通路改善 H9c2 细胞损伤。Li J 等研究发现，美洲大蠊提取物预处理可以减弱 LPS 诱导的炎症因子和心肌细胞损伤因子肌酸激酶同工酶（CK-MB）、心肌肌钙蛋白 I（cTNI）、IL-6、TNF-a 表达，抑制 Parkin、PINK1、Nix、Beclin-1 的上调和自噬接头蛋白 p62 的下调。表明美洲大蠊提取物可能是通过 PINK1/Parkin 介导的线粒体自噬发挥心肌保护作用。王佳南等研究发现，丹参酮 $Ⅱ_A$ 诱导急性心肌梗死大鼠 SOD 和 GSH 的分泌，降低血清 MDA 浓度，下调 LC3Ⅱ/LC3Ⅰ比值和 Beclin 1 的表达水平，促进 p62 表达，表明丹参酮 $Ⅱ_A$ 可能通过抑制心肌线粒体自噬，促进心肌梗死大鼠心肌功能的恢复。卢长青等研究发现，五味子乙素降低缺血再灌注小鼠心肌损伤指标（血清 LDH 和 CK 的含量、心肌梗死面积）、升高细胞色素 C 氧化酶亚型 I（COX Ⅰ）、COX Ⅳ的 mRNA 水平和 HIF-1α、Beclin1 的蛋白表达水平，促进 p-AMPK 和磷酸化 UNC-51 样激酶 1（p-ULK1）的表达，抑制 p-mTOR 的表达。提示五味子乙素可促进 AMPK/mTOR/ULK1 信号通路激活，减轻缺血再灌注损伤。

Yang HX 等研究发现，复方通心络（人参、全蝎、水蛭、蜈蚣、蝉蜕等）可通过 PINK1/E3 泛素连接酶 Parkin 途径及泛素-蛋白酶体系统，恢复缺血再灌注期间的自噬流，减少急性心肌梗死再灌注后心肌梗死面积，改善心功能。陈广等研究发现，温阳振衰颗粒（红参、附片、干姜、五味子、甘草等）可能通过上调 MAPK/ERK5 磷酸化蛋白，下调心衰细胞线粒体自噬关键蛋白 PINK1、Parkin、自噬标记物 MAP1 轻链 3（LC3）、重组人抗增殖蛋白 2 的表达水平，从而调控心室重构和心肌细胞凋亡。曹程浩等研究发现，温阳益气方药（附子、肉桂、红参、黄芪）能够使梗死后心衰大鼠的心脏/体重比降低，state3 呼吸速率与 RCR 升高，p-AMPK/AMPK、LC3Ⅱ/LC3Ⅰ、PINK1 及 Parkin 蛋白表达水平降低，其机制可能与抑制 AMPK 介导的线粒体自噬有关。Yu JH 等研究发现，参麦注射液预处理能够抑制缺氧/复氧诱导的大鼠 H9c2 心肌细胞线粒体膜通道孔（mPTP）开放，改善线粒体呼吸，上调线粒体自噬及融合相关蛋白表达，降低线粒体分裂蛋白表达，减轻心肌损伤。

2. 保护神经细胞

Li ZM 等研究发现，小檗碱可以抑制 ROS 水平，改善线粒体功能障碍，调节 PI3K/AKT/mTOR 信号通路的线粒体自噬，改善叔丁基过氧化氢诱导的 PC12 细胞损伤。Li WT 等研究发现，毛蕊花糖苷可以减弱实验性变态反应性脑脊髓炎小鼠外周脾脏炎症细胞的早期激活，降低 LC3-Ⅱ/LC3-Ⅰ比例，抑制动力相关蛋白-1（Drp1）从胞质向线粒体的转位，从而抑制过氧亚硝基介导的神经元线粒体过度自噬，延缓疾病进展。Li RU 等研究发现，红景天苷可以改善 mPTP 诱导的小鼠行为障碍及神经元损伤，增加 LC3Ⅱ/LC3Ⅰ比例，降低 p62 的表达，激活自噬通量，增加 PINK1 和 Parkin 的表达，发挥神经保护作用。Wang W 等研究发现，墨旱莲皂苷 I 可抑制过氧化氢诱导的人神经母细胞瘤 SH-SY5Y 细胞 ROS 生成、上调 GSH-Px 和 SOD 活性，上调 p38、ERK 以及 PINK1、Parkin 的表达，通过激活线粒体自噬发挥神经保护作用。Xu BR 等研究发现，七叶内酯可以增加短暂性双侧颈总动脉阻塞小鼠的 ROS 和 MDA 含量，降低 SOD 活性并升高促凋亡调节蛋白(Bnip3)、parkin 蛋白表达，调节由线粒体应激引起的海马线粒体自噬和凋亡，从而改善小鼠神经功能缺损和认知功能障碍。林筱洁等研究发现，黄芩苷可以调控 PC12i 细胞自噬体、自噬相关 Beclin-1、p62 及线粒体自噬相关 Bnip3、Parkin、FUN14 结构域包含蛋白 1(FUNDC1)的 mRNA 表达，减轻神经元缺氧/复氧损伤。向菲等研究发现，白藜芦醇预处理可以减少脑缺血/再灌注小鼠的脑梗死体积和神经功能缺损，提高 SIRT1 和线粒体自噬相关蛋白表达，减少细胞色素 C 的释放，恢复线粒体膜电位，提高 ATP 水平。提示白藜芦醇减轻小鼠脑组织损伤可能与其对线粒体自噬的调控，最终确保线粒体功能改善有关。

3. 保护肠道

Deng SJ 等研究发现，复方槐花汤(苦参、地榆、青黛、白及、三七、甘草)可抑制小鼠结直肠癌炎症反应，激活细胞凋亡，中和过度活跃的线粒体自噬，从而发挥抑癌活性，同时构建抑癌微环境。王睿等研究发现，地马煎剂(马齿苋、地锦草、生黄芪、炒白术、赤芍药、槟榔等)可通过激活 HIF-1α/BNIP3/Beclin-1 通路相关蛋白的表达，提高溃疡性结肠炎模型大鼠结肠上皮的线粒体自噬水平，促进肠道黏膜的再生和修复以及溃疡的愈合。

4. 保护肝脏

黄泽禹等研究发现，小檗碱可显著降低 2 型糖尿病肝脏病变小鼠血浆中 ALT 和 AST 的含量，降低低密度脂蛋白蛋白水平，升高高密度脂蛋白含量，下调过氧化物酶体增殖物激活受体 γ 辅激活因子 1α 及电压依赖性阴离子通道、Drp1、PINK1、Parkin 的蛋白表达，改善糖尿病引起的脂质代谢紊乱，调节线粒体自噬发生和线粒体生成途径，改善糖尿病性肝脏病变。Kang X 等研究发现，土木香内酯可以抑制 HepG2 细胞的增殖，诱导 G2/M 期阻滞和凋亡，通过抑制 ROS 介导的 AKT 信号通路和 PINK1 介导的线粒体自噬诱导细胞凋亡，具有治疗肝癌的潜力。

李蓓蕾等研究发现，脂肝方(党参、虎杖、山楂、白术、决明子、姜黄)可以降低非酒精性脂肪性肝炎大鼠血清 ALT、AST、甘油三酯、总胆固醇水平，上调线粒体融合蛋白、神经萎缩蛋白表达，激活线粒体自噬，抑制线粒体损伤和肝细胞凋亡。

(撰稿:张凌　寇俊萍　审阅:王树荣)

【天然多糖抗病毒作用的研究】

1. 鱼腥草多糖

Cheng DQ 等从鱼腥草水提物中分离纯化得到一分子量为 43 kDa 的果胶类酸性多糖(HP)。体外菌斑实验显示，HP 具有较强的体外抗小鼠诺如病毒活性；透射电镜观察显示，HP 的抗病毒活性可能是使病毒蛋白变性，病毒颗粒变形和膨胀，进而抑制其在靶细胞中的渗透。Chen MY 和 Zhu H 等研究发现，鱼腥草多糖 HCP 可以缓解甲型流感病毒 H1N1 感染引起的小鼠肺和肠屏障损伤，并在一定程度上重新平衡肠道菌群，降低炎症，恢复肠道内环境的稳定。

2. 剑叶耳草多糖

蒙明瑜等通过水提、醇沉、除蛋白得到总糖含量为 91.65%的剑叶耳草多糖。研究发现，剑叶耳草多糖可以抑制抗乙型肝炎病毒(HBV)药物筛选细胞模型 HepG2.2.15 分泌 HBsAg 和 HBeAg，并抑制 HBV-DNA 复制，且不具有明显的细胞毒性。剑叶耳草多糖干预 HBV 感染的麻鸭后显示，血清 HBsAg、HBeAg 及 HBV DNA 含量明显下降。剑叶耳草多糖能够明显促进明显上调 HepG2.2.15 细胞因子 JAK1、STAT1、STAT2、ISGF3 PKR 基因表达以及抗病毒蛋白 OAS 的表达，提示其抗病毒作用可能与其激活 JAK/STAT 信号转导通路、促进抗病毒蛋白表达有关。

3. 野菊花多糖

Ming K 等研究发现，野菊花多糖(CIPS)可以有效地抑制鸭甲型肝炎病毒(DHAV)的复制。CIPS 通过下调 LC3-Ⅱ和 PI3KC3 的表达，抑制 DHAV 感染引起的自噬体的形成，进而抑制 DHAV 基因组的复制，发挥抗 DHAV 活性。

4. 羊栖菜多糖

Sun YH 等从羊栖菜中提取得到由 SFP-1(Mw 227 kDa)、SFP-2(Mw 36 kDa)、SFP-3(Mw 9 kDa)、SFP-(Mw 5.7 kDa) 4 和 SFP-5(Mw 2.7 kDa) 5 个多糖组成的复合多糖成分(SFPs)。体内外实验发现，SFPs 在禽白血病病毒 J 亚群(ALV-J)吸附到宿主细胞上后，与病毒结合，进而发挥抗 ALV-J 活性。SFPs 500 μg/ml 处理 2 h 后，ALV-J 基因和 gp85 蛋白表达明显降低，其中 SFP-3(Mw 9 kDa)抗病毒效果最好，SFP-3 对 ALV-J 感染鸡的免疫抑制作用明显减轻。此外，SFP-3 能明显抑制病毒脱落，减轻 ALV-J 对器官的损伤。

5. 肠浒苔硫酸多糖

王姝垚研究发现，肠浒苔硫酸多糖可以显著抑制呼吸道合胞体病毒 RSV 的活性，对单纯疱疹病毒 HSV-1、HSV-2 和肠道病毒 EV71 也具有较明显的抑制作用，且几乎没有细胞毒性。

6. 香柏多糖

Fu ZL 等研究发现，香柏中的酸性多糖成分 JPWP 可以显著减少 H1N1 流感病毒感染的急性肺损伤小鼠的肺部氧化压力和炎症水平，提高小鼠生存率。JPWP 可以抑制 H1N1 感染小鼠的肺部过敏性蛋白补体 3c 的沉积和 NF-κB p65 的表达，提示 JPWP 可能是通过抑制补体系统的过度激活，平衡促炎和抗炎细胞因子进而发挥作用。

7. 黄芪多糖

卢春化等研究发现，黄芪多糖能够显著降低流感病毒 PR8 感染小鼠肺组织中炎症因子 TNF-α、IFN-α、IL-6、IL-1β 水平，降低血清及肺组织中 MDA 水平，增加抗氧化物 GSH-Px、SOD 活性，并降低 Caspase-3、8、9 蛋白表达水平。表明黄芪多糖通过降低炎症水平，改善机体的氧化还原状态，降低凋亡相关蛋白，从而发挥保护流感病毒 PR8 导致的小鼠急性肺损伤。Zhang PJ 等研究发现，黄芪多糖可以通过降低炎症因子 IL-6、IL-8、IL-1β 和 TNF-α 表达水平，进而抑制禽传染性支气管炎病毒在宿主细胞中的复制。

8. 茯苓多糖

王楠对茯苓多糖进行羧甲基化修饰得到羧甲基茯苓多糖钠，并对其体外抗 HSV-1 活性进行研究。结果显示，羧甲基茯苓多糖钠可以明显抑制 HSV-1 诱导的猪肾传带细胞(IBRS-2)中的细胞病变，提示羧甲基茯苓多糖钠在体外具有抗 HSV-1 活性作用。

9. 大蒜多糖

朱薿等利用人喉表皮样癌 HEp-2 细胞模型，对大蒜多糖抗 RSV 的活性进行研究。结果发现，大蒜多糖能够有效抑制 RSV 病毒的生物合成。当浓度为 50 μg/ml 时，大蒜多糖的抑制病毒生物合成能力与阳性对照药物的效果相当；大蒜多糖可显著性降低与 RSV 病毒复制晚期相关的 L、P 基因的表达水平。

10. 芦荟多糖

Sun ZH 等研究发现，芦荟多糖在体内外实验中均具有显著的抗甲型流感病毒 PR8 活性。芦荟多糖能抑制 PR8 病毒的复制，并且在 PR8 病毒吸附期间的抑制效果最明显；透射电镜观察显示，芦荟多糖可能是通过与 PR8 病毒颗粒的直接相互作用而发挥抑制活性。芦荟多糖显著改善 PR8 病毒感染小鼠的症状和肺损伤，并显著降低病毒载量和感染小鼠的死亡率。

11. 板蓝根多糖

Wang CM 等研究发现，板蓝根多糖在体外 25～800 mg/L 浓度范围内并不能直接灭活 HSV-2 病毒。800 mg/L 板蓝根多糖对 HSV-2 复制病毒的抑制率达到 71.57%，对其吸附的抑制率达到 48.37%。实验表明板蓝根多糖通过抑制 HSV-2 病毒复制和吸附从而发挥抗 HSV-2 病毒活性。

（撰稿：吴建军　审阅：王树荣）

［附］ 参考文献

B

Bai F, Fang LY, Hu HZ, et al. Vanillic acid mitigates the ovalbumin(OVA)-induced asthma in rat model through prevention of airway inflammation[J]. Bioscience, Biotechnology, and Biochemistry, 2019, 83(3):531

C

Cao ZX, Wen Y, He JL, et al. Isoliquiritigenin, an orally available natural FLT3 inhibitor from licorice, exhibits selective anti-acute myeloid leukemia efficacy *in vitro* and *in vivo*[J]. Molecular Pharmacology, 2019, 96(5):589

Chen DM, Yang YF, Yang PY. Quxie Capsule inhibits colon tumor growth partially through Foxo1-mediated apoptosis and immune modulation[J]. Integrative Cancer Therapies, 2019, 18:1

Chen K, Guan YQ, Ma YC, et al. Danshenol A alleviates hypertension-induced cardiac remodeling by ameliorating mitochondrial dysfunction and suppressing reactive oxygen species production[J]. Oxidative Medicine and Cellular Longevity, 2019, 2019:2580409

Chen LF, Zhong YL, Luo D, et al. Antiviral activity of ethanol extract of *Lophatherum gracile* against respiratory syncytial virus infection[J]. Journal of Ethnopharmacology, 2019, 242:111575

Chen MQ, Yao KW, Liu ZJ, et al. Xuefu Zhuyu oral liquid prevents apoptosis of ischemic myocardium cells in rats by regulating SIRT1 and its pathway-related genes[J]. Chinese Journal of Integrative Medicine, 2019, doi: 10.1007/s11655-019-3076-9

Chen MY, Li H, Lu XX, et al. *Houttuynia cordata* polysaccharide alleviated intestinal injury and modulated intestinal microbiota in H1N1 virus infected mice[J]. Chinese Journal of Natural Medicines, 2019, 17(3):187

Chen TR, Wei LH, Guan XQ, et al. Biflavones from *Ginkgo biloba* as inhibitors of human thrombin[J]. Bioorganic Chemistry, 2019, 92:103199

Cheng DQ, Sun L, Zou SY, et al. Antiviral effects of *Houttuynia cordata* polysaccharide extract on murine norovirus-1(MNV-1)-a human norovirus surrogate[J]. Molecules, 2019, 24:1835

Cui Y, Han JY, Ren J, et al. Untargeted LC-MS-based metabonomics revealed that aristolochic acid I induces testicular toxicity by inhibiting amino acids metabolism, glucose metabolism, β-oxidation of fatty acids and the TCA cycle in male mice[J]. Toxicology and Applied Pharmacology, 2019, 373:26

Cui YH, Yang C, Liang J, et al. Development of a MD-LC-MS/MS method to analyze 3 bioactive compounds in Huoxuezhitong Rubber Patch and application to a pharmacokinetic study in rats[J]. Evidence-Based Complementary and Alternative Medicine, 2019, 2019:6173565

曹峰，刘杨，秦源，等.茯苓甘草汤对功能性消化不良模型大鼠的改善作用机制研究[J].中国药房，2019, 30(4):473

曹程浩，韩丽华，张会超.基于 AMPK 介导的线粒体自噬分析温阳益气方改福建省科技厅基金善大鼠梗死后心衰的药理机制[J].中国比较医学杂志，2019, 29(12):39

曹端广，夏汉庭，杨文龙，等.加味阳和汤对肾阳虚型骨

质疏松模型大鼠骨密度及血清微量元素的影响[J].安徽中医药大学学报，2019，38(3):76

陈畅，隋璐，赵春莹.复方芪藻汤调控 Foxo3a/Bim 抑制胃溃疡大鼠胃黏膜上皮细胞凋亡及其机制[J].西安交通大学学报(医学版)，2020，41(1):145

陈广，吴晓霞，蔡虎志，等.温阳振衰颗粒对慢性心衰大鼠模型心肌细胞线粒体自噬关键蛋白的影响[J].时珍国医国药，2019，30(1):16

陈文，吴永剑，刘亚妮，等.保胃宁颗粒治疗胃溃疡作用机制研究[J].河南中医，2019，39(1):57

陈宝艳，李坤寅，甄玉花.疏肝健脾方对产后缺乳肝郁脾虚证模型大鼠 JAK2/STAT5A 信号通路的影响[J].中医杂志，2019，60(10):876

陈明贵，黄礼明，尹尚瑾，等.加味青蒿鳖甲汤含药血清对白血病 CEM 细胞株增殖及凋亡的研究[J].贵阳中医学院学报，2019，41(3):22

陈少忠，林梅瑟，程黎民，等.红景天苷注射液对脂多糖诱导脓毒性休克肺损伤大鼠肺血管通透性的影响[J].中国临床药理学与治疗学，2019，24(11):1256

陈耀辉，燕波，官扬，等.二精丸对去卵巢+D-半乳糖联合 $A\beta_{1-40}$ 致肾阴虚 AD 大鼠学习记忆能力的影响[J].中药新药与临床药理，2019，30(12):1421

楚溪，王红芳，张园园，等.藏红花醛对大鼠心肌缺血保护作用研究[J].河北中医药学报，2019，34(6):41

D

Deng SJ, Tang Q, Duan XY, et al. Uncovering the anticancer mechanism of compound Sophorae Decoction against ulcerative colitis-related colorectal cancer in mice [J]. Evidence-Based Complementary and Alternative Medicine, 2019, doi:10.1155/2019/8128170

Deng YJ, Pan MX, Nie H, et al. Lipidomic Analysis of the Protective Effects of Shenling Baizhu San on Non-Alcoholic Fatty Liver Disease in Rats[J]. Molecules, 2019, 24 (21):e3943

Duan ZX, Li H, Qi X, et al. Crocin attenuation of neurological deficits in a mouse model of intracerebral hemorrhage[J]. Brain Research Bulletin, 2019, 150:186

党辉，张淑香，关徐涛，等.解毒化瘀中药对急性淋巴细胞白血病模型小鼠的改善作用[J].中国组织工程研究，2019，23(27):4392

邓海丹，张大维，朱虹，等.海南砂仁对醋酸致大鼠胃溃疡的保护作用及机制研究[J].海南医学，2019，30(12):1497

丁秦超，冯璐燕，应娜，等.熊果酸通过 AMPK 介导的信号通路激活自噬改善油酸诱导的肝细胞脂肪沉积[J].浙江中医药大学学报，2019，43(10):1150

F

Fei XW, Chen C, Kai S, et al. Eupatilin attenuates the inflammatory response induced by intracerebral hemorrhage through the TLR4/MyD88 pathway[J]. International Immunopharmacology, 2019, 76:105837

Fu YJ, Yan YQ, Zheng X, et al. Effects of Xinjiaxiangruyin on the TLR7 pathway in influenza virus-infected lungs of mice housed in a hygrothermal environment[J]. Chinese Medicine, 2019, 14:39

Fu ZH, Lin L, Liu SQ, et al. *Ginkgo Biloba* extract inhibits metastasis and ERK/nuclear factor kappa B(NF-κB) signaling pathway in gastric cancer[J]. Medical Science Monitor, 2019, 25:6836

Fu ZL, Xia L, De J, et al. Beneficial effects on H1N1-induced acute lung injury and structure characterization of anti-complementary acidic polysaccharides from *Juniperus pingii* var. *wilsonii*[J]. International Journal of Biological Macromolecules, 2019, 129:246

范天祥，张毅，薛瑶瑶，等.补肾填精益髓法对脑出血大鼠模型 NSE 和 GFAP 影响[J].辽宁中医药大学学报，2019，21(12):33

方向明，严郑元，刘静，等.平喘宁调节哮喘大鼠肺组织 EGF、C-JUN 干预气道重塑研究[J].辽宁中医药大学学报，2019，21(4):12

费雲昊，阴钊，丰茂晓，等.中药单体小檗碱靶向降解 CML 特征性蛋白 BCR-ABL 及其机制的研究[J].中国病理生理杂志，2019，35(10):1804

G

Geng ZK, Li YQ, Cui QH, et al. Exploration of the mechanisms of Ge Gen Decoction against influenza A virus infection[J]. Chinese Journal of Natural Medicines, 2019, 17(9):650

Gong GW, Qi BH, Liang YT, et al. Danggui Buxue Tang, an ancient Chinese herbal decoction, protects β-amyloid-induced cell death in cultured cortical neurons[J]. BMC Complementary and Alternative Medicine, 2019, 19(1):9

Guo ZB, Zhou YM, Yang JP, et al. Dendrobium candidum extract inhibits proliferation and induces apoptosis of liver cancer cells by inactivating Wnt/β-catenin signaling pathway [J]. Biomedicine & Pharmacotherapy, 2019, 110:371

高俊，丁兴红，丁志山，等.白及对阿司匹林致大鼠胃溃疡的治疗作用研究[J].浙江中医药大学学报，2019，43(2):182

巩子汉，虎峻瑞，段永强，等.白及多糖对胃溃疡模型大鼠血清 IL-2R、IL-4 及胃组织 Caspase-8 水平的影响[J].中国中医药信息杂志，2019，26(10):35

郭继龙，李若瑜，关伟，等.基于血清代谢组学探究逍遥丸干预肝郁脾虚非酒精性脂肪肝的作用机制[J].中华中医药杂志，2019，34(11):5446

郭洁梅，黄露露，赖兴泉，等.六味地黄丸对肾阴虚证大鼠股骨髁松质骨差异蛋白质表达的影响[J].中华中医药杂志，2019，34(1):81

H

Hu C, Jiang RL, Cheng ZY, et al. Ophiopogonin-B suppresses epithelial-mesenchymal transition in human lung adenocarcinoma cells via the Linc00668/miR-432-5p/EMT axis[J]. Journal of Cancer, 2019, 10(13):2849

Hu LL, Li LL, Zhang HY, et al. Inhibition of airway remodeling and inflammatory response by Icariin in asthma [J]. BMC Complementary and Alternative Medicine, 2019, 19(1):316

Hu P, Li H, Yu XX, et al. GL-V9 exerts anti-T cell malignancies effects via promoting lysosome-dependent AKT1 degradation and activating AKT1/FOXO3A/BIM axis[J]. Free Radical Biology and Medicine, 2019, 145:237

Huang QW, Wang L, Ran Q, et al. Notopterol-induced apoptosis and differentiation in human acute myeloid leukemia HL-60 cells[J]. Drug Design, Development and Therapy, 2019, 13:1927

侯圣林，战丽彬，孙晓霞.滋补脾阴方药对脾阴虚大鼠空肠组织黏蛋白表达的影响[J].中国中医药信息杂志，2019，26(8):51

黄楠，张兵，冯燕，等.白及提取物小鼠体内抗流感病毒药效研究[J].浙江中医药大学学报，2019，43(8):734

黄家望，谢希，陈平安，等.附子理中汤治疗胃溃疡的药效机制探讨[J].中医药学报，2019，47(6):36

黄婷婷，韩笑，刘建勋，等.益气活血方对气虚血瘀证大鼠血管内皮功能的影响[J].中国实验方剂学杂志，2019，25(8):40

黄泽禹，陈娟，陈清杰.小檗碱调控线粒体功能改善 2 型糖尿病引起的肝脏脂质代谢紊乱[J].华中科技大学学报(医学版)，2019，48(1):53

J

Jiang CH, Zhong RL, Zhang J, et al. Reduning injection ameliorates paraquat-induced acute lung injury by regulating AMPK/MAPK/NF-κB signaling[J]. Journal of Cellular Biochemistr, 2019, 120(8):12713

江欣，牛翠，王建波，等.迷迭香酸乙酯对 6-羟基多巴胺所致帕金森大鼠保护作用[J].辽宁中医药大学学报，2019，21(11):57

K

Kang X, Wang HJ, Li YW, et al. Alantolactone induces apoptosis through ROS-mediated AKT pathway and inhibition of PINK1-mediated mitophagy in human HepG2 cells[J]. Artificial Cells, Nanomedicine, and Biotechnology, 2019, 47(1):1961

L

Lai X, Xiong Y, Zhou J, et al. Verbascoside attenuates acute inflammatory injury in experimental cerebral hemorrhage by suppressing TLR4[J]. Biochemical and Biophysical Research Communications, 2019, 519(4):721

Li J, Shi W, Zhang J, et al. To explore the protective mechanism of pten-induced kinase 1(PINK1)/parkin mitophagy-mediated extract of periplaneta americana on lipopolysaccharide-induced cardiomyocyte injury[J]. Medical Science Monitor: International Medical Journal of Experimental and Clinical Research, 2019, 25:1383

Li L, Xu LH, Wu XP, et al. Effect of Daiqin phlegm-expelling pill on development of inflammation in rats with chronic obstructive pulmonary disease induced by lipopolysaccharide and smoke[J]. Journal of Traditional Chinese Medicine, 2019, 39(1):59

Li PF, Tang T, Liu T, et al. Systematic analysis of tRNA-derived small RNAs reveals novel potential therapeutic targets of traditional chinese medicine(Buyang-Huanwu-decoction) on intracerebral hemorrhage[J]. International Journal of Biological Sciences, 2019, 15(4):895

Li Q, Chen Y, Zhao D, et al. LongShengZhi Capsule reduces carrageenan-induced thrombosis by reducing activation of platelets and endothelial cells[J]. Pharmacological Research, 2019, 144:167

Li RU, Chen JZ. Salidroside protects dopaminergic neurons by enhancing PINK1/Parkin-mediated mitophagy [J]. Oxidative Medicine and Cellular Longevity, 2019, doi: 10.1155/2019/9341018

Li WT, Deng RX, Jing XS, et al. Acteoside ameliorates experimental autoimmune encephalomyelitis through inhibiting peroxynitrite-mediated mitophagy activation[J]. Free Radical Biology and Medicine, 2019, 146:79

Li Y, Wu YY, Xia Q, et al. Platycodon grandiflorus enhances the effect of DDP against lung cancer by down regulating PI3K/Akt signaling pathway[J]. Biomedicine and Pharmacotherapy, 2019, 120:109496

Li ZM, Jiang T, Lu Q, et al. Berberine attenuated the cytotoxicity induced by t-BHP via inhibiting oxidative stress and mitochondria dysfunction in PC-12 cells[J]. Cellular and Molecular Neurobiology, 2019:40(4):587

Liang YX, Zhang QY, Zhang LJ, et al. Astragalus Membranaceus treatment protects Raw264.7 cells from influenza virus by regulating G1 phase and the TLR3-mediated signaling pathway[J]. Evidence-Based Complementary and Alternative Medicine, 2019, 2019:2971604

Liu CX, Zhang CN, Wang WX, et al. Integrated metabolomics and network toxicology to reveal molecular mechanism of celastrol induced cardiotoxicity [J]. Toxicology and Applied Pharmacology, 2019, 383:114785

Liu TH, Zuo L, Guo DQ, et al. Ginsenoside Rg3 regulates DNA damage in non-small cell lung cancer cells by activating VRK1/P53BP1 pathway[J]. Biomedicine and Pharmacotherapy, 2019, 120:109483

Liu X, Wang YN, Wu D, et al. Magnolol prevents acute alcoholic liver damage by activating PI3K/Nrf2/PPAR γ and inhibiting NLRP3 signaling pathway[J]. Frontiers in Pharmacology, 2019, 10:1459

Liu X, Zhang YY, Gao HW, et al. Induction of an MLKL mediated non-canonical necroptosis through reactive oxygen species by tanshinol A in lung cancer cells[J]. Biochemical Pharmacology, 2019, 171:113684

Liu XC, Wu CZ, Hu XF, et al. Gastrodin attenuates neuronal apoptosis and neurological deficits after experimental intracerebral hemorrhage[J]. Journal of Stroke and Cerebrovascular Diseases, 2019, 29(1):104483

Lu WJ, Wang QY, Sun XQ, et al. Qishen Granule improved cardiac remodeling via balancing M1 and M2 macrophages[J]. Frontiers in Pharmacology, 2019, 10:1399

Luan HL, Huo ZJ, Zhao ZF, et al. Scutellarin, a modulator of mTOR, attenuates hepatic insulin resistance by regulating hepatocyte lipid metabolism via SREBP-1c suppression[J]. Phytotherapy Research, 2019, doi: 10.1002/ptr.6582

Luo ZR, Li H, Xiao ZX, et al. Taohong Siwu Decoction exerts a beneficial effect on cardiac function by possibly improving the microenvironment and decreasing mitochondrial fission after myocardial infarction[J]. Cardiology Research and Practice, 2019, 2019:5198278

Lv J, Jia YT, Li J, et al. Gegen Qinlian decoction enhances the effect of PD-1 blockade in colorectal cancer with microsatellite stability by remodelling the gut microbiota and the tumour microenvironment [J]. Cell Death & Disease, 2019, 10(6):415

雷艺，杨军，李华，等.冬凌草甲素对大鼠糖尿病心肌缺血再灌注损伤的保护作用及其机制[J].免疫学杂志，2019，35(10):838

李菡，雷婷，毛跟年，等.生、熟大黄对小鼠应激性胃溃疡药效比较[J].陕西科技大学学报，2019，37(2):63

李立，吴丰华，尤行宏，等.淫羊藿苷对阿尔茨海默症小

鼠认知功能及孕激素膜受体表达的影响[J].湖北中医药大学学报,2019,21(5):5

李敏,黄婷婷,姜双燕,等.姜黄素对ERS诱导NASH大鼠肝细胞保护作用的研究[J].中国病理生理杂志,2019,35(11):2050

李蓓蕾,张勇,谢博文,等.脂肝方对非酒精性脂肪性肝炎肝细胞线粒体选择性自噬机制的干预效应[J].中华中医药杂志,2019,34(1):109

李梦颖,张瑞,杨晔,等.丹参注射液对格列喹酮在糖尿病大鼠体内药物代谢动力学参数和肠吸收特性的影响[J].安徽中医药大学学报,2019,38(5):67

李叙颖,张兰,王琳,等.软坚消瘿颗粒对肝郁脾虚型桥本甲状腺炎大鼠甲状腺细胞凋亡的影响[J].中成药,2019,41(4):774

李元滨,林丽珠,陈昌明,等.益气除痰方通过caspase-4途径诱导人肺腺癌A549细胞凋亡[J].辽宁中医杂志,2019,46(9):1972

李元滨,林丽珠,王超,等.益气除痰方联合顺铂对肺癌耐药皮下移植瘤生长及Bax、Bcl-2表达的影响[J].中华中医药杂志,2019,34(2):755

李竹英,田春燕,蒋鹏娜,等.基于PI3K/Akt/mTOR信号通路探讨平喘颗粒对气道上皮细胞自噬的作用机制[J].中华中医药杂志,2019,34(11):5094

梁群,孙德阳,杨洋,等.中风1号对急性脑出血大鼠磷脂酰肌3-激酶/蛋白激酶B信号通路影响[J].辽宁中医药大学学报,2019,21(3):5

梁群,王丛,朱永志.中风1号对急性期脑出血大鼠Bcl-2、Bax蛋白表达的影响[J].中国中医急症,2019,28(1):14

林玲,刘国良,杨丽娜,等.西红花苷基于BDNF-TrkB信号通路改善阿尔茨海默症大鼠的学习记忆[J].神经解剖学杂志,2019,35(5):528

林星,李俊峰,车楠,等.连翘酯苷A通过p38 MAPK/NF-κB信号抑制哮喘气道炎症[J].中国免疫学杂志,2019,35(24):2971

林秋玉,李文琳,黎小年,等.苏铁叶总黄酮联合顺铂对Lewis肺癌小鼠的抑瘤作用[J].中国临床药理学杂志,2019,35(16):1784

林筱洁,周惠芬,虞立,等.基于线粒体自噬调控的黄芩苷减轻神经元细胞缺血缺氧/再灌注损伤的研究[J].中华中医药杂志,2019,34(5):2022

刘苗,申睿,朱向东,等.痛泻要方对肝郁脾虚型溃疡性结肠炎模型大鼠TNF-α、Casepase3、Chop的影响[J].中医学报,2019,34(7):1436

刘楠,李纳,朱琳,等.和厚朴酚通过PI3K/Akt信号通路对哮喘小鼠的作用及其对TLR2、TLR4表达的影响[J].中草药,2019,50(6):1407

刘玼蕊,王永安,钟大玲,等.大承气汤对过敏性哮喘小鼠肺部炎症及MAPK信号通路的影响[J].中国实验方剂学杂志,2019,25(9):1

刘蓉芳,毛以林.心康冲剂对慢性心衰心肾阳虚证大鼠CD31、VEGF蛋白表达的作用研究[J].江西中医药大学学报,2019,31(3):83

刘晓芳,金昌凤,魏一强,等.中药逐水饮对小鼠Lewis肺癌胸腔积液模型积液生成及Th17免疫平衡的影响[J].中国中医急症,2019,28(9):1580

刘晓敏,刘广洲,姚欣欣,等.茵芩汤对α-萘异硫氰酸酯致肝内胆汁淤积大鼠肝损伤的保护作用和机制[J].沈阳药科大学学报,2019,36(12):1113

龙声志,朱海燕,吴贤波,等.防风-乌梅配伍含药血清对气道平滑肌细胞增殖模型表型转化调控作用[J].中国实验方剂学杂志,2019,25(2):1

卢春化,马艳梅,王红霞,等.黄芪多糖治疗和预防性给药对感染PR8小鼠的保护作用及机制研究[J].中国免疫学杂志,2019,35(14):1699

卢长青,贾合磊,雷震,等.五味子乙素通过诱导线粒体自噬减轻心肌缺血再灌注损伤[J].安徽医科大学学报,2019,54(3):418

陆树萍,丁红生.红景天苷经自噬途径减少脑出血后继发神经损伤的机制探讨[J].中华中医药学刊,2019,37(4):814

罗雪婷,王庆,张菊梅,等.辣木多糖提取物对大鼠非酒精性脂肪性肝病保护效果[J].中国食品卫生杂志,2019,31(6):517

M

Ma WJ, Liu F, Yuan LY, et al. Emodin and AZT synergistically inhibit the proliferation and induce the apoptosis of leukemia K562 cells through the EGR1 and the Wnt/β-catenin pathway[J]. Oncology Reports, 2019, 43(1):260

Ming K, Yuan WJ, Chen Y, et al. PI3KC3-dependent autophagosomes formation pathway is of crucial importance to anti-DHAV activity of *Chrysanthemum indicum* polysaccharide[J]. Carbohydrate Polymers, 2019, 208:22

马麟,张昕,陈焕鑫,等.沉香提取液对乙醇致大鼠胃溃疡的保护作用及机制[J].中国医药导报,2019, 16(24):15

马紫童,唐秀凤,高莹莹,等.淫羊藿女贞子配伍协同激素对哮喘大鼠肺组织细胞凋亡的影响[J].中国中医急症,2019, 28(6):941

蒙明瑜,黄仁彬,梁红.剑叶耳草多糖对乙型肝炎病毒的抑制作用及其机制研究[J].中药药理与临床,2019, 35(4):38

孟丽红,张晓梅,董环,等.养阴益气合剂对肺纤维化大鼠 TGF-β/Smad 信号通路的影响[J].环球中医药,2019, 12(12):1810

N

Ni TY, Wang HB, Li D, et al. Huachansu Capsule inhibits the proliferation of human gastric cancer cells via Akt/mTOR pathway[J]. Biomedecine & Pharmacotherapie, 2019, 118:109241

牛雯颖,袁茵,邓思瑶,等.补阳还五汤对气虚血瘀模型大鼠血小板生物学指标的影响[J].中华中医药杂志,2019, 34(7):3261

P

潘峰,郭夏青,沈江宜,等.大黄素对缺血性脑卒中模型大鼠的神经保护作用及其对 ERK1/2 信号通路的影响[J].吉林大学学报(医学版),2019, 45(6):1212

Q

Quan YY, Gong LH, He JL, et al. Aloe emodin induces hepatotoxicity by activating NF-κB inflammatory pathway and p53 apoptosis pathway in zebrafish[J]. Toxicology Letters, 2019, 306:66

R

Rao T, Gong YF, Peng JB, et al. Comparative pharmacokinetic study on three formulations of Astragali Radix by an LC-MS/MS method for determination of formononetin in human plasma[J]. Biomedical Chromatography, 2019, 33(9):e4563

任瑶,江一鸣,项蓉蓉,等.西黄丸组分中药调节肿瘤微环境中 Treg 细胞 PI3K/AKT 通路的抗肿瘤作用机制研究[J].药物评价研究,2019, 42(3):437

S

Shang HX, Cao ZY, Zhao JY, et al. Babao Dan induces gastric cancer cell apoptosis via regulating MAPK and NF-κB signaling pathways[J]. Journal of International Medical Research, 2019, 47(10):5106

Shang LL, Pin L, Zhu SS, et al. Plantamajoside attenuates isoproterenol-induced cardiac hypertrophy associated with the HDAC2 and AKT/GSK-3β signaling pathway[J]. Chemico-Biological Interactions, 2019, 307:21

Shen MX, Ma N, Li MK, et al. Antiviral properties of *R.tanguticum* Nanoparticles on herpes simplex virus type I *in vitro* and *in vivo*[J]. Frontiers in Pharmacology, 2019, 2019:2971604

Song TH, Chen XX, Lee CK, et al. Dendrobine targeting JNK stress signaling to sensitize chemotoxicity of cisplatin against non-small cell lung cancer cells *in vitro* and *in vivo*[J]. Phytomedicine, 2019, 53:18

Sun YH, Chen XL, Zhang LL, et al. The antiviral property of *Sargassum fusiforme* polysaccharide for avian leukosis virus subgroup J in vitro and in vivo[J]. International Journal of Biological Macromolecules, 2019, 138:70

Sun ZH, Yu CL, Wang W, et al. Aloe polysaccharides inhibit influenza A virus infection-A promising natural anti-flu drug[J]. Frontiers in Microbiology, 2018, 9:2338

尚芳红,俸珊,陈乾,等.加味佛手散胶囊体外体内对大鼠肝脏 CYP450 酶活性的影响[J].药学学报,2019, 54(6):1101

邵璐,刘杨,唐阿梅,等.茯苓甘草汤对功能性消化不良大鼠血清中胃动素、胃泌素及 5-羟色胺的影响[J].贵阳中医学院学报,2019, 41(5):11

邵鑫,韩彬,蒋先虹,等.苯甲酰乌头原碱对人肺癌 A549 细胞自噬和凋亡的影响[J].中国药房,2019, 30(20):2782

申振铭,庄步玺,赵瑶,等.复方中药制剂对急性髓系白血病细胞诱导分化与增殖的作用[J].中国实验血液学杂志,2019, 27(2):403

沈明,黄小强,阮美江.鸡内金对功能性消化不良模型大鼠胃肠功能改善作用[J].福建中医药,2019,50(4):35

盛媛媛,李莉莉,张鑫,等.玄归滴丸对大鼠急性胃溃疡的保护作用[J].药物评价研究,2019,42(1):82

史雅旭,戴曦,王丽娇,等.川芎嗪调节TGF-β/Smad信号通路对哮喘小鼠气道炎症和气道重塑的影响[J].现代药物与临床,2019,34(1):20

宋厚盼,陈小娟,曾梅艳,等.黄芪建中汤对大鼠十二指肠溃疡及TLR-2介导的肠黏膜免疫屏障的影响[J].中国药理学通报,2019,35(8):1172

宋艳玲,麦华德,林芸芸,等.山莨菪碱对心肌缺血再灌注大鼠氧化应激,心肌损伤及线粒体凋亡通路的影响[J].中国免疫学杂志,2019,35(24):2958

T

Tan BQ, Huang YY, Lan LH, et al. Bruceine D induces apoptosis in human non-small cell lung cancer cells through regulating JNK pathway[J]. Biomedicine and Pharmacotherapy, 2019, 117:109089

Teng JF, Qin DL, Mei QB, et al. Polyphyllin VI, a saponin from Trillium tschonoskii Maxim. induces apoptotic and autophagic cell death via the ROS triggered mTOR signaling pathway in non-small cell lung cancer[J]. Pharmacological Research, 2019, 147:104396

Tian XH, Liu Y, Liu XL, et al. Glycyrrhizic acid ammonium salt alleviates Concanavalin A-induced immunological liver injury in mice through the regulation of the balance of immune cells and the inhibition of hepatocyte apoptosis[J]. Biomedicine Pharmacotherapy, 2019, 120:109481

Ting NC, Huang WC, Chen LC, et al. *Descurainia sophia* ameliorates eosinophil infiltration and airway hyperresponsiveness by reducing Th2 cytokine production in asthmatic mice[J]. The American Journal of Chinese Medicine, 2019, 47(7):1507

唐艳隆,周玥,张成桂,等.人参皂苷Rg_1通过SIRT1-TSC2信号通路诱导白血病干细胞衰老的作用[J].中国中药杂志,2019,44(11):2348

W

Wan LF, Shen JJ, Wang YH, et al. Extracts of Qizhu decoction inhibit hepatitis and hepatocellular carcinoma *in vitro* and in C57BL/6 mice by suppressing NF-κB signaling[J]. Scientific Reports, 2019, 9(1):1415

Wang BY, Gao XL, Liu B, et al. Protective effects of curcumin against chronic alcohol-induced liver injury in mice through modulating mitochondrial dysfunction and inhibiting endoplasmic reticulum stress[J]. Food & Nutrition Research, 2019, 63:3567

Wang CM, Ruan SM, Gu XM, et al. Antiviral activities of Radix Isatidis polysaccharide against type II herpes simplex virus *in vitro*[J]. Food Science and Technology, 2018, 38:180

Wang CY, Zheng MY, CY, et al. Cryptotanshinone attenuates airway remodeling by inhibiting crosstalk between tumor necrosis factor-like weak inducer of apoptosis and transforming growth factor beta 1 signaling pathways in asthma[J]. Frontiers in Pharmacology, 2019, 10:1338

Wang FJ, Zong XY, DU JL, et al. Effects of dihydromyricetin on the migration and invasion of human gastric cancer MKN45 cells and its mechanism[J]. Chinese Journal of Applied Physiology, 2019, 35(5):428

Wang JA, Tong ML, Zhao B, et al. Parthenolide ameliorates intracerebral hemorrhage-induced brain injury in rats[J]. Phytotherapy Research, 2019, 34(1):153

Wang JJ, Hu R, Yin CY, et al. Tanshinone II_A reduces palmitate-induced apoptosis via inhibition of endoplasmic reticulum stress in HepG2 liver cells[J]. Fundamental & Clinical Pharmacology, 2019, 34(2):249

Wang L, Jin GF, Yu HH, et al. Protective effects of tenuifolin isolated from *Polygala tenuifolia* Willd roots on neuronal apoptosis and learning and memory deficits in mice with Alzheimer's disease[J]. Food & Function, 2019, 10(11):7453

Wang LX, Wu WB, Zhu XW, et al. The ancient Chinese decoction Yu-ping-feng suppresses orthotopic lewis lung cancer tumor growth through increasing M1 macrophage polarization and CD_4^+ T cell cytotoxicity[J]. Frontiers in Pharmacology, 2019, 10:1333

Wang M, Li H, Zhao YX, et al. Rhynchophylline attenuates allergic bronchial asthma by inhibiting transforming growth factor-β1-mediated Smad and mitogen-activated protein kinase signaling transductions *in vivo* and *in vitro*[J]. Experimental and Therapeutic Medicine, 2019, 17(1):251

Wang RY, Wang M, Zhou JH, et al. Shuxuening injection protects against myocardial ischemia-reperfusion injury through reducing oxidative stress, inflammation and thrombosis[J]. Annals of Translational Medicine, 2019, 7(20):562

Wang W, Yao GD, Shang XY, et al. Eclalbasaponin I causes mitophagy to repress oxidative stress-induced apoptosis via activation of p38 and ERK in SH-SY5Y cells[J]. Free Radical Research, 2019, 53(6):655

Wang Y, Zhang H, Jiang JM, et al. Multiorgan toxicity induced by EtOH extract of Fructus Psoraleae in Wistar rats[J]. Phytomedicine, 2019, 58:152874

Wang ZW, Yao N, Fu XY, et al. Butylphthalide ameliorates airway inflammation and mucus hypersecretion via NF-κB in a murine asthma model[J]. International Immunopharmacology, 2019, 76:105873

Wang ZY, Fang KY, Wang GQ, et al. Protective effect of amygdalin on epithelial-mesenchymal transformation in experimental chronic obstructive pulmonary disease mice[J]. Phytotherapy Research, 2019, 33(3):808

Wei CL, Yao XJ, Jiang ZB, et al. Cordycepin inhibits drug-resistance non-small cell lung cancer progression by activating AMPK signaling pathway[J]. Pharmacological Research, 2019, 144:79

Wei W, Lan XB, Liu N, et al. Echinacoside alleviates Hypoxic-Ischemic Brain Injury in neonatal rat by enhancing antioxidant capacity and inhibiting apoptosis[J]. Neurochemical Research, 2019, 44(7):1582

Wen YQ, Gong LY, Wang L, et al. Comparative pharmacokinetics study of leonurine and stachydrine in normal rats and rats with cold-stagnation and blood-stasis primary dysmenorrhoea after the administration of *Leonurus japonicus* houtt electuary[J]. Journal of Separation Science, 2019, 42(9):1725

Wu J, Zhang XX, Zou X, et al. The effect of Jianpi Yangzheng Xiaozheng Decoction and its components on gastric cancer[J]. Journal of Ethnopharmacology, 2019, 235:56

Wu XL, Kong WC, Qi XY, et al. Icariin induces apoptosis of human lung adenocarcinoma cells by activating the mitochondrial apoptotic pathway[J]. Life Sciences, 2019, 239:116879

Wu YL, Li ZL, Zhang XB, et al. Yinchenhao decoction attenuates obstructive jaundice-induced liver injury and hepatocyte apoptosis by suppressing protein kinase RNA-like endoplasmic reticulum kinase-induced pathway[J]. World Journal of Gastroenterology, 2019, 25(41):6205

王兵,关江锋,蔡煜,等.中药消水方对小鼠肺癌转移瘤胸腔积液的抑制作用[J].中华中医药杂志,2019, 34(3):956

王玲,李江,徐少锋,等.人工麝香对大鼠急性脑缺血再灌损伤和脑出血的实验治疗[J].药学学报,2019, 54(6):1036

王楠.羧甲基茯苓多糖钠体外抗单纯疱疹病毒Ⅰ型的作用[J].航空航天医学杂志,2019, 30(8):933

王睿,王键,查安生,等.地马煎剂对溃疡性结肠炎大鼠HIF-1α/BNIP3/Beclin-1通路相关蛋白及线粒体自噬水平的调节作用[J].中华中医药杂志,2019, 34(9):3956

王雪,马梁明,王涛,等.低剂量雷公藤内酯醇和索拉非尼单药及其联用对AML细胞株MV411及其STAT5信号通路的作用[J].中国实验血液学杂志,2019, 27(4):1088

王爱华,何兰娟,朱向东.四神丸对脾肾阳虚型溃疡性结肠炎模型大鼠结肠组织Toll样受体4及其负性调控因子IRAK-M表达的影响[J].中国实验方剂学杂志,2019, 25(14):70

王春阳,谢广成,严琴琴,等.中草药水提液抗肠道病毒71型的活性评估[J].中国免疫学杂志,2019, 35(16):1962

王冠宇,刘畅,周昌龙,等.白藜芦醇经PI3K/Akt途径促进脑出血后大鼠轴突再生[J].第三军医大学学报,2019, 41(16):1527

王基云,王丹,姜玥,等.宁夏沙枣花乙醇提取物对哮喘模型小鼠气道炎症的实验研究[J].中药药理与临床,2019, 35(1):99

王吉菊,刘建,黄旭春,等.养阴舒肝颗粒对肝郁证模型小鼠行为学及脑内单胺类神经递质的影响[J].中药新药与临床药理,2019, 30(1):47

王佳南,林建安,杜苗苗.丹参酮Ⅱ$_A$对急性心肌梗死大鼠心脏功能和心肌线粒体自噬的影响[J].中国免疫学杂

志，2019，35(4)：418

王丽娟，沈洁，王丽华.黄芪甲苷对病毒性心肌炎小鼠内质网应激及炎性反应的影响[J].解放军医药杂志，2019，31(12)：6

王声善，赵川，陈永欣，等.白花丹醌对大鼠肝星状细胞活性氧及 TGF-β1/Smad 信号通路的影响[J].中国药理学通报，2019，35(11)：1602

王姝垚，刘志纯，秦玲，等.海洋硫酸多糖 PAE 的结构和抗病毒活性研究[J].中国海洋药物，2019，38(1)：17

王香雨，陈百灵，李红杰，等.柴贝胃炎康对应激性胃溃疡及慢性胃溃疡的实验研究[J].中医药学报，2019，47(1)：38

王豫君，敖俊文，于燕妮，等.灯盏乙素介入 $IP_3R\text{-}Ca^{2+}$ 途径抑制β淀粉样蛋白诱导的神经细胞凋亡[J].中国医院药学杂志，2019，39(6)：561

王昭昕，杨莉，卢国彦，等.补骨脂的不同提取物对大鼠毒性的初步研究[J].实验动物科学，2019，36(3)：1

王子卿，李燕，王芬，等.二陈汤加沙参、麦冬对 Lewis 肺癌小鼠免疫功能及肿瘤血管生成的影响[J].中国中医药信息杂志，2019，26(8)：40

魏光明，刘淑霞.黄竹清脑口服液对脑出血大鼠脑组织 SOD、$Na^+\text{-}K^+$-ATP 酶的影响[J].四川中医，2019，37(10)：44

吴育，顾庆华，蔡亚云，等.胆胃宁颗粒剂对大鼠实验性胃溃疡模型的影响[J].中国医院用药评价与分析，2019，19(9)：1069

吴明亮，王志英，孙光胜，等.红景天苷抑制哮喘小鼠气道重塑及其机制研究[J].中国临床药理学杂志，2019，35(14)：1453

吴欣芳，段冷昕，高晓乐，等.二至丸对 MPTP 所致帕金森病小鼠的防治作用研究[J].中国中药杂志，2019，44(19)：4219

X

Xi ZY, Hu XB, Chen X, et al. Protocatechuic acid exerts protective effects via suppression of the P38/JNK-NF-κB signalling pathway in an experimental mouse model of intracerebral haemorrhage[J]. European Journal of Pharmacology, 2019, 854:128

Xie HL, Wang DX, Zhang WJ, et al. Comparative pharmacokinetic studies of four ginsenosides in rat plasma by UPLC-MS/MS after oral administration of *Panax quinquefolius-Acorus gramineus* and *Panax quinquefolius* Extracts[J]. Journal of Analytical Methods in Chemistry, 2019, 2019:4972816

Xu BR, Zhu LY, Chu J, et al. Esculetin improves cognitive impairments induced by transient cerebral ischaemia and reperfusion in mice via regulation of mitochondrial fragmentation and mitophagy[J]. Behavioural Brain Research, 2019, 372:112007

Xu HQ, He LW, Chen J, et al. Different types of effective fractions from Radix Isatidis revealed a multiple-target synergy effect against respiratory syncytial virus through RIG-I and MDA5 signaling pathways, a pilot study to testify the theory of superposition of traditional Chinese Medicine efficacy[J]. Journal of Ethnopharmacology, 2019, 239:111901

Xu ZM, Li CB, Liu QL, et al. Ginsenoside Rg1 protects H9c2 cells against nutritional stress-induced injury via aldolase/AMPK/PINK1 signalling[J]. Journal of Cellular Biochemistry, 2019, 120(10):18388

Xue ZY, Shi GG, Fang YY, et al. Protective effect of polysaccharides from Radix Hedysari on gastric ulcers induced by acetic acid in rats[J]. Food & Function, 2019, 10(7):3965

夏星，钟振国，冯丹霞.三七总皂苷保护 PC12 细胞对抗过氧化氢损伤的作用[J].中国实验方剂学杂志，2019，19(4)：216

向菲，李明航，徐露，等.白藜芦醇通过促进线粒体自噬减轻小鼠脑缺血/再灌注损伤的实验研究[J].中国药理学通报，2019，35(6)：815

谢义松，袁万福，刘晓岚，等.血府逐瘀汤对大鼠深静脉血栓预防作用的实验研究[J].湖南中医杂志，2019，35(9)：137

胥孜杭，朱杨壮壮，张飞，等.泽漆汤对肺癌原位模型小鼠的抑制作用[J].中国实验方剂学杂志，2019，25(14)：6

徐寅，喻斌.肝胃百合汤对慢性应激胃溃疡模型小鼠 Th1/Th2 细胞平衡及 HPA 轴的影响[J].中医药学报，2019，47(4)：32

徐昊森，刘朝阳，陈成顺，等.浙贝黄芩汤调控 Wip1 基

因表达发挥抗小鼠白血病作用[J].中国比较医学杂志，2019，29(12)：67

徐嘉淦，叶影，龙惠珍.越鞠丸对功能性消化不良模型大鼠血清 MTL 水平及胃窦黏膜 NO 表达的影响[J].浙江中西医结合杂志，2019，29(11)：883

徐拥建，冯高飞，杨钦河，等.参苓白术散对 NAFLD 大鼠肝脏超微结构及 mTOR、STAT3 蛋白磷酸化的影响[J].中药材，2019，42(11)：2670

许成辰，徐婷贞，张敏，等.槲皮素对支气管哮喘模型小鼠 NLRP3/caspase-1 炎症小体的抑制作用研究[J].中药新药与临床药理，2019，30(8)：899

Y

Yang HX, Wang P, Wang NN, et al. Tongxinluo ameliorates myocardial ischemia-reperfusion injury mainly via activating parkin-mediated mitophagy and downregulating ubiquitin-proteasome system[J]. Chinese Journal of Integrative Medicine, 2019, doi:10.1007/s11655-019-3166-8

Yang J, Hu SC, Wang CL, et al. Fangchinoline derivatives induce cell cycle arrest and apoptosis in human leukemia cell lines via suppression of the PI3K/AKT and MAPK signaling pathway[J]. European Journal of Medicinal Chemistry, 2019, 186:111898

Yang JL, Zhu A, Xiao S, et al. Anthraquinones in the aqueous extract of *Cassiae* semen cause liver injury in rats through lipid metabolism disorder[J]. Phytomedicine, 2019, 64:153059

Yang SL, Wang HG, Yang YG, et al. Baicalein administered in the subacute phase ameliorates ischemia-reperfusion-induced brain injury by reducing neuroinflammation and neuronal damage[J]. Biomedicine & Pharmacotherapy, 2019, 117:109102

Yang WX, Kang YN, Zhao Q, et al. Herbal formula Yangyinjiedu induces lung cancer cell apoptosis via activation of early growth response 1[J]. Journal of Cellular and Molecular Medicine, 2019, 23(9):6193

Yang XF, Wang FD. The effect of astragaloside IV on JAK2-STAT6 signalling pathway in mouse model of ovalbumin-induced asthma[J]. Journal of Animal Physiology and Animal Nutrition, 2019, 103(5):1578

Yang Y, Cheng LL, Li L, et al. Relationship between HIF-1α and apoptosis in rats with traumatic brain injury and the influence of traditional Chinese medicine Sanqi[J]. Saudi Journal of Biological Sciences, 2019, 26(8):1995

Yao XL, Chen WP, Liu J, et al. Deep vein thrombosis is modulated by inflammation regulated via Sirtuin 1/NF-κB signalling pathway in a rat model[J]. Thromb Haemost, 2019, 119(3):421

Yu JH, Li YH, Liu XY, et al. Mitochondrial dynamics modulation as a critical contribution for Shenmai injection in attenuating hypoxia/reoxygenation injury[J]. Journal of Ethnopharmacology, 2019, 237:9

Yu YJ, Zhang Y, Wang SY, et al. Inhibition effects of patchouli alcohol against influenza a virus through targeting cellular PI3K/Akt and ERK/MAPK signaling pathways[J]. Virology Journal, 2019, 16(1):163

颜玺，郭亚蕾，薛中峰.苍耳子挥发油对支气管哮喘大鼠气道重塑的影响[J].中国实验方剂学杂志，2019，25(14)：106

杨芳，葛桂萍，周国雄，等.除幽愈疡免煎颗粒对胃溃疡模型大鼠的实验研究[J].中国中西医结合杂志，2019，39(2)：211

杨珏，张永强，邱剑飞，等.人参-大黄联用抗白血病作用机制的网络药理学研究[J].临床医学研究与实践，2019，4(24)：4

杨璐，刘万里，颜延凤，等.通降合剂对肝气郁结证模型大鼠胃肠道功能及脑肠轴的影响研究[J].江苏中医药，2019，51(8)：78

杨春云，黄宏云，唐万贵，等.中药参芪益肺糖浆对体外肺癌细胞抑制作用研究[J].解放军医药杂志，2019，31(8)：34

杨文笑，焦丽静，姚嘉麟，等.养阴解毒方对肺癌 A549 细胞增殖、凋亡及 H3K27Me3 修饰变化的影响[J].中医杂志，2019，60(15)：1330

姚晓艳，刘文，宋信莉，等.左金对乙醇诱导致大鼠胃溃疡的治疗作用及机制研究[J].中华中医药学刊，2019，37(10)：2404

俞建顺，陈芝芸，吴黎艳，等.胡柚皮黄酮对非酒精性脂肪性肝炎小鼠肝脏 NLRP3 炎症小体的影响[J].中国药学杂志，2019，54(24)：2076

员小利，井海云，王丹.丹参酮ⅡA 通过抑制 NADPH 氧化酶保护心衰大鼠心肌纤维化的机制[J].安徽医科大学学报，2019，54(4)：600

袁春云，袁思斯，伍大华，等.天麻钩藤饮加减对高血压性脑出血肝阳化风证大鼠神经保护作用的研究[J].湖南中医杂志，2019，35(2)：127

Z

Zeng J，Cheng B，Huang Y，et al. Active fraction combination from Liuwei Dihuang Decoction(LW-AFC) alleviated the LPS-induced long-term potentiation impairment and Glial Cells activation in hippocampus of mice by modulating immune responses[J]. Evidence-Based Complementary and Alternative Medicine，2019，2019：3040972

Zhang C，Gao F，Gan S，et al. Chemical characterization and gastroprotective effect of an isolated polysaccharide fraction from *Bletilla striata* against ethanol-induced acute gastric ulcer[J]. Food and Chemical Toxicology，2019，131：110539

Zhang J，Zheng ZQ，Wu M，et al. The natural compound neobractatin inhibits tumor metastasis by upregulating the RNA-binding-protein MBNL2[J]. Cell Death and Disease，2019，10(8)：554

Zhang K，Liu Y，Wang CZ，et al. Evaluation of the gastroprotective effects of 20(S)-ginsenoside Rg3 on gastric ulcer models in mice[J]. Journal of Ginseng Research，2019，43(4)：550

Zhang LF，Tao XY，Fu QF，et al. Curcumin inhibits cell proliferation and migration in NSCLC through a synergistic effect on the TLR4/MYD88 and EGFR pathways[J]. Oncology Reports，2019，42(5)：1843

Zhang PJ，Liu XF，Liu HY，et al. Astragalus polysaccharides inhibit avian infectious bronchitis virus infection by regulating viral replication[J]. Microbial Pathogenesis，2018，114：124

Zhang Y，Zhang L，Zhang Y，et al. YiQiFuMai Powder Injection attenuates coronary artery ligation-induced heart failure through improving mitochondrial function via regulating ROS generation and CaMKII signaling pathways[J]. Frontiers in Pharmacology，2019，10：381

Zhao M，Chen QF，Xu WF，et al. Total ginsenosides extract induce autophagic cell death in NSCLC cells through activation of endoplasmic reticulum stress[J]. Journal of Ethnopharmacology，2019，243：112093

Zhao X，Fang JK，Li S，et al. Artemisinin attenuated hydrogen peroxide(H_2O_2)-induced oxidative injury in SH-SY5Y and hippocampal neurons via the activation of AMPK pathway[J]. International Journal of Molecular Sciences，2019，20(11)：e2680

Zhao XY，Li J，Meng YH，et al. Treatment effects of Jinlingzi powder and its extractive components on gastric ulcer induced by acetic acid in rats[J]. Evidence-based Complementary and Alternative Medicine，2019，doi：10.1155/2019/7365841

Zhao Y，Li BT，Wang GY，et al. *Dendrobium officinale* Polysaccharides inhibit 1-methyl2-nitro-1-nitrosoguanidine induced precancerous lesions of gastric cancer in rats through regulating Wnt/β-catenin pathway and altering serum endogenous metabolites[J]. Molecules，2019，24(14)：2660

Zheng HY，Wang XY，Zhang YQ，et al. Pien-Tze-Huang ameliorates hepatic fibrosis via suppressing NF-κB pathway and promoting HSC apoptosis[J]. Journal of Ethnopharmacology，2019，244：111856

Zhi HJ，Li ZW，Deng YP，et al. Comparative *in vivo* constituents and pharmacokinetic study in rats after oral administration of ultrafine granular powder and traditional decoction slices of Chinese Salvia[J]. Biomedical Chromatography，2019，33(2)：e4385

Zhou FF，Jiang Z，Yang BB，et al. Magnolol exhibits anti-inflammatory and neuroprotective effects in a rat model of intracerebral haemorrhage[J]. Brain，Behavior，and Immunity，2019，77：161

Zhou JG，Zhai JX，Zheng WL，et al. The antithrombotic activity of the active fractions from the fruits of Celastrus orbiculatus Thunb through the anti-coagulation，anti-platelet activation and anti-fibrinolysis pathways[J]. Journal of Ethnopharmacology，2019，241：111974

Zhou Q，Meng P，Wang HB，et al. Pharmacokinetics of monoester-diterpenoid alkaloids in myocardial infarction and normal rats after oral administration of Sini decoction by microdialysis combined with liquid chromatography-tandem mass spectrometry[J]. Biomedical Chromatography, 2019, 33(1):e4406

Zhou XD, Shi DD, Zhang ZJ. Antidepressant and anxiolytic effects of the proprietary Chinese medicine Shexiang Baoxin pill in mice with chronic unpredictable mild stress [J]. Journal of Food and Drug Analysis, 2019, 27(1):221

Zhu HY, Lu XX, Ling LJ, et al. *Houttuynia cordata* polysaccharides ameliorate pneumonia severity and intestinal injury in mice with influenza virus infection[J]. Journal of Ethnopharmacology, 2018, 218:90

Zhu QY, Sheng YW, Li WH, et al. Erianin, a novel dibenzyl compound in Dendrobium extract, inhibits bladder cancer cell growth via the mitochondrial apoptosis and JNK pathways [J]. Toxicology and Applied Pharmacology, 2019, 371:41

Zhu SS, Long R, Song T, et al. UPLC-Q-TOF/MS based metabolomics approach to study the hepatotoxicity of cantharidin on mice[J]. Chemical Research in Toxicology, 2019, 32(11):2204

张帆,曹俊岩,王菁,等.更年汤对肾阳虚围绝经期模型大鼠卵巢 PI3K/AKT/mTOR 蛋白表达的影响[J].亚太传统医药,2019, 15(12):3

张宏,吴贤波,朱海燕,等.防风-乌梅配伍对哮喘模型小鼠气道重塑的影响[J].中华中医药学刊,2019, 37(10):2444

张慧,曾泽宇,王磊,等.雷公藤红素对肥胖型哮喘小鼠 Th17 细胞和气道炎症的影响[J].中国药学杂志,2019, 54(7):542

张晶,陈志斌,王春娥,等.基于气道炎症调控的全真一气汤干预肾气虚型哮喘大鼠的机制研究[J].中国中医急症,2019, 28(8):1354

张国庆,宋莎莎,陆玉,等.乌骨藤总皂苷抑制大鼠肝纤维化的分子机制研究[J].中国新药杂志,2019, 28(21):2665

张红英,郑绍琴,苏颖杭,等.连梅颗粒对肾阴虚型糖尿病大鼠的降糖作用研究[J].中药新药与临床药理,2019, 30(11):1291

张明昊,潘晓丽,陈四清,等.翁芪糖浆抗大鼠乙醇型胃溃疡的研究[J].中医药导报,2019, 25(5):40

张少波,孔艳玲,赵云峰.姜黄素对肺纤维化小鼠的保护作用及其机制研究[J].药物评价研究,2019, 42(11):2141

张世鹰,何谷良,卢芳国,等.基于 TLR7/8 介导的 IFN-α/β 蛋白表达水平探讨麻黄先煎之麻杏石甘汤抗流感病毒的机制[J].中华中医药杂志,2019, 34(3):1188

张顺荣,李东芳,何寄琴,等.胃复方对人胃癌 BGC-823 细胞移植瘤裸鼠作用及其对 c-Myc、人端粒酶逆转录酶基因表达的影响[J].世界中医药,2019, 14(10):2618

张文斌,王杰,王玮,等.健脾益肺汤抑制 NF-KB/STAT3 信号通路改善哮喘模型大鼠气道炎症及气道重塑作用研究[J].中国中医急症,2019, 28(5):806

张湘奇,陈君君,杨姣,等.6 种抗肿瘤中药注射液对卵巢癌细胞中 ATF3 mRNA 表达的影响[J].中成药,2019, 41(4):779

张玉昆,冯月男,卞敬琦,等.丹参饮对气虚血瘀模型大鼠的血小板生物学[J].世界中医药,2019, 14(4):848

张毓娴,李静,齐薛浩,等.黄芩汤对支气管哮喘大鼠外周血淋巴细胞 CaN 活性与淋巴细胞增殖及气道炎症影响[J].四川中医,2019, 37(4):44

赵辉,白玉彦,温桂莲,等.红景天苷对急性脑出血大鼠神经功能缺损评分与脑含水量的影响及其作用机制研究[J].中西医结合心脑血管病杂志,2019, 17(3):368

赵同伟,卢丽琴,应栩华,等."扶正祛积汤"联合埃克替尼通过细胞周期阻滞机制协同抑制肺腺癌 A549 细胞裸鼠移植瘤增殖的研究[J].中华中医药学刊,2019, 37(5):1196

赵亚楠,杨爱琳,庞道然,等.龙血竭中双黄酮化合物 HIS-4 对人肝癌 HepG2 和 SK-HEP-1 细胞的抗肿瘤作用研究[J].中国中药杂志,2019, 44(7):1442

郑洁,朱莹,高昂.溃结宁膏穴位敷贴对溃疡性结肠炎(脾肾阳虚证)大鼠 TLR4/MyD88/NF-κB 信号通路的影响[J].广州中医药大学学报,2019, 36(10):1593

钟菊迎,崔煦然,崔晓兰,等.金柴抗病毒胶囊对甲型流感病毒 H1N1 肺炎模型小鼠的保护作用与机制研究[J].中华中医药学刊,2019, 37(4):894

朱巍,孙剑刚,邓毛子,等.大蒜多糖体外抑制呼吸道合胞病毒作用及其机制[J].湖北科技学院学报(医学版),2018, 32(5):376

（七）方剂研究

【概述】

2019年，方剂研究方面的论文有1 500余篇。论文从实验研究、临床观察和文献理论阐述等方面，对相关方剂的源流、配伍、煎煮方法、临床应用、作用机制及物质基础等进行了探讨，范围涉及除涌吐剂以外的各类方剂，其中补益方的内容尤为丰富。

1. 解表方

（1）实验研究　万嘉洋等研究了麻黄汤4味组成药物的有效组分正交配伍后，在酵母所致发热大鼠体内的药代动力学特征。结果显示，7种有效成分的药代动力学特征存在差异。不同配伍组分对总量统计矩参数有不同的影响，各组分中麻黄生物碱对总量零阶距AUCt和总量一阶距MRTt的贡献率最大。崔艳茹等研究表明，麻杏石甘汤能明显减轻呼吸道合胞病毒(RSV)所致大鼠肺炎，改善肺水肿，其机制可能与升高干扰素(IFN)-γ水平，降低IL-4和IL-6水平有关。张辉果等报道，麻杏石甘汤能有效抑制肺炎链球菌所致小鼠肺炎，全方效果最佳，方药中麻黄、石膏作用较大。张世鹰等报道，麻杏石甘汤能够下调流感病毒感染的小鼠巨噬细胞TLR7/8介导的IFN-α/β分泌水平和蛋白表达水平，麻黄先煎25 min的麻杏石甘汤含药血清对IFN-α分泌水平具调节作用。

（2）临床研究　吴跃文等以120例肺热喘咳证的肺炎患者为研究对象，比较麻杏石甘汤中麻黄与石膏不同剂量配比(麻黄∶石膏＝1∶3、1∶5、3∶8)的疗效。结果表明，麻黄∶石膏为1∶5的配比可更明显地改善患者临床症状，降低炎性反应状态，改善肺通气功能，提高疗效。张琳等对200名婴幼儿痰热闭肺型肺炎喘嗽患者进行分组，比较麻杏石甘汤散剂与汤剂的疗效和依从性。结果，散剂有效率比汤剂有增强的趋势，依从性亦明显好于汤剂。

2. 泻下方

（1）实验研究　刘茈蕊等发现大承气汤能有效改善卵白蛋白诱发的过敏性哮喘小鼠的肺部炎症，其机制可能与抑制磷酸化的p38丝裂原活化蛋白激酶(MAPK)和细胞外信号调节激酶1/2(ERK1/2)表达量有关。杨秀荣等报道，厚朴三物汤能够显著提高术后肠梗阻模型大鼠的小肠推进率，促进胃肠动力的恢复，其机制与抑制诱导型iNOS的产生，减轻炎症反应，增加Cajal间质细胞数量，从而改善肠动力障碍有关。沈丽娟等发现，大黄牡丹汤能有效改善脂多糖(LPS)所致脓毒症大鼠急性肠功能障碍，其机制可能与调控肠道髓系细胞触发受体-1表达，减轻肠道炎症反应有关。

（2）临床研究　张潇月等比较了小承气汤口服、灌肠及穴位贴敷疗法对老年脓毒症患者胃肠功能障碍的临床疗效。结果表明，小承气汤3种给药途径均具有良好疗效，其中口服优于保留灌肠及贴敷疗法。铁明慧等报道，名老中医经验方参苓承气汤鼻饲＋灌肠配合西医常规基础治疗，对腹腔内高压脾虚气滞型患者的总有效率93.3％(28/30)，明显高于单用西医治疗的对照组73.3％(22/30)，其机制可能与降低肠黏膜通透性，改善肠屏障功能有关。

3. 和解方

（1）实验研究　王丽敏等研究显示，小柴胡汤可以有效地改善弗氏完全佐剂大鼠滑膜组织炎症，其机制可能是抑制 NF-κB 炎症信号通路中关键蛋白 TARDD、IKKα、IκBα、NF-κBp65 的表达，从而阻止炎症反应。贾为壹等报道，小柴胡颗粒可能通过上调 Nrf2 信号通路上 Nrf2、Keap1、NQO1、HO-1、GCLC、GCLM 的 mRNA 及蛋白表达水平表达，对硫代乙酰胺致急性肝损伤大鼠起到治疗作用。范慧婕等研究表明，四逆散可抑制 LPS 诱导的小鼠单核巨噬细胞白血病细胞(RAW264.7)炎症反应，其机制可能与调控巨噬细胞 M1/M2 表型极化平衡相关。张铭珈等发现，应激四逆散血清可以提高皮质酮损伤的海马神经元细胞的生存率。吴丹等运用网络药理学方法研究显示，逍遥散治疗抑郁症和糖尿病共病的作用机制涉及脑源性神经营养因子(BDNF)相关信号通路、G 蛋白偶联受体、单胺类神经递质、胰岛素及其受体等调节过程。孙羽中等报道，痛泻要方(白芍、陈皮、白术、防风)治疗肠易激综合征肝郁脾虚证大鼠可能与升高海马、皮质、下丘脑中 5-羟色胺转运体(SERT)的含量有关。郝徐艺等以 β 淀粉样蛋白$_{1-42}$($A\beta_{1-42}$)和铜离子(Cu^{2+})络合物作用的人神经母细胞瘤(SH-SY5Y)细胞为阿尔茨海默病(AD)模型，观察当归芍药散对 SH-SY5Y 细胞模型的影响。结果，当归芍药散能明显减轻 Cu^{2+} 介导的 Aβ 聚集导致的 SH-SY5Y 细胞损伤，使 Aβ 内吞，减少胞外 Aβ 聚集，提高细胞生存率。

(2) 临床研究　钟锦等报道，小柴胡汤合五苓散能够保护维持性腹膜透析患者残余肾功能，其机制可能与其延缓腹膜纤维化进程，减轻机体的微炎症状态有关。徐辉对 43 例老年性干眼症患者在妥布霉素地塞米松滴眼液治疗的基础上，给予逍遥散加菊花、密蒙花、栀子水煎服。结果能有效缓解症状，抑制视网膜内多种细胞因子，介导形成新生血管，抑制炎症反应，改善免疫功能，总有效率 95.4%(41/43)，高于妥布霉素地塞米松滴眼液对照组 81.4%(35/43)，$P<0.05$。王叶等报道，逍遥散加减联合恩替卡韦分散片治疗肝郁脾虚型慢性乙肝，可明显降低 HBV-DNA 病毒复制率，改善肝功能和临床症状，总有效率 88.9%(40/45)，优于恩替卡韦对照组 64.0%(32/50)，$P<0.05$。孙平等采用半夏泻心汤加减治疗寒热错杂型胃食管反流病，总有效率 92.9%(40/42)，与雷贝拉唑钠肠溶胶囊联合莫沙必利片的对照组 92.9%(39/42)，无明显差异($P>0.05$)，停药后复发率较对照组明显降低，食管下段括约肌及食管上段括约肌压力较治疗前明显升高，且高于对照组。

4. 清热方

(1) 实验研究　刘伟伟等研究显示，白虎加桂枝汤对高尿酸血症并急性痛风性关节炎大鼠有治疗作用，其机制可能与抑制 NLRP3 炎性体激活，减轻炎症反应有关。马晓聪等采用同位素相对和绝对定量(iTRAQ)技术研究了黄连解毒汤对自发性高血压大鼠主动脉的作用机制，对差异蛋白进行了鉴定和生物信息学分析。结果表明，黄连解毒汤可能通过上调 ATP 合酶基因蛋白 Q6PDU7、P19511、D3ZAF6，促进线粒体氧化磷酸化功能，从而发挥保护血管的作用。于红红等发现泻心汤含药血清可抑制泡沫细胞 TLR9/MyD88/NF-κB p65 通路以及促炎因子 IL-1β、INF-γ 的转录和蛋白表达，这可能是泻心汤抗动脉粥样硬化作用机制之一。赵敏等报道，西黄丸(牛黄、麝香、乳香、没药)可降低大鼠卵巢中雌二醇(E_2)含量，增加孕激素(P)含量，抑制卵泡刺激素受体(FSHR)基因和蛋白的表达，促进促黄体生成素受体(LHR)基因和蛋白的表达，表明该方能干预大鼠的卵巢功能。宋珂等报道，四妙勇安汤能够明显降低 $ApoE^{-/-}$ 小鼠主动脉粥样斑块面积、主动脉内膜厚度及内中膜厚度比，并明显降低 IL-6 及单核细胞趋化蛋白-1 表达，但对血脂水平无明显的影响，表明其通过抑制炎症反应防治动脉粥样硬化，而不依赖血脂水平的变化。雷莉妍等报道，玉女煎(生石膏、熟地黄、知母、麦冬、牛膝)可能通过抑制 NF-κB 活性，进而抑制炎症因子分泌及相关酶表达，从而发挥抗 LPS 诱导的小鼠小胶质细胞炎症的作用。

（2）临床研究　刘亚荣等报道，黄连解毒汤可通过改善颈动脉粥样硬化患者血脂代谢、炎性反应状态及血管内皮功能，降低颈动脉硬化斑块数量、大小等指标，有效改善患者颈动脉硬化状态。田庆梅等以龙胆泻肝汤加减联合西药治疗肝胆火炽型前葡萄膜炎 44 例。结果，与西药对照组相比，其视力提高疗效无明显差异，但治愈率明显提高，复发率明显降低。作用机制可能与调控炎性因子 IFN-γ、IL-17、IL-10 的表达有关。

5. 温里方

（1）实验研究　石金凤等报道，附子理中方对大黄灌胃致脾虚泄泻大鼠具有减少胃肠液分泌、保护胃黏膜、减轻炎症反应、减少自由基生成的作用，免疫因子和胃肠激素因子为其调节脾虚证的关键因子。宋厚盼等报道，黄芪建中汤可干预 TLR-2 介导的肠黏膜免疫屏障功能，促进十二指肠溃疡愈合。钱钧等报道，黄芪建中汤加味浙贝母、白花蛇舌草、仙鹤草，对脾虚证 Lewis 肺癌小鼠的肺部肿瘤具有较好的治疗效果，其机制可能与降低 miR-574-5p 的表达，进而抑制 Wnt/β-catenin 信号转导途径的激活有关。刘珍洪等探讨了吴茱萸汤减轻福尔马林诱发的内脏痛模型小鼠的疼痛作用机制，发现热敏通道 TRPA1 是吴茱萸汤发挥止痛作用，缓解内脏痛的重要靶点。赵静等报道，四逆汤改善慢性心力衰竭小鼠心功能的机制，可能与降低心肌细胞凋亡相关蛋白细胞色素 C、半胱氨酸天冬氨酸酶 9 和半胱氨酸天冬氨酸酶 3 表达水平有关。赵乐等报道，黄芪桂枝五物汤可能通过减轻骨关节炎大鼠血管新生相关细胞因子 PGE2 和 TGF-β_1 等的表达而作用于血管内皮生长因子（VEGF），从而抑制膝骨关节处血管新生，减轻软骨损伤。刘佳维等研究表明，黄芪桂枝五物汤能明显减轻类风湿性关节炎大鼠关节炎症、滑膜增生、血管翳形成及软骨破坏，其机制可能与调控 JAK-STAT 信号通路中 IL-2、JAK3、信号转导转录激活因子 3（STAT3）、细胞因子信号传导抑制因子 1（SOCS1）、细胞因子信号传导抑制因子 3（SOCS3）的表达相关。

（2）临床研究　张欢等对慢性心衰合并便秘的 30 例患者在常规西医治疗的同时服用小建中汤加生白术。结果，总有效率 90.0%（27/30），对照组的 76.7%（23/30），$P<0.05$。表明该方除改善便秘症状外，还有一定的改善心功能、调节肠道菌群的作用。刘耀武以四逆汤联合溶栓治疗急性心肌梗死缺血再灌注损伤 58 例，治疗后患者动态心电图指标和心肌损伤标记物水平（SOD、CK-MB、LDH）水平显著改善，且用药安全性好。赵莹雪等对 50 例糖尿病周围神经病变（DPN）患者在基础治疗的同时给予当归补血汤。结果，总有效率 90.0%（45/50）明显高于基础治疗加弥可保的对照组 64.0%（32/50），$P<0.01$。表明该方可有效缓解 DPN 症状，改善神经传导功能，改善血糖、血脂和血液流变学指标。

6. 表里双解方

（1）实验研究　隋森等研究显示，葛根芩连汤含药血清能改善棕榈酸诱导的 HepG2 细胞胰岛素抵抗，其机制与调控 miR-146b/SIRT1 信号通路有关。

（2）临床研究　王鑫等报道，大柴胡汤能有效缓解肝癌经肝动脉栓塞灌注化疗术后发热、腹痛、呕吐等症状，改善睡眠。高慧等报道，对重型颅脑损伤胃肠功能障碍患者在给予西医常规治疗的基础上加用升降散，能够显著改善重型颅脑损伤患者的胃肠功能，调节胃肠激素胃泌素（GAS）、胃动素（MTL）、血管活性肠肽分泌水平，减轻病情严重程度。但 28 d 累积生存率影响与单用西医常规治疗相当。

（3）文献理论研究　洪俊炜等对大柴胡汤联合西医常规治疗重症急性胰腺炎的疗效进行了 Meta 分析。共纳入 13 个随机对照实验。结果，大柴胡汤能明显提高治疗总有效率，降低病死率，减少平均住院时间，缩短腹痛缓解时间。提示大柴胡汤联合西医治疗重症胰腺炎比单纯西医治疗更具优势。

陈灵等搜集中国知网等数据库 1997—2018 年 11 月发表的相关文献，结合《伤寒论》《名医别录》

《雷公炮炙论》《千金要方》等古籍，对大柴胡汤的芍药品种选用进行了探讨。结果，从炮制方法、功效、药理研究及组方配伍来看，大柴胡汤中芍药选用白芍药更为合理。

7. 补益方

（1）实验研究　张梦婷等报道，四君子汤可能通过抑制内脏脂肪中脂蛋白酯酶表达，减少脂肪囤积，从而降低高脂饮食小鼠的体质量、腹围及血清中TG、TC、LDL-C含量。姜一陵等研究了异功散（生晒参、白术、白茯苓、蜜炙甘草、陈皮）调节慢性病贫血（ACD）铁代谢的作用机制。结果表明，异功散可通过降低STAT3磷酸化水平，抑制铁调素（HAMP）mRNA表达，上调膜铁转运蛋白mRNA水平，从而促进巨噬细胞内铁的外流，改善LPS诱导的小鼠单核巨噬细胞白血病细胞（RAW 264.7）铁代谢异常，且异功散与STAT3阻断剂在调控HAMP表达方面具有协同作用。陈丝等报道，脾虚状态下高脂血症大鼠脂质紊乱加重，香砂六君子汤干预后紊乱得以纠正，其机制可能与调控高密度脂蛋白胆固醇相关mRNA及蛋白表达有关。陈丝等还报道，香砂六君子汤可通过调控胆固醇逆向转运来减轻脾虚高脂血症大鼠肝脏细胞肿胀、空泡。孟慧等报道，保元汤能有效抑制大鼠心肌梗死后缺血区域的纤维化程度，减缓心力衰竭进程，其机制与调控AT1/P38 MAPK/TGF-β途径相关。Wang XT等报道，玉屏风散减轻特应性皮炎早期过敏性炎症的作用机制可能与调节NF-κB-TSLP/IL-33通路有关。杨潇等报道，补中益气汤能有效改善自身免疫甲状腺炎（AIT）免疫失常状态，其机制可能与抑制microRNA-155/SOCS1/STAT3信号通路，减少炎症因子释放有关。游宇等报道，参苓白术散对5%葡聚糖硫酸钠所致小鼠炎症性肠病的改善作用与抑制炎症及调节肠上皮细胞自噬有关，进一步研究显示与调节肠上皮细胞自噬通路蛋白PI3K、mTO、p62的磷酸化有关。卢迪等通过体外ER阳性的人乳腺癌MCF7细胞培养实验表明，四物汤含药血清可通过ER通路，特别是ERβ途径影响ER阳性细胞的增殖活性，降低ERα与ERβ比值。叶太生等报道，当归补血汤抑制肾组织miRNA-21表达，调控病理状态下Akt/mTOR信号通路的失衡，保持肾足细胞自噬活性，可能是其防治早期糖尿病肾病的重要机制之一。张婷婷等研究发现，十全大补汤能够抑制小鼠黑色素瘤B16F10增殖，促进其凋亡，并能促进小鼠脾淋巴细胞增殖；与顺铂同时或贯序使用能够增强对小鼠移植瘤及转移瘤模型的抑制作用。

（2）临床研究　葛姗报道，以补中益气汤联合吉非替尼治疗肺腺癌30例，连续3个月。结果，疾病缓解率、疾病控制率、基因T790M突变携带率和不良反应发生率与吉非替尼对照组相比无明显差异，但基因T790M突变时间明显长于对照组。提示补益气汤联合分子靶向药物能有效控制肺腺癌病情，延迟癌细胞出现耐药性。霍健等对肺癌术后咳嗽患者71例在口服复方甲氧那明的基础上给予参苓白术散加减治疗，临床有效率88.7%（63/71），明显高于单用复方甲氧那明的对照组74.7%（53/71），$P<0.05$；血清炎性反应因子（PCT、CRP、IL-6、IL-8、TNF-α）、肺功能及免疫功能的改善均优于对照组。韦海等报道，香砂六君子汤辅助治疗脾虚证危重症胃肠功能障碍患者80例，观察组40例采用香砂六君子汤联合常规西医治疗。结果，观察组疗效明显优于仅用常规西医治疗对照组，胃肠道功能评分和血清炎性因子水平（TNF-α、IL-6、CRP、PCT）降低较对照组更为明显。表明香砂六君子汤可提高疗效，促进胃肠道功能恢复，减轻机体炎症反应。

袁清照等治疗慢性心力衰竭合并贫血气虚血瘀证30例，在常规抗心衰基础上予以归脾汤加减，总有效率93.3%（28/30），明显高于西药对照组73.3%（22/30），$P<0.05$。表明归脾汤有改善心功能和临床症状，提高运动耐量，纠正贫血的作用。张焱辉等对51例结肠癌术后气血两虚型患者在行FOLFOX4化疗方案的同时，予八珍汤加减。结果，临床总有效率明显高于西药对照组，IgG、IgM等免疫指标明显升高，并发症及不良反应发生率显著降低。程孝雨

报道，Ig A 肾病患者在常规西药治疗基础上予六味地黄汤加减，可有效降低 24 h 尿蛋白定量、尿沉渣红细胞计数、血肌酐、24 h 尿 β_2 微球蛋白水平及中医证候积分，升高尿渗透压，保护肾小管间质损伤，有效率 86.0%(37/43)高于西药对照组 65.1%(28/43)，$P<0.05$。

(3) 文献理论研究　陈秒旬等对补中益气汤治疗重症肌无力(MG)的疗效与安全性进行了 Meta 分析。结果显示，与对照组比较，补中益气汤可显著提高 MG 患者的临床总有效率和临床治愈率，降低血清乙酰胆碱受体抗体水平。补中益气汤加减联用常规西药治疗 MG 的不良事件发生率则明显低于对照组。蒋瑛翘等对左归丸治疗骨质疏松症的临床疗效所做 Meta 分析显示，左归丸单用或联合基础治疗的疗效明显优于基础治疗组，在改善腰椎骨密度方面的效果也优于基础治疗组。

陈嘉琪等运用频数统计方法探讨了《名医类案》中 269 例补中益气汤医案的用方规律。结果表明，单独运用原方的情况有虚人外感、久用寒凉药而疾病不愈、饮食劳役损伤中焦、久病不愈或年老体弱而中气不足等 4 种。与补中益气汤合用的方剂主要为六味地黄类、金匮肾气丸；加味药物为茯苓、麦冬、五味子位居前 3 位；常见药物类别为补虚药、清热药、利水渗湿药、温里药；原方减去的药物主要为柴胡、升麻。

8. 安神方

(1) 实验研究　谢光璟等研究表明，天王补心丹(减去朱砂)对氯苯丙氨酸所致失眠模型大鼠的改善作用与调控 Trx 系统 Trx2 与 TrxR2 的蛋白表达有关。薄文集等报道，酸枣仁汤可以改善 6 月龄 APP/PS1 双转基因痴呆小鼠昼夜节律失调，这可能与其调节小鼠视交叉上核中昼夜节律基因 Per1、Cry1、Bmal1、Clock mRNA 的表达有关。徐铭悦等报道，甘麦大枣汤可能通过升高血清 5-羟色胺(5-HT)水平、增加前额叶和杏仁核中 BDNF mRNA 及 SERT mRNA 的表达，对抑郁症发挥干预作用。邢作英等运用膜片钳技术研究了交泰丸及其拆方含血清对豚鼠心室肌细胞 L-型钙离子通道(ICa-L)的影响。结果表明，全方及各拆方含药血清对 ICa-L 均有不同程度的抑制作用，全方抑制率较大。表明抑制钙电流影响心肌细胞有效不应期，可能是交泰丸抗心律失常的作用机制。

(2) 临床研究　方芳等探讨了加味酸枣仁汤(酸枣仁汤原方加栀子、豆豉等)对高中生失眠症的疗效以及 5-羟色胺转运体启动子区域基因多态性与疗效的关系。结果，调整作息时间＋加味酸枣仁汤的治疗组有效率 72.3%(34/47)，明显高于仅予调整作息时间的对照组 6.0%(3/50)，$P<0.001$。

(3) 文献理论研究　熊延熙等采用文献学方法研究了天王补心丹的源流发展。结果表明，天王补心丹的起源应追溯至公元 10—11 世纪的“敦煌卷子”，方名依托佛教中的神话故事而来。现存最早的记载天王补心丹的医籍是《杨氏家藏方》，而现代流传的 13 味天王补心丹则是录自《校注妇人良方》。自《杨氏家藏方》始，不少医家对天王补心丹药物的组成、剂量、用法进行了改动，特别是自《校注妇人良方》始，方剂的性质由早先的偏于温补(重用熟地)转向偏于甘寒，适应证也有所变化拓展。

9. 理气方

(1) 实验研究　马瑶等报道，越鞠丸可通过激活 PKA-ERK-CREB 信号通路，增强海马神经新生，从而对皮质酮诱导的抑郁模型小鼠发挥抗抑郁作用。齐美欣等研究发现，柴胡疏肝散有效部位组方能够有效改善大鼠肝郁气滞型功能性消化不良，调节肠胃激素分泌以及相关蛋白表达。张恒等发现，枳实薤白桂枝汤在心肌缺血再灌注损伤时能有效保护细胞缝隙连接，减少钠钙交换体 1(NCX1)的表达，进而干预心肌细胞钙超载的过程，产生心肌保护作用。柳媛等发现旋覆代赭汤可以下调反流性食管炎大鼠炎症小体蛋白组分 NOD 样受体热蛋白结构域相关 NLRP3、Caspase-1 的表达，降低炎症因子 IL-1β 的含量，表明此方可能通过抑制 NLRP3/

Caspase-1信号通路的激活，拮抗食管炎症反应，减少食管炎症损伤。刘春强等报道，六磨汤能够显著改善慢传输型便秘大鼠的结肠传输功能，这可能与其调节结肠肌电节律性与提高结肠肌电稳定性，降低结肠肌间神经丛内一氧化氮合成酶(NOS)阳性表达水平有关。

(2) 临床研究　姚文峰等用半夏厚朴汤加减方联合奥美拉唑治疗反流性咽喉炎40例，总有效率97.5%，(39/40)高于奥美拉唑对照组75.0%(30/40)($P<0.05$)，复发率低于对照组。王莹威等报道，在西医常规治疗基础上加柴胡舒肝散加减治疗冠心病合并焦虑症，能有效改善心肌缺血缺氧状况、增加冠脉血流量、降低胆固醇、抑制血管平滑肌收缩，有效减轻焦虑症状。陈丽娟等采用旋覆代赭汤联合多潘立酮治疗功能性消化不良患者46例，总有效率97.8%(45/46)显著高于潘立酮对照组84.8%(39/46)，$P<0.05$；MTL、生长抑素、5-HT、胃蛋白酶原Ⅰ、胃蛋白酶原Ⅱ等指标均优于对照组。

10. 理血方

(1) 实验研究　张喜奎等报道，桃核承气汤延缓肾组织纤维化进程，治疗慢性肾功能衰竭的机制可能是调节Wnt系列因子，抑制Wnt3a、Wnt5a、β-catenin蛋白和促进Wnt5b、E-cadherin蛋白的表达。肖新春等报道，桂枝茯苓胶囊治疗子宫内膜异位症的疗效机制，可能与诱导异位内膜细胞凋亡、下调生存素的高表达、降低VEGF表达及调节血清中雌孕激素水平有关。陈兰羽等发现，膈下逐瘀汤抗肝纤维化血管新生的作用机制之一是调控HIF-1α介导的VEGF mRNA表达。翟燕等观察了通窍活血汤含药脑脊液对谷氨酸致PC12细胞损伤的保护作用，发现含药脑脊液组细胞形态显著改善，细胞活性、存活率显著升高，乳酸脱氢酶(LDH)活性，NO、活性氧(ROS)、丙二醛(MDA)、游离Ca^{2+}水平及细胞凋亡率显著降低，SOD、ATP酶活性显著升高。吕萍等研究表明，大黄䗪虫丸含药血清可通过抑制LPS诱导的肝星状细胞中TLR4-MYD88的表达，进而减少NF-κB活化，促进TGF-β假受体BAMBI的表达，这可能是该方抗肝纤维化作用的机制之一。

(2) 临床研究　郁清琳等观察了血府逐瘀汤对心血瘀阻型急性冠脉综合征患者氯吡格雷抵抗的效果，并分析与ABCB1基因表达的关系。结果表明，血府逐瘀汤对改善氯吡格雷抵抗有效，而rs1045642的基因多态性可能会影响其治疗效果。黄育驰等对出血性脑卒中患者在常规西医治疗基础上，于入院次日加桃核承气汤合水蛭等治疗。与单纯西医治疗相比，桃核承气汤加减方能加速血肿吸收，缩小血肿体积，利于病情恢复。杨昭等对45例老年晚期原发性肝癌患者在采用吉西他滨＋奥沙利铂化疗方案的基础上联合大黄䗪虫丸合消瘰汤治疗。结果，其客观缓解率、3年生存率均明显高于单用西药的对照组，肝功能和生存状况亦均优于对照组。李红等比较了鳖甲煎丸与柴胡疏肝散治疗肝纤维化的临床疗效。结果，鳖甲煎丸组总有效率显著高于柴胡疏肝散组，肝功能指标AST、ALT、γ-GT下降水平鳖甲煎丸组较柴胡疏肝散组明显，门静脉内径及脾静脉内径改善情况鳖甲煎丸组亦显著优于柴胡疏肝散组。王雨雨等报道，复元活血汤联合常规西药治疗强直性脊柱炎，可有效降低患者的血清炎症因子含量，调节凝血相关指标，促进康复。孙秀丽等报道，桂枝茯苓丸联合达那唑、孕三烯酮胶囊治疗子宫内膜异位症，能够减轻异位病灶内免疫炎性反应，抑制血管生成，其机制与下调VEGF、调控HIF-1α表达有关。

(3) 文献理论研究　李晓琼等研究表明，与常规西医治疗相比，血府逐瘀汤及加减方治疗失眠的总体疗效高于对照组。任愉嫱等对大黄䗪虫丸治疗肿瘤的现代文献统计分析显示，可治疗15种肿瘤(子宫肌瘤、肝癌、慢性粒细胞白血病、胃癌、肺癌等)；中医证型共有瘀血内结、气虚血瘀、痰瘀互结等11种，在用药上为单独运用或与西药联合运用。

11. 祛湿方

(1) 实验研究　梁爽等报道，二妙散能明显降低细胞上清液中 TNF-α 的含量、升高 IL-10 的含量，且可显著抑制小鼠巨噬细胞株 RAW264.7 中 M1 分化标记物 IL-1β、IL-6 的 mRNA 水平及 NOS2 的蛋白表达，抑制巨噬细胞向 M1 促炎方向分化，从而发挥抗炎作用。毕倩宇等报道，甘露消毒丹对小鼠湿热型病毒性肺炎的治疗作用可能是通过影响炎性因子含量及炎性相关的 AQP1 的表达，抑制炎性反应，同时抑制病毒核酸 mRNA 表达而产生的。李木松等发现，茵陈蒿汤可明显改善酒精性肝纤维化大鼠的肝组织损伤，抑制内质网应激介导的肝细胞凋亡。孙彩霞等报道，五苓散汤剂较散剂的缺失成分：麦角甾醇、香豆素和 23-乙酰泽泻醇 B 可通过调节盐水负荷大鼠肾脏 AQP1、AQP2 及 AQP4 mRNA 及蛋白表达，改善大鼠体内的水液代谢异常状况。表明五苓散的剂型宜散不宜汤的内在机制。曹峰等报道，茯苓甘草汤可通过调节 AQP4、瘦素、内皮型一氧化氮合酶(eNOS)、ZO-2、YAP、降钙素基因相关肽的蛋白表达，对功能性消化不良大鼠起到调节作用。刘立萍等报道，苓桂术甘汤对瘦素缺陷代谢紊乱模型小鼠的骨损伤具有保护作用，其机制可能与调节肠道菌群有关。李峥等研究表明，真武汤对可通过下调心肌组织中 Acta1、Col1a1、Col3a1 mRNA 及蛋白表达，抑制心肌细胞肥大及纤维化过程，改善心脏结构及心功能。

(2) 临床研究　彭筱平等在常规治疗基础上给予五苓散联合呋塞米治疗慢性心力衰竭阳虚水泛证 90 例。结果，治疗后 6 min 步行距离，射血分数，氨基末端脑钠肽前体(NT-pro BNP)，呋塞米用量及利尿剂抵抗发生率，治疗后 3、6 个月再入院率等项指标均优于常规治疗加呋塞米组。马娜等采用西医常规治疗联合加味防己黄芪汤治疗原发性肾病综合征 50 例，有效率 84.0%(42/50)、西医常规治疗对照组 66.0%(33/50)，$P<0.05$，其作用机制可能与改善微炎症状态、凝血状态和降低血管生成素样蛋白 3 有关。潘巧玲等对 39 例痰湿型高血压合并腔隙性脑梗塞患者在常规治疗基础上加用苓桂术甘汤，结果，患者颈动脉内膜中层厚度明显下降，优于常规治疗组；总有效率 94.8%(37/39)亦明显优于常规治疗组 81.6%(31/38)，$P<0.05$。马俊杰等对持续性血液透析慢性肾脏病 5 期阳虚证患者分别予以真武汤中附子与芍药(5∶1、5∶5、1∶5) 3 个不同配伍比例(高附低芍、附芍等量、低附高芍)，同时设尿毒清阳性对照组和安慰剂空白对照组，40 例/组。经治 30 d，总有效率由高到低分别是附芍等量组、高附低芍组、尿毒清组、低附高芍组、安慰剂组；微炎状态指标(超敏 C 反应蛋白、TNF-α、IL-6 及单核细胞趋化蛋白 1)改善情况与有效率一致。提示真武汤中附子、芍药不同配伍比例会影响其疗效。

(3) 文献理论研究　张洪源等研究显示，苓桂术甘汤加减联合常规西药治疗慢性心力衰竭可明显提高患者临床有效率和左室射血分数，减小左室舒张末期内径，降低血清 NT-pro BNP 水平，增加患者 6 min 步行试验距离。

王申夏以近 25 年来五苓散治疗肾性水肿医案为研究对象，探讨证治规律。结果表明，五苓散所治疾病以肾病综合征、慢性肾小球肾炎较为多见。中医证型以水湿内停证居多，阳虚水湿瘀阻证、脾肾阳虚证次之。原方药物的重要性排序为茯苓＞泽泻＞白术＞猪苓＞桂枝，剂量遵循《伤寒论》用量。主要加味药物类别以利湿药、补虚药、温里药、理气药为主，基本加味药物有生姜、麻黄、木瓜、车前草、玉米须等。

12. 祛痰方

(1) 实验研究　杜静等报道，小半夏汤可以拮抗 5-HT3 受体激动剂和 NK1 受体激动剂所致的大鼠异食癖，降低呕吐反射相关脑区的 Fos 蛋白表达，提示小半夏汤防治化疗性恶心呕吐作用与阻断 5-HT3 受体和 NK1 受体有关。黄成宝等观察了二陈汤对高脂饮食与氧化偶氮甲烷/葡聚糖硫酸钠诱导的肠道炎症痰证模型大鼠的影响。结果表明，二陈汤可通过降低促炎性因子 IL-1β、IL-6、C-反应蛋白(CRP)的水平，进而调节机体免疫功能，发挥防治肠道炎症的作用。柏正平等以人中性粒细胞弹性蛋白酶诱导 A549 细胞黏液高分泌，观察金水六君煎及其拆方含药血清的干预作用。结果显示，全方及其养阴、化痰部分均可明显抑制黏蛋白 MUC5AC mRNA、MUC5B mRNA 与蛋白表达。金小琴等报道，苍附导痰汤(苍术、香附、枳壳、法半夏、陈皮、茯苓等组成)改善多囊卵巢综合征胰岛素抵抗大鼠卵巢颗粒细胞胰岛素抵抗的机制，可能与抑制 miR-29a 靶向结合过氧化物酶体增殖物激活受体 γ 共激活因子-1α(PGC-1α)的 3′端非翻译区，促进 PGC-1α 及其下游的核呼吸因子-1(NRF-1)、雌激素相关受体-α(ERRα)的 mRNA 表达有关。朱金华等报道，温胆汤改善精神分裂症模型大鼠的刻板行为，可能与其升高海马组织 PI3K、Akt、糖原合成酶激酶 3β(GSK3β)的表达，调控 PI3K/Akt/GSK3 信号通路有关。吴林娜等报道，清金化痰汤能够减轻 COPD 大鼠支气管的炎症反应，其机制可能与抑制气道上皮的自噬水平有关。杨昆等发现三子养亲汤能够抑制哮喘大鼠的气道炎症，其作用机制可能与调节 Th17/Treg 平衡失调有关。田茸等报道，半夏白术天麻汤可抑制癫痫模型大鼠癫痫发作的程度和频率，减轻和改善癫痫大鼠大脑海马神经元细胞损伤，对慢性期效果更好。其机制可能是通过调节与糖胺聚糖生物合成、长时程增强效应、赖氨酸降解相关的 miRNA 及其靶基因和信号通路，从而改善相关生物功能。

(2) 临床研究　李晶等报道，以二陈汤辅助 NP 化疗方案有利于改善痰湿证非小细胞肺癌患者的病情，减少不良反应发生。结果，临床总有效率显著高于行单纯 NP 化疗的对照组；外周血 T 淋巴细胞亚群 CD_3^+、CD_8^+、CD_4^+/CD_8^+ 及血清 VEGF 水平，碱性磷酸酶、唾液酸、癌胚抗原水平，肺癌生活质量评分及 Karnofsky 功能状态评分量表评分均显著优于对照组；不良反应发生率亦显著低于对照组。黄兹高等报道，宁神温胆汤联合利培酮可明显改善精神分裂症患者精神状况，降低 Ig A、Ig G、Ig M 及 TNF-α、IL-6、IL-1β 水平。吴志阳等报道，半夏白术天麻汤联合缬沙坦对原发性高血压合并颈动脉粥样硬化痰湿内阻型患者具有明显的降压效果，并能改善颈动脉内膜中层厚度和斑块面积，其机制可能与降低血清胱抑素 C、同型半胱氨酸，升高生长激素释放肽的表达水平有关。

(撰稿：瞿融　审阅：司富春)

【方药数据挖掘研究】

本年度，数据挖掘技术在探索发现医籍文献及名家医案中有关常见病治疗用方的配伍用药规律方面应用较为广泛，所用方法涉及关联规则、聚类分析、因子分析和复杂网络等，其研究结果对于传承中医学术精华，指导临床组方遣药等具有积极意义。

1. 肺系病证方药的数据挖掘

聂多锐等对 464 例新安王氏医家内科肺系疾病医案用药进行数据挖掘发现，王氏临证所治以哮喘、感冒、咳嗽为主，常用药物为止咳平喘药、健脾祛湿药、化痰药，药味以苦、辛、甘为主，药性寒、温较均衡，多轻清灵动之品。杨勤军等对韩明向教授诊治的 650 例慢性咳嗽病案进行数据挖掘，发现使用高频药物类别为化痰止咳平喘药、补虚药、解表药、健脾利水药，聚类分析得到 5 个类方，因子分析得到 13 个公因子，其治疗多从肺、脾二脏出发，以温润立法，佐以温肺化饮、疏表散寒、健脾化痰、益肺固表、息风止痉之品。张志恒等探讨了贾维刚教授治疗咳嗽的用药规律，关联得到 12 个核心组合，聚类得到 2 个新处方，反映了其“急性期以痰热郁肺论治、重视肺阴的维护以及肺脾同治化痰降浊”的治咳思想。杨勤军等对中文数据库中治疗哮喘的 1 132 首方剂进行分析，发现高频药物主要以化痰止咳平喘药、补虚药、解表药为主，关联规则分析得到 40 个组合，聚类得到 19 个组合，因子分析得到 21 个公因子；治法重在祛痰平喘、疏风宣肺、息风解痉，若久病夹虚入络，当兼顾补益肺脾肾，或祛瘀通络。

2. 心系病证方药的数据挖掘

高佳明等对市售复方中成药中 388 首方剂进行

了分析，发现丹参、川芎、红花、黄芪 4 味中药在治疗脑病、心病、脑心同病中使用频率较高。魏鹏路等对已上市治疗冠心病心绞痛的中成药进行了分析，筛选出 170 种中成药，涉及 197 味中药及 11 个证型，其中血瘀证、气滞血瘀证、气虚血瘀证、气阴两虚兼血瘀证为主要证型。发现组方以活血化瘀为主，兼以行气、补气开窍、补益气阴等，用药以丹参、川芎为主，根据不同的证型配伍降香、赤芍药、三七、红花、冰片、人参等。綦向军等研究了《新编国家中成药》治疗失眠的 277 种中成药，发现高频药物有补虚药、安神药、健脾祛湿药等，常用药对有麦冬-五味子、茯苓-酸枣仁等，治法以温肾助阳、补肾填精、清肝泻火为主。

3. 肝系病证方药的数据挖掘

董菲等对中文数据库中治疗高血压的 183 首方剂进行了数据分析，发现高频药物有钩藤、茯苓、天麻、杜仲、牛膝、桑寄生、丹参、石决明、泽泻、生地黄，药物四气以寒、平、温性为主，五味以甘、苦、辛味为主，归肝经的药物频率最高、肾经其次，主要的药物组合为桑寄生-石决明-天麻和首乌藤-钩藤-天麻。魏丹妮等对《中医方剂大辞典》1 130 首治疗中风的方剂进行数据挖掘，发现常用中药类别为解表药、补虚药、祛风湿药，常用药为防风、川芎、当归、附子、麻黄，常用药物组合为川芎-防风、川芎-麻黄-防风、川芎-防风-麻黄-人参。

4. 脾胃病证方药的数据挖掘

刘启鸿等对中文数据库中近 10 年治疗溃疡性结肠炎的 137 篇文献进行了数据整理。结果显示，溃疡性结肠炎活动期处方用药以性寒凉，味苦甘辛，入脾胃经、肺大肠、肝胆经的清热、补虚、理气、止血药为主，常用药为黄连、黄芩等；缓解期以性温热，味苦甘辛，入脾胃经、肺大肠、肝胆经的补虚、理气、温里、收涩药为主，常用药为白术、白芍药等。表明调脾胃、祛邪实、理气机为本病的重要治则。

5. 肾系病证方药的数据挖掘

戴永娜等运用关联规则和熵聚类方法分析了《金匮要略》中 28 首治疗水液代谢障碍方剂的组方用药规律。发现涉及中药 31 味，高频药物主要有甘草、桂枝、生姜、白术、麻黄，演化得到核心组合 8 个，新方 4 首。认为仲景从不同方面组方，寒热并用，温阳利水，契合水液病的治则治法。綦向军等遴选并整理《中国百年百名中医临床家》系列丛书与《国医大师验案良方》所载的 27 则遗精医案，发现涉及 41 个处方，主要治法依次为固涩法、补益法、安神法、清热法等。高频药物为茯苓、牡蛎、山药；主要关联组合为覆盆子-龙骨、熟地黄-山茱萸-山药、半夏-陈皮；聚类分析挖掘出黄柏-知母、当归-地黄-柴胡-甘草等组合；因子分析得出砂仁-知母-黄柏、莲须-牡丹皮-茯苓-泽泻-玄参等特色药组。

6. 含特定药物的方剂数据挖掘

本类研究主要涉及含有桃仁、五味子、大黄、茯苓、羌活的方剂。刘景亮等对以《中国方剂数据库》《中华医典》《中医方剂大辞典》《普济方》为数据采集源，筛选出 2 264 首含桃仁的古方。发现涉及药物 668 味，常用的配伍药物为当归、甘草、红花、木香、大黄；主治疾病 816 种，主要为瘀血痛证、妇科病、咳嗽、疟疾、疝气等；核心配伍组合为当归、红花、川芎、赤芍药等。王佳然等对含五味子的 631 首方剂进行数据挖掘，涉及药物 217 味，高频药物主要为甘草、人参、茯苓、麦冬、杏仁、当归、陈皮、白术、熟地黄、半夏；药物类别 16 类，主要为补虚药、化痰止咳平喘药、解表药；最常出现于治疗肺系病证的方剂，其次为治疗脾胃病证的方剂；常见的药物组合为五味子-人参-甘草、五味子-茯苓-人参-甘草。于学康等对含大黄的中药成方制剂 200 首进行了分析，发现主治疾病有 24 种，以筋伤最多；主治证候 12 种，以热毒瘀滞证最多；主要治则治法为清热泻火、凉血解毒。张佩文等对 986 首新安王氏内科含茯苓的方剂进行挖掘分析，发现与茯苓配伍的高频药物为佩兰、半夏、苦杏仁、白术、枳壳，常用于治疗脾胃系统的泄泻、痢疾，以及肺系的咳嗽等病证。与茯苓配伍的主要药物组合为佩兰-枳壳、佩兰-半夏、半夏-枳壳、佩兰-白豆蔻等。提示新安王氏内科医案中含茯苓处方所治疾病多有痰湿要素。沈鸿等对含羌活的方剂217首进行分析，发现共涉及药物272味，高频药物为川芎、防风、甘草；药物类别有19类，主要为活血化瘀药、祛风湿药、清热解毒药；主治疾病主要为颈椎病、膝骨关节炎、偏头痛，主治证候主要为风寒湿邪、痹阻经脉、气血不畅。

7. 类方的数据挖掘

徐振东等对《中医方剂大辞典》小陷胸汤类方组成中包含“瓜蒌、黄连、半夏”的61首方剂进行了数据挖掘，发现核心药物组合有77个，涉及病证55种。对咳嗽、积聚、痞满3个高频病证进行药物组合分析，显示小陷胸汤类方在治疗咳嗽时主要配伍化痰药物，治疗积聚时主要配伍消食药，治疗痞满时主要配伍行气药。

（撰稿：张卫华　审阅：瞿融）

【方证代谢组学研究】

中医方证代谢组学是近年来兴起的新型学科，它整合了代谢组学与中药血清药物化学的理论及技术，形成了集阐明效应、揭示效应机制及鉴定效应成分于一体的中药有效性研究方法，为解决证候生物标志物、创新中药设计、质量标记物发现等中药有效性相关的科学问题提供新方法。目前，“中医方证代谢组学”被国内外生命科学领域广泛接受。搭建了中医学与现代医学科学沟通的语言桥梁，充分体现了中医辨证论治、方证对应的理论特点及临床实践要求，为深度理解及挖掘中医理论的科学价值及中医临床经验的实用价值提供了新策略。

1. 证候/疾病标记物表征

Fang H 等建立 LC-MS 可视化和快速表征小分子代谢物技术，采用代谢物全覆盖方法并结合多元统计筛选关键的生物标志物，有助于发现小分子代谢物与功能代谢途径紧密相关的治疗靶标。李若瑜等运用代谢组学技术，寻找非酒精性脂肪肝病肝郁脾虚证大鼠尿液的内源性代谢产物，发现了乙酸、肌酐、α-酮戊二酸、牛磺酸等12种差异代谢物。王东等通过尿液代谢组学探讨原发性肝癌脾虚湿盛证患者代谢变化机理，发现患者尿中马尿酸、氧化三甲胺、柠檬酸、丙氨酸、亮氨酸、谷氨酸含量均较健康人低，存在糖代谢、脂类代谢、氨基酸代谢紊乱。李维薇等探讨了婴儿巨细胞病毒肝炎湿热内蕴证、脾虚湿困证及气滞血瘀证的尿液代谢特征，涉及多种氨基酸代谢、能量代谢及肠道菌群相关代谢紊乱。李佳曦等基于代谢组学，研究女童中枢性性早熟证的代谢特征，发现阴虚火旺证患者主要为氨基酸代谢、脂代谢紊乱，肝郁化火证患者主要涉及氨基酸代谢紊乱，湿热内蕴证患者主要体现5-HT、儿茶酚胺代谢紊乱。荣立洋等运用代谢组学方法，研究缺血性中风痰湿证患者潜在生物标记物，主要为1-甲基组氨酸、谷氨酰胺、苯丙氨酸等，与氨基酸代谢、能量代谢、脂类代谢密切相关，涉及血脑屏障破坏、三羧酸循环无氧糖酵解增强、叶酸代谢通路障碍、胆碱代谢异常。彭晓婷等应用尿液代谢组学方法，筛选了左旋谷酰基-左旋半胱氨酸、左旋甲酰犬尿氨酸和褪黑素等湿热泄泻的7个潜在代谢标志物，涉及色氨酸代谢、核黄素代谢与亚油酸代谢等代谢通路。杨秀娟等基于血浆代谢组，分析血瘀模型组大鼠中检测出46个差异代谢物，涉及脂质代谢、糖酵解、氨基酸代谢及不饱和脂肪酸代谢紊乱。梁谋等采用代谢组学，筛选确定5种代谢物为难治性肾病综合征脾肾阳虚证的生物标志物，提示机体出现氨基酸代谢、三羧酸循环紊乱及肝肾功能异常。

Xie J 等利用功能代谢组学，揭示前列腺癌细胞中21种差异代谢物，建立前列腺癌整体代谢网络并揭示9种相关代谢途径，主要包括烟酸和烟酰胺代谢，苯丙氨酸代谢以及色氨酸代谢。刘倩倩等借助非靶向代谢组学方法，获得冠心病患者群体的代谢指纹图谱，发现了105种与冠心病相关的代谢物，挖掘了石胆酸和磷脂酰甘油(20∶3/2∶0)这两种与冠心病病理过程有强关联的潜在生物标志物。孙晖等基于高通量代谢组学方法，阐明结肠癌的病理代谢机制，共鉴定28种生物标志物，包括吲哚乙醛、5-羟基吲哚乙酸、次黄嘌呤、2-羟基丁酸等，主要与色氨酸代谢和甘油磷脂代谢紊乱相关，为疾病预防、实时诊断、个性化治疗及预后转归或临床药物治疗等提供科学依据。

2. 方剂效应精准评价

方剂有效性精准评价是挖掘和揭示中医药治疗优势的前提，只有对中医证候状态的"精准"辨识，对中药方剂的"精准"认识，以及基于有效状态"精准"地评价疗效，才能实现中医方剂的精准治疗。尹春园等基于LC-MS血清代谢组学，发现理气活血颗粒主要通过调节组氨酸、甘油磷酸胆碱和二氢鞘氨醇物质，影响胆碱代谢、组氨酸代谢、脂肪酸转运和脂肪酸氧化代谢途径，对气滞血瘀证产生治疗作用。杜珂等利用血清代谢组学分析，发现龟龄集可显著改善阳虚证大鼠的肾亮氨酸-异亮氨酸代谢、醚酯代谢、胆汁酸代谢途径，调节能量平衡、肠道稳态和免疫功能。周严严等运用代谢组学方法，鉴定α-N-苯乙酰基-L-谷氨酰胺等10种化合物与黄连解毒汤干预胃火炽盛证作用代谢途径有关，主要涉及天冬氨酸和谷氨酸代谢，D-谷氨酰胺和D-谷氨酸代谢等。龚梦鹃等研究发现，护肝片明显逆转急性肝损伤大鼠的8种代谢标志物，调节机体三羧酸循环和肠道菌群代谢，进而改善肝功能，减轻肝损伤。姬海南等观察吴茱萸汤对虚寒呕吐大鼠尿液代谢谱的变化，发现其可有效调节大鼠体内氨基酸代谢、能量代谢及脂代谢紊乱。刘职瑞等研究表明，百合知母汤可使抑郁模型大鼠血清中23个差异代谢物回调至正常水平，通过脂肪酸酰胺、苯丙氨酸、甘氨酸和脂质代谢通路协同发挥抗抑郁作用。孙丽等从整体代谢网络调控角度，阐释清血消脂方(虎杖、大黄、蒲黄、泽泻、萆薢、姜黄等)通过改善糖脂代谢、同型半胱氨酸及胆碱/磷脂酰胆碱等代谢产物延缓动脉粥样硬化进展。刘史佳等评价白头翁汤治疗溃疡性结肠炎小鼠效应变化机制，共鉴定6种潜在生物标志物，白头翁汤可以调节恢复3条异常代谢。潘琳琳等利用代谢组学方法，阐明理脾调脂胶囊(人参、黄精、野葛根、苍术、泽泻、山楂)调节高脂血症脂代谢紊乱的主要作用机制与三羧酸循环、氨基酸代谢以及嘌呤代谢密切相关。夏伯候等分析表明，妇科千金胶囊通过影响甘氨酸、丝氨酸和苏氨酸代谢途径、氨基酰tRNA合成途径以及缬氨酸、亮氨酸和异亮氨酸合成途径达到治疗作用。杨宇峰等发现，益糖康(人参、黄芪、丹参、枸杞、赤芍药、黄连等)通过调节糖代谢、脂肪代谢、氨基酸代谢、三羧酸循环等途径来发挥对糖尿病气阴两虚证机体糖稳态的调控。王丽昀等研究发现，心复康口服液(黄芪、人参、丹参、灵芝、红花、附子等)可以改善心梗后心衰大鼠受阻的三羧酸循环，减少中间产物的堆积，改善心梗后心衰大鼠能量代谢障碍。

隋雨桐等鉴定了与肺癌相关的22个代谢生物标记物，发现芪杉方对其中18个代谢标记物具有明显的回调作用，涉及7个代谢通路。农菲菲等利用代谢组学，鉴定炎症性肠病大鼠血清中8个生物标志物，大黄牡丹汤可上调苯乙酰甘氨酸、鞘氨醇、植物鞘氨醇、黄嘌呤、色氨酸、吲哚的含量，下调甘氨酸、苯丙氨酸的含量。曹瑞等基于代谢组学，研究四逆散干预创伤后应激障碍大鼠的分子生物学机制，筛选出血清15个特征性调节分子。余鹏飞等研究鉴定哮喘患者尿液中26个差异物质，镇喘保肺汤(人参、附子、五加皮、三七、何首乌、沉香等)调节其尿液中17种物质，通过抑制酪氨酸的合成从而控制哮喘的发作。Zhang AH等采用代谢组学，评价刺五加茎总木脂素对去卵巢骨质疏松模型大鼠的干预作用，证实早期干预对模型大鼠的代谢网络产生了明显影响，使得尿液和血液代谢谱发生明显变化；鉴定了总木脂素显著回调的16个生物标记物，其中与骨质疏松密切相关的标记物有甘氨胆酸、酪氨酸、1-甲基组氨酸、皮质醇、皮质酮等，通过追踪与上述关键代谢产物相关联的代谢通路的变化规律，发现总木脂素主要干预的代谢经路包括类固醇激素合成、花生四烯酸代谢、组氨酸代谢、酪氨酸和色氨酸生物合成。

3. 方剂药效物质研究

Wang XJ 等应用血清药物化学方法，研究肝火亢盛型高血压疾病状态下大鼠口服罗珍胶囊（罗布麻叶、黄芪、丹参、川芎、白芍药、郁金）的血中移性成分。结果，从尿液中鉴定出 32 个潜在内源性生物标记物，罗珍胶囊可回调 18 个生物标记物；表征了 47 个血中移行成分，包括 32 个原型成分和 15 个代谢产物，将血中移行成分与生物标记物的变化进行关联分析，确定 25 个体内成分与肝火亢盛型高血压内源性生物标记物高度相关，初步阐明罗珍胶囊药效物质基础。Liu X 等利用化学成分和代谢特征之间的相关性方法，研究防己黄芪汤治疗肾病综合征潜在药效物质基础。结果鉴定肾病综合征 17 种生物标志物，主要涉及亚油酸代谢、氰氨基酸代谢、甘氨酸、花生四烯酸代谢和甘油磷脂代谢等代谢途径。通过 UPLC-MS 研究血清成分的动态过程，采用皮尔逊相关分析确定内源性代谢谱与化学血清谱之间的相关性，筛选出防己黄芪汤治疗肾病综合征的活性成分，包括粉防己碱，N-甲基芳基胆碱，芳基胆碱，甘草酸等。孙晖等采用方证代谢组学技术，确定冠心病模型的生物标记物及相关的代谢通路并揭示精制冠心片药效物质基础，确定了与冠心病模型相关的 25 个生物标记物，主要涉及氨基酸、糖类、核苷酸、维生素和辅酶因子代谢通路，精制冠心片能够回调 21 个生物标记物，主要影响氨基酸代谢通路、核苷酸代谢通路；在精制冠心片治疗冠心病模型大鼠有效状态下进行体内显效成分分析，最终确定了 43 个显效成分，包括 37 个原型入血成分和 6 个代谢物；利用关联分析方法，发现山柰黄素、二氢丹参酮Ⅰ、丹参新醌甲、异隐丹参酮、丹参酚醌Ⅰ、丹参新醌乙与冠心病模型生物标记物极度关联，为精制冠心片质量标准提升及临床合理应用提供了科学依据。孙晖等采用方证代谢组学方法开展茵陈蒿汤治疗阳黄证药效物质基础研究，治疗有效状态下确定 41 种化合物，从阳黄证大鼠中鉴定出 34 个尿液生物标志物；建立了尿液生物标志物和体内吸收成分的相关分析方法，确定了 9 种关键化合物为茵陈蒿汤疗效显著相关的药效物质。

4. Q-marker 发现

Xiong H 等利用方证代谢组学方法，发现西洋参给药后 41 个代谢标记物以及 14 个血清化学成分，通过挖掘代谢标记物和血清成分之间的关联度，确定与治疗效应相关的 Q-marker 主要为人参皂苷 F11 和人参皂苷 Rd 等，为建立中药质量标准提供参考。Gao X 等揭示了格兰欣宁胶囊干预冠心病大鼠模型的潜在生物标志物和代谢途径。鉴定出了 20 个冠心病生物标志物，格兰欣宁胶囊可以调节其中 12 个生物标志物，主要涉及鞘脂代谢和甘油磷脂代谢；利用中药血清药物化学和皮尔逊相关分析，表征格兰欣宁胶囊在有效治疗状态下血清中 25 个有效成分，发现 11 个化合物可作为潜在 Q-marker，且与格兰欣宁胶囊功效高度有关。Zhao QQ 等利用方证代谢组学方法，表征了四君子汤是治疗脾气虚证的 Q-marker，在治疗有效状态下体内发现 23 种化合物。鉴定脾气虚证 58 种生物标志物，四君子汤可将差异代谢物调节至健康状态。首次发现 10 种有效成分与整体功效相关，主要为丙二酰人参皂苷 Rb_2、人参皂苷 Ro、甘草酸，异甘草酸和甘草次酸、白术烯内酯，为建立与功效相关的四君子汤质量标准提供科学依据。Wang XJ 等利用方证代谢组学方法，完成开心散防治阿尔茨海默病的有效性评价、药效物质基础及作用机理研究，系统分析了开心散化学物质组，评价了开心散防治 AD 的整体疗效并鉴定关键生物标志物，发现开心散早期干预对 AD 脂代谢及氨基酸代谢紊乱网络产生积极改善作用。整合体内化学物质组和效应代谢组进行相关分析，确定人参皂苷 Ra1、Rb1、茯苓新酸 C、远志苷 D 及远志讪酮Ⅰ为开心散防治 AD 的主要显效成分，为开心散与疗效相关的物质基础研究提供了科学依据。

（撰稿：张爱华 王喜军 审阅：司富春）

【补阳还五汤的临床应用与实验研究】

补阳还五汤出自《医林改错》，是由黄芪、当归尾、赤芍药、地龙（去土）、川芎、红花、桃仁组成的理血剂，具有补气、活血、通络之功效。补阳还五汤临床应用与实验研究报道较多，主要集中在脑卒中、心血管疾病、糖尿病及其并发症等。

1. 临床应用

（1）脑卒中 袁园等研究发现，脑中风偏瘫患者在对症治疗的基础上，联合使用补阳还五汤后，患者全血高、低切黏度、血浆黏度以及纤维蛋白原等指标均显著下降，心理状态出现明显改善，治疗中风后偏瘫效果显著。黄炜等研究表明，在常规西医治疗急性缺血性脑卒中的基础上加用补阳还五汤，能起到调脂降黏的作用，有效改善神经功能缺损及日常生活能力。黄小锋等研究发现，脑卒中患者实施补阳还五汤与脑血管二级预防方案联合治疗，可有效改善患者受损的神经和运动功能。蒋婷婷临床观察发现，补阳还五汤联合西药治疗中风后偏瘫，可改善神经功能，提高生活质量。路永坤等发现，补阳还五汤加减方能降低超早期脑梗死患者 rt-PA 静脉溶栓后 MMP-9、c-FN、NSE、VEGF 的表达，并能降低溶栓后出血转化率。程冬梅等基于扶阳固本理念，组方补阳还五汤治疗缺血性脑卒中后抑郁症，疗效优于常规治疗，且不增加药物不良反应率。高永强等研究表明，加味补阳还五汤治疗缺血性脑中风，可显著提升临床治疗效果，对患者血液流变学及神经功能损伤情况均具有较好的改善作用。王艳华临床观察发现，采用补阳还五汤联合西药治疗急性高血压脑出血，患者 hs-CRP、VEGF、Hpa 降低，有效降低炎性因子水平，改善神经功能。张瑞杰临床观察发现，补阳还五汤联合 rtPA 静脉溶栓治疗急性脑梗死，可有效缓解患者神经功能缺损程度，提高日常生活能力，改善意识状态。

王婧博等对收治的 188 例脑梗死偏瘫患者临床观察发现，针刺联合补阳还五汤治疗可有效改善脑梗死偏瘫患者的临床症状，提高临床疗效。沈清华等临床观察发现，脑梗死气虚血瘀证患者接受醒脑开窍针刺法联合补阳还五汤治疗后，ADL 和 Fugl-Meyer 评分显著升高，NIHSS 评分、血细胞比容、血浆黏度、全血还原黏度高切均显著降低，脑梗死气虚血瘀证患者接受醒脑开窍针刺法联合补阳还五汤治疗，能改善其神经缺损功能。唐泗明等对 72 例急性脑梗死患者进行临床观察，发现患者治疗过程中使用针刺联合补阳还五汤，大脑网络功能连接情况改善方面效果显著，有助于改善血小板 $CD_{62}P$ 与 CD_{63} 表达，平衡机体血脂水平，增进临床整体治疗效果。王秋雄临床观察发现，补阳还五汤联合微创穴位埋线治疗缺血性中风偏瘫具有较好效果。郝苗清等研究发现，补阳还五汤联合高压氧治疗急性脑梗死效果显著，可有效改善患者血流状态。

（2）糖尿病及其并发症 曹方等总结张文风教授治疗糖尿病经验，认为临床选用补阳还五汤作为主方，补虚祛瘀，取得了一定的临床疗效。赵洁等研究表明，补阳还五汤联合常规治疗可显著提高防治早期糖尿病肾病的临床疗效。陈焱等发现，当归四逆汤合补阳还五汤加减内服、外洗，治疗糖尿病下肢动脉粥样硬化性病变，可改善血流动力学和血管内皮功能，提高踝肱指数 ABI，减轻动脉硬化程度和狭窄程度。林华阳等研究发现，补阳还五汤对早期肾功能损害是一种保护作用，通过增加 nephrin、podocin 的基因表达和减少 α-SMA、desmin 的基因表达，可以提高与罗格列酮相结合的治疗效果。裴强等发现，加味补阳还五汤能升高糖尿病周围神经病变患者血清前神经降压肽，胰岛素样生长因子-1水平。姚登峰等发现，糖尿病周围血管病变患者在进行西医治疗的同时，联合使用中医补阳还五汤活血化瘀，相比较于单纯的西医治疗，能够明显降低中医证候积分，同时能够明显改善血液生化指标。张蕾等发现，附子理中汤合补阳还五汤，对脾肾阳虚兼气虚血瘀型糖尿病胃轻瘫的临床疗效更显著。黄雅兰等系统评价补阳还五汤联合 RAAS 阻断剂治疗糖尿病肾病的临床疗效,与单用阻断剂相比,补阳还五汤联合阻断剂能提高临床治疗总有效率。赵华研究表明,加味补阳还五汤联合 α-硫辛酸,较单独使用 α-硫辛酸治疗气虚血瘀型糖尿病周围神经病可明显提高疗效,改善血糖控制,提高神经传导速度和缓解疼痛症状。

刘伟等发现,补阳还五汤联合阿托伐他汀治疗糖尿病周围血管病变效果显著,增加足背温度,改善血液流变性及脂代谢紊乱状态。韩松林等发现,补阳还五汤合四妙勇安汤加减,能够有效治疗早期糖尿病足,临床价值较高。林称心等发现,补阳还五汤联合硫辛酸治疗糖尿病周围神经病变,可改善患者神经传导速度,促进周围神经修复。

丁亚琴等发现,针灸与补阳还五汤联合治疗糖尿病周围神经病变,患者症状明显缓解,提高神经传导速度、神经功能指标、NSE 水平,改善临床症状评分及神经功能。

(3) 心血管疾病　李松霖发现,补阳还五汤能够改善扩张型心肌病心力衰竭水肿患者的左心室收缩末期内径 LVESD、舒张末期内径 LVEDD 和射血分数 LVEF,疗效显著。李志强等发现,补阳还五汤联合治疗能够有效改善心梗患者血脂状况及炎症因子水平,抑制血管平滑肌的重构,降低支架植入后支架再狭窄的发生,改善患者生存质量。

(4) 其他　陈志达等发现,补阳还五汤冲洗联合负压封闭引流技术治疗四肢软组织缺损创面能降低炎症反应、促进肉芽组织生长、缩短植皮时间,提高植皮成活率。陈媛等研究发现,加味补阳还五汤鼻腔冲洗有利于慢性鼻-鼻窦炎术后鼻黏膜功能恢复。刘声等采用补阳还五汤联合盐酸羟考酮控释片,对中晚期癌症癌痛患者进行治疗,结果痛缓解率较高,精神和体力、正常工作、行走能力、情绪上治疗组显著优于对照组。刘莹莹发现,加味补阳还五汤治疗缺血性脑卒中后抑郁症患者可减轻患者抑郁情绪。许光仓等发现,补阳还五汤合茵陈蒿汤加减联合西药治疗老年气虚血瘀夹湿证,能改善患者证候、皮损及疼痛程度,调节 T 淋巴细胞亚群及血清相关因子水平。马艳研究显示,补阳还五汤联合低分子肝素可有效改善股骨转子间骨折患者术后凝血功能,降低深静脉血栓发生率。孟卫军研究发现,影响补阳还五汤治疗股骨头坏死疗效的主要因素是股骨头坏死体积的大小及具体坏死部位。

2. 实验研究

(1) 对脑缺血动物的影响　吴增等研究发现,补阳还五汤对脑缺血/再灌注大鼠神经干细胞移植后神经功能具有保护作用,能减轻神经功能损伤,缩小脑梗死体积,增高尼氏体累积光密度值和 Bcl-2/Bax 比值。王茹等采用二次枕大池注血法制作蛛网膜下腔出血模型,评估补阳还五汤改善蛛网膜下腔出血后脑血管痉挛的作用机制,发现补阳还五汤能改善模型动物神经功能评分,增宽基底动脉直径,激活 PI3K/Akt/eNOS 信号通路并增加 NO 生成。甘海燕等研究发现,补阳还五汤调节小胶质细胞/巨噬细胞 M1/M2 极化,下调 M1 型小胶质细胞/巨噬细胞表面标记物 CD_{86}、iNOS 和促炎因子 TNF-α、IL-1β、IL-6 mRNA 表达,上调 M2 型小胶质细胞/巨噬细胞 CD_{206}、Arg-1 和抗炎因子 IL-10、TGF-βmRNA,促进小胶质细胞/巨噬细胞从 M1 型向 M2 型转换而抑制大鼠脑缺血后炎症反应。张运克等研究发现,补阳还五汤联合骨髓间充质干细胞可以降低脑缺血再灌注大鼠脑组织的含水量及血脑屏障的通透性,维持 BBB 结构的完整性,作用机制与水通道蛋白 AQP4 的调控密切相关。

(2) 对心血管的保护作用　黄贤娜等研究发现,补阳还五汤能够改善心衰大鼠的心功能及心肌重塑,其作用机制可能与抑制 TGF-β1/Smads 通路信号蛋白表达有关。王臻等研究发现,补阳还五汤可以通过改善心肌细胞线粒体的功能,上调 AMPK/PPARα 信号通路的蛋白表达,促进线粒体的生物发生,从而改善衰竭心脏的能量代谢并延缓心衰病程。Liu B 等通过网络药理学方法,分析补阳还五汤治疗动脉粥样硬化的作用机理，研究发现其作用机制与细胞凋亡和炎症密切相关，IL-1β、TGFB-1、TNF、IL-6、NF-κB1 等基因是其治疗的关键药理靶标。牛雯颖等研究发现，补阳还五汤可以通过降低气虚血瘀模型大鼠全血黏度、血浆黏度，改善血小板活化黏附聚集并抑制血小板释放亢进的状态，促进纤溶以及抑制内源性凝血来改善气虚血瘀状态。袁茵等研究发现，补阳还五汤可以通过降低寒凝血瘀模型大鼠血小板体积分布宽度 PDW 和平均体积 MPV，降低血小板活性，从而起到抗栓的作用。

(3) 其他　李宏松等研究发现，加味补阳还五汤能改善大鼠视神经损伤，促进视神经修复。邵乐等采用 H_2O_2 作用大鼠血管内皮细胞，建立体外血管内皮细胞氧化应激模型，发现 10%补阳还五汤精简方含药学清可通过上调 Nrf2/ARE 抗氧化信号通路途径信号蛋白表达显著减轻氧化应激造成血管内皮细胞的损伤，抑制细胞凋亡。

（撰稿：邓雪阳　审阅：司富春）

【肾气丸的临床应用与作用机制】

1. 临床研究

龙作鹏等观察了肾气丸联合他克莫司胶囊和甲泼尼龙片治疗狼疮性肾炎患者的临床疗效。结果，治疗组总有效率 93.9%(46/49)高于他克莫司胶囊加甲泼尼龙片对照组 81.6%(40/49)，$P<0.05$；与治疗前相比，两组肾功能指标均显著降低，血清因子补体 C_3、血红蛋白、血清白蛋白水平均显著升高，血清胱抑素 C 水平均显著降低，且治疗组肾功能和血清因子各项指标改善均优于对照组。黄洁伟等对甲状腺功能减退患者在使用左甲状腺素钠片的同时给予肾气丸，治疗总有效率 96.7%(58/60)较左甲状腺素钠片对照组 81.7%(49/60)明显提高，$P<0.05$；腰膝疲软、畏寒肢冷、夜尿频多、精神萎靡、下肢水肿等症状的改善亦较对照组明显。金珂观察了肾气丸加减对脾肾阳虚型糖尿病肾病患者血糖及肾功能的影响。对照组 60 例予以常规西药治疗，观察组 60 例在对照组基础上联合肾气丸治疗。结果，治疗后观察组血糖、肾功能改善均优于对照组，治疗总有效率明显高于对照组。

2. 作用机制

邱林等观察了肾气丸对氢化可的松法诱导的肾阳虚大鼠肝线粒体能量代谢变化的影响。研究发现，经肾气丸干预后，肾阳虚大鼠肝线粒体水肿减轻，多数线粒体结构正常，呼吸链复合体Ⅰ～Ⅳ、ATP 酶活性及肝线粒体内 ATP、ADP、AMP 含量升高，提示肾气丸治疗肾阳虚证的现代生物学基础，在于改善肝线粒体能量代谢。杨波等应用 HPLC-ESI/MS^n研究肾气丸总苷的有效部位在大鼠肝匀浆及血中的代谢差异情况。结果，血浆中共检测到 9 个代谢成分，而肝脏中发现了 4 个代谢成分，且都与血浆中代谢成分所共有，表明血浆中这 4 个代谢产物为总苷中原型成分经肝脏代谢产生。王艳娥等研究了肾气丸对阿霉素致肾小球肾炎大鼠的保护作用。结果表明，肾气丸各剂量可不同程度降低大鼠尿蛋白、血清尿素氮、肌酐、IL-6、TNF-α、IFN-γ 的含量，升高血清白蛋白的含量，下调 p-JAK2、JAK2、p-STAT3、STAT3 蛋白的表达，其机制可能与抑制 JAK2/STAT3 信号通路的活化、改善炎症因子过度释放有关。赵群菊等探讨了肾气丸对链脲佐菌素加氢化可的松所致 2 型糖尿病肾阳虚证大鼠模型的干预作用。研究显示，肾气丸能明显改善 2 型糖尿病肾阳虚大鼠的糖脂状况，其潜在机制与脂肪酸、葡萄糖以及氨基酸等代谢具有紧密的联系。许宗颖等观察了肾气丸及其拆方对气道黏液高分泌模型大鼠肾素-血管紧张素-醛固酮(RASS)系统和细胞因子的影响。结果表明，肾气丸全方组在调控气道黏液高分泌大鼠肺泡灌洗液中 IL-1β、TGF-α 方面优于苓桂组和肾气丸去苓桂组；苓桂组、肾气丸去苓桂组对气道黏液高分泌大鼠皆具有一定的干预作用，两者合用效果更佳。何嘉娜等探讨了肾气丸调控大鼠肾细胞(NRK)水通道蛋白 2(AQP2)表达的机制。研究发现，在“V2R-cAMP-PKA-AQP2”通路上，V2R和PKA可能是肾气丸上调NRK细胞AQP2表达的重要靶点。蒙华琳等报道，肾气丸对雄性失眠大鼠的睡眠有显著改善效果，其机制可能与降低血清多巴胺、增加褪黑素含量有关。

徐锋等运用网络药理学方法探讨肾气丸治疗糖尿病的作用机制。经筛选得到肾气丸100个活性成分，涉及低密度脂蛋白受体相关蛋白、胰岛素受体底物、SHC转化蛋白等靶点58个，靶点与调控基因的转录、细胞凋亡、细胞增殖、胰岛素受体等生物过程相关，预测肾气丸通过调节胰岛素抵抗、TNF信号通路、2型糖尿病信号通路、胰岛素信号通路等，多成分-多靶点-多途径发挥其抗糖尿病作用。

路琼琼等采用腹主动脉缩窄法建立慢性心力衰竭(CHF)大鼠模型，对肾气丸和苓桂术甘汤“同病异治”的效应及机制进行了研究。结果显示，肾气丸和苓桂术甘汤均可改善CHF模型大鼠的心功能，而且在改善动脉血气、血流动力学参数和肺功能方面，两方效果无明显差异。进一步研究表明，肾气丸和苓桂术甘汤对CHF大鼠所作用的病理环节不尽相同，肾气丸降低血清中ALD含量，抑制肾素-血管紧张素-醛固酮系统激活的作用更为显著，苓桂术甘汤降低血清中IL-10、IL-18含量，抑制炎性反应的作用更为明显。韩军等以丙烯醛雾化方式复制大鼠气道黏液高分泌模型，通过肺功能和动脉血气测定，观察比较肾气丸和苓桂术甘汤对模型大鼠肺通气功能的干预作用。结果表明，两方均可改善气道黏液高分泌大鼠模型的肺通气功能，且作用差异不显著。

3. 理论研究

冯沛之等通过梳理《伤寒杂病论》原文，参考各家方论，结合中国古典哲学和中医学的精气理论，从精气互化角度对肾气丸的证治进行了解析。认为肾气丸主要通过激发肾精化为肾气，即少火生气，从而促进肾之气化功能，主治当为精不化气、气化失司所导致的痰饮水湿病证，而不是肾阳虚证。宁飞等依据阴阳学说阐述了肾气丸中附子与地黄的配伍原理，认为附子、地黄阴阳同补，以阳化阴，以阴涵阳，共为君药。后世温补派医家发展了这一配伍方法，张景岳借鉴此法创制出右归丸。近现代医家祝味菊以附子分别配伍磁石、茯神、酸枣仁等药，也是附子配伍地黄之法的延伸。

（撰稿：朱靓贤　陈德兴　审阅：瞿融）

【逍遥散治疗抑郁症的现代药理研究】

抑郁症的发病率逐年攀升，具有复发率高、致残率高和自杀率高等特点，其防治工作越来越受到医学界乃至社会各界的重视。抑郁症属中医“郁证”范畴，临床有诸多分型，其中肝郁脾虚证为抑郁症常见分型。逍遥散作为疏肝健脾经典方剂，在治疗肝郁脾虚型抑郁症具有确切疗效，且不良反应少、安全性高、患者依从性好，与西药联合使用能降低西药的复发率和不良反应，是近年来研究的重点和热点。研究逍遥散抗抑郁症的作用机理，对于抑郁症的基础研究、临床应用等具有重要的意义。

1. 抗氧化及抑制炎症反应

机体在应激反应下，活性氧/氮物质(ROS/RNS)的过度生成会引起氧化还原失调(即损伤GSH调节或氧化防御系统的酶)，而机体的高活性物质ROS可通过NLRP3、NF-κB等信号通路诱导炎症反应的发生；研究表明炎症反应参与了抑郁症的发生发展过程，炎性细胞因子能通过影响大脑神经传递和可塑性来触发氧化应激，抑制成年神经发生等途径诱发抑郁症。罗杰等研究发现，逍遥散能有效改善嗅球摘除模型大鼠的抑郁样行为，连续给药30 d能有效提高嗅球摘除大鼠血清与皮质部位GSH水平，增加SOD、CAT水平，降低NO、MDA水平，改善海马DG区、CA3区以及皮质部位的ROS水平。提示逍遥散可能通过增加机体还原性物质及相关酶的活力，增强机体对ROS自由基的清除，降低氧化损伤，从而发挥抗抑郁作用。同时发现，逍遥散也能明显降低模型大鼠血清、皮质部位IL-1β、IL-6的水平，提示逍遥散可能通过抗炎途径发挥对嗅球摘除大鼠抑郁样行为的改善作用。陈晓梅等发现，对于慢性温和不可预知应激（CUMS）方法诱导的大鼠抑郁症模型，逍遥散能够通过上调模型大鼠海马区Ⅴ型分泌型磷脂酶（PLA2G5）的基因表达水平，发挥抗抑郁作用。石博宇等研究发现，逍遥散对脂多糖（LPS）诱导的炎症抑郁样小鼠也具有明显拮抗作用，能降低外周及中枢皮层、海马炎症因子 IL-6、TNF-α、IDO 水平，提高 5-HT 水平；体外实验显示，含药血清可对抗脂多糖诱导的海马神经细胞炎性因子异常释放及其 mRNA 表达，并提高模型细胞 5-HT 分泌水平及 5-HT1AmRNA 的表达；其机制可能与直接上调 5-HT 水平及其受体功能，或通过阻断炎性因子诱导的 IDO 激活途径来抑制 TRP-KYN 代谢途径，促使更多 TRP 向 5-HT 转化，并同时降低 KYN 及其下游神经元毒性代谢物的产生，或保护神经元、促神经元增殖分化有关。

2. 影响单胺类神经递质的表达

单胺类神经递质假说在抑郁症发病机制中占据着主导地位。郭简宁等研究发现，对咪喹莫特诱导的银屑病样小鼠模型皮损及抑郁，逍遥散能显著上调抑郁症相关单胺类神经递质 AD、高香草酸（HVA）等的表达水平，改善其抑郁行为学，从而改善咪喹莫特诱导的银屑病样小鼠皮损。

NO 是生物体内重要的神经递质和炎症介质，在抑郁症的发病中也起着重要作用；NO 可快速透过生物膜扩散到达靶细胞发挥作用，通过 NOS/NO 系统调节多种神经递质释放，如 5-HT、DA、Glu 等，从而影响抑郁情绪的发生。许亚辉等研究发现，逍遥散可能通过调节 CUMS 抑郁大鼠海马内一氧化氮合酶 nNOS、iNOS、eNOS 蛋白表达量而改善大鼠的抑郁状态。

3. 影响神经营养因子功能表达

神经营养因子是一类对中枢和外周神经系统均有营养活性的蛋白，在神经元的存活、分化、损伤后修复等面起重要作用。抑郁症患者体内神经营养因子如脑源性神经营养因子（BDNF）和神经生长因子（NGF）含量较低，尤其在与抑郁症发病最密切相关的海马部位。LPS 重复刺激可诱导神经炎症，同时伴随海马神经细胞增殖和分化的抑制。石博宇等研究发现，逍遥散含药血清对 LPS 诱导的海马神经元细胞损伤有保护作用，作用机制可能与激活 BDNF/NGF-TrkB/TrkA-CREB 通路，上调突触蛋白表达有关。白娟等发现，对于 CUMS 方法诱导的小鼠抑郁模型，经逍遥散和氟西汀干预，小鼠前额皮质 BDNF 和 NGF 蛋白表达降低得到显著改善。贺欣雨等亦研究发现，逍遥散全方及其拆方药对（柴胡与当归等组合）对 CUMS 抑郁模型大鼠的抗抑郁作用发挥与上调 BDNF-TrkB-CREB 通路活性相关。范耀耀等研究表明，逍遥散可显著改善慢性应激下 AD 复合模型大鼠的糖水偏好率与认知障碍，减少海马组织中 Aβ 蛋白的沉积，该作用可能与上调海马组织内 GR、BDNF、FKBP52 蛋白表达，下调 FKBP51 蛋白表达相关。

FGFR1 是一种具有调节发育等功能的跨膜蛋白，在海马的 CA2、CA3 区表达量最高，与其配体成纤维生长因子 FGFs 结合后对神经元的发生、生长、存活、分化及突触可塑性等具有促进作用。陈晓梅等发现，逍遥散能显著上调 CUMS 模型大鼠海马区 FGFR1mRNA 及其相应蛋白表达水平，从而改善慢性应激损伤所造成的神经元损伤。

4. 改善肠道微生态及胃肠道功能

肠道菌群可能通过影响神经递质、HPA 轴、BDNF 对抑郁症产生影响。刘晓节、高耀等研究发现，逍遥散能通过调控氨基酸代谢、糖代谢及肠道微生物代谢，显著改善 CUMS 抑郁大鼠粪便代谢物谱的变化，从而发挥抗抑郁作用。李晓红等发现，对于慢性束缚应激诱导的肝郁脾虚证抑郁大鼠模型，逍遥散能逆转胃组织 CRHR2 基因的异常表达，从而改善胃肠功能，提示调节 CRHR2 的基因表达可能是逍遥散治疗肝郁脾虚证的机制之一。

周蓉研究发现，逍遥散不仅能有效增加肝郁脾虚型抑郁大鼠海马中的 BDNF 及其受体 TRKB 表达，还能有效调节肠道中 BDNF 及其受体 TRKB 的表达，使肠道的动力及高敏性得到调节，从而缓解肝郁脾虚型抑郁症的胃肠道症状。梁媛等研究发现，逍遥散对慢性轻度不可预见应激抑郁模型大鼠对食物敏感度降低、食物摄入减少有明显改善作用，从而增加大鼠体质量，血清 DA、食欲素-A(orexin A)含量亦显著上升。提示逍遥散可能通过调节 orexin A、瘦素(leptin)的平衡协调，调整动机、情绪、认知等内环境的自稳态，进而激活 DA 分泌，发挥其在奖赏过程中的保护作用，这可能是逍遥散抗抑郁的作用通路之一。

5. 调控内源性代谢产物水平

CUMS 诱导的肝郁脾虚型抑郁症大鼠模型存在肝脏细胞中脂质堆积、脂代谢紊乱的现象。彭晨习研究表明，逍遥散能不同程度降低抑郁症大鼠肝脂含量、下调肝组织中 SREBP-1c、FAS mRNA 表达水平，提示逍遥散可能通过抑制抑郁症大鼠肝组织 SREBP-1c/FAS 途径激活，使 TC、TG 合成减少，发挥抗抑郁症的药理作用。

此外，高耀、沈霞等利用文献关联检索工具 Arrowsmith、系统药理学的理论及方法从理论层面探讨逍遥散及其单味药抗抑郁的现代药理机制，方法虽有不同，但均发现逍遥散及其各中药多种成分通过多个靶点，调节神经-内分泌-免疫等关键通路发挥抗抑郁作用，为深入阐释逍遥散抗抑郁作用机制提供了科学依据，为中药复方分子机制的阐明及其质量标记物的遴选提供了研究思路及方法。

（撰稿：陈德兴　陈少丽　审阅：司富春）

［附］　参考文献

B

白娟，杨铁柱，史占江，等.逍遥散对抑郁症小鼠前额皮质 BDNF 和 NGF 蛋白表达水平的影响[J].时珍国医国药，2019，30(7)：1572

柏正平，刘雨，刘芳，等.金水六君煎及其拆方含药血清对人中性粒细胞弹性蛋白酶诱导 A549 细胞黏液高分泌的影响[J].中国中医急症，2019，28(5)：753

薄文集，龙清华，王平.酸枣仁汤对 6 月龄 APP/PS1 双转基因痴呆小鼠昼夜节律及视交叉上核节律基因 mRNA 表达的影响[J].中华中医药杂志，2019，34(9)：3960

毕倩宇，张桂菊，崔有利，等.甘露消毒丹对湿热证型病毒性肺炎小鼠模型的多靶点干预作用[J].时珍国医国药，2019，30(8)：1840

C

曹方，钱婷婷，杨福双，等.张文凤应用补阳还五汤治疗糖尿病[J].长春中医药大学学报，2019，35(6)：1040

曹峰，罗振亮，秦源，等.茯苓甘草汤对功能性消化不良大鼠的调节作用[J].中成药，2019，41(1)：204

曹瑞，牛江涛，司昕蕾，等.基于代谢组学的四逆散干预创伤后应激障碍大鼠模型的作用研究[J].中国临床药理学杂志，2019，35(4)：343

陈灵，柳芳，张相林.大柴胡汤的芍药品种选用及临床应用[J].中国药房，2019，30(8)：1139

陈丝，宋囡，崔馨月，等.香砂六君子汤对脾虚高脂血症模型大鼠胆固醇逆向转运的影响[J].中医杂志，2019，60(17)：1493

陈焱，白清，孙新宇.益气活血通脉法治疗糖尿病下肢动脉粥样硬化性病变的临床观察[J].中国实验方剂学杂志，2019，25(11)：103

陈媛，王丽华，郭裕，等.慢性鼻-鼻窦炎 FESS 术后配合加味补阳还五汤鼻腔冲洗的临床疗效观察[J].时珍国医国药，2019，30(6)：1420

陈嘉琪，刘媛媛，许晗，等.基于《名医类案》数据分析补中益气汤方药运用规律[J].浙江中医药大学学报，2019，43(7)：718

陈兰羽，马继征，刘咏梅，等.基于 HIF-1α 介导的 VEGF

mRNA 表达探讨膈下逐瘀汤抗肝纤维化血管新生的机制[J].中草药,2019, 50(2):449

陈丽娟,王向群,余杨桦,等.旋覆代赭汤治疗功能性消化不良及对胃肠激素影响的临床观察[J].中华中医药学刊,2019, 37(2):418

陈秒旬,陈舸,郑耿东,等.补中益气汤治疗重症肌无力疗效与安全性的 Meta 分析[J].广州中医药大学学报,2019, 36(11):1861

陈晓梅,郭维,孙琪,等.逍遥散对慢性应激损伤模型大鼠海马区 PLA2G5 的影响[J].山西中医,2019, 35(3):52

陈晓梅,郭维,孙琪,等.逍遥散对慢性应激损伤模型大鼠海马区 FGFR1 的影响[J].山西中医,2019, 35(7):48

陈志达,吴杨鹏,姚猛飞,等.补阳还五汤冲洗联合负压封闭引流技术治疗四肢软组织缺损创面的临床研究[J].中医药导报,2019, 25(11):106

程冬梅,李鹏,马家伟.基于扶阳固本理念探讨加味补阳还五汤治疗缺血性脑卒中后抑郁症疗效与安全性评价[J].贵州医药,2019, 43(12):1934

程孝雨.六味地黄汤加减对 IgA 肾病患者肾小管间质损伤的保护作用[J].中医学报,2019, 34(5):1053

崔艳茹,曾杰,李惠兰,等.麻杏石甘汤对 RSV 感染肺炎大鼠模型量效关系的研究[J].中药药理与临床,2019, 35(3):33

D

戴永娜,王作顺.基于关联规则和熵聚类分析《金匮要略》中治疗水液代谢障碍方剂组方用药规律[J].中国中医基础医学杂志,2019, 25(3):373

丁亚琴,吴坚,谢心,等.针灸联合补阳还五汤对糖尿病周围神经病变患者神经功能、血清 NSE 水平的影响[J].上海针灸杂志,2019, 38(8):865

董菲,高群,崔晓云,等.基于关联规则对高血压方药组成规律的文献研究[J].中西医结合心脑血管病杂志,2019, 17(17):2566

杜静,张启龙,李贵生,等.小半夏汤对 1-PBG 和 P 物质致异食癖大鼠脑干 Fos 蛋白表达的影响[J].中药药理与临床,2019, 35(4):15

杜珂,高晓霞,冯彦,等.基于血清代谢组学的龟龄集改善大鼠肾阳虚证作用研究[J].药学学报,2019, 54(8):1476

F

Fang H, Zhang A, Sun H, et al. High-throughput metabolomics screen coupled with multivariate statistical analysis identifies therapeutic targets in alcoholic liver disease rats using liquid chromatography-mass spectrometry[J]. Journal of Chromatography B, 2019, 1109:112

范慧婕,谭章斌,梁红峰,等.四逆散对脂多糖诱导的 RAW264.7 细胞极化的影响[J].中国实验方剂学杂志,2019, 25(13):9

范耀耀,刘文杰,赵慧,等.逍遥散对慢性应激下 AD 复合模型大鼠海马组织的作用及其机制[J].中药材,2019, 42(9):2151

方芳,罗伏钢,李静,等.加味酸枣仁汤对高中生失眠症的治疗作用以及 5-HTTLPR 基因多态性对疗效的影响[J].中华全科医学,2019, 17(9):1575

冯沛之,都广礼.基于精气互化思想的肾气丸证治解析[J].上海中医药杂志,2019, 53(10):51

G

Gao X, Hu X, Zhang Q, et al. Characterization of chemical constituents and absorbed components, screening the active components of gelanxinning capsule and an evaluation of therapeutic effects by ultra-high performance liquid chromatography with quadrupole time of flight mass spectrometry[J]. Journal of Separation Science. 2019, 42(22):3439

甘海燕,李琳,杨琰,等.补阳还五汤调控小胶质细胞/巨噬细胞极化抑制大鼠脑缺血后炎症反应研究[J].浙江中医药大学学报,2019, 43(1):1

高慧,杨洁,胡云霞,等.升降散对重型颅脑损伤患者胃肠功能障碍及预后影响的临床研究[J].中国中医急症,2019, 28(4):265

高耀,李肖,周玉枝,等.代谢组学在逍遥散抗抑郁药理研究中的应用[J].中草药,2019, 50(14):3453

高耀,许腾,吴丹,等.基于中医药整合药理学研究平台研究逍遥散治疗抑郁症的能量代谢机制[J].中国药理学与毒理学杂志,2019, 33(7):481

高耀,许腾,周玉枝,等.基于 Arrowsmith 工具探讨逍遥散抗抑郁作用机制[J].中草药,2019, 50(14):3484

高佳明,吕明,解微微,等.中医药心脑血管疾病同治的

方剂用药规律分析[J].中国中药杂志,2019,44(1):193

高永强,刘建粉.加味补阳还五汤对缺血性脑中风患者血液流变学及神经功能的影响[J].中医药通报,2019,18(1):56

葛姗.补中益气汤联合吉非替尼治疗肺腺癌随机平行对照研究[J].实用中医内科杂志,2019,33(6):27

龚梦鹃,巫圣乾,岳贺,等.基于[1]H-NMR护肝片抗大鼠急性肝损伤的代谢组学研究[J].中国药理学通报,2017,33(12):1766

郭简宁,王燕,赵京霞,等.逍遥散对咪喹莫特诱导的银屑病样小鼠模型皮损及抑郁神经递质的影响[J].中国病理生理杂志,2019,35(11):2061

H

韩军,路琼琼,李耘州,等.基于气道黏液高分泌大鼠模型的苓桂术甘汤与肾气丸"同病异治"之作用比较研究[J].吉林中医药,2019,39(4):497

韩松林,李世云.补阳还五汤合四妙勇安汤加减治疗糖尿病足的临床价值研究[J].海峡药学,2019,31(2):238

郝苗清,孔立.补阳还五汤联合高压氧对急性脑梗死患者血液流变学的影响及疗效[J].武汉大学学报(医学版),2019,40(3):484

郝徐艺,罗思,程淑意,等.当归芍药散对AD细胞模型铜离子介导的Aβ聚集的影响[J].中国实验方剂学杂志,2019,25(6):45

何嘉娜,王博林,姬丽婷,等.从"V2R-cAMP-PKA-AQP2"通路探讨肾气丸上调NRK细胞AQP2表达的作用机制[J].中华中医药杂志,2019,34(6):2412

贺欣雨,王学,石博宇,等.基于CUMS大鼠逍遥散拆方药队抗抑郁作用的BDNF通路分子机制研究[J].中药与临床,2019,10(1):18

洪俊炜,黄楚栓,何杰彬,等.大柴胡汤联合西医治疗重症急性胰腺炎疗效的Meta分析[J].中医药导报,2019,25(12):88

黄炜,杨斌,陈阳.补阳还五汤联合西医常规疗法治疗急性缺血性脑卒中的临床疗效及对血脂、血液流变学影响[J].中医临床研究,2019,11(10):56

黄成宝,张斐,陈丹,等.二陈汤对高脂饮食与AOM/DSS诱导的肠道炎症痰证模型大鼠的血清及大肠组织IL-1β、IL-6、CRP的影响[J].时珍国医国药,2019,30(5):1105

黄洁伟.肾气丸临症加减治疗甲状腺功能减退的临床效果观察[J].黑龙江中医药,2019,48(1):132

黄贤娜,黄玲,罗洪波.基于TGF-β1/Smads通路研究补阳还五汤对心衰大鼠心肌重塑的干预作用[J].中药药理与临床,2019,35(5):15

黄小锋,谢克航,何嘉盛.补阳还五汤联合脑血管二级预防对缺血性脑卒中患者的效果[J].中医临床研究,2019,11(14):65

黄雅兰,黄国东,甘佳丽,等.补阳还五汤联合RAAS阻断剂治疗早期糖尿病肾病疗效的Meta分析[J].辽宁中医杂志,2019,46(7):1362

黄育驰,张书陆,黄海榆.加减桃核承气汤合水蛭对出血性脑卒中血肿吸收速度的临床研究[J].北方药学,2019,16(10):115

黄兹高,黄胜,叶亮,等.宁神温胆汤联合利培酮在精神分裂症患者中的临床效果及对免疫功能的影响研究[J].中国免疫学杂志,2019,35(14):1708

霍健,刘焕,苏兴利,等.参苓白术散加减对肺癌术后慢性咳嗽的疗效及相关机制研究[J].世界中医药,2019,14(9):1300

J

姬海南,王朋倩,吴茵,等.基于UHPLC-MS的吴茱萸汤影响虚寒呕吐大鼠尿液代谢谱的研究[J].中草药,2019,50(18),4352

贾为壹,刘佳佳,胡睿,等.小柴胡颗粒激活Nrf2通路抗TAA致大鼠急性肝损伤的机制探讨[J].中国实验方剂学杂志,2019,25(8):54

姜一陵,郑秦,季玉婷,等.异功散调节巨噬细胞铁代谢的机制研究[J].上海中医药大学学报,2019,33(3):53

蒋婷婷.补阳还五汤联合西药治疗中风后偏瘫疗效分析[J].实用中医内科杂志,2019,33(11):15

蒋瑛翘,俞桂松,童培建.左归丸治疗骨质疏松症Meta分析[J].新中医,2019,51(11):52

金珂.肾气丸加减治疗脾肾阳虚型糖尿病肾病临床效果观察[J].实用中西医结合临床,2019,19(4):21

金小琴,崔琳,刘卫红,等.苍附导痰汤通过miR-29a靶向调节PGC-1α表达对大鼠卵巢颗粒细胞代谢的影响[J].时珍国医国药,2019,30(2):311

L

Liu B, Song ZY, Yu JP, et al. The atherosclerosis-ameliorating effects and molecular mechanisms of Buyang-huanwu Decoction[J]. Biomedicine & Pharmacotherapy, 2019, 123:109664

Liu X, Zhou QG, Zhu XC, et al. Screening for potential active components of Fangji Huangqi Tang on the treatment of nephrotic syndrome by using integrated metabolomics based on "correlations between chemical and metabolic profiles"[J]. Frontiers in Pharmacology, 2019, 10:1261

雷莉妍,王瑞成,唐志书,等.玉女煎对脂多糖诱导的BV2细胞炎性损伤的保护作用及机制研究[J].中药药理与临床,2019, 35(1):6

李红,胡志军.鳖甲煎丸与柴胡疏肝散治疗肝纤维化的临床疗效比较[J].山西医药杂志,2019, 48(14):1754

李晶,徐鸿飞,许超.二陈汤辅助化疗对痰湿证非小细胞肺癌患者的临床疗效及对T淋巴细胞亚群的影响[J].中药材,2019, 42(11):2707

李峥,李文杰,于凯洋.真武汤对转基因扩张型心肌病小鼠心肌Acta1、Col3a1基因及蛋白表达的影响[J].辽宁中医杂志,2019, 46(3):642

李峥,李文杰.真武汤对转基因扩张型心肌病小鼠心脏功能及心肌纤维化的影响[J].辽宁中医杂志,2019, 46(8):1747

李宏松,龙潭,吴惠琴,等.加味补阳还五汤在大鼠视神经损伤修复中的作用研究[J].眼科新进展,2019, 39(11):1032

李佳曦,张晓波,苏喆,等.基于代谢组学的女童中枢性性早熟证候学生物标记物研究[J].解放军预防医学杂志,2019, 37(5):87

李木松,张贵贤,陈晖,等.茵陈蒿汤对酒精性肝纤维化模型大鼠内质网应激介导肝细胞凋亡相关分子的影响[J].上海中医药杂志,2019, 53(6):75

李若瑜,苗宇船,李明磊,等.大鼠非酒精性脂肪肝肝郁脾虚证的尿液代谢组学研究[J].中国中医基础医学杂志,2019, 25(4):467

李松霖.补阳还五汤对扩张型心肌病心力衰竭水肿患者的心功能及预后的影响[J].现代医学与健康研究电子杂志,2019, 3(10):36

李维薇,贺丽丽,单进军,等.婴儿巨细胞病毒肝炎不同中医证型的尿液代谢组学研究[J].中国中西医结合杂志,2019, 39(2):162

李晓红,李晓燕,蓝青妙,等.慢性应激肝郁脾虚证大鼠CRHR2的变化及逍遥散的影响[J].中华中医药杂志,2019, 34(6):2697

李晓琼,林荣清,杨璧璘,等.血府逐瘀汤及其加减方治疗失眠疗效评价的Meta分析[J].湖南中医杂志,2019, 35(6):119

李志强,常红娟,王学惠.补阳还五汤对心梗支架植入术后支架再狭窄的预防作用[J].中医药信息,2019, 36(1):68

梁谋,钟建瑜,张震.基于代谢组学的难治性肾病综合征脾肾阳虚证尿液生物标志物筛选研究[J].河北中医,2019, 41(2):191

梁爽,陈柏书,朱美玲,等.二妙散对巨噬细胞分化的调控作用研究[J].中国现代应用药学,2019, 36(8):920

梁媛,高静静,刘玥芸,等.逍遥散对慢性轻度不可预见应激抑郁大鼠行为学及食欲调节因子的影响[J].中国中医基础医学杂志,2019, 25(11):1541

林称心,李光智.补阳还五汤联合硫辛酸治疗糖尿病周围神经病变效果观察[J].山东医药,2019, 59(2):72

林华阳,刘志宏,曾忱,等.加味补阳还五汤对七氟烷麻醉处理后早期糖尿病肾病大鼠肾足细胞影响实验研究[J].辽宁中医药大学学报,2019, 21(8):5

刘声,吴洁,关丽,等.补阳还五汤联合盐酸羟考酮控释片对中晚期癌症癌痛的临床疗效观察[J].中医药学报,2019, 47(3):94

刘伟,刘莹莹,高学清,等.补阳还五汤联合阿托伐他汀治疗糖尿病周围血管病变的临床研究[J].中西医结合心脑血管病杂志,2019, 17(17):2635

刘春强,黄业保.六磨汤对慢传输型便秘大鼠结肠肌电及肌间神经丛内-氧化氮合成酶的影响[J].时珍国医国药,2019, 30(4):808

刘芘蕊,王永安,钟大玲,等.大承气汤对过敏性哮喘小鼠肺部炎症及MAPK信号通路的影响[J].中国实验方剂学杂志,2019, 25(9):1

刘佳维,王永辉,李艳彦,等.黄芪桂枝五物汤对类风湿关节炎CIA模型大鼠JAK-STAT信号通路的影响[J].时

珍国医国药,2019, 30(4):811

刘景亮,裴丽,王文凯,等.基于数据挖掘的桃仁方剂配伍规律研究[J].江苏中医药,2019, 51(4):65

刘立萍,李然,姜楠,等.基于肠道菌群探讨苓桂术甘汤对瘦素缺陷代谢紊乱模型小鼠的骨保护作用[J].中国实验方剂学杂志,2019, 25(20):19

刘启鸿,赵培琳,方文怡,等.基于文献分析中医药治疗溃疡性结肠炎用药规律[J].福建中医药,2019, 50(3):10

刘倩倩,王春玥,宋晨曦,等.基于超高效液相色谱-飞行时间质谱联用的冠心病非靶向代谢组学分析及代谢标记物的探索[J].中国循环杂志,2019, 34(8):752

刘史佳,吕翔宇,熊玥,等.基于液质联用技术的白头翁汤治疗溃疡性结肠炎小鼠血清代谢组学分析[J].南京中医药大学学报,2019, 35(5):535

刘伟伟,刘秋玉,周子正,等.白虎加桂枝汤对高尿酸血症并急性痛风性关节炎大鼠抗炎作用机制探究[J].中华中医药杂志,2019, 34(5):2254

刘晓节,吕梦,王雅泽,等.基于粪便代谢组学的逍遥散抗抑郁作用机制[J].中国药理学与毒理学杂志,2019, 33(9):668

刘亚荣,孙婧.黄连解毒汤对颈动脉粥样硬化作用观察及部分机制探析[J].世界中医药,2019, 14(10):2688

刘耀武.四逆汤联合溶栓治疗急性心肌梗死缺血再灌注损伤及对患者动态心电图和 SOD、CK-MB、LDH 的影响[J].陕西中医,2019, 40(7):858

刘莹莹.加味补阳还五汤对缺血性脑卒中后抑郁症患者的影响[J].实用中西医结合临床,2019, 19(9):99

刘珍洪,高蔚,郭蓉,等.吴茱萸汤通过热敏通道瞬时电位锚蛋白-1 抑制福尔马林内脏痛模型小鼠的疼痛研究[J].环球中医药,2019, 12(8):1167

刘职瑞,杨波,刘芳,等.基于代谢组学的百合知母汤治疗抑郁症的作用研究[J].第三军医大学学报,2019, 41(20):1917

柳媛,刘菊,刘亚婷,等.旋覆代赭汤对 RE 模型大鼠 NLRP3/Caspase-1 的影响[J].中国实验方剂学杂志,2019, 25(20):13

龙作鹏,符薇薇,巫琼微,等.肾气丸联合他克莫司和甲泼尼龙治疗狼疮性肾炎的临床研究[J].现代药物与临床,2019, 34(8):2463

卢迪,赵丕文,陈梦,等.四物汤基于雌激素受体亚型介导的雌激素样效应及其分子机理的研究[J].辽宁中医杂志,2019, 46(5):1074

路琼琼,韩军,曾百惠,等.基于慢性心力衰竭大鼠模型的苓桂术甘汤和肾气丸"同病异治"之内涵研究[J].中华中医药杂志,2019, 34(2):573

路琼琼,韩军,曾百惠,等.基于慢性心衰大鼠模型的苓桂术甘汤和肾气丸"同病异治"作用比较研究[J].中华中医药学刊,2019, 37(1):73

路永坤,杨海燕,刘向哲,等.补阳还五汤佐治超早期脑梗死患者对静脉溶栓后出血性转化的影响[J].中国中药杂志,2019, 44(8):1696

吕萍,刘旭东,徐新杰,等.大黄䗪虫丸含药血清调控大鼠原代肝星状细胞 BAMBI 表达的研究[J].中华中医药学刊,2019, 37(5):1088

罗杰,刘小波,吕红君,等.逍遥散对抑郁大鼠的行为学及抗氧化作用的影响[J].中成药,2019, 41(12):2869

M

马娜,王建萍,刘熙如.加味防己黄芪汤治疗原发性肾病综合征 50 例[J].河南中医,2019, 39(2):180

马艳.补阳还五汤联合低分子肝素对股骨转子间骨折术后深静脉血栓形成的影响[J].北方药学,2019, 16(7):99

马瑶,周童,张海楼,等.越鞠丸对皮质酮模型小鼠抑郁样行为和神经新生的影响[J].中国药理学通报,2019, 35(2):283

马俊杰,魏善斋.真武汤中附、芍不同配伍干预持续性血液透析慢性肾脏病 5 期阳虚证患者临床及抗炎机制研究[J].辽宁中医杂志,2019, 46(12):2593

马晓聪,郑景辉,赵媚,等.基于 iTRAQ 技术的黄连解毒汤对自发性高血压大鼠主动脉差异蛋白的研究[J].中华中医药学刊,2019, 37(9):2109

蒙华琳,叶琳,曹俊涛.肾气丸对雄性失眠大鼠多巴胺和褪黑素的影响[J].海峡药学,2019, 31(9):37

孟慧,王启新,卢文吉,等.保元汤调控 AT1/P38MAPK/TGF-β途径改善心肌纤维化防治心力衰竭的机制研究[J].中华中医药杂志,2019, 34(5):2292

孟卫军.骨髓心减压联合植骨及补阳还五汤治疗股骨头坏死患者的临床观察[J].中国民间疗法,2019, 27(5):66

N

聂多锐,王键,黄学武,等.464 例新安王氏内科肺系疾

病医案用药特色及数据挖掘研究[J].中国中药杂志，2019，44(11)：2397

宁飞，靳荃，李越，等.肾气丸中附子、地黄阴阳配伍规律的研究[J].中医药临床杂志，2019，31(4)：627

牛雯颖，袁茵，邓思瑶，等.补阳还五汤对气虚血瘀模型大鼠血小板生物学指标的影响[J].中华中医药杂志，2019，34(7)：3261

农菲菲，罗爽，赵钟祥，等.基于UPLC/Q-TOF-MS技术的大黄牡丹汤治疗IBD大鼠的血清代谢组学研究[J].中药新药与临床药理，2019，30(5)：571

P

潘琳琳，孙启慧，刘巨海，等.基于代谢组学探讨理脾调脂胶囊改善高脂血症大鼠脂代谢紊乱的作用机制[J].四川中医，2019，37(11)：44

潘巧玲，田宗亮，陈朝生.苓桂术甘汤对痰湿型高血压合并腔隙性脑梗塞患者颈动脉内膜中层厚度的影响[J].云南中医中药杂志，2019，40(7)：40

裴强，吴阳，王涛.加味补阳还五汤对糖尿病周围神经病变患者血清PNT，IGF-1的影响[J].中国实验方剂学杂志，2019，25(16)：67

彭晨习.基于SREBP-1c-FAS途径探讨逍遥散影响肝郁脾虚型抑郁症模型大鼠脂代谢的作用机理[D].北京：北京中医药大学硕士学位论文，2019

彭晓婷，马琪，张晓松，等.湿热泄泻模型大鼠的尿液代谢组学研究[J].中国实验动物学报，2019，27(6)：700

彭筱平，吴思亮，邓丽敏，等.五苓散联合呋塞米治疗慢性心力衰竭阳虚水泛证90例临床观察[J].湖南中医杂志，2019，35(11)：1

濮忠建，王亚军，孙元鹏.八珍汤加味辅助化疗治疗气血亏虚型乳腺癌的临床观察[J].湖北中医杂志，2019，41(9)：12

Q

齐美欣，苏婷，姜文月，等.柴胡疏肝散有效部位对功能性消化不良大鼠胃肠动力的影响[J].中药药理与临床，2019，35(3)：15

綦向军，陈腾宇，张兆萍，等.名老中医治疗遗精用药规律的探究[J].中国中药杂志，2019，44(6)：1266

綦向军，林樫，史佩玉，等.《新编国家中成药》中治疗失眠成方规律的分析[J].中成药，2019，41(8)：2017

钱钧，姜涛，包素珍，等.加味黄芪建中汤通过miR-574-5p对脾气虚Lewis肺癌小鼠Wnt/β-catenin信号转导途径的调控机制研究[J].中华中医药杂志，2019，34(1)：298

邱林，赵群菊，戴子凌，等.基于线粒体能量代谢的肾气丸"少火生气"配伍机理探讨[J].时珍国医国药，2019，30(8)：1850

R

任愉嫱，蒋燕.大黄䗪虫丸治疗肿瘤病证的文献研究[J].吉林中医药，2019，39(2)：191

荣立洋，李毓秋.基于代谢组学分析缺血性中风痰湿证生物标志物特点研究[J].广州中医药大学学报，2020，37(2)：195

S

Sun H，Li X，Zhang AH，et al. Exploring potential biomarkers of coronary heart disease treated by Jing Zhi Guan Xin Pian using high-throughput metabolomics[J]. RSC advances，2019，9(20)：11420

Sun H，Zhang AH，Yang L，et al. High-throughput chinmedomics strategy for discovering the quality-markers and potential targets for Yinchenhao decoction[J]. Phytomedicine，2019，54：328

Sun H，Zhang AH，Zhang H，et al. Ultra-performance liquid chromatography/mass spectrometry technology and high-throughput metabolomics for deciphering the preventive mechanism of mirabilite on colorectal cancer via the modulation of complex metabolic networks[J]. RSC Advances，2019，9(61)：35356

邵乐，夏相宜，王宇红，等.补阳还五汤精简方对氧化应激损伤血管内皮细胞的保护作用研究[J].湖南中医药大学学报，2019，39(2)：163

沈鸿，穆兰澄，汪芳，等.基于临床研究文献的含羌活方剂用药规律分析[J].世界中医药，2019，14(8)：2042

沈霞，裴丽珊，高静，等.基于系统药理学逍遥散治疗抑郁症的分子机制初探[J].中南药学，2019，17(9)：1476

沈丽娟，吴锡平，王金桂，等.大黄牡丹汤对脓毒症急性肠功能障碍大鼠肠道髓系细胞触发受体-1表达的影响[J].中国实验方剂学杂志，2019，25(2)：20

沈清华，陈熠强.醒脑开窍针刺法联合中药补阳还五汤治疗脑梗死气虚血瘀证的效果分析[J].中国医学创新，2019，16(30)：88

石博宇，饶志粒，罗杰，等.逍遥散对 LPS 所致海马神经元细胞损伤的保护作用及机制研究[J].中国中药杂志，2019，44(4)：781

石博宇，叶晓林，罗杰，等.逍遥散对脂多糖诱导抑郁样行为的影响[J].中成药，2019，41(4)：760

石金凤，江茂源，林夏，等.基于因子分析的附子理中方对脾虚泄泻的治疗作用及关键因子研究[J].中药药理与临床，2019，35(2)：22

宋珂，侯彦宏，苏都娜，等.四妙勇安汤对 $ApoE^{-/-}$ 动脉粥样硬化小鼠 IL-6 和 MCP-1 的影响[J].中国现代中药，2019，21(4)：441

宋厚盼，陈小娟，曾梅艳，等.黄芪建中汤对大鼠十二指肠溃疡及 TLR-2 介导的肠黏膜免疫屏障的影响[J].中国药理学通报，2019，35(8)：1172

隋淼，蒋小飞，范尧夫，等.葛根芩连汤含药血清通过 miR-146b/SIRT1 信号通路改善 HepG2 细胞胰岛素抵抗的研究[J].中药材，2019，42(3)：630

隋雨桐，迟文成，姜家康.基于代谢组学探讨芪杉方对肺癌模型小鼠的调控机制[J].北京中医药大学学报，2019，42(5)：423

孙丽，康群甫，孙博，等.基于代谢组学探究清血消脂方对 $ApoE^{-/-}$ 小鼠动脉粥样硬化模型的干预作用[J].环球中医药，2019，12(8)：1159

孙平，田旭东，李彦龙.半夏泻心汤对胃食管反流病患者食管动力学的影响[J].西部中医药，2019，32(11)：98

孙彩霞，杜肖，曹晓强，等.五苓散同方汤剂缺失成分对大鼠肾脏 AQPs 的影响[J].现代中药研究与实践，2019，33(3)：20

孙秀丽，李亚凤，苏欠欠，等.桂枝茯苓丸联合达那唑、孕三烯酮胶囊对子宫内膜异位症患者免疫炎性反应和血管生成的影响[J].河北医药，2019，41(12)：1788

孙羽中，潘伟娟，陈富丽，等.痛泻要方对肠易激综合征肝郁脾虚证大鼠中枢神经系统 SERT 的影响[J].中华中医药学刊，2019，37(6)：1408

T

唐泗明，张威，袁奇，等.针刺联合补阳还五汤对急性脑梗死患者大脑网络功能连接及 CD62P、CD63 的影响[J].上海针灸杂志，2019，38(10)：1093

田茸，舍雅莉，张晓琳，等.半夏白术天麻汤对癫痫模型大鼠急性期和慢性期海马神经元 miRNA 表达谱及生物功能的影响[J].中医杂志，2019，60(15)：1318

田庆梅，钱继存，宋继科，等.龙胆泻肝汤加减对肝胆火炽型前葡萄膜炎患者外周血中炎性因子的影响[J].辽宁中医杂志，2019，46(8)：1680

铁明慧，龚瑞莹，陈斌，等.参苓承气汤对腹腔内高压脾虚气滞型患者血清内毒素、二胺氧化酶及 D-乳酸的影响及疗效观察[J].中药药理与临床，2019，35(2)：138

W

Wang XJ，Gao X，Zhang AH，et al. High-throughput metabolomics for evaluating the efficacy and discovering the metabolic mechanism of Luozhen capsules from the excessive liver-fire syndrome of hypertension[J]. RSC Advances，2019，9(55)：32141

Wang XJ，Zhang AH，Kong L，et al. Rapid discovery of quality-markers from Kaixin San using chinmedomics analysis approach[J]. Phytomedicine，2019，54：371

Wang XT，Liu HLi，Yu X，et al. Chinese medicine Yu-Ping-Feng-San attenuates allergic inflammation by regulating epithelial derived pro-allergic cytokines[J]. Chinese Journal of Natural Medicines，2019，17(7)：525

万嘉洋，田彦芳，万海同，等.麻黄汤有效组分配伍在发热大鼠体内的药动学研究[J].中国中药杂志，2019，44(10)：2149

王东，李晶洁.基于 ^{1}H-NMR 的原发性肝癌脾虚湿盛证患者尿液代谢组学研究[J].实用癌症杂志，2019，34(6)：878

王茹，张磊，李卫萍，等.基于 PI3K/Akt/eNOS 信号通路探讨补阳还五汤对大鼠蛛网膜下腔出血后脑血管痉挛的影响[J].中国实验方剂学杂志，2019，25(13)：22

王鑫，杨洋，杨兴武.大柴胡汤治疗肝癌 TACE 术后综合征的疗效分析[J].陕西中医药大学学报，2019，42(1)：130

王叶，卢秉久.逍遥散加减联合恩替卡韦分散片治疗肝郁脾虚型慢性乙型病毒性肝炎临床观察[J].河北中医，2019，41(10)：1529

王臻，李洁白，董昕，等.补阳还五汤对舒张性心衰大鼠

心肌线粒体能量代谢及 AMPK/PPARα 信号通路的影响[J].中国实验方剂学杂志,2019, 25(9):12

王佳然,吕晓东,庞立健,等.基于《中国方剂数据库》挖掘五味子应用的配伍规律[J].世界中医药,2019, 14(8):2186

王婧博.针刺联合补阳还五汤治疗脑梗死偏瘫患者的疗效观察[J].中国医药指南,2019, 17(9):174

王丽敏,于静,赵夜雨,等.小柴胡汤对 CFA 大鼠滑膜组织 NF-κB 信号通路作用的探讨[J].中国实验方剂学杂志,2019, 25(15):44

王丽昀,石洁,商秀洋,等.基于气质联用技术的心复康口服液对心肌梗死后心力衰竭大鼠代谢组学影响的研究[J].中华中医药杂志,2019, 34(7):3300

王秋雄.补阳还五汤联合微创穴位埋线治疗缺血性中风偏瘫的效果[J].临床合理用药杂志,2019, 12(16):64

王申夏,王钝.基于现代医案的五苓散治疗肾性水肿证治规律探讨[J].时珍国医国药,2019, 30(11):2817

王艳娥,付晓幸,丰莉娟.肾气丸对肾小球肾炎大鼠的保护作用及机制研究[J].中药材,2019, 42(5):1173

王艳华.补阳还五汤联合西药对急性高血压脑出血患者炎性因子及神经功能的影响[J].中医药临床杂志,2019, 31(5):919

王逸君,马珺,张碧云,等.八珍汤防治局部晚期宫颈癌同步放化疗骨髓抑制 40 例临床研究[J].江苏中医药,2019, 51(2):46

王莹威,李亚男,方慧敏,等.柴胡疏肝散加减治疗冠心病合并焦虑症[J].吉林中医药,2019, 39(8):1040

王雨雨,杨海平,陈亚学,等.复元活血汤联合常规西药治疗强直性脊柱炎临床研究[J].新中医,2019, 51(3):95

韦海,黄图干,陈明仁.香砂六君子汤辅助治疗危重症胃肠功能障碍脾虚证患者的疗效及对炎性因子的影响[J].云南中医中药杂志,2019, 40(8):29

魏丹妮,孙瑶,蔡思雨,等.基于 Apriori 关联规则的治疗中风方剂组方规律[J].中成药,2019, 41(5):1140

魏鹏路,顾浩,关双,等.已上市中成药治疗不同证候冠心病心绞痛的核心处方挖掘[J].中国中药杂志,2019, 44(5):1041

吴丹,高耀,向欢,等.逍遥散"异病同治"抑郁症和糖尿病的网络药理学作用机制研究[J].中草药,2019, 50(8):1818

吴增,董贤慧,周晓红,等.补阳还五汤对脑缺血/再灌注大鼠神经干细胞移植后神经功能的保护作用[J].中国药理学通报,2019, 35(9):1289

吴林娜,赵媚,许光兰.清金化痰汤通过调节自噬对 COPD 大鼠炎症反应的影响[J].中国实验方剂学杂志,2019, 25(18):30

吴跃文,林启有,戴伟春.麻杏石甘汤中麻黄与石膏不同剂量配比对治疗肺热喘咳证的临床效果分析[J].世界中医药,2019, 14(6):1530

吴志阳,叶靖,陈晓军.半夏白术天麻汤治疗高血压合并颈动脉粥样硬化临床疗效及对血清 CysC、Hcy、Ghrelin 水平影响[J].亚太传统医药,2019, 15(4):150

X

Xie J, Zhang A, Qiu S, et al. Identification of the perturbed metabolic pathways associating with prostate cancer cells and anticancer affects of obacunone[J]. Journal of proteomics,2019, 206:103447

Xiong H, Zhang AH, Zhao Q, et al. Discovery of quality-marker ingredients of Panax quinquefolius driven by high-throughput chinmedomics approach[J]. Phytomedicine, 2019:152928

夏伯候,白璐,张英帅,等.基于 GC-MS 代谢组学探讨妇科千金胶囊治疗盆腔炎机制[J].中国中药杂志,2019, 44(22):4940

项硕.八珍汤联合放化疗治疗中晚期食管癌 39 例[J].中国中医药现代远程教育,2019, 17(10):72

肖新春,李海燕,李昕芹.桂枝茯苓胶囊对 EM 模型大鼠异位内膜细胞凋亡、VEGF 及血清雌孕激素的影响[J].南京中医药大学学报,2019, 35(1):68

谢光璟,黄攀攀,王平.天王补心丹加减改善 PCPA 失眠大鼠 Trx 系统氧化损伤的机制探讨[J].中国实验方剂学杂志,2019, 25(6):32

邢作英,王永霞,朱明军,等.交泰丸含药血清对豚鼠心室肌细胞 ICa-L 的影响[J].天津中医药,2019, 36(1):71

熊延熙,黄勇进,丁舸.天王补心丹源流的若干问题探疑[J].中国中医药现代远程教育,2019, 16(6):71

徐锋,黄旭龙,吴红梅,等.基于网络药理学的肾气丸治疗糖尿病作用机制研究[J].中草药,2019, 50(16):3880

徐辉.逍遥散加减方对老年性干眼症患者眼表功能及

血清细胞因子的影响[J].新中医,2019, 52(1):26

徐铭悦,王瑜,赵妍,等.甘麦大枣汤对抑郁症模型大鼠前额叶和杏仁核中 BDNF、SERT 基因表达及血清 5-HT 水平的影响[J].上海中医药杂志,2019, 53(3):89

徐振东,付英凯,张成博,等.《中医方剂大辞典》含小陷胸汤类方组方特点与配伍规律分析[J].世界中医药,2019, 14(7):1898

许光仓,章纬,张栋梁.补阳还五汤合茵陈蒿汤加减联合西药治疗老年带状疱疹(气虚血瘀夹湿证)的临床观察[J].中国中医急症,2019, 28(8):1462

许亚辉,吴佳佳,严志祎,等.逍遥散对慢性应激抑郁大鼠海马一氧化氮合酶表达的影响[J].中华中医药杂志,2019, 34(12):5679

许宗颖,石少华,于瀚,等."从小便去之"对气道黏液高分泌模型大鼠肾素-血管紧张素-醛固酮系统和细胞因子的影响研究[J].中国全科医学,2019, 22(21):2610

Y

杨波,王昕蕾,张蒙蒙,等.基于高效液相色谱—电喷雾离子阱质谱法技术研究肾气丸总苷体内外代谢的相关性[J].中国药学杂志,2019, 54(14):1176

杨昆,龚新月,伍文彬,等.三子养亲汤对支气管哮喘模型大鼠 Th17/Treg 比例失衡的影响[J].中药药理与临床,2019, 35(3):28

杨潇,宋囡,王智民,等.补中益气汤通过干预 miR-155 调控 Th17 细胞改善自身免疫甲状腺炎小鼠免疫失常[J].中华中医药学刊,2019, 37(1):36

杨昭,张岚.大黄䗪虫丸合消瘿汤对老年晚期原发性肝癌患者生存率的影响。辽宁中医杂志,2019, 46(10):2098

杨勤军,韩明向,李泽庚,等.基于聚类分析和因子分析的慢性咳嗽用药规律探索[J].中国实验方剂学杂志,2019, 25(19):155

杨勤军,杨程,童佳兵,等.近 30 年中医药治疗支气管哮喘临床用药规律数据挖掘研究[J].北京中医药大学学报,2019, 42(8):697

杨秀娟,杨志军,李硕,等.基于超高效液相色谱-四极杆飞行时间质谱联用技术的血瘀模型大鼠血浆代谢组学分析[J].色谱,2019, 37(1):71

杨秀荣,赵晓红,陈慧,等.厚朴三物汤对术后肠梗阻大鼠小肠 Cajal 细胞及 iNOS 表达的影响[J].中国实验方剂学杂志,2019, 25(5):57

杨宇峰,石岩.益糖康治疗糖尿病气阴两虚证血清代谢组学研究[J].中医学报,2019, 34(12):2593

姚登峰,李静.中医补阳还五汤对患者中医证候积分及血液生化指标的影响[J].中医临床研究,2019, 11(9):54

姚文峰,李皓琳,孙志强,等.半夏厚朴汤加减方联合奥美拉唑治疗反流性咽喉炎临床观察[J].实用中医药杂志,2019, 35(9):1119

叶太生,向楠,姚琼,等.当归补血汤干预 miRNA-21 调控自噬保护早期糖尿病肾病大鼠肾功能的研究[J].时珍国医国药,2019, 30(2):282

尹春园,孙明谦,刘建勋,等.理气活血颗粒对气滞血瘀证大鼠调节作用的血清代谢组学研究[J].中国药理学与毒理学杂志,2019, 33(9):677

游宇,刘玉晖,李林,等.参苓白术散通过调节肠上皮细胞自噬治疗葡聚糖硫酸钠所致小鼠炎症性肠病[J].中国实验方剂学杂志,2019, 25(5):43

游宇,刘玉晖,廖旺娣.参苓白术散抗炎症性肠病作用与调节肠上皮细胞自噬的关系探讨[J].中国实验方剂学杂志,2019, 25(15):51

于红红,俞琦,蔡琨,等.泻心汤含药血清对 RAW264.7 源性泡沫细胞 TLR9/MyD88/NF-κB p65 信号通路的影响[J].中国实验方剂学杂志,2019, 25(18):24

于学康,陈哲,王子威,等.数据挖掘含大黄中药成方制剂的组方及相关性研究[J].内蒙古中医药,2019, 38(8):166

余鹏飞,宋红.基于液质联用技术对镇喘保肺汤治疗肾气虚证支气管哮喘人体尿液代谢组学分析[J].浙江中医杂志,2019, 54(2):86

郁清琳,苏嘉,钟之洲,等.血府逐瘀汤对急性冠脉综合征心血瘀阻型患者氯吡格雷抵抗的预防及其与 ABCB1 基因多态性的关系[J].中国中医药科技,2019, 26(5):695

袁茵,邓思瑶,黄雅晨,等.补阳还五汤、少腹逐瘀汤、丹参饮对寒凝血瘀模型大鼠血小板形态与黏附的影响[J].吉林中医药,2019, 39(1):78

袁园.补阳还五汤治疗脑中风偏瘫的疗效及对血液流变学的影响[J].云南中医中药杂志,2019, 40(8):53

袁清照,赵启.归脾汤加减治疗慢性心力衰竭合并贫血气虚血瘀证 30 例临床观察[J].湖南中医杂志,2019, 35(10):1

Z

Zhang AH, Ma Z, Sun H, et al. High-throughput metabolomics evaluate the efficacy of total lignans from acanthophanax senticosus stem against ovariectomized osteoporosis rat[J]. Frontiers in pharmacology, 2019, 10:553

Zhao QQ, Gao X, Yan G, et al. Chinmedomics facilitated quality-marker discovery of Sijunzi decoction to treat spleen qi deficiency syndrome[J]. Frontiers of medicine, 2019:1

翟燕,汪宁,章亚兵,等.通窍活血汤含药脑脊液对谷氨酸致 PC12 细胞损伤的保护作用[J].中成药,2019, 41(3):526

张恒,李媛媛,王笑,等.枳实薤白桂枝汤通过保护缝隙连接干预心肌缺血再灌注钙超载的研究[J].中药药理与临床,2019, 35(2):2

张欢,殷可婧,刘雪丽,等.加味小建中汤对慢性心衰合并便秘患者的临床疗效观察[J].陕西中医药大学学报,2019, 42(6):117

张蕾,陈少东,赖鹏斌.附子理中汤合补阳还五汤治疗脾肾阳虚兼气虚血瘀型糖尿病胃轻瘫疗效观察[J].中医药通报,2019, 18(3):45

张琳,何德根,吕美玲,等.麻杏石甘汤不同剂型治疗婴幼儿肺炎喘嗽的临床观察[J].云南中医中药杂志,2019, 40(6):34

张玥,谷玉红,王居新.补阳还五汤联合西药治疗慢性心力衰竭(气虚血瘀)随机平行对照研究[J].实用中医内科杂志,2019, 33(2):25

张洪源,刘悦,王洋,等.苓桂术甘汤加减联合常规西药治疗慢性心力衰竭随机对照临床研究 Meta 分析[J].中医杂志,2019, 60(6):492

张辉果,董志巧,王晓利,等.麻杏石甘汤及其拆方对肺炎链球菌致肺炎小鼠的影响[J].中成药,2019, 41(9):2084

张孟之,柴艺汇,管连城,等.当归补血汤对维甲酸致大鼠骨质疏松模型 CYP24A1 和骨钙素表达的影响[J].中药药理与临床,2019, 35(1):10

张梦婷,陈继承,林小凤,等.四君子汤对高脂饮食 C57BL/6 小鼠脂质代谢和组织脂蛋白酯酶基因表达的影响[J].中华中医药杂志,2019, 34(2):736

张铭珈,倪慧,朱艳芳,等.四逆散、应激血清/脑脊液对皮质酮损伤的海马神经元生存率的影响[J].时珍国医国药,2019, 30(7):1563

张佩文,王键,郭锦晨,等.986 例新安王氏内科含茯苓处方用药规律及数据挖掘研究[J].浙江中医药大学学报,2019, 43(6):574

张瑞杰.补阳还五汤联合 rtPA 静脉溶栓治疗急性脑梗死临床观察[J].现代中西医结合杂志,2019, 28(19):2127

张世鹰,何谷良,卢芳国,等.基于 TLR7/8 介导的 IFN-α/β 蛋白表达水平探讨麻黄先煎之麻杏石甘汤抗流感病毒的机制[J].中华中医药杂志,2019, 34(3):1188

张婷婷,邹伟,杨春媚,等.十全大补汤抗小鼠黑色素瘤作用及与顺铂联合用药的研究[J].南京中医药大学学报,2019, 35(2):160

张喜奎,陈全文,林艳蓝,等.桃核承气汤对慢性肾衰竭大鼠肾组织中 Wnt 系列因子影响的研究[J].时珍国医国药,2019, 30(5):1032

张潇月,李探,邵龙刚,等.小承气汤不同途径给药对老年脓毒症患者胃肠功能障碍的临床研究[J].中国中医急症,2019, 28(8):1420

张焱辉,唐俊,李靖锋,等.八珍汤加减对结肠癌术后气血两虚型患者并发症的影响研究[J].中国肿瘤外科杂志,2019, 11(5):350

张运克,车志英,李可.补阳还五汤联合骨髓间充质干细胞对脑缺血大鼠血脑屏障通透性的影响[J].中华中医药学刊,2019, 37(7):1548

张志恒,贾维刚,张弯弯,等.基于中医传承辅助系统分析贾维刚教授治疗咳嗽用药规律[J].黑龙江中医药,2019, 48(4):182

赵华.加味补阳还五汤联合 α-硫辛酸治疗气虚血瘀型糖尿病周围神经病变[J].交通医学,2019, 33(2):152

赵洁,莫超,孟立锋,等.补阳还五汤治疗早期糖尿病肾病的疗效及安全性的 Meta 分析[J].中国中药杂志,2019, 44(8):1660

赵静,韩晴晴,朱玉菡,等.四逆汤对慢性心力衰竭小鼠心功能及心肌细胞色素 c、Caspase9、Caspase3 的影响[J].环球中医药,2019, 12(5):681

赵乐,李艳彦,王永辉,等.黄芪桂枝五物汤对骨关节炎大鼠血管新生的作用[J].中国实验方剂学杂志,2019, 25(3):87

赵敏,连小龙,刘景楠,等.西黄丸对大鼠卵巢相关激素

的基因和蛋白表达水平的影响[J].中国临床药理学杂志，2019，35(11)：1160

赵群菊，邱林，戴子凌，等.基于代谢组学的肾气丸干预2型糖尿病肾阳虚证作用机制研究[J].时珍国医国药，2019，30(1)：53

赵莹雪，刘志勇，董宁，等.当归四逆汤在糖尿病周围神经病变中的应用及对神经电生理水平的影响研究[J].中华中医药学刊，2019，37(11)：2748

钟锦，钟凌云.小柴胡汤合五苓散对维持性腹膜透析患者残余肾功能的保护及对腹膜纤维化、微炎症状态的影响[J].中国实验方剂学杂志，2019，25(3)：114

周蓉.肝郁脾虚型抑郁症大鼠海马和肠道BDNF及其受体TRKB表达与逍遥散干预研究周蓉[D].湖北中医药大学，2019

周严严，赵海誉，王宏洁，等.黄连解毒汤干预胃火炽盛证引起的口腔疾病患者尿液代谢组学研究[J].浙江中医药大学学报，2019，43(2)：140

朱金华，徐义勇，万红娇，等.温胆汤对精神分裂症模型大鼠海马组织PI3K，Akt和GSK3β的影响[J].中国实验方剂学杂志，2019，25(1)：101

四、养生与康复

【概述】

2019年，在中医养生与康复的学术领域中，学者们主要聚焦于养生康复思想的研究、各类疾病的养生康复研究、康养模式等。

1. 养生康复思想的研究

王蓓等从两个方面论述《礼记》饮食礼制中的饮食养生思想：一是按照天人合一的理念来安排四季的饮食，食物的冷热与四季气温相适应；二是按照阴阳五行学说注重饮食结构的合理搭配，体现阴阳平衡的观念。李馨等总结了《黄帝内经》饮食养生思想：一是"食饮有节，起居有常"是饮食养生的基本原则；二是遵循"天人相应"的原则，根据食物的"四气""五味"相关属性，不同时节根据体质调摄不同食材；三是饮食不可偏嗜，饮食失节对应的脏腑容易发生病变；四是利用食物的性味，可治五脏机能失调的相关疾病，并可预防其进展和复发。

魏春等对《童蒙止观》调息入静法中记载的调息之相、调息之姿、调息之法进行阐述，认为调息宜从身入息、身静息宁、身心相配。调息入静养生可安心神、顺气血、养五脏，进以治百病、开智慧，与中医的精气神养生等有异曲同工之妙。董国庆等将《老子》"柔弱"养生思想的内涵归纳为"至精固柢，一身之本""上善若水，涵养肾气"和"专气致柔，气血以流"等方面，来阐释气血津液及肾气对人体生命周期的影响。刘争强等以形气神三位一体生命观为理论指导，对龚居中《福寿丹书·安养篇》保形、爱气、啬神三节的养生内容，从形、气、神3个角度作了阐述和解析。

顾洁斌等认为明代兰茂《性天风月通玄记》修炼内丹延年益寿的方法，从仁者多寿、修养心神、修炼气功及药酒养生4个方面总结其蕴含的养生方法与理念。李婉等通过《养生四要》中的益寿丸、无价之药和不药之药，总结出其"药养、食养皆不如神养"的独特观点，强调养神是本、养身是末，无为是体、有为是用，造作在"心"、遭殃在"身"，惟有深根固蒂才能长生久视；熊彦棠等研究《养生四要》中提出的"寡欲"养生理念，主要的节制情欲和节制饮食两大方面。

陈雪梅等通过散在于中医古籍中的妇人经期养生记述，从情志、起居、饮食、房室等方面归纳妇人经期养生思想，主要为情绪稳定、戒惊恐恼怒，起居注意调摄寒温、不可过劳，饮食清淡温和、禁生冷辛辣，严禁经期房事。

2. 各类疾病的养生康复研究

刘波等通过检索近10年相关文献，发现太极拳作为一种技巧性动作，不仅能改善卒中患者运动功能、平衡功能、步行能力、认知功能，缓解卒中后抑郁、焦虑情绪，还具有脑血管病一级预防作用。

宋帅华将196例采用会阴侧切术顺产的产妇，随机分为对照组(96例)和观察组(100例)。对照组予中药(五加生化胶囊)＋西药(头孢丙烯片)治疗，观察组在对照组治疗基础上加服产后康复膏(益母草、山茱萸、丹参、太子参、黄芪、山药等组成)。结果，观察组恶露量少于对照组，血性恶露持续时间短于对照组；宫缩痛程度、焦虑、抑郁量表评分均低于对照组(均 $P<0.01$)。

龙全刚等将82例脑卒中患者随机分为对照组与治疗组各41例。对照组针刺后行康复功能训练，治疗组在针刺带针状态下行康复功能训练治疗。结果表明，针刺配合康复功能训练治疗效果优于针刺后康复行功能训练。沈龙彬等选取 80 例强直性脊柱炎活动期患者随机分为试验组(42 例)和对照组(38 例)。对照组采用中药熏蒸、肌肉能量技术和药物治疗,试验组在对照组基础上加用璟云康复平台进行家庭康复训练。结果,综合各项治疗情况,实验组更优于对照组。

尹和宅等将复杂性肛瘘患者随机分为观察组和治疗组各 40 例,观察组采用中西医结合治疗,对照组采用西医常规方法治疗。比较两组临床疗效、患者术后疼痛、舒适状况、住院时间、创面愈合时间及愈合时 Wexner 评分。结果,观察组总有效率 97.37%(39/40),对照组 94.59%(38/40),观察组疗效优于对照组,但 $P>0.05$。

3. 康养模式

李灿东等探讨了构建全方位全周期的中医健康服务体系的意义、内涵、方法和实施路径,提出从“普及中医健康理念”“完善中医健康管理服务模式”“发展中医健康服务产业”3 个方面构建全方位的中医健康服务体系;为不同年龄、不同临床阶段、不同人群提供从出生到死亡的全周期健康服务,以及健康数据的分析与应用。认为全方位全周期的中医健康服务体系顺应了医学模式转变和大健康战略发展的重大需求。

陈玉屏提出“‘互联网+’新时代下健康养老,通过搭建平台,开展旅游养老;医网融合,打通产业链”的中医药健康养老服务发展思路,解决老年人的健康需求,积极应对人口老龄化,推动中医药养老产业振兴发展。范慧娟等从中医健康管理师、互联网平台、围绝经期肥胖的三位一体形式探讨中医健康管理模式,使中医养生康复的内容、技术、思想有新的传播与服务形式。陈雪梅等采用互联网技术,结合中医理论、养生指导、视频诊疗等技术,构建中医智能养生系统;并介绍了养生系统开发的意义、理论依据、用途、组成和使用方法。

熊瑜等从情志、饮食、起居、运动、药物保健等方面阐释中医治未病的养生观在围绝经期妇女中的重要意义,为中医康养模式在不同病种、不同人群的运用提供借鉴。

易先全等通过探索“中医医院+养护中心”的格局建设,探索三甲中医院的管理模式,配置医疗养护设备和培养专业人才。认为中医医院建立医护养一体化中心,是中医医院突破发展瓶颈的最优选择,是发挥中医文化特色优势促进医护养有机融合的有效载体,是学习成功范例解决社会硬需求的积极实践行为。

(撰稿:章文春　审阅:董秋梅)

【四时养生研究】

1. 理论研究

龚婕宁主编的“十三五”规划教材《中医四时养生学》分绪论、四季气候与天时运气、四时养生纲要、四时养生基本方法、四时节气养生、季节交替养生、不同人群四时养生、中医四时养生与现代养生理论、春季养生及易发病防护、夏季养生及易发病防护、秋季养生及易发病防护、冬季养生及易发病防护等十二章,较为全面地展现了中医四时养生的概念源流和内容方法。

刘晓等总结了从气象医学的角度对疾病预防、养护和养生等方面的研究,认为气象或季节对疾病发生发展的影响主要表现在呼吸系统、循环系统、消化系统、泌尿系统等方面,气象医学主要运用医疗气象预报和气象治疗的方法,制订有效的预防和治疗措施,为人类健康提供保障。

段阿里等通过对《内经》的时间养生理论进行分析探讨,认为《内经》关于人体生命活动呈节律性、周期性的描述和记载,属于中医时间医学理论,提出《内经》的养生观是在“天人合一”思想指导下,以“四时五脏阴阳”为理论基础,要求人们根据时间节律的变化特点进行养生。

刘浩敏等从阴阳角度,借助阴阳八卦之理对《素问》的“七损八益”内涵进行探讨,认为“七损八益”为调用阴阳之大道,可用于指导房中术的养生,无论

"七损八益"或是男女天癸之数皆源于阴阳四时之理,养生之大法在于顺四时阴阳之变,进一步强调阴阳四时变化与人体生长衰老之间的联系。

王佳佳等将张景岳《类经》的养生思想总结为"法于阴阳,和于术数"的养生原则、保精养生、形神共养、养心调神、四时养生、重"治未病"6 个方面,指出张景岳关于"阴阳互根互用"的论述是对《内经》"春夏养阳、秋冬养阴"的发挥,是四时养生需要遵循的基本原则。

杨斌等以田野调查的方式对云南省广南县八宝镇壮族四时节气糯食进行介绍,并通过对八宝壮族四时节气不同糯食食材的功效、结合"食药同源"理论探析糯食的养生作用。

2. 应用研究

孙德仁等将少儿推拿与四季气候变化特点相结合调理少儿身心,因时制宜,坚持春夏养阳、秋冬养阴、四季顾护脾胃的原则,顺应四时阴阳气化,借天气之养,得四时之助,获得较好效果。

王诗卉对《黄帝内经》四时养生中的秋季养生进行分析,提出秋季养阴、收敛神气、内守精神、饮食应平补润肺的观点。

钟文等认为古琴音乐大部分追求"清、微、淡、远",是中国传统音乐之典范,以古琴音乐为载体,重新梳理五音疗愈理论及整理相应曲目,提出与"四气调神"理论相结合的古琴音乐养生方式,发展传统音乐养生理论。

马如龙等对孙思邈《备急千金要方》记载的四时睡眠养生法从理论根源、四时睡眠的具体卧起时间和随季节更换睡眠朝向做了探析,提出睡眠养生要顺四季之时、顺四季之向而调整的观点:即四时卧床时间范围为戌时至亥时(19~23 点),四时晨起时间范围应该在平旦至日出之间,即寅时至卯时(凌晨 3~7 点)之间;四时睡眠朝向"春夏向东,秋冬向西,头勿北卧"。

刘晰娟等根据传统保健体育的特点,探索中医四时养生理论在传统保健体育教学中的运用,对中医药院校体育教学提出"因时制宜""顺时调神""存养正气"等开课思路,对于培养学生的中医思维、提高中医理论应用能力具有一定的意义。

叶琳琳等通过分析叶天士《临证指南医案》,认为叶氏继承和发展了《黄帝内经》"天人相应"的思想,将"四时节律"应用在分析病因病机、指导选方用药、预测疾病转归及养生调护等方面的临床实践。

李春燕等以《黄帝内经》四时养生理论结合艾滋病患者的不同表现,探讨患者不同季节的养生保健重点,为艾滋病的中医药论治提供新的思路。

(撰稿:叶明花　审阅:董秋梅)

【女性产后养生保健研究】

陈雪梅等根据妇人产后生理特点,基于中医妇科古籍,从情志、起居、饮食、房室等几方面挖掘梳理妇人产后调养的原则和方法。认为产后调养:①应维持百日,在情志上要保持情志畅快,忌大喜大悲。②起居上妇人新产后不可即卧,应紧闭阴户,远寒凉,不宜洗浴,百日内也需避风寒、勿过劳、不独宿,谨慎调护。③饮食上要清淡温热,多食粥糜,忌冷硬油腻。④在房室方面,百日内尤忌行房。古代产后的调养方法为现代提供了借鉴与参考。

刘想想等认为帮助孕妇进行中医体质的辨识,并对体质偏颇者进行辨体施膳、辨体施养、调畅情志等中医治未病指导,有利于促进偏颇体质向平和体质转化,预防和减少围产期抑郁症的发生,提高生活质量和出生人口素质。

李莺等认为穴位按摩是中医特有的保健疗法,研究证明催乳汤(生地黄、当归、桔梗、天花粉、白芍、柴胡等组成)联合穴位按摩治疗产后缺乳,不仅简单易行,亦能起到协同作用,选膻中、乳根、渊腋、少泽、前谷、天溪、足三里、屋翳穴,用拇指指腹按摩,指压时间每按压 3~5 s,休息 2~3 s,再按压 3~5 s,每个穴位重复按压 3~5 次。力度以产妇耐受为宜,分别于早晚按摩 2 次,配合使用催乳汤,可以保证乳汁分泌,对于产后缺乳治疗有显著优势。夏海琴等基于中医学整体观念，采用辨证施护的方式，在常规产后用药和护理的基础上，为产褥期产妇加用中医综合治疗与护理技术，包括耳穴埋豆、贴压穴位催乳、中药足浴、督脉中药熏蒸、产后康复贴结合超声药物透入，有效改善了产妇的焦虑紧张情绪、睡眠情况，调节内分泌，促进手术后胃肠道功能的恢复及产后子宫复旧，使机体加快康复，并有催乳作用，对恢复身心健康和身体状态有积极的意义。

赵丽华等总结历代古籍记载，认为产后营卫不和可致正气亏虚，外邪入侵，而发生痹病，调和营卫是治疗产后痹的关键，在临床上多以桂枝新加汤(桂枝、芍药、甘草、生姜、大枣、人参组成)为基础，随证加减，疗效显著。

产后抑郁症是产褥期最常见的心理行为异常，西药治疗效果明确，但因不良反应及对母乳喂养的影响，导致患者依从性较差。刘思聪等认为针灸可从疏通经络、平衡阴阳、调整脏腑、调和气血等多方面切入，调节情志不畅，且无不良反应、无依赖性和成瘾性，价格低廉，可以提高产后抑郁患者的生活质量，同时不影响哺乳，在临床上便于推广。

妊娠和分娩是导致女性盆底功能障碍性疾病的最危险因素，损伤如没有及时修复，进入更年期后，随着雌激素水平的下降，盆底功能会降低，导致严重盆底功能障碍，而导致感染等并发症的发生。闫梅等提出，联合盆腹动力和盆底电生理指标，给予个体化治疗方式，指导产妇在产后3月内尽早开始进行盆底康复治疗，提高产后女性的性生活质量。刘瑞华基于“治未病”理论，提出应借助现代的诊疗技术预防盆底脏器损伤，积极进行盆底康复训练以达到“既病防变”的效果，并进行体质调养固护正气，在“治未病”思想指导下，开展中医体质辨识与加强妇女健康检查、指导妇女做好日常保健等方法，可预防疾病发展，提高生活质量。目前国内外都已开展这方面的研究。

王丽君认为，孕期保健知识对于提升孕产妇的自我管理能力和保健意识，有着非常重要的作用。能提高产妇妊娠期的安全性，降低剖宫产率、降低产后出血概率、降低妊娠期高血压发生率。

随着网络技术的发展，妇幼保健工作也进行了信息化管理。关瑜等报道，妇幼保健信息的及时性、准确性、完整性、可查询性，便于更加迅速、准确的作出决策，预防或避免风险事件的发生，提升妇幼保健的服务水平。

(撰稿：李奕祺　审阅：董秋梅)

【中医康复特色研究】

张丹丹等通过溯源中医康复发展的历史，厘清中医康复学发展脉络，认为康复思想萌芽于先秦、康复理论奠基于秦汉、康复方法积累于晋唐、康复机构建设于宋元、康复分科渗透于明清、中医康复学蓬勃发展于新中国成立后，同时探讨不同时代背景对康复医学发展的影响，认为中医学蕴含的“天人合一”“形神合一”整体观康复思想与现代康复医学以功能为核心的健康理念不谋而合。中医康复理论及有效康复技术植根于中医学。

范彬歆等通过分析古代文献，系统总结阳气对阿尔茨海默症的影响以及从阳论治原则在此病症康复中的应用。从阳气功能的角度探讨阿尔茨海默症病机，认为阳虚温煦不足，精血不充，神明失养；阳虚推动无力，痰瘀丛生，阻滞脑窍，均可导致阿尔茨海默症的发生。从阳论治阿尔茨海默症的中医康复，具体包括以调理督脉、激发阳气为核心的针灸康复法，以补益心气、振奋心阳为核心的药物康复法和以动而生阳、平衡阴阳为核心的运动康复法。

邹建鹏等从脑肾轴理论、多系统萎缩病因病机探讨、脑肾轴理论对多系统萎缩的中医证候分析、脑肾轴理论指导下的中医康复模式4个方面论述，认为准确把握脑肾轴理论内涵，创新临床康复思维与方法，建立规范化的康复模式，才能充分发挥中医康复特色，形成完备的多系统萎缩中医康复体系。

安军明等通过梳理《内经》中以推拿传统康复治疗中风的相关内容，认为：①导引、按跷是《内经》防治中风的大法。②以灸法为主，辅以综合疗法促进中风患者的康复。③中风涉及情志的改变，不论是因情绪剧烈波动而发病，还是早期出现性格情感障碍，按摩均为主要治疗手段。④热敷辅以推拿以温通经脉，可为针刺治疗中风做好前期准备。这些研究为中风的康复治疗拓宽了思路。高森等认为，中风后上肢痉挛性瘫痪其病位在筋，属于经筋病的范畴。故对于中风后上肢痉挛性瘫痪的中医康复治疗，应以经筋理论为指导，从经筋辨证论治，丰富了中风后上肢痉挛性瘫痪的治疗手段，为中医康复提供参考。

雷培政通过采取中医针灸方法康复治疗，评估总有效率及患者治疗前后神经功能、负重程度、运动水平、平衡水平、认知水平及日常生活能力情况，分析出脑卒中患者康复治疗中采用中医针灸，可有效地提高患者的神经功能及生活能力，显著改善患者生活质量。李燕青等比较了神经生理疗法与中医康复法治疗恢复期脑卒中的效果，认为对恢复期脑卒中患者给予神经生理疗法联合中医康复法治疗，可有效地促进患者运动功能及日常生活能力提升。郑鹏等研究中医综合康复疗法治疗中风后尿失禁的临床有效性，采取中药加针刺＋艾灸联合西医盆底肌训练及排尿功能训练康复手法。有效恢复患者膀胱功能，增加膀胱容量和储尿量。

杨晗等运用电子检索 Cochrane Library、Medline、Embase 和 CBM 数据库，收集针灸治疗中风后抑郁的系统评价，并分别使用 AMSTAR 2 量表和 GRADE 系统对纳入研究的方法学质量和结局指标进行评价。认为目前针灸治疗中风后抑郁系统评价的方法学质量及结局指标可靠程度均较低，其相关研究有待进一步规范，未来可在研究设计时适当结合中医特色，以期获得更为高质量的临床证据。

侯彦宏等研究认为发展中医特色康复逐渐成为国家战略。研究通过对中医特色康复现状和问题的分析、理论和临床优势的阐述，探讨中医特色康复的发展之道。并提出：丰富的中医理论优势，推进中医特色康复标准化、规范化发展，加强中医特色康复服务网络建设和中医特色康复服务示范基地建设，打造品牌中医特色康复集团连锁机构等具体的建议。周诗虹等就我国中医康复事业发展现况、中医特色康复的优势进行分析，探讨适应当下世界全球化环境下中医康复医疗事业的未来发展，以期能有效继续推动中医康复事业的传承与发展。

（撰稿：李奕祺　审阅：董秋梅）

【中医健康管理】

随着现代社会的进步与发展，人们越发重视自身健康，国家发布的《“健康中国 2030”规划纲要》中指明，要把健康摆在优先发展的战略地位，并提出充分发挥中医药独特优势，发展中医养生保健“治未病”服务，实施中医“治未病”健康工程，将中医药优势与健康管理相结合。

李灿东等认为健康管理是以人为中心，家庭为单元，社区为范围的全程式、连续的健康服务；中医健康管理服务涵盖疾病的发展和临床治疗的整个过程，包括未病先防、欲病救萌、既病防变、瘥后防复；中医健康管理的优势主要体现在把生命和健康放在天地之间，突出时空结合，注重个性化，其核心是转变被动的疾病治疗为主动的健康维护。这是中医健康系统工程的核心。做好中医健康管理的顶层设计，理论梳理是关键。

李灿东团队详细全面地探究了中医健康管理的服务对象与范畴、原则与效果评价、关键技术与方法等。中医健康管理是以中医状态学理论为依据，以大健康背景下的所有人为服务对象，关注个体人或群体的生命全过程中的健康状态，以实现为全人群提供全方位、生命全周期的健康服务。李灿东等还指出，应建立规范完整的中医健康档案，从宏观、中观、微观层面采集健康信息，并借助相应的模型算法对中医状态进行区分、辨识、描述，进行相关疾病的风险预警，根据状态辨识结果，进行疗效评估、反馈和优化，从而形成健康管理的闭环模式。以状态为中心的健康认知理论和系统过程原理的应用，为大数据、互联网和人工智能在中医健康领域的应用提供新的思路。

陈锦明等从“夯整基础，整体动态三观并重”“状态为轴，把握全程防治结合”“以人为本，依托智能服务跟进”等3个方面进一步探讨了中医健康管理的原则，认为中医健康管理作为一个新兴的健康产业，在以人为本、整体动态、三观并用、四态并重、防治结合、全程管理原则的指导下，可以全面、有效地管理人们的健康，从而实现预防疾病，提高人民生活幸福。

中医“治未病”“养生”等思想与现代健康管理理念却不谋而合。中医健康管理以状态为基础，它不同于既往的西医体检和健康管理，多从整体出发，融入贯穿全生命周期的健康管理服务，以达到未病先防、欲病救萌、既病防变、瘥后防复的“治未病”目的，如此形成具有中国特色的中医健康管理服务。夏淑洁指出现今系统科学与人工智能等后现代前沿科学技术可以弥补中医在数据、信息、技术等方面的不足，解决看病难及医疗资源分布不均等问题，从而提高人民整体健康水平。凌爱香等则基于“互联网＋”的中医健康管理模式，认为可以将中医理论中的治未病、辨证论治、整体观念的核心思想与互联网技术相结合，通过挖掘数据并进行大数据统计，给予个人或群体个性化、针对性的健康管理指导方案。

杨玲玲通过整理国医大师的养生资料，分别从情志养生、起居养生、饮食养生、运动养生4个方面进行总结，从中获得治未病健康管理启示，包括树立积极的生活态度及社会价值观，创建轻松的健康管理空间，促进健康教育普及等。为推动疾病从“治”到“防”观念的转变，实施中医健康管理。倪小伟以广东、浙江成立的治未病中心为例，探讨中医健康管理的现状和发展情况，提出将中医健康管理的信息采集评估和中医保健特色门诊两种模式融入社区健康管理。完善中医健康管理标准，加大宣传力度，应用现代化信息技术，建立数据库，充分发挥中医的优势，将现代医学知识与中医理念相融合，使中医健康管理从源头上延缓慢性疾病的进程和发展，提高管理水平，降低医疗成本。俞建英通过收集分析全国各医疗机构以中医为媒介实施的健康管理进展情况，探讨了我国以中医为特色的健康管理新模式的发展现状，认为自从实行新模式后，社会大众提高了对预防保健、健康养生的意识，减少了发病率，降低了医疗支出。

（撰写：李奕祺　审阅：董秋梅）

［附］　参考文献

A

安军明，李彦娇，李广一，等.《内经》中风推拿与传统康复思想探析[J].按摩与康复医学，2019，10(18)：61

C

陈锦明，刘瑞芳，王维斌，等.中医健康管理原则的探讨[J].福建中医药，2019，50(4)：43

陈雪梅，刘寨华，佟琳，等.基于中医古籍妇人经期养生思想探析[J].中国中医基础医学杂志，2019，25(5)：578

陈雪梅，佟琳，陈广坤，等.中医妇科古籍中妇人产后调养概要[J].安徽中医药大学学报，2019，38(2)：7

陈雪梅，袁建平，唐卫华，等.中医智能养生系统的开发与运用[J].中国民族民间医药，2019，28(12)：120

陈玉屏.“互联网＋”时代中医药健康养老服务信息化发展现状与策略[J].国际中医中药杂志，2019，41(3)：213

D

董国庆，郑晓红.《老子》“柔弱”养生思想探析[J].中国中医基础医学杂志，2019，25(1)：12

段阿里，鞠宝兆.基于《黄帝内经》中“天人合一”思想探讨四时养生[J].辽宁中医杂志，2019，46(11)：2305

F

范彬歆，林丹红.从阳论治老年性痴呆的中医康复思想[J].中医杂志，2019，60(02)：114

范慧娟，陈淑娇.围绝经期肥胖的中医健康管理模式探讨[J].湖南中医药大学学报，2019，39(2)：210

G

高森，刘琪，苏鑫童，等.论以经筋理论指导中风后上肢痉挛性瘫痪的中医康复治疗[J].中医药学报，2019，47(5)：75

顾洁斌，张世超，张丽.兰茂《性天风月通玄记》中的养生思想探讨[J].中医药导报，2019，25(13)：131

H

侯彦宏，苏庆民，蔡秋杰.中医特色康复优势及发展策略研究[J].中华中医药杂志，2019，34(1)：212

L

雷培政.中医针灸在脑卒中康复治疗的应用效果[J].中医临床研究，2019，11(23)：81

李婉，林泽斯，肖剑龙，等.从《养生三要》三种特殊之药谈无为养生思想[J].中国中医基础医学杂志，2019，25(7)：876

李馨，王泓午.《黄帝内经》中饮食养生理论探析[J].中国中医基础医学杂志，2019，25(1)：14

李莺，唐以华.催乳汤联合穴位按摩治疗产后缺乳临床研究[J].新中医，2019，51(10)：267

李灿东，李永，陈淑娇.中医健康管理的服务对象与范畴[J].中华中医药杂志，2019，34(3)：1098

李灿东，雷黄伟.构建全方位全周期的中医健康服务体系[J].中华中医药杂志，2019，34(4)：1552

李灿东，陈启亮，闵莉.中医健康管理的原则与效果评价[J].中华中医药杂志，2019，34(7)：3107

李灿东，夏淑洁，雷黄伟.中医健康管理与整体观念[J].中华中医药杂志，2019，34(10)：4683

李春燕，赵正阳，徐立然.《黄帝内经》养生理论对艾滋病论治的启示[J].中国中医基础医学杂志，2019，25(3)：294

李燕青，邵智星.中医康复法治疗恢复期脑卒中疗效观察[J].现代中医药，2019，39(05)：48

凌爱香，张芳芳，李姝莹，等.基于“互联网＋”的中医健康管理模式探讨[J].中医药管理杂志，2019，27(14)：191

刘波，王嘉麟，石静纹，等.太极拳在脑卒中康复中的作用临床研究概述[J].环球中医药，2019，12(4)：622

刘晓，姜森，常克，等.气象变化与疾病的发生和治疗的关系研究进展[J].时珍国医国药，2019，30(10)：2470

刘浩敏，张春红.从阴阳四时之理探讨“七损八益”内涵[J].山东中医杂志，2019，38(4)：305

刘瑞华，陈粮.基于“治未病”理论探讨中医对产后盆底功能障碍疾病的防治[J].中医临床研究，2019，11(20)：12

刘思聪，裴莹，汤聪，等.针灸治疗产后抑郁的理论探析[J].中华中医药学刊，2019，37(11)：2621

刘晰娟，张军，施振文.中医四时理论在中医药院校传统保健体育教学中的探索[J].中国医药导报，2019，16(3)：128

刘想想，黄勤瑾，唐美玉，等.中医体质辨识在孕产妇保健中的应用[J].上海医药，2019，40(2)：59

刘争强，章文春.《福寿丹书》形气神三位一体生命观的养生要点探析[J].中华中医药杂志，2019，34(4)：1626

龙全刚，许明军，徐远红.带针状态下配合康复功能训练对脑卒中后平衡功能障碍的影响[J].中国民间疗法，2019，27(9)：69

M

马如龙，李凌风，郭靖辉，等.孙思邈四时睡眠养生之探析[J].世界睡眠医学杂志，2019，6(5)：611

N

倪小伟.中医健康管理的现状与发展研究[J].中医药管理杂志，2019，27(7)：5

S

沈龙彬，欧阳辉，邬冬玲，谢文浩.璟云康复平台对强直性脊柱炎患者中药熏蒸联合肌肉能量技术治疗后的家庭训练管理[J].康复学报，2019，29(4)：7

宋帅华，刘建华.产后康复膏在会阴侧切术顺产产妇产后康复中的应用效果研究[J].新中医，2019，51(8)：173

孙德仁，鲁妍禛.少儿推拿四季养生保健之探讨[J].中国民间疗法，2019，27(20)：24

W

王蓓，李俊，周路红.论《礼记》中的饮食养生观[J].中国中医基础医学杂志，2019，25(4)：421

王佳佳，钟晨，陈婷，等.张景岳谈《黄帝内经》养生思想[J].继续医学教育，2019，33(8)：152

王丽君.孕期保健对孕产妇妊娠结局的影响分析[J].中国实用医药，2019，14(26)：191

王诗卉.浅论内经中的秋季养生[J].世界最新医学信息文摘，2019，19(82)：255

魏春，张卓文.论《童蒙止观》调息入静法对现今社会养生的价值[J].浙江中医药大学学报，2019，43(8)：757

X

夏海琴，严海浓，潘胖娥，等.中医综合治疗与护理技术对产褥期早期康复的影响[J].新中医，2019，51(12)：292

夏淑洁，杨朝阳，李灿东.智能化中医"治未病"健康管理模式探析[J].中华中医药杂志，2019，34(11)：5007

熊瑜，章培愉，林辰.浅论围绝经期女性的中医养生与保健[J].广西中医药，2019，42(2)：42

熊彦棠，章德林.试述《养生四要》寡欲养生理念[J].江西中医药，2019，50(9)：22

Y

闫梅，温琦，梁开如，等.不同时机盆底康复治疗产后盆底功能障碍性疾病的近期疗效[J].中国计划生育和妇产科，2019，11(5)：51

杨斌，李念容，秦莹.广南八宝壮族四时节气糯食养生探析[J].文山学院学报，2019，32(2)：24

杨晗，李涓，罗廖君，等.针灸治疗中风后抑郁的系统评价再评价[J].中国康复医学杂志，2019，34(9)：1071

杨玲玲，王济.国医大师养生思想及其对治未病健康管理的启示[J].中华中医药杂志，2019，34(10)：4785

叶琳琳，郭静，郭玉琴，等.《临证指南医案》中"四时节律"运用探析[J].中国中医基础医学杂志，2019，25(4)：447

易先全，马攸君.建设石门县中医医院医护养一体化中心的思考[J].中医药导报，2019，25(3)：17

尹和宅，陈会林，王启，等.中西医结合快速康复外科对复杂性肛瘘患者术后恢复及舒适状况的影响[J].中国中医急症，2019，28(7)：1205

俞建英.中医健康管理服务的现状与发展展望[J].中医药管理杂志，2019，27(6)：188

Z

张丹丹，陶静，陈立典，等.从中医康复发展脉络探讨时代背景对康复医学发展的影响[J].中医杂志，2019，60(14)：1176

赵丽华，张春芳，李洪伟，等.运用调和营卫法治疗产后痹探析[J].辽宁中医药大学学报，2019，21(10)：139

郑鹏，张悦，张影，等.中医综合康复疗法治疗中风后尿失禁的临床研究[J].长春中医药大学学报，2019，35(4)：743

钟文，戴茹，任燕怡，等.古琴音乐四时养生刍议[J].医学与哲学，2019，40(17)：71

周诗虹，徐月花，王莲萍，等.中医特色康复的优势与发展战略[J].中医药管理杂志，2019，27(17)：4

邹建鹏，毕鸿雁，彭伟，等.基于脑肾轴理论多系统萎缩中医康复模式的建立[J].山东中医杂志，2019，38(1)：14

五、医史文献

（一）古籍文献

【概述】

2019 年，中医古籍文献研究仍以训诂、版本、本草文献、方剂文献及古籍临床应用等领域为主。此外，涉医出土文献和中医翻译研究亦取得丰硕成果。

1. 训诂考证

沈澍农对《汉语大词典》中的“无在”进行了细致研究。《汉语大词典》解释“无在”义为“不在乎”，沈氏考察《备急千金要方》《备急千金翼方》《医心方》等文献中的 40 多个用例，认为“无在”一般都接续在可选择对象之后，其真实含义应为“一样”“都可以”“没有差别”。“在”有“问”“察”之义，“无在”的上述意义，可能就来自于“无问”“无察”，亦犹“无论”。

吕晓雪等认为，《广雅》中“疛”相当于现在的心源性腹水，多由于右心功能不全所致。因心力衰竭或排血功能障碍、水液潴留而引发水肿，伴有心悸、气喘等心肺功能下降的临床表现。心悸、腹水正与《诗经》《吕氏春秋》的记载及训释相合。“殟”为中医所谓的昏厥，多由痰证、时疫、中风所致清窍闭塞、气血逆上、神明失主的表现。“疵”，本义为瑕疵、缺陷。“殨”指传染性疾病，起初专指动物之间的传染病，后又可指人类的传染病。“痫”为特指癫痫。

张诗晗等认为，陈修园《神农本草经读》援引《伤寒论》经方用法阐释药物，把药物与《黄帝内经》理论、临床用法相结合。《神农本草经读》训诂内容包括训释病名、训释功效、训诂字义、补充成分、考证药物等。

孙震宇等认为，《伤寒论集注》是明末清初张志聪注释，由其弟子高士宗纂集的一部中医经典注释类专著，该书并非是汇集前人诸家训释之作，乃张氏聚集同门子弟，共同研讨，集体创作而成。其“维护旧论”“汇节分章”“六经气化”等观点，对后人影响深远。

王育林提出，古代医籍的词语和非医典籍的医学词语合称为医词。汉代医学经典著作的医词在构词材料、构词方式、历时袭用等方面对后世有着重要的奠基和示范作用。非医典籍保存医词最多的是历代辞书，医词是中医训诂工作的基本对象。以往的医词训诂材料主要保存在医籍正文自注、古籍注释、辞书释义中。当前医词训诂的工作在医籍注释、辞书编纂、语词考证等方面还存在较多的空白和粗疏之处，而这些研究对训诂学、词汇学以及中医药术语学都有重要的意义。

2. 版本研究

王晓霏等发现，两种版本《素问遗篇》内容完全不同。“通行本”现世较早，约成书于宋初，可能是兼通道家的医家所作，与“运气七篇大论”的关系较为紧密，流传面广亦饱受争议。“高亿本”清末现世，盖为三峰山道士或大愚子托名道士所作，与《黄帝内经》其他篇章的呼应关系明显，流传面较窄，研究者甚少。

张承坤等对《金匮要略》吴迁本与邓珍本进行分析，确认吴迁本最大程度上保留了《金匮要略》北宋官刻原貌，是该书现存最正宗、最权威的传本，而邓珍本对《金匮要略》官刻做了全方位的修改，内容已非官刻原貌，应属于民间修改重编本。

张雪梅认为，《伤寒论本旨》有道光十六年(1836)倘山书屋刊本、同治聚文堂刊本、宣统元年(1909)蠡城三友益斋石印本、民国八年(1919)裘吉生刊本、民国十八年(1929)绍兴墨润堂书苑石印本、1973年台湾自由出版社影印宣统元年(1909)蠡城三友益斋石印本、2002年上海古籍出版社《续修四库全书》影印同治聚文堂刊本、2014年湖南科学技术出版社《中医古籍珍本集成(续)》影印清同治刊本、2010年江苏科学技术出版社《续修四库全书伤寒类医著集成》点校整理本。经梳理发现，《四部总录医药编》著录道光十六年倘山书屋刊本为"清道光十五年乙未刊本"，《中国中医古籍总目》著录道光十六年倘山书屋刊本为"清道光十五年乙未倘山书屋刻本"皆有误。而《续修四库全书》影印同治刊本，误题为"清道光刻倘山书屋印本"。

王林生对《本草纲目》五个金陵本进行了比较研究，认为美国国会图书馆、日本国会图书馆、日本内阁文库、上海图书馆及中国中医科学院图书馆各藏有一部金陵版《本草纲目》，虽然都是金陵版，但在印刷质量方面有差异。五个《纲目》金陵本中，中国中医科学院图书馆藏本是较佳的本子，是金陵初刻版第一次印刷的。因为初刻成的版无破坏损伤，所印出的书页完整无缺，其余四个本子都是版损后的印本。其中日本国立国会图书馆藏本版损情况更甚，第十七卷的两个写页可能是原版丢失。

3. 本草文献

臧文华等通过追溯与回顾相关文献，从"七情"理论的起始形成、丰富嬗变、成熟完善，以及"七情"药物的具体记载，对其理论源流进行梳理和考释，分析这一术语的发展脉络，为其规范定名和相关术语的正确应用提供参考。

肖雄认为，从秦汉至明清，东南亚、南亚、西亚等域外香料通过官方朝贡及民间贸易的形式，自广州等岭南港口城市输入中国，这些香料为中国医家运用于临床实践中而成为"香药"。在"香药"本土化运用的过程中，传统中医学的实践经验与理论知识进一步得到了丰富。

李剑以疫情、献方和药物短缺为背景，以土牛膝为中心，研究了土中药的应用。20世纪50年代末，随着献方和采风运动的开展，一批地方习用土中药借助各种媒介引起医学界注意，并得到更多试用机会。随后的白喉流行高峰年份，计划免疫制度尚未完善、生物制品和抗生素短缺等因素，为中医药参与防疫及土中药的采用提供了空间，土牛膝因此得到广泛应用。

孙达等认为，《救荒本草》对豫东、豫中、豫北及晋南地区的414种野生植物进行了广泛而系统的记录，图例精审，语言准确，体例严谨，内容丰富，是一部具有严谨的科学思想、实用的灾害应对策略以及深厚的人文底蕴的本草学著作。

莫亮波等认为，李时珍在《本草纲目》中大量援引《黄帝内经》经文作为立论依据，并在考辨历代医家学术的基础上对《黄帝内经》的学术思想进行开拓与发挥。从阴阳五行的哲学思想、天人相应的整体观念、培元固真的养生原则以及脏腑学说四个方面考察《本草纲目》对《黄帝内经》的继承与发挥，以期对李时珍的学术思想有更清晰的认识。

侯酉娟等认为，《本草纲目》引用华佗相关文献30条，但存在以方名、篇名、人名作为文献出处等不规范引用现象，甚至有引文未注出处。通过文献溯源，详考各条引文内容、出处来源及版本情况，发现李时珍在《纲目·引据古今医家书目》所载，引用《华佗方》，当为间接引用，散见于明以前医书中，引用华佗《中藏经》，只有1条直接引用，其余则转引自《妇人大全良方》《普济方》等。其余《华佗治彭城夫人方》《华佗危病方》《华佗救卒病方》均为转引，分别见于《三国志·魏志》《丹溪心法附余·十危病附方篇》。另外，《纲目》所引华佗相关文献，无论是直接引用还是间接引用，基本都是如实引录，查有出处。

4. 方剂文献

范佳佳等收集《太平惠民和剂局方》中所有煮散剂，提取其中符合标准的煮散剂的颗粒大小、每服量、加水量、剩余水量、服药时间、服药温度、日服次数、是否去滓等条目逐一录入，建立数据库进行统计分析。结果《局方》煮散剂主要以粗末和细末为主，小儿每服量约 4 g，每克药加水约 50 ml，小火煎至 100 ml 左右；成人每服量约 8～12 g，每克药加水约 25 ml，小火煎至 150 ml 左右，去滓，温服。因此，煮散剂具有煎服方法简单、服用方便等优势。

董臻等认为，《圣济总录》共收录包含腊茶的方剂 72 首，涉及疾病 62 种，是自宋代以来记载腊茶药用方剂最丰富的文献。有汤剂、丸剂、散剂等剂型，有开窍醒神、清利头目，消食化痰，解毒疗疮，除瘴气，制约其他药物毒性等功效。

苑祯等认为，宋代官修医书中的"云用水大盏者，约一升也"当中的"升"应当解释为宋时一升的容量，而非有些学者认为的古代升。宋时一升约合今 702 ml，一盏则约合今 350 ml，确定了"升""盏"两者之间的换算关系。

余泱川认为，台北故宫藏《群书钞方》为明代丘濬所辑录，乃于经、史、子、集诸家书中择取效验方剂汇辑而成，为其所著医籍中唯一存世者。该藏本系杨守敬于清朝末年从日本购回，存有多位日本知名医家、藏书家之跋文、题记，是该书流传历程中一个关键版本。余氏除介绍《群书钞方》的内容、体例及存世版本，还针对台北故宫藏本，详述其版本特征，对比与其他版本间的区别与联系，对其底本、形成过程及与之相关的人物进行了考证，并对该书在日本的流传和收藏情况进行了分析和推断。

姜璇等认为，在战乱年代，直接从方书中找寻治法，无疑是最快捷有效的自救方式，方书正因通俗的便民特质而易于流通；又因当时印刷术尚未普及，理论性医著的流通极其局限，医学教育又多是师徒之间的秘授，故大多数人无法接触到医学理论，因此理论性著作较少，方书中亦少有病因病机及组方理法的阐释，故晋唐经方类著作在总量上远超过医经类著作，使该期医学呈现出"重术轻理"的特征。

（撰稿：范磊　审阅：张如青）

【涉医出土文献研究】

1. 名词考释

李家浩认为，老官山医简友法之"友"应读为"发"，即灸法。袁开惠等认为，老官山医简《逆顺五色脉藏验精神》中的残简 687"夺"下两字当为"精人"，"脉一动"上两字当是"五息"，还解释了"损至脉"相关字词，并由此探讨了扁鹊脉学的核心内容与具体影响。

周波补缀、改缀了几处马王堆医学帛书，重新释读了部分文字，并探讨了出土及传世文献中"六气"之名及其时段等问题。赵岩等认为放马滩秦简《日书》乙种《黄钟》篇中的"裹"，应指"目裹"，即眼睑、眼胞，"裹大""裹重"均言眼胞肿大。

2. 方药研究

刘思亮指出，马王堆帛书《养生方》中的"柳付"当读为"柳朴"，释作柳皮；"汾"读为"枌"，即白榆，"汾囷"即方书中常言之"榆耳"。

张如青分析了马王堆帛书《五十二病方》中"赞"的各种异写，究其原因主要是书(抄)写者避繁趋简，又因反复传抄导致讹别字。简帛方书中的"×沸煮""煮(煎)×沸""×沸×醸"的药物煎煮法，是一种"煮沸——(冷却)止沸——再煮沸(或同时杂和它药)——再(冷却)止沸……"的多次反复煎煮法。

周祖亮等比较马王堆《五十二病方》、老官山《六十病方》、北大汉简、里耶秦简四种方书中部分内容相同的医方，发现相似简帛方书的形成年代相隔不远，出土地域相近，内容互相关联，反映了秦汉时期方书的渊源与流传状况。丁媛等认为简帛医方中记载的疗效，大多源于古人长期的临床观察和经验总结。有的医方起效快，疗效佳；有的医方起效慢，需反复用药。

王亚丽列举了25例敦煌医药文献中出现的药名，不见于传世文献，但有24例被日本《本草和名》收录，并指出《本草和名》可为出土文献提供文献参证，为词典的编撰提供药物异名。

于业礼等利用写本学研究方法，对Дx.02822所载药物名称再次进行了考证研究，并就该残卷编写作者和所反映的西夏社会问题作了探讨。

梁松涛对Дx6539进行录文、释读，指出其内容为针灸禁忌，所据底本与《太平圣惠方》卷一百有关。梁氏还介绍了四首西夏文治风癞疮医方，认为其性质属西夏民间验方。

3. 经络穴位研究

顾漫等披露了原属于老官山《医马书》中的人体经脉类简的释文，认为其内容与其他出土经脉类文献有异，与《灵枢·经脉》的文句多有相类。张迪等认为老官山漆人手太阳脉繁简程度介于出土脉学类文献及《灵枢·经脉》和《灵枢·经筋》之间，其发展呈现出由繁及简、由表及里、由小及广的经脉特点。张乙小等综合比较出土文献和传世文献中有关手阳明经脉的起止点和循行路径的记载，发现老官山漆人与双包山漆人高度相似，二者同属于巴蜀流派体系的经脉理论。

赵京生以老官山《刺数》“项钜阳”为例，探讨了穴名的历史演变，提出四肢部的穴名演化较头项部迟滞，至少在《内经》时期仍留有大量的早期穴名。赵丹等将《刺数》中的部分“经脉穴”与《内经》中的腧穴作比较，试图寻找两者的一一对应关系。孙飞鹏等通过对Дx19078西夏文文献进行录文、释读，认为其属于《明堂灸经》中耳门穴的内容，同时梳理了西夏文的针灸文献。

4. 其他研究

于业礼等对既往未经报道的14件俄藏敦煌医学残片进行了拼缀等方面研究，进一步揭示了俄藏敦煌医学文献残片的价值。沈澍农发现敦煌S.202中有两个重要的隐在避讳：一是避南朝陈高祖武皇帝陈霸先之讳“先”，二是避唐高宗“治”字讳。赖雪瑜等将S.202与传世文献《金匮玉函经》逐字对照，列举异文，探讨成因。

（撰稿：丁媛　审阅：张如青）

【中医翻译研究】

刘平等认为，《黄帝内经·素问》中“道”的含义有养生之道、方法、态度、道理、理论等；“德”的含义有医学理论、养生之道；“道德”除通常理解外，可解读为“养生之道”。刘氏等比较德国文树德、美国伊尔扎·威斯、中国李照国及罗希文对此三词的英译结果，发现各有千秋，并提出三点中医翻译的建议：①中医药典籍的翻译人员应该加强中国古代哲学经典、历史、尤其是古汉语修养，才能实现忠实的翻译。②翻译形式当以中外合作，以国人为主的方式。③中医药典籍的翻译应慎用拼音。

王珊珊等分析了《洗冤集录》目前两个英文全译本，即1873年由英国汉学家翟里斯翻译的《洗冤录或验尸官指南》(*The His Yuan Lu, or Instructions to Coroners*)和1981年由美国夏威夷大学中国史教授麦克奈特翻译的《洗除错误：十三世纪的中国法医学》(*The Washing away of Wrongs: Forensic Medicine in Thirteenth-century China*)。认为英国汉学家翟里斯译本诞生于19世纪末，这一时期正是中医古籍英译的起步阶段。译者一方面尝试向西方世界介绍中国文化，力图将中医学文化的独特性展现在读者面前；另一方面，由于对中医学理解有限或局限于从西医学的角度解构中医，难免存在省译、误译等情况。此外，19世纪的英国也不会允许中国典籍的英译本在英国享有原著在中国的地位，因为他们的目的是传播中国文化，而不是使其经典化。然而，翟里斯是最早将中国的法医学理论介绍到欧洲的学者之一，对中国法医学传播作出了重要贡献。诞生于一个世纪之后的麦克奈特译本，无疑是一部站在前辈肩膀上完成的更加充实和完善的译作，大大促进了《洗冤集录》的海外传播。从翻译策略上看，两位译者或倾向于归化，或倾向于异化，但往往归化异化兼用。同时，对某些中医学文化进行了深化或浅化处理，使得译文具有更强的可读性。两位译者在翻译过程中处理中医学文化的多种策略，对当今中国科技典籍、中医典籍外译也具有一定的启示和借鉴意义。

张千等梳理和分析 2008—2017 年中医翻译对比研究为主题的学术论文，认为其主要特点有二：一是中医术语的对比研究，以中医基本名词术语英译为主，包括中医基本理论、藏象学说及病因病机等概念和术语，而中医译家及其思想的对比研究较少。二是关于《黄帝内经・素问》的研究较多，而《灵枢》《伤寒论》等其他典籍的研究较少。张氏等提出今后的中医翻译对比研究可在 4 个方面进行拓展：一是加强系统性分类研究，按照学科或某一分支学科的主要内容进行系统性分类研究，有助于总体把握中医翻译研究成果，拓宽研究范围；二是扩大研究视角，进一步挖掘翻译学、语言学、文献学的相关理论，拓宽研究视野；三是改进研究方法，加强定量与定性相结合的研究方法，运用定量方法收集、统计数据，再以逻辑推理、归纳总结的方法进行概括和总结；四是加强中医翻译理论建设，有效指导和规范中医翻译实践。

闫方园认为，《黄帝内经》的李照国译本和威斯译本在语义建构中皆有较强的语篇意识，但两者词汇衔接层面的翻译策略和方法不同。李译本采用异化策略，译法以直译、直译加括号注释为主，译文紧扣原文，用词精炼，回译性好，但语言单一，流畅性欠佳；威译本多采用归化策略，以直译、增译为主，译文词汇丰富、句式多样，符合英语读者阅读习惯，但存在部分因理解不当导致的误译。

陈斯歆从归结主义视角，将中医基本术语分为：①包含独特哲学概念的术语，采用音译。如“气”“三焦”等。②穴位名，采用缩略＋编码(＋穴位名直译/意译＋穴位名音译)的形式，如“中府穴”可译为 LU1 (*Middle Palace*, *Zhongfu Xue*)③单义术语，采用借用对等、直译两种译法，如拉丁化译法，将肝、心、脾、肺、肾译为 *orbis heppaticus*, *orbis cardialis*, *orbis lienalis*, *orbis pulmonalis*, *orbis renalis*，关于病因病机如石水译为 *stone water*，肉瘿译为 *flesh goiter*。④多义术语，所指不明。总之在归结主义视角下，“各从其类”是出发点，“归结化一”是落脚点。

付璐等梳理了《中华帝国全志》对《本草纲目》所载药性论及 16 种药物的摘译，认为此书编者选译人参、茶、茶籽等 16 种药物的原因：一是欧洲学者的兴趣所在；二是当时中欧贸易的需求；三是宗教利益的影响。同时指出《中华帝国全志》向欧洲详细介绍了《本草纲目》的主要内容、编纂目的和编写体例，使欧洲学者对中药理论体系和药物分类法有所认知。

张强等认为，玄奘“五不翻”原则虽然是针对佛教经典的翻译理论，但可有效弥补中医翻译过程中的文化空缺现象，对中医气功术语翻译具有借鉴和指导价值，有助于中国文化的国际传播。

王尔亮等认为，从早期传教士到 20 世纪，中医典籍的英译呈现出新的特点：首先英译典籍数量明显增加，从《素问》逐渐扩展到《伤寒论》《本草纲目》《难经》等；其次译者身份转变，从早期的耶稣会士转变为汉学家、翻译学家、医学史学家及临床医生等；第三，中国译者的介入，如李照国、罗希文等。

刘毅等通过罗希文《黄帝内经》英译本的副文本(封底、标题、附录、插图、导语、评注、脚注等)分析译者的翻译过程、学术思想和翻译哲学。深度翻译的实施依赖于“深度语境化”，即翻译过程中进行语境充实。译本深度翻译的文化功能体现在两个方面，一是促进译者身份和译本的学术价值；二是以异语重构中医文化体系，凸显中医思想价值。

王娜等认为，中医古籍书名翻译将直接影响读者的阅读兴趣与理解的准确度，书名的翻译大致有直译、意译和改译三种。对于西方可以接受和理解的文化，译者应该尽量采取直译或直译加注的方式，在直译过程中考量源语的意义，而并非字对字的简单翻译；对于西方在目前还无法接受或理解的文化，译者应当采取其他方式进行改译，保证古籍名称翻译的准确性。

高昂等以中医临床疾病名称为切入点，对 Nigel Wiseman，谢竹藩、方廷玉三位译者的译本进行比较，认为 Wiseman 在翻译过程中将自身目的语背景与后天源语语言、文化习得相融合，综合运用直译法、仿造法、造词法等策略，再现中医疾病名称的语言文化内涵。谢竹藩在翻译与西医相关的疾病名称所指基本相同的中医疾病名称时，往往提供两种翻译版本。方廷玉在翻译中医疾病名时，常常综合两种方法，既有借用现有的西医疾病名称，又结合中医疾病名的内涵进行直译、意译。译者的主体性在三位译者的译文中皆得到充分体现。

（撰稿：王尔亮　审阅：张如青）

【日本方药古籍研究】

日本汉方医学与中医药学有着紧密的联系。在汉方医学的发展过程中，既继承了传统中医学的基础理论和部分医疗技术，又结合本国的社会文化背景，并从江户时代开始受到兰医的影响，从而独具特色。古代日本医家编著撰写了大量医药学著作，其中除阐发中医经典与临床各科诊疗之外，一些代表性的方药学古籍近来得到了较为集中的研究。如何慧玲等从日本江户时代医学方书《医方提要》的著者、成书和实际内容等方面分析探讨了该书的学术特色，总结此书具有方剂分类方法多样，韵括因、证、方，撷取历代经典名方，合理删补化裁方治，援引中日名医论述、参附己见、阐述方意，歌括核心医方为要方、主方，越博至要，以及以病因立方、详述君臣佐使配伍等特点，充分体现了作者野谦亨的方剂学术思想。同时，何慧玲等又对明治初期著名汉方临床医学家浅田宗伯所著《古方药议》的学术特色进行了探析，指出该书主要阐述了仲景经方的治方化裁与药性合和效用，具有体例独特、先辨药、后审疗，以方论药、释药性、议主治，探本溯源、重配伍、活用药三方面特点，有助于理解经方常用药物的功能效用、加减变通及各类经方的创制规律。本草著作方面，付璐等通过介绍日本江户时代中期医药学家神田玄泉所撰著《本草图翼》的撰写体例和药物分类，说明该书对《本草纲目》药物分类法有所继承和创新，如参考《本草纲目》自然属性分类法的同时又新设海藻类、蕈部 2 类，将《本草纲目》“菜部”所属药物重新进行分类等。孙清伟等探析了日本江户时代医家向井元秀编撰的《本草纲目钧衡》一书，指出此书选取《本草纲目》中 14 类 247 种药物进行详尽的考证、诠释和校勘，主要以《证类本草》为考辨依据，分析《本草纲目》存在的省略相误、令人难解，阐述杂糅、有失偏颇，出处偏差、不符原意，考证失详、前后差异等几方面问题，同时在部分药物后附录补遗，以供追溯，目的在于品评得失、校正讹误、增益缺漏，反映出日本江户时代医药学家从文献考据角度研究《本草纲目》的思路、方法、特色与成就。

（撰稿：张苇航　审阅：张如青）

［附］　参考文献

C

陈斯歆.各从其类，归结化一：中医术语翻译的可拓逻辑[J].辽宁中医药大学学报，2019，21(4)：188

D

丁媛，张如青.简帛医方中疗效预判研究[J].中医文献杂志，2019，37(5)：1

董臻，刘剑锋.《圣济总录》中腊茶的应用[J].中华医史杂志，2019，49(1)：25

F

范佳佳，刘阳，刘旎，等.《太平惠民和剂局方》中煮散剂的使用特点[J].中医杂志，2019，60(4)：291

付璐，肖永芝.论神田玄泉《本草图翼》对《本草纲目》分类法的继承和创新[J].中医药导报，2019，25(16)：70

付璐，肖永芝.浅谈《中华帝国全志》对《本草纲目》的翻译与传播[J].中医杂志，2019，60(15)：1265

G

高昂，任荣政.中医疾病名称英译的译者主体性研究[J].中医药导报，2019，25(7)：117

顾漫，周琦，柳长华，等.天回医简《经脉》残篇与《灵枢·经脉》的渊源[J].中国针灸，2019，39(10)：1117

H

何慧玲，肖永芝.日本方书《医方提要》学术特色探究[J].环球中医药，2019，12(5)：737

何慧玲，肖永芝.日本药学著作《古方药议》学术特色探析[J].中医文献杂志，2019，37(1)：1

侯西娟，王亚楠，李强，等.《本草纲目》引用华佗出处存疑文献考证[J].中华医史杂志，2019，49(3)：131

J

姜璇，司国民.晋唐方书兴盛的时代背景探析[J].山东中医药大学学报，2019，43(4)：401

L

赖雪瑜，王育林.敦煌卷子 S202 与传世本《金匮玉函经》异文举隅[J].中医药导报，2019，25(11)：18

李剑.疫情、献方和药物短缺背景上的土中药应用——以土牛膝为中心[J].南京中医药大学学报(社会科学版)，2019，20(2)：71

李家浩.关于老官山医简友法的一点意见[J].出土文献，2019，(14)：297

梁松涛.黑水城出土 6539 号西夏文《明堂灸经》考释[J].敦煌学辑刊，2019，(3)：48

梁松涛.黑水城出土西夏文四则治风癞疮医方考述[J].山西中医学院学报，2019，20(1)：7

刘平，王乐鹏，方廷玉.《黄帝内经·素问》中“道”“德”的翻译讨论[J].环球中医药，2019，12(7)：1070

刘毅，魏俊彦，张春凤.中医典籍深度翻译的方法、类型与文化功能：以罗希文英译《黄帝内经》为例[J].时珍国医国药，2019，30(5)：1179

刘思亮.马王堆汉墓医书中的“柳付”和“汾囷”[J].文史，2019，(2)：265

吕晓雪，王育林.“疛”“殟”“痆”“殨”“痸”病名考证[J].北京中医药大学学报，2019，42(1)：17

M

莫亮波，夏婧，徐波，等.《本草纲目》对《黄帝内经》学术思想的继承与发挥[J].时珍国医国药，2019，30(4)：973

S

沈澍农.“无在”解诂[J].南京中医药大学学报(社会科学版)，2019，20(1)：1

沈澍农.敦煌卷子 S.202 中两个重要的隐在避讳[J].南京中医药大学学报(社会科学版)，2019，20(3)：175

孙达，陈烨文.《救荒本草》结构内容新探[J].浙江中医杂志，2019，54(7)：495

孙达，陈烨文.试论黄河文明视阈下的《救荒本草》——以灾害救治内涵及文献结构为结合点[J].现代中医药，2019，39(4)：24

孙飞鹏，梁松涛.Дх19078 西夏文针灸文献残片及相关问题考[J].西夏研究，2019，(4)：14

孙清伟，肖永芝.日本药学古籍《本草纲目钧衡》探析[J].北京中医药大学学报，2019，42(9)：734

孙震宇，黄作阵.《伤寒论集注》训诂特点研究[J].中医文献杂志，2019，37(4)：10

W

王娜，闻永毅.中医古籍书名翻译方法及标准化探讨[J].中医药导报，2019，25(7)：120

王群，熊益亮，赵希睿，等.先秦两汉简帛医书中的“痹”与“痿”探析[J].中医杂志，2019，60(9)：730

王尔亮，陈晓.中国文化“走出去”视域下中医药典籍在海外的译介研究[J].中国出版史研究，2019，(3)：22

王林生.《本草纲目》五个金陵本叙要[J].中医文献杂志，2019，37(3)：1

王晓霏，杜武勋，李晓凤，等.《素问遗篇》两版本研究[J].中国中医基础医学杂志，2019，25(4)：437

王亚丽.敦煌写本医籍与《本草和名》相关文献互证[J].古籍整理研究学刊，2019，(5)：85

王育林.论古籍医词训诂的对象与任务[J].北京中医药大学学报，2019，42(3)：185

X

肖雄，石雨.古代岭南地区外来香药的输入及其中医临证运用[J].中医药文化，2019，14(4)：50

Y

闫方园，王乐鹏，都立澜.从《黄帝内经》的译文对比谈中医典籍的词汇衔接机制及其翻译[J].环球中医药，2019，12(5)：798

于业礼，张本瑞.俄藏敦煌医学文献新材料整理研究[J].敦煌研究，2019，(5)：111

于业礼，张如青.西夏汉文《杂集时用要字》药物部再论[J].图书馆理论与实践，2019，(3)：72

余泱川.台北故宫藏抄本丘濬《群书钞方》考述[J].中医杂志，2019，60(16)：1355

袁开惠，王小芸，赵怀舟.也谈老官山汉墓医简所载"损至脉"[J].中医药文化，2019，14(4)：75

苑祯，马然，张林.宋代方剂煎服法中"盏"的量值研究[J].北京中医药大学学报，2019，42(9)：738

Z

臧文华，卞华，蔡永敏.中药"七情"术语源流考[J].中医杂志，2019，60(12)：1004

张迪，周兴兰，曾芳，等.成都老官山汉墓出土髹漆经穴人像手太阳小肠经循行研究[J].中医杂志，2019，60(8)：636

张千，吴青，凌武娟，等.2008—2017中医翻译对比研究现状及展望[J].世界中医药，2019，14(3)：633

张强，桑珍.玄奘"五不翻"理论在中医气功术语英译中的应用——以世界卫生组织(WHO)中医气功术语翻译为例[J].中医药文化，2019，14(4)：73

张承坤，赵雅琛，沈澍农.《金匮要略》吴迁本与邓珍本对比研究[J].中医药文化，2019，14(1)：88

张如青.马王堆《五十二病方》与老官山《六十病方》"沸"字考辨——兼论古代一种特殊煎药法[J].中医药文化，2019，14(5)：64

张诗晗，李良松.陈修园《神农本草经读》训诂特点[J].河南中医，2019，39(7)：1005

张雪梅.《伤寒论本旨》版本考[J].中华医史杂志，2019，49(1)：29

张乙小，周兴兰，曾芳，等.老官山汉墓出土经穴髹漆人像手阳明经脉循行演变研究[J].中医杂志，2019，60(23)：1985

赵丹，段逸山，王兴伊.试析老官山汉墓《刺数》"经脉穴"与《黄帝内经》腧穴的对应关系[J].中国中医基础医学杂志，2019，25(2)：205

赵岩，袁开惠.论放马滩秦简《日书》中的"裹"[J].古籍整理研究学刊，2019(2)：75

赵京生.腧穴命名的演变：基于天回医简分析[J].中国针灸，2019，39(9)：1017

周波.马王堆汉墓简帛医书及相关文字补说[J].复旦学报(社会科学版)，2019，(4)：95

周祖亮，方懿林.试论简帛医书相似方药文献的渊源与流传[J].北京中医药大学学报，2019，42(4)：284

（二）医家流派

【概述】

2019年，医家学派研究领域发表学术论文1 000多篇，研究内容主要涉及仲景学说、温病医家及学说、历代医家及地域性流派学术思想、多学科交叉阐释医家学派等方面。

仲景学说主要涉及《伤寒论》《金匮要略》条文阐发、用药研究、方剂分析及临床辨证施治等方面。李刚等通过对《金匮要略》原文分析，认为桂枝茯苓丸条文实际上是讨论正常妊娠伴有癥积以及怀孕前3个月有月经现象的特殊案例，历代医家通过审慎严密的分析，最终得出出血的原因，并在此基础上给出了正确的处理癥痼的方法，体现了古代医家高超的辨证思维技巧及对妇科疾病的深入认知。李默等通过对《伤寒论》中含生姜与干姜方进行分析，得出《伤寒论》中干姜治疗脾虚寒而下利，生姜随证配伍治疗呕吐，疗效显著，并提出温阴土脾用干姜，建阳土胃用生姜，干姜与附子配伍，有回阳救逆之功，生姜与桂枝配伍可解表通阳。赵昌林等以桂枝汤为基础方，通过汗、和、温、补四法来分析桂枝汤的加减配伍特点和临床运用，论述桂枝汤、黄芪桂枝五物汤、桂枝汤去芍药加蜀漆牡蛎龙骨救逆汤、小建中汤。张晓晴通过探讨太阳少阴合病之喑哑与肺、肾二脏的关系，认为临证应从太阳、少阴两经出发，以麻黄附子细辛汤治疗喑哑。

温病医家和学说主要以叶天士、吴鞠通、王孟英为主，通过医家医著、医案阐释相关学术理论思想。邵文雪探讨了《温病条辨》苦辛法治疗湿热类温病法则，邪在上焦，以三仁汤、银翘马勃散、宣痹汤治之；邪在中焦，以黄芩滑石汤、加减正气散、加减小柴胡汤、宣痹汤、新制橘皮竹茹汤治之；邪在下焦，以宣清导浊汤、茵陈白芷汤、术附汤、温脾汤、加减泻心汤、杏仁石膏汤治之。李佩佩等通过对叶天士《临证指南医案》中脾胃病胃阳虚医案分析，指出病因病机为阳明不运、中焦失司，胃土失用、脏腑失和，胃络失守、气血失调等方面；治法取通补阳明、调和脏腑、补虚通络；用药则善刚柔相济，喜以薄味之品相通，对诊治脾胃系统疾病有一定指导意义。

近年历代医家及各地域性医派学术思想研究热度增长。其中医家研究多集中于金元、明清及民国时期。金元时期医家以刘完素、张元素、李杲、朱震亨为主，内容涉及医家学术思想、用药理论等；明清医家除温病学派外以张景岳、傅青主为多，常围绕《景岳全书》《傅青主女科》等著作探讨相关学术思想；民国医家以中西汇通派唐容川、恽铁樵、张锡纯为主，主要探讨相关理论思想及临证用药特点。地域性流派的研究涉及全国各地，其中盱江医学、新安医学、孟河医派、海派中医等占据大多数，多以单个医家、医著、医案等形式管窥整个流派学术思想，例如诸学者分别对孙一奎、徐春圃、程国彭、吴谦等医家医案进行分析讨论，最终皆升华至新安医学的学术思想。

此外，对于医家学派的研究，越来越多的学者采用多学科交叉的形式进行论证，既包括训诂学、程朱理学等传统学科，也包括历史地理学、生态翻译学等新兴学科。焦健洋等认为，程颐提出的"阳常盈阴常亏"观点，直接促进了朱丹溪滋阴学派的创立；程颐的理气观成为黄元御道论及中气思想的理论来源；程颐理气视域下体用一源的思想所派生的药物法象思想被《圣济经》所吸收，从而使《圣济经》能够在医学之中率先提出药物法象的理论。王翔等将时空与地理环境有机结合的历史地理学方法引入到流派研究中，从伤寒医家所在地如岭南、绍兴、新安、吴门、齐鲁、日本等地来揭示其在晋、唐、宋、明、清等不同历史时期背景下伤寒流派的时空特征及历史价值，探讨地域性伤寒论流派的形成与发展，构建不同时空及地域背景下各伤寒流派的形成历史、师承脉络、学术思想、临证特点及发展状况。

（撰稿：张丰聪　审阅：张如青）

【古代五官科文献研究】

1. 五官病总病机

范旭钢等整理明代龚信《古今医鉴》五官疾病的特色治疗，指出龚氏分经论治耳聋，右耳聋是过度纵欲，太阳膀胱相火被扰动，宜用六味地黄丸；左耳聋是过度思虑，邪犯少阳，胆火内郁，宜用龙荟丸；双侧耳聋是过度醇酒厚味，邪犯足阳明，胃火上炎，宜用滚痰丸或通圣散。治耳疮多从风热邪毒入手，善用疏风清热、燥湿泻火、凉血解毒之剂，如鼠粘子汤。治鼻病，从肺辨治酒糟鼻，用清肺饮子；寒热并重辨治鼻塞，用通窍汤、丽泽通气汤。从痰火论治喉痹，以祛痰清火为治疗大法，用春风散。分经论治口齿病，足阳明胃经之脉上入齿中，贯络于上齿龈，用凉膈散；手阳明大肠之脉下入齿中，贯络于下齿龈，服白芷汤。治疗眼病从两点着手，一是风寒郁闭生热，用疏散风寒的方法，用拨云散；二是肝血虚弱，可补益肝血，用滋阴地黄丸、养肝丸。

2. 耳病

郑东海等认为，清代医家翁藻《医钞类编》中耳鸣耳聋分为实证、虚实夹杂证与虚证三个类型。实证致病因素或为风、湿、湿痰，或为风热热郁，或为风热、酒热，或为痰火上升，或为气闭不通，或为肝胆气实。如湿聋是由雨水入耳浸渍所致，必出现耳内肿痛，用凉膈散倍酒大黄，或五苓散加陈皮、枳壳、柴、苏、生姜以化湿行气，又酒炒黄芩，加羌活、防风、荆芥以疏风。虚实杂夹证之耳鸣耳聋则有两种，一是宗脉虚夹风致经气痞而不宣，宜桂星散、羊肾羹、磁石丸、姜蝎散、排风散等；二是胃中空则宗脉虚，风邪乘虚入耳，气与之搏而耳鸣，先用生料五苓散加炒枳壳、橘红、柴、苏、木香、槟榔等同煎，以散邪、疏风、下气，续以芎归饮和养之。虚劳之耳鸣耳聋，为水亏火炎、肺虚、肾虚、气血肝胆虚所致，水亏火炎当用益气聪明汤，肺虚当用蜡弹丸（白茯苓二两、山药三两、杏仁两半），肾气虚用正元散，气血肝胆虚则须区分，偏重、偏气血虚以八珍汤加柴胡，偏肝胆虚则以八珍汤加山栀。

管素梅指出，清代李学川《针灸逢源》所载的耳病有耳聋、耳鸣、耵耳、聤耳、耳疮、耳衄等。李氏认为耳病为经络失常或由脏腑异常引起，且有先后天虚实之分，虚证多责之于肾，实证多归于胆与胃，少阳火盛，阳明火旺。治疗以针灸为主，选穴上听会穴使用频率最高，阳经腧穴使用频率高于阴经，其中使用涉及腧穴最多的为手少阳三焦经，其次为足少阳胆经和手太阳小肠经；特定穴中五腧穴使用频次最高；腧穴分布以上肢部和头面颈项部为主。仅耵耳、聤耳、耳衄的治疗涉及中药。

周蓝飞列举了明代龚廷贤《寿世保元》耳鸣耳聋及耳痛的辨治。对于耳鸣耳聋，龚氏诊法上重视脉诊，对于耳病脉理进行了总结；病因病机上，以治肾为主，以虚实为纲，将耳聋分为劳聋、气聋、风聋、虚聋、毒聋、久聋等，并逐一描述其具体症状以便于辨识；治疗上，龚氏注重外治，通过塞药法、灸法将药物直接作用于耳部。如治耳聋，将蚯蚓去土阴干，为末七分，麝香三分，用葱白寸许塞药于内，左聋塞右耳，右聋塞左耳，左右俱聋，两耳俱塞，即效。对于耳痛的辨治，龚氏强调从整体出发又灵活机变。

闫新宇等发现，明清医案中耳鸣用药以中药功效为依据分类，用药排序是清热类、健脾类、滋阴类、祛湿类、理气类、化痰类，表明耳鸣治疗多从清热滋阴、健脾除湿及理气化痰三法考虑。提示明清医家非常重视“肾开窍于耳”“心寄窍于耳”的理论，用药更顾及耳与脾胃关系；以五味为依据归类，甘味药应用最广泛，甘味和其他性味的药物配伍后，功能可得到进一步发挥，如甘温益气补脾气，辛甘扶阳助胃，甘凉濡润复胃阴，酸甘化阴调木，甘淡渗脾之湿；以四气为依据，最常用的药物药性为寒性、温性及平性，是针对虚火、实火、痰浊、瘀血而设；以归经为依据分类，肺经药物居首位，是由于耳的功能与肺关系密切。肺经会于耳中，以经络为基础，耳属清窍，得阴精濡养则功能正常。肺金受邪，宣降失司，肺气不足，无以上奉，耳窍失养，导致耳鸣、耳聋等病症，故耳疾治当从肺。

3. 喉病

吕楠楠等认为，喉喑是在《黄帝内经》中就始用“瘖”作病名，并有“暴喑”“卒喑”“失音”等多种描述。其后，《诸病源候论》《三因极一病证方论》等均有此疾记载。其病因病机可分为寒邪侵袭、热邪袭肺、阴亏血虚、痰浊阻窍、多言伤气。治疗大法为疏散风邪、宣肺开音；清泻脏火、利喉开音；滋阴补虚、益气养血；清化痰浊、除湿开窍；休声养息等。所用方有出声音方、桔甘汤、二阴煎等。此外，还常用针灸与外治法，针灸以手足阳明、手少阳、足少阴和手太阴等经穴为主，外治方法有噙化、吹药、含漱、滴药、外敷等。

刘秀健等认为，《素问・阴阳别论》所说“一阴一阳结，谓之喉痹”中的“一阴”当指少阴，“一阳”当指少阳。其所列3则病案分别类属少阴心火不降，少阳气机郁滞，少阳阳虚与少阳郁热。刘氏等还指出：①以少阳相火冲击咽喉致病者多以小柴胡汤为主加减化裁，并根据六经传变规律加减用药。②以少阴热化冲击咽喉者当清少阴之火，如少阴心火不降则降阳明之气。③少阴寒化即少阴中寒之症，此证多为伏邪。在此基础上，刘氏结合标本中气理论指出，标本同气，当从本，少阳本火标阳，火与阳是同气的，所以从本、从火，所以少阳无寒证。标本异气，从本从标，少阴本热标阴，标本异气，所以少阴从本从标，症状有寒化、热化。

4. 眼病

刘幸等认为，清代李氏家传秘本《眼科奇书》以内、外障学说为基础首先对眼病进行分类，认为“外障属寒”，宜用辛温药以散寒，陈寒散尽即可痊愈；“内障属气”，或理气破气，或补益肝肾，或滋阴养血，均需补中益气。在治疗上，推崇李东垣脾胃学说，认为目之为患，乃至恢复，皆与中土亏虚强盛密切相关，治疗内障因脾气虚弱、脏腑精营不能上承，或内障善后，主以补中益气汤加味，大补中气或升清降浊。

5. 鼻病

申琪等认为，《诸病源候论・小儿杂病诸候》最早论及鼻疳，为外感风邪，小儿乳食不调，上焦壅热，疳虫上积所致。其主症为鼻塞，赤痒、痛或不痛，浸淫溃烂，下连唇际，并伴有咳嗽，呼吸急促，毛发焦枯，肌肤消瘦等。鼻疮之名始见于《诸病源候论・卷二十九・养生方导引法》，为脏腑不调，气血壅滞，脾胃蕴热，移于肺所致。其主症为鼻部干燥疼痛，鼻外色红微肿。鼻疳与鼻疮虽均以鼻部生疔疮为主要表现，但仍有区别。鼻疳主要发生于鼻前庭，可蔓延及鼻翼、鼻尖及上唇皮肤，以患部皮肤灼热痒痛、糜烂浸淫、结痂等为主要表现。鼻疮是发生于鼻前庭皮肤的弥漫性炎症，以鼻前庭皮肤弥漫性红肿热痛，或干燥、结痂、鼻毛脱落为主要表现，常反复发作，经久难愈。鼻疳痒甚，可见皮肤糜烂渗出，多见于小儿；鼻疮痛甚，无年龄区分。所以鼻疳可界定为鼻前庭湿疹，鼻疮界定为鼻前庭炎为宜。

（撰稿：李丛　审阅：张如青）

【浙派中医研究】

叶赛雅等认为竹林寺女科擅治疗月经周期病，认为先期多实热、错后易血虚、脾土不胜为错乱，宗四物之法。杭州何氏妇科注重辨证，创调冲十法以治月经诸疾，同时善用温阳药以振奋阳气。宁波宋氏妇科重视经与带的密切关系，通过健脾止带以调经，用药轻灵简洁。陈木扇女科注重妇女气血的调和，以行气为先，随证治之。

余凯等认为浙派妇科具体包括萧山竹林寺女科、宁波宋氏妇科、海宁陈木扇女科、绍兴钱氏妇科、杭州何氏女科以及其他妇科流派。这些妇科流派最早起源于五代，传承千百年，临床各具特色；竹林寺女科融合民间医学与佛教医学的特色：秉承民间医学"按症索方"传统；保留佛教医学"身心同治、养生调摄、少用动物药材"的特点；处方用药结合心理疏导，摈弃"鬼神之说"及宗教治疗手段，更添唯物主义性。宋氏妇科和陈木扇女科继承宫廷医学辨证严谨、理法方药俱全的特色，用药上力求轻灵精炼，注重肝、脾、肾在妇科病中的调治。钱氏妇科及其分支何氏女科源于越地，钱氏"五色治带"之法与何氏总结的"治带四法"治法相似，"钱氏崩漏方"与"凉血清海汤"用药相近，并且何氏提炼"钱氏生化汤"组方特点，以温阳活血法治疗产后病、崩漏等妇疾。

吴小明认为，清初浙派中医高鼓峰，被章次公先生誉为"清代医中奇人"，以擅治杂病见长，"传其起痼扶衰，悬决生死日时，多奇验"，并"夙以奇论鸣世，而治疾又独擅其奇"。他的《四明医案》共收医案 28 则，其中大多病例都体现了高氏不囿于常法，"不得见病治病"的观点：①不得见血止血。②不得见汗止汗。

邱根祥等认为，衢州雷氏医学为浙派中医重要分支，至今已传 7 代，绵延 200 多年。衢州雷氏医学将儿科时病为分新感与伏气，诊断注重脉诊及望诊，治疗注重养阴护阳，顾护脾胃，用药量轻灵验，养护强调顺应四时气候，注重饮食调摄。

胡天烨等认为，"浙派中医"之针灸医家灸法独具特色：①灸必发疮，善用化脓灸。近现代化脓灸仍沿袭了唐宋时期的施灸方法，浙江各灸法以平湖严氏化脓灸最盛。主要用于小儿生长发育迟缓、哮喘等需要固本强壮的疾病。②流行力宏温通之铺灸。③善用操作简便之雷火针、太乙神针及艾卷灸。

（撰稿：代玄烨　审阅：张如青）

［附］ 参考文献

F

范旭钢，杨淑荣，谢强.盱江名著《古今医鉴》五官科特色应用初探[J].江西中医药，2019，50(9)：13

G

管素梅，董明雪，刘晓旭，等.《针灸逢源》耳病辨治规律探析[J].山东中医药大学学报，2019，43(5)：451

H

胡天烨，胡汉通，陈峰，等.浙派中医特色灸法述要[J].浙江中医杂志，2019，54(2)：132

J

焦健洋，孙竹青，刘更生.丹溪程颐理气思想对中医学理论的影响——以《圣济经》、朱丹溪、黄元御为例[J].医学与哲学，2019，40(10)：75

L

李刚，靳国印，王莹，等.从激经角度新解《金匮要略》桂枝茯苓丸条[J].国医论坛，2019，34(3)：4

李默，蒋跃文，樊讯.《伤寒论》中生姜与干姜的探讨[J].中医学报，2019，34(10)：2056

李佩佩，王键，黄辉，等.从《临证指南医案》论叶天士"辨治胃阳"思想及特色[J].中医杂志，2019，60(14)：1171

刘幸，李振萍.《眼科奇书》应用补中益气汤治疗内障眼病的特点探讨[J].中国中医眼科杂志，2019，29(1)：50

刘秀健，李艺君，杜艳静.浅谈"一阴一阳结，谓之喉痹"[J].中国民间疗法，2019，27(7)：94

吕楠楠，申琪.喉喑古代文献分析[J].中国民间疗法，2019，27(8)：100

Q

邱根祥，徐华文，许宝才，等.衢州雷氏医学儿科时病精

华初探[J].中医儿科杂志,2019,15(3):8

S

邵文雪,郭选贤,卢晨光.《温病条辨》苦辛法治疗湿热类温病浅析[J].中医学报,2019,34(2):238

申琪,马潇瑶,吕楠楠,等.鼻疳与鼻疮病名考[J].河南中医,2019,39(6):833

W

王翔,黄金玲,施慧.历史地理学视野下地域性《伤寒论》学术流派研究[J].陕西中医药大学学报,2019,42(4):66

吴小明.浙派中医高鼓峰“不得见病治病”医案浅析[J].浙江中医药大学学报[J].2019,43(4):321

Y

闫新宇,王俊阁.基于明清医案的耳鸣用药规律研究[J].中医杂志,2019,60(3):248

叶赛雅,张翼宙.浙江四大中医妇科流派调经学术经验与特色比较[J].浙江中医药大学学报.2019,43(5):431

余凯,钱俊华,庄爱文.浙派妇科刍议[J].浙江中医药大学学报,2019,43(7):664

Z

张晓晴,岳仁宋,冯皓月,等.从太阳少阴合病论麻黄附子细辛汤治疗喑哑[J].中医杂志,2019,60(5):438

赵昌林,李敏瑶.桂枝汤及其类方的运用探讨[J].中医学报,2019,34(8):1605

郑东海,杨淑荣.《医钞类编》耳鸣耳聋证治探析[J].江西中医药,2019,50(3):11

周蓝飞,宋济,洪静,等.盱江名医龚廷贤《寿世保元》耳病辨治经验探析[J].中国中医基础医学杂志,2019,25(4):440

(三)医史文化

【概述】

2019年,在中医药文化与医学史的研究方面发表相关论文约1 000篇。主要发表在《中医药文化》《中医文献杂志》《中华医史杂志》《南京中医药大学学报(社会科学版)》《医学与哲学》等期刊,也有不少发表在《中华中医药杂志》《中医杂志》等核心期刊,已经形成各自的期刊特点或专栏特色。

"辨章学术,考镜源流",探求中医药名词术语的本源、考察历代的演变,具有很高的学术价值。有关方剂名称类的论文,如许霞等"'剂型'名词源流考释"、赵军"'解表剂'名词源流考释"、南淑玲"'曲剂'名词源流考",等;涉及中医病名类的论文则更多样,如姜德友等"囊痈源流考""呕吐源流考""难产源流考"、范崇峰等"中医'病'概念起源与发生"、刘岩岩等"骨痹源流研究"、张鼎顺等"水疝源流考"、银赟"'风痱'考辨"、陈赛飞等"'诈病'考释"、魏军平等"浅论'消渴'与糖尿病名候疏义"、独思静等"消化道息肉中医病名'腔内癥瘕'初探"、王文凯等"郁证病名的古代文献考辨",等;有关中医证候类的论文,如佟琳等"'心肾不交证'命名源流考释"、申力等"'胞宫虚寒证'名词源流考"、邵婧怡等"'引火归原'源流考"、王东华等"七损八益本义考",等等。还有涉及中医病机、治法、诊法等诸多概念的论文,如黄玉燕等"病机辨识理论源流考"、于漫等"'脾喜燥恶湿'之考辨"、张超等"'魄门'考证及'魄门亦为五脏使'考辨"、钞建峰等"中医心身医学思想的源流及其发展探析"、王仕奇等"祛湿法源流探赜"、杨丽娜等"脉痹考辨"、杨梦等"中医脉诊的源流与发展",等等。此外,也有采用断代方法展开研究者,如梁秋语等"先秦两汉时期中医对'血'的认识"、沈子涵等"先秦两汉时期对不寐病因病机的认识"、宋梧桐等"先秦至东汉时期中医情志医学理论溯源",等等。可见,本年度讨论的中医药学术概念十分丰富,涵盖领域非常广泛。

中医药文化的构建与传播,备受学者关注。宏观层面的探讨,如王旭东"中医发展亟待解决的重大理论问题:核心价值观的确立和践行"、邢玉瑞"现代科学技术与中医学的融通:中医学术创新的新路径"、何裕民"迎接中医药新时代,大力发掘和弘扬中医药真正优势"、王一方"中医:超越'五四'再出发"、温长路"中医文献研究的使命和未来"、程伟"重新解读作为科学方法的中医学"、龚鹏等"论新时期中医学发展中的继承、扬弃与吸收"、廖映烨等"中医药文化品牌内涵及外延刍议"、陈霓等"中医药文化国际传播软实力研究:以上海中医药文化品牌建设为例"、王续琨等"试析中医药文化学的中国进路"、蔡英文"论中西医融合发展"、王永炎等"传统文化与现代文明结合提高文化自觉",等等。结合"一带一路"构想,不少论文从国际化跨文化、中医药典籍传播、中医养生文化旅游产业、知识图谱分析等角度进行分析,如顾心月等"'一带一路'背景下中医药国际化的跨文化思考"、陈媛等"'一带一路'进程下中医药文化国际传播的挑战与策略分析"、海霞等"'一带一路'视域下中医药典籍与中医药文化传播"、曲倩倩等"'一带一路'中医养生文化旅游产业'走出去'路径研究"、孙源源等"'一带一路'背景下中医药健康旅游竞争力评价"、严玲等"中医药'走出去'战略与国家'一带一路'建设研究知识图谱分析",等等。与"一带一路"密切相关的中医药"走出去"的对外传播,其历史考察以古鉴今,也以此展开了多元化研究。如孙振民“汉唐之际丝绸之路上西域医学的发展”、姜聪颖等“郑和下西洋与中医药文化传播”、李民“本世纪之前中医药在俄罗斯传播的特点”、梁秋语等“西医东渐的历史经验及其对中医药‘走出去’的启示”、胡玮晔等“民国时期中医药海外传播的研究”、朱建平“新中国成立以来中医外传历史、途径与海外发展”、张焱等“中医典籍文献历史文化探源及其在海外的传播与译介”、陈坚雄等“岭南医学与海上丝绸之路的历史回顾与思考”，等等。

近现代的医学人物、公共卫生、医学事件、医学范式等研究，一直是医史文献的亮点。论述医学人物的论文，如陈澍等“陈滋传略”、周勇杰等“张骥生平考”、张金艳“金宝善卫生行政观研究(1927—1937年)”。涉及不同地区传染病及其防治的研究，如高晓超等“民国时期贵州传染病初探”(详见专条)。与疫病紧密相关的公共卫生研究，如应焕强“袁世凯军队卫生和公共卫生管理举措”、许德雅“行总湖南分署与战后湖南卫生医疗的善后救济”，张瑞彬“民国时期公共卫生事业研究述评”等。也不乏建国后的各类医学事件的研究，如郑文洁等“‘献方运动’视阈下的广州中医学院教职工献方研究”、蒋龙魁“‘西学中’运动的历史动因探究：纪念毛泽东‘西医学习中医’号召 65 周年”、文库“初级卫生服务‘中国样板’的重塑：赤脚医生与中医药研究述评与展望”、梁翘楚等“广州抗击非典史的认识与思考”，等等。

伴随近 30 年医疗社会文化史的发展，越来越多的新材料、新方法、新思路引入传统的中医医史文献研究中。像讨论社会脉络的医患关系者，如黄天骄等“浅谈先秦时期的医患关系”、王昭琦等“基于医话类文献的清代医患关系模式探究”，等等；而马金生“病人视角与中国近代医疗史研究”，致力于历史情境中病患世界和病人能动性的揭示，从生命史角度呈现人们的身体感知和生命观念及其与社会文化因素的内在关联，进一步将医疗史研究纳入生命史的维度。讨论医药行业发展的论文，如唐廷猷“唐代药业发展述要”“唐代药业用房建设与道德组织建设”、刘莹“近代广州中药制药业发展史说略”、米术斌等“村医协会行业自治调查”，等等。若从文献材料运用角度，利用文告者，如马捷“从一则‘中医药文告’探究晚清台湾‘医儒互动’医疗现象”；利用日记史料者，如杨东方等“《许宝蘅日记》里的医学”，利用其他文学作品，如叶晋良等“唐诗中的医文交融现象研究”(详见专条)。更有将研究置于更广阔的时空之中，如段志光“时、空、人三个维度的中医发展之观察：兼论融合共生型现代中医人才之培养”、梁倩蓉等“中医时间观的现象学研究”、赵雨薇等“清代山东中医医家地理分布”，等等。而杨金萍“古代纹饰画像中蝉的生命文化内涵”、张田生“观念史视野下清代医家的行为与身份认同”、宋永林“在西医与中医之间：晚清出洋外交官的中西医观”、尉万春等“基于知识考古学的中医养心理论历史考察”，则分别从形象史、观念史、比较史、知识考古学角度展开，扩宽了医学史研究的路径。上述方法、思路也将在今后的研究中得以更广泛的运用。

(撰稿：杨奕望　审阅：张如青)

【疫病史研究】

1. 疫病相关文献研究

张新悦等认为，《山海经》之疫病按病名可分为“蛊”“疠”“疟”等多种；疫病的发生有明确诱因，传染源多为动物，且以鸟类多见；在防治疫病方面具有未病先防、多用酸甘药及重视外治法的特点。

王家龙认为，元代疾疫频仍，许多诗人以此为题材或主题，创作了数量可观的疾疫诗。元代疾疫诗不仅可以证史补史，还体现了元人的人文关怀及乐观心态；不仅涉及患疫感受，还交代了患病时间和治疫之法。元代疾疫诗作为疾病与文学的结合体，具有文学价值和医学价值双重属性。

王晓琳等发现，公元前 369 年—公元 1902 年陕西地区疫情 335 县次，其中大疫 196 县次，占所有疫情的 58.5%，大疫的发生频率和整体疫情的发生频率基本一致，集中于 16、17、19 世纪；发病季节以夏秋两季为主，春季其次，冬季则很少发生；地域主要在关中平原地区；疫情种类以白喉、鼠疫、霍乱为主，伴发疫情的灾害以旱灾为主，其次为饥灾和虫灾。

高晓超等指出，民国时期贵州传染病主要有霍乱、天花、伤寒、斑疹伤寒、痢疾、猩红热等，特殊的地理环境、水灾多发等是其传染病频发的自然因素，医疗水平落后、生活方式不科学、卫生意识淡薄、风俗习惯、独特交通条件变化等为社会因素。传染病造成了贵州大量人口染疫及死亡，严重影响了地方经济社会的发展。

柳奕诚等讨论了民国时期上海中西医家对盛行的“*Shanghai Fever*”、霍乱、鼠疫的病理分析、疾病预防及疾病治疗。

2. 疫病相关事件研究

朱素颖根据1949—1959年《南方日报》《广州日报》报道内容，回顾广州地区“除四害”的形成及发展历史。广州的“除四害”运动始于1949年，1949—1952年为运动初始阶段，重点在于改善广州市容环境；1952—1956年，正式进入爱国卫生运动阶段；到1958年前后运动达到高潮，从务实变为急功近利，罔顾科学规律。十年间的“除四害”运动，很大程度上改善了广州的公共卫生，为提高广州群众的身体健康水平发挥了积极作用。

惠科认为，清末重庆的种痘事业和垃圾处理问题中地方政府表现出积极、主动的热情，地方公共卫生呈现出制度化的趋势。这一特征隐含着深层次的文化意义，即个体健康上升到国家健康的新高度，自此“健康”“卫生”成为关乎国家安危的重大时代命题。另外，还涉及西方势力借“医疗”分割百姓管理权，地方政府为了强化社会管理，利用行政权威重构民众认同的目的。

3. 疫病相关人物研究

张晓红介绍了李国桥防治疟疾的经历。为解决抗药性恶性疟疾的防治问题，中国于1967年启动“523”任务，李氏加入“523”任务后被派往海南、云南等恶性疟疾暴发流行地区进行抗疟治疗。在此过程中，他不惜牺牲个人身体健康以试验临床效果，促使研究方向由从最初的针灸治疟转变为抗疟药物临床观察、重型疟疾与脑型疟救治；他最早初步验证了青蒿素对恶性疟和脑型疟的临床疗效，并与其他工作组开展青蒿素研究的协作大会战；他提出“灭源灭疟法”，应用于柬埔寨与科摩罗，取得了极大成效。目前李国桥仍在研究更便宜、更方便服用的新一代青蒿素复方。

屈志勤等指出，岭南中医名家如易巨荪、黎庇留、罗芝园、黎佩兰、林庆铨等医生，在抗击“甲午鼠疫”(1894年)过程中批评庸医(游医)只观察疾病发生的现象、不研究其本质的做法；他们在前人经验基础上，结合甲午鼠疫特异性，探寻鼠疫根本病因和病机，创立升麻鳖甲散、解毒活血汤等验方和治法；同时，他们根据不同视角各自提出不同的见解，相互论争又精诚合作，实践中医“治病必求于本”的理念，用临床实践抨击“中医不识菌，岂能治传染病”的言论。

(撰稿：胡蓉　审阅：张如青)

【古代文学作品与医学】

卞梦薇认为，唐代《南史·宋本纪》中“刘寄奴伐薪射蛇”的故事具有“遇蛇→伤蛇→见蛇以灵药疗伤→取得蛇药”的情节链。这类以“愈伤”为主题的故事，汉魏之际已经在一定范围流传，起源于江南早期巫术或原始宗教观念，与蛇蜕皮和冬眠所象征的“再生”能力紧密相关；论证了“伐薪射蛇”的故事来源于南朝刘宋《异苑》，将南朝《宋书·符瑞志》“沙门赠药”与宋武帝刘裕(汉室后裔)获取奇药两个故事结合在一起；认为从南朝至唐初的百余年间，某一种或几种产于江南的药草被附会为故事中的“蛇草”，并名为“刘寄奴”；后经漫长的转变成为多种药草集合体的代名。

崔为等认为满族说部(传记)中的医类神分为药物神、生育神、“瘸神”“哑神”“天花女神”“战神”等。满族信仰萨满教，通过医者萨满求助于神灵是主要的医治方式。其诊治行为通常是在萨满教仪式上进行，萨满教长期保持女性萨满的优势，但清代满族神话保存有女神到两性合体神再到男性神的演变过程，体现在医类神上，如“瘸神”由起初的女神演变成由男性神主司其医职。

叶晋良等统计，涉医唐诗有 995 首、作者 145 人，并可分为采药植药诗、医疗诗、养生诗三类，具有寄情山水、求仙慕道的超脱情怀和关爱生命、悬壶济世的入世追求两种审美特质。

李童扬等认为，诗歌以象表意，中医意象形象兼具，同秉承于象思维的规律，纵观天地日月，细察风寒暑湿，均含象的意蕴，皆有象思维的特点，故运用象思维解读唐诗中有关“风”的中医学意象。其一，风性轻扬开泄，易袭阳位。宋之问、薛能、李煜等人作品中可见；其二，风性善动不居，游移不定。如岑参、李白、李嘉祐等人诗作中可见；其三，风为“百病之长”。如杜甫、岑参、李嘉祐等所作诗歌中可见。

傅建忠对宋代士大夫传播医药文化的方式与效应作了考察，其中如苏东坡、黄庭坚、张耒与名医庞安常，黄庭坚、张耒、贺铸、吴则礼、吕本中与名医杨介，朱熹与医家崔嘉彦、夏德、郭雍交往密切，士大夫文集多有与医家交游酬答的记录，包括诗词唱和、书信往来以及题跋，而医家医著中也往往留有士大夫的序跋和书信。

王雪艳研究宋代节序诗词节令饮食，总结其中饮品有椒酒、柏酒、屠苏酒、黄柑酒、菖蒲酒、菊花酒、茱萸酒，食品有春盘，元宵，饧、粥和麦饭，粽子和团子，鲈蟹与水果，重阳糕，腊八粥。王氏还认为，诗词中的饮食习俗，都是顺应节序的选择和安排，具防病健身的食疗效用，是预防疾病、养生保健的饮食智慧，体现了“人与天地相应，与四时相符”的中医思想。

张苇航认为，小说《金瓶梅》反映出作者营造的由疾病、患者和医者构成的世界，其中身体和疾病的描述是贯穿全书情节的一条主线，李瓶儿是作者使用了最多医学语言来表现的人物。小说中从医者 20 人左右，由上而下地渗透到社会生活的各个层面，处于最上层的是“医官”，官府承应是明代医官的必要职责，“太医”成为民间对医者的普遍尊称，针灸则不入流，而儒医可遇不可求。医家的地位往往要与患者的身份相一致。张氏还以李瓶儿疾病诊疗史为例，说明《金瓶梅》中的医学叙事，较真实地反映当时社会条件下医疗技术的实际情况。

何素平指出有《红楼梦》涉及中医药内容 300 多处，涉及 40 多位人物、10 多个临床学科、110 多种疾病、160 多条中医药术语，其病理之复杂、疗法之丰富、方药之奇异，令人叹为观止。书中描述的病理现象，既有虚构，又有合理的分析。病态也有一种美，如林黛玉“病如西子胜三分”的娇弱，王熙凤作为强者遭遇病弱犹志士末路，晴雯作为弱者病患中强撑若疾风劲草等。《红楼梦》中人物的命运常与疾病息息相关，无论贵贱常会由疾病联系到自身遭际，生发一种悲天悯人又自怜自伤的情绪。同时，书中疾病经常是设置悬疑的契机和隐形线索。以疾病制造巧合，调节情节节奏和氛围，丰富了文本叙事的戏剧性，如秦可卿生病即亡托梦王熙凤，贾宝玉莫名失玉与疾病发作、元春之死等。疾病也是塑造个性、营造情境的手段，如生病生得最脱俗雅致的林黛玉，强势却生虚劳的王熙凤。《红楼梦》诗性特征常常结合病理现象，水乳交融、相映成趣，在人物形象塑造、小说叙事策略和环境氛围的营造方面起到了隐性而独特的作用。而小说写实的理性特征中，养生之道和医案医理贯穿始终，并与人物性格命运息息相关。以此观之，《红楼梦》从爱情角度来看是一部情书，从养生角度来看是一部医书，从人生修行角度来看是一部道书。《红楼梦》中医病理现象的诗性和理性，为中医文化与文学的深度契合提供了最典型的佐证。

刘鹏结合清代名医医案《薛生白医案》《徐洄溪医案》《王孟英医案》等，分析《红楼梦》贾瑞与林黛玉之死，说明当时社会对虚弱的恐惧和对补虚的滥用。

顾玥对明清笔记小说和医案中的稳婆形象作了分析，将其负面形象分为杀婴、残害产妇、偷盗紫河车三类，这些记录绝大部分有迹可循，但相较于稳婆群体而言仅仅是极端案例。因被士人阶层二次加工后，通过主流舆论的推动，不断放大了负面形象；而稳婆普遍识字率低、地位低下，“缄默”的群体缺乏发声的载体，片面刻板的负面形象逐渐形成并流传至今。事实上，稳婆以独到技艺技能为分娩的产妇保驾护航，而且对后世医学亦有所启发，诸如“拭口法”防痘疮、处理“胎衣不出，腹胸痛”等症状、解决产妇气虚问题等。

（撰稿：黄辉　王又闻　审阅：张如青）

［附］　参考文献

B

卞梦薇.药物类民间传说“刘寄奴伐薪射蛇”的形成[J].南京中医药大学学报(社会科学版)，2019，20(2)：82

C

蔡英文.论中西医融合发展[J].世界中西医结合杂志，2019，14(7)：1021

钞建峰，贾慧.中医心身医学思想的源流及其发展探析[J].辽宁中医杂志，2019，46(7)：1410

陈霓，刘青.中医药文化国际传播软实力研究——以上海中医药文化品牌建设为例[J].中医药文化，2019，14(2)：52

陈澍，陈英礼，陈蓓，等.陈滋传略[J].中华医史杂志，2019，49(3)：168

陈媛，AdiWirawan Tjahjono，刁丽霞，等.“一带一路”进程下中医药文化国际传播的挑战与策略分析[J].成都中医药大学学报(教育科学版)，2019，(3)：11

陈坚雄，冼绍祥，刘小斌，等.岭南医学与海上丝绸之路的历史回顾与思考[J].中医杂志，2019，60(22)：1975

陈赛飞，吴智春.诈病考释[J].中华中医药杂志，2019，34(1)：369

程伟.重新解读作为科学方法的中医学[J].医学与哲学，2019，40(9)：74

崔为，邱冬梅.满族说部中的医类女神研究[J].中医药文化，2019，14(4)：67

D

独思静，程若东，赵兵，等.消化道息肉中医病名“腔内癥瘕”初探[J].中华中医药杂志，2019，34(4)：1475

段志光.时、空、人三个维度的中医发展之观察——兼论融合共生型现代中医人才之培养[J].医学与哲学，2019，40(3)：13

F

范崇峰，卞雅莉.中医“病”概念起源与发生[J].医学与哲学，2019，40(5)：61

傅建忠.宋代士大夫传播医药文化的方式与效应[J].医学与哲学，2019，40(12)：78

G

高晓超，胡安徽.民国时期贵州传染病初探[J].中华医史杂志.2019，49(2)：83

龚鹏，何裕民，窦丹波.论新时期中医学发展中的继承、扬弃与吸收[J].医学与哲学，2019，40(3)：9

顾玥.明清笔记小说与医案中稳婆形象刍议[J].中医药文化，2019，14(1)：46

顾心月，申俊龙.“一带一路”背景下中医药国际化的跨文化思考[J].南京中医药大学学报(社会科学版)，2019，20(2)：78

H

海霞，陈红梅.一带一路视域下中医药典籍与中医药文化传播[J].国际中医中药杂志，2019，41(7)：673

何素平.《红楼梦》中医病理现象的诗性与理性[J].宁夏大学学报(人文社会科学版)，2019，41(3)：127

何裕民.迎接中医药新时代，大力发掘和弘扬中医药真正优势[J].医学与哲学，2019，40(3)：1

胡玮晔，宋欣阳.民国时期中医药海外传播的研究[J].中华中医药杂志，2019，34(2)：711

黄天骄，王育林.浅谈先秦时期的医患关系[J].医学与哲学，2019，40(6)：75

黄玉燕，汤尔群，胡镜清.病机辨识理论源流考[J].中医杂志，2019，60(4)：271

惠科.权力与日常生活：晚清重庆的种痘防疫与环境卫

生活动探赜[J].中医药文化,2019, 14(4):32

J

姜聪颖,张龑真.郑和下西洋与中医药文化传播[J].中医药文化,2019, 14(2):58

姜德友,高阳,王远红.难产源流考[J].辽宁中医药大学学报,2019, 21(10):9

姜德友,苏明.呕吐源流考[J].中国中医急症,2019, 28(4):725

姜德友,和鹏飞.囊痈源流考[J].中国中医急症,2019, 28(8):1494

蒋龙魁."西学中"运动的历史动因探究[J].南京中医药大学学报(社会科学版),2019, 20(4):221

L

李民.本世纪之前中医药在俄罗斯传播的特点[J].中医药文化,2019, 14(1):55

李童扬,靳晓明,白如慧,等.唐诗"风"意象的中医象思维解读[J].中医杂志,2019, 60(3):268

梁倩蓉,邱鸿钟,梁瑞琼.中医时间观的现象学研究[J].医学与哲学,2019, 40(5):19

梁翘楚,陈凯佳.广州抗击非典史的认识与思考[J].中医文献杂志,2019, 37(5):30

梁秋语,王群,罗浩,等.先秦两汉时期中医对"血"的认识[J].世界中医药,2019, 14(7):1692

梁秋语,张宗明,张其成.西医东渐的历史经验及其对中医药"走出去"的启示[J].中华中医药杂志,2019, 34(5):2226

廖映烨,王丽娟,李宁.中医药文化品牌内涵及外延刍议[J].中医杂志,2019, 60(24):2079

刘鹏.惧虚与滥补:从贾瑞与林黛玉之死说起[J].中医药文化,2019, 14(1):28

刘莹.近代广州中药制药业发展史说略[J].中医药文化,2019, 14(2):21

刘岩岩,姜兆荣,王丽敏,等.骨痹源流研究[J].辽宁中医药大学学报,2019, 21(7):157

柳奕诚,宋欣阳.民国时期上海疫病的中西医视角[J].中华中医药杂志,2019, 34(2):714

M

马捷.从一则"中医药文告"探究晚清台湾"医儒互动"医疗现象[J].中医药文化,2019, 14(4):41

马金生.病人视角与中国近代医疗史研究[J].史学理论研究,2019,(4):51

米术斌,王芳,王经纬,等.村医协会行业自治调查[J].医学与哲学,2019, 40(11):55

N

南淑玲.曲剂名词源流考[J].中华中医药杂志,2019, 34(9):3949

Q

屈志勤,罗英,文洁贤.岭南名中医抗击"甲午鼠疫"述评[J].广州中医药大学学报,2019, 36(9):1462

曲倩倩,侯茜,康敏."一带一路"中医养生文化旅游产业"走出去"路径研究[J].中医药导报,2019, 25(6):6

S

邵婧怡,黄雪莲.引火归原源流考[J].天津中医药大学学报,2019, 38(1):89

申力,刘寨华,杜松,等.胞宫虚寒证名词源流考[J].江苏中医药,2019, 51(7):81

沈子涵,王仁和,张栏译,等.先秦两汉时期对不寐病因病机的认识[J].中国中医基础医学杂志,2019, 25(9):1197

宋梧桐,李德杏.先秦至东汉时期中医情志医学理论溯源[J].中医学报,2019, 34(1):24

宋永林.在西医与中医之间:晚清出洋外交官的中西医观[J].医学与哲学,2019, 40(1):72

孙源源,倪昊翔,王慧华,等."一带一路"背景下中医药健康旅游竞争力评价[J].南京中医药大学学报(社会科学版),2019, 20(4):255

孙振民.汉唐之际丝绸之路上西域医学的发展[J].中医药文化,2019, 14(3):68

T

唐廷猷.唐代药业发展述要[J].中国现代中药,2019, 21(3):390

唐廷猷.唐代药业用房建设与道德组织建设[J].中国现代中药,2019, 21(7):979

佟琳,高宏杰,张华敏."心肾不交证"命名源流考释[J].江西中医药,2019, 50(9):15

W

王东华,邓杨春.七损八益本义考[J].中华中医药杂志,2019,34(9):4396

王家龙.元代疾疫诗谫论[J].中国医学人文,2019,5(4):22

王仕奇,韦姗姗,陈文慧.祛湿法源流探赜[J].江苏中医药,2019,51(10):70

王文凯,张贺,刘景亮,等.郁证病名的古代文献考辨[J].江苏中医药,2019,51(10):76

王晓琳,禹思宏.陕西古代疫情研究——以陕西地方志为中心[J].中医文献杂志,2019,37(2):13

王旭东.中医发展亟待解决的重大理论问题:核心价值观的确立和践行[J].南京中医药大学学报(社会科学版),2019,20(3):158

王续琨,白长川.试析中医药文化学的中国进路[J].中医药文化,2019,14(1):5

王雪艳.从节序诗词看宋代饮食习俗中的中医药文化[J].中国民族民间医药,2019,28(3):8

王一方.中医:超越"五四"再出发[J].医学与哲学,2019,40(3):5

王永炎,张华敏,纪鑫毓,等.传统文化与现代文明结合提高文化自觉[J].中医杂志,2019,60(17):1441

王昭琦,张天罡,王蕾,等.基于医话类文献的清代医患关系模式探究[J].医学与哲学,2019,40(12):74

尉万春,张其成.基于知识考古学的中医养心理论历史考察[J].中华中医药杂志,2019,34(5):2059

魏军平,柏力萄,魏璠.浅论"消渴"与糖尿病名候疏义[J].世界科学技术(中医药现代化),2019,21(1):54

温长路.中医文献研究的使命和未来[J].中医文献杂志,2019,37(4):35

文庠.初级卫生服务"中国样板"的重塑:赤脚医生与中医药研究述评与展望[J].南京中医药大学学报(社会科学版),2019,20(3):181

X

邢玉瑞.现代科学技术与中医学的融通——中医学术创新的新路径[J].医学与哲学,2019,40(5):74

许霞,吴亚兰.剂型名词源流考释[J].中华中医药杂志,2019,34(4):1487

许德雅.行总湖南分署与战后湖南卫生医疗的善后救济[J].南京中医药大学学报(社会科学版),2019,20(1):25

Y

严玲,张洪雷,周作建.中医药"走出去"战略与国家"一带一路"建设研究知识图谱分析[J].中医杂志,2019,60(14):1237

杨梦,胡志希,李琳,等.中医脉诊的源流与发展[J].河南中医,2019,39(6):829

杨东方,周明鉴.《许宝蘅日记》里的医学[J].中医文献杂志,2019,37(1):24

杨金萍.古代纹饰画像中蝉的生命文化内涵[J].医学与哲学,2019,40(4):72

杨丽娜,李明,董全伟,等.脉痹考辨[J].中华中医药杂志,2019,34(1):75

叶晋良,杨蕙宇.唐诗中的医文交融现象研究[J].医学与哲学,2019,40(11):75

银赟."风痱"考辨[J].中医临床研究,2019,11(10):49

应焕强.袁世凯军队卫生和公共卫生管理举措[J].中华医史杂志,2019,49(4):199

于漫,蒋世伟,吕凌,等.脾喜燥恶湿之考辨[J].中华中医药杂志,2019,34(3):981

Z

张超,宋文平.魄门考证及"魄门亦为五脏使"考辨[J].环球中医药,2019,12(8):1251

张焱,李应存,张丽,等.中医典籍文献历史文化探源及其在海外的传播与译介[J].中医药文化,2019,14(2):10

张鼎顺,姜德友.水疝源流考[J].江苏中医药,2019,51(6):74

张金艳.金宝善卫生行政观研究(1927年~1937年)[J].医学与哲学,2019,40(17):74

张瑞彬.民国时期公共卫生事业研究述评[J].新西部(下旬刊),2019,(3):93

张田生.观念史视野下清代医家的行为与身份认同[J].中医药文化,2019,14(3):16

张苇航.明代小说的医学叙事与多元解读——以《金瓶梅》中李瓶儿病案为例[J].中医药文化,2019,14(1):35

张晓红,肖雄,李国桥.我的疟疾防治之路——李国桥

访谈[J].中华医史杂志,2019, 49(1):38

张新悦,周永学.《山海经》疫病防治探析[J].上海中医药杂志,2019, 53(5):50

赵军."解表剂"名词源流考释[J].安徽中医药大学学报,2019, 38(4):4

赵雨薇,田思胜.清代山东中医医家地理分布[J].中华中医药杂志,2019, 34(5):2284

郑文洁,李佳琪,李永宸."献方运动"视阈下的广州中医学院教职工献方研究[J].中医文献杂志,2019, 37(2):58

周勇杰,翁晓芳,顾漫.张骥生平考[J].中华医史杂志,2019, 49(2):106

朱建平.新中国成立以来中医外传历史、途径与海外发展[J].中医药文化,2019, 14(3):7

朱素颖.1949—1959年间广州"除四害"运动:以《南方日报》和《广州日报》报道为中心[J].中华医史杂志,2019, 49(2):89

六、民族医药

【藏医药研究】

1. 文献研究

尼格才让通过《四部医典》及历代藏医学家经典著作，总结与分析各版本典籍所描述的藏医针刺疗法，对藏医针刺疗法的起源及不同时期发展成就进行概述，为临床应用提供理论指导。公保东主等对亨·斯基巴尔瓦所著两部医典《医学明灯三十部教诲》《无垢威严》进行考证，发现这两部医典存在4种手抄本，是12世纪初其为弟子布端·甲嘎惹杂和培端·西绕赤崩编著，包含藏医理论、药物、临床、外治法等多方面内容，不仅系统总结吐蕃医学精髓，亦吸纳《八支医学》等印度吠陀医学精华，不仅在藏医史上可起到承前启后的作用，亦可体现藏医学和印度医学融合的过程。肖炯昌等从植物类藏药材的命名、分类等相关文献古籍入手，对藏药材及其基原植物的命名特点、藏药材同物异名或同名异物以及藏药材的文字使用等进行分析，阐述藏药材与现代植物学命名方式的差别，提出规范藏药材基原物种藏语名称的研究思路，为藏药发展和民族药的标准提供了参考。张宇等对西藏墨脱产的“藏药三果”(阿如热、巴如热、居如热)品种进行鉴定与考证，认为墨脱产藏药三果替代品在原植物物种上虽不同于标准品，但形态上同藏医本草记载相似，标志性有效成分(没食子酸)亦与标准品相同，表明墨脱产藏药三果替代品的应用具有一定合理性。

2. 理论探讨

张煜等从中医药与藏医药对失眠认识及药膳治疗角度进行比较研究。结果发现，中医认为失眠的病机是阴阳失调，阳不能顺利出入于阴而累及心肝脾肾等脏腑，治疗可选用酸枣仁粥、生地黄粥、大枣茯神粥、百合粥，甘麦大枣汤等药膳；藏医认为人体隆失调是失眠的病因，特别是“心隆”失调最易造成失眠，可选用三味豆蔻汤等方剂。羊措吉等认为基于藏医理论指导并与现代生命科学相结合，从胚胎的形成、成形和发育等3大时期，总结藏医胚胎学是探索一种具有藏医学特色且可用于指导现代临床治疗的新方法与新思路。拉毛才旦等阐述藏医食疗与养生的关系，认为藏医食疗在疾病防治中占有举足轻重地位，贯穿疾病治疗的全过程，与药物治疗等相辅相成。

3. 临床研究

德吉等对藏药当玛曲珍治疗肝硬化腹水进行临床疗效观察，认为当玛曲珍治疗肝硬化腹水的疗效明显优于对照组，且在改善临床症状、体征等方面明显优于对照组，可降低血清ALT及AST水平且未发现明显毒副作用。吉毛才让对藏药二十五味鬼臼丸治疗盆腔静脉瘀血症的临床疗效进行观察，认为二十五味鬼臼丸能明显改善盆腔静脉瘀血症患者的临床症状和体征。冯文莲研究发现，藏药暖宫孕子丸配合手术治疗输卵管阻塞性不孕症的效果较好，可显著提高输卵管通畅率和妊娠率。郑楠楠研究表明，黄柏液与藏医药联合用于老年糖尿病并发压疮的治疗可提高临床疗效，加快创面愈合，缓解创面疼痛症状。

4. 药学研究

藏药资源方面。索南邓登等系统分析藏药野生可再生资源利用与生态环境、社会、经济系统的关系，梳理和设计藏药资源可持续利用系统关系图、藏药资源经济子系统输入与输出关系图、藏医药产业链发展模式、藏药资源可持续利用的因果流图、藏药资源的存量与功能树状图、藏药资源利用的总收入树状图、藏药资源的补偿基金使用树状图和藏药野生药材资源市场开发流图等。汪书丽等对藏药喜马拉雅紫茉莉野生资源进行调查研究，建议大力发展人工栽培、开展迁地保护和就地保护等以保障喜马拉雅紫茉莉资源的可持续利用。

用药规律方面。李海娇等基于中医传承辅助平台软件分析藏医药治疗消化不良方剂的组方及用药规律，发现藏医治疗消化不良的核心药物为荜茇、石榴子、肉桂、白豆蔻、诃子等，常用的核心组合为荜茇-石榴子和荜茇-肉桂。贡保东知基于 HIS 临床医案对藏医治疗萨滞布病（中风后遗症）用药规律进行研究，通过数据挖掘的方法、网络药理学和 MCAO 模型动物方法，探索藏药治疗萨滞布病的作用机制、用药特点和规律。曾商禹等基于数据挖掘对“藏彝走廊”的藏医与彝医用药规律进行对比研究，收集《四川藏药制剂处方》《彝族医药》等文献方剂建立数据库。结果，甘孜州南派藏医处方 779 个（藏医处方常用药物组合 28 个），彝医处方 879 个（彝医处方常用药物组合 20 个），两者常用药物、核心药对区别明显。处方药味数方面，藏医主要是以 10 味以上的大方为主，彝医以 3 味药以下的小方为主。

药性研究方面。郭肖等对藏药日官孜玛的性味、性质进行考证，认为日官孜玛味苦，化味苦，性凉，性质“清热消炎、愈伤治疫、干血，治木布”。文成当智等提出藏药药性量化的新方法，构建了“味性化味”矢量结构模型。万玛措等基于藏药药性理论对牛黄及其传统代替品进行了研究。

5. 实验研究

生产工艺方面。孟达等对藏药康珠甘露口服固体前体脂质体的制备工艺进行优化研究，认为山梨醇载体沉积法制备 ZYZH 前体脂质体优于冷冻干燥法，制备的 ZYZH 前体脂质体工艺简单、包封率高、稳定性好，有利于降糖藏药康珠甘露的后期制剂研究。多杰才让等研究认为，规范藏药辅料工艺是制药过程中保障药效的重要环节，必须规范藏药佐太的炮制工艺。

质量控制方面。郝豆豆等基于 ITS2 序列对藏药材进行分子鉴定研究，用高盐低 pH 法提取藏药材植物的基因组 DNA，通过 PCR 扩增藏药材植物的 ITS2 序列，共得到 ITS2 序列 145 条，分属于 24 科，39 属，44 种。ITS2 序列是藏药材植物鉴定和系统发育研究的有效单条形码，为藏药材植物资源的利用和保护提供了科学依据。郑丹丹等运用 BCR 连续提取法和 ICP-MS 分析法对藏药白脉软膏及其矿物药中铅、镉、砷、汞、铜元素的提取形态进行了研究。

化学成分方面。热增才旦等首次从藏药甘扎嘎日分离到齐墩果酸等 14 种化合物。张育浩等从藏药熏倒牛分离到伞形花内酯等 12 种化合物。

药理研究方面。周燕飞等研究表明，藏药亚吉玛提取物对小鼠肝损伤有保护作用。次仁巴珍等认为藏药二十五味松石丸对 CCl_4 所致大鼠慢性肝纤维化具有一定防治作用。南彩云等研究发现，藏药绿萝花中 12 种单体化合物能够激活 3T3-L1 胰岛素抵抗细胞内的 PPARs 蛋白表达水平，为潜在的 PPARs 激动剂。包婷雯等对藏药麻花秦艽不同部位提取物的镇痛和急性毒性作用进行了比较研究。

（撰稿：徐士奎　韩艳丽　审阅：杜江）

【蒙医药研究】

1. 基于有效成分的研究

吴吉英等为了保证蒙药吉日顺-8（黄柏、香墨、栀子、甘草、红花、荜茇、牛胆粉、黑云香组成的水丸制剂）的质量，研究发现君药之一的黄柏有效成分盐酸小檗碱含量平均为 11.84 mg/g。

李蒙华等为了保证蒙药拉哈如各贡斯勒散（锻寒水石、紫草、栀子、土木香、人工牛黄、瞿麦、天竺黄、甘草组成的散剂）的质量，采用 TLC 法对方中栀子苷进行定性鉴别，运用 HPLC 法对紫草中左旋紫草素进行含量测定。结果，薄层色谱中栀子苷斑点清晰，重复性好，易于鉴别。左旋紫草素的含量14.80～19.88 mg/g，范围内与峰面积线性关系良好（r=0.999 9），平均回收率为98.3%（RSD=2.73%）。该法操作简便可行、重复性好、准确度高，可用于拉哈如各贡斯勒散的质量控制。冉鑫等为了提高蒙药壮格伦-5散（紫花地丁、栀子、苦参、诃子、川楝子组成的散剂）的质量，建立处方中紫花地丁、栀子、苦参和诃子4种药材的TLC法；建立测定制剂中紫花地丁有效成分秦皮乙素含量的HPLC法。结果，4味药材的TLC图斑点显色清晰，相应位置上显相同颜色斑点，阴性无干扰。秦皮乙素的质量浓度在3.46～111.00 μg/ml范围内与色谱峰面积呈良好的线性关系（r=0.999 9），平均回收率为96.67%。

高建萍等首次建立16批次蓝刺头（蒙语名为阿扎格-剌日奥）的HPLC特征图谱，确定了16个共有峰，并指认了8个特征峰；并首次建立测定药材中4种咖啡酸类衍生物及其奎宁酸酯类衍生物含量的测定方法。孙兴姣等首次建立了蒙药肋柱花（蒙药名哈毕日根-地格达）的HPLC特征指纹图谱，确定了15个共有峰，指认了獐牙菜苦苷、异荭草苷、当药黄素、芹菜素、木犀草素5个共有峰。

达古拉等经过利用原子吸收法测定和分析蒙药顺气安神丸（蒙语名为阿敏额尔顿）及沉香安神散（蒙语名为阿嘎日-35）的10种微量元素含量，结果两种蒙药中未检测出Cu、Cr、Cd等重金属元素，而Ca、Mg、Fe、Mn、Zn、K、Na等元素的含量相对较高。

宝贵荣等建立中空纤维膜液相微萃取（HF-LPME）技术与超高效液相色谱（UPLC）技术联用检测蒙药毛勒日-达布斯-4汤中2种生物碱（胡椒碱和荜茇宁）的分析方法。结果表明，HF-LPME-UPLC法对胡椒碱和荜菝宁的检出限（LOD）分别为2.2和2.5 μg/L，相对标准偏差不大于7.8%（n=5）。胡椒碱和荜菝宁分别在100～8 500和8.3～5 000 μg/L范围内具有良好的线性关系，胡椒碱和荜茇宁的富集倍数分别为59和65。

牧丹、李珍等为了建立蒙药圆柏（蒙语名为乌赫日-阿日查）的质量标准，采用HPLC和TLC色谱法、化学检查法等，对9批次圆柏药材进行水分（不得超过8.0%）、总灰分（不得过7.0%）、醇溶性浸出物（不得低于24.0%）、显微鉴别（特征明显）、薄层鉴别（斑点清晰、分离度好）及槲皮苷和穗花杉双黄酮含量（不得少于0.11%和0.15%）等项目进行较为系统和全面地研究。

2. 基于药效的研究

李俊俊等研究表明，山沉香（蒙语名为阿拉善-阿嘎如）乙醇提取物（T）及其大孔树脂色谱法分离T得到的主要部位M具有抗心肌缺血作用，机制与调控环氧合酶（COX）介导的炎症途径及p53介导的凋亡途径相关。并采用硅胶柱色谱法进一步分离M得到I和M3流分。结果，I与M部位均能显著降低各组小鼠的左心室舒张末内径和左心室收缩末内径，显著升高左心室射血分数和短轴缩短率，降低血清中上升的肌酸激酶同工酶和乳酸脱氢酶（LDH）含量，减弱心肌炎症浸润，减轻纤维化和胶原沉积程度。提示M和I具有相同程度的抗心肌缺血作用，而M3无此效果。

刘贝女等首次从悬钩子木（蒙语名为查干-甘达嘎日）中分离得到2种多糖（RSP1-1和RSP1-2）化合物；红外光谱及核磁波共振波谱对其进一步表征了其纯度和结构特征；2种多糖化合物均能不同程度促进脾淋巴细胞的增殖，促进淋巴细胞分泌IL-2、IFN-γ和TNF-α，呈现一定的免疫调节活性。

3. 化学计量学的应用

张天明等从蒙药复方协日嘎-4（由姜黄、黄柏、栀子、蒺藜组成的汤剂）有效部位中分离到6个化合物（小檗碱、姜黄素、去甲氧基姜黄素、双去甲氧基姜黄素、栀子苷、黄柏内酯）。

韩盟帝等通过急性毒性试验研究，发现蒙药蓝盆花（蒙语名为陶森-套日麻）醇提物的含药血清具有保肝作用；并采用HPLC-Q-Exactive MS高分辨质谱分析法及系统聚类分析（HCA）建立了15批FS

血清指纹图谱，表征了口服给药后吸收入血情况。同时借助灰色关联度法分析其保肝活性的经时谱-效关系表明，不同时间点蓝盆花含药血清中代表体内外共存的香叶木素等 13 种药源性成分具有较高的保肝活性。13 种药源性成分的药代动力学比较研究表明，急性肝损伤状态下可显著影响蓝盆花各成分的体内吸收代谢过程，且不同成分药动学参数变化趋势有一定的差异性。

王冰雨等从蒙药森登-4（文冠木、川楝子、栀子、诃子组成的汤剂）中分离得到黄酮类、萜类等化合物；并进一步研究蒙药森登-4 的药理作用，发现风湿性关节炎模型大鼠尿液中总萜和总黄酮排泄量均高于正常组大鼠。

（撰稿：莲花　那生桑　审阅：杜江）

【维吾尔医药研究】

对呼吸不畅等寒哮症的治疗。维药祖帕颗粒是维吾尔医生常用治疗“寒喘”的特效药物，方瑜选取了 2017—2018 年毛细支气管炎患儿 96 例，随机平均分成实验组和对照组，对照组给予布地奈德雾化液及孟鲁司特钠治疗，实验组在对照组基础上联合寒喘祖帕颗粒治疗。结果，实验组咳嗽、喘憋症状的消失时间，肺部啰音的吸收时间及住院时间明显低于对照组；理化指标改善明显优于对照组，有效率明显高于对照组，$P<0.05$。麦麦提·巴吾东等选取 2016—2018 年接收支气管哮喘患者 90 例，将其随机分为观察组与对照组，观察组采用口服寒喘祖帕颗粒治疗，对照组采用沙丁胺醇雾化治疗。结果，观察组总有效率 95.6%(43/45)，对照组 84.4%(38/45)，$P<0.05$。唐晓燕等将小儿哮喘患儿 86 例随机分为观察组和对照组各 43 例，均进行纠正酸碱与电解质平衡等常规治疗，对照组给予布地奈德，2 次/d，200 μg/次，观察组在对照组基础上给予寒喘祖帕颗粒治疗，1 袋/次，2 次/d。经治 1 个月，观察组总有效率 93.0%(40/43)，对照组的 72.1%(31/43)，$P<0.05$；治疗期间，观察组喘息、胸闷、咳嗽及肺部哮鸣音等症状的缓解时间均明显低于对照组($P<0.05$)；治疗后，观察组 PEF、FEV1/FVC%、FEV1 及 FVC 水平均明显高于对照组($P<0.05$)；治疗后，观察组 PaO_2、$PaCO_2$ 及 pH 值水平均明显优于对照组($P<0.05$)。阿里木江·吾甫尔等随机选取 120 例慢性支气管炎患者分为对照组和实验组各 60 例。对照组给予常规西医治疗；实验组在对照组基础上给予祖帕糖浆 30 ml/次，3 次/d。结果，实验组有效率 90.0%(54/60)，对照组 78.3%(47/60)，$P<0.05$。

阿依努尔·阿部都热依木等采用维吾尔药复方卡力孜然酊治疗稳定期白癜风 100 例。结果，住院天数 33.93±4.68 d；痊愈 28 例，显效 52 例，好转 18 例，无效 2 例；治疗后白斑面积较治疗前明显缩小($P<0.05$)，治疗后色素面积较治疗前明显缩小($P<0.05$)，治疗后复色率较治疗前明显缩小($P<0.05$)。

对心绞痛的治疗特色。艾斯卡尔·艾克热木等将稳定性心绞痛患者 200 例随机分为实验组和对照组各 100 例。对照组单独用艾维心口服液，实验组采用艾维心口服液合并依提热菲力散治疗。经治 2 个月，实验组总有效率 97.0%(97/100)，对照组 86.0%(86/100)。吾斯曼江·台外库力等选取 2017—2019 年收治的 62 例稳定型心绞痛患者 62 例，随机分为对照组 31 例（维吾尔口服药物）和研究组 31 例（维吾尔医口服药物＋维药孜玛地）。结果，研究组有效率 93.5%(29/31)，对照组的 61.2%(19/31)，$P<0.05$。再依努热木·阿扎提采用维药养心达瓦依米西克蜜膏治疗 60 例稳定性心绞痛患者。经治 3—6 个月后，43 例没有发生过心绞痛，3 例出现间接性心绞痛；睡眠质量及饮食习惯都得到有效的改善。

对风湿病的治疗。海尼·阿迪力等把全国名中医传承工作室导师买买提艾力·阿木提名医经验方作为观察对象，采用孜马地苏润江散外敷（风湿阿木提散）和苏润江片口服治疗 50 例活动期风湿性关节炎患者，结果治愈 18 例、显效 21 例、有效 11 例。阿布力克木·阿布拉等选择 2015 年 6 月—2018 年 12 月住院治疗的风湿性关节炎患者 620 例，给予异常体液成熟剂和清除剂，采用调理疗法、内服药物疗法加外用孜马地外敷疗法。结果，总有效率96.0%(595/620)。排日扎提·伊马木等选取2018年1月—2019年7月收治的类风湿性关节炎患者120例，分为对照组(通滞苏润江片，3～4片/次，2次/d)与观察组(维吾尔医沙疗法：治疗集中于春夏季，选择光照充足以及周围环境较为安全的沙滩，沙堆温度达60℃左右，患者就近选择沙堆，挖一个深15 cm、长150 cm、宽75 cm左右的深坑，将患肢置于沙坑中，覆盖10 cm左右的热沙，2 h/次，1次/d，15 d为1个疗程；维吾尔医玉穆图什涂药软化法，将黄油以及软化剂，均匀涂于患肢僵硬的肌肉处，药物浸泡1.5 h/次，1次/d，20 d为1个疗程；维吾尔医阿比赞药浴法，患者将全身浸泡于药液内，并将一些动物油、植物油均匀涂于患部直至药油充分吸收，2 h/次，1次/d，1个月为1疗程)。结果，实验组总有效率98.3%(59/60)，对照组88.3%(53/60)，两组比较$P<0.05$。米吉提·买买提用维吾尔医特色疗法治疗75例类风湿性关节炎患者，研究组(予维吾尔医特色疗法治疗)40例，对照组(予常规西医药治疗)35例。结果，研究组有效率80.0%(32/40)，对照组51.4%(18/35)，两组比较$P<0.05$。

(撰稿：范振宇　审阅：杜江)

【苗医药研究】

本文主要介绍苗医弩药针疗法在临床的应用。

苗医弩药针的制作及使用方法：苗医弩药针是苗医“攻毒”疗法的代表性疗法之一，是仿照安装弩箭的剧毒药箭经减毒后用于顽疾治疗的最常用的外治法之一。传统弩药针是利用刺猬的箭毛，或木棍、筷子，将一端削平，取棉线针有孔之端插入削平处，列成“品”字或梅花形，使针尖只露出外面约一分许，蘸取药液，轻叩患处皮肤，以达到开孔窍、泄邪毒、助药吸收的目的。

苗医弩药液主要成分：苗医弩药液为当地所产的黑骨藤、透骨香、白龙须、生草乌、大血藤等祛风除湿、舒经活络、散瘀止痛之品，采集后浸泡于苗家自酿米酒中，以加强舒经活络之功效，并促进药物的吸收。

苗医弩药针的作用机理：苗医以“毒学说”为理论指导，认为人体之病皆因“毒”所致，认为“无毒不生病，无患不成疾”，并认为痛、麻、酸、胀、肿等多是因各种毒素不得外泄，壅积局部而导致。在治疗上强调以“透”为要，以苗医弩药针刺破皮肤，使毒气、毒血得以外泄，同时增加皮部的通透性，更利于药物的吸收，从而达到解毒追风、散寒除湿、舒筋活血、通络开窍的目的。

苗医毒药针的临床应用：黔东南苗族地区终日毒雾瘴气缭绕，湿邪聚集，其痹以寒为重，以湿为辅，临床以痛为主，并伴筋脉拘挛等症。苗医认为，风湿类疾病多由风、寒、湿等外感毒邪，由皮毛孔窍侵袭机体，加之操劳过度，积劳成疾，损伤筋骨，致气脉不通，血络瘀阻，出现周身疼痛的证候。此病在皮肉经脉之间，药物一时难达，收效甚微，以苗医弩药针疗之，效果显著。

付静等采用苗医弩药针疗法治疗膝骨关节炎患者50例，在膝关节面(以血海、梁丘、阳陵泉、阴陵泉为4点的长方形内)上呈“米”字形滚动治疗，20 min/次，1次/2 d，3次/周，10次为1个疗程。经治2个疗程，治疗后WOMAC疼痛评分、僵硬评分、关节功能评分，血清IL-1β、TNF-α含量均低于治疗前，总有效率96.0%(48/50)。提示苗医弩药针疗法能改善膝骨关节炎患者关节功能的机理，可能与降低患者血清中IL-1β、TNF-α含量有关。

何锦等用苗医弩药液联合温针灸治疗腰椎间盘突出症患者60例，随机分为观察组与对照组各30例，对照组以隔姜灸联合针刺治疗，观察组以苗医弩药液联合温针灸治疗。结果，观察组治疗有效率明显高于对照组，治疗后各组患者JOA评分、ODI评分、VAS评分均改善，观察组评分改善优于对照组；各组白细胞介素-1、白细胞介素-6、C反应蛋白、β-内啡肽水平均改善，观察组优于对照组；观察组治疗前后RD、RPD、PSRD、PIRD有显著性差异。表明苗医弩药液联合温针灸治疗腰椎间盘突出症临床疗效显著，未见不良反应，值得临床推广应用。

齐爽爽等以苗医弩药液隔纸火疗法配合盒灸治疗寒湿阻络型膝骨性关节炎1例，先以苗医弩药液隔纸火疗法治疗，再接着用灸盒进行施灸，3次/周。经治10次，患者双膝关节无疼痛、重着感，无晨僵及关节弹响声，活动自如。随访近2个月，未复发。

（撰稿：李永亮　审阅：杜江）

【彝医药研究】

1. 理论探讨

发展策略和传承。潘立文等对楚雄彝族自治州的彝医药事业发展现况进行深入调研，提出进一步完善彝医药体系、加大扶持力度、加大彝医药人才培养、提升彝医药产业化水平、加大彝医药宣传等方面的建议。韩艳丽等分析当前云南省彝族医药活态传承存在的问题，提出对应的对策：建立完善彝族医药科研创新，健全彝族医药传承人才培养机制，建立彝族医药现代教育体系，促进云南彝族医药活态传承机制创新研究。

医药理论研究。徐士奎等以中国传统医学多元一体格局为研究视域，通过对《黄帝内经》《哎哺啥呃》记载的医学思想比较分析，发现两者的共同特征为以阴阳五行论医理、以时空论养生治病、以天体之理论人体之理，彝医学与汉医学属“同源异流”关系；彝医以八卦数理表示精气易象进制术数，将“人体同天体”的认识论基础总结为气浊的升降出入、哎哺的形影变化、阴阳的消长更替、五行的生克制化四大原理；全面继承伏羲八卦“时、空、物”三位一体的时空观。许嘉鹏等认为，彝医“酒脚风”属现代医学“痛风”范畴，“酒脚风”的发病是由于经常饮酒和过食腥辛肥甘之物，导致体内产生湿热之毒，清浊二气失调，加之风毒侵袭人体，内外之毒邪互结，停滞在经脉关节，阻碍血行，风热湿瘀之毒痹阻所致。彝医把“酒脚风”分为急性发作期、缓解期和变化期3期，针对风热湿瘀毒邪发病的机理，除用祛风清热、化浊行瘀的彝药内服治疗外，还采用独具特色的彝医外治法（彝医水膏药疗法、彝药熏泡疗法、刺血疗法等），疗效显著。

熊勇等基于对云南彝族不同聚居地实地调查获得的植物标本、图片、功效和传统利用方式等相关信息的整理，建立云南彝族药用植物信息数据库，将药用植物的拉丁名、形态特征、产地、用药部位、用途、有效化学成分、功效等信息建立电子档案，有利于彝族药用植物资源的开发利用。阿木夫介等采用列举的方式分析了寄生类彝药与非寄生类彝药的命名方式。根据药味、所治病症、药材性状特征、入药部位、有无毒性和复合法（阐释药物的清浊特性及其与五脏的归属关系）研究彝药命名的特点，为挖掘整理彝药药性理论的重要研究内容。

2. 临床研究

杨文荣等用彝药透骨草汤治疗风寒湿阻型腰椎间盘突出症患者80例，随机分为对照组和治疗组各40例。对照组内服醋氯芬酸缓释片，治疗组服用彝药透骨草汤。经治14 d，治疗组总有效率92.5%（37/40）、对照组75.0%（30/40），（$P<0.05$）；VAS评分两组均有改善（$P<0.05$），治疗组优于对照组（$P<0.05$）。阮文海等比较彝医火草灸和中医艾灸两种方法对老年阳虚失眠人群的疗效，将116例老年阳虚失眠患者随机分为试验组和对照组各58例。试验组采用彝医火草灸，对照组采用中医艾灸。结果，两组均可有效改善老年阳虚失眠症，实验组的PSQI指数评分高于对照组；两组在改善焦虑、抑郁等症状评分方面没有显著性差异。

3. 药学研究

杜丽洁等以乙醇浓度、提取时间、料液比、提取次数为因素，以总黄酮提取率为指标，采用正交试验优选彝族黄药艾纳香中总黄酮的提取工艺。结果最佳条件为用16倍量的50%乙醇，提取3次，1.5 h/次。李燕芳等采用高效液相色谱法HPLC比较彝药蜜酒同制大黄炮制前后17种成分含量变化。结果，17种成分能够良好分离；17种成分3个质量浓度下加样回收率平均值在93.71%～102.77%；大黄经彝药蜜酒炮制后番泻苷类及蒽醌类成分的含量显著降低，而没食子酸的含量则显著升高。HPLC法对制订彝药蜜酒同制大黄的质量标准提供参考。袁鑫等对彝药恒古骨伤愈合剂（黄芪、人参、红花、三七、杜仲、鳖甲、陈皮、钻地风、洋金花等组成）药理作用和临床应用进行了研究，恒古骨伤愈合剂具有活血益气、补肝肾、消肿止痛、促进骨折愈合等功效，动物实验及临床试验均证实其对骨质疏松、骨折、股骨头坏死、腰椎间盘突出症等具有显著疗效，主要不良反应有对消化系统的影响、服药过量导致意识不清、联合用药致肝功能损伤等，但停药或对症治疗后均能得到控制。李小芳等对彝药阿棘（为蔷薇科火棘属 *Pyracantha* 植物）的化学成分进行分析，提出药食两用的阿棘富含酚苷、鞣质、多糖、红色素等成分，具有重要的药用价值；阿棘果及其中的联苯苷与二苯基呋喃苷类成分为酪氨酸酶抑制活性成分，还具有美白作用。韦薇等通过对23种彝药（发表药野坝子；清火药夏枯草、葛根、三棵针、滇龙胆、金银花等；杀寒药小儿腹痛草；补养药鸡根、白仙茅等；顺气药羊耳菊、香橼；活血药小红参；跌打药青羊参、草乌等；收涩药仙鹤草、红花等；癞疮药重楼）中7种微量元素进行分析。结果，不同种类药材的Fe、Mn、Zn、Cu(Cr)等微量元素不同，清火药以Fe、Mn含量较高，跌打类以Fe、Zn、Mn含量较高，收涩药以Cr、Fe含量较高，补养药以Fe含量较高。各类彝药材中微量元素的种类和含量各有不同，但与功效具有相关性，研究结果可为彝药的综合研究提供理论依据。刘天睿等通过当年3月采用“三下窝”的方式栽培乌天麻，分别于当年10、11月和翌年3月采收，采用UPLC测定天麻素和对羟基苯甲醇的含量，苯酚-浓硫酸法测定天麻多糖的含量。结果，11月采收的乌天麻中天麻素和对羟基苯甲醇总含量最高，分别达到了5.813 mg/g和5.951 mg/g，与10月和翌年3月采收的乌天麻存在极显著差异($P<0.01$)；11月采收的乌天麻多糖含量为21.321 mg/g，显著高于10月和翌年3月($P<0.05$)。王玥等采用单因素考察结合Box-Behnken响应面法(BBD-RSM)对蜜酒同制大黄的炮制工艺进行优化。结果最佳炮制工艺条件为：粉碎粒度100目筛细粉，蒸制3.5 h，闷润温度33 ℃，含水量43%。优化的炮制工艺简单可行，为规范蜜酒同制大黄的生产工艺提供了依据。

（撰稿：罗艳秋　周鑫　审阅：杜江）

［附］　参考文献

A

阿布力克木·阿布拉，努尔比亚·艾尼，海尼·阿迪力，等.初步评价孜马地外敷疗法对风湿性关节炎临床疗效[J].中国民族医药杂志，2019，25(4)：9

阿里木江·吾甫尔，巴哈尔古丽·玉努斯.维吾尔医药治疗慢性支气管炎的应用及效果分析[J].临床医药文献电子杂志，2019，6(26)：97

阿木夫介，李莹，阿呷吕布，等.基于彝药理论的彝药命名规律探析[J].广州中医药大学学报，2019，36(9)：1466

阿依努尔·阿部都热依木，麦麦提尼亚孜·阿布都克热木，古力巴尔·卡生木，等.维吾尔药复方卡力孜然酊治疗稳定期白癜风的临床疗效观察[J].中国民族医药杂志，2019，25(1)：19

艾斯卡尔·艾克热木，买尔哈巴·艾山，阿布都外力·阿不都米吉提，等.维吾尔医药治疗稳定性心绞痛100例临床观察[J].中国民族医药杂志，2019，25(2)：5

B

包婷雯，王敏，王怡，等.藏药麻花秦艽不同部位提取物的镇痛和急性毒性作用比较研究[J].中国临床药理学杂志，2019，35(5)：459

宝贵荣，孟和，李优鑫，等.中空纤维膜液相微萃取-超高效液相谱测定蒙药毛勒日-达布斯-4汤中两种生物碱[J].色谱，2019，37(6)：644

C

次仁巴珍，石晏丞，马妮，等.藏药二十五味松石丸减方对大鼠慢性肝纤维化的防治作用研究[J].中药药理与临床，2019，35(1)：18

D

达古拉，王舒婷.火焰原子吸收分光光度法测定治疗失眠的蒙药中微量元素含量[J].内蒙古民族大学学报(自然科学版)，2019，34(4)：282

德吉，白玛.藏药当玛曲珍治疗肝硬化腹水临床疗效观察[J].中西医结合肝病杂志，2019，29(1)：33

邓路达，崔瑾.浅论苗医弩药针疗法的起源及特点[J].中国民族民间医药，2019，28(1)：1

杜丽洁，黄火强，张亚琛.彝族"黄药"艾纳香中黄酮的提取工艺优选研究[J].中国民族民间医药，2019，28(2)：27

多杰才让，王丽娟，娘加先.藏药"佐太"及规范辅料工艺的必要性[J].中医药导报，2019，25(18)：56

F

方瑜.寒喘祖帕颗粒治疗毛细支气管炎48例临床分析.中医临床，2019，11(19)：94

冯文莲.藏药暖宫孕子丸配合手术治疗输卵管阻塞性不孕症的效果分析[J].中国民族医药杂志，2019，25(7)：14

付静，刘娇莹，崔瑾.苗医弩药针疗法治疗膝骨关节炎50例[J].中国针灸，2019，39(10)：1087

G

高建萍，杨雷，杨楠，等.基于HPLC特征图谱及4种咖啡酸衍生物定量分析的蒙药材蓝刺头质量评价研究[J].中药材，2019，41(7)：1641

公保东主，米玛.对两部新发现藏医古籍的探讨[J].中国民族医药杂志，2019，25(8)：71

贡保东知.基于临床数据和"味性化味"理论的藏医治疗萨滞布病(中风后遗症)用药规律及作用机制研究[D].成都中医药大学，2019

郭肖，赵成周，孙胜男，等.藏药日官孜玛的性味及性质考证[J].中药材，2019，41(9)：2196

H

海尼·阿迪力，阿提坎木·瓦合甫，努尔比亚·艾尼，等.维吾尔名医经验方治疗50例活动期风湿性关节炎的临床疗效观察[J].中国民族医药杂志，2019，25(1)：1

韩盟帝.蒙药蓝盆花血清药理学、血清指纹图谱和主要成分药代动力学研究[D].内蒙古医科大学，2019

韩艳丽，罗艳秋，徐士奎.云南彝族医药活态传承机制创新研究[J].云南中医中药杂志，2019，40(1)：72

郝豆豆，张勇群，付苏宏，等.基于ITS2序列对藏药材植物的分子鉴定[J].中草药，2019，50(12)：2967

何锦，唐东昕，吴晓勇，等.苗医弩药液联合温针灸治疗腰椎间盘突出症临床疗效及安全性评估[J].中华中医药学刊，2019，37(10)：2478

J

吉毛才让.藏药二十五味鬼臼丸治疗盆腔静脉瘀血症的临床疗效观察[J].中国民族医药杂志，2019，25(5)：14

L

拉毛才旦，化毛加.藏医食疗与养生[J].中国民族医药杂志，2019，25(1)：7

李珍，杨洋，孟美英，等.蒙药圆柏的质量标准研究[J].中国药房，2019，30(1)：88

李海娇，李琪，徐僮，等.基于数据挖掘技术的藏医药治疗消化不良用药规律研究[J].中药与临床，2019，10(2)：30

李俊俊，戈福星，焦顺刚，等.蒙古族药山沉香流分Ⅰ的抗小鼠心肌缺血药效评价及作用机制[J].中国中药杂志，2019，44(23)：5240

李蒙华，古丽巴哈尔·艾力，冯敏，等.蒙药拉哈如各贡斯勒散的定性鉴别及含量测定[J].西北药学杂志，2019，34(6)：715

李小芳，杨勇勋.彝药阿棘化学成分与开发价值[J].中国民族民间医药，2019，28(17)：42

李燕芳，吕露阳，李莹，等.彝药蜜酒同制大黄炮制前后17种成分含量比较[J].中草药，2019，50(9)：2074

刘贝女，张屏，吴迎香，等.悬钩子木多糖的分离纯化及免疫调节活性研究[J].中草药，2019，50(24)：5941

刘天睿，陈向东，王忠巧，等.彝良乌天麻最佳采收期初步研究[J].中药材，2019，41(9)：1985

M

麦麦提·巴吾东，热伊莱·努尔麦麦提，图尔荪·吐尼牙孜.观察维药寒喘祖帕颗粒治疗支气管哮喘的临床疗效[J].世界最新医学信息文摘(电子版),2018, 56(18):182

孟达,毛羽,林灵敏,等.藏药康珠甘露口服固体前体脂质体的制备工艺优化研究[J].亚太传统医药,2019, 15(9):23

米吉提·买买提.维吾尔医特色疗法治疗75例类风湿性关节炎的临床效果分析[J].中国医药指南,2018, 33(16):189

N

南彩云,钟国跃,朱继孝,等.藏药绿萝花相关单体对3T3-L1细胞内PPARs蛋白表达的影响[J].中药新药与临床药理,2019, 30(3):282

尼格才让.藏医针刺疗法(特尔玛)的起源与发展探析[J].亚太传统医药,2019, 15(4):24

P

排日扎提·伊马木,拜合提牙·吐尔逊.维吾尔医特色疗法治疗类风湿性关节炎的临床效果分析[J].世界最新医学信息文摘,2019,(2A):251

潘立文,郭向群,赵桂刚,等.楚雄彝医药发展现状、存在问题及对策分析[J].中国药事,2019, 33(6):616

Q

齐爽爽,陈盼碧,杨孝芳.苗医弩药液隔纸火疗法配合盒灸治疗寒湿阻络型膝骨性关节炎验案举隅[J].亚太传统医药,2019, 15(3):31

R

冉鑫,顺忠,滕亮,等.蒙药壮格伦-5散剂的定性鉴别及含量测定[J].西北药学杂志,2019, 34(6):731

热增才旦,利毛才让,李杰加,等.藏药甘扎嘎日化学成分研究(Ⅱ)[J].中药材,2019, 41(9):2054

阮文海,王超.彝医火草灸治疗老年阳虚失眠的临床疗效评价研究[J].世界最新医学信息文摘,2019, 19(13):42

S

孙兴姣,席琳图雅,那生桑,等.蒙药肋柱花HPLC指纹图谱的研究[J].中草药,2019, 50(7):1703

索南邓登,陈卫东,林鹏程.青藏高原藏族药资源可持续发展研究[J].中国中药杂志,2019, 44(20):4538

T

唐晓燕,田春.寒喘祖帕颗粒联合布地奈德治疗缓解期小儿哮喘疗效及其对肺功能的影响[J].中华中医药学刊,2018, 36(7):1675

W

万玛措,童丽.基于藏药药性理论比较牛黄及其传统代替品研究[J].中国民族医药杂志,2019, 25(1):39

汪书丽,吉哈利,罗建.藏药喜马拉雅紫茉莉野生资源调查[J].中药材,2019, 41(3):508

王玥,吕露阳,李莹,等.Box-Behnken响应面法优化彝药蜜酒同制大黄工艺[J].中草药,2019, 50(4):844

王冰雨,贾鑫,白埔,等.蒙药森登-4大鼠代谢物的药效物质含量研究[J].内蒙古民族大学学报(自然科学版),2019, 50(3):287

韦薇,杨申明.23种彝药中7种微量元素与功效研究[J].楚雄师范学院学报,2019, 34(3):63

文成当智,贡保东知,贡却拉姆,等.藏族药药性量化的新方法——“味性化味”矢量结构模型构建[J].中国实验方剂学杂志,2019, 25(19):147

吴吉英,散丹,李华,等.HPLC测定蒙药吉日顺-8中盐酸小檗碱的含量[J].中国民族医药杂志,2019, 25(12):33

吾斯曼江·台外库力,艾斯卡尔·艾克热木,阿布都外力·阿不都米吉提,等.维药孜玛地疗法治疗稳定性心绞痛62例临床观察[J].中国民族医药杂志,2019, 25(7):30

X

肖炯昌,平措,刘美,等.植物类藏药材藏语名称研究初探[J].中药材,2019, 41(1):1

熊勇,蒋孟圆,李艳红,等.云南彝族药用植物信息数据库的初步建立[J].云南民族大学学报(自然科学版),2019, 28(6):536

徐士奎,罗艳秋.彝族文化与中华文明研究[M].云南人民出版社,2019:6

许嘉鹏,余秋虹,余惠祥,等.彝医论治酒脚风[J].中国民族医药杂志,2019, 25(11):62

Y

羊措吉,德吉卓玛.藏医胚胎学现代化的思考与探索

[J].中国民间疗法,2019,27(12):16

杨文荣,王丹.彝药透骨草汤治疗腰椎间盘突出症40例临床观察[J].中国民族民间医药,2019,28(5):73

袁鑫,武羽洁,角建林,等.彝药恒古骨伤愈合剂的药理作用和临床应用.中国现代应用药学,2019,36(3):372

Z

再依努热木·阿扎提.维药养心达瓦依米西克蜜膏治疗稳定性心绞痛的疗效[J].中国保健营养,2018,36(23):71

曾商禹,余羊羊,贡保东知,等.基于数据挖掘的"藏彝走廊"藏、彝医用药规律对比研究[J].中药材,2019,41(5):1193

张宇,付瑶,杨立新,等.西藏墨脱产"藏药三果"品种鉴定与考证[J].亚太传统医药,2019,15(8):44

张煜,李傅尧,丁苗,等.中藏医对失眠的认识及药膳治疗的比较研究[C].第十届全国中西医结合营养学术会议论文资料汇编,2019:571

张天明.基于体内活性成分追踪的蒙药复方协日嘎-4药效物质基础研究[D].内蒙古医科大学,2019

张育浩,张雄,张本印,等.藏药熏倒牛化学成分研究[J].中草药,2019,50(7):1551

郑丹丹,吕尚,刘海龙,等.BCR连续提取法联合ICP-MS分析藏药白脉软膏及其矿物原料药中铅、镉、砷、汞、铜元素提取形态[J].药物分析杂志,2019,39(4):702

郑楠楠.黄柏液与藏医药联合治疗老年糖尿病并发压疮的效果研究[J].中国民族医药杂志,2019,25(5):16

周燕飞.藏药"亚吉玛"(裸茎金腰)对ANIT所致肝内胆汁淤积型肝损伤小鼠的保护效应及其作用机制[D].江西中医药大学,2019

七、国外中医药

【中医药在“一带一路”国家的发展】

2013年9月和10月，国家主席习近平在出访哈萨克斯坦和印度尼西亚时先后提出共建“丝绸之路经济带”和“21世纪海上丝绸之路”的重大倡议。5年多来，共建“一带一路”倡议得到了越来越多国家和国际组织的积极响应，受到国际社会广泛关注，影响力日益扩大。

2019年4月22日公布的《共建“一带一路”倡议:进展、贡献与展望》报告中指出，自首届“一带一路”国际合作高峰论坛召开以来，卫生健康合作不断深化，中国在沿线国家建立了一批中医药海外中心，建设了43个中医药国际合作基地。中国每年为周边国家近3万名患者提供优质医疗服务。

2019年10月26日公布的《中共中央、国务院关于促进中医药传承创新发展的意见》提出，推动中医药开放发展，将中医药纳入构建人类命运共同体和“一带一路”国际合作重要内容。

2019年，中医药“一带一路”国际合作有：

“中国捷克中医中心”成立，为捷克社会各界提供一个展示中医药的窗口。中捷中医中心设有中医药展览馆、中医图书室、中医教室以及中医咨询室和疗法体验室等，主要承担中医药教学科普以及中医药文化传播的功能。捷克卫生部副部长罗曼·普里姆拉和中国驻捷克大使张建敏参加启动仪式并致辞，中医药虽然来自中国，但它属于全人类，中捷中医中心致力于中医药文化的传播、推广和体验，将为中捷两国的友好合作交流搭建一座新的沟通桥梁。

第二届“一带一路”中医药发展论坛在俄罗斯首都莫斯科隆重举行。本届论坛由世中联一技之长专业委员会、俄罗斯中医药学会、俄罗斯传统医学会、俄罗斯友谊大学东方医学院等单位共同承办，主题为“中医药:传承、发展与共享”，旨在推动中医药走向世界，提升中医药影响力，为增进“一带一路”沿线各国人民健康福祉、建设人类命运共同体做出贡献。

“一带一路”中医药国际大会在西南医科大学中西医结合学院附属中医医院举行。会议内容涉及传统医学、药理学、药物化学、药学、天然药物产品和功能食品的临床和产业创新等领域的最新科学进展。旨在加强中国与葡萄牙国家在中医药领域的交流和中医药国际科技等方面的合作，助推中医药文化国际化发展，发挥中医药特色优势，搭建中医药国际交流平台，共同为“使全世界人民获得尽可能高水平的健康”做出积极贡献。

欧洲首个综合性中医药文化体验中心揭牌。黄继妍报道，由华润江中制药集团、江西中医药大学、中国-葡萄牙中医中心共同创办的欧洲(葡萄牙)中医药文化体验中心在葡萄牙首都里斯本正式揭牌。该项目在中葡两国建交40周年之际，欧洲第一个以传承和弘扬中医药文化为目标，全面展示传统中医药历史和发展现状，推动中医药产学研综合发展的综合性中医药文化体验中心正式建成对外开放，为葡萄牙民众了解和应用中医药打开一扇新的大门。据悉，欧洲(葡萄牙)中医药文化体验中心将面向葡萄牙民众提供一站式中医体验服务，努力建设成为集中医药医疗、保健、科研、教育、产业、文化“六位一体”发展的有效载体，将中医药打造成中国和江西在欧洲的一张亮丽名片。

“一带一路”倡议助推中白中医药领域的合作。白俄罗斯是“一带一路”倡议的重要支点国家，对推动亚欧中医药的传播和发展具有战略性作用。王欣形等介绍,“一带一路”建设实施以来,白俄罗斯中医中心的项目一直如火如荼地进展着。目前,已在白俄罗斯首都明斯克、戈梅利州的首府戈梅利、莫吉廖夫州的首府莫吉廖夫、格罗德诺州的首府格罗德诺,共计开设了4所中医中心。白俄罗斯卫生部派遣替代疗法健康专家亚历山大·斯维考夫表示,计划在白俄罗斯每个省都设立中医中心。除了中医中心的建立,中白两国在中医药领域的合作交流也在朝着多元化的方向发展。立法方面:白俄罗斯相关部门正在针对中医药制定相关政策,目前中医药在白俄罗斯尚未取得合法的地位,但已有300多种中草药注册,中医药是作为非处方药和膳食补充剂加以管理。“一带一路”倡议助推白俄罗斯加强中医药方面的立法,使中医药在白俄罗斯的发展更为稳健。产业层面:中白双方合作的中药工厂正在筹建,工厂由白俄罗斯的鲍里索夫制药总厂和北京医药集团共同建设,完善的中医药产业链是推动中医药发展的基石。

大湄公河次区域中医药国际合作。大湄公河次区域是中医药国际合作与产品出口的重要地区,也是我国“一带一路”倡议实施的重点地区。阮霁阳等报道,澜沧江-湄公河流域内的5个东南亚国家:柬埔寨、越南、老挝、缅甸、泰国以及我国云南省共同发起了大湄公河次区域,开展中医药国际合作。目前,中国与大湄公河次区域其他成员国的中医药合作呈现两极分化(以2015年数据显示):一面是由泰国与越南形成的较大市场,中医药产品在泰国的出口额约为1亿美元(在东盟11国中排名第3,占比15.37%)、在越南的出口额约为7 600万美元(在东盟11国中排名第5,占比11.29%)。一面是缅甸、老挝和菲律宾形成的微弱市场,缅甸和柬埔寨的出口额分别约为24万美元和17万美元(占比东盟11国总出口为0.36%和0.25%)、在老挝的出口额仅为4 000美元(占比基本可以忽略)。随着中医药国际合作的开展,必将迎来大湄公河次区域的不断发展。

(撰稿:林炜　审阅:王克勤)

【不同静功调心状态下脑活动特征的研究】

近年来,国外对静功调心技术的研究越来越多,正确地应用静功调心的益处在于减轻压力、焦虑、抑郁和缓解疼痛等多个方面。当代神经科学对静功调心的研究主要来源于一个FA-OM双段模型,该模型定义了两个宽泛的调心实践领域:集中注意(FA)和开放监控(OM),二者通常可以统摄在“正念”的范畴下。

在理论研究方面。Brandmeyer T等回顾了有关静功调心神经科学和生理效应的研究,总结出三点需要进一步克服的障碍:①研究者的自我选择偏见,可通过将随机、纵向设计与积极对照组结合使用来控制。并基于可复制性与实际相关性谨慎推广研究结论。②调心效果或能力的评估,尚需更多生活场景监测设备或方法的支持。③进一步厘清关于“正念(静观)”概念的通俗定义,细致的术语和清晰详细的神经现象学方法,有助于研究和描述静功调心中的各种身心状态与特点,这是推进开展跨域合作的关键。

Schoenberg P等从脑电与静功调心的关系、神经标记分类、电生理轨迹公式化这三个角度总结了电生理技术描述静功调心状态和阶段的进展与现存问题:①仍没有形成一个统一的图景,对具体现象的解释具有局限性。②缺乏一个概念化、操作化和量化的可供不同背景下发展起来的静功调心技术体系之间作横向比较的跨流派/传统/文化的分类系统。③鉴于大脑作为动态系统的高度复杂性,研究不应局限于脑电“刺激-驱动”的单一维度上,需要引入具有多维和非线性框架的数学分析工具。

在实验研究方面。反应“抑制-抑制不适当”的思想和行为的能力,是认知控制的一个基本方面。通过静功调心进行心理训练可以改善认知控制。Go/NoGo任务是研究该能力的经典范式。Pozuelos JP等研究发现,调心训练可以提高练习者在Go/NoGo任务中N2事件相关电位和错误反应后的错误相关负性(ERN)。由于这两个部分分别反映了冲突和反应监控,故该结果支持正念调心改善元认知过程的观点。ERN 的变化与调心时间的累积量相关,突出了进行练习的重要性。Andreu CI 等研究发现:调心练习者在行为水平上反应抑制的改善伴随着 Go/NoGo 任务中额叶 θ 活性的降低;而在主观上,与对照组相比,调心者对情绪图片都给予较低的唤起评价。这表明调心可以改善反应抑制和情绪反应的控制。Bailey NW 等研究正念调心的反应抑制过程和对持续注意的作用。与对照组相比,调心者组对 Go/Nogo 任务的反应更准确。结果表明,练习者包括额叶区的高级认知过程和枕颞区产生的视觉预期过程等与注意力相关的神经区域的发生改变,这种改变允许调心者调节早期的神经加工,在引发情绪反应之前减少情绪反应。这可能是正念调心者注意认知功能改善的基础。

Kakumanu RJ 等研究调心练习持续时间和质量上的差异,对其认知加工和大脑结构的影响。采用多水平 oddball 范式来评估 p3 事件相关电位(ERPs)和相关的 EEG 动力学功率谱、事件相关谱扰动(ERSP)和实验间一致性(ITC)。发现在越熟练的正念内观调心者中,θ 同步性降低,α 去同步性增强,θ-α 相关性降低。表明在认知加工过程中,调心的数量和质量都会影响脑电动力学,且在任务前调心可以提供额外的状态-特质效应,以满足特定的认知需求。

Magan D 等观察长期调心的神经可塑性效应。区域聚类分析结果显示,调心时左右半球额顶颞区显著活跃,布罗卡区和右豆状核的右同系物也都是极度活跃的。表明长期调心可能增强右半球特定部位的外显功能,这或是由于大脑的神经可塑变化所致。

新的证据表明,长期调心练习会降低知觉翻转率。Kornmeier J 等比较了调心者($n=17$)和非调心对照组($n=17$)之间知觉翻转的 ERP,发现存在高度相似的反转相关的 ERPs 链。调心练习者在刺激开始后 160 ms(额叶负性)就显示出额外的额叶 ERP 信号。这可以解释为广泛的调心练习在早期的感觉处理步骤中提供了对额叶脑区的控制,这可能允许调心者克服系统进化的知觉和注意处理自动化。

Nyhus E 等研究正念调心影响 θ 波而改善情景记忆的机制。结果显示,实验组在训练后右额和副额网络的 θ 波功率更大,FFMQ 分数的变化与右额网络 θ 波的变化相关。表明正念调心提高情景记忆功能与增强前顶叶网络中的 θ 波相关。

有报道显示,经验丰富的调心者在深度练习期间可体验到光或其他形式的自发视觉图像。Luft CDB 等在一个多次报告体验到强烈视觉意象的艺术家身上研究自发视觉意象的神经关联。研究采集了 7 次调心过程的脑电图,并在其中 3 次的过程中施加了 α(10 hz)、γ(40 hz)的经颅电刺激(tACS)和假刺激,观察到枕部 γ 频带(30～70 hz)的活动在最深入阶段中都有显著增加。这说明 γ 频带活动的增加与自发意象的经验一致:与无自发意象的经历相比,在视觉过程中 γ 频带活动的增加更高。α-tACS 影响了受试的视觉图像的内容,使其更清晰,更短暂,并导致更多影像的发生。艺术家报告说,这些清晰的图像过于细致,无法在其艺术中描绘。而 γ-tACS 和假刺激对自发意象内容没有影响。案例说明,枕部 γ 频带活动可能是自发视觉意象的神经标志,经常出现在经验丰富的调心者的某些调心实践中。

Ziegler DA 等通过比较 334 名健康年轻人在移动设备上应用调心启发式闭环软件程序(MediTrain)进行为期 6 周的专注呼吸训练前后的持续注意力和工作记忆,观察该软件对认知功能的提升效应。结果显示,改善与注意控制的关键神经信号:额叶 θ 实验间一致性和顶叶 p3 b 潜伏期的积极变化相关。表明以现代技术为媒介,可以达到传统的专注调心教学的效果。

随着研究方法和技术手段的不断发展,我们能够对调心机制和效果有更多更深刻的理解,同时进一步发展已有的理论和方法,使之更适应当前的需要。

(撰稿:叶阳舸　审阅:黄健)

[附] 参考文献

A

Andreu CI, Palacios I, Moënne-Loccoz C, et al. Enhanced response inhibition and reduced midfrontal theta activity in experienced Vipassana meditators[J]. Scientific Reports, 2019, 9(1):13215

B

Bailey NW, Freedman G, Raj K, et al. Mindfulness meditators show altered distributions of early and late neural activity markers of attention in a response inhibition task[J]. PLoS One, 2019, 14(8):1

Brandmeyer T, Delorme A, Wahbeh H. The neuroscience of meditation: classification, phenomenology, correlates, and mechanisms[J]. Progress in Brain Research, 2019, 244:1

H

黄继妍.欧洲首个综合性中医药文化体验中心揭牌[N].江西日报,2019-9-8(1)

K

Kakumanu RJ, Nair AK, Sasidharan A, et al. State-trait influences of Vipassana meditation practice on P3 EEG dynamics[J]. Progress in Brain Research, 2019, 244:115

Kornmeier J, Friedel E, Hecker L, et al. What happens in the brain of meditators when perception changes but not the stimulus? [J]. PLoS One, 2019, 14(10):e0223843

L

Luft CDB, Zioga I, Banissy MJ, et al. Spontaneous Visual Imagery During Meditation for Creating Visual Art: An EEG and Brain Stimulation Case Study[J]. Frontiers in psychology, 2019, 10:210

M

Magan D, Yadav RK, Bal CS, et al. Brain Plasticity and Neurophysiological correlates of meditation in long-term meditators: a ^{18}fluorodeoxyglucose positron emission tomography study based on an innovative methodology[J]. Journal of Alternative and Complementary Medicine, 2019, 25(12):1172

N

Nyhus E, Engel WA, Pitfield TD, et al. Increases in theta oscillatory activity during episodic memory retrieval following mindfulness meditation training[J]. Frontiers in Human Neuroscience, 2019, 13:311

P

Pozuelos JP, Mead BR, Rueda MR, et al. Short-term mindful breath awareness training improves inhibitory control and response monitoring[J]. Progress in Brain Research, 2019, 244:137

R

阮霁阳,章涤凡.大湄公河次区域中医药国际合作现状与发展对策研究[J].学术探索,2019,(7):34

S

Schoenberg P, Vago DR. Mapping meditative states and stages with electrophysiology: concepts, classifications, and methods[J]. Current opinion in psychology, 2019, 28:211

W

王欣彤,蒋辰雪."一带一路"倡议助推白俄罗斯中医药的新发展[J].世界中医药,2019,(9):2533

Z

Ziegler DA, Simon AJ, Gallen CL, et al. Closed-loop digital meditation improves sustained attention in young adults[J]. Nature HumanBehaviour, 2019, 3(7):746

八、教学与科研

（一）教学研究

【基于“互联网＋”的混合式教学探索】

基于“互联网＋”的混合式教学是近年来应用较为广泛的新型教学模式之一。其重点在于通过网络在线教学平台等多媒体介质建立高效灵活的教学模式。王慧敏等初步构建了中药学基于“互联网＋”的多元化混合式教学模式。从确立教学模式、选择在线教学平台、组织教学活动及改进评价方式等方面客观分析了混合式教学模式应用于中药学教学的优势与存在问题。毛思思等认为在“中西医结合妇产科学”教学中，通过借助移动课堂，充分利用互联网丰富的教学资源，有利于课程教学的发展，并有助于培养医学生独立思考、自助学习的能力，提高医学人才的综合能力及素质。惠毅等通过优化慕课教学云平台设置的教学管理、课程建设、学习分析、课程预览等模块，与传统课堂相结合进行混合式教学，加深了学生对温病学理论知识的理解，取得良好教学效果。

在中医院校网络教学平台的建设与应用方面，慕课、微课等作为新的信息化教育技术，逐渐成为中医教育的新生态。曹峰等通过对“中医药膳学”进行以教学视频、作业、测验、讨论、期末考试5项内容为主的慕课建设，并针对部分学生开放选修，在课程结束时进行教学效果评价，发现教学效果良好。徐慕娟通过分析优秀的慕课平台和国家精品在线开放课程的特征与发展路径，以现有的网络教学平台及平台上的教学资源、开放服务系统的建设基础，从技术架构、平台功能、在线开放课程资源等方面提出了继续建设慕课的建议。朱凌凌等介绍了“中医基础理论”微课程的优势、微课程的制作、教学实践与反思。明确其既可以促进教师的专业发展，鼓励教师提高教学水平，又可以为学生自主学习搭建平台，有利于学生在不同学科的教学平台中获得系列化、专题化的知识。并促进了“时代信息化”交流、动态生成丰富的教学资源、实现“学习-协作式”的理念创新。

在“互联网＋”混合式教学方法实践与反思方面。景松松等介绍了在“互联网＋”背景下提出的课前准备＋课程学习＋实验实习巩固＋形成性评价“四位一体”教学法。认为该教学法可以使学生打下扎实的理论知识基础、将理论与实践相结合，同时提高学生的学习能力、动手实践能力以及实践创新能力。周小玲等认为在中医药与互联网融合过程中，要尽快完善标准建设、培养复合人才、提升中医自信理念、重视专利保护、端正对待中西医的态度、加强信息安全。借助“互联网＋”的平台，完善服务网络，发挥中医药在治未病、疾病治疗和康复保健中的重要作用。马庆亮等认为在互联网的发展中，青年教师在教学中面临教学理念的转变、教师角色转换的挑战，但同时也对促进青年教师提高教育教学水平、推动中医药走向世界和社会各个层面有着独特的优势。李文星等认为在当前智能化飞速发展的环境下，医学教育需要借助前沿科技来提升教学内容和教学手段。虚拟实训系统、智能机器人、虚拟网络诊疗平台已经参与到临床诊疗、教学和医生规培中。主动变革现有的教学模式，推动传统数字化教学系统全方位的智能化升级应当引起医学教育者的重视。

在具体学习平台的建设方面。聂金娜等研究发现基于互联网＋背景下，通过转变教学模式、融入思政教育、构建评价指标3个方面对内经选读课程学习平台进行建设与实践。认为该学习平台能激发学生学习中医经典的兴趣，实现了课程网络思政育人的功能，提升了中医经典课程的吸引力和创新力，提高了教学质量。李新玥等利用网络教学平台与传统教学模式结合，将“中药学”网络课程分为课程信息、教学资源和教学活动3个模块，增强学生学习的主动性，提高学习效果，增加师生间沟通，提升教师业务能力。杨朵儿等基于经典SMCR传播模型，从中医药传播主体、中医药传播信息、中医药传播渠道、中医药受传者4个方面具体分析了“中医药知识与文化”如何通过在线教学模式进行传播，认为以网络课程为平台发展中医药在线教学模式，使学习中医药知识的受众更广，传播信息更全面。杨丽娜等通过建设集教、学、练、考、评诸多功能于一体的自主学习平台，将传统的授课方式转变为网络共享模式，从而使传统的教学手段克服了受时间、空间限制的缺陷，使学生从传统的被动学习转变为主动学习，教师成为教学活动的引导者和组织者。冯秀芝等在中药学的教学过程中实施基于网络平台的分阶段微测试，充分利用学生碎片时间，调动学生学习积极性，提高中药学教学效果。

（撰稿：赵慧锦　陈慧娟　审阅：黄健）

【翻转课堂教学模式的探讨】

“翻转课堂”是线上教学视频传授和线下师生面对面的互动以及个性化的交流相结合的学习活动，使所有的学生都能运用所学知识解答疑难问题、得到个性化教育。近年来中医教育工作者为了提高教学质量，在翻转课堂教学模式方面进行了多方尝试。

在基础课程方面。王洋等研究表明，在“中药药剂学”实验教学中应用PBL联合翻转课堂教学法的效果优于传统讲授法教学，且两者联合应用有效地激发了学生的学习兴趣，提高了学生的参与度和满意度。荣震等发现微课翻转课堂联合CBL教学课堂可以有效提高“中医内科学”教学质量，其中CBL教学法注重以病案为先导、问题为基础、教学大纲要求为依据，基于学生实际情况，做到以教师为引导和学生为主体，强调在探索和互动中达到教学目的。周宁等以“药剂学”中缓控释制剂所在章节为例，从教学背景、教学流程、形成性考核与评价、教学反思等几个方面全面剖析翻转课堂在“药剂学”中的应用，发现翻转课堂的教学模式能够有效地调动学生的学习兴趣和主动性，能够大大提高教学效率。董明会运用反转课堂的案例教学模式充分利用新生对“中医基础理论”学习中存在的特点进行课程设计，包括视频、案例、各章节问题、分组讨论、教师课堂授课等，有效解决了新生的学习困难，激发了学生的学习兴趣，提高了教学质量。龚妍对基于翻转课堂的“英语”教学模式建构进行了初步探索，提出从课程内容、教学模式、第二课堂3方面改革，以期为中医院校研究生“英语”教学改革提供新的思路，培养中医院校研究生的英语综合运用能力。陶益等发现基于智能蓝墨云班课的翻转课堂教学能有效激发学生对“中药炮制学”的学习兴趣，增强学生学习热情和自主学习能力，同时能促进师生互动，明显改善教学效果。王红芳等将任务驱动式教学和翻转课堂相结合的教学模式应用于“生物药剂学与药物动力学”教学之中，对中药学专业的“生物药剂学与药物动力学”课程的教学方法、教学流程及教学模式进行改革，以提高学生的自学能力、分析和解决问题能力以及创新能力。

在临床课程方面。赵自霞等在肾脏内科临床实习课中开展了PBL为基础的翻转课堂教学法，发现该教学模式有利于培养学生的临床思维能力。孟胜喜等研究发现，在中医内科临床实习教学中，PBL与翻转课堂结合的效果明显优于传统教学方式，学生对PBL与翻转课堂结合教学方法的接受度更高。徐广立等认为基于微课的翻转课堂教学模式在“中西医结合妇产科学”教学中极具优势，并探索了实施方法和评价方式，以期能促进学生对专业课的兴趣与爱好，全面提升教学质量。吴晓勇等指出，翻转课堂教学模式在“中医内科学”临床教学中的必要性是能提高学生学习的积极性和主动学习的能力；实施策略包括课前准备、课外学习平台、课堂教学、课后辅导、教学评价5部分；难点包括教师需要丰富的储备知识，根据学生的差异性制定出适宜各个学生的学习资料。邓海霞等发现在中医本科“全科医学”教学中，BOPPPS教学模组的翻转课堂教学模式相较于传统教学模式，可更好地提高学生的自学能力、医患沟通能力和急诊临床思维能力，有利于教学质量的提升。宋莹莹等在“中医急诊学”的教学过程中，以雨课堂为基础平台，以“互联网＋黑板＋移动终端”为教学途径，以学生为中心的翻转课堂，促进了学生自主学习、主动学习、创造性学习。谭展鹏等在“急诊心肺复苏技能操作”课中采用基于慕课的翻转课堂教学模式，提高了心肺复苏实验教学效果，有助于学生自主学习能力提升和提高课堂参与的积极性。翟文生等在“中医儿科学”教学中采用慕课与翻转课堂相结合的教学模式，拓展临床诊疗思维及科研思路，使理论学习与将来复杂多变的临床实践工作更好地衔接起来。且这种直观生动的知识传递的方式更加符合中医“四诊合参、整体观念”的理论原则，课堂上的互动讨论、百家争鸣则更适于中医辨证论治、三因制宜的观念。袁亚美等将慕课视域下微课结合翻转课堂引入到“中医护理学”的教学中，改变了传统形式下教师授课、学生被动学习局面，增强课程的针对性和灵活性，促进了学生课前独立思考及对中医护理学习的自主性，增加了师生互动，培养护生在以后的临床工作中能够中西贯通、自我解决问题以及思维创新的能力。袁凯等比较翻转课堂教学法与传统教学法在“中医骨伤科学”临床教学中的差别，发现基于微信-微课-翻转课堂教学模式在中医骨伤科临床教学中应用效果显著，值得在临床教学中应用。

（撰稿：徐贻珏　审阅：黄健）

［附］　参考文献

C

曹峰，吴大梅，田梦源，等.《中医药膳学》慕课的建设及运行[J].中国民族民间医药，2019，28(11)：111

D

邓海霞，吴瑞华，贾思，等.基于BOPPPS教学模组的翻转课堂教学模式在中医本科《全科医学》课程运用的探索研究[J].教育教学论坛，2019，(39)：178

董明会.反转课堂案例教学模式在中医基础理论教学中的设计[J].中国民族民间医药，2019，28(11)：105

F

冯秀芝，任艳玲，刘立萍.基于网络平台的分阶段微测试在中药学教学中的研究与实践[J].中国中医药现代远程教育，2019，17(13)：151

G

龚妍.基于翻转课堂的中医院校研究生英语教学初探.江西中医药大学学报，2019，31(5)：90

H

惠毅，闫曙光，郑旭锐，等.优慕课在温病学教学中的应用实践[J].中医教育，2019，38(4)：45

J

景松松，张明雪，侯芳洁，等.互联网＋四位一体教学方法在中药学专业教学改革中的应用[J].中国中医药现代远程教育，2019，17(10)：17

L

李文星，唐军，屈艺，等.人工智能在医学教育中的应用和

发展[J].成都中医药大学学报(教育科学版),2019, 21(1):17

李新玥,张贵锋,邓舒妮,等."互联网+"背景下《中药学》数字化教学资源的建设和应用初探[J].亚太传统医药,2019, 15(6):210

M

马庆亮,刘鸣昊,张丽慧,等."互联网+"背景下青年教师如何应对机遇和挑战[J].中国中医药现代远程教育,2019, 17(4):159

毛思思,雷磊.互联网+课堂新模式在中西医结合妇产科学教学中的应用[J].中国中医药现代远程教育,2019, 17(2):30

孟胜喜,王兵,曹健美.PBL与翻转课堂在中医内科临床教学中的探索[J].中国继续医学教育,2019, 11(33):17

N

聂金娜,苏颖,李萍,等.互联网+背景下内经选读课程平台的建设与实践[J].中医教育,2019, 38(5):41

R

荣震,张因彪,莫春梅,等.微课翻转课堂联合案例教学法在中医内科学的应用[J].广西中医药大学学报,2019, 22(1):124

S

宋莹莹,方晓磊,牛洁,等.基于翻转课堂的混合式教学模式在中医急诊学教学中的思考[J].中医教育,2019, 38(4):25

T

谭展鹏,丁邦晗,邓秋迎,等.慕课和翻转课堂在急诊操作技能教学中的应用[J].中国中医药现代远程教育,2019, 17(5):1

陶益,尹禹文,颜继忠,等.基于智能蓝墨云班课的翻转课堂教学实践——以中药炮制学课程为例[J].中国中医药现代远程教育,2019, 17(12):133

W

王洋,赵立春,王志萍,等.PBL联合翻转课堂在中药药剂学实验中的应用[J].中国中医药现代远程教育,2019, 17(3):10

王红芳,王捧英,刘兴超,等.任务驱动+翻转课堂教学模式在生物药剂学与药物动力学教学中的应用[J].中国中医药现代远程教育,2019, 17(4):4

王慧敏,史圣华,金星,等.基于"互联网+"的中药学混合式教学模式改革[J].中国中医药现代远程教育,2019, 17(12):153

吴晓勇,夏景富,毕莲.翻转课堂在中医内科临床教学中的应用[J].中国中医药现代远程教育,2019, 17(17):12

徐广立,卫爱武.翻转课堂在中西医结合妇产科学教学中的实践与探索[J].中国中医药现代远程教育,2019, 17(7):17

徐慕娟.云计算环境下的中医院校慕课建设研究[J].湖南中医杂志,2019, 35(1):96

Y

杨朵儿,汤少梁,张洪雷."互联网+"背景下中医药在线教学传播模式研究[J].时珍国医国药,2019, 30(5):1228

杨丽娜,姚洁敏,李明,等."互联网+金元医家"学习平台建设与运用[J].中医教育,2019, 38(3):80

袁凯,杨穗嘉,梁德,等.微信和微课的翻转课堂模式在中医骨伤科教学中的应用[J].中国中医药现代远程教育,2019, 17(10):27

袁亚美,施慧,郝书婕,等.慕课(MOOC)视域下微课在中医护理学基础翻转课堂改革的教学及考评研究[J].中医教育,2019, 38(1):57

Z

翟文生,何改丽,任献青,等.基于慕课的中医儿科学翻转课堂教学模式探索[J].中国中医药现代远程教育,2019, 17(4):99

赵自霞,张蓓茹.PBL为基础的翻转课堂教学法在肾内科的应用[J].中国中医药现代远程教育,2019, 17(9):3

周宁,李凯,贾永艳,等.翻转课堂教学法在药剂学教学实践中的应用[J].中国中医药现代远程教育,2019, 17(5):12

周小玲,章新友,仵倚,等."互联网+"中医药融合的因素与对策分析[J].江西中医药大学学报,2019, 31(2):100

朱凌凌,袁开惠,陈慧娟,等.中医基础理论微课程设计与探索——以上海中医药大学为例[J].中医教育,2019, 38(5):8

（二）科研方法

【大数据下的中医科研研究】

大数据有大量、高速、多样、价值密度、真实性的特点，这与中医的思维模式有许多相似之处。王建超等认为大数据的全局性与中医的整体观念，大数据的相关联性与中医的辨证论治，大数据的数据繁多与中医药的多样性等方面都表现出了共同特性。运用大数据的研究方法，能够更准确地分析研究疾病发生、演变及诊疗规律的主体数据，更具动态、直观的属性，从而更全面了解疾病的特征。

中医大数据平台一般包括中医人工智能平台、中西药临床服务平台、中西药临床科研一体化大数据库及分析平台等。大数据时代将更进一步促进中医的发展和现代化。陶永鹏等认为，随着大数据发展，原本难以用数据描述的人类的精神思想、经验、历史等均可数据化，这对于中医来说无疑是实现现代化的突破点。大数据追求全样本、接受模糊性、注重相关关系等思维方式，为实现中医现代化奠定了方法论基础。杨蕴等认为各种AI数据挖掘系统的建立，为复杂的中医药临床研究提供了新的技术支持，也为传承带来了多元化、广泛高效进行的新模式，为中医药的发展带来了很大的契机和希望。AI可以促进名老中医经验传承，能促进中医药领域的数据积累和结构化，能发挥中医治未病的优势，提高中医健康管理效率，能为建设中医诊断智能化平台服务。李思怡等探索构建医院、高校、实验室、图书馆共建互联网＋中医药科普平台，提供全面、专业、实用、可靠的中医药信息，丰富中医药科普形式，持久有效宣传中医药文化，培养中医药优秀传承人才，让普通人能够更快速、便捷地获得正确中医药信息，认为这是中医药现代化发展的必由之路。

目前各中医科研机构在大数据平台支持下进行了各种科研尝试。徐嘉颜等运用数据包络分析(DEA)方法，选用CCR与BCC模型对我国24所中医药院校2017年科研工作进行投入产出分析，分别得出各高校的综合效率、纯技术效率和规模效率，根据BCC模型投入和产出为导向计算出的松弛变量值，为非DEA有效单元提出改进方法和措施。思金华等利用基本科学指标数据库(ESI)和InCites分析功能及Excel 2016对天津中医药大学2007—2017年的Web of Science(WoS)论文数量、发文期刊及所属学科领域、研究人员贡献度、国际合作机构及引文影响力等方面进行分析。以此为学校决策者定位优势学科，发展潜力学科，优化学科布局提供决策依据，同时供学校师生进行学术研究和论文投稿提供参考。孙金慧等通过检索ESI，对进入ESI全球前1%的中医药学术机构的科研产出、被引次数、高被引论文、入榜学科等指标进行分析，通过Excel 2016对数据进行处理。从而了解进入ESI全球前1%的中医药学术机构科研情况，对近10年科研发展的变化趋势进行比较，为中医药研究提供参考。陈丹丹等借助于专业的专利分析Innography平台结合广东省专利大数据应用服务系统，对成都中医药大学专利的申请历史、现状、专利发展趋势、专利申请国别分布、所聚焦的研究领域、研究技术点，高强度专利等方面进行了综合分析，为中医的专利保护、布局及科研能力提升提供参考。傅昊阳等将医院健康医疗大数据治理引入数据利用活动，认为大数据治理可为医院诊疗、科研、管理等诸多方面提供更多、更全面、更准确的数据，利用数据科学和信息学方法，揭示大数据的价值是促进数据管理活动协调一致、有效挖掘健康医疗大数据潜在价值、满足医院整体发展战略目标的重要举措，从而推动健康医疗事业的发展。张春梅等将中医药机构知识库融入科研管理过程。利用中医药机构知识库拓展各类统计、分析和预测服务，在科研项目管理、成果及档案管理、科技决策、科技人才培养等方面发挥独特功能，从而为研究人员提供科研辅助，为管理人员提供数据支撑。许慧等提出中医药院校地域文化特色数据库的建设既有利于促进本区域中医药事业的继承和发展，培养中医药临床和科研人才，也有利于充实地方高校图书馆馆藏资源，履行图书馆服务地方文化建设事业的职能。并以龙江名老中医经验数据库为例，分析了地域文化特色数据库建设的意义，提出建库3原则：针对性原则、实用性原则和规范化原则。并从数据库的总体架构、建设内容和系统平台建设3个方面对龙江名老中医经验数据库进行论述，为地域性中医学术和经验的传承与创新提供参考。

然而，当下发展中医大数据仍存在许多问题。陶永鹏等认为信息采集结构化和规范化问题上尚未设定标准，医疗电子病历数据共享在国内尚未实现。无论临床治疗还是学术研究方面，数据挖掘技术仍处于初级阶段，中医药与电子信息专业在现实问题上缺乏共识，在中医药医疗信息系统的设计和使用过程中存在许多不便。王建超等认为目前的数据储存和计算等技术无法对大数据进行高效处理，需要多学科领域的合作研究，需要各医疗服务系统之间共享并重视中医思维以减少数据的偏倚性，以及隐私伦理及各医疗机构内部诊疗信息带来的网络安全监管问题。

（撰稿：徐贻珏　审阅：黄健）

【人工智能在中医药领域的应用研究】

人工智能是研究和开发用于模拟、延伸和扩展人的智能的理论、方法和技术及应用系统的一门新的技术科学。目前，人工智能技术已经逐渐向中医药领域渗透，已经应用于临床辅助诊断、四诊智能诊断、治未病、智能处方、智能检索等领域。任雪等提出了一种基于主动集成学习的中医智能诊断模型及其构建方法，该模型既可通过主动学习机制得到具有因人而异的个性分析能力的诊断分类器，也将多个不同机器学习的模型进行集成训练，获得更为准确的中医知识学习模型。胡继礼等参考前沿的机器学习神经网络理论，基于Inception-v3构建了舌象体质分类模型，通过识别舌象图片计算患者的体质，取得了很好的识别率和计算效率。王梓民采用贝叶斯网络对“未病人群”健康检查数据进行分析，依据病例大数据，构建了机器学习模型，用于评估自身健康状况及存在风险，合理的管理健康指标，并可以及时进行健康干预。杨蕴等通过采用基于高斯核的岭回归的算法，利用2 955例次中医肺癌门诊资料进行模型训练，设计了中医药治疗肺癌处方系统；并认为单病种的中医药人工智能处方系统可以作为人工智能运用到中医诊疗的一个突破口。王国玺等以医案类中医古籍为研究对象，设计并构建了医案古籍知识库，并将各类医案古籍知识内容进行了全面、准确、系统地表达与显示，然后通过采用全文搜索服务器Solr实现了医案古籍的智能检索功能。

（撰稿：李明　审阅：黄健）

【中医术语标准研究】

中医学术语是现代知识学科体系的基础，开展中医学术语标准的研究对我国中医药卫生服务与健康保障体系的建设，对有效促进和规范中医药国内外交流，凸显我国传统医学在人类卫生与健康促进事业上的地位与作用，具有极其重大的意义。2019年5月25日，第72届世界卫生大会审议通过了《国际疾病分类第十一次修订本(ICD-11)》，首次纳入起源于中医药的传统医学章节，这是中国政府与中医专家历经十余年持续努力所取得的宝贵成果。同时，《中医病证分类与代码》《中医临床诊疗术语(第1部分：疾病)》《中医临床诊疗术语(第2部分：证候)》《中医临床诊疗术语(第3部分：治法)》4项国家推荐性标准的修订版已经完成了编写，以及《中医内科名词术语》《中医外科名词术语》《中医妇科名词术语》《中医儿科名词术语》《中医皮肤科名词术语》《中医肛肠科名词术语》《中医眼科名词术语》《中医骨伤科名词术语》《中医耳鼻喉科名词术语》9 项中医名词术语标准完成了制定。目前，上述中医术语标准都在全国标准信息公共服务平台上公示。除此之外，还有一些中医术语标准也取得了阶段性的成果，如中国中医科学院中医药信息研究所研制的中医临床术语系统 v2.0，该系统是专门面向中医临床的大型术语系统，辽宁中医药大学以 cjk-unicode16 汉字编码对照表、框架词典表和术语数据表作为基础设计了中医临床术语标准数据库。在中医药学术语数据库建设方面，王正山等鉴于使用《中医药学名词》废弃的术语不能关联到同义的规范词，建立同义词查询数据库，为规范中医药术语提供技术支持，并探讨了中医药术语同义词查询数据库及检索工具建设中的技术要点及核心逻辑。王氏等采取特征模式匹配的方法辅助抽取中医药术语的同义词，包括准备辞典、编写提取程序、按规则提取同义词、结果审核、同义词归并、有效性评价等步骤，准确率(P)约为 94%，召回率(R)约为 94.5%。作为一种辅助方法，可提高中医药术语同义词自动提取的工作效率。

目前中医术语标准取得了不少研究成果。但整体而言，中医术语标准研究在整个中医药标准中的分量相对偏少，重视程度相对偏低。王丽颖等收集了 887 篇 2011—2017 年的中医药标准相关的文献，统计后发现包括术语翻译在内的中医术语标准研究有 43 篇，占中医药标准文献总数的 4.8%。同时，中医术语标准研究还存在诸多问题，中医药完整的术语体系标准建设仍然面临着很大的挑战。研究认为由于多元文化的浸润融合和变革发展，相当一部分中医药术语存在着内涵多层面、外延宽边界的情况，存在着一词多义、多词一义、内涵嬗变、概念更替、定义要素缺失等现象。

（撰稿：李明　审阅：黄健）

［附］ 参考文献

C

陈丹丹，虞红春，苏珊珊，等.基于 Innography 平台的成都中医药大学专利分析[J].成都中医药大学学报，2019，42(3)：73

F

傅昊阳，徐飞龙，范美玉.论医院健康医疗大数据治理及体系构建[J].中国中医药图书情报杂志，2019，43(3)：1

H

胡继礼，丁亚涛，阚红星.基于机器学习的舌象体质分类[J].佳木斯大学学报(自然科学版)，2018，36(5)：709

J

贾李蓉，刘静，刘丽红，等.中医临床术语系统 v2.0 病证分类体系构建研究[J].中国中医药图书情报杂志，2018，42(5)：8

L

李思怡，潘华峰，叶晓宪，等.新媒体环境下构建互联网+中医药科普平台的初步研究[J].中国民族民间医药，2019，28(10)：132

R

任雪，郭艳.基于主动集成学习的中医智能诊断模型及构建方法[J].中国循证医学杂志，2019，19(9)：1118

S

思金华，何俗非.基于 ESI 和 Incites 的科研产出与学科竞争力分析——以天津中医药大学为例[J].中国中医药图书情报杂志，2019，43(4)：13

孙金慧，袁敏.基于 ESI 数据库 6 所中医药学术机构科研现状分析[J].中国中医药图书情报杂志，2019，43(2)：11

T

陶永鹏，刘朝霞，项聪.大数据背景下有关中医药现代化思路的探讨[J].中华中医药杂志，2019，34(2)：470

W

王国玺，李兵，张华敏，等.基于知识组织的医案古籍知识库的构建与思考[J].西部中医药，2019，32(9)：49

王建超，玉叶，曹献，等.大数据在中医药精准研究中的应用[J].时珍国医国药，2019，30(2)：437

王丽颖，唐磊，赵学尧，等.中医药标准化研究的现状分析[J].中华中医药杂志，2019，34(6)：2650

王正山，朱建平.基于模式识别的中医药术语同义词自动提取[J].国际中医中药杂志，2019，41(3)：284

王正山，朱建平.中医药术语同义词查询数据库建设初探.中国科技术语，2019，21(1)：48

王梓民.基于病例大数据的中医"治未病"机器学习方法[J].电子技术与软件工程，2019，(5)：161

X

徐嘉颜，杨雨晨，王芳，等.基于 DEA 模型的高等中医药院校科研效率评价与分析[J].中医教育，2019，38(2)：13

许慧，杨雪.中医药院校地域文化特色数据库建设研究——以龙江名老中医经验数据库为例[J].中国中医药图书情报杂志，2019，43(5)：22

Y

杨蕴，阮春阳，裴朝翰，等.引入人工智能构建肺癌中医处方系统探索[J].世界科学技术(中医药现代化)，2019，21(5)：977

杨蕴，钟薏，于观贞，等.人工智能促进中医药传承发展的机遇与挑战[J].北京中医药，2019，38(8)：835

Z

张春梅，唐丽燕，李东晓，等.中医药机构知识库在科研管理中的应用探索[J].中国中医药信息杂志，2019，26(3)：4

张柯欣，石岩，曲超.中医临床术语标准数据库的设计研究[J].大众标准化，2019，(8)：27

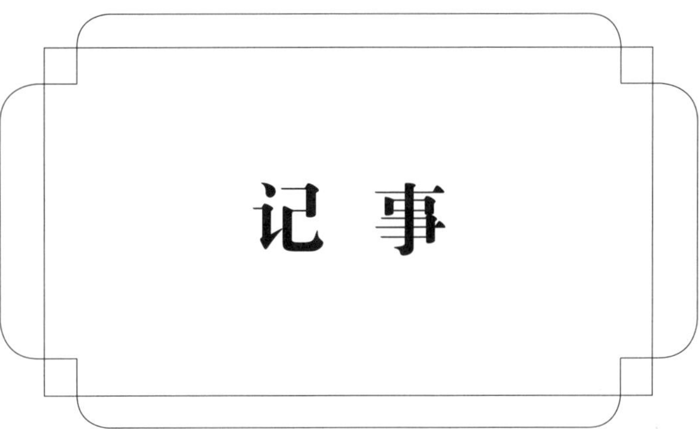

记事

一、学术会议

▲孔子思想与国医传承发展研讨会在北京召开 2月16日，纪念孔子诞辰2 570年系列活动·孔子思想与国医传承发展研讨会召开，会议围绕“传承与共享”这一主题，探讨了孔子思想与中医药文化的融汇互通以及如何更好地传承发展孔子思想与中医药文化等问题。与会专家表示，孔子思想与中医药文化都是优秀传统文化的组成部分，中医药文化中“大医精诚”“仁医仁术”的思想与孔子思想倡导的“仁”是一脉相承的，都代表着中国传统文化的核心价值。孔子的“仁爱”思想对于解决当今社会医患矛盾问题，构建和谐社会，助力健康中国建设仍然具有重要的指导作用。近100名孔子后裔及中医药界专家学者参加会议。

▲象思维与扁鹊医学传承创新发展论坛在北京召开 4月18日，由中华中医药学会主办、北京空达维尔医学研究院承办的“象思维与扁鹊医学传承创新发展论坛暨中华中医药学会扁鹊医学研究基地揭牌仪式”召开。

论坛上，北京空达维尔研究院院长许明堂教授以《扁鹊医学传承创新发展》为题，结合28年海外传授扁鹊意象医学的经历作主题发言。中国社会科学院哲学所刘长林、解放军总医院营养科主任赵霖、中国台湾文化学者赖一诚、拉脱维亚医科大学伊德盖斯分别作《“立象尽意”与中医学认识论》《“取类比象”与中医食疗为题》《从扁鹊之名谈中医文明演进》《扁鹊和古希腊医学家的比较》学术报告。

扁鹊意象医学经过28年的传播与发展，学员来自世界各地，已达65个国家和地区，许多当地民众通过学习，创立了意象医学中心。中华中医药学会扁鹊医学研究基地的设立对于推动扁鹊学派的传播，丰富传播展示内容和传播形式，促进扁鹊医学的挖掘传承和弘扬具有重要意义。

▲第650次香山科学会议在深圳召开 5月7日，主题“聚焦未病状态测量与辨识的科学问题、前沿技术和核心设备”的香山科学会议召开。与会专家建议，当前现代医学工程技术已获得长足发展，可尝试用于中医“未病”测量，通过中医与工程技术的深度融合，为缓解我国全民健康问题提供具有中医特色的解决方案。基于柔性电子、可穿戴传感与计算、先进人机交互等前沿技术，研发人体干电极、随身自主神经功能调控、日常行为监测等适用于中医“望闻问切”、脑功能干预的中医装备，有望实现对“未病”的精准测评。会议执行主席、中国工程院院士张伯礼指出，希望“未病”监测将中医药原创思维与现代科技相结合产生原创性成果，引领生命科学发展。

▲中华中医药学会外科分会2019年学术年会在南京召开 5月17—19日，由中华中医药学会主办的本次会议召开。来自全国各地中医药院校、医院、科研院所、企业等600余名代表，围绕“中医外科，创新发展”主题，对中医外科领域新进展进行了广泛深入的交流。

会议以特邀报告、主题报告、学术报告及与会代表讨论等形式展开。主论坛上，李曰庆、许芝银、喻文球、刘胜、朱永康、潘立群分别作《中医外治源流》《亚急性甲状腺炎治疗的临床思考》《中医外科新近典型病例及临床思考》《再论中医外科辨病与辨证关系及临床应用》《循时代脉络，谈江苏中医外科发展之路》《手术与学术》主题报告。

会议有两个突出特点：一是将现代外科最新临床进展与中医外科传统理论紧密结合，推动了加速康复外科、疽证和乳腺外科的发展；二是中医外科青年学者崭露头角，一批年轻的硕士、博士将中医外科临床与基础研究紧密结合，完成了系列科学研究，提出了许多新观点，为大会学术交流注入激情和活力。会上完成了中华中医药学会外科分会换届选举。

▲首届中医药创新合作对接交流会在廊坊召开 5月18日，由中华中医药学会主办的本次会议召开。会议旨在进一步推进京津冀中医药优势资源共享、促进京津冀中医药产业协同发展、探讨中医药创新发展之路。国医大师张大宁、国家中医药管理局政策法规司副司长杨荣臣、中华中医药学会副会长兼秘书长王国辰、河北省卫生健康委副主任段云波、河北省中医药管理局副局长刘彦红参加会议，来自国内外的专家学者和医药企业代表约150人参加了会议。

会上，张大宁、杨荣臣、温长路、李梢作《中医药学对世界贡献的现在与未来》《中医药发展战略》《中医养生 大道至简》《网络药理学、中医药人工智能与肿瘤治未病》主题演讲。

会议期间，神威药业集团有限公司与澳门科技大学进行战略合作签约，双方将共同对神威药业的已上市药品万特普安(铜绿假单胞菌注射液)进行深入再研究。随后，冀澳双方代表进行了务实友好的合作洽谈并取得了积极的成果。

▲2019卷《中国中医药年鉴(学术卷)》编委会会议在福州召开 6月11日，2019卷《中国中医药年鉴(学术卷)》(简称《年鉴》)编委会会议召开。会议由上海中医药大学和福建中医药大学联合承办，《年鉴》副主任委员、上海中医药大学党委书记曹锡康主持。《年鉴》副主编、国家中医药管理局科技司李昱司长，福建省中医药管理局钱新春局长，福建中医药大学陈立典书记、李灿东校长，《年鉴》主编、上海中医药大学徐建光校长，上海市中医药管理局张怀琼副局长，上海中医药大学老校长严世芸教授，以及来自全国30多所中医药院校、医疗科研单位的80多位《年鉴》编委、撰稿人、学科编辑参加会议。

李灿东致欢迎词，代表福建中医药大学对各位专家的到来表示热烈欢迎，对会议在福建中医药大学召开感到十分荣幸。徐建光指出，上海中医药大学一直将《年鉴》编纂作为一项重要的特色工作和政治任务来完成。希望《年鉴》全体同仁进一步增强责任感、使命感，提高编纂水平和创新能力，不断推动相关学科的融合发展。钱新春表示，《年鉴》是一项承上启下、继往开来、有益后代的事业，《年鉴》的编纂对推动中医药各个领域的学术交流具有重要意义。张怀琼对各位领导和专家长期以来对上海中医药工作的关心和支持表示衷心感谢。《年鉴》要继续在国家中医药管理局的指导下，集全国专家的智慧，不断提升《年鉴》在中医药界、史学界、科学界、文化界的地位。李昱表示，《年鉴》是一部集聚综合性、前沿性、权威性和史料性的工具书，详实地记载了我国中医药发展的辉煌历程，充分反映了中国中医药学术成就和学术进展。《年鉴》是中医药事业发展的历史记录册，是当代行业建设水平的丈量表，是今后相关工作开展的指南针。国家中医药管理局作为主办单位，将继续提供丰富的学术资源，助推《年鉴》在学术含量和科技影响力方面的提升，支持《年鉴》全方位发展。《年鉴》编辑部黄燕主任，从目的意义与发展历程、组织构架与社会评价、2019卷《年鉴》编纂情况、面临问题与发展思路四个方面进行了汇报。

编委代表严世芸教授、中国中医科学院陈小野研究员、云南中医药大学秦国政教授、辽宁中医药大学马铁明教授，撰稿人代表福建中医药大学林炜教授、广西中医药大学李永亮副教授，学科编辑代表徐丽莉副研究员，分别从不同角度进行了交流发言。

讨论阶段，大家围绕新时代背景下《年鉴》学术卷的目标定位与办刊思路，《年鉴》学术卷如何为传承创新发展中医药事业提供学术支撑，如何创新思路与工作机制、扩大学术影响力及提高事业贡献度，如何形成编委、撰稿人与编辑的合力、彰显自我特色、提高办刊质量四个议题展开。

会议圆满完成各项议程，达成多项共识，专家们的真知灼见为下一步如何做好《年鉴》的编纂、出版工作提供了非常好的指导意见。

▲中华中医药学会对外交流与合作分会换届选举会议暨中医药“一带一路”发展研讨会在北京召开 6月21—23日，由中华中医药学会主办的本次会议召开。来自北京、天津、上海、广东、福建、山西等28个省市自治区的近200位代表参加了会议。按照《学会分支机构换届选举办法》，选举产生了中华中医药学会对外交流与合作分会第三届委员会委员。

在学术交流中，山西中医药大学管理学院院长李安平、上海中医药大学尚力、天津中医药大学李立祥、上海中医药大学林勋、北京中医药大学王乐鹏、荷兰莱顿大学 Rob Verpoorte、上海中医药大学宋欣阳、北京振东光明药物研究院赵利斌，分别就中医药实践传播、教育合作交流、服务贸易建设等专题作了8个主题报告。

▲中华中医药学会肝胆病分会2019年第三次基层医疗精准帮扶活动在黄岛召开 7月6日，由中华中医药学会主办的本次活动举办。中华中医药学会肝胆病分会主任委员、北京佑安医院主任医师李秀惠教授等10位肝胆病专家在青岛西海岸新区中医医院开展了义诊、教学查房、学术讲座等活动。

会议期间，首都医科大学车念聪、首都医科大学附属北京中医医院副院长徐春军、河北中医学院附属医院脾胃病科主任毛宇湘、山东中医药大学附属医院主任医师李勇分别作《病毒性肝炎伴发脂肪肝的中医药治疗思路》《教与学杂谈》《慢性胃炎的中医诊治思路与方法》《中西医结合救治慢加急肝衰竭》学术讲座。来自青岛西海岸新区中医医院、西海岸新区第二中医医院、莱西市中医医院等30余家青岛市医疗机构的100余人参加学术讲座。

中华中医药学会肝胆病分会专家基层帮扶活动对推广中医药文化、增强新区百姓的中医药保健意识、提高基层医疗机构防病治病能力发挥了重要作用，为新区百姓带来了实实在在的获得感，学会也与当地医院开启了长期合作、对口帮扶的新模式，致力于不断提高当地肝胆病诊疗技术，为百姓提供更加优质的中医药服务。

▲中华中医药学会名医学术研究分会2019年学术年会在西安召开 7月26—28日，由中华中医药学会主办的本次会议举办，并同时召开首届丝路名医学术传承论坛。大会邀请国医大师王琦、熊继柏、梅国强、雷忠义，首届全国名中医毛德西，全国名老中医药专家乔成林、刘润侠，及来自全国各地的中医界学者近500人参加会议。

会上，王琦、熊继柏、梅国强、雷忠义、毛德西分别作《中医师承教育三个一工程》《中医提高临床疗效的关键是辨证施治》《自拟“四土汤”临证思辨录》《胸痹痰瘀互结论治》《经方的应用心悟》学术报告。会议为广大中医界搭建了交流的平台，进一步推动了名老中医学术研究与传承。

▲中华中医药学会内科分会2019年学术年会在井冈山召开 7月26—28日，由中华中医药学会主办的本次会议召开。国医大师伍炳彩、中华中医药学会副会长兼秘书长王国辰、井冈山市人民政府副市长刘思海、江西省中医药管理局副局长周秋生、江西中医药大学附属医院党委书记刘中勇，及来自全国各地的200余位代表参加会议。

学术交流环节以特邀主旨报告、学术报告及学术研讨的形式进行。中国医学科学院药用植物研究所孙晓波作《基于整合药理学的缺血性脑卒中治疗的合理用药与机制研究》学术报告，国医大师伍炳彩、北京协和医院刘晓清、首都医科大学附属北京中医医院张声生分别作主题报告。

大会围绕中医内科重大疾病研究需求、中医优势病种诊疗、重大疾病优势环节诊疗、标准化建设、经典传承与创新等方面进行了高水平的交流与研讨，节奏紧凑，内容丰富，充分体现了会议“传承经典·创新发展”的主题。

▲首届全国中医药互联网大会在昆明召开 8月9—11日，由中华中医药学会、云南省中医药学会主办的本次会议召开。来自全国各级中医医院、中医药院校、民营中医医疗机构、中医药学会、中药企业等单位相关负责人，中医药自媒体、中医药人工智能、大数据、健康管理相关机构负责人，及有关中医药互联网事业发展专业人员500余人参加会议。中华中医药学会会长王国强，云南省人民政府副省长、民进云南省委主委李玛琳出席开幕式并致辞。

开幕式上，国家卫生健康委员会规划发展与信息化司司长、健康中国行动推进委员会办公室副主任毛群安，企鹅杏仁医疗集团副总裁唐泊尘，广东省中医院党委书记翟理祥，嘉兴市中医医院院长金利民，国医在线创始人兼CEO张小贝分别作《以问题为导向，推进全民健康保障信息化建设》《医疗服务的线上线下联动，企鹅杏仁的创新探索》《建设智慧药房，改善医疗服务》《融合创新、深化应用探索智慧医院建设新模式》《移动互联网时代，中医药如何快速融入转型升级》学术报告。

大会围绕互联网＋中医医疗创新发展、互联网＋中医药产业与人工智能应用、互联网＋中医传承教育、互联网＋中医药传播品牌建设四个方面进行系列主题演讲，以推进中医药在医疗、养生保健、健康养老、文化旅游、服务贸易、大数据应用等各方面与互联网技术融合发展，聚合各方资源打造个性化、便捷化、共享化、精准化、智能化的中医药健康服务新模式。

▲浙江省中医药学会朱丹溪学派研究分会学术年会暨朱丹溪学术思想与临床应用研修班在义乌召开 8月10日，来自北京、上海、安徽、江西、海南以及浙江各地的150余名专家和学员参加了本次会议。大会以丹溪学派的传承与发展为主旨，通过交流朱丹溪学术思想与临床应用的新进展、新成果，将进一步弘扬中医药在临床各科防治方面的优势与特色，促进朱丹溪学术思想的传承创新，从而更好地服务临床，繁荣学术。

学术会议由专家论坛和优秀论文交流两部分组成。专家论坛邀请了7位省内外知名专家讲授丹溪学派的研究进展，探索丹溪学说的研究方向。

▲中华中医药学会儿科分会第36次学术大会在长春召开 8月9—12日，以“传承经典，福佑婴童”为主题的本次会议召开，来自全国29个省、直辖市、自治区及新加坡的600余名代表参加会议。

大会设立1个主会场和6个分会场，包含名医经验、儿科流派传承与发展、小儿肺脾心肝脑病证治、小儿肾病风湿免疫疾病证治、小儿外治法、急重症的中医药救治策略、人才培养与学科专科建设。国医大师王烈亲自授课，传授幼科秘籍；汪受传、马融、时毓民、丁樱、贾六金、俞景茂、朱锦善、虞坚尔、熊磊及40余位知名专家，为大会奉献了一场场精彩纷呈的学术讲座。会议网络视频直播浏览量达1.5万人次，图片直播浏览量逾50万人次。

▲中华中医药学会针刀医学分会2019年学术年会在长春召开 8月17日，由中华中医药学会主办的本次会议召开。会议邀请了国内33名针刀医学专家作主题讲座，来自全国20余个省市的近300名针刀医学专业工作者参加会议。

中华中医药学会针刀医学分会主委李石良在专题讲座中强调，虽然针刀医学经过40余年的发展，治疗病种达400余种，但仍需建立相对完整的理论体系，才能得到医学界的普遍认可。要在针刀医学病理生理学、手法学等方面进行大量研究，把中医的针灸疗法与西医外科手术疗法相结合，使针刀医学形成体系完整的学科。他指出，针刀可视化是针刀医学的发展方向，超声引导就像是给针刀安上了“GPS”，不但没有电离辐射，还可以适时监控针刀治疗的操作过程，是医生真正的“第三只眼”，能够对肌腱、韧带、肌筋膜、关节囊等组织进行显像，反映组织的结构、形态以及含水量，具有一定的诊断价值，同时成本较小、易于推广。

▲中华中医药学会中药化学分会第 14 次学术年会暨换届选举会议在合肥召开 8 月 17—19 日，由中华中医药学会主办的本次会议召开。来自全国的 200 余位委员候选人和会议代表参加了会议。

大会学术专题报告环节，北京中医药大学雷海民、协和药物所张培成、安徽中医药大学彭代银和药品审评中心马秀璟分别作了主题报告，9 位来自不同学校的专家就中药化学学科的理论、新药、基础研究做了专题学术报告。与会学者普遍认为本次学术交流会是对中药化学学科研究成果的又一次提升和总结，必将对未来中药化学学科发展起到促进作用。

▲中华中医药学会中药实验药理分会 2019 年学术年会暨换届选举会议在广州召开 8 月 20—22 日，由中华中医药学会主办的本次会议召开，来自全国的中药实验药理研究领域的专家 400 余人参加了会议。会议选举产生了分会新一届委员会，上海中医药大学中药学院院长徐宏喜当选主任委员。

学术报告环节，中药全球化联盟主席、耶鲁大学郑永齐，解放军总医院第五医学中心肖小河，中国中医科学院中药研究所陈士林、朱晓新、林娜，中国科学院上海药物研究所丁侃专家和优秀青年学者，分别就各自研究领域作学术报告。

▲海峡两岸青年中医药传承创新论坛暨道地药材临床应用论坛在昆明召开 8 月 23—26 日，由中华中医药学会、台湾中华海峡两岸中医药合作发展交流协会、云南省中医药学会联合主办的本次会议召开。100 余位来自海峡两岸的专家、中医药从业者及致力于两岸中医药文化交流的社会各界人士参加了会议。

论坛聚焦于“中医药青年创业”“道地药材”。论坛旨在通过海峡两岸中医药专家对青年创业案例以及道地药材临床应用的经验交流，加深台湾同胞对大陆道地药材的认识，增强中医药文化的凝聚力和亲和力，共同探索海峡两岸中医药事业发展。

中华中医药学会副秘书长孙永章在致辞中指出，论坛是两岸中医药同仁充分交流与合作的平台，希望未来有更多海峡两岸的青年参与到传承、发展、创新之中，共同为两岸中医的传承创新与道地药材的发展作出努力。台湾中华海峡两岸中医药合作发展交流协会会长梁克玮在致辞中指出，希望通过论坛的研讨与交流，在未来能积极营造优质的人才环境，加速两岸青年人培养，将两岸名老中医的传承与中医创新创业进行有机的结合，共同研讨中医创新创业的道路。

会议期间台湾专家还实地考察了昆明中药厂有限公司、新螺蛳湾药材市场、杏林大观园三七栽培基地等。

▲第三届中医药文化大会在内丘召开 9 月 20—22 日，由中华中医药学会、世界中医药学会联合会等 10 家单位联合主办的本次大会在扁鹊故里河北内丘举办。中国工程院院士丛斌、原国家中医药管理局局长佘靖、原卫生部纪检组组长张凤楼、中华中医药学会副会长曹正逵和来自全国各地的中医药大学校长、医院院长及国内外大健康领域的代表约 1 000 人参加会议。

会议期间，举行了“院士、国医大师主旨报告会”“中医药大健康成果展”主题讲座和活动，就“中医药发展与人才培养”“扁鹊文化与中医药传承”“太行山道地中药材发展”“中医药治疗糖尿病学术交流”等 8 个议题举办了平行分论坛。中国工程院院士张伯礼、石学敏分别作《新时代的中医药与文化》《球麻痹的针灸治疗》主题报告。

会议期间，参会代表赴扁鹊祠参与扁鹊祭拜仪式，并现场参观和见证国医大师收徒仪式，以呼吁广大中医药工作者重拾扁鹊精神、回归中医本真文化。

▲中华中医药学会中药资源学分会 2019 年学术年会在天津召开 9 月 20—22 日，由中华中医药学会主办的本次会议召开，来自全国的中药资源学研究领域的专家 200 余人参加了会议。会议选举产生了分会新一届委员会，中国医学科学院药用植物

研究所所长孙晓波当选为主任委员。

学术报告环节，中国中医科学院中药研究所所长陈士林、江西中医药大学钟国跃分别作《中药材品质提升工程研究》《藏药特色资源及其保护》主题报告，道央农业协同组合药草生产部会副会长伊藤孝之交流了自己研究成果。会上对中药材生产三无一全(无硫加工、无黄曲霉毒素、无高毒农药、全程可追溯)专题、中药农业与现代管理专题、区域中药材资源优势生产与科技需求专题、新版中药材 GAP 实施指南与中药材规范化生产技术规程专题分别进行了报告和讨论。

▲2019 年中华中医药学会肛肠分会学术会议在沈阳召开　9 月 20—22 日，由中华中医药学会主办的本次大会召开，来自全国各地的 600 余位专家学者参加了会议。会议主题为“中医肛肠学术思想的传承、创新与发展”，旨在促进国内肛肠界的学术交流，提高学术水平，推动中医肛肠事业的发展。

大会设立了 3 个分会场，分别为肛肠综合论坛；肿瘤、炎性肠病论坛；肛肠微创、便秘论坛。会议邀请了田振国、韩宝、刘仍海、李军祥、张燕生、于永铎等 10 位国内知名专家，围绕肛肠疾病的中西医研究进展、微创治疗、结直肠肿瘤、炎症性肠病、便秘的诊断和治疗等方面，从多个角度进行了专题学术报告。

▲中华中医药学会学术流派传承大会在成都召开　9 月 20—22 日，由中华中医药学会主办的本次大会举行，来自全国各中医药学术流派、中医药高等院校、医疗机构、科研院所的专家学者 800 余人出席了会议。

本次论坛以“推动流派传承发展，助力健康中国建设”为主题，设主题论坛和 5 个分论坛。近 50 位业界专家进行了主题报告和学术交流。

在川派中医药、内科流派、外骨与针推流派、妇科与儿科流派、优才与青年 5 个分论坛上，来自全国各地、各学术流派的专家学者和传承人进行了专题发言。首次举行的川派中医药论坛探讨了川派中医药源流、钦安卢氏扶阳医学，川派伤寒，文氏皮肤科等；内科流派就新安王氏内科，海派丁氏内科，孟河医派，滇南医学，龙江医派等；外骨针推就赵氏皮科，平乐正骨，峨眉伤科，西汉经穴漆人，黄氏壮医针灸等；妇儿流派就宣氏儿科，朱氏妇科，陈木扇女科，胡氏小儿，姚氏妇科等；优才与青年就燕京刘氏伤寒等作了学术报告。

▲中华中医药学会中药炮制分会 2019 年学术年会暨换届选举会议在天津召开　9 月 20—22 日，由中华中医药学会主办的本次会议召开，来自全国各地从事中药炮制教学、科研、产业的工作者 400 余人参加会议。会议选举产生了分会新一届委员会，辽宁中医药大学贾天柱当选为主任委员。

学术报告环节，中华中医药学会中药炮制分会第一届委员会主任委员张世臣致辞。贾天柱对中药炮制分会过去 4 年的工作进行了总结和汇报。中国中药协会中药饮片专业委员会任玉珍、南京中医药大学蔡宝昌等国内外著名专家，分会多名副主委、常委、中药饮片行业专家及优秀青年学者，分别就各自研究成果作学术报告。

▲中华中医药学会耳鼻喉科分会第 25 次学术年会暨世界中联耳鼻喉口腔科专业委员会第 11 次学术年会在济南召开　9 月 21 日，来自全国各地的 800 名学者参加会议。

开幕式上，山东中医药大学附属医院院长任勇、山东省中医药管理局局长孙春玲、中华中医药学会耳鼻喉科分会主任委员阮岩、世界中联耳鼻喉口腔科专业委员会会长王士贞、世中联学术部主任邹建华分别致辞讲话。大会希望以学术年会为契机，加强与全国中医耳鼻喉科同道的交流学习，拓宽思维，大胆创新，实现中医耳鼻喉科学的跨越发展。

▲中华中医药学会膏方分会在上海成立　9 月 27—28 日，来自全国各地的 239 位专家参加了成立大会。会议选举产生了中华中医药学会膏方分会第

一届委员会，陈昕琳当选为主任委员。陈昕琳指出，中医膏方既具备了良好发展前景，也面临着许多困难和挑战。膏方分会的成立将在如何把好质量关、如何规范膏方市场健康发展、如何进行膏方规范化等多个方面稳步高效地开展工作，为膏方学的研究与发展搭建更大更好的平台。

会议期间，顾植山、陈意、周端进行了膏滋方理论探源、临床经验应用及膏方工作管理等方面的主旨报告。杨志敏、张晋、薛一涛、黄亚博、汤军、周祥山作专题学术报告，内容涉及临证方略、五运六气应用、心系疾病应用、四季膏方、大数据分析及胶类药物质控等多个学术领域，内容丰富、资料详实，得到了全体与会专家的高度评价。

▲中华中医药学会急诊分会 2019 年学术年会在昆明召开　9 月 27—29 日，由中华中医药学会主办的本次会议召开。会议主题为面向医改，面向基层，面向教学，面向突发公共卫生事件；医教协同，精准扶贫，助力基层，共筑健康中国梦。来自北京、上海、天津、广东、山东和云南等地的全国知名的中医、急诊及重症医学专家学者 600 多人参加会议。

会议就脓毒症、中医热病、传染病、中医脑病急重症、ICU 镇静镇痛、基层急诊医师急救技术、急诊危重病临床营养、中医急诊护理与科研、中医急诊教学、紧急医学救援能力等经验传承进行了研讨。

会上，专家进行了急危重症的诊疗新进展、中医在治疗急危重症经验总结及临床病例分析、中医经典方法、方剂在急危重症中的应用、急危重症急诊急救质量控制与管理、中医院急诊科建设与管理、中医院急诊专科医师培养、急危重症的急诊教学与科研、急危重症的急救护理等科学性和实用性的学术讲座。

▲2019 全国中医药传承创新与健康产业发展黄河论坛在开封召开　9 月 28 日，由中华中医药学会主办的本次会议召开，来自全国各省市近 600 余专家、学者参加了论坛。国家中医药管理局原局长王国强、河南省政协副主席高体健、山东中医药大学原校长王新陆、国医大师孙光荣和张磊等出席论坛开幕式。

王国强在开幕式指出，站在中医药事业发展的新起点，做好中医药传承与创新工作要准确把握发展大势，充分挖掘和激发中医药“五种资源”的潜能和活力，深刻领悟“五种资源”的深刻内涵，传承创新挖掘、协同融合发挥五大资源优势；要坚持传承与创新并重，全力推动中医药事业快速协调发展；要发挥中医药特色优势，全面推进健康产业创新发展。

会议期间，孙光荣、张磊等 20 余位知名专家围绕《中医传承开放创新的宗旨》《中医药健康产业发展》《国家旅游示范基地建设中的中医传承创新》开展了学术专题讲座。

▲第二届全国中医优才论坛在曲阜召开　10 月 9—11 日，由中华中医药学会主办的本次会议召开。论坛以“传承创新，助力成才”为主题，来自全国的专家、学者及第一至四批全国中医优秀人才代表 400 余人参加了论坛。

学术交流环节，国医大师沈宝藩、山东中医药大学原校长王新陆、龙砂医学流派代表性传承人顾植山、山东中医药大学副校长王振国、知名学者李致重、岐黄学者王新志分别作《对痰瘀同治法治疗老年心脑血管疾病进行》《中国传统文化与中医》《五运六气的传承与创新》《近代中医理论模式的嬗变及其影响》《中医临床十悟》《胃不和则卧不安的临床感悟与经验》主题报告。

分论坛有“中医经典与临床”“经方与五运六气”“中医理论创新与发展”三个专题，来自全国医疗、教学、科研一线的 23 位专家及全国中医优秀人才代表进行了学术报告。

▲中华中医药学会第 23 次全国风湿病学术会议在石家庄召开　10 月 11—12 日，有 1 100 余位代表出席了本次会议，同步微信直播观看人数达 9 万余人。大会产生了新一届分会委员，中国中医科学

院广安门医院姜泉当选为风湿病分会第五届委员会主任委员。

大会以“传承精神、聚力创新、学科交融、再启征程”为主题，进行了专题报告和学术讲座。特邀专家姜泉、刘良、曾小峰、范永升等作主题报告。设名老中医学术传承论坛、中医风湿 REVIEW 及关节炎专题、青年医师优秀中医医案风采展示以及优秀护士风采展示等环节，专家与大家一起交流，对提高风湿病的认识和诊治水平，具有积极的促进作用。

▲中华中医药学会糖尿病分会 2019 年学术年会暨第 20 次全国中医药糖尿病大会在上海召开 10 月 11—13 日，由中华中医药学会主办的本次会议召开。大会以“糖尿病与代谢综合征”为主题，汇集了中国工程院院士、学会主委、副主委等国内顶尖内分泌专家，与 400 余位来自全国 30 多个省、自治区、直辖市的学者参加会议，大会还首次同步进行网络直播，观看人数高达 1 万余人。

会上，全面展示近年来糖尿病与代谢综合征中医、中西医结合防治的最新进展与成果。会议紧密围绕糖尿病中医、中西医结合防治的热点问题，开展学术交流与探讨，促进中医和中西医结合防治糖尿病及其并发症的临床及基础研究发展。

糖尿病分会搭建了中医药糖尿病交流学习的平台，加强了中西医结合防治糖尿病的学术交流，促进了中医药临床与研究经验分享，传递了最新糖尿病学术经验与研究成果，进一步推动了国内中医药防治糖尿病事业的发展与创新、规范糖尿病中医药诊疗、促进多学科协作。

▲中华中医药学会肿瘤分会 2019 年学术年会在长沙召开 10 月 11—13 日，由中华中医药学会主办的本次大会召开，共有 500 余位来自全国各地的代表出席会议。大会以“传承创新·智慧引领·精准防控”为主题，新增“传承创新论坛”环节，通过学术报告、大会交流等多种形式，进行了广泛的学术交流。国医大师刘祖贻、周岱翰，全国名中医潘敏求，中华中医药学会副秘书长孙永章，湖南省中医药管理局、湖南省中医药大学、中医药研究院及附属医院等有关领导和学者代表 500 余人参加会议。

在特邀报告环节，刘祖贻、周岱翰分别作《中医治疗肿瘤的几点思考》《中医肿瘤学科发展现状与时代使命》主题报告。在学术交流环节，专家分别围绕：食管癌、肝癌、胰腺癌、肺癌、中医肿瘤精准治疗、专科品牌提升、“引疡入瘤”学术思想传承等议题进行了探讨。在传承创新论坛环节，知名肿瘤专家和中青年才俊围绕中医肿瘤学科发展、名老中医经验传承、中医肿瘤的国际化合作交流等议题进行深入交流和讨论。

▲中华中医药学会运动医学分会 2019 年学术年会暨换届选举会议在成都召开 10 月 24—26 日，由中华中医药学会主办的本次会议召开，来自全国运动医学研究领域的专家 200 余人参加会议。会上选举产生了分会第二届委员会，四川省骨科医院虞亚明教授当选主任委员。

学术报告环节，中华中医药学会运动医学分会主委虞亚明，中国体育科学会运动医学分会主任委员李国平以及中华医学会运动医疗分会主委、复旦大学运动医学研究所所长陈世益，三大运动医学主任委员共商运动医学发展之路。台湾体育大学黄启煌等多名副主委、常委、运动医学专家，分别就各自研究领域作学术报告。

▲中华中医药学会皮肤科分会第 16 次学术年会在北京召开 11 月 1—3 日，由中华中医药学会主办的本次会议召开。来自全国各地的中、西医皮肤科学者 2 300 多人参加会议。

会议秉承“传承、创新、特色、融合”的宗旨，围绕中医、中西医结合皮肤科研究进展及皮肤科适宜技术推广的主线。特设立大会特邀演讲、名老中医专场、青年医师专场、经方论坛专场、朱仁康学术传承专场、赵炳南纪念专场、金起凤学术传承专场、病例讨论专场、性病专场、外用药临方调配专场、儿童皮肤病专场、中医美容专场、激光美容专场、毛发专场、色素病专场、中药现代化临床应用专场、皮肤科设备技术及检验专场、医用臭氧外用治疗皮肤病专场、银屑病专场、湿疹皮炎荨麻疹专场、玫瑰痤疮及敏感皮肤专场、皮肤外科与疤痕专场、京津冀专场、中西医结合专场、皮肤病诊断与病理专场、中医外治专场、功效化妆品研发及临床应用专场、科主任专场、非公立医院专场、中医护理及理疗专场、优秀论文专场、科研及 SCI 论文专场、民族医药等共 34 个专场，全国知名皮肤病专家、学者就当前中西医皮肤病学研究的热点、难点等进行了专题演讲，内容涉及派、病、证、理、法、方、药、管、护、研、文等各个方面。

会上还举办了“第四届皮肤科医师看图识病识药论坛”，以赛促学、以学促用的方式，增加皮肤病学习的趣味性，促进皮肤病医者临床诊病能力，进一步提升了青年医生的临床诊疗水平。

▲中华中医药学会肝胆病分会第 20 次全国中医肝胆病学术暨换届会议在杭州召开 11 月 1—3 日，由中华中医药学会主办的本次会议召开。来自全国 597 名代表参加了会议，线上参与 2 105 人，浏览量达到 21 596 次。

会议以“传承创新、循证决策”为主题，进行学术报告、专题论坛、专家讨论、青年论坛、青年辩论赛，并以线上线下直播互动等形式进行了广泛交流。邀请了全国中医、中西医结合领域的 51 名著名中医专家对原发性肝癌、非病毒性肝病、肝纤维化肝硬化与病毒性肝炎、中医肝病外治法等专题做了学术报告，对肝胆病分会主持的指南、共识、临床方案和诊疗路径进行了宣讲解读。

会议期间，30 余名西医医师参加了“中西医肝病基金第二期培训班”。

▲中华中医药学会继续教育分会 2019 年学术年会暨换届选举会议在北京召开 11 月 15—16 日，国家中医药管理局人事教育司师承继教处副处长曾兴水、中华中医药学会办公室主任康宁及继续教育领域的专家学者等 200 余人参加了会议。会议选举产生了继续教育分会第四届委员会，中国中医科学院研究生院常务副院长宋春生当选为主任委员。

学术报告环节，国家中医药管理局人事教育司曾兴水、中国中医科学院中医药信息研究所李宗友、北京邮电大学赵玉平分别作《深入贯彻落实全国中医药大会精神扎实推进中医药继续教育工作》《运用信息技术推动中医传承》《传统文化中的管理智慧》主题报告。

▲中华中医药学会中医体质分会第 17 次学术年会在开封召开 11 月 22—24 日，由中华中医药学会主办的本次会议召开，来自全国中医体质学及相关领域的 600 余位专家学者参加会议。大会进行了中医体质分会换届选举会议，选举产生了中华中医药学会中医体质分会第四届委员会，王琦当选主任委员。

会上，王琦、庞国明、张磊分别围绕“体质研究、守正创新、服务时代”主题，作《中医体质研究走向新时代》《辨体论治在 2 型糖尿病临床中的应用》《谈辨证思维六要》主题报告。

大会共收到征文 84 篇，汇编了《中华中医药学会第十七次中医体质年会论文集》，涵盖了调体机制研究、中医体质调体方药研究、中医体质临床干预研究、中医体质与养生保健应用、中医体质与健康管理应用、中医体质与慢病防控应用等方面。

▲中华中医药学会中风病防治协同创新共同体 2019 年学术年会在北京召开 11 月 22—24 日，由中华中医药学会主办的本次会议召开。来自全国的 100 余名专家和代表参加会议。中华中医药学会中风病防治协同创新共同体主席孙塑伦讲话中指出，要实现医、产、学、研资源紧密结合、协同创新、共同发展的局面，必须促进共同体发展一体化、建设机制化、交流常态化、资源开放化，整合相关学科优势资源，资源共享、成果共用、优势互补，努力将共同体学术会议越办越好。

会上，北京中医药大学贺娟、西南医科大学附属中医医院王明杰、中国中医科学院李慧、北京交通大学周雪忠和复旦大学华山医院肖保国，围绕“协同发展，共建共享”主题，分别作《〈黄帝内经〉运气与疾病发生理论》《玄府理论与开通玄府治法》《来源于临床有效经验方的中药新药研发质量控制要点》《数据挖掘在中医药研究中的应用于进展》《银杏二萜内酯新组分 GK 的研究进展和展望》主题报告。会议立足于传承精华、守正创新，倡导协同发展、共建共享，突出中医原创思维，与会专家和代表们围绕中风病领域的中医原创理论、中药新药研发、数据挖掘方法、上市后中成药临床定位研究、中风病防治协同创新共同体注册登记平台等医、产、学、研关键问题展开了积极的交流与研讨。

▲第六届中医科学大会在济南召开　11 月 23—24 日，由农工党中央和国家中医药管理局主办的本次大会召开。全国人大常委会副委员长、农工党中央主席陈竺出席大会并讲话。他强调，中医药发展既要有传承又要有创新。传承精华是中医药发展的根基，创新是中医药发展的生命力。要传承好经典文献和经典理论思想，注重医药统筹与培养发展人才；创新是中医药现代化的关键所在，创新发展的中医药才能得到世界认可。创新发展中医药要与现代科学技术有机结合。当今大数据、人工智能、区块链等先进技术为中医药研究突破提供了有力支撑；多学科、跨行业、海内外合作为加快中医药现代化带来广阔空间，不断为中医药传承创新发展开辟“新路径”。让中医药走向世界，为“一带一路”服务，为人类命运共同体建设服务，需要中西医携起手来，推动中西医协调发展，运用中西结合研究方法发掘中医药学伟大宝库。

大会以“传承创新发展中医药，服务全面小康新时代”为主题，多位诺贝尔奖获得者、院士和国医大师、全国名中医，以及来自海内外生命科学领域、中医药领域的专家学者参加大会，大家从国家重大战略需求与中西医融合应对策略、中医药国际化、中西医融合血液病学等方面展开深入探讨。

▲中国中药协会第 4 次会员代表大会在北京召开　11 月 25 日，来自全国中药行业的专家学者和企业代表 600 多人参加会议。国家中医药管理局局长于文明出席会议并讲话。他指出，中国中药协会是党和政府联系中药行业广大同仁的桥梁和纽带，是中医药事业和产业发展的主力军。要进一步发挥协会优势，为政府部门政策制定和管理提供科学意见建议，发挥“智库”和“参谋”作用。要结合新时代、新形势、新任务、新要求，进一步加强自身建设，积极为中药行业搭建共促发展的学术平台、信息平台、标准平台和服务平台，不断提升服务和规范引领中药企业的能力水平，为新时代中医药事业和产业高质量发展作出新贡献。

会议选举产生了第四届中国中药协会理事会，中国中医科学院院长、中国工程院院士黄璐琦当选中国中药协会会长。中国中药产业发展论坛，中药品牌建设大会、中国中药品牌集群发展联盟启动仪式同期举办。

▲中华中医药学会 2019 年养生康复分会学术交流会暨换届选举会议在哈尔滨召开　11 月 29—30 日，由中华中医药学会主办的本次会议召开。会议选举产生了第六届养生康复分会委员 305 人，常务委员 96 人，青年委员 66 人，李宁当选养生康复分会第六届委员会主任委员。

学术交流邀请中国工程院院士吴以岭等多位专家学者，以“传承中医康养，共谋创新发展”为主题，先后围绕中医养生、中医康复、心理健康促进、医养结合的深刻内涵、发展趋势发表了观点和思路，展望了中医养生康复服务人民健康的美好愿景。李宁指出，未来的养生康复分会将以新的面貌、新的起点、新的动力更加努力地发挥养生在健康中国行动中的作用；推进康复在提升人民健康水平中的贡献，从而为中医药文化的传承、创新与发展作出应有的贡献。

▲中华中医药学会综合医院中医药工作委员会 2019 年学术年会在北京召开 12 月 6—8 日，由中华中医药学会主办的本次会议召开，来自全国各地近 500 名综合医院、军队系统的专家学者参加会议。会议进行了综合医院中医药工作委员会换届选举会议，选举产生了中华中医药学会综合医院中医药工作委员会第二届委员会，李怡当选为主任委员。

国家中医药管理局医政司副司长赵文华传达了全国中医药工作大会精神，对综合医院中医药工作提出了指导意见。中国工程院院士樊代明、国医大师晁恩祥、中国工程院院士程京分别作《医学文化的重塑》《谈中医的传承与创新》《学科交叉，促中医转化发展》主题报告。重大疑难疾病中西医临床协作试点项目单位代表、四川大学华西医院夏庆教授就综合医院中西医临床协作模式进行了经验分享。

大会根据综合医院中医药工作特点，分设了“综合医院中医药学科建设”“临床、科研学术分享”“青委、药学、护理经验交流”3 个分会场，各地综合医院中医药工作委员会代表及全国各省市及军队系统综合医院中医药工作、护理工作负责人等近 40 位代表，在学科建设、临床医教研工作及中药、中医护理等领域，进行了经验交流和学术研讨。

▲中华中医药学会感染病分会 2019 年学术年会暨换届选举会议在北京召开 12 月 7—8 日，来自全国温病学、感染病学、传染病学、临床相关学科、科研方法学、药学等多学科专家学者 500 余人参加会议。会议选举产生了感染病分会第六届委员会，教育部中医类教学指导委员会主任、全国中医药教育发展中心主任、北京中医药大学党委书记谷晓红当选为主任委员。

学术交流环节，国医大师晁恩祥、北京中医药大学姜良铎、刘建平，首都医科大学附属地坛医院李昂、南京中医药大学杨进、国家纳米科学中心韩东、解放军总医院第五医学中心肖小河、山东中医药大学张思超等著名专家，分别就各自研究领域作学术报告。

会议充分体现了大家对中医药防治感染病的信心，对中医温病学经典传承的决心，对中医药创新发展助力的齐心，体现出感染病分会作为全国温病和感染病相关学科的学术交流的重要平台作用。

▲中医药科技期刊创新发展研讨会在北京召开 12 月 21 日，由中华中医药学会主办的本次会议召开。全国政协常委、中国科协常委、中国工程院院士、中国中医科学院院长、中国中医药科技期刊做精做强专家组组长黄璐琦，北京中医药大学党委书记、中国中医药科技期刊做精做强专家组专家谷晓红，国家中医药管理局办公室副主任欧阳波，中华中医药学会副秘书长刘平，以及部分中医药高等院校、科研院所期刊负责同志，120 余种全国中医药科技期刊的编辑部负责人出席了会议。

开幕式上，谷晓红宣读了《关于号召中医药科技工作者将优秀成果在我国高质量中医药科技期刊首发的倡议书》，黄璐琦、谷晓红、欧阳波、刘平为“2019 年度 T1、T2 级中医药科技期刊”颁发证书。

会议期间，中国知网国际出版与发行公司总经理肖宏，中国中西医结合杂志副主编郭艳等专家，分别作《面向科技期刊国际品牌的核心能力建设》《医学研究报告的国际规范》主题报告。

二、中外交流

▲第十五届国际络病学大会在北京召开　2月23日，由中华中医药学会主办的本次会议开幕。中华中医药学会会长王国强，中华中医药学会副会长王国辰，中国工程院三局局长易建，陈凯先等15位两院院士，以及来自中国、美国、加拿大、越南、中国澳门等国家和地区共2 000多位专家学者参加会议。会上，中国工程院院士、络病学科创立者和学术带头人吴以岭作《络病学研究40年回顾与展望》主题报告，系统回顾了络学研究40年来所取得的成就。络病理论指导研制出通心络、参松养心、芪苈强心、连花清瘟、养正消积胶囊和津力达颗粒等10个创新专利中药，循证研究证实临床疗效确切，受到国际医学界的充分肯定和高度关注。迄今为止，越南、加拿大、马来西亚、泰国、韩国、俄罗斯等国家相继成立络病学学会，积极推动世界各国(地区)中医络病学的医疗、教学、科研的合作与发展。

会议期间，1 000多个视频分会场同步直播，超过30 000名医学界同仁同步收看会议盛况，为历年来影响人数最多、覆盖地区最广的一届络病学术盛会。

▲中医首次走进摩洛哥的大学医学院　3月7日，中国援摩医疗队穆罕默迪亚分队队长、上海中医药大学附属岳阳中西医结合医院针灸科庄潇君医师以《传统文化 国学经典》为题在阿加迪尔市的伊本·佐海尔大学医学院举办中医讲座，介绍中医和针灸的历史由来，中医经典理论和诊疗特色，针灸经络理论和发展等，并将各种针具、火罐、艾条等给大家进行展示和体验。这是中医首次走进摩洛哥的大学医学院，为促进中医药文化的传播和摩方医疗卫生事业的发展起到了积极的作用。

▲第十届全球卫生保健与医疗旅游业论坛暨韩国医疗2019学术会议在韩国召开　3月14—17日，来自中、美、德、意、俄、印、阿联酋等10余个国家的专家和韩国本土参会代表1 000余人出席了大会。会议期间，中韩两国针刀专家进行了深入的学术交流，表明中韩两国均高度重视传统医学在医疗卫生事业中所发挥的重要作用，相信双方的密切交流必将对中韩针刀技术以及传统医学各领域的发展起到积极的推动作用。

▲中医药国际化发展论坛在北京召开　3月24日，由中华中医药学会、人民日报人民网主办的本次会议召开，国家中医药管理局局长于文明出席论坛并讲话。于文明强调，大家要营造良好氛围，让世界医药同仁乃至全社会更好地了解中医药、认识中医药、研究中医药、体验应用中医药；要积极推动中医药传承创新发展，充分发挥中医药在防病治病中的应有价值作用；要让中医药在新时代充满活力，全力促进中医药参与“一带一路”建设，让中医药为世界人民健康服务。

论坛上，张伯礼、陈可冀、张大宁、葛均波等专家，就中医药的发展前景和国际交流与合作展开讨论。

▲首家《黄帝内经》国际研究院在上海成立　4月1日，《黄帝内经》国际研究院在上海中医药大学成立。研究院将聚焦以《黄帝内经》为核心的中医药文化研究，运用跨界发展理念，凝聚中医药院校、行业、国内外专家学者，共同建立集中医教育、医疗、文化、产业、养生、对外交流为一体的研究平台，引领《黄帝内经》学术研究的科学、可持续发展。《黄帝内经》作为中医学的第一经典，是一部集中国古代先哲

智慧的百科全书,研究院将本着"开放、自由"的跨界发展理念,引领《黄帝内经》研究占据学术制高点,促进研究成果的转化,让经典"活在当下"。

▲中埃两大学在开罗签署建立埃及中医医院协议 4月14日,上海交通大学健康管理与服务创新中心与埃及中国大学签署协议,共同建立埃及中医医院。上海交通大学健康管理与服务创新中心主任鲍勇表示,未来双方将为培养埃及中医药人才共同努力,不仅会邀请埃及医疗人员到中国学习交流,还将在埃及中国大学等学校开设相关课程并派遣中国专家进行授课。埃及中国大学校长、埃及前高等教育部部长阿什拉夫·希哈表示,中国在医学领域已取得巨大成就,中国传统医学蕴含着独特的治疗理念,将中医药优势融入埃及医学体系是一个双赢的举措。

▲中国捷克中医中心在布拉格成立 4月18日,中国捷克中医中心成立为捷克社会各界提供一个展示中医药的窗口。中捷中医中心设有中医药展览馆、中医图书室、中医教室以及中医咨询室和疗法体验室等,主要承担中医药教学科普以及中医药文化传播的功能。捷克卫生部副部长罗曼·普里姆拉和中国驻捷克大使张建敏参加启动仪式并致辞,中医药虽然来自中国,但它属于全人类,中捷中医中心致力于中医药文化的传播、推广和体验,将为中捷两国的友好合作交流搭建一座新的沟通桥梁。

▲第十一届地坛中医药健康文化节在北京开幕 5月10日,开幕式在北京地坛公园举行。以"文化自信 科普惠民 责任担当"为主旨,融合了多种形式与高科技手段,力图将中医药的自信与担当传递给民众。设立了国际交流展区、中医药特色专科展示区、国家中医药改革示范区、中药现代化互联网展示区、非物质文化遗产展示区、VR神奇中医药体验馆、名家传承展示区、少数民族医药展示区等11个主题区域,全面、创新地为首都各界诠释中医药理念。并开展海外中医药文化宣传大使选拔活动,会上为12位来自不同国家的国际传播交流大使颁发了荣誉证书。

▲2019传统医药国际论坛在里斯本召开 5月15日,由澳门特别行政区政府和国家中医药管理局共同主办传统医药国际论坛,以"国际青年中医在中医药发展中的作用与定位"为主题,旨在推动传统中医药在葡语国家的发展与推广。开幕式上,粤澳合作中医药科技产业园与佛得角卫生与社会保障部签署了合作备忘录,双方将扩大并深化在传统医药领域合作。中国驻葡萄牙大使蔡润在致辞中表示,澳门在深化中国与葡语国家间合作,尤其是中葡中医药合作方面发挥了重要平台和支撑作用。目前,葡萄牙有3所理工学院设置了针灸本科课程,民间有多个规模较大的针灸培训机构,还设有以中医为特色的欧洲(葡萄牙)中医药文化体验中心和中葡药食植物资源研究中心等。

▲首届中西医交流学术会议在马耳他召开 5月18日,由江苏省卫生健康委员会和地中海地区中医中心主办的本次会议在马耳他国立圣母医院举行,当地医生和医学院学生约70人参加了研讨,大家就在马耳他等欧洲国家推进中西医结合以及加强中医教学培训、配套制度建设等进行了热烈讨论,并提出了意见和建议。

世卫组织欧洲区域委员会常务委员会前成员雷·巴苏蒂尔在会上分享了自己受益于中医的故事,表示中医可以治疗一些西医不能治疗的疾病,建议西医专家向一些患者推荐中医治疗。

▲第六届京交会中医药主题日暨第四届海外华侨华人中医药大会在北京启动 5月29日,启动仪式在北京国家会议中心举行。中国中医科学院广安门医院、世界中医药学会联合会、北京中医药大学等机构与来自日本、秘鲁、比利时、安哥拉等国家的相

关机构签署合作协议，内容涉及中医医疗、旅游、科研和产品等领域。

开幕式上，中医药服务专题围绕“智慧生活、科技中医”主题，以智慧科技成果、人工智能产品、创新特色领域为主角，展现中医药服务贸易的新成果。核心展区通过“中医服务开启全新生活方式”“现代科技助力中医药服务贸易”“中医药服务承载新的社会责任”3条主线，重点展示中医药关键技术装备和药物研发的新技术、新产品，中西医协同实施重大疾病科研攻关新成果，展现中医药服务贸易新面貌。中医药展区共接待约3 500人次参观、约850人次体验、约200人次洽谈。美国、加拿大、法国、印度、菲律宾等多国参展代表前来参观洽谈。

▲博鳌亚洲论坛全球健康论坛大会在青岛召开 6月11日，国务院副总理孙春兰出席会议并宣读习近平主席贺信并致辞。孙春兰指出，习近平主席的贺信，深刻阐释了人人享有健康在全球卫生事业中的基础性地位，发出了促进卫生健康领域国际合作的倡议，为我们深化交流、增进全人类健康福祉增添了信心和动力。健康是人类的永恒追求，健康促进是国际社会的共同责任。中国将加强与各国的交流合作，携手构建全球公共卫生安全防控体系，共同搭建全球健康治理平台，与各国一道推进落实2030年可持续发展议程、增进各国人民的健康福祉。

孙春兰强调，党的十八大以来，党中央、国务院高度重视人民健康，以人民健康为中心，坚持预防为主、防治结合的方针，全方位、全周期保障人民健康。深入实施健康中国行动，通过政府、社会、家庭、个人的共同努力，使群众不生病少生病。坚定深化医药卫生体制改革，紧紧围绕解决看病难、看病贵问题，推动医疗、医保、医药联动改革。加大癌症、心脑血管疾病等重大疾病防治科技攻关，支持新药、医疗设备研发和应用，不断提升医疗服务和健康产品的科技含量。全面推进中医药传承创新，建立健全具有中医药特色的医疗保健服务体系、人才培养体系和科学研究体系，更好发挥中医药在疾病预防、治疗、康复等方面的作用。

在青岛期间，孙春兰专门来到社区卫生健康服务机构、智慧医疗全科中心，了解普及健康知识、加强健康管理、开展健康促进情况。

近年来，世界卫生组织在世界卫生大会已通过了《传统医学决议》《世界卫生组织传统医学战略（2014—2023）》《国际疾病分类第十一次修订本（ICD-11）》，中医药正日益得到国际医学同仁的认同和认可，为维护人类健康做出重要贡献。本次大会包括开幕式暨全体大会、28场分论坛、4场创新项目路演会、16场重要活动以及全球健康博览会等。来自55个国家和地区的2 600余名政府官员、专家学者、企业代表等围绕“健康无处不在，可持续发展的2030时代”主题，就“实现全民健康”“创新促进健康”“健康融入所有政策”等议题深入交流。

▲世界中医药大会第五届夏季峰会在西安召开 6月15—16日，由国家中医药管理局、陕西省人民政府指导主办的本次会议，以“弘扬丝路精神，传播中医药文化”为主题，强调将中医药全方位融入“一带一路”建设，助力中医药产业化、国际化发展，进一步向世界展现中医药传承创新的魅力与活力。会上，世界卫生组织传统医学处处长张奇，诺贝尔奖获得者、挪威大学教授爱德华·莫索尔，中国工程院院士樊代明、印遇龙，国医大师张大宁、沈宝藩、李佃贵等作主题报告。中国工程院院士张伯礼等来自近30个国家和地区的约800位专家学者参会。本届大会同时举办了全球中医药发展高峰论坛等14个分论坛，围绕中医药基础理论、临床实践、中药产业等多个方面展开学术交流。

▲中国-菲律宾中医药中心在马尼拉揭牌 6月17日，在菲律宾马尼拉举行中国-菲律宾中医药中心揭牌仪式。中心是福建中医药大学申请并获得国家中医药管理局批准设立的“2018年度中医药国际合作专项项目”，也是菲律宾境内第一家中医药中心。

为突出中非中医药中心"智能中医"的特色，由福建中医药大学自主研发的中医健康管理太空舱也将首次在菲律宾进行运用，为当地民众提供标准化、数字化和科学化的中医诊断和疾病预防服务。

▲第九届国际经方学术会议在北京召开 6月28—29日，由中华中医药学会、北京中医药学会、胡希恕名家研究室以及冯世纶名医传承工作站联合主办的"第九届国际经方学术会议、第十届全国经方论坛暨经方应用高级研修班"召开。本次大会以《伤寒论》"辨厥阴病脉证并治"为主题，800余位来自国内外的经方同道参加了会议。大会理论探讨深入，临床经验实用，代表参与度高，充分彰显了经方的魅力与行业品牌会的学术影响力。

▲中越传统医药技术转移合作国际对接会在河内召开 8月14日，2019中国-越南传统医药技术转移合作国际对接会举行。对接会是中国-东盟技术转移中心(CATTC)和越南互助技术转移中心确立双边工作机制以来举办的首场线下技术对接活动。广西科技代表团出席会议并向与会嘉宾介绍广西中医药领域发展优势及科技合作需求。在对接洽谈环节，参加活动的中方科研机构、企业携20多项传统医药领域的创新合作需求，与越南机构、企业进行了对接洽谈，达成多项意向合作。

▲第二届中俄"一带一路"国际中医药发展论坛在莫斯科召开 9月7日，由世界中医药联合会一技之长专业委员会、俄罗斯中医药学会、俄罗斯传统医学会、俄罗斯友谊大学东方医学院等单位共同承办的论坛举办，主题为"中医药：传承、发展与共享"，旨在推动中医药走向世界，提升中医药影响力，为增进"一带一路"沿线各国人民健康福祉、建设人类命运共同体作出贡献。

▲第三届中国-蒙古国博览会国际中蒙医药产业发展论坛在通辽召开 9月8日，由国家中医药管理局、内蒙古自治区人民政府主办的本次论坛以"推动中蒙医药产业国际交流，助力健康全人类"为主题，来自中国、蒙古、俄罗斯、日本等国家的专家学者、企业代表参会，围绕中蒙医药国际化、产业化、标准化和学术发展等议题展开交流。国家中医药管理局局长于文明、内蒙古自治区副主席欧阳晓晖、蒙古国卫生部医疗服务局局长亚·宝音吉日嘎拉等出席论坛开幕式。论坛开设了国际中蒙医药学术高峰论坛、国际中蒙医药产业发展访谈等多个分论坛，并举行中国药文化研究会蒙药分会成立大会、占布拉道尔吉《蒙药正典》学术研讨会等活动。

▲非洲大陆首家中医孔子学院在开普敦揭牌 9月11日，浙江省省长袁家军和南非高等教育与培训部国际关系司司长杰佩共同为西开普大学中医孔子学院非洲大陆首家中医孔子学院揭牌。中国驻开普敦总领事林静表示，南非西开普大学中医孔子学院的诞生，标志着南非孔子学院从语言教学等拓宽至更广阔领域，中南人文交流和教育合作迈上新的台阶。中医孔子学院把传统和现代中医药科学同汉语教学相融合，必将为南非民众开启一扇了解中国文化的新窗口，为推动中非传统医药合作搭起一座新的桥梁。

▲"一带一路"中医药国际大会在泸州召开 10月19—22日，由西南医科大学中西医结合学院附属中医医院，米尼奥大学中葡药食植物资源研究中心、米尼奥大学生物学院、米尼奥大学分子和环境生物学中心和卡拉奇大学国际化学和生命科学中心共同主办本次大会在西南医科大学中西医结合学院附属中医医院举行。四川省卫生健康委员会国际合作处处长彭博文，四川省中医药管理局调研员陈蔚，西南医科大学党委副书记、纪委书记李尚志，葡萄牙米尼奥大学副校长 Filipe Vaz 教授等葡语系国家和地区的外宾代表，西南医科大学中西医结合学院附属中医医院院长杨思进以及中国澳门、葡萄牙、巴西、巴基斯坦等国家和地区学者

参加会议。

会议内容涉及传统医学、药理学、药物化学、药学、天然药物产品和功能食品的临床和产业创新等领域的最新科学进展，旨在加强中国与葡萄牙国家在中医药领域的交流和中医药国际科技等方面的合作，助推中医药文化国际化发展。

▲第六届诺贝尔奖获得者医学峰会在深圳召开 9月20—22日，由中华中医药学会、中国国际科技交流中心、中国化学制药工业协会、深圳市科学技术协会、诺贝尔奖得主国际科学交流协会(ISSCNL)、深圳产学研合作促进会共同主办的本次会议举办。大会以"科技引领生命健康新时代·汇聚湾区发展新动能"为主题，采取"1+4+1"即开幕式、四大板块主题论坛和第三届国际扶阳医学大会相结合的形式展开，汇聚3位诺贝尔奖获得者、4位国内外知名院士、2名国医大师，多位知名专家以及众多著名企业家、国际知名智库成员等在内的全球顶尖大脑共同诠释生命健康产业的变革路径，深入解析未来智慧医疗管理与实践，寻求中西医融合创新发展的新契机，探寻大湾区生命健康新格局，共创美好的医疗生态新系统。

会上，1991诺贝尔生理学或医学奖获得者厄温·内尔、广西中医药大学校长唐农、欧洲人文和自然科学院院士迈克尔·豪塞尔分别作主题报告。2004年诺贝尔化学奖获得者阿龙·切哈诺沃、2013年诺贝尔生理学或医学奖获得者托马斯·苏德霍夫、1991年诺贝尔生理学或医学奖获得者厄温·内尔、凯莱英医药集团董事长兼CEO洪浩、东方高圣创始人陈明键等企业家代表，共同就政策解读及新药研发前沿分享、新药研发实例及创新技术以及自身免疫、肿瘤免疫专题等全方位探寻全球创新药发现的前沿与实践进行了演讲。

会上，第三届国际扶阳医学大会以及全球生物医药创新论坛、大湾区中医产学研创新论坛、医疗健康产业的智慧化应用与服务——海峡两岸暨港澳智慧医疗协同创新论坛、国际项目路演会同期举行。

▲第一届长白山国际脑病论坛在吉林召开 9月21日，由世界中医药学会联合会神志病专业委员会、中华中医药学会神志病分会、国家区域中医(脑病)诊疗中心主办的本次会议召开。会议以"协同蓄力，交流创新"为主题，设有1个主论坛、4个分论坛展开交流。来自国内相关领域以及日本、韩国的38位专家学者举办讲座，共有来自全国及海外近500余人参加会议，在线观看网络直播量近2 000人次。

会上，国医名师冯世纶作《经方治脑梗》、北京市中西医结合精神卫生研究所副所长贾竑晓作《ICD-11诊断标准解读及精神症状五神藏辨治体系的构建》、北京中医药大学中医脑病研究院院长高颖作《基于中医整体观的脑卒中防治研究思路与实践》、日本鹿儿岛大学医学部名誉教授川平和美作《反复促通疗法川平疗法》、日本鹿儿岛大学理工学研究院教授余永作《脑神经通路重塑促通型偏瘫康复训练机器人》主题报告。

▲中医药文化走进联合国万国宫 9月24日，为庆祝中华人民共和国成立70周年，由中国常驻联合国日内瓦代表团、国家中医药管理局和联合国日内瓦办事处共同主办的本次活动开幕。中国常驻联合国日内瓦代表陈旭大使、国家中医药管理局副局长闫树江、联办文化委员会主席皮萨诺、中国常驻世界贸易组织代表张向晨大使、裁军事务李松大使、世界卫生组织等国际组织官员、各国驻日内瓦使节、当地华侨华人、各界友好人士约500人参加。本次活动融合了展览、讲解、体验三种方式，并运用智能中医体质检测报告、智能调配中医芳疗复方等科技手段，展现了传统中医药文化的与时俱进。专家讲座、现场义诊、功法拍照墙、经络针刺寻穴等互动环节生动活泼，趣味性强，观众踊跃参与，场面十分热烈。期待中医药进一步走向世界，为人类健康事业发展作出更大贡献。

▲第五届美国中医药大会暨 TCMAAA、ATCMA 年会在洛杉矶召开 10 月 5—6 日，由美国中医校友联合会（TCMAAA）全美中医药学会（ATCMA）联合主办、湖北中医药大学北美校友会承办、美国加州大学洛杉矶分校（UCLA）东西医学中心等 20 多个单位协办的年度国际中医针灸学术会议在洛杉矶国际机场凯悦大酒店召开，会议是配合世界中医药学会联合会倡议的庆祝“世界中医药日”系列活动之一，来自美国各地（几乎包括了各院校的代表）、加拿大、中国大陆、英国、澳洲等地的 20 多位专家向 300 多名与会者报告他们在基础研究、经典挖掘、临床实践中取得的新成果。

大会的重要内容是中医药在肿瘤治疗中的应用。赵软金分享了《独创的治疗肿瘤病的新思路，神香温通疗法》。黄金昶介绍了《毫针、火针、刮痧、拔罐、艾灸等疗法在肿瘤及其并发症的运用》。吴雄志从中西医结合的角度介绍了《中药筛选、中药靶点测序在乳腺癌治疗中的应用》。

会上，陆飚《针灸中药治疗妇科盆腔炎、附件炎的经验》，贺小靖《贺氏针灸三通法在关节病中的应用》，杨常青《本神针法的动神技术》，朱燕中《经典针灸临证方略》，王天俊《导气法在脑病治疗中的运用》，均精彩纷呈。武晓勤、王佳分别作《针刺后溪穴对健康受试者压力痛域、得气及针刺影响的研究》《针药结合控制糖尿病及其并发症研究》大会交流。

▲第二届雄安国际健康论坛在廊坊召开 10 月 17—18 日，由中华中医药学会、中国战略与管理研究会、深圳市世健公益基金会等主办的本次会议召开。来自 18 个国家医药领域学者和国际组织的官员、专家 600 多人参加会议，论坛以“健康雄安 健康未来”为主题，就推动大健康事业发展，研判发展趋势，探讨政策建议，搭建跨界桥梁进行交流。

77 国集团 2019 轮值主席 Diego Aulestia 指出，77 国集团成立于 1964 年，其目标为统筹全球性、系统性的发展问题，当然健康是在发展过程中非常重要的组成部分。中国的发展让全球瞩目，希望了解和借鉴中国经验，特别了解并见证中国雄安未来城市建设的中国奇迹和模式。雄安国际健康论坛执行主席胡祥博士指出，希望雄安新区论坛创造一个跨界的交流平台，让不同的参与者更加高效地明白这样的需求，来推动整个产业的发展，来推动人类的进步，来服务人民的健康。

会议期间举行了“国际中医药智库”成立仪式。专家围绕《普及药食同源理念是落实治未病战略的重要举措》《发挥中医药“治未病”特色优势，推进中医药医养健康产业》《合理营养在健康中国战略背景中的作用》《药食同源，与时俱进》《〈黄帝内经〉“治未病”养生要义实践略说》等主题发表演讲。国际中医药智库的成立，使得中医药界有了国际智囊团，为中医药走向世界献言建策。

▲国际中医原创思维与扁鹊医学传承创新发展论坛暨中医药寻根之旅活动在安阳举办 10 月 19—20 日，由中华中医药学会主办的本次会议召开。来自全国各地及俄罗斯、乌克兰的专家、学者和代表 60 多人参加了论坛。

大会以“中医原创思维与扁鹊医学传承创新发展”主题进行学术报告、研讨与交流。专家们分别作《扁鹊意象医学治疗机理》《学习与理解意象医学》《生命过程中如何科学利用古今中外的医学智慧：基因组技术在癌症防控中的价值与风险评估》《扁鹊心书中扶阳思想与方法》《挑针绝技的临床应用》《意象医学是中医发展之路》《时空意象与人体健康》《扁鹊意象医学临床应用—治疗肾结石》《扁鹊意象医学在国际的发展》主题报告。

代表们参加了中医药寻根之旅活动，祭拜医祖扁鹊，寻访扁鹊事迹，追思先贤，传承扁鹊精神，弘扬中医药文化。

▲第六届中医药现代化国际科技大会在成都召开 10 月 21 日，由科学技术部、国家中医药管理局等 13 个国家部委与四川省人民政府共同主办了本

次大会。来自国家相关部委、高等院校、科研院所、国内外知名企业等单位的代表和美国、澳大利亚、英国等近 20 个国家和中国香港、澳门、台湾等地区的专家学者代表 750 余人参加会议。

大会以“中医药科技创新与传承发展”为主题，分为大会全会、12 个主题分会和“中医药现代化与国际化发展”成果展示活动，旨在搭建高水平国际化前沿学术交流平台，为促进中医药各领域间交流合作，共谋中医药传承创新发展事业，加快中医药产业化、现代化，让中医药走向世界、服务人类健康，为健康中国战略做出积极贡献。

▲第三次中马传统医学双边工作会谈在北京召开 10 月 22 日，国家中医药管理局局长于文明与马来西亚卫生部长拿督·斯里·祖基菲利·艾哈迈德共同主持第三次中马传统医学双边工作会谈。双方一致认为，中马在传统医学领域的合作卓有成效，取得了丰硕成果，同意继续落实《中华人民共和国政府和马来西亚政府关于传统医学领域合作的谅解备忘录》，为下一阶段合作制定具体的行动计划，积极推动将传统医学合作纳入中马政府间合作框架。

▲国际中医微创高峰论坛在南阳召开 10 月 26—27 日，由中华中医药学会等单位联合主办的本次论坛举行，来自中国、俄罗斯、瑞典、加拿大、美国、英国、澳大利亚、意大利、泰国、韩国、日本、新加坡、马来西亚、伊朗、越南等 19 个国家和地区的近 1 000 名代表出席了大会。论坛是“第十四届张仲景医药文化节”的重要学术内容之一。

大会以“传承、创新、交流、合作”为主题，进行了丰富多彩的学术交流活动。石学敏、唐祖宣，吴汉卿分别作《“通关利窍”针刺法治疗吞咽障碍临床研究》《中医温阳法治疗临床疑难病》《中医筋骨三针疗法—松解经筋治疗中风偏瘫后遗症》主题讲座。来自海内外的 40 余位专家教授，以特色针灸、中医经方、中医微创、筋骨针法传承、骨伤微创水针刀等学术主题，开展广泛而深入的研讨和交流。

大会以中医临床的奠基人——医圣张仲景作为文化载体，为中医微创医学搭建国际学术交流平台，充分汇聚了中医药以文化为土壤、以传承为根基、以创新为动力的发展要素。会议期间，海内外专家代表共同拜谒医圣张仲景。

▲中韩传统医学研讨会在北京召开 10 月 31 日，由中国中医科学院与韩国韩医学研究院共同主办的本次会议在中国中医科学院召开。中国中医科学院院长黄璐琦，韩国韩医学研究院院长金钟悦，国家中医药管理局国际合作司副司长吴振斗，韩国驻华大使馆食药官李度基出席开幕式并致辞。中国中医科学院部分二级院所领导、中韩合作项目组成员以及研究生院学生约 100 人参加会议。

本次中韩合作研讨会是双方轮流举办的第九次学术会议，来自中国中医科学院望京医院、广安门医院、中医临床基础医学研究所的 10 位中韩专家分别围绕特应性皮炎的临床研究、体质研究、针灸治疗多囊卵巢综合征、针灸治疗记忆障碍研究四个方向的合作课题以及肺癌研究进展进行了学术交流，介绍了合作课题的研究内容、进展以及初步结果。会议期间，韩方代表参观了医史博物馆、中药所青蒿素中心以及西苑医院。

▲中国-白俄罗斯中医药中心在明斯克成立 11 月 3 日，中国-白俄罗斯中医药中心举行启动仪式，中国国家中医药管理局副局长王志勇与白俄罗斯明斯克州卫生局局长巴娅斯卡娅·娜塔莉娅共同为中医药中心揭牌，中国驻白俄罗斯共和国大使馆大使崔启明出席活动并致辞。中白双方建设单位在活动中签署了友好协议，中方向白方赠送了针灸铜人、图书和电针仪等用品。白罗斯国家电视台和广播电台对中医药中心启动仪式活动进行了全程转播。

中国-白俄罗斯中医药中心是浙江中医药大学附属第三医院和白俄罗斯明斯克州区医院共同建设，获批中国国家中医药管理局“2019 年度中医药国际合作专项项目”，也是浙江省“一带一路”重点项目。目前中医药中心已经开展了技术培训、养生功法和文化交流等项目，有 3 000 多名患者进行预约治疗，受到白俄罗斯当地民众的普遍欢迎。

▲第七次世界中西医结合大会在济南召开 12 月 5—8 日，以“中西医结合传承发展，保障人类健康”为主题的本次会议召开。国家中医药管理局副局长孙达，山东省副省长孙继业，中国工程院院士、中国中西医结合学会会长陈香美，国医大师陈可冀，山东中医药大学校长高树中等出席开幕式并致辞。12 位两院院士、2 位国医大师，来自各国科研院所、医疗机构的海内外专家学者以及山东省中西医结合学会、山东中医药大学及三所附院的师生共计 4 000 余人参加开幕式。

开幕式上，向 2019 年度中国中西医结合学会科学技术奖获奖者颁发奖杯和证书。会议期间，美国、意大利和国内多位院士、专家学者作主旨和专场报告，开设 12 个分会场进行学术交流。

▲第二届世界中医药科技大会在福州召开 12 月 7—8 日，由世界中医药学会联合会、中国中医科学院、世界针灸学会联合会主办的第二届世界中医药科技大会暨中医药国际贡献奖(科技进步奖)颁奖大会召开。国家中医药管理局副局长孙达、福建省政协副主席阮诗玮、世界中医药学会联合会主席马建中、福建省卫生健康委副主任张永裕、福建中医药大学党委书记陈立典、中国中医科学院副院长杨龙会、世界针灸学会联合会主席刘保延等出席开幕式。来自中国、美国、英国、日本等 14 个国家和地区的专家学者参加会议。

大会以“加快国际科技创新，促进中医药高质量发展”为主题，向获得 2019 年中医药国际贡献奖(科技进步奖)的获奖者颁发奖杯和证书。邀请国内外中医药专家学者围绕中医药的最新科技进展、传承研究方法、国际科技合作等内容，开展深入的研讨。

▲澳大利亚塔斯马尼亚州代表团来访 12 月 10 日，国家中医药管理局副局长孙达会见来访的澳大利亚塔斯马尼亚州农业厅厅长盖伊·巴尼特一行。孙达指出，国家中医药管理局高度重视中澳中医药合作，连续多年在国际合作专项上给予支持，双方前期合作基础扎实，取得了丰硕的成果。巴尼特指出，近期塔州政府举办了习近平主席访澳五周年系列庆祝活动，民众对中医药认可度逐步提高。塔州环境优良、土质肥沃、水质清洁，种植天然非基因农作物，拥有农业研究院和科研农场，适宜开展中草药种植和科学研究。

双方代表在会上进行了充分的交流，澳方代表来自澳大利亚塔斯马尼亚州农业厅、澳大利亚教育管理集团、澳大利亚驻华使馆等机构，我局国际合作司和科技司等相关负责同志陪同会见。

▲国际中医药智库论坛在郑州召开 12 月 13—14 日，由中华中医药学会和中国战略与管理研究会共同主办的本次论坛在河南中医药大学召开。论坛以“如何打造国际中医药高端智库”为主题，100 余位来自各领域专家、学者出席了会议。

开幕式上，中华中医药学会副秘书长孙永章为与会智库专家颁发了“世界一流学会建设工程国际健康智库”专家聘书。

论坛聚焦“国际中医药智库建设”，汇聚跨界专家智慧，以推动中医药现代化、产业化、国际化为目标，通过深入探讨中医药智库的建设模式，剖析中医药发展面临的困境和解决途径，共同探索中医药传承创新之路。会上，杨荣臣、孟凡蓉、胡梅娟分别作《中医药发展战略》《科技社团发展的全球图景与经验启示》《智库发展面临黄金机遇期》主旨演讲。

▲希腊首个中医药中心在雅典成立 12 月 18 日，由安徽中医药大学与希腊国际健康旅游中心合作建立的中医药中心开业。希腊旅游部长哈里斯·塞奥哈里斯表示，希腊十分重视医疗旅游业的发展，

希望通过中国和希腊医生在理论与实践上的合作，推动中西医学的互鉴与融合。中国驻希腊大使馆代表王强表示，希望雅典中医药中心在提供优质中医药服务的同时，也致力于搭建一个好的平台，促进中国与希腊在中医药等领域的交流合作。

近年来，中希各领域交流不断加深，越来越多的希腊人开始关注中医，中医针灸等逐渐被希腊民众认可。

三、动态消息

▲2019 年全国卫生健康工作会议在北京召开 1 月 7 日，全国卫生健康工作会议召开。李克强总理、孙春兰副总理作出重要批示，充分肯定全国卫生健康系统 2018 年的工作成绩，强调 2019 年卫生健康改革发展重点任务，要求认真贯彻落实党中央、国务院决策部署，深入实施健康中国战略，坚持"三医"联动把医改推向纵深，聚焦群众看病就医"烦心事"，进一步调动广大医务人员积极性，为维护人民群众身体健康、全面建成小康社会作出新贡献。

会议强调，2019 年是中华人民共和国成立 70 周年，是全面建成小康社会关键之年。全国卫生健康系统要以习近平新时代中国特色社会主义思想为指导，全面深入贯彻党的十九大和十九届二中、三中全会精神，坚决践行"两个维护"，坚持稳中求进工作总基调，全面加强党的领导，创造性落实新时代党的卫生健康工作方针，深入实施健康中国战略，聚力抓重点、补短板、强弱项，不断增强群众健康获得感，为全面建成小康社会收官打下决定性健康基础。全力推进健康中国建设，针对重要健康危险因素、重点人群和重大疾病，实施一系列健康行动。

会议要求，全国卫生健康系统要全面加强党的建设，强化公立医院党的领导，严厉惩治发生在群众身边的腐败问题，树立行业清风正气。要锤炼实事求是、一抓到底、担当为民的工作作风，持之以恒反对"四风"，特别是官僚主义和形式主义，着力把层层检查、层层汇报、层层留痕等形式主义减下来，给基层留出更多做工作的时间和空间。广大卫生健康工作者要发扬"敬佑生命，救死扶伤，甘于奉献，大爱无疆"的崇高精神，求真务实，恪尽职守，全力开创卫生健康事业改革发展新局面，推动人民健康水平再上新台阶，以优异成绩庆祝中华人民共和国成立 70 周年。

国家卫生健康委员会副主任崔丽主持会议并作总结。中央有关部门代表，各省、自治区、直辖市、计划单列市卫生健康委，新疆生产建设兵团卫生计生委主要负责同志，国家卫生健康委员会直属机关主要负责同志参加了会议。

▲粤澳中医药产业园助推澳门经济适度多元发展 1 月 21 日，澳门经济财政司司长梁维特和 20 名立法会议员来到珠海横琴的粤澳合作中医药科技产业园参观考察，并听取产业园规划介绍。梁维特表示，目前产业园已进入新的发展阶段，正积极进行招商工作，已有不少企业进驻。随着产业园发展的有序推进，澳门的中医药产业、园区内的澳门和内地中医药企，都得到进一步发展，尤其是中医药国际化及标准化方面。另外，一个产业的发展可带动周边产业发展，带动和提供更多优质的工作岗位给予澳门青年及中医药相关毕业生，这对澳门的产业适度多元起着积极的作用。

▲中国中医科学院 2019 年工作会议在北京召开 1 月 25 日，国家中医药管理局党组书记余艳红出席中国中医科学院 2019 年工作会议并讲话，中国中医科学院围绕发展大局，把握"国家队"的定位，在提升中医药科技创新能力、加强人才队伍建设、助力脱贫攻坚等方面做了大量工作，内涵式发展跃上新台阶。中国中医科学院党委书记王炼主持会议，院长黄璐琦做了工作报告。会议从党建、扶贫攻坚、人才培养等方面总结了中国中医科学院 2018 年取得的成绩，并提出 2019 年学院将加快传承、创新工作，完成雄安新区国家中医医疗中心初步规划方案设计；全力做好五寨县扶贫工作，探索建立中医药扶贫长效机制；深化国际组织合作，推进 ISO 中医药标准

的立项进展等。

▲闫树江赴山西省五寨县调研慰问 1月27—29日，国家中医药管理局副局长闫树江带队赴山西省五寨县调研慰问，并进村入户走访慰问贫困群众、挂职干部、基层扶贫干部，实地考察农特产品生产企业、蔬菜种植合作社，深入五寨县中医院、村卫生室调研看望驻点帮扶医疗专家，召开座谈会研究推进定点扶贫工作。五寨县县委书记张春对国家中医药管理局采取有力举措定点帮扶表示感谢，表示要按照"摘帽、巩固、提升、振兴"工作思路，持续巩固脱贫成效，提升脱贫成色，有效防止返贫，衔接乡村振兴。双方就五寨县健康扶贫、中药材产业扶贫、消费扶贫等方面的具体帮扶需求进行了沟通，共同研讨2019年帮扶工作计划。

▲余艳红、于文明赴《中国中医药报》社调研座谈 2月19日，国家中医药管理局党组书记余艳红、局长于文明、副局长王志勇一行走进报社新媒体部、《中医健康养生》杂志社，向新媒体部同志了解报社全媒体传播体系的建设情况，察看了中国中医药网站、微信、舆情监测平台以及中医健康养生微信、微博、头条号、微店、数字杂志等媒体平台的运营情况，与一线采编人员做了详细交流。并与报社领导班子、中层干部进行座谈。座谈会上，报社负责同志汇报了近期工作，局领导充分肯定了报社新领导班子成立后的工作思路和工作进展，肯定了报社上下全体同志呈现出的勤奋工作的精神面貌，并希望总结好30年成绩经验，抓住新时代中医药发展大好形势，乘势而上，奋力开启事业发展新篇章。

▲国家中医药管理局确立首个"中医绝技"示范基地 2月25日，北京道合肛肠医院被国家中医药管理局命名为荆氏疗法无痛治疗肛肠疾病示范基地，这是国家中医药管理局确立的首个，也是迄今为止唯一一个"中医绝技"示范基地。"荆氏疗法"是北京道合肛肠医院院长荆建华在五代家传中医绝技的基础上创立的一种肛肠疾病无痛治疗方法，采用中医传统手术技术和外用中草药快速无痛治疗外痔、内痔、混合痔、肛瘘等肛肠疾病，手术简便创伤小，一般只需3～5分钟即可完成。据悉，国家中医药管理局已通过百项中医诊疗技术项目鉴定、筛选了100余项临床安全、有效、规范的诊疗技术并加以推广，同时不断进行挖掘中医药特色诊疗技术的新探索。

▲于文明调研江苏省中医药工作 2月26—27日，国家中医药管理局局长于文明赴南京中医药大学、江苏省中医院、南京市秦淮区止马营社区卫生服务中心实地调研，并与省中医药工作领导小组成员单位负责同志座谈，就传承发展中医药事业听取意见建议。与会同志围绕中医药传承创新发展进行发言，对当前中医药发展给予了很好的意见与建议。于文明指出，江苏省委、省政府高度重视中医药事业的发展，把中医药融入全省经济社会发展大局和健康江苏工作全局中统筹发展，全力推进中医药强省建设，在深化医改、完善中医药服务体系、加强中医药服务能力建设、中医药人才队伍建设以及对外交流等方面成果丰硕。希望在健康江苏建设和深化医改中充分发挥中医药作用，为全国中医药发展创造新经验新模式，为新时代中医药事业传承发展作出新示范。

▲中国中医药循证医学中心在北京成立 3月12日，中国中医药循证医学中心成立暨揭牌仪式在中国中医科学院举行，世界卫生组织荣誉总干事陈冯富珍、国家中医药管理局党组书记余艳红、国家中医药管理局副局长王志勇为中心揭牌。世界医学知识与实践的主流模式是以科学证据为核心的循证医学模式，临床证据成为评价医学治疗措施有效性、安全性的主要依据，也成为国家卫生药物政策的重要参考内容之一。中心将大力开展中医药循证医学研究关键技术支撑平台的建设，为开展高质量的循证评价研究提供设计科学、质量可控、操作规范、国际接轨的技术支撑体系和协作网络，利用最新现代科

学技术，通过与全球循证医学优势团队合作，实现高质量证据的存储、共享和转化，促使中医药循证证据在全球范围内被更广泛的接受及推广。

▲中药治疗心血管疾病报道被国际权威期刊收录 3月29日，由山东大学齐鲁医院院士张运领衔的“应用通心络干预颈动脉斑块的随机、双盲、安慰剂对照、多中心临床研究”结果在中国介入心脏病年会上公布，该论文发表在国际权威科技期刊《Nature》子刊《Scientific Reports》。《Nature》是世界上最具影响力的国际性科技期刊之一，发表这样一篇关于复方中药研究的论文非常少见。

目前，通心络胶囊成为治疗心脑血管疾病的基础用药，现已在韩国、越南、俄罗斯、加拿大、新加坡、柬埔寨等多个国家和地区注册并销售，并被越南卫生部批准进入越南国家医保目录。

▲中华中医药学会第六届常务理事会第13次会议在北京召开 3月31日，中华中医药学会会长王国强出席会议并作重要讲话，副会长兼秘书长王国辰汇报2018年学会工作和2019年工作要点。学会副会长张伯礼、陈凯先、刘维忠、杨殿兴、吴勉华、李俊德、曹正逵、陈达灿、闫希军、萧伟等出席会议。

王国强指出，2019年是新中国成立70周年，也是学会成立40周年，做好今年的学会工作意义重大。学会要不断完善内部治理体系，在换届和40周年纪念活动中展现学会风貌。不忘初心，牢记使命，扎实工作，为中医药传承创新发展，建设健康中国作出应有的贡献，用实际行动和优异成绩为祖国70华诞献礼。

会上审议通过了《中华中医药学会分支机构管理办法(修改草案)》《中华中医药学会换届方案》。

▲孙春兰会见国际计划生育联合会总干事 4月3日，国务院副总理孙春兰在中南海紫光阁会见国际计划生育联合会总干事阿尔瓦罗·贝尔梅霍一行。孙春兰积极评价国际计生联与中方建立的良好合作关系，表示中方愿深化与国际计生联的合作，在“一带一路”框架下，共同推动发展中国家在计划生育、养老抚幼、生殖健康、老龄化等领域合作取得更多成果。贝尔梅霍对中国人口计划生育事业成就表示高度赞赏，愿继续巩固与中方的合作，参与“一带一路”建设，支持中方在全球人口发展中发挥更大作用。

▲首个《中医药科技期刊评价指标体系及释义》公布 4月17日，中国中医药科技期刊做精做强专家组第二次工作会议在北京召开，会上公布了首部《中医药科技期刊评价指标体系及释义》，为高质量中医药科技期刊分级目录的产生提供了科学依据。释义由中国科协指导，中华中医药学会和中国中医科学院完成，分为门槛指标、基础条件指标和等级指标。中医药科技期刊评价工作专家库建设方案同期确定。专家库将发挥科学共同体的学术优势，组织广大中医药科技工作者参与中医药科技期刊评议，促进高质量中医药科技期刊分级目录工作的实施与开展。

▲2019年全国医改工作电视电话会议在北京召开 5月17日，国务院总理李克强作出重要批示，他指出：深入实施健康中国战略，广泛开展健康促进活动，进一步加强癌症等重大疾病预防筛查、早诊早治，做好常见慢性病防治。推动药品采购使用、医保支付、分级诊疗等改革取得新突破，巩固基本医疗保险对近14亿人口的基本保障作用，积极发展多种形式的补充医疗保险，进一步提高大病保险报销比例，在区域医疗中心建设、“互联网＋医疗健康”等方面取得新进展，积极促进社会办医持续健康规范发展，发挥好中医药防病治病独特优势，更有效推动解决看病难看病贵问题，为保障人民群众健康、全面建成小康社会作出新贡献！

国务院副总理、国务院医改领导小组组长孙春兰出席会议并讲话。她强调，要深入贯彻习近平总书记关于卫生健康工作重要指示精神，认真落实李克强总理批示要求，以大卫生大健康为统领，一以贯之地落实一个理念、突出两个重点，就是坚持预防为主，解决看病难和看病贵问题，深化三医联动改革，坚定不移地推动医改向纵深发展，不断增进人民群众健康福祉。

▲《中医药——天麻药材》国际标准发布 6月6日，在云南中药国际化发展成果新闻发布会上，国际标准化组织（ISO）正式发布了《中医药——天麻药材》国际标准。这是云南省继制定《中医药——三七种子种苗》《中医药——三七药材》国际标准之后，在国际标准研究制定方面取得的又一重大突破。该标准由昆明理工大学联合中国中医科学院黄璐琦院士团队、澳门科技大学中药质量控制国家重点实验室、四川好医生药业集团有限公司等共同制定，包括了种源、范围、定义、技术要求、检验规则等内容。与中国现行药典标准相比，该标准除规定了必要的含量检测标准外，还根据国际市场要求，合理规定了部分农药和重金属控制指标。

▲儿童青少年近视防控行动“十个一”工程在北京启动 6月6日，在第24个全国“爱眼日”来临之际，2019年“全国爱眼日”主题科普公益活动暨中华中医药学会儿童青少年近视防控行动“十个一”工程启动仪式在第五十五中学举办。中国中医科学院院长黄璐琦、中华中医药学会副会长王国辰、中国中医科学院眼科医院院长高云、中华中医药学会眼科协同创新共同体主席亢泽峰、北京第五十五中学党委书记王慧波等出席了启动仪式。

中华中医药学会儿童青少年近视防控行动“十个一”工程拟面向全国各省市开展儿童青少年视觉健康服务，即制定一系列中医药防控近视指南/共识、建立一个覆盖全国的防控近视网络、组建一支专业技术力量雄厚的专家团队、推广一套防控近视科普书籍、参与一次国家层面的近视筛查工作、开展一项中医药防治近视的协同攻关研究、推广一套中医适宜技术、开设一个中医药防控近视科普讲堂、形成一个中医药防控近视科普倡议书、优化一套眼保健操。

▲屠呦呦事迹纳入新教材 6月17日，人民网公布了作为第一位获得诺贝尔科学奖项的中国本土科学家——屠呦呦及其科研团队的杰出贡献和事迹已被统编三科教材选入，正式走进了中小学生的课堂与生活。据悉，2019年秋季开学将推广的统编高中语文教材已确定将屠呦呦2011年的获奖感言及同年发表的论文改编成课文《青蒿素：人类征服疾病的一小步》，以新时代科学家精神激励青少年。

▲中医药健康文化大型主题活动在北京开幕 6月30日，作为中医中药中国行——中医药健康文化推进行动的一部分，2019年中医药健康文化大型主题活动在中医法实施两周年之际正式启动。2019年中国北京园艺博览会中医药主题日的举行则标志着中医药首次借助北京世园会这一世界级窗口，向全球公众推广中医药文化，普及中医药养生保健知识。开幕式上，国医大师金世元代表中医药专家发言，并与国医大师颜正华一起向世园会赠送百年野生葛根。来自史家小学的38位学生演唱原创中医药歌曲《百草颂》，并向组委会成员单位代表赠送自制中医药主题文创作品。

活动以“中医药健康你我他”为主题，包括中医药事业发展和文化展览展示、健康咨询、互动体验、健康讲座、科普资料发放等一系列中医药健康惠民活动，深受群众欢迎。在健康咨询区，体质辨识仪、电子脉诊仪等高科技中医设备吸引众多民众体验。手工制作香包香囊、中药材植物彩绘等互动体验环节和中医科普专家关于中药妙用知识、药膳食疗养生、低头族保健等主题的健康讲座点燃了现场气氛。

▲2019年中国医师节先进典型报告会在北京召开 8月19日，国务院总理李克强对2019年中国医师节作出重要批示，强调更好发挥广大医务工作者主力军作用，努力攻克癌症等重大疾病和更多疑

难杂症。国务院副总理孙春兰出席报告会并讲话，她向全国医务人员致以节日问候，强调要深入贯彻习近平总书记关于卫生健康工作的重要指示精神，认真落实李克强总理批示要求，切实担负起人民健康守护者、健康中国推动者、医者仁心践行者的重要使命，不断增进人民群众健康福祉。

孙春兰指出，新中国成立 70 年来，广大卫生健康工作者为改善我国卫生面貌、提高人民健康水平作出了重要贡献。新时代要顺应人民群众健康新需求，做到医术精湛、医德高尚、医风优良，学习新知识、掌握新技术，科学施治、合理用药，不断提高临床救治能力和服务质量。坚持预防为主，带头推进健康中国行动，普及健康知识，提高全民健康素养。加强医德医风建设，弘扬救死扶伤的人道主义精神，坚守职业信仰，让医学充满人文关怀。各地区各有关部门要认真落实党中央、国务院决策部署，关心爱护医务人员，提升薪酬待遇、执业环境、社会地位，营造尊医重卫良好风气。

报告会由国家卫生健康委员会、国家中医药管理局、中央军委后勤保障部卫生局联合举办，国家机关有关部门、有关行业组织、医务人员代表 700 多人参加会议。

▲故宫博物院和中国中医科学院在北京签约 9 月 27 日，故宫博物院和中国中医科学院在故宫博物院建福宫花园敬胜斋举行战略合作签约仪式，将针对故宫院藏大量的中医药文物资源，共同深入开展清代宫廷中医药文物的科学研究。故宫博物院院长王旭东、国家中医药管理局党组书记余艳红出席仪式并讲话。余艳红希望双方不断完善顶层设计、建立健全合作机制、加强交叉学科人才培养，推出一批有重要国际影响力的成果，推动中医药事业发展。仪式上，故宫博物院党委书记都海江、中国中医科学院院长黄璐琦代表双方签署了战略合作协议。

▲习近平向屠呦呦颁授“共和国勋章” 9 月 29 日，中华人民共和国国家勋章和国家荣誉称号颁授仪式在北京隆重举行，国家主席习近平向国家勋章和国家荣誉称号获得者颁授勋章奖章，并发表重要讲话。中医药科技创新的优秀代表屠呦呦被颁授“共和国勋章”。

▲表彰全国中医药杰出贡献奖 9 月 29 日，为激励广大中医药工作者投身中医药事业传承创新发展的积极性，人力资源社会保障部、国家卫生健康委员会、国家中医药管理局决定，授予于载畿等 75 名同志、追授邓铁涛等 5 名同志“全国中医药杰出贡献奖”称号。号召全国卫生健康和中医药系统广大干部职工以获奖同志为榜样，不忘初心，牢记使命，保持和发扬中医药特色优势，积极推进中医药传承创新，奋力开创中医药工作的新局面，为推进健康中国建设和实现中华民族伟大复兴的中国梦作出新的更大贡献。

▲屠呦呦获联合国教科文组织国际生命科学研究奖 10 月 22 日，联合国教科文组织公布 2019 年度联合国教科文组织-赤道几内亚国际生命科学研究奖获奖名单，共有 3 人获奖，其中包括来自中国的屠呦呦。奖项旨在奖励提高人类生活质量的杰出生命科学研究，研究主体可以是个人或机构。2019 年是该奖项的第五届。

联合国教科文组织在公告中说，中国中医科学院终身研究员、2015 年诺贝尔生理学或医学奖获得者屠呦呦，因其在寄生虫疾病方面的研究获奖。她发现的全新抗疟疾药物青蒿素在 20 世纪 80 年代治愈了很多中国病人。世界卫生组织推荐将基于青蒿素的复合疗法作为一线抗疟治疗方案，拯救了数百万人的生命，使非洲疟疾致死率下降 66%，5 岁以下儿童患疟疾死亡率下降 71%。

▲中医药文化活动在北京举办 10 月 22 日，2019 年全国中医药文化进校园（北京站）活动举办。活动中，国家中医药管理局副局长王志勇对人民大学附属中学开展中医药文化进校园所取得的成果给

予充分肯定。他指出，青少年是祖国的未来、民族的希望，中医药文化进校园，让青少年学习中医药、喜欢中医药、传播中医药，是中医药传承创新发展的力量源泉，是引导青少年迈进中华文明宝库、学习了解中华优秀传统文化的重要途径，是一件惠当前、利长远的大事、好事、实事，希望越来越多的人参与到中医药文化进校园的活动中来，传承中华文化基因、播撒健康生活种子。

活动上，人民大学附属中学与全国 18 个中小学校成立全国中医药文化进校园学校联盟，成员单位间将依靠联盟这一平台相互交流学习各自开展中医药文化进校园工作的经验，帮助更多学校深入、扎实地开展中医药文化进校园活动。

▲全国中医药大会在北京召开 国家主席习近平对中医药工作作出重要指示指出，中医药学包含着中华民族几千年的健康养生理念及其实践经验，是中华文明的一个瑰宝，凝聚着中国人民和中华民族的博大智慧。新中国成立以来，我国中医药事业取得显著成就，为增进人民健康作出了重要贡献。习近平强调，要遵循中医药发展规律，传承精华，守正创新，加快推进中医药现代化、产业化，坚持中西医并重，推动中医药和西医药相互补充、协调发展，推动中医药事业和产业高质量发展，推动中医药走向世界，充分发挥中医药防病治病的独特优势和作用，为建设健康中国、实现中华民族伟大复兴的中国梦贡献力量。

国务院总理李克强作出批示指出，中医药学是中华民族的伟大创造。在推进建设健康中国的进程中，要坚持以习近平新时代中国特色社会主义思想为指导，深入贯彻党中央、国务院决策部署，大力推动中医药人才培养、科技创新和药品研发，充分发挥中医药在疾病预防、治疗、康复中的独特优势，坚持中西医并重，推动中医药在传承创新中高质量发展，让这一中华文明瑰宝焕发新的光彩，为增进人民健康福祉作出新贡献。

10 月 25 日，第一次以国务院名义召开了全国中医药大会，会上传达学习了习近平重要指示和李克强批示。国务院副总理孙春兰出席会议并讲话。她表示，要深入贯彻习近平总书记关于中医药的重要指示，认真落实李克强总理批示要求，遵循中医药发展规律，坚定文化自信，深化改革创新，扎实推动《关于促进中医药传承创新发展的意见》落地见效，走符合中医药特点的发展路子。完善服务体系，鼓励社会力量办中医诊所等医疗机构，改革院校和师承教育，提升临床诊疗水平。挖掘民间方药，建设道地药材基地，强化质量监管。深化医保、价格、审批等改革，促进科技创新和开放交流，推动中医药高质量发展。会上，对 80 名全国中医药杰出贡献奖获奖者进行了表彰。

10 月 26 日，《中共中央国务院关于促进中医药传承创新发展的意见》发布，从健全中医药服务体系、发挥中医药在维护和促进人民健康中的独特作用、大力推动中药质量提升和产业高质量发展、加强中医药人才队伍建设、促进中医药传承与开放创新发展、改革完善中医药管理体制机制等六个方面提出了 20 条意见。

▲广西大健康产业峰会在南宁召开 11 月 7 日—9 日，召开的本次峰会由农工党中央、国家中医药管理局、广西壮族自治区人民政府联合主办。全国人大常委会副委员长艾力更·依明巴海出席并讲话，全国人大常委会副委员长、农工党中央主席陈竺发表视频致辞，广西壮族自治区党委书记、自治区人大常委会主任鹿心社，国家中医药管理局副局长孙达，亚布力中国企业家论坛理事长、泰康保险集团董事长兼 CEO 陈东升，中国老年学和老年医学学会会长刘维林分别致辞。

会议期间，孙达赴广西药用植物园和广西国际壮医医院实地调研，他充分肯定了广西中医药工作取得的成绩，指出要学习贯彻全国中医药大会精神，进一步发挥广西中医药的资源优势、区位优势和防病治病的独特优势，提高在健康中国建设中的贡献度。

▲余艳红调研山西省五寨县定点扶贫工作 11月21—22日，国家中医药管理局党组书记余艳红一行赴山西省五寨县对定点扶贫工作开展调研。调研中，余艳红先后前往中所村、晋西北中药健康产业孵化园、县中医院等地，慰问老党员，了解驻村第一书记工作情况，听取中药材产业发展以及孵化园建设情况的汇报，实地了解中医院发展现状、创建“二甲”情况和健康扶贫情况等。

余艳红高度肯定五寨县定点扶贫工作所取得的成果，要深入学习贯彻习近平总书记关于扶贫的重要论述和党的十九届四中全会精神，进一步咬定目标、一鼓作气，高质量打赢脱贫攻坚战。其间，余艳红出席了中国中药(五寨)中药饮片产业园奠基仪式，调研了五寨县妇女工作情况。

▲中医药领域增选3位院士 11月24日，2019年中国科学院和中国工程院院士当选院士名单公布，中医药领域3人当选。其中仝小林当选中国科学院院士，刘良、王琦当选中国工程院院士。这是继1999年陈凯先当选中国科学院院士20年后，中医药领域再次产生1位新的中国科学院院士；是继2015年黄璐琦当选中国工程院院士4年后，中医药领域再次产生2位新的中国工程院院士。

▲澳门中医药代表团访问中华中医药学会 11月25日，中华中医药学会副会长兼秘书长王国辰、副秘书长孙永章、办公室主任康宁、国际交流部副主任闫铮，接待了来访的澳门科大医院副院长莫蕙、澳门卫生局药物事务厅厅长蔡炳祥、澳门中医药学会(MC)会长石崇荣等澳门中医药代表团一行18人。双方围绕大陆和澳门的中医药事业发展进行了深入交流。

双方就期刊交流、海外会员发展、科技奖励等方面进行了深入探讨，并一致表示要进一步加强交流联系，共同推进祖国中医药事业的传承创新发展。

▲中国公民中医药健康文化素养调查 12月25日，国家中医药管理局发布了2018年中国公民中医药健康文化素养调查结果：全国中医药健康文化知识普及工作稳步推进，中国公民中医药健康文化素养水平持续提升(达到15.34%)，提前两年实现了中医药文化建设“十三五”规划目标，全国15～69岁人群中，具备中医药健康文化素养的人数超过1.58亿。

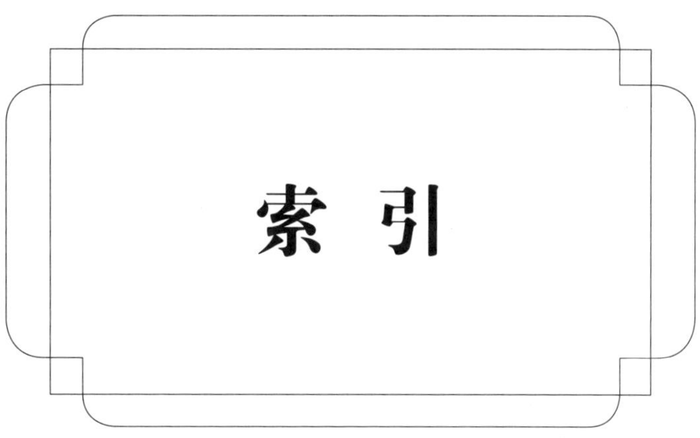

索　引

主题词索引

A 安

安神方/治疗应用　431a

B 八巴白版苯鼻表鳖病补不

八段锦，气功/利用　301b
八味清肺汤/治疗应用　197b
巴戟天/生产和制备　393a
白斑膏/治疗应用　186b
白癜风/针灸疗法　276b
白角麒麟/化学　341a
白蔹/生产和制备　393a
版本　463b
苯丙素类/分析　342b
鼻窦炎/中西医结合疗法　253a
表里双解方/治疗应用　429b
鳖甲丹芍化瘀方/治疗应用　146b
病因病机　82a
补骨脂/化学　341b
补脾养胃膏/治疗应用　201a
补肾活血方/治疗应用　180b，237b
补肾健脾活血方/治疗应用　234a
补肾调经汤/治疗应用　180b
补肾调轴方/治疗应用　181a
补肾宣郁安胎方/治疗应用　175b
补阳还五汤/药理学/治疗应用　439a
补益方/治疗应用　430a
不同静功调心状态下脑活动特征，国外　495b

C 苍柴产长肠常超传陈成痴出楮垂刺粗

苍耳子/生产和制备　393a
苍术/生产和制备　389b
柴胡解毒汤/治疗应用　184a
柴芍疏肝利胆排石汤/治疗应用　225b
产地和生境，中药材　313a
长萼鹿角藤/化学　343a
常压干燥/方法　370b
超滤/方法　370a
超声提取/方法　369a
传染病/历史　477a
传染病/中医疗法/中西医结合疗法/中医病机　112a
陈皮/生产和制备　390a
“成分-功效”的二分类模型/方法　327b
痴呆，血管性/病因病机/针灸疗法　164b，269b
出土文物　465b
楮芍凉血汤/治疗应用　219b
垂枝红千层/化学　343b
刺法　260a
粗榧/化学　341a

D 大带丹胆当党滴地癫电定动独多

大黄/生产和制备　390a
大孔树脂纯化/方法　370a
大叶风吹楠/化学　341a
带状疱疹/针灸疗法　277b
丹白提取物/治疗应用　217b
丹参/化学/生产和制备　343a，390a
胆囊炎/中西医结合疗法/药理学　224b
当归/生产和制备　388a
党参/生产和制备　390b
滴丸剂/生产和制备　378b/标准　379a
地梗鼠尾草/化学　342a
地黄/生产和制备　390b
地龙/生产和制备　388b
地龙消痫汤/治疗应用　202b
癫痫，小儿/中西医结合疗法　202b
电磁裂解提取/方法　370a
定坤丹/治疗应用　175b
定心藤/化学　342b
动脉粥样硬化/针灸疗法　266a
动物类药材，DNA 技术/组织学和解剖学　325b
动物实验　290b
独活寄生汤/生产和制备　395b
多发性抽动症，儿童/中西医结合疗法　203a
多囊卵巢综合征/中西医结合疗法　179a
多源信息融合　335a

E 耳二

耳聋/中西医结合疗法　250b
二补助育汤/治疗应用　181a
二十五味鬼臼丸，藏药/治疗应用　484b
二十五味松石丸，藏药/治疗应用　484b

F 发番翻方防菲肺分酚扶妇附复

发酵炮制　387b
番石榴/化学　341a
翻译　466b
翻转课堂教学　499a
方剂效应精准　437a
方剂药效物质研究　438a
方氏三化方/治疗应用　158b
方证代谢组学　436a
防潮技术/方法　375a
防治肺癌/药物作用　410a
防治脑出血/药物作用　408b
防治哮喘/药物作用　406a
菲岛福木/化学　343b
肺癌/中西医结合疗法　121a
肺疾病，阻塞性，慢性/病因病机/中西医结合疗法　138b
肺系病证方药/治疗应用　434b
肺炎支原体肺炎，小儿/中西医结合疗法　197b
分离纯化/方法　370a
酚类/分析　343a
扶正解毒方/治疗应用　195a
妇科疾病/护理　308b
附子/生产和制备　387b，391a，393b
复发性流产血栓前状态/中西医结合疗法　181b
复方五凤草液/治疗应用　210b

G 改甘肝干肛高宫钩古骨固关管鬼过

改善白血病/药物作用 411a
甘肃大戟/化学 340b
肝系病证方药/治疗应用 435a
肝炎,乙型,慢性/中医疗法 112a
肝脏疾病/药物作用 402a
干眼症/中西医结合疗法 247b
肛瘘/中西医结合疗法/药理学 222a
高良姜/生产和制备 389a
高效高压差低温连续式提取/方法 370a
高血压病/中西医结合疗法 140b
宫颈 HPV 感染/中西医结合疗法 182a
宫外孕Ⅱ号方/治疗应用 177b
古法炮制 385b
骨伤复原汤/治疗应用 238a
骨碎补/生产和制备 389b
骨质疏松症/中西医结合疗法/药理学 234a
固体分散体/生产和制备 371a
关节炎,类风湿/针灸疗法 271b
管花鹿药/化学 343a
鬼箭锦鸡儿/化学 341b
过敏性紫癜性肾炎,小儿/中西医结合疗法 201b

H 含寒汗何和核黑红呼胡互华化槐环黄回混活火获

含特定药物的方剂/治疗应用 435b
寒水石/生产和制备 392b
汗证,小儿/中西医结合疗法 200a
何氏妇科流派 174a
和解方/治疗应用 427b
和营利水方/治疗应用 246a
核异消颗粒/治疗应用 183b
黑桑/化学 341b
"红Ⅰ号"灌肠液/治疗应用 178b
红芪/生产和制备 388b
呼吸系统中药/药理学 400a
胡杨/化学 340b
"互联网+"混合式教学 498a
华南杜仲藤/化学 343a
化疗骨髓移植/药物作用 127b
化痰泻火方/治疗应用 204a
槐角/生产和制备 388a
环糊精包合物/生产和制备 371a
黄斑变性,年龄/中西医结合疗法 249a
黄草乌/生产和制备 393b
黄海棠/化学 343b
黄褐斑/中西医结合疗法/药理学 216a
黄花棘豆/化学 342a
黄精/生产和制备 388a, 393b
黄连/生产和制备 391a, 394a
黄酮类/分析 341a
回阳生肌膏/治疗应用 210a
混合痔/中西医结合疗法 221a
活性物质,多基原/分析 334a
活血接骨胶囊/治疗应用 238b
活血接骨汤/治疗应用 238a
活血解毒方/治疗应用 220b
活血祛湿通脉汤/治疗应用 226a
活血通督汤/治疗应用 236b
火针疗法/利用 271b
获得性免疫缺陷综合征/中西医结合疗法/中医疗法 113b

J 肌鸡蒺脊加减剑健姜浆僵结解金经胫灸卷

肌筋膜炎/按摩疗法　293a
鸡鸣散/治疗应用　226a
蒺藜/生产和制备　389a
脊髓损伤/中西医结合疗法/药理学　236a
加味过敏煎/治疗应用　218b
加味荆防方/治疗应用　218a
加味滋阴通闭汤/治疗应用　213a
减压辅助提取/方法　370a
减压干燥/方法　370b
剑叶耳草/化学　342b
健康管理模式/利用　456a
健脾解毒汤/治疗应用　193b
健脾止动汤/治疗应用　203b
姜黄/化学　340b
浆细胞性乳腺炎/中西医结合疗法/药理学　223b
僵蚕/生产和制备　394b
结肠炎，溃疡性/病因病机/中西医结合疗法　143b
结膜炎/中西医结合疗法　249b
结直肠癌/中西医结合疗法　123b
解表方/治疗应用　427a
解毒消瘤汤/治疗应用　183b
金钱松/化学　341a
经典名方，古代　344a
经方，肿瘤/治疗应用　126b
经络研究　260a
胫骨骨折/中西医结合疗法/药理学　237b
灸法　261a
卷柏/化学　342b

K 康抗考口醌

康定鼠尾草/化学　340b
抗病毒中药/药理学　404a
抗血栓中药/药理学　402b
抗早育 2 号/治疗应用　204b
抗肿瘤中药/药理学　403a
考证　463a
口腔扁平苔藓/中西医结合疗法　254b
口腔溃疡，复发性/中医疗法　255a
醌类/分析　343a

L 蜡狼雷类冷理历镰凉磷灵岭刘流龙

蜡烛果/化学　343a
狼毒大戟/生产和制备　391a
雷公藤/化学　342b
类方/治疗应用　436a
类风湿关节炎/中西医结合疗法　160a
冷冻干燥/方法　370b
理气方/治疗应用　431b
理血方/治疗应用　432a
历史，古代　472a，478b
镰扁豆/化学　341b
凉血地黄汤/治疗应用　212b
凉血消风汤/治疗应用　219b
磷脂复合物/生产和制备　371b
灵芝/化学　340b
岭南罗氏妇科流派　174a
刘志明　104a

流感/中医疗法　116b
流感,甲型/中西医结合疗法　115a
龙葵/化学　342a

M 麻马麦慢酶门蒙苗模牡木

麻风树/化学　341a
马齿苋/化学　342a
麦冬/生产和制备　391b
慢性疾病,气功　302b
酶法提取/方法　369b
门氏消囊饮/治疗应用　180a
蒙医药研究　485b
苗医药研究　488a
模拟炮制　387a
牡丹皮/生产和制备　389a
木鳖子/生产和制备　387b

N 纳凝弩女

纳米混悬剂/生产和制备　377b
纳米粒/生产和制备　373b
凝胶剂/生产和制备　372b
弩药针,苗医/方法　488a
女性产后/康复　457b

P 炮胚喷盆皮脾片贫平谱

炮制工艺,多指标优化　385a
炮制工艺,毒效指标优化　385b
胚胎移植失败,IVF-ET 反复/中西医结合疗法　180b
喷雾干燥/方法　370b
盆炎合剂/治疗应用　177a
皮肤解毒汤/治疗应用　218a
脾胃病证方药/治疗应用　435a
片剂/生产和制备　372a
贫血,再生障碍性/中西医结合疗法　152a
平肝调肺止动汤/治疗应用　203a
谱效-灰色关联分析模式/利用　327a

Q 齐蕲前强桥茄清驱祛全

齐氏养卵方/治疗应用　175b
蕲蛇/生产和制备　391b
前胡/化学　342b
强骨颗粒/治疗应用　234a
强肾方/治疗应用　182a
桥本氏甲状腺炎/病因病机　155a
茄/化学　341a
清肺化痰汤/治疗应用　191a
清肺解毒益气方/治疗应用　194a
清肺通络汤/治疗应用　198a
清肝凉血解毒汤/治疗应用　221a
清利通腑汤/治疗应用　225a
清热方/治疗应用　428b
清热化瘀散/治疗应用　197a
清热凉血方/治疗应用　220a
清热凉血化瘀汤/治疗应用　202a

驱虫斑鸠菊/生产和制备 392a
祛毒消肿汤/治疗应用 222b
祛湿方/治疗应用 432b
祛痰方/治疗应用 433b
全缘金粟兰/化学 340a

R 桡人荣肉乳润

桡骨远端骨折/中西医结合疗法/药理学 239a
人参/生产和制备 394b
人工智能,中医药/应用 503a
荣筋活络汤/治疗应用 240a
肉桂/化学 340a
乳痈方/治疗应用 224a
润肺平喘方/治疗应用 199a

S 三散桑山闪蛇深沈肾升生失湿十视手舒疏腧数水思四酸

三颗针/生产和制备 394b
散结镇痛胶囊/治疗应用 178a
桑白皮/生产和制备 389b
山橙/化学 342a
山楂/生产和制备 395a
闪式提取/方法 370a
蛇床子/生产和制备 392a
蛇黄乳膏/治疗应用 216a
深静脉血栓/中西医结合疗法/药理学 225b
沈氏女科 174b
肾气丸/药理学/治疗应用 441a
肾系病证方药/治疗应用 435b
肾小球肾炎,慢性/中西医结合疗法 150a
肾炎1号方/治疗应用 150b
升麻/生产和制备 392a
生物碱类/分析 341b
生长年限,药材 328a
失眠症/中西医结合疗法 162b
湿疹/中西医结合疗法/药理学 214b
十八反,中药 101a
视网膜病变,糖尿病性/病因病机 247a
视网膜静脉阻塞/病因病机 246a
手足口病/中西医结合疗法 117b
舒筋外洗方/治疗应用 240a
疏风止嗽散/治疗应用 193a
疏肝补肾汤/治疗应用 217b
疏肝消斑汤/治疗应用 217a
疏肝益气散结方/治疗应用 224a
腧穴学 260a
数据挖掘,方药 434b
水翁蒲桃/化学 343b
思茅山橙/化学 342a
《四部医典》 484a
四时养生 456b
酸枣仁/生产和制备 389a

T 糖疼藤体天调菇通同土推托

糖胶树/化学 341b
糖尿病,2型/中西医结合疗法 155b
糖尿病肾病/中西医结合疗法 156b
疼痛/护理 309a
藤三七/生产和制备 392b
“体外-体内”多维/分析 335a
体质学说 91b
天南星/生产和制备 392b

天然多糖抗病毒　413b
调节线粒体自噬/药物作用　412a
萜类/分析　340a
通胆汤/治疗应用　225a
通肺平哮汤/治疗应用　199a
通腑解毒汤/治疗应用　197a
通瘀消肿汤/治疗应用　214a
同齿樟味藜/化学　341b
土木香/化学　340b
推拿/方法　289a
推拿/利用　289a
托里消毒汤/治疗应用　210a

W 娃外微维胃温文乌吴蜈物

娃儿藤/化学　342b
外感发热，小儿/中西医结合疗法　196a
微波干燥/方法　371a
微波提取/方法　369a
微球/生产和制备　374a
微乳/生产和制备　374b
维吾尔医药研究　487a
胃癌/中西医结合疗法用　122a
胃癌前病变/中医疗法　142a
胃溃疡/药物作用　407a
温肺止流丹/治疗应用　253a
温里方/治疗应用　429a
温肾提气方/治疗应用　176b
文学　478b
乌头/化学　342a
乌药/化学　340b
吴门芪藤汤/治疗应用　242a
吴茱萸/生产和制备　389a
蜈蚣败毒饮/治疗应用　220a
物质基准/分析　344a

X 吸膝相香逍消小哮泄心新醒荨训

吸湿性　375a
膝骨关节炎/针灸疗法/中西医结合疗法/药理学　241a，273a
膝三脏汤/治疗应用　241a
相恶，中药　101b
相思子/化学　341b
香薷/生产和制备　388b
香桃木/化学　343b
逍遥散/药理学　442b
消风祛毒汤/治疗应用　202a
消化道疾病/护理　310a
消化系统中药/药理学　401b
消积化滞膏/治疗应用　193a
消炎方/治疗应用　215a
消银汤/治疗应用　220b
消疹煎/治疗应用　214b
小儿过敏性紫癜性肾炎/中西医结合疗法　201a
小茴香/生产和制备　389b
小夹板固定，BOA 系　239a
哮喘/针灸疗法　264b
泻下方/治疗应用　427b
心肌梗死，急性/中西医结合疗法　139a
心理疾病，气功　300a
心系病证方药/治疗应用　434b
心血管疾病/护理　310b
心血管系统中药/药理学　400b
新订驻景颗粒/治疗应用　249b
醒神愈痫汤/治疗应用　202b
性味与功效　100a

荨麻疹/中西医结合疗法/药理学　217b
训诂　463a

Y 牙厌咽洋养腰药一医彝抑益阴银俞运

牙痛宁滴丸/治疗应用　256b
牙周炎,慢性/病因病机　255b
厌食,小儿/中西医结合疗法　200b
咽炎,慢性/中西医结合疗法　254a
洋金花/化学　341a
养生康复研究　455a
养血固肾汤/治疗应用　235b
腰痛宁胶囊/治疗应用　233a
药材,代谢筛选/化学　328a
药材,质量/分析/组织学和解剖学　327b
药材质量,指纹图谱　326b
药性与成分　100a
药性与药材基原　100b
药性与药材生长环境　100b
药用狗牙花/化学　342a
药用植物功能基因　315a
"一带一路"国家,中医药　494a
医学,日本传统　468a
彝医药研究　489a
抑郁症/病因病机/针灸疗法/中医药疗法　163b,267b,442b
益经汤/治疗应用　176a
益气补肾止喘汤/治疗应用　199b
益气活血方/治疗应用　232a
益气解毒汤/治疗应用　182b
益气通经饮/治疗应用　236a
益气通瘀汤/治疗应用　186b
益气宣窍方/治疗应用　195b
益肾化浊解毒汤/治疗应用　165a
阴阳五行　81a
银屑病/中西医结合疗法/药理学　219a
俞氏清肝方/治疗应用　179b
运脾化浊免煎颗粒/治疗应用　144b

Z 甾栽藏泽张浙针真诊证支栀脂止枳中种重椎资滋紫佐

甾体类/分析　343a
栽培技术,中药材　314b
藏医药研究　484a
泽漆/化学　341a
张震　106b
浙江,流派　473b
针刺镇痛　278a
真空干燥/方法　370b
诊法　83a
证候-疾病标记物表征　436a
证候规律　85b
证候模型动物/药物疗法　404b
证候实质　86b
支气管哮喘,小儿/中西医结合疗法　198b
支气管炎,慢性/中西医结合疗法　137b
栀保和汤加味/治疗应用　215b
栀子/生产和制备　388a
脂质体/生产和制备　373a
止痛四物汤/治疗应用　242b
枳壳/生产和制备　395b
中耳炎,分泌性/中西医结合疗法　251b
中国医学史　466b,476a,477b
中枢神经系统中药/药理学　401a
中枢性性早熟,儿童/中西医结合疗法　204a
中药/化学　340a
中药/药代动力学　405b

中药 Q-marker/分析　325a，333b，438b
中药标准汤剂/生产和制备　376a
中药材基原鉴定与品质评价　330a
中药材提取/方法　369a
中药毒理/毒性　405b
中药方剂学　427b
中药干燥/方法　370b
中药禁忌　99a
中药炮制品/药代动力学　386b
中药炮制品/药理学　386b
中药配伍　98b
中药品种/考证　328b
中药效用　99b
中药新制剂　372a
中药学　468a
中药药性理论　98a
中药饮片质量/分析　387a
中药制药技术/利用　369a
中药转录组　315b
中医健康管理　459b
中医康复特色　458b
中医科研，大数据研究　502a
中医流派　471a，473b
中医术语标准　503b
中医思维方法　88a
中医五官科学　472a
中医药学文献　463a，465b，468a
中医周期疗法　174b
中风，缺血性/中西医结合疗法　159a
种质资源，中药　315a
种苗质量，中药材　320b
种子质量，中药材　318b
重症肺炎，小儿/中西医结合疗法　197a
重症肌无力/病因病机　161b
椎间盘移位/按摩疗法/针灸疗法　275a，294a
资源生理生态学，中药　314a
滋阴除湿汤/治疗应用　215b
紫癜，过敏性/中西医结合疗法　154a
佐太，藏药/生产和制备　485a

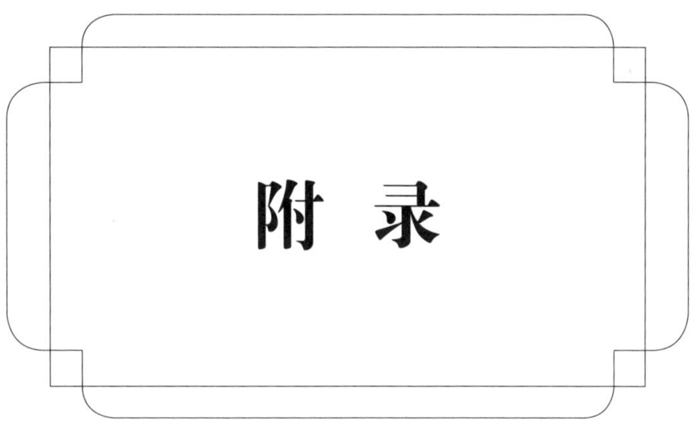

附 录

一、2020卷《中国中医药年鉴(学术卷)》文献来源前50种期刊

1. 中华中医药杂志
2. 中草药
3. 中国实验方剂学杂志
4. 中医杂志
5. 中国中药杂志
6. 中华中医药学刊
7. 时珍国医国药
8. 中药材
9. 新中医
10. 中国中医基础医学杂志
11. 现代中药研究与实践
12. 四川中医
13. 中医药导报
14. 云南中医中药杂志
15. 辽宁中医杂志
16. 中成药
17. 世界中医药
18. 中医学报
19. 中国中医急症
20. 中国中医药现代远程教育
21. 辽宁中医药大学学报
22. 江苏中医药
23. 中医临床研究
24. 中国针灸
25. 环球中医药
26. 中国中医药信息杂志
27. 浙江中医杂志
28. 亚太传统医学
29. 湖南中医杂志
30. 中国中西医结合杂志
31. 陕西中医
32. 中医药文化
33. 中国现代中药
34. 中药药理与临床
35. 医学与哲学
36. 浙江中医药大学学报
37. 实用中医药杂志
38. 上海中医药杂志
39. 湖南中医药大学学报
40. 广州中医药大学学报
41. 北京中医药大学学报
42. 中国中医药科技
43. 光明中医
44. 中医儿科杂志
45. 中国民间疗法
46. 现代药物与临床
47. 内蒙古中医药
48. 世界科学技术(中医药现代化)
49. 吉林中医药
50. 河北中医

二、2020卷《中国中医药年鉴(学术卷)》文献来源前50所大学(学院)

1. 北京中医药大学
2. 中国中医科学院
3. 上海中医药大学
4. 广州中医药大学
5. 南京中医药大学
6. 河南中医药大学
7. 辽宁中医药大学
8. 成都中医药大学
9. 浙江中医药大学
10. 湖南中医药大学
11. 江西中医药大学
12. 陕西中医药大学
13. 安徽中医药大学
14. 福建中医药大学
15. 山东中医药大学
16. 天津中医药大学
17. 黑龙江中医药大学
18. 广西中医药大学
19. 贵州中医药大学
20. 首都医科大学
21. 云南省中医中药研究院
22. 长春中医药大学
23. 湖北中医药大学
24. 甘肃中医药大学
25. 山西中医药大学
26. 云南中医药大学
27. 广东药科大学
28. 新疆医科大学
29. 西南民族大学
30. 中国医学科学院
31. 河北中医学院
32. 华中科技大学
33. 内蒙古医科大学
34. 郑州大学
35. 上海交通大学
36. 大理大学
37. 山西大学
38. 中山大学
39. 复旦大学
40. 贵州医科大学
41. 哈尔滨商业大学
42. 河北大学
43. 暨南大学
44. 宁夏医科大学
45. 新乡医学院
46. 安徽医科大学
47. 承德医学院
48. 桂林医学院
49. 河南省中医药研究院
50. 西南医科大学

三、2020卷《中国中医药年鉴(学术卷)》文献来源前40家医疗机构

1. 中国中医科学院广安门医院
2. 南京中医药大学附属医院
3. 河南中医药大学第一附属医院
4. 上海中医药大学附属龙华医院
5. 首都医科大学附属北京中医医院
6. 黑龙江中医药大学附属第一医院
7. 广州中医药大学第一附属医院
8. 上海中医药大学附属曙光医院
9. 河南省中医院
10. 湖南中医药大学第一附属医院
11. 辽宁中医药大学附属医院
12. 上海中医药大学附属岳阳中西医结合医院
13. 天津中医药大学第一附属医院
14. 山东中医药大学附属医院
15. 重庆市中医院
16. 北京中医药大学东方医院
17. 成都中医药大学附属医院
18. 广西中医药大学第一附属医院
19. 福建中医药大学附属第二人民医院
20. 陕西中医药大学附属医院
21. 安徽中医药大学第一附属医院
22. 北京中医药大学第三附属医院
23. 北京中医药大学东直门医院
24. 长春中医药大学附属医院
25. 深圳市中医院
26. 新疆医科大学附属中医医院
27. 浙江中医药大学附属第一医院
28. 中国中医科学院望京医院
29. 安徽中医药大学第二附属医院
30. 广州中医药大学第二附属医院
31. 喀什地区维吾尔医医院
32. 天津市中医药研究院附属医院
33. 福建中医药大学附属康复医院
34. 福建中医药大学附属人民医院
35. 广州中医药大学附属中山中医院
36. 贵州中医药大学第一附属医院
37. 湖南省中医药研究院附属医院
38. 江门市五邑中医院
39. 南京中医药大学附属南京市中西医结合医院
40. 青海省藏医院

四、2020卷《中国中医药年鉴(学术卷)》撰稿人名单

姓　名　(按姓氏笔画为序):
丁　媛　上海中医药大学中医文献研究所
丁晓杰* 上海中医药大学附属岳阳中西医结合医院
于　峥　中国中医科学院中医基础理论研究所
马丽娜* 上海中医药大学附属龙华医院
王　宇　上海中医药大学科技实验中心
王　静　上海中医药大学针灸推拿学院
王一竹* 南京中医药大学中医药文献研究所
王又闻　上海中医药大学中药学院
王尔亮　上海中医药大学科技人文研究院
王冬盈* 广州中医药大学第一临床医学院
王茂林* 南京中医药大学药学院
王雨露* 上海中医药大学附属曙光医院
王维洁* 中国药科大学中药学院
王慧敏* 中国药科大学中药学院
王露凝* 南京中医药大学中医药文献研究所
邓宏勇　上海中医药大学科技创新服务中心
邓咏诗* 广州中医药大学第一临床医学院
邓雪阳　中国药科大学中药学院
叶阳舸　上海中医药大学气功研究所
叶明花　北京中医药大学国学院
叶倩男* 上海中医药大学附属曙光医院
田　禾* 广州中医药大学第一临床医学院
田劭丹　北京中医药大学东直门医院
邢玉瑞　陕西中医药大学图书馆
吕孝丽* 广州中医药大学第一临床医学院
朱圣杰* 上海中医药大学附属岳阳中西医结合医院
朱恒清* 中国药科大学中药学院
朱靓贤　上海中医药大学基础医学院
仲芫沅　上海中医药大学附属龙华医院
华　韵* 中国药科大学中药学院
刘　芳　湖南省中医药研究院附属医院
刘　瑛　广州中医药大学第一临床医学院
刘　瑜　南方医科大学附属佛山妇幼保健院
刘　霖　河南省中医药研究院信息文献研究所
刘元恺* 中国药科大学中药学院
刘文利* 广州中医药大学第一临床医学院
刘立公　上海中医药大学针灸经络研究所
刘金玲* 上海中医药大学中药研究所
刘振峰　上海中医药大学附属龙华医院
刘堂义　上海中医药大学针灸推拿学院
安广青　上海徐汇区枫林街道社区卫生服务中心
许　吉　上海中医药大学科技创新服务中心
许　军　上海中医药大学附属岳阳中西医结合医院
那生桑　内蒙古医科大学蒙医药学院
孙伟玲　上海中医药大学附属岳阳中西医结合医院
纪　军　上海中医药大学针灸经络研究所
纪淑玲* 广州中医药大学第一临床医学院
麦观艳* 广州中医药大学第一临床医学院
杜婷婷* 上海中医药大学中药研究所
李　从　《江西中医药》杂志编辑部
李　旺* 中国药科大学中药学院
李　明　上海中医药大学科技信息中心
李　平　中国科学技术大学附属第一医院
李　丽* 山西中医药大学基础医学院
李　祥　南京中医药大学药学院
李　萌* 上海中医药大学附属曙光医院
李永亮　广西中医药大学人事处
李伟东　南京中医药大学药学院
李奕祺　福建中医药大学中医学院
李路远* 中国药科大学中药学院
杨奕望　上海中医药大学科技人文研究院
吴　欢　上海中医药大学附属曙光医院
吴小凡* 上海中医药大学附属岳阳中西医结合医院

吴建军　浙江中医药大学药学院
吴朝旭　北京中医药大学东直门医院
吴晶晶　上海中医药大学附属龙华医院
何立群　上海中医药大学附属曙光医院
余庆英* 广州中医药大学第一临床医学院
汪雨薇* 中国药科大学中药学院
张　霆　上海中医药大学附属龙华医院
张　赞* 山西中医药大学基础学院
张　凌* 中国药科大学中药学院
张卫华　南京中医药大学基础医学院
张丰聪　山东中医药大学中医文献研究所
张永太　上海中医药大学中药学院
张苇航　上海中医药大学科技人文研究院
张爱华　黑龙江中医药大学药学院
张雅月　北京中医药大学东直门医院
张媛媛　中国药科大学中药学院
张馥琴　上海中医药大学针灸经络研究所
陈　卓* 中国药科大学中药学院
陈少丽　上海中医药大学基础医学院
陈倩倩* 上海中医药大学中药研究所
陈漫双* 广州中医药大学第一临床医学院
陈慧娟　上海中医药大学基础医学院
陈德兴　上海中医药大学基础医学院
范　磊　山东中医药大学基础医学院
范振宇　上海中医药大学研究生院
林　炜　福建中医药大学中西医结合研究院
罗　月* 上海中医药大学附属岳阳中西医结合医院
罗　楹* 上海中医药大学附属岳阳中西医结合医院
罗艳秋　云南中医药大学图书馆
罗晓玲* 湖南省中医药研究院附属医院
金　岚　上海中医药大学附属龙华医院
周　悦　上海中医药大学附属龙华医院
周　蜜　上海中医药大学附属岳阳中西医结合医院
周　鑫* 云南中医药大学图书馆
周月希　广州中医药大学第一临床医学院
郑　智　江西省肿瘤医院
孟　畑　上海中医药大学附属龙华医院
孟祥才　黑龙江中医药大学药学院
赵　玲　上海中医药大学针灸推拿学院
赵　丹　上海中医药大学气功研究所
赵立杰　上海中医药大学创新中药研究院
赵慧锦* 上海中医药大学基础医学院
胡　菲　上海市嘉定区菊园新区社区卫生服务中心
胡　蓉　上海中医药大学科技人文研究院
柏　冬　中国中医科学院中医基础理论研究所
柳玲玲* 南京中医药大学药学院
侯　丽　北京中医药大学东直门医院
施　杞　上海中医药大学附属龙华医院
姜丽莉　上海市普陀区中医医院
莲　花　内蒙古医科大学蒙医药学院
钱　帅　中国药科大学中药学院
倪梁红　上海中医药大学中药学院
徐　浩　上海中医药大学附属龙华医院
徐　皓* 上海中医药大学附属岳阳中西医结合医院
徐士奎　云南省食品药品监督检验研究所
徐光耀　上海中医药大学附属市中医医院
徐贻珏　江苏省常州市中医医院
殷玉莲* 上海中医药大学附属龙华医院
唐德志　上海中医药大学附属龙华医院
黄　辉　安徽中医药大学中医学院
黄　佳* 湖南省中医药研究院附属医院
黄乐怡* 上海中医药大学中药研究所
黄陈招　浙江省玉环县人民医院
黄熙格* 广州中医药大学第一临床医学院
崔世超* 广州中医药大学第一临床医学院
崔学军　上海中医药大学附属龙华医院
麻志恒　上海市崇明区中心医院
董兰蔚* 上海中医药大学附属龙华医院
董春玲　上海中医药大学附属曙光医院
韩艳丽　云南中医药大学图书馆
舒　冰　上海中医药大学附属龙华医院
谢立科　中国中医科学院附属眼科医院
廖秀平* 广州中医药大学第一临床医学院
谭　鹏　北京中医药大学中药学院
谭红胜　上海交通大学医学院
潘雪薇* 中国药科大学中药学院
魏　民　中国中医科学院中医药信息研究所
魏元锋　中国药科大学中药学院

注：带*者为在读研究生

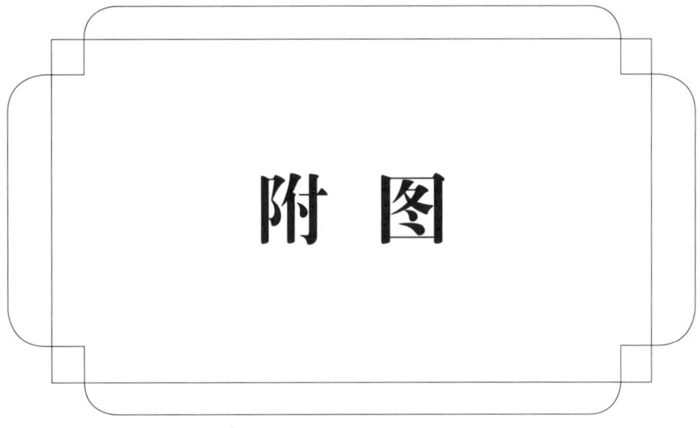

附 图

一、"中医基础理论"栏目参考文献关键词分布图

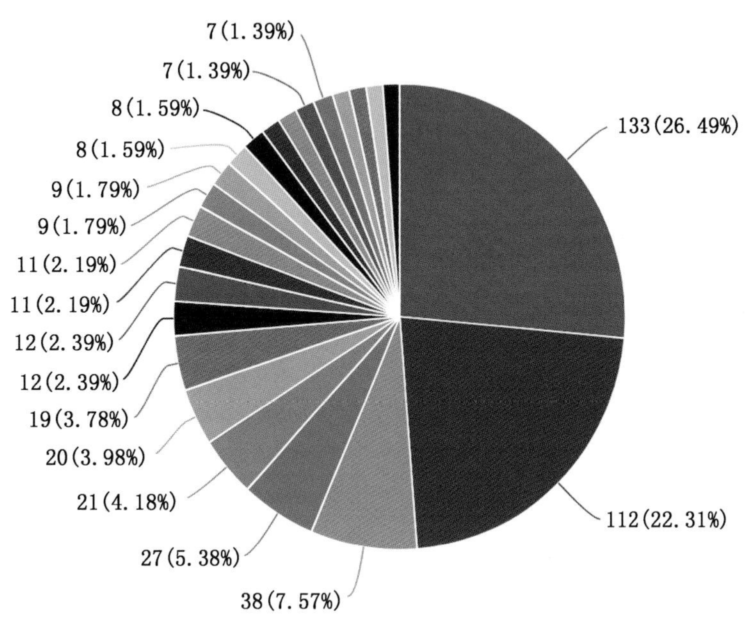

- 《黄帝内经》
- 《伤寒论》
- 《金匮要略》
- 中医体质
- 五运六气
- 学术思想
- 张仲景
- 中医学
- 中医体质辨识
- 中医理论
- 心
- 治未病
- 象思维
- 病因病机
- 脾
- 叶天士
- 临床应用
- 李东垣
- 肺
- 五行学说
- 脾气虚
- 气机升降
- 肝

二、“妇科”栏目参考文献关键词分布图

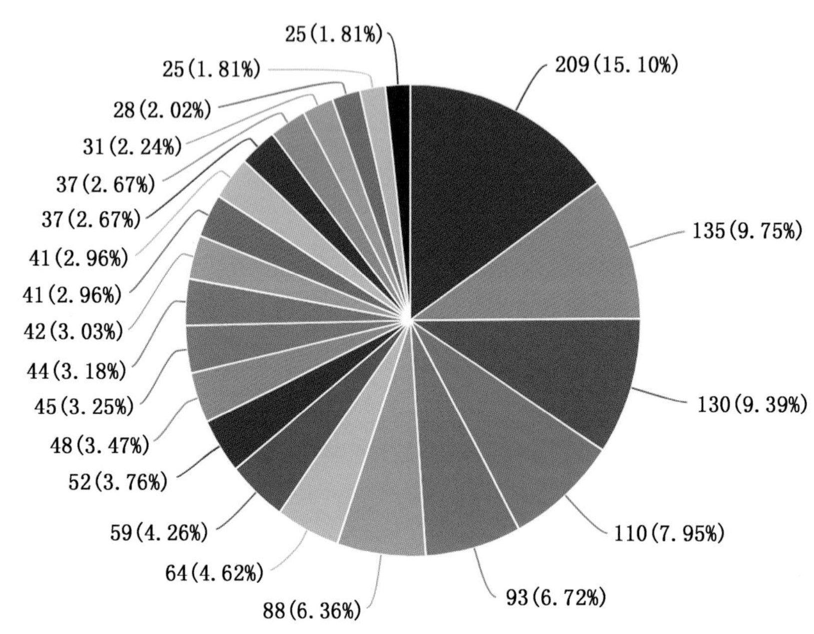

- 多囊卵巢综合征
- 临床研究
- 慢性盆腔炎
- 不孕症
- 原发性痛经
- 子宫内膜异位症
- 月经不调
- 盆腔炎性疾病后遗症
- 卵巢早衰
- 围绝经期综合征
- 复发性流产
- 月经过少
- 临床经验
- 妇科疾病
- 更年期综合征
- 中药治疗
- 卵巢储备功能下降
- 先兆流产
- 子宫腺肌病
- 围绝经期
- 产后缺乳

三、“外科”栏目参考文献关键词分布图

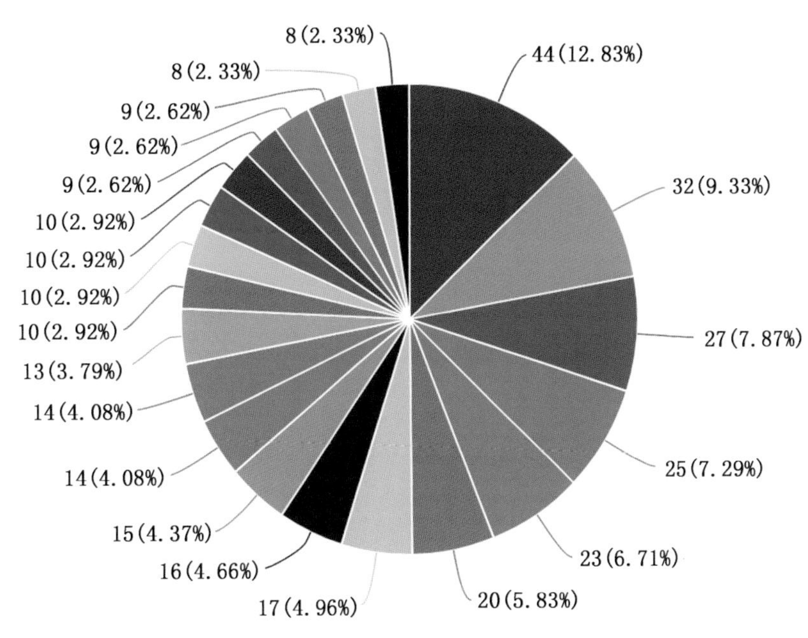

- 临床研究
- 混合痔
- 乳腺增生
- 创面愈合
- 肛瘘术后
- 术后创面愈合
- 肛周脓肿
- 混合痔术后
- 中药熏洗
- 浆细胞性乳腺炎
- 临床疗效
- 内芽肿性乳腺炎
- 肛肠疾病
- 急性乳腺炎
- 痔术后
- 外敷治疗
- 脊髓损伤
- 术后创面
- 术后疼痛
- 肛门坠胀
- 熏洗治疗

四、“骨伤科”栏目参考文献关键词分布图

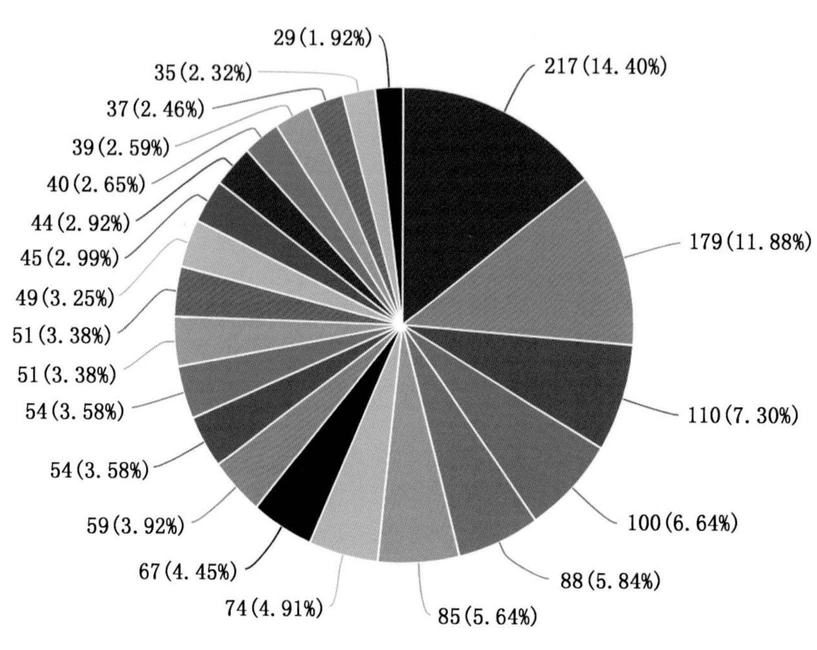
29(1.92%)
35(2.32%)
37(2.46%)
39(2.59%)
40(2.65%)
44(2.92%)
45(2.99%)
49(3.25%)
51(3.38%)
51(3.38%)
54(3.58%)
54(3.58%)
59(3.92%)
67(4.45%)
74(4.91%)
85(5.64%)
88(5.84%)
100(6.64%)
110(7.30%)
179(11.88%)
217(14.40%)

腰椎间盘突出症
临床研究
膝骨关节炎
神经根型颈椎病
膝关节骨性关节炎
颈椎病
独活寄生汤
桡骨远端骨折
骨关节炎
肩周炎
椎动脉型颈椎病
骨性关节炎
临床效果
手法复位
手法治疗
中药熏洗
股骨头坏死
温针灸
针灸治疗
中药治疗
颈肩腰腿痛

五、“方剂研究”栏目参考文献关键词分布图

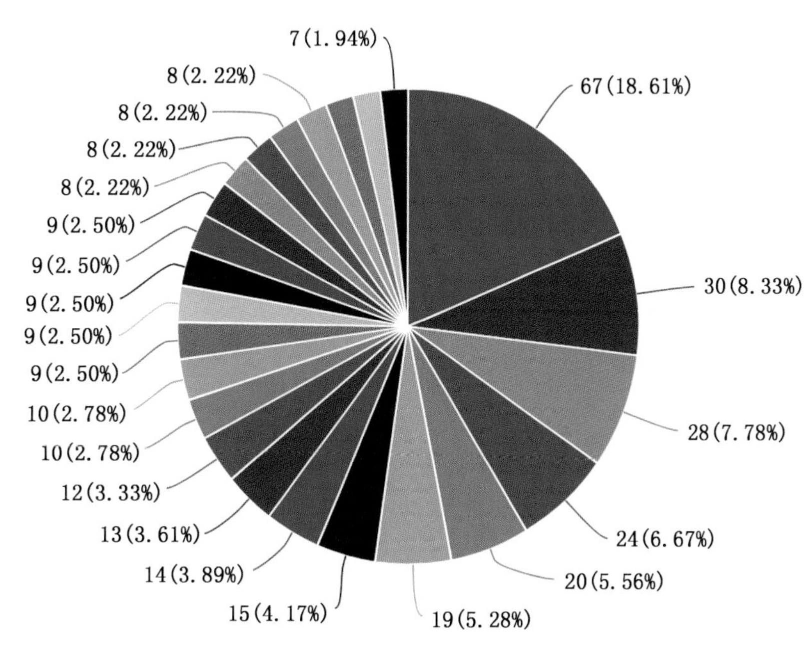

- 临床应用
- 数据挖掘
- 用药规律
- 应用举隅
- 经典名方
- 组方规律
- 临床经验
- 半夏泻心汤
- 乌梅丸
- 桂枝汤
- 大柴胡汤
- 量效关系
- 小柴胡汤
- 补中益气汤
- 四逆散
- 《伤寒杂病论》
- 《伤寒论》
- 四妙勇安汤
- 异病同治
- 《中医方剂大辞典》
- 配伍应用
- 血府逐瘀汤
- 柴胡桂枝干姜汤
- 中药复方

六、“养生与康复”栏目参考文献关键词分布图

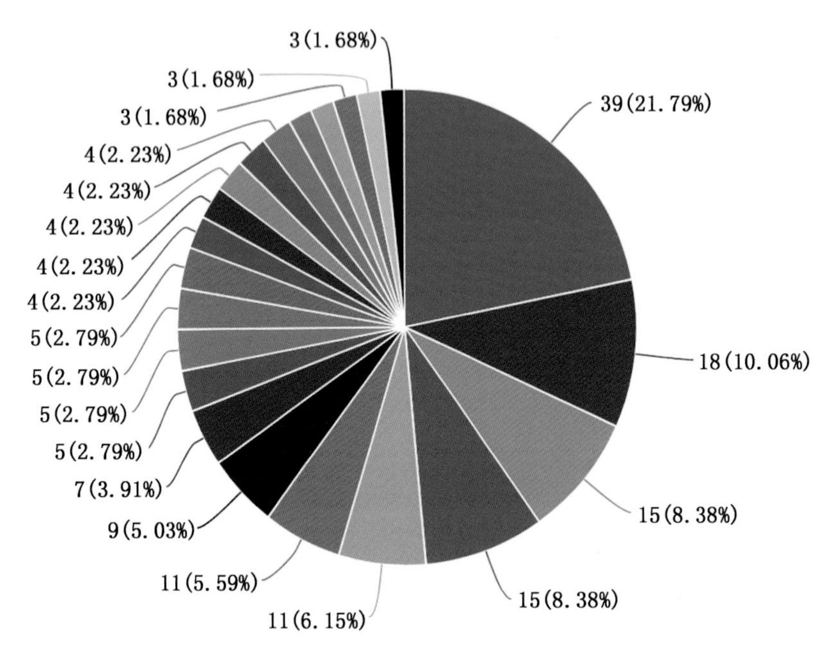

- 治未病
- 养生思想
- 养生保健
- 健康管理
- 养生观
- 十二经脉
- 《黄帝内经》
- 思想探析
- 健身气功
- 饮食养生
- 老年人
- 国医大师
- 中医体质辨识
- 医养结合
- 养生文化
- 亚健康状态
- 生命观
- 社区居民
- 方法探析
- 六字诀
- 新安医家
- 秋冬养阴